STAHL
Psicofarmacologia
Bases Neurocientíficas e Aplicações Práticas

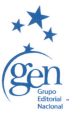

O GEN | Grupo Editorial Nacional – maior plataforma editorial brasileira no segmento científico, técnico e profissional – publica conteúdos nas áreas de ciências da saúde, exatas, humanas, jurídicas e sociais aplicadas, além de prover serviços direcionados à educação continuada e à preparação para concursos.

As editoras que integram o GEN, das mais respeitadas no mercado editorial, construíram catálogos inigualáveis, com obras decisivas para a formação acadêmica e o aperfeiçoamento de várias gerações de profissionais e estudantes, tendo se tornado sinônimo de qualidade e seriedade.

A missão do GEN e dos núcleos de conteúdo que o compõem é prover a melhor informação científica e distribuí-la de maneira flexível e conveniente, a preços justos, gerando benefícios e servindo a autores, docentes, livreiros, funcionários, colaboradores e acionistas.

Nosso comportamento ético incondicional e nossa responsabilidade social e ambiental são reforçados pela natureza educacional de nossa atividade e dão sustentabilidade ao crescimento contínuo e à rentabilidade do grupo.

Stahl Psicofarmacologia
Bases Neurocientíficas e Aplicações Práticas

Stephen M. Stahl
University of California at Riverside and at San Diego,
Riverside and San Diego, California

Editorial Assistant
Meghan M. Grady

Ilustrações por
Nancy Muntner

Revisão Técnica
Luiz Henrique Junqueira Dieckmann
Médico Psiquiatra pela Universidade Federal de São Paulo (Unifesp),
com mestrado em Psicobiologia pela Unifesp. Atualmente é Diretor
Presidente do Instituto Brasileiro de Farmacologia Prática (BIPP).

Michel Haddad
Médico Psiquiatra pelo Instituto de Assistência Médica ao Servidor Público
Estadual (Iamspe), com mestrado em Psiquiatria pela Universidade Federal de São Paulo
(Unifesp). Atualmente é Diretor do Instituto Brasileiro de Farmacologia Prática (BIPP).

Tradução
Patricia Lydie Voeux

5ª edição

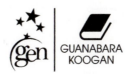

- O autor deste livro e a editora empenharam seus melhores esforços para assegurar que as informações e os procedimentos apresentados no texto estejam em acordo com os padrões aceitos à época da publicação. Entretanto, tendo em conta a evolução das ciências, as atualizações legislativas, as mudanças regulamentares governamentais e o constante fluxo de novas informações sobre os temas que constam do livro, recomendamos enfaticamente que os leitores consultem sempre outras fontes fidedignas, de modo a se certificarem de que as informações contidas no texto estão corretas e de que não houve alterações nas recomendações ou na legislação regulamentadora.

- Data do fechamento do livro: 25/08/2022

- O autor e a editora se empenharam para citar adequadamente e dar o devido crédito a todos os detentores de direitos autorais de qualquer material utilizado neste livro, dispondo-se a possíveis acertos posteriores caso, inadvertida e involuntariamente, a identificação de algum deles tenha sido omitida.

- **Atendimento ao cliente: (11) 5080-0751 | faleconosco@grupogen.com.br**

- Traduzido de:
  STAHL'S ESSENTIAL PSYCHOPHARMACOLOGY: NEUROSCIENTIFIC BASIS AND PRACTICAL APPLICATIONS, FIFTH EDITION
  Copyright © Stephen M. Stahl 1996, 2000, 2008, 2013, 2021.
  First edition published 1996
  Second edition published 2000
  Third edition published 2008
  Fourth edition published 2013
  Fifth edition published 2021
  All rights reserved.
  This translation of Stahl's Essential Psychopharmacology: Neuroscientific Basis and Practical Applications is published by arrangement with Cambridge University Press.
  ISBN: 978-1-108-83857-3

- Direitos exclusivos para a língua portuguesa
  Copyright © 2022 by
  EDITORA GUANABARA KOOGAN LTDA.
  Uma editora integrante do GEN | Grupo Editorial Nacional
  Travessa do Ouvidor, 11
  Rio de Janeiro – RJ – CEP 20040-040
  www.grupogen.com.br

- Reservados todos os direitos. É proibida a duplicação ou reprodução deste volume, no todo ou em parte, em quaisquer formas ou por quaisquer meios (eletrônico, mecânico, gravação, fotocópia, distribuição pela Internet ou outros), sem permissão, por escrito, da Editora Guanabara Koogan Ltda.

- Capa: Bruno Gomes

- Imagem da capa: iStock©Eoneren

- Editoração eletrônica: Anthares

- Ficha catalográfica

CIP-BRASIL. CATALOGAÇÃO NA PUBLICAÇÃO
SINDICATO NACIONAL DOS EDITORES DE LIVROS, RJ

S779s
5. ed.

Stahl, Stephen M.
Stahl psicofarmacologia : bases neurocientíficas e aplicações práticas / Stephen M. Stahl ; ilustração Nancy Muntner ; tradução Patricia Lydie Voeux ; revisão técnica Luiz Henrique Junqueira Dieckmann, Michel Haddad ; editorial assistant: Meghan M. Grady. - 5. ed. - [Reimpr.]. - Rio de Janeiro : Guanabara Koogan, 2025.
: il. ; 24 cm.

Tradução de: Stahl's essential psychopharmacology: neuroscientific basis and practical applications
Inclui bibliografia e índice
ISBN 978-85-277-3895-8

1. Psicofarmacologia. 2. Doenças mentais - Quimioterapia. I. Muntner, Nancy. II. Voeux, Patricia Lydie. III. Dieckmann, Luiz Henrique Junqueira. IV. Haddad, Michel. V. Grady, Meghan M. VI. Título.

22-78199
CDD: 615.78
CDU: 615.214

Gabriela Faray Ferreira Lopes - Bibliotecária - CRB-7/6643

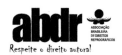

Prefácio

O que há de novo na quinta edição?

Para esta quinta edição de *Stahl Psicofarmacologia: Bases Neurocientíficas e Aplicações Práticas,* cada figura no livro foi revisada, renovada e atualizada com novas cores, sombras e contornos; e cerca de metade das figuras são inteiramente novas. Houve redução de um capítulo com relação à edição anterior por conta da fusão do conteúdo do capítulo sobre estabilizadores do humor com o dos tratamentos para transtornos do humor. O próprio texto e o número total de figuras e tabelas são todos aproximadamente iguais em tamanho e número, embora todos os capítulos tenham sido editados, a maioria deles de maneira extensa, e os detalhes do que mudou estão apresentados a seguir. Além disso, a quantidade de referências agora duplicou. Ao todo, 14 fármacos têm novos usos e indicações apresentadas.

Seguem destaques do que foi acrescentado ou modificado desde a quarta edição:

- Nova cobertura sobre o RNA de interferência (iRNA) nos capítulos de neurociência básica
- Reestruturação de todos os capítulos para refletir a nomenclatura baseada na neurociência, ou seja, medicamentos nomeados de acordo com seu mecanismo de ação, em vez de seu uso
- Como consequência, os medicamentos para depressão não são "antidepressivos", porém "inibidores da recaptação de monoaminas com ação antidepressiva"; os fármacos para psicose não são "antipsicóticos", mas "antagonistas da serotonina/dopamina com ações antipsicóticas"; e assim por diante
- O capítulo sobre psicose apresenta:
  - Nova cobertura sobre as vias dopaminérgicas estriatais diretas e indiretas
  - Nova cobertura sobre as aminas traço, seus receptores e farmacologia
  - Revisão da teoria dopaminérgica clássica da psicose
  - Duas novas teorias da psicose (serotoninérgica e glutamatérgica)

- Cobertura sobre a psicose relacionada com a doença e com a psicose de Parkinson, além da psicose da esquizofrenia
- Cobertura atualizada sobre novas indicações para medicamentos anteriormente aprovados, incluindo lurasidona, cariprazina e brexpiprazol
- Descrição de cinco novos medicamentos para a psicose: lumateperona aprovada e xanomelina, pimavenserina, agonistas do receptor associado a aminas traço tipo 1 (TAAR1) e roluperidona em desenvolvimento
- Dados atualizados sobre a ligação a receptores para todos os medicamentos
- Nova cobertura sobre a discinesia tardia e novos tratamentos farmacológicos: deutetrabenazina e valbenazina
- Nova cobertura sobre usos de fármacos que têm como alvo a serotonina-dopamina para psicose, que agora são administrados com mais frequência para depressão
- Os capítulos sobre transtornos do humor apresentam:
- Nova cobertura sobre os estados do humor com características mistas
- Nova cobertura sobre os subtipos dos receptores de $GABA_A$ (ácido γ-aminobutírico A) e sítios de ligação de neuroesteroides
- Nova cobertura sobre os fatores de crescimento neurotróficos e neuroplasticidade na depressão
- Nova cobertura sobre a inflamação na depressão
- Estabilizadores do humor redefinidos
- Cobertura nova/ampliada sobre levomilnaciprana, vortioxetina
- Nova cobertura sobre o tratamento da cognição na depressão
- Novos medicamentos: esteroides neuroativos, cetamina/escetamina, combinações de dextrometorfano, dextrometadona
- Cobertura ampliada sobre a resistência ao tratamento e os tratamentos de potencialização para inibidores da recaptação de monoaminas, incluindo brexpiprazol, cetamina, escetamina e ensaios com cariprazina, pimavanserina

- Cobertura ampliada sobre as novas hipóteses de alterações neuroplásticas a jusante após terapia com antagonistas de NMDA (*N*-metil-D-aspartato) com cetamina, escetamina e outros
- Cobertura ampliada sobre o tratamento de depressão bipolar, com novas indicações e novos medicamentos: lurasidona, cariprazina
- O capítulo sobre ansiedade contém:
  - Retirada do assunto transtorno obsessivo-compulsivo (TOC) e sua inclusão no capítulo sobre impulsividade
  - Cobertura sobre o transtorno de estresse pós-traumático (TEPT) como transtorno traumático, em vez de transtorno de ansiedade
  - Ênfase nos sintomas de ansiedade, e não nos transtornos de ansiedade
  - O GABA passou para o capítulo sobre transtornos do humor
  - Discussões revisadas sobre tratamentos dos transtornos de ansiedade individuais
  - Ênfase renovada na combinação da psicoterapia com psicofarmacologia para os sintomas de ansiedade
- O capítulo sobre dor fornece:
  - Novos critérios para o diagnóstico de fibromialgia
- O capítulo sobre sono apresenta:
  - Cobertura bastante ampliada sobre a neurociência sobre a orexina
  - Cobertura ampliada sobre a neurociência sobre a histamina
  - Cobertura bastante ampliada sobre os neurotransmissores ao longo do ciclo de sono/vigília
  - Apresentação do conceito de níveis de limiar diferentes de fármacos com mecanismos distintos, de modo a induzir o sono
  - Cobertura ampliada sobre os antagonistas dos dois receptores de orexina, incluindo um novo agente, o lemborexanto
  - Discussão sobre o novo antagonista de histamina H_3, pitolisanto, para narcolepsia
  - Discussão sobre um novo inibidor da recaptação de norepinefrina-dopamina (IRND) promotor de vigília, o solrianfetol
  - Discussão detalhada sobre o ritmo circadiano
- O capítulo sobre transtorno de déficit de atenção e hiperatividade (TDAH) abrange:
  - Cobertura sobre várias novas formulações de dosagem de metilfenidato e anfetamina

- Discussão sobre os novos medicamentos no horizonte: viloxazina e outros
- Apresentação do conceito de níveis de limiar necessários para a eficácia dos estimulantes no TDAH
- Cobertura ampliada sobre o neurodesenvolvimento no TDAH
- O capítulo sobre demência fornece:
  - Nova cobertura sobre os receptores de acetilcolina e colinérgicos
  - Introdução de teorias para os circuitos de memória *versus* psicose *versus* agitação na demência
  - Redução da ênfase da hipótese da cascata amiloide
  - Ênfase sobre novos tratamentos emergentes para os sintomas comportamentais da demência, incluindo pimavenserina para psicose na demência de todas as causas, e brexpiprazol e dextrometorfano/bupropiona para agitação na doença de Alzheimer
  - Cobertura ampliada sobre doença de Alzheimer e nova cobertura sobre demência vascular, demência com corpos de Lewy, demência frontotemporal e demência de Parkinson, características clínicas e neuropatologia
- O capítulo final sobre impulsividade, compulsividade e adição apresenta:
  - Nova cobertura sobre combinações de psicoterapia recentes e alucinógenos/dissociativos para depressão resistente ao tratamento
  - Cobertura atualizada e ampliada sobre o transtorno por uso de opioides e seu tratamento
  - Cobertura atualizada e ampliada sobre o sistema neurotransmissor endocanabinoide e uso recreativo da maconha, uso abusivo e uso terapêutico
  - Atualização sobre *ecstasy* e psilocibina
  - Atualização sobre os TOCs.

O que *não* mudou na quinta edição?

O que não mudou nesta nova edição é o estilo didático das primeiras quatro edições: a saber, o texto procura apresentar os fundamentos da psicofarmacologia de forma simplificada e de fácil leitura. Enfatizamos as formulações atuais dos mecanismos envolvidos nas doenças, bem como os mecanismos de ação dos fármacos. Como em edições anteriores, embora o número total de referências tenha duplicado em comparação com a quarta edição, o texto não é extensivamente referenciado a artigos originais, mas, sim, a livros didáticos e revisões, bem como a alguns artigos originais selecionados, com apenas uma lista limitada de leitura para cada capítulo, mas preparando o leitor para a consulta de livros didáticos mais sofisticados, bem como da literatura profissional.

A organização das informações continua seguindo os princípios de aprendizado programado do leitor, ou seja, por meio de repetição e interação, o que comprovadamente reforça a retenção dos dados. Assim, nossa sugestão é que, em primeiro lugar, os alunos observem apenas as ilustrações e suas legendas do início ao final do livro. Praticamente tudo o que é descrito no texto também é apresentado nas figuras e nos ícones. Em seguida, recomendamos ao leitor que, somente após uma primeira análise de todas as imagens, inicie a leitura do texto em si, revendo as ilustrações ao mesmo tempo. Após concluir sua leitura, todo o livro pode ser revisado mais uma vez, somente olhando-se as figuras. Esse procedimento constitui um aprendizado programado, o qual incorpora os elementos de repetição, assim como a interação com o aprendizado visual por meio das imagens. Esperamos que os conceitos visuais aprendidos por meio das imagens reforcem os conceitos abstratos aprendidos por meio do texto escrito, sobretudo para os que são basicamente "estudantes visuais" (ou seja, aqueles que retêm melhor as informações a partir da visualização dos conceitos, em vez da leitura propriamente dita). Para os que já estão familiarizados com a psicofarmacologia, a leitura deste livro fluirá melhor ainda do começo ao fim. Esse "ir e vir" do texto para as figuras tem o intuito de propiciar interação, e, após a revisão de todo o conteúdo textual, rever todas as imagens torna-se algo simples.

Esperamos que o leitor aproveite essa estimulante experiência nos campos da neurociência e da saúde mental, pois nosso propósito é criar oportunidades para o profissional utilizar as terapias atuais e discutir sobre o futuro dos fármacos que provavelmente transformarão o campo da psicofarmacologia.

Boa sorte na primeira etapa desta fascinante viagem!

Stephen M. Stahl, MD, PhD, DSc (Hon.)
Em memória de Daniel X. Freedman,
colega e mentor científico
Para Shakila

Sumário

1   Neurotransmissão Química, 1

2   Transportadores, Receptores e Enzimas como Alvos da Ação de Psicofármacos, 30

3   Canais Iônicos como Alvos da Ação de Substâncias Psicofarmacológicas, 53

4   Psicose, Esquizofrenia e as Redes Dopaminérgicas, Serotonérgicas e Glutamatérgicas, 79

5   Receptores de Dopamina e de Serotonina como Alvos para a Psicose, os Transtornos do Humor e Outras Condições: os Denominados "Antipsicóticos", 154

6   Transtornos do Humor e a Rede dos Neurotransmissores Noradrenalina e Ácido γ-aminobutírico (GABA), 234

7   Tratamentos dos Transtornos do Humor: os Denominados "Antidepressivos" e "Estabilizadores do Humor", 272

8   Ansiedade, Trauma e Tratamento, 353

9   Dor Crônica e seu Tratamento, 375

10   Transtornos do Sono e da Vigília e seu Tratamento: Redes de Neurotransmissores para Histamina e Orexina, 397

11   Transtorno de Déficit de Atenção com Hiperatividade e seu Tratamento, 448

12   Demência: Causas, Tratamentos Sintomáticos e a Rede Neurotransmissora de Acetilcolina, 487

13   Impulsividade, Compulsividade e Adição, 544

Leitura Sugerida e Referências Selecionadas, 589

Índice Alfabético, 627

1 Neurotransmissão Química

Base anatômica *versus* química da neurotransmissão, 1
Estrutura geral de um neurônio, 2
Princípios da neurotransmissão química, 4
Neurotransmissores, 4
Neurotransmissão: clássica, retrógrada e de volume, 6
Acoplamento excitação-secreção, 9
Cascatas de transdução de sinais, 9
Considerações gerais, 9
Formação de um segundo mensageiro, 11
Do segundo mensageiro até os mensageiros de fosfoproteína, 13
Do segundo mensageiro até uma cascata de fosfoproteínas que desencadeia a expressão gênica, 17

Como a neurotransmissão desencadeia a expressão gênica, 18
Mecanismo molecular da expressão gênica, 18
Epigenética, 24
Quais são os mecanismos moleculares da epigenética?, 24
Como a epigenética mantém ou modifica o *status quo*, 26
Breve introdução sobre o RNA, 26
Splicing alternativo, 26
Interferência do RNA, 27
Resumo, 28

A psicofarmacologia moderna é, em grande parte, a própria história da neurotransmissão química. Para compreender as ações dos fármacos sobre o cérebro, reconhecer o impacto das doenças sobre o sistema nervoso central e interpretar as consequências dos medicamentos psiquiátricos no comportamento, é necessário conhecer fluentemente a linguagem e os princípios da neurotransmissão química. Nunca é demais ressaltar a importância desse fato ao estudante de Psicofarmacologia. Este capítulo fornece os fundamentos necessários para todo o livro, bem como o caminho para percorrer essa jornada por um dos tópicos mais fascinantes da ciência atual, a Neurociência, que trata do modo pelo qual os transtornos e os fármacos atuam sobre o sistema nervoso central.

Base anatômica *versus* química da neurotransmissão

O que é neurotransmissão? A neurotransmissão pode ser descrita de muitas maneiras: em termos anatômicos, do ponto de vista químico e do ponto de vista elétrico. A base *anatômica* da neurotransmissão é constituída pelos neurônios (Figuras 1.1 a 1.3) e pelas conexões entre eles, denominadas sinapses (Figura 1.4), algumas vezes também conhecida como *enfoque*

anatômico do sistema nervoso, um complexo de conexões sinápticas semelhantes a "cabos elétricos", não muito diferentes dos milhões de fios telefônicos reunidos em milhares de cabos. Assim, o *enfoque anatômico do cérebro* é um complexo diagrama de "fios", transportando impulsos elétricos para onde o "fio" está ligado na tomada (i. e., em uma sinapse). As sinapses podem surgir em muitas partes de um neurônio, não apenas entre o axônio de um neurônio e o dendrito de outro neurônio, na forma de sinapses axodendríticas, mas também entre o axônio de um neurônio e o corpo celular de outro neurônio, como sinapses axossomáticas, e até mesmo entre o axônio de um neurônio e o axônio de outro neurônio, particularmente no início e na extremidade dos axônios do neurônio receptor (sinapses axoaxônicas) (Figura 1.2). Essas sinapses são descritas como "assimétricas", visto que a comunicação é estruturalmente programada para ocorrer em uma única direção, isto é, anterógrada, do axônio do primeiro neurônio para o dendrito, o corpo celular ou o axônio do segundo neurônio (Figuras 1.2 e 1.3). Isso significa que existem elementos pré-sinápticos que diferem dos elementos pós-sinápticos (Figura 1.4). Especificamente, um neurotransmissor é acondicionado no terminal nervoso pré-sináptico, como a munição em uma arma de

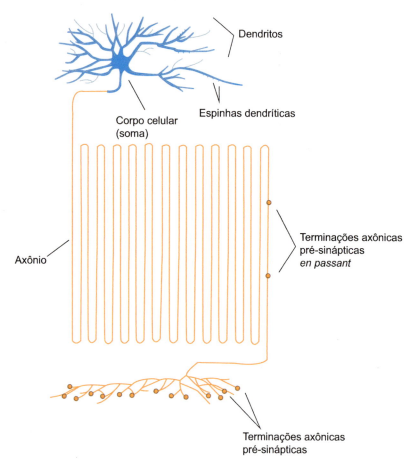

Figura 1.1 Estrutura geral de um neurônio. Esta ilustração é uma concepção artística da estrutura geral de um neurônio. Todos os neurônios possuem um corpo celular, conhecido como soma, que constitui o centro de comando do nervo e que contém o núcleo da célula. Todos os neurônios são organizados estruturalmente para enviar e receber informações. Os neurônios enviam informações por meio de um axônio, que forma terminações pré-sinápticas durante o percurso do axônio (*en passant*) ou no local onde o axônio termina.

fogo e, em seguida, disparado no neurônio pós-sináptico para atingir seus receptores.

Os neurônios são as células da comunicação química do cérebro. O cérebro humano é composto por dezenas de bilhões de neurônios, cada um ligado a milhares de outros neurônios. Assim, o cérebro possui trilhões de conexões especializadas, conhecidas como sinapses. Os neurônios têm muitos tamanhos, comprimentos e formatos que determinam suas funções. A sua localização no encéfalo também determina a função desempenhada. Quando os neurônios não funcionam adequadamente, podem ocorrer sintomas comportamentais. Quando a função neuronal é alterada por fármacos, os sintomas comportamentais podem ser amenizados, agravados ou produzidos.

Estrutura geral de um neurônio

Embora este livro frequentemente represente os neurônios com uma estrutura geral (conforme ilustrado nas Figuras 1.1 a 1.3), muitos neurônios têm estruturas singulares, dependendo de sua localização no cérebro e da função que desempenham. Por um lado, todos os neurônios têm um corpo celular, conhecido como soma, e são estruturalmente organizados para receber informações provenientes de outros neurônios por meio de dendritos, algumas vezes por espinhas (dendríticas) presentes nos dendritos e, com frequência, por meio de uma "árvore" elaboradamente ramificada de dendritos (Figura 1.2). Os neurônios também são organizados estruturalmente para enviar informações

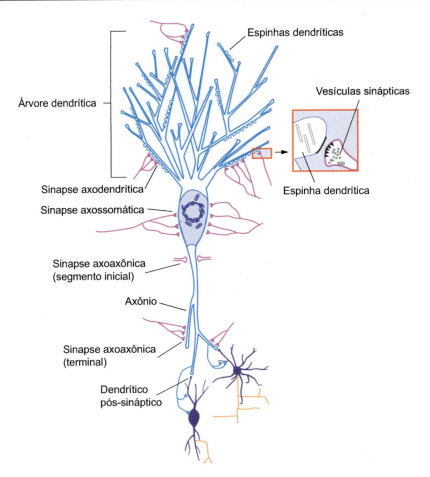

Figura 1.2 Conexões axodendríticas, axossomáticas e axoaxônicas. Após a migração dos neurônios, eles formam sinapses. Conforme ilustrado nesta figura, podem ser formadas conexões sinápticas não apenas entre o axônio e os dendritos de dois neurônios (sinapse axodendrítica), mas também entre o axônio e o corpo celular (sinapse axossomática) ou entre os axônios de dois neurônios (sinapse axoaxônica). A comunicação é anterógrada, do axônio do primeiro neurônio para o dendrito, o corpo celular (soma) ou o axônio do segundo neurônio.

a outros neurônios por meio de um axônio que forma terminações pré-sinápticas durante o percurso do axônio (*en passant*, Figura 1.1) ou no local onde o axônio termina (terminações axônicas pré-sinápticas, Figuras 1.1 a 1.4).

A neurotransmissão tem uma infraestrutura *anatômica*; no entanto, ela é fundamentalmente uma operação *química* muito sofisticada. O enfoque anatômico do sistema nervoso é, portanto, complementado pelo *enfoque químico do sistema nervoso*, que forma a base química da neurotransmissão, ou seja, como os sinais químicos são codificados, descodificados, transduzidos e enviados ao longo do percurso. A compreensão dos princípios da neurotransmissão química é fundamental para entender como os agentes psicofarmacológicos atuam, visto que esses agentes são direcionados para moléculas-chave envolvidas nesse processo de neurotransmissão. O direcionamento dos fármacos para sítios químicos específicos que influenciam a neurotransmissão é discutido nos Capítulos 2 e 3.

A compreensão do enfoque químico do sistema nervoso também é um pré-requisito para se tornar um clínico "neurobiologicamente informado", isto é, com capacidade de traduzir as novas e fascinantes descobertas sobre circuitos cerebrais, exames de neuroimagem funcionais e também genética para a sua prática clínica. Essas ferramentas podem melhorar potencialmente o modo de diagnosticar e tratar os transtornos psiquiátricos e seus sintomas. A química da neurotransmissão em regiões específicas do cérebro, a aplicação desses princípios a vários

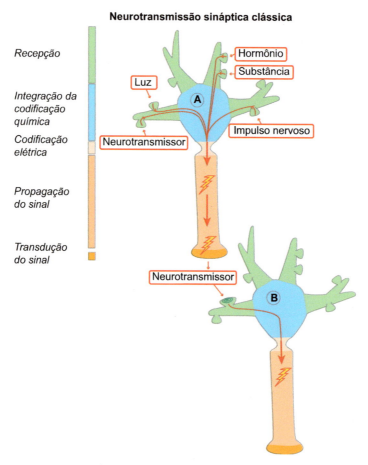

Figura 1.3 Neurotransmissão sináptica clássica. Na neurotransmissão sináptica clássica, a estimulação de um neurônio pré-sináptico (p. ex., por neurotransmissores, luz, substâncias, hormônios, impulsos nervosos) faz com que os impulsos elétricos sejam enviados a seu terminal axônico. Em seguida, esses impulsos elétricos são convertidos em mensageiros químicos, que são liberados para estimular os receptores de um neurônio pós-sináptico. Por conseguinte, embora a comunicação *dentro* de um neurônio possa ser elétrica, a comunicação *entre* neurônios é química.

transtornos psiquiátricos e seu tratamento com diversos agentes psicotrópicos são discutidos em todo o restante deste livro.

Princípios da neurotransmissão química

Neurotransmissores

Existem mais de uma dúzia de neurotransmissores conhecidos ou de existência suspeita no cérebro. Para os psicofarmacologistas, é particularmente importante conhecer os seis principais sistemas de neurotransmissores que constituem os alvos das substâncias psicotrópicas:

- Serotonina
- Noradrenalina
- Dopamina
- Acetilcolina
- Glutamato
- GABA (ácido γ-aminobutírico).

Cada um deles é discutido de modo detalhado nos capítulos referentes aos fármacos específicos direcionados para esses neurotransmissores.

Outros neurotransmissores, que também são neurotransmissores e neuromoduladores importantes, como a histamina, vários neuropeptídios e hormônios, são mencionados de modo sucinto nos capítulos respectivos aos transtornos nos quais elas têm importância clínica.

Alguns neurotransmissores são muito semelhantes a fármacos e foram designados como "farmacopeia de Deus". Por exemplo, sabe-se

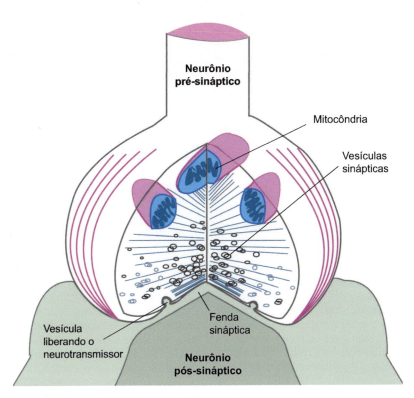

Figura 1.4 Sinapse ampliada. A sinapse está conceitualmente ampliada aqui para mostrar as estruturas especializadas que possibilitam a ocorrência da neurotransmissão química. Especificamente, um neurônio pré-sináptico envia seu terminal axônico para formar uma sinapse com um neurônio pós-sináptico. A energia para a neurotransmissão a partir do neurônio pré-sináptico é fornecida pelas mitocôndrias. Os neurotransmissores químicos são armazenados em pequenas vesículas, prontas para liberação em resposta à descarga do neurônio pré-sináptico. A fenda sináptica é o espaço entre o neurônio pré-sináptico e o neurônio pós-sináptico; ela contém proteínas e formas moleculares de "cola sináptica" de sustentação para reforçar a conexão entre os neurônios. Os receptores, que estão presentes em ambos os lados dessa fenda, são elementos essenciais para a neurotransmissão química.

muito bem que o cérebro produz a sua própria morfina (i. e., a β-endorfina) e a sua própria maconha (i. e., endocanabinoides). O cérebro pode até mesmo produzir sua própria fluoxetina, alprazolam e alucinógenos! Com frequência, os fármacos imitam os neurotransmissores naturais do cérebro, e alguns fármacos foram descobertos até mesmo antes do neurotransmissor natural. Assim, a morfina era utilizada na prática clínica antes da descoberta da β-endorfina; fumava-se maconha antes da descoberta dos receptores canabinoides e dos endocanabinoides; os benzodiazepínicos diazepam e alprazolam eram prescritos antes da descoberta dos receptores de benzodiazepínicos; e os antidepressivos amitriptilina e fluoxetina passaram a ser usados na prática clínica antes da elucidação molecular do sítio transportador da serotonina. Isso ressalta o fato de que a grande maioria das substâncias que atuam no sistema nervoso central exercem sua ação no processo de neurotransmissão, o que de fato ocorre algumas vezes aparentemente, de modo a simular as ações do próprio cérebro quando ele utiliza suas próprias substâncias químicas.

O estímulo que chega a qualquer neurônio pode envolver muitos neurotransmissores diferentes, provenientes de numerosos circuitos neuronais distintos. A compreensão desses impulsos para os neurônios dentro de circuitos funcionais pode fornecer uma base racional para a seleção e a associação de agentes terapêuticos. Esse tema é discutido extensamente em cada capítulo referente aos diversos transtornos psiquiátricos. A ideia é que, para que os psicofarmacologistas modernos possam influenciar a neurotransmissão anormal em pacientes com transtornos psiquiátricos, pode ser necessário ter como alvos neurônios em circuitos específicos. Tendo em mente que essas redes de neurônios enviam e recebem informações por meio de uma variedade de neurotransmissores, pode ser, portanto, não apenas racional, porém necessário utilizar diversas substâncias com múltiplas ações sobre os neurotransmissores em pacientes com transtornos psiquiátricos. Isso se faz necessário, particularmente, quando agentes isolados com mecanismos relacionados com um único neurotransmissor não são efetivos no alívio dos sintomas.

Neurotransmissão: clássica, retrógrada e de volume

A neurotransmissão clássica começa com um processo elétrico, por meio do qual os neurônios enviam impulsos elétricos de uma parte da célula para outra parte da mesma célula, pelos seus axônios (ver o neurônio A da Figura 1.3). Todavia, esses impulsos elétricos não saltam diretamente para outros neurônios. A neurotransmissão clássica entre neurônios envolve um neurônio que envia um mensageiro químico ou neurotransmissor para os receptores de um segundo neurônio (ver a sinapse entre o neurônio A e o neurônio B na Figura 1.3). Isso ocorre com frequência, mas não de maneira exclusiva, nas áreas de conexões sinápticas. No cérebro humano, uma centena de bilhões de neurônios fazem milhares de sinapses com outros neurônios para, segundo estimativas, um trilhão de sinapses de neurotransmissão química.

A comunicação *entre* todos esses neurônios nas sinapses é química, e não elétrica. Ou seja, um impulso elétrico no primeiro neurônio é convertido em sinal químico na sinapse entre esse neurônio e um segundo neurônio, em um processo conhecido como acoplamento excitação-secreção, que é o primeiro estágio da neurotransmissão química. Esse processo ocorre de modo predominante, mas não exclusivamente, em uma direção: do terminal axônico *pré-sináptico* para um segundo neurônio *pós-sináptico* (ver Figuras 1.2 e 1.3). Por fim, a neurotransmissão prossegue no segundo neurônio, que converte a informação química proveniente do primeiro neurônio de volta em um impulso elétrico no segundo neurônio, ou talvez de forma mais sofisticada, por meio da informação química do primeiro neurônio, que desencadeia uma cascata de outras mensagens químicas no segundo neurônio, de modo a modificar o seu funcionamento molecular e genético (ver Figura 1.3). Uma interessante peculiaridade relativa à neurotransmissão química foi a descoberta de que os neurônios pós-sinápticos também podem

"responder" aos seus neurônios pré-sinápticos. Eles conseguem responder por meio de neurotransmissão retrógrada do segundo neurônio para o primeiro na sinapse entre eles (Figura 1.5, ilustração à direita). As substâncias químicas produzidas especificamente como neurotransmissores retrógrados em algumas sinapses incluem os endocanabinoides (EC, também conhecidos como "maconha endógena"), que são sintetizados no neurônio pós-sináptico. Em seguida, essas substâncias químicas são liberadas e sofrem difusão para os receptores canabinoides pré-sinápticos, como o CB1 ou receptor de canabinoide 1 (Figura 1.5, ilustração à direita). Outro neurotransmissor retrógrado é o óxido nítrico (NO) em estado gasoso, que é sintetizado pós-sinapticamente e que, em seguida, sofre difusão para fora da membrana pós-sináptica e para dentro da membrana pré-sináptica, para interagir com alvos sensíveis ao monofosfato de guanosina cíclico (cGMP) (Figura 1.5, ilustração à direita). Um terceiro tipo de neurotransmissor retrógrado é constituído por fatores neurotróficos, como o fator de crescimento neural (NGF), que é liberado de locais pós-sinápticos e que, em seguida, difunde-se para o neurônio pré-sináptico, onde é captado em vesículas e transportado de volta ao núcleo da célula por sistemas de transporte retrógrado, para interagir com o genoma (Figura 1.5, ilustração à direita). A informação transmitida por esses neurotransmissores retrógrados para o neurônio pré-sináptico e a maneira pela qual isso modifica ou regula a comunicação entre o neurônio pré-sináptico e o neurônio pós-sináptico constituem temas ativos de intensa pesquisa.

Além da neurotransmissão "reversa" ou retrógrada nas sinapses, existe um tipo de neurotransmissão que não necessita de nenhuma sinapse! A neurotransmissão sem sinapse é denominada *neurotransmissão de volume* ou neurotransmissão por difusão não sináptica (são apresentados exemplos nas Figuras 1.6 a 1.8). Os mensageiros químicos enviados por um neurônio a outro podem se espalhar até locais distantes da sinapse por difusão (Figura 1.6). Por conseguinte, a neurotransmissão pode ocorrer em qualquer receptor compatível dentro do raio de difusão do neurotransmissor, não muito diferente da moderna comunicação com telefones celulares, que funcionam dentro do raio de transmissão de determinada torre de celular (Figura 1.6). Esse conceito faz parte do enfoque químico do sistema nervoso, e a neurotransmissão ocorre em "jatos químicos" (Figuras 1.6 a 1.8). Por conseguinte, o cérebro não apenas é um conjunto de fios, mas também uma sofisticada "sopa química". O enfoque químico do

Neurotransmissão clássica *versus* neurotransmissão retrógrada

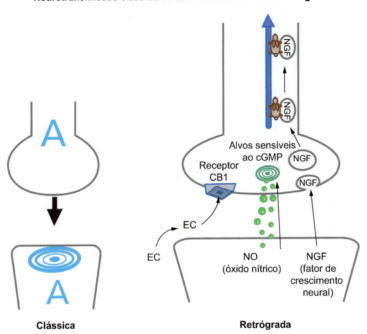

Figura 1.5 Neurotransmissão retrógrada. Nem toda neurotransmissão é clássica ou anterógrada, ou de cima para baixo – isto é, do neurônio pré-sináptico para o neurônio pós-sináptico (à esquerda). Os neurônios pós-sinápticos também podem se comunicar com neurônios pré-sinápticos, de baixo para cima, por meio da neurotransmissão retrógrada, do neurônio pós-sináptico para o neurônio pré-sináptico (à direita). Alguns neurotransmissores, produzidos especificamente como neurotransmissores retrógrados em algumas sinapses, incluem os endocanabinoides (EC ou maconha endógena), que são sintetizados no neurônio pós-sináptico, são liberados e sofrem difusão para receptores canabinoides pré-sinápticos, como o receptor canabinoide do tipo 1 (CB1); o neurotransmissor gasoso, óxido nítrico (NO), que é sintetizado no neurônio pós-sináptico e que, em seguida, difunde-se para fora da membrana pós-sináptica e entra na membrana pré-sináptica para interagir com alvos sensíveis ao monofosfato de guanosina cíclico (cGMP); e fatores neurotróficos, como o fator de crescimento neural (NGF), que é liberado de locais pós-sinápticos e que sofre difusão para o neurônio pré-sináptico, onde é capturado em vesículas e transportado de volta ao núcleo da célula por meio de sistemas de transporte retrógrados para interagir com o genoma.

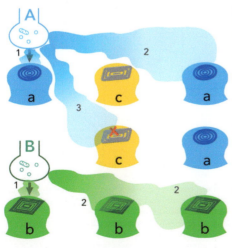

Figura 1.6 Neurotransmissão de volume. A neurotransmissão também pode ocorrer sem sinapse, e ela é denominada neurotransmissão de volume ou difusão não sináptica. Nesta figura, são mostradas duas sinapses de enfoque anatômico (neurônios A e B), que se comunicam com seus receptores pós-sinápticos correspondentes (a e b; 1). Entretanto, existem também receptores para o neurotransmissor A, o neurotransmissor B e o neurotransmissor C, que estão distantes das conexões sinápticas do sistema nervoso de enfoque anatômico. Se o neurotransmissor A ou B conseguir se difundir a partir de sua sinapse antes de ser destruído, ele será capaz de interagir com outros sítios receptores equivalentes, de localização distante de sua própria sinapse (2). Se o neurotransmissor A ou B encontrar um receptor diferente incapaz de reconhecê-lo (receptor c), ele não irá interagir com esse receptor, mesmo que sofra difusão (3). Por conseguinte, um mensageiro químico enviado por um neurônio a outro neurônio pode se espalhar por difusão até locais distantes de sua própria sinapse. A neurotransmissão pode ocorrer em um receptor compatível dentro do raio de difusão do neurotransmissor equivalente. Isso é análogo à moderna comunicação com telefones celulares, que funcionam dentro do raio de transmissão de determinada célula. Esse conceito é denominado enfoque químico do sistema nervoso, em que a neurotransmissão ocorre em "jatos" químicos. O cérebro, portanto, não é apenas um conjunto de fios, mas também uma sofisticada "sopa química".

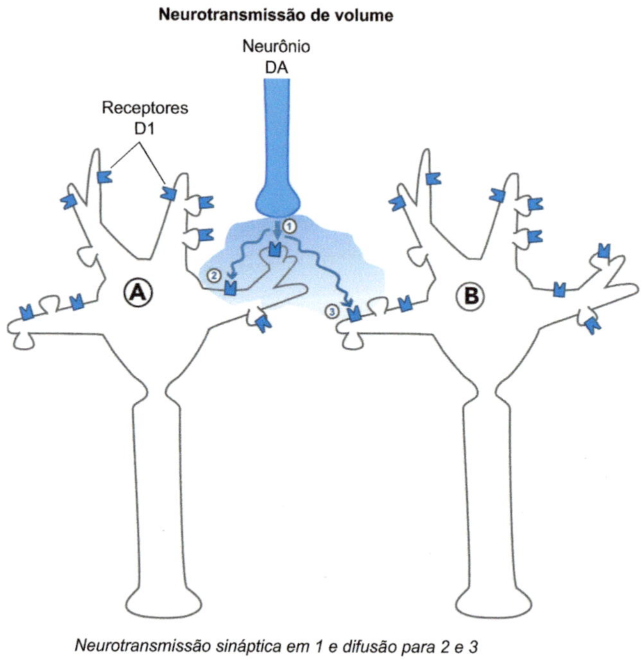

Neurotransmissão de volume

Neurônio DA

Receptores D1

Ⓐ Ⓑ

Neurotransmissão sináptica em 1 e difusão para 2 e 3

Figura 1.7 Neurotransmissão de volume: dopamina. Um exemplo de neurotransmissão de volume seria o da dopamina (DA) no córtex pré-frontal. Como existem poucas bombas de recaptação de dopamina no córtex pré-frontal (DAT), ela está disponível para se difundir até sítios receptores próximos. Por conseguinte, a dopamina liberada de uma sinapse (seta 1) direcionada para o neurônio A pós-sináptico está livre para se difundir ainda mais na ausência de uma bomba de recaptação e pode alcançar os receptores de dopamina no mesmo neurônio, porém fora da sinapse a partir da qual foi liberada, em dendritos vizinhos (seta 2). A figura mostra a dopamina que também alcança receptores extrassinápticos em um neurônio vizinho (seta 3).

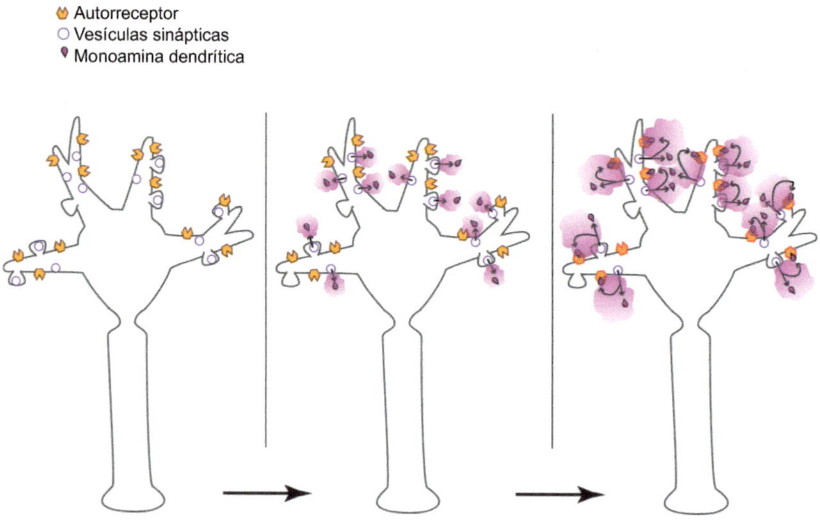

◉ Autorreceptor
○ Vesículas sinápticas
❡ Monoamina dendrítica

Figura 1.8 Neurotransmissão de volume: autorreceptores monoaminérgicos. Outro exemplo de neurotransmissão de volume pode envolver autorreceptores nos neurônios monoaminérgicos. Os autorreceptores localizados nos dendritos e no corpo celular de um neurônio (na parte superior do neurônio da ilustração à esquerda) normalmente inibem a liberação do neurotransmissor a partir do axônio desse neurônio (na parte inferior do neurônio da ilustração à esquerda) e, portanto, inibem o fluxo de impulsos por meio desse neurônio, de cima para baixo. As monoaminas liberadas pelos dendritos desse neurônio (na parte superior do neurônio, na ilustração do meio) ligam-se, em seguida, a esses autorreceptores (na parte superior do neurônio, na ilustração à direita) e inibem o fluxo de impulsos neuronais nesse neurônio (da parte inferior do neurônio, na ilustração à direita). Essa ação ocorre devido à neurotransmissão de volume, apesar da ausência de neurotransmissão sináptica nas áreas somatodendríticas desses neurônios.

sistema nervoso é particularmente importante para mediar as ações de fármacos que atuam em vários receptores de neurotransmissores, visto que esses fármacos irão atuar sempre que houver receptores relevantes, e não apenas onde esses receptores são inervados com sinapses de acordo com o enfoque anatômico do sistema nervoso. A modificação da neurotransmissão de volume pode representar, de fato, uma importante via pela qual vários agentes psicotrópicos atuam no cérebro.

Um bom exemplo de neurotransmissão de volume é a ação da dopamina no córtex pré-frontal. Nessa região, existem poucas bombas de transporte de recaptação de dopamina (transportadores de dopamina ou DAT) para interromper a ação da dopamina liberada no córtex pré-frontal durante a neurotransmissão. Isso difere muito de outras áreas do cérebro, como o estriado, onde existem bombas de recaptação de dopamina em abundância. Por conseguinte, quando ocorre neurotransmissão dopaminérgica em uma sinapse no córtex pré-frontal, a dopamina está livre para se espalhar a partir dessa sinapse e difundir-se para receptores dopaminérgicos adjacentes e estimulá-los, embora não haja nenhuma sinapse nesses locais de "transbordamento" (ver Figura 1.7).

Outro exemplo importante de neurotransmissão de volume é encontrado nos locais de autorreceptores em neurônios monoaminérgicos (ver Figura 1.8). Na extremidade somatodendrítica do neurônio (parte superior dos neurônios, na Figura 1.8), existem autorreceptores que inibem a liberação do neurotransmissor da extremidade axônica do neurônio (parte inferior dos neurônios na Figura 1.8). Embora alguns colaterais axônicos recorrentes e outros neurônios monoaminérgicos possam inervar diretamente receptores somatodendríticos, esses denominados autorreceptores somatodendríticos também recebem aparentemente o neurotransmissor da liberação dendrítica (ver Figura 1.8, ilustrações do meio e da direita). Não há nenhuma sinapse aqui e nenhuma vesícula sináptica, apenas o neurotransmissor aparentemente "extravasado" a partir dos dendritos do neurônio de seus próprios receptores, em um mecanismo que ainda está sendo elucidado. A natureza da regulação de um neurônio pelos seus autorreceptores somatodendríticos é objeto de grande interesse e, teoricamente, está ligada ao mecanismo de ação de muitos antidepressivos, conforme explicado posteriormente no Capítulo 7. Um ponto a ser lembrado aqui é que nem toda neurotransmissão química ocorre em sinapses.

Acoplamento excitação-secreção

Um impulso elétrico no primeiro neurônio – ou neurônio pré-sináptico – é convertido em sinal químico na sinapse por um processo conhecido como *acoplamento excitação-secreção*. Quando um impulso elétrico invade o terminal axônico pré-sináptico, ele provoca a liberação do neurotransmissor químico armazenado nesse local (ver Figuras 1.3 e 1.4). Os impulsos elétricos abrem canais iônicos – tanto *canais de sódio sensíveis à voltagem* (VSSC) quanto *canais de cálcio sensíveis à voltagem* (VSCC) – ao modificar a carga iônica por meio das membranas neuronais. À medida que o sódio flui para dentro do neurônio pré-sináptico por meio dos canais de sódio na membrana do axônio, a carga elétrica do potencial de ação move-se ao longo do axônio até alcançar o terminal do neurônio pré-sináptico, onde ela também abre os canais de cálcio. Conforme o cálcio flui no terminal pré-sináptico, ele faz com que as vesículas sinápticas sejam ancoradas à membrana interna para liberar seu conteúdo químico na sinapse. O caminho para a comunicação química é preparado pela síntese prévia de neurotransmissor e seu armazenamento no terminal axônico pré-sináptico do primeiro neurônio.

O acoplamento excitação-secreção constitui, portanto, a maneira pela qual o neurônio transduz um estímulo elétrico em um evento químico. Isso ocorre com muita rapidez após a entrada do impulso elétrico no neurônio pré-sináptico. É também possível que o neurônio transduza uma mensagem química, de um neurônio pré-sináptico, de volta em uma mensagem químico-elétrica no neurônio pós-sináptico, por meio da abertura de canais iônicos ligados a neurotransmissores. Isso também ocorre com muita rapidez quando os neurotransmissores químicos abrem canais iônicos que modificam o fluxo de cargas no neurônio e, em última análise, os potenciais de ação no neurônio pós-sináptico. Por conseguinte, o processo de neurotransmissão transduz constantemente sinais químicos em sinais elétricos e sinais elétricos de volta em sinais químicos.

Cascatas de transdução de sinais

Considerações gerais

A neurotransmissão pode ser considerada como parte de um processo muito maior do que a simples comunicação de um axônio pré-sináptico com um neurônio pós-sináptico na sinapse entre eles. A neurotransmissão também pode ser considerada como uma comunicação do genoma do neurônio pré-sináptico (neurônio A na Figura 1.3) para o genoma do neurônio pós-sináptico (neurônio B na Figura 1.3) e, em seguida, do genoma do neurônio pós-sináptico para o genoma do neurônio pré-sináptico por neurotransmissão retrógrada (ilustração à direita na Figura 1.5). Esse processo envolve longas sequências de mensagens químicas dentro dos neurônios tanto pré-sináptico quanto pós-sináptico, denominadas cascatas de transdução de sinais.

Por conseguinte, as cascatas de transdução de sinais desencadeadas por neurotransmissão química envolvem numerosas moléculas, que começam com o neurotransmissor como primeiro mensageiro e prosseguem para os segundo, terceiro, quarto e outros mensageiros (Figuras 1.9 a 1.30). Os eventos iniciais ocorrem em menos de 1 segundo, porém as consequências a longo prazo são mediadas por mensageiros a jusante, cuja ativação leva de várias horas a dias, mas que pode durar muitos dias ou até mesmo toda a vida de uma sinapse ou de um neurônio (Figura 1.10). As cascatas de transdução de sinais são ligeiramente semelhantes a um "correio expresso de revezamento" molecular, em que moléculas especializadas atuam como uma sequência de cavaleiros, transferindo a mensagem para a próxima molécula especializada, até a mensagem alcançar um destino funcional, como a expressão gênica ou a ativação de moléculas "dormentes" e inativas (ver, por exemplo, as Figuras 1.9 a 1.19).

A Figura 1.9 mostra uma visão geral desse "correio expresso de revezamento" molecular de um neurotransmissor como primeiro mensageiro que transfere a mensagem para vários "transportadores moleculares" até a produção de diversas respostas biológicas. Especificamente, um neurotransmissor como primeiro mensageiro, mostrado à esquerda, ativa a produção de um segundo mensageiro químico que, por sua vez, ativa um terceiro mensageiro, isto é, uma enzima conhecida como quinase, que acrescenta grupos fosfato em proteínas que atuam como quartos mensageiros para produzir fosfoproteínas (Figura 1.9, à esquerda). Outra cascata de transdução de sinais é mostrada à direita, em que um neurotransmissor como primeiro mensageiro abre um canal iônico, o que possibilita a entrada de cálcio no neurônio, atuando como segundo mensageiro nesse sistema de cascata (Figura 1.9, à direita). Em seguida, o cálcio ativa um terceiro mensageiro diferente à direita, isto é, uma enzima conhecida como fosfatase, que remove grupos fosfato de proteínas que atuam como quartos mensageiros, revertendo, assim, as ações do terceiro mensageiro à esquerda. O equilíbrio entre as atividades da quinase e da fosfatase, assinalado

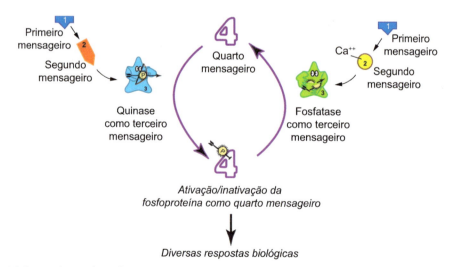

Figura 1.9 Cascata de transdução de sinais. A cascata de eventos que ocorre após a estimulação de um receptor pós-sináptico é conhecida como transdução de sinais. As cascatas de transdução de sinais podem ativar enzimas como terceiros mensageiros, conhecidas como quinases, que acrescentam grupos fosfato a proteínas para produzir fosfoproteínas (à esquerda). Outras cascatas de transdução de sinais podem ativar enzimas como terceiros mensageiros, conhecidas como fosfatases, que removem fosfatos de fosfoproteínas (à direita). O equilíbrio entre a atividade das quinases e das fosfatases, assinalado pelo equilíbrio entre os dois neurotransmissores que ativam cada uma delas, determina o grau de atividade química a jusante, que é traduzida em diversas respostas biológicas, como expressão gênica e sinaptogênese.

Capítulo 1 | Neurotransmissão Química

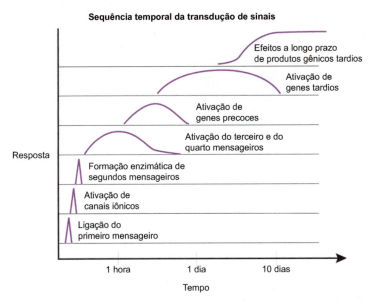

Figura 1.10 Sequência temporal da transdução de sinais. A sequência temporal de transdução de sinais é mostrada aqui. O processo começa com a ligação de um primeiro mensageiro (parte inferior), que leva à ativação de canais iônicos ou à formação enzimática de segundos mensageiros. Isso, por sua vez, pode causar a ativação de terceiros e quartos mensageiros que, com frequência, são fosfoproteínas. Se ocorrer ativação subsequente de genes, esse processo leva à síntese de novas proteínas, que podem alterar as funções do neurônio. Uma vez iniciadas, as mudanças funcionais em decorrência da ativação de proteínas ou da síntese de novas proteínas podem durar, no mínimo, muitos dias e, possivelmente, podem permanecer por muito mais tempo. Dessa maneira, os efeitos finais das cascatas de transdução de sinais desencadeadas pela neurotransmissão química não são apenas tardios, mas também de longa duração.

pelo equilíbrio entre os dois neurotransmissores que ativam cada uma delas, determina o grau de atividade química a jusante, que se traduz em quartos mensageiros ativos, capazes de desencadear diversas respostas biológicas, como a expressão gênica e a sinaptogênese (ver Figura 1.9). Cada sítio molecular dentro da cascata de transdução de mensagens químicas e elétricas constitui um local potencial de disfunção associada a uma doença mental; representa também um alvo potencial para uma substância psicotrópica. Por conseguinte, os diversos elementos de múltiplas cascatas de transdução de sinais desempenham funções muito importantes na psicofarmacologia.

Quatro das cascatas de transdução de sinais mais importantes no cérebro estão ilustradas na Figura 1.11. Essas cascatas incluem sistemas ligados às proteínas G, sistemas ligados a canais iônicos, sistemas ligados a hormônios e sistemas ligados a neurotrofinas. Existem numerosos mensageiros químicos para cada uma dessas quatro cascatas de transdução de sinais de importância crítica. As cascatas ligadas às proteínas G e aos canais iônicos são desencadeadas por neurotransmissores (Figura 1.11). Muitas das substâncias psicotrópicas utilizadas na prática clínica atual são direcionadas especificamente para uma dessas duas cascatas de transdução de sinais. Os fármacos que têm como alvo o sistema ligado às proteínas G são discutidos no Capítulo 2, enquanto aqueles direcionados para o sistema ligado a canais iônicos são discutidos no Capítulo 3.

Formação de um segundo mensageiro

Cada uma das quatro cascatas de transdução de sinais (Figura 1.11) transmite a sua mensagem de um primeiro mensageiro extracelular para um segundo mensageiro intracelular. No caso dos sistemas ligados às proteínas G, o segundo mensageiro é uma substância química; entretanto, no caso de um sistema ligado a canais iônicos, o segundo mensageiro pode ser um íon, como o cálcio (Figura 1.11). Para alguns sistemas ligados a hormônios, ocorre formação de um segundo mensageiro quando o hormônio encontra o seu receptor no citoplasma e liga-se a ele para formar um complexo hormônio-receptor nuclear (Figura 1.11). No caso das neurotrofinas, existe um complexo conjunto de vários

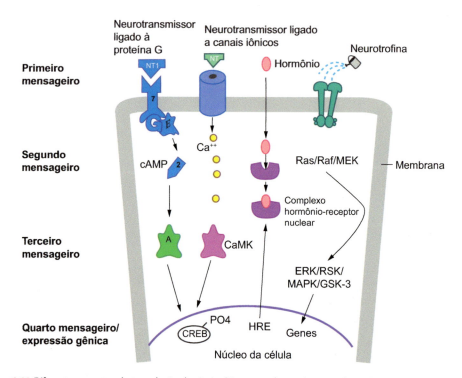

Figura 1.11 Diferentes cascatas de transdução de sinais. São mostradas aqui quatro das mais importantes cascatas de transdução de sinais no cérebro. Essas cascatas são os sistemas ligados às proteínas G, os sistemas ligados a canais iônicos, os sistemas ligados a hormônios e os sistemas ligados às neurotrofinas. Cada um deles começa com um primeiro mensageiro distinto, que se liga a um receptor específico, levando à ativação de segundos, terceiros e subsequentes mensageiros químicos a jusante, todos muito diferentes. A existência de muitas cascatas diferentes de transdução de sinais permite aos neurônios produzir respostas biológicas surpreendentemente diversas a toda uma gama de sistemas de mensagens químicas. Os neurotransmissores (NT) ativam tanto o sistema ligado às proteínas G quanto o sistema ligado a canais iônicos à esquerda, e ambos os sistemas ativam genes no núcleo da célula por meio de fosforilação de uma proteína, denominada proteína de ligação do elemento de resposta ao cAMP (CREB). O sistema ligado às proteínas G atua por meio de uma cascata que envolve o cAMP (monofosfato de adenosina cíclico) e a proteinoquinase A, enquanto o sistema ligado a canais iônicos atua por meio do cálcio e pela sua capacidade de ativar uma quinase diferente, denominada cálcio/calmodulina quinase (CaMK). Determinados hormônios, como estrogênio e outros esteroides, podem entrar no neurônio, encontrar seus receptores no citoplasma e ligar-se a eles para formar um complexo hormônio-receptor nuclear. Em seguida, esse complexo pode entrar no núcleo da célula para interagir com elementos de resposta hormonal (HRE), desencadeando a ativação de genes específicos. Por fim, o sistema das neurotrofinas, mostrado à extrema direita, ativa uma série de enzimas quinases, com uma "sopa de letrinhas" de nomes confusos, desencadeando a expressão gênica, que pode controlar determinadas funções, como a sinaptogênese e a sobrevida neuronal. A Ras é uma proteína G, a Raf é uma quinase e os outros elementos dessa cascata também são proteínas (a MEK refere-se à proteinoquinase ativada por mitógeno/quinase regulada por sinal extracelular; a ERK refere-se à própria quinase regulada por sinal extracelular; a RSK é a S6 quinase ribossômica; a MAPK é a própria MAP quinase, e a GSK-3 é a glicogênio sintase quinase 3).

segundos mensageiros (Figura 1.11), incluindo proteínas que são enzimas quinases com uma "sopa de letrinhas" de nomes complicados.

A transdução de um primeiro neurotransmissor extracelular do neurônio pré-sináptico para um segundo mensageiro intracelular no neurônio pós-sináptico é conhecida detalhadamente no caso de alguns sistemas de segundos mensageiros, como aqueles ligados às proteínas G (Figuras 1.12 a 1.15). Existem quatro elementos-chave nesse sistema de segundos mensageiros:

- O primeiro mensageiro neurotransmissor
- Um receptor para o neurotransmissor, que pertence à superfamília de receptores, em que todos apresentam a estrutura de sete regiões transmembranares (designadas pelo número 7 no receptor nas Figuras 1.12 a 1.15)
- Uma proteína G capaz de se ligar a determinadas conformações do receptor do neurotransmissor (7) e a um sistema enzimático (E) que tem a capacidade de sintetizar o segundo mensageiro
- Por fim, o próprio sistema enzimático para o segundo mensageiro (Figuras 1.12 a 1.15).

Capítulo 1 | Neurotransmissão Química

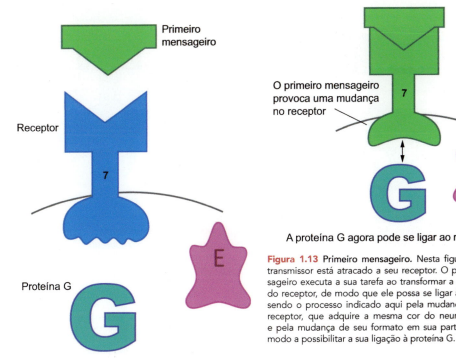

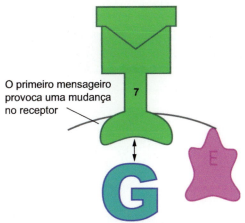

A proteína G agora pode se ligar ao receptor

Figura 1.13 Primeiro mensageiro. Nesta figura, o neurotransmissor está atracado a seu receptor. O primeiro mensageiro executa a sua tarefa ao transformar a conformação do receptor, de modo que ele possa se ligar à proteína G, sendo o processo indicado aqui pela mudança de cor do receptor, que adquire a mesma cor do neurotransmissor, e pela mudança de seu formato em sua parte inferior, de modo a possibilitar a sua ligação à proteína G.

Figura 1.12 Elementos do sistema ligado à proteína G. São mostrados aqui os quatro elementos de um sistema de segundo mensageiro ligado à proteína G. O primeiro elemento é o próprio neurotransmissor, algumas vezes também designado como primeiro mensageiro. O segundo elemento é o receptor do neurotransmissor ligado à proteína G, que é uma proteína com sete regiões transmembranares. O terceiro elemento, uma proteína G, é uma proteína de conexão. O quarto elemento do sistema de segundo mensageiro é uma enzima, que pode sintetizar um segundo mensageiro quando ativada.

A primeira etapa consiste na ligação do neurotransmissor a seu receptor (Figura 1.13). Essa ligação modifica a conformação do receptor, de modo que ele agora pode se ajustar à proteína G, conforme indicado pela mudança do receptor (7) para a cor verde e pela modificação de seu formato na parte inferior. Em seguida, ocorre a ligação da proteína G a essa nova conformação do complexo receptor-neurotransmissor (Figura 1.14). Os dois receptores cooperam entre si, ou seja, o próprio receptor do neurotransmissor e a proteína G, que pode ser considerada como outro tipo de receptor associado à membrana interna da célula. Essa cooperação está indicada na Figura 1.14, pela aquisição da cor verde e pela mudança de conformação da proteína G à direita, de modo que, agora, ela se torna capaz de se ligar a uma enzima (E) que sintetiza o segundo mensageiro. Por fim, a enzima, que nesse caso é a adenilato ciclase, liga-se à proteína G e sintetiza

o cAMP (monofosfato de adenosina cíclico), que atua como segundo mensageiro (Figura 11.15). Isso está indicado na Figura 1.15 pela mudança de cor da enzima para verde e pela produção de cAMP (ícone com o número 2).

Do segundo mensageiro até os mensageiros de fosfoproteína

Pesquisas recentes começaram a esclarecer as complexas ligações moleculares entre o segundo mensageiro e seus efeitos finais sobre as funções celulares. Essas conexões são constituídas, especificamente, pelos terceiro, quarto e subsequentes mensageiros químicos nas cascatas de transdução de sinais mostradas nas Figuras 1.9, 1.11, 1.16 a 1.30. Cada uma das quatro classes de cascatas de transdução de sinais ilustradas na Figura 1.11 não apenas começa com um primeiro mensageiro diferente ligado a um receptor específico, mas também leva à ativação de segundos, terceiros e subsequentes mensageiros químicos sequenciais muito diferentes. A existência de muitas cascatas de transdução de sinais diferentes permite aos neurônios produzir respostas biológicas surpreendentemente diversas a toda uma gama de sistemas de mensagens químicos.

Qual é o alvo final da transdução de sinais? Existem dois alvos principais da transdução de sinais: as fosfoproteínas e os genes. Muitos alvos

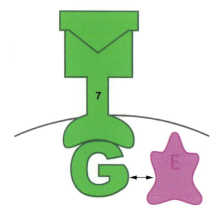

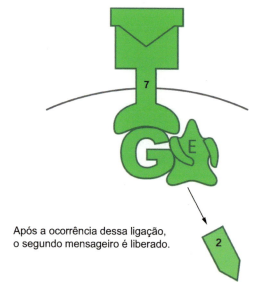

Uma vez ligada ao receptor, a proteína G modifica o seu formato, de modo que possa se ligar a uma enzima capaz de sintetizar um segundo mensageiro.

Após a ocorrência dessa ligação, o segundo mensageiro é liberado.

Figura 1.14 Proteína G. O próximo estágio na produção de um segundo mensageiro consiste na ligação do receptor do neurotransmissor transformado à proteína G, mostrado aqui pela proteína G que adquire a mesma cor do neurotransmissor e seu receptor. A ligação do complexo binário neurotransmissor-receptor à proteína G produz ainda outra mudança de conformação, que ocorre dessa vez na proteína G, representada aqui por uma mudança de seu formato do lado direito da proteína G. Esse processo prepara a proteína G para a sua ligação à enzima capaz de sintetizar o segundo mensageiro.

Figura 1.15 Segundo mensageiro. A etapa final na formação do segundo mensageiro consiste na ligação do complexo ternário neurotransmissor-receptor-proteína G a uma enzima envolvida na síntese de mensageiros, ilustrada aqui pela enzima que adquire a mesma cor do complexo ternário. Uma vez ligada a esse complexo ternário, a enzima torna-se ativada e adquire a capacidade de sintetizar o segundo mensageiro. Dessa maneira, é a cooperação de todos os quatro elementos, reunidos na forma de um complexo quaternário, que leva à produção do segundo mensageiro. Por conseguinte, a informação do primeiro mensageiro é transmitida ao segundo mensageiro pelo uso de intermediários receptor-proteína G-enzima.

Ativação de uma quinase como terceiro mensageiro por meio do AMP Cíclico

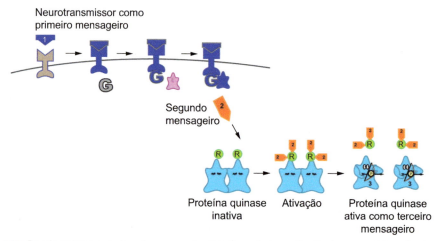

Figura 1.16 Proteinoquinase como terceiro mensageiro. Esta figura ilustra a ativação de uma proteinoquinase como terceiro mensageiro por meio do segundo mensageiro, o cAMP. Os neurotransmissores começam o processo de ativação dos genes pela produção de um segundo mensageiro (cAMP), conforme ilustrado anteriormente nas Figuras 1.12 a 1.15. Alguns segundos mensageiros ativam enzimas intracelulares, conhecidas como proteinoquinases. Essa enzima é mostrada aqui em sua forma inativa, quando está associada a outra cópia da enzima, mais duas unidades reguladoras (R). Neste caso, duas cópias do segundo mensageiro interagem com as unidades reguladoras, dissociando-as do dímero de proteinoquinase. Essa dissociação ativa cada proteinoquinase, tornando essa enzima pronta para fosforilar outras proteínas.

Capítulo 1 | Neurotransmissão Química   15

Ativação da fosfatase como terceiro mensageiro por meio do cálcio

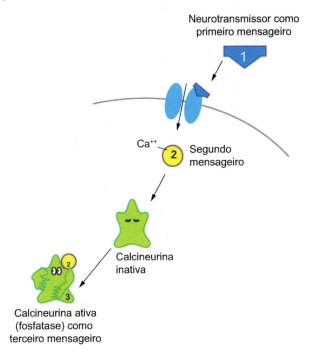

Figura 1.17 Fosfatase como terceiro mensageiro. Esta figura ilustra a ativação de um terceiro mensageiro, a fosfatase, por meio do cálcio, o segundo mensageiro. A figura mostra a ligação do cálcio a uma fosfatase inativa, conhecida como calcineurina, ativando-a de modo que esteja pronta para remover fosfatos das fosfoproteínas que atuam como quartos mensageiros.

intermediários ao longo da via até os genes consistem em fosfoproteínas, como as fosfoproteínas que atuam como quartos mensageiros, mostradas nas Figuras 1.18 e 1.19, que permanecem dormentes no neurônio até serem ativadas pela transdução de sinais, de modo que possam entrar em ação.

As ações mostradas na Figura 1.9 sobre as fosfoproteínas como quartos mensageiros e como alvos da transdução de sinal podem ser examinadas de modo mais detalhado nas Figuras 1.16 a 1.19. Por conseguinte, uma via de transdução de sinais pode ativar uma quinase como terceiro mensageiro por meio do segundo mensageiro, o cAMP (ver Figura 1.16), enquanto outra via de transdução de sinais pode ativar uma fosfatase como terceiro mensageiro por meio do segundo mensageiro, o cálcio (Figura 1.17). No caso da ativação da quinase, duas cópias do segundo mensageiro são direcionadas especificamente para cada unidade reguladora da proteinoquinase dormente ou "quiescente" (ver Figura 1.16). Quando algumas proteínas quinases são inativas, elas ocorrem na forma de dímeros (duas cópias da enzima) enquanto estão ligadas a uma unidade reguladora, fazendo com que a sua conformação esteja no estado não ativo. Nesse exemplo, quando duas cópias de cAMP ligam-se a cada unidade reguladora, ela se dissocia da enzima, e o dímero dissocia-se em duas cópias, de modo que a proteinoquinase é ativada. Na ilustração, ela é mostrada com um arco e flecha, pronta para atirar em grupos fosfato, das fosfoproteínas como quartos mensageiros, sem noção do ataque que receberão (ver Figura 1.16).

Nesse ínterim, a inimiga da proteinoquinase também está sendo formada, como mostra a Figura 1.17, isto é, uma proteína fosfatase. Outro primeiro mensageiro abre um canal iônico nesse estágio, o que possibilita a entrada do cálcio como segundo mensageiro, que então ativa a enzima fosfatase, a calcineurina. Na presença de cálcio, a calcineurina torna-se ativada, ilustrada com tesouras, prontas para cortar grupos fosfato das fosfoproteínas que atuam como quartos mensageiros (Figura 1.17).

A confrontação entre a quinase e a fosfatase pode ser vista comparando-se os eventos apresentados nas Figuras 1.18 e 1.19. Na Figura 1.18, a quinase como terceiro mensageiro acrescenta fosfatos em várias fosfoproteínas que atuam

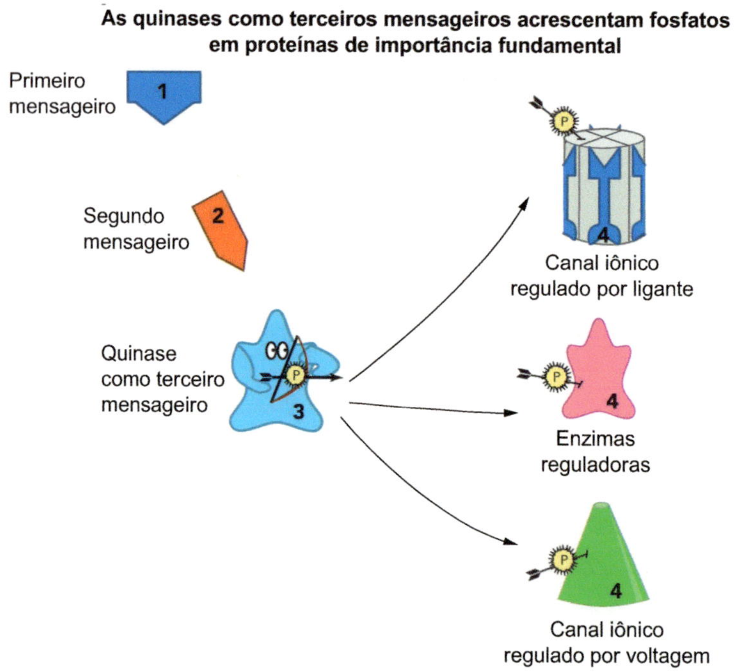

As quinases como terceiros mensageiros acrescentam fosfatos em proteínas de importância fundamental

Figura 1.18 A quinase, como terceiro mensageiro, acrescenta fosfatos em proteínas de importância fundamental. Aqui, a ativação de um terceiro mensageiro, a quinase, acrescenta fosfatos a uma variedade de fosfoproteínas, como canais iônicos regulados por ligantes, canais iônicos regulados por voltagem e várias enzimas reguladoras. A adição de um grupo fosfato a algumas fosfoproteínas as ativa; no caso de outras proteínas, esse grupo fosfato as inativa.

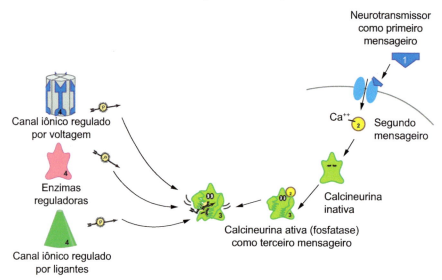

Figura 1.19 A fosfatase como terceiro mensageiro remove fosfatos de proteínas de importância fundamental. Diferentemente da figura anterior, o terceiro mensageiro aqui é uma fosfatase; essa enzima remove grupos fosfato de fosfoproteínas, como canais iônicos regulados por ligantes, canais iônicos regulados por voltagem e várias enzimas reguladoras. A remoção de um grupo fosfato de algumas fosfoproteínas as ativa; no caso de outras, essa remoção as inativa.

como quartos mensageiros, como canais iônicos regulados por ligantes, canais iônicos regulados por voltagem e enzimas. Na Figura 1.19, a fosfatase, como terceiro mensageiro, retira esses fosfatos. Algumas vezes, a fosforilação ativa uma fosfoproteína dormente; no caso de outras fosfoproteínas, a desfosforilação pode ser ativadora. A ativação das fosfoproteínas como quartos mensageiros pode modificar a síntese de neurotransmissores, alterar a liberação de neurotransmissores, modificar a condutância de íons e, em geral, manter o aparelho de neurotransmissão química em um estado de prontidão ou de dormência. O equilíbrio entre a fosforilação e a desfosforilação das quinases e das fosfatases como quartos mensageiros desempenha um papel vital na regulação de numerosas moléculas de importância fundamental para o processo de neurotransmissão química.

Do segundo mensageiro até uma cascata de fosfoproteínas que desencadeia a expressão gênica

A função celular final que a neurotransmissão frequentemente procura modificar é a expressão gênica, ativando ou desativando um gene. Todas as quatro cascatas de transdução de sinais ilustradas na Figura 1.11 terminam com uma última molécula que influencia a transcrição gênica. Ambas as cascatas desencadeadas por neurotransmissores atuam sobre o sistema da CREB, que responde à fosforilação de suas unidades reguladoras (ver Figura 1.11, à esquerda). A CREB é uma proteína de ligação do elemento de resposta ao cAMP, um fator de transcrição no núcleo da célula, capaz de ativar a expressão gênica, particularmente de um tipo de gene, conhecido como gene imediato ou gene precoce imediato. Quando os receptores ligados à proteína G ativam a proteinoquinase A, essa enzima ativada pode ser translocada ou migrar para o núcleo da célula. Ao migrar, ela pode aderir a um grupo fosfato na CREB, ativando, assim, esse fator de transcrição e causando a ativação do gene adjacente. Isso leva à expressão gênica, inicialmente na forma de RNA, e, em seguida, como proteína codificada pelo gene.

Curiosamente, é também possível que os receptores ligados a canais iônicos, que aumentam os níveis intracelulares de cálcio como segundo mensageiro, ativem a CREB ao fosforilá-la. Uma proteína conhecida como calmodulina, que interage com o cálcio, pode levar à ativação de determinadas quinases, denominadas proteinoquinases dependentes de cálcio/calmodulina (ver Figura 1.11). Trata-se de uma enzima totalmente diferente da fosfatase mostrada nas Figuras 1.9, 1.17 e 1.19. Aqui, ocorre ativação de uma quinase, e não de uma fosfatase. Quando ativada, essa quinase pode ser transferida para o núcleo da célula e, exatamente como a quinase ativada pelo sistema da proteína G, pode acrescentar um grupo fosfato à CREB e ativar esse fator de transcrição, de modo a desencadear a expressão gênica.

É importante ter em mente que o cálcio é, portanto, capaz de ativar tanto as quinases quanto as fosfatases. Existe uma série muito rica e, por vezes, confusa de quinases e de fosfatases. O resultado final da ação do cálcio depende dos substratos que são ativados, visto que diferentes fosfatases e quinases têm como alvo substratos muito diferentes. Por conseguinte, é importante ter em mente a cascata específica de transdução de sinais discutida e as fosfoproteínas específicas que atuam como mensageiros na cascata, de modo a compreender o efeito final de várias cascatas de transdução de sinais. No caso ilustrado na Figura 1.11, o sistema da proteína G e o sistema de canais iônicos atuam em conjunto para produzir quinases mais ativadas e, portanto, maior ativação da CREB. Todavia, nas Figuras 1.9 e 1.16 a 1.19, eles atuam de modo antagônico.

Os genes também constituem o alvo final da cascata de transdução de sinais hormonais na Figura 1.11. Alguns hormônios, como o estrogênio, o hormônio tireoidiano e o cortisol, atuam em receptores citoplasmáticos. Ao se ligarem a eles, produzem um complexo hormônio-receptor nuclear, que é translocado para o núcleo da célula, entrando em contato com elementos no gene que ele pode influenciar (denominados elementos de resposta hormonal ou HRE). Em seguida, atua como fator de transcrição para desencadear a ativação de genes adjacentes (ver Figura 1.11).

Por fim, um sistema de transdução de sinais muito complicado (com nomes horríveis para memorizar) direcionado para seus mensageiros na cascata de sinais a jusante é ativado por neurotrofinas e moléculas relacionadas. A ativação desse sistema pelas neurotrofinas como primeiros mensageiros leva à ativação de enzimas que consistem, em sua maior parte, em quinases; cada quinase ativa outra quinase até que finalmente uma delas fosforila um fator de transcrição no núcleo da célula, dando início à transcrição de genes (ver Figura 1.11). A Ras é uma proteína G que ativa uma cascata de quinases com nomes confusos. Para os que têm interesse por detalhes específicos, essa cascata começa com a Ras, que ativa a Raf, que, por sua vez, fosforila e ativa a MEK (MAPK quinase/ERK quinase ou proteinoquinase quinase ativada por mitógeno/quinase quinase regulada por sinais extracelulares), que ativa a ERK quinase (a própria quinase regulada por sinais extracelulares), a RSK (S6 quinase ribossômica), MAPK (a própria MAP quinase) ou GSK-3 (glicogênio sintase quinase), levando, em última análise, a alterações na expressão gênica. Ficou confuso? Na realidade, não é importante conhecer esses nomes, mas sim lembrar o ponto fundamental segundo o qual as neurotrofinas desencadeiam uma importante via de transdução de sinais, que ativa uma enzima quinase após outra, produzindo finalmente uma modificação na expressão gênica. É importante ter esse conhecimento, visto que tal via de transdução de sinais pode ser responsável pela expressão de genes que regulam muitas funções essenciais do neurônio, como a sinaptogênese e a sobrevida da célula, bem como as mudanças plásticas que são necessárias para a aprendizagem, a memória e até mesmo a expressão de doenças em vários circuitos cerebrais. Tanto as substâncias quanto o ambiente influenciam a expressão gênica de uma maneira que só agora está começando a ser elucidada, incluindo como essas ações contribuem para a causa de doenças mentais e o mecanismo de ação de tratamentos efetivos para os transtornos psiquiátricos.

Nesse ínterim, é extremamente importante reconhecer que uma variedade muito ampla de genes constitui o alvo de todas essas quatro vias de transdução de sinais. Tais genes incluem desde os genes que levam à síntese de enzimas para neurotransmissores até fatores de crescimento, proteínas do citoesqueleto, proteínas de adesão celular, canais iônicos, receptores e as próprias proteínas de sinalização intracelulares, entre muitos outros. Quando genes são expressos por qualquer uma das vias de transdução de sinais ilustradas na Figura 1.11, isso pode levar à produção de mais ou de menos cópias de qualquer uma dessas proteínas. Evidentemente, a síntese dessas proteínas constitui uma característica fundamental do neurônio para o desempenho de suas numerosas e variadas funções. Numerosas e distintas ações biológicas são realizadas dentro dos neurônios, alterando comportamentos de indivíduos, devido à expressão gênica desencadeada pelas quatro principais cascatas de transdução de sinais. Essas ações variam amplamente. Vão desde respostas neuronais, como sinaptogênese, fortalecimento da sinapse, neurogênese, apoptose, aumento ou redução da eficiência do processamento da informação nos circuitos corticais até respostas comportamentais, como aprendizagem, memória, respostas antidepressivas à administração de antidepressivos, redução dos sintomas com psicoterapia e, possivelmente, até mesmo produção de doença mental.

Como a neurotransmissão desencadeia a expressão gênica

Como o gene expressa a proteína que ele codifica? A discussão anterior mostrou como o "correio expresso de revezamento" molecular de transdução de sinais tem uma mensagem codificada com informação química a partir do complexo neurotransmissor-receptor, que é transferida ao longo de um transportador molecular para outro até que a mensagem seja entregue na caixa de correio da fosfoproteína apropriada (ver Figuras 1.9 e 1.16 a 1.19) ou na caixa de correio do DNA no genoma do neurônio pós-sináptico (Figuras 1.20 a 1.30; ver Figura 1.10). Como a maneira mais poderosa que um neurônio tem para alterar a sua função consiste em modificar os genes que estão sendo ativados ou desativados, é importante compreender os mecanismos moleculares pelos quais a neurotransmissão regula a expressão gênica.

Quantos genes potenciais podem ser alvos da neurotransmissão? De acordo com as estimativas, o genoma humano contém aproximadamente *20 mil genes* localizados dentro de *3 milhões de pares de bases* de DNA em 23 cromossomos. Entretanto, de modo inacreditável, os genes ocupam apenas uma pequena porcentagem desse DNA. Os outros 96% costumavam ser designados como DNA "lixo", visto que esse DNA não codifica proteínas. Entretanto, sabe-se hoje que esses segmentos de DNA são essenciais para a estrutura e para regular se um gene é ou não expresso ou se ele é silencioso. Não é apenas o número de genes que temos que importa, mas se, quando, com que frequência e em que circunstâncias eles são expressos. É isso que parece constituir o fator importante na regulação da função neuronal. Atualmente, acredita-se também que esses mesmos fatores da expressão gênica estejam na base das ações dos agentes psicofarmacológicos e dos mecanismos dos transtornos psiquiátricos dentro do sistema nervoso central.

Mecanismo molecular da expressão gênica

A neurotransmissão química converte a ocupação de um receptor por um neurotransmissor na produção de um terceiro, quarto e subsequentes

Capítulo 1 | Neurotransmissão Química 19

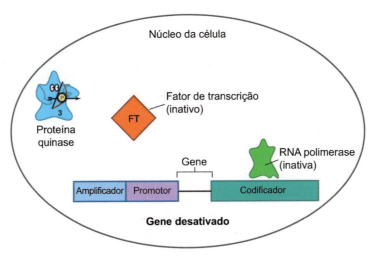

Figura 1.20 Ativação de um gene, parte 1: o gene está desativado. Os elementos de ativação do gene mostrados aqui incluem a enzima proteinoquinase; um fator de transcrição, um tipo de proteína que tem a capacidade de ativar um gene; o RNA polimerase, a enzima que sintetiza RNA a partir do DNA quando o gene é transcrito; as regiões reguladoras do DNA, como as regiões amplificadora e promotora; e, por fim, o próprio gene. Esse gene específico está desativado, visto que o fator de transcrição ainda não foi ativado. O DNA para esse gene contém tanto uma região reguladora quanto uma região de codificação. A região reguladora tem um elemento amplificador e um elemento promotor, que podem iniciar a expressão gênica quando interagem com fatores de transcrição ativados. A região de codificação é diretamente transcrita em seu RNA correspondente, uma vez ativado o gene.

mensageiros, que finalmente ativarão fatores de transcrição para a ativação de genes (Figuras 1.20 a 1.30). A maioria dos genes tem duas regiões: uma *região de codificação* e uma *região reguladora* com amplificadores e promotores da transcrição gênica (i. e., transcrição do DNA em RNA) (Figura 1.20). A região de codificação do DNA é o molde direto para a síntese de seu RNA correspondente. Esse DNA é "transcrito" em RNA com o auxílio de uma enzima denominada *RNA polimerase*. Entretanto, a RNA polimerase precisa ser ativada, visto que, caso contrário, não irá atuar.

Felizmente, a região reguladora do gene pode fazer com que isso ocorra. Essa região tem um *elemento amplificador* e um *elemento promotor* (Figura 1.20), que podem iniciar a expressão gênica com o auxílio de fatores de transcrição (Figura 1.21). Os próprios fatores de transcrição podem ser ativados quando são fosforilados, o que possibilita sua ligação à região reguladora do gene (Figura 1.21). Isso, por sua vez, ativa a RNA polimerase e seguimos então com a parte codificante do gene sendo *transcrita* ela própria em seu RNA mensageiro (m-RNA) (Figura 1.22). Naturalmente, uma vez transcrito, esse RNA mensageiro é ele próprio *traduzido* na proteína correspondente (Figura 1.22). Entretanto, existe uma grande quantidade de RNA que nunca é traduzida em

proteínas, mas que exerce funções reguladoras, conforme explicado adiante.

Alguns genes são conhecidos como genes precoces imediatos (Figura 1.23). Têm nomes incompreensíveis, como *cJun* e *cFos* (Figuras 1.24 e 1.25) e pertencem a uma família denominada "zíperes de leucina" (Figura 1.25). Esses genes precoces imediatos atuam como genes de resposta rápida ao estímulo do neurotransmissor, à semelhança de tropas especiais enviadas para combate rápido à frente de todo o exército. Esses genes precoces imediatos, como forças de deslocamento rápido, são os primeiros a responder ao sinal de neurotransmissão, produzindo as proteínas que eles codificam. Nesse exemplo, são as proteínas Jun e Fos sintetizadas a partir dos genes *cJun* e *cFos* (Figura 1.24). Trata-se de proteínas nucleares, isto é, que residem e atuam no núcleo. A sua ação começa nos primeiros 15 minutos após receber uma neurotransmissão, porém a duração é de apenas meia hora a 1 hora (ver Figura 1.10).

Quando as proteínas Jus e Fos se associam, elas formam um tipo de fator de transcrição em "zíper" de leucina (Figura 1.25), que, por sua vez, ativa muitos tipos de genes de início mais tardio (Figuras 1.26, 1.27, 1.29). Por conseguinte, a Jun e a Fos atuam para despertar o exército muito maior de genes inativos. Os genes "tardios" individuais que são convocados como "soldados"

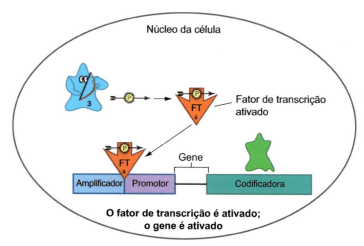

Figura 1.21 Ativação de um gene, parte 2: o gene é ativado. O fator de transcrição agora está ativado, visto que ele foi fosforilado pela proteinoquinase, o que possibilita a sua ligação à região reguladora do gene.

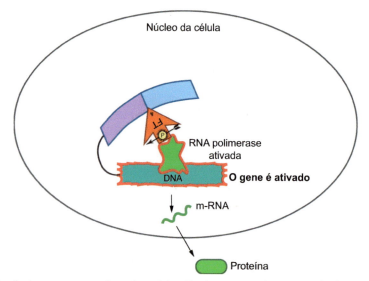

Figura 1.22 Ativação de um gene, parte 3: produto gênico. O próprio gene está agora ativado, devido à ligação do fator de transcrição à região reguladora do gene, ativando, por sua vez, a enzima RNA polimerase. Assim, o gene é transcrito em RNA mensageiro (m-RNA), que, por sua vez, é traduzido em sua proteína correspondente. Por conseguinte, essa proteína é o produto de ativação desse gene específico.

O terceiro mensageiro ativa um fator de transcrição para um gene precoce

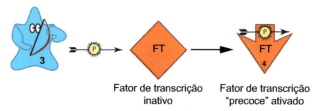

Figura 1.23 Gene precoce imediato. Alguns genes são conhecidos como genes precoces imediatos. A figura mostra uma enzima proteinoquinase como terceiro mensageiro, que ativa um fator de transcrição, ou quarto mensageiro, capaz de ativar, por sua vez, um gene precoce.

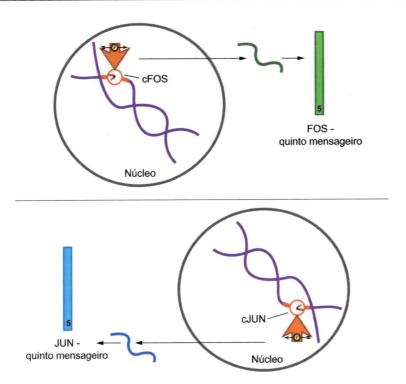

Figura 1.24 Os genes precoces ativam genes tardios, parte 1. Na ilustração superior, um fator de transcrição ativa o gene precoce imediato *cFos* e gera o produto proteico Fos. Enquanto o gene *cFos* está sendo ativado, outro gene precoce imediato, *cJun*, é simultaneamente ativado, e produz sua proteína, Jun, conforme mostrado na ilustração inferior. As proteínas Fos e Jun podem ser consideradas como quintos mensageiros.

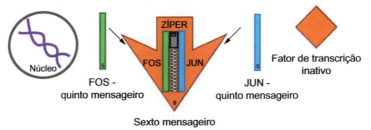

Figura 1.25 Os genes precoces ativam genes tardios, parte 2. Uma vez sintetizadas, as proteínas Fos e Jun podem colaborar como parceiras e produzir uma proteína de combinação Fos-Jun, que agora atua como fator de transcrição como sexto mensageiro para os genes tardios.

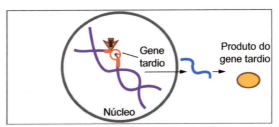

Figura 1.26 Os genes precoces ativam os genes tardios, parte 3. O fator de transcrição Fos-Jun pertence a uma família de proteínas, denominadas zíperes de leucina. O fator de transcrição com zíper de leucina, formado pelos produtos dos genes precoces ativados *cFos* e *cJun*, agora retorna ao genoma e entra em contato com outro gene. Como esse gene está sendo ativado mais tarde do que os outros, ele é denominado gene tardio. Por conseguinte, os genes precoces ativam genes tardios quando os produtos dos genes precoces são eles próprios fatores de transcrição. O produto do gene tardio pode ser qualquer proteína necessária para o neurônio, como uma enzima, um fator de transporte ou um fator de crescimento.

para assumir a função de genes ativos dependem de diversos fatores, entre os quais o tipo de neurotransmissor que envia a mensagem, a frequência com que essa mensagem é enviada e se ele atua em associação ou em oposição a outros neurotransmissores que simultaneamente estão se comunicando com outras partes do mesmo neurônio. Quando as proteínas Jun e Fos associam-se como parceiras para formar um tipo de fator de transcrição em zíper de leucina, isso pode levar à ativação de genes para gerar qualquer produto que se possa imaginar, desde enzimas até receptores ou até proteínas estruturais (ver Figura 1.27).

Em resumo, é possível acompanhar os eventos desde o neurotransmissor como primeiro mensageiro até a transcrição gênica (Figuras 1.28 e 1.29; ver Figuras 1.9 e 1.11). Uma vez formado o segundo mensageiro cAMP a partir de seu neurotransmissor como primeiro mensageiro (Figura 1.28), ele pode interagir com uma proteinoquinase como terceiro mensageiro. O cAMP liga-se à versão inativa ou dormente dessa enzima, desperta-a e, assim, ativa a proteinoquinase. Uma vez ativada, a tarefa da

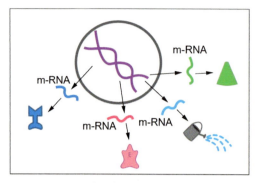

Figura 1.27 Exemplos de ativação do gene tardio. Um receptor, uma enzima, um fator de crescimento neurotrófico e um canal iônico são expressos em decorrência da ativação de seus respectivos genes. Esses produtos gênicos modificam a função neuronal durante muitas horas ou dias.

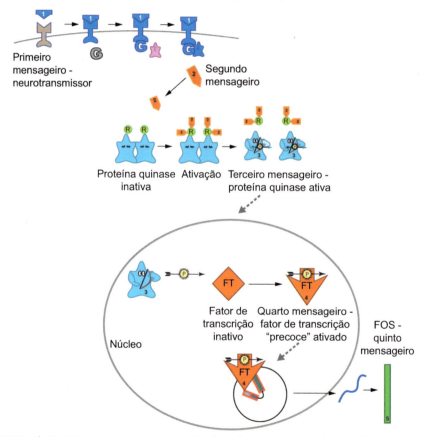

Figura 1.28 Regulação gênica por neurotransmissores. Essa figura fornece um resumo da regulação gênica por neurotransmissores, desde o neurotransmissor extracelular como primeiro mensageiro, o segundo mensageiro intracelular, a proteinoquinase como terceiro mensageiro, o fator de transcrição como quarto mensageiro, até a proteína como quinto mensageiro, que é o produto gênico de um gene precoce.

proteinoquinase como terceiro mensageiro consiste em ativar fatores de transcrição por meio de sua fosforilação (ver Figura 1.28). Para isso, a enzima segue um percurso direto até o núcleo da célula e entra em contato com um fator de transcrição dormente. Ao acrescentar um fosfato ao fator de transcrição, a proteinoquinase é capaz de "despertar" esse fator de transcrição e, assim, formar um quarto mensageiro (ver Figura 1.28). Uma vez ativado, o fator de transcrição liga-se a genes e induz a síntese de proteína, que, neste caso, é o produto de um gene precoce imediato, que atua como quinto mensageiro. Dois desses produtos gênicos ligam-se entre si para formar outro fator de transcrição ativado, dando origem ao sexto mensageiro (Figura 1.29). Por fim, o sexto mensageiro induz a expressão de um produto gênico tardio, que pode ser considerado como um produto proteico do gene ativado que atua como sétimo mensageiro. Em seguida, esse produto do gene tardio medeia alguma resposta biológica importante para o funcionamento do neurônio.

Naturalmente, as cascatas moleculares induzidas por neurotransmissores no núcleo da célula levam a mudanças não apenas na síntese de seus próprios receptores, mas também na síntese de muitas outras proteínas pós-sinápticas importantes, incluindo enzimas e receptores para outros neurotransmissores. Se essas mudanças na expressão genética levam a mudanças em conexões e nas funções desempenhadas por essas conexões, é fácil compreender como os genes são capazes de *modificar o comportamento*. Os detalhes do funcionamento neural – e, portanto, o comportamento derivado desse

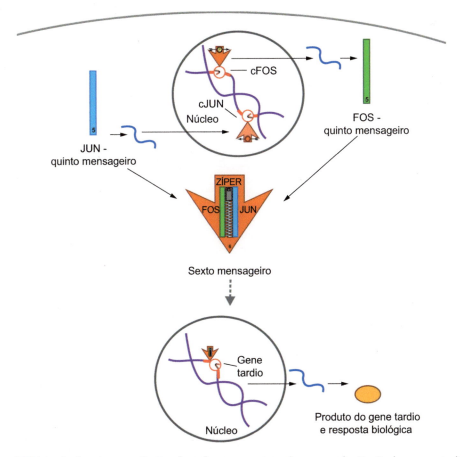

Figura 1.29 Ativação de um gene tardio. Essa figura fornece um resumo do processo de ativação de um gene tardio. Na parte superior, os genes precoces imediatos *cFos* e *cJun* são expressos, e ocorre formação de seus produtos proteicos, Fos e Jun, como quintos mensageiros. Em seguida, um fator de transcrição, isto é, um zíper de leucina, é criado pela cooperação entre Fos e Jun, que se combinam para formar o sexto mensageiro. Por fim, esse fator de transcrição passa a ativar um gene tardio, resultando na expressão de seu próprio produto gênico e na resposta biológica desencadeada por esse produto do gene tardio.

funcionamento – são controlados por genes e pelos produtos que eles produzem. Como os processos mentais e os comportamentos que eles causam originam-se das conexões entre neurônios no cérebro, os genes exercem, portanto, um controle significativo sobre o comportamento. Todavia, o comportamento tem a capacidade de modificar os genes? A aprendizagem e as experiências adquiridas do meio ambiente podem, de fato, alterar os tipos de genes que serão expressos e, portanto, gerar mudanças nas conexões neuronais. Dessa maneira, as experiências humanas, a educação e até mesmo a psicoterapia podem modificar a expressão de genes que alteram a distribuição e a "força" de conexões sinápticas específicas. Isso, por sua vez, produz mudanças a longo prazo no comportamento, causadas pela experiência original e mediadas pelas alterações genéticas desencadeadas por tal experiência original. Por conseguinte, os genes modificam o comportamento, e o comportamento modifica os genes. Os genes não regulam diretamente o funcionamento neuronal. Na verdade, eles regulam diretamente as proteínas que criam o funcionamento neuronal. A ocorrência de mudanças na função precisa aguardar a ocorrência das alterações na síntese de proteínas e os eventos que causam o seu início.

Epigenética

A genética refere-se ao código do DNA a partir do qual uma célula pode transcrever tipos específicos de RNA ou traduzi-lo em proteínas específicas. Entretanto, o fato de existirem cerca de 20 mil genes no genoma humano não significa que cada gene seja expresso, até mesmo no cérebro. A epigenética é um sistema paralelo que estabelece se determinado gene é, na realidade, expresso em seu RNA e proteína específicos, ou se ele é ignorado ou silenciado. Se o genoma é um léxico de todas as proteínas como "palavras", então o epigenoma é uma "história" que resulta da organização das "palavras" em um enredo coerente. O léxico genômico de todas as proteínas potenciais é o mesmo em cada um dos mais de 100 bilhões de neurônios no cérebro e, na verdade, é o mesmo em todos os mais de 200 tipos de células no corpo. Assim, o enredo de como um neurônio normal se transforma em um neurônio disfuncional em determinado transtorno psiquiátrico, e de como um neurônio se transforma em um neurônio em vez de uma célula hepática, depende da seleção dos genes específicos que são expressos ou silenciados. Além disso, os neurônios disfuncionais sofrem o impacto dos genes herdados que apresentam sequências de nucleotídios anormais que, se forem expressos, contribuem para o desenvolvimento de transtornos mentais. Por conseguinte, a história do cérebro depende não apenas de quais genes são herdados, mas também de quaisquer genes anormais, expressos ou não, ou até mesmo da expressão de genes normais quando deveriam permanecer silenciados ou ser silenciados quando deveriam ser expressos. A neurotransmissão, os próprios genes, as substâncias e o ambiente regulam quais genes são expressos ou silenciados e, portanto, influenciam na história do cérebro: se é uma narrativa interessante, como aprendizagem e memória, uma tragédia lamentável, como abuso de substâncias, reações ao estresse e transtornos psiquiátricos, ou uma melhora terapêutica de um transtorno psiquiátrico com medicamentos ou psicoterapia.

Quais são os mecanismos moleculares da epigenética?

Os mecanismos epigenéticos ativam e desativam os genes ao modificar a estrutura da cromatina no núcleo da célula (Figura 1.30). O caráter de uma célula é determinado, fundamentalmente, pela sua cromatina, uma substância composta de nucleossomos (Figura 1.30). Os nucleossomos consistem em um octeto de proteínas, denominadas histonas, em torno das quais o DNA está enrolado (Figura 1.30). O controle epigenético sobre a leitura de um gene (*i. e.*, gene expresso) ou não (*i. e.*, gene silenciado) é obtido pela modificação da estrutura da cromatina. As modificações químicas que podem realizar esse controle incluem não apenas a metilação, mas também a acetilação, a fosforilação e outras reações, e esses processos são regulados pela neurotransmissão, por substâncias e pelo ambiente (Figura 1.30). Por exemplo, com a metilação do DNA ou das histonas, a cromatina torna-se compacta e atua fechando o acesso dos fatores de transcrição moleculares às regiões promotoras do DNA. Em consequência, o gene nessa região não é expresso, porém silenciado, de modo que não há produção de RNA ou de proteína (Figura 1.30). O DNA silenciado significa que existem características moleculares que não fazem parte da personalidade de determinada célula.

As histonas são metiladas por enzimas, denominadas histonas metiltransferases, e esse processo é revertido por enzimas denominadas histonas desmetilases (Figura 1.30). A metilação das histonas pode silenciar determinados genes, enquanto a sua desmetilação pode, portanto, ativá-los.

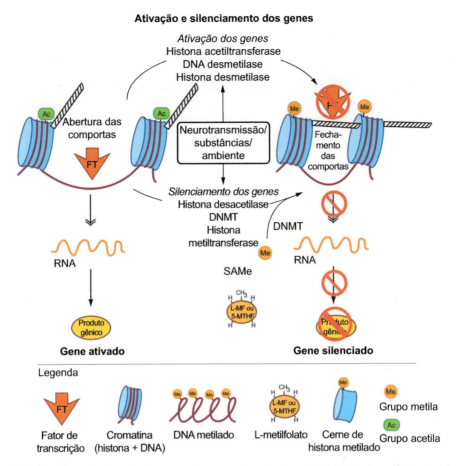

Figura 1.30 Ativação e silenciamento dos genes. As comportas moleculares são abertas pela acetilação e/ou desmetilação das histonas, o que possibilita o acesso dos fatores de transcrição aos genes, resultando, assim, na sua ativação. As comportas moleculares são fechadas por desacetilação e/ou metilação por meio do doador de metila SAMe, derivado do L-metilfolato. Isso impede o acesso dos fatores de transcrição aos genes, resultando em seu silenciamento. Ac, acetila; Me, metila; DNMT, DNA metiltransferase; FT, fator de transcrição; SAMe, S-adenosil-metionina; L-MF ou 5-MTHF, L-metilfolato.

O DNA também pode ser metilado, o que também leva ao silenciamento de determinados genes. Esse processo é revertido com a desmetilação do DNA. A metilação do DNA é regulada por enzimas denominadas DNA metiltransferases (DNMT), e a desmetilação do DNA, por DNA desmetilases (Figura 1.30). Existem muitas formas de metiltransferases, e todas essas enzimas marcam seus substratos com grupos metila, que são doados do L-metilfolato por meio da S-adenosil-metionina (SAMe) (Figura 1.30). Por exemplo, quando a metilação é afetada pela neurotransmissão, por substâncias ou pelo ambiente, isso determina se os genes são epigeneticamente silenciados ou expressos.

Por fim, a metilação do DNA também pode levar à desacetilação das histonas por meio de ativação de enzimas denominadas histonas desacetilases (HDAC). A desacetilação das histonas também exerce uma ação de silenciamento na expressão gênica (Figura 1.30). A metilação e a desacetilação comprimem a cromatina, como se uma comporta molecular fosse fechada, de modo que os fatores de transcrição que ativam determinados genes não conseguem ter acesso às regiões promotoras; em consequência, os genes são silenciados e não são transcritos em RNA nem traduzidos em proteínas (Figura 1.30). Por outro lado, a desmetilação e a acetilação exercem o efeito exatamente oposto: elas descomprimem a cromatina, como se uma comporta molecular fosse aberta, de modo que os fatores de transcrição podem alcançar as regiões promotoras dos genes e ativá-los (Figura 1.30). Por conseguinte, os genes ativados tornam-se parte da personalidade molecular de determinada célula.

Como a epigenética mantém ou modifica o *status quo*

Algumas enzimas procuram preservar o *status quo* de uma célula, enzimas como a DNMT1 (DNA metiltransferase 1), que mantêm a metilação de áreas específicas do DNA e também mantêm vários genes quietos durante toda a vida. Por exemplo, esse processo faz com que um neurônio sempre seja mantido como neurônio e uma célula hepática sempre como célula hepática, inclusive quando uma célula se divide em duas outras. Presumivelmente, a metilação é mantida nos genes que não são necessários para determinada célula, embora outro tipo de célula possa necessitar dela.

Costumava-se acreditar que, após a diferenciação de uma célula, o padrão epigenético de ativação e de silenciamento dos genes permanecesse estável durante toda a vida dessa célula. Agora, entretanto, sabe-se que existem várias circunstâncias nas quais a epigenética pode se modificar em neurônios maduros e diferenciados. Embora o padrão epigenético inicial de um neurônio seja, de fato, estabelecido durante o neurodesenvolvimento para conferir a cada neurônio a sua própria "personalidade" durante a vida, parece que, hoje, a história de alguns neurônios é responder às suas experiências narrativas no decorrer da vida com uma mudança de caráter, causando, assim, alterações *de novo* em seu epigenoma. Dependendo do que possa ocorrer a um neurônio (como sofrer abuso na infância, estresse na vida adulta, deficiência nutricional, novos encontros produtivos e positivos, psicoterapia, abuso de substâncias ou medicações psicotrópicas), parece, agora, que genes previamente silenciados podem ser ativados e/ou que genes previamente ativos podem ser silenciados (ver Figura 1.30). Quando isso acontece, podem ocorrer mudanças tanto favoráveis quanto desfavoráveis no caráter dos neurônios. Os mecanismos epigenéticos favoráveis podem ser desencadeados para que o indivíduo possa aprender (p. ex., formação de memória espacial) ou possa experimentar as ações terapêuticas de agentes psicofarmacológicos. Por outro lado, os mecanismos epigenéticos desfavoráveis podem ser desencadeados de tal modo que o indivíduo se torne adicto de substâncias que causam abuso ou experimente várias formas de "aprendizagem anormal", como nos casos em que um indivíduo, por exemplo, desenvolve medo por condicionamento, transtorno de ansiedade ou dor crônica.

A maneira pela qual esses mecanismos epigenéticos chegam à cena do crime continua sendo um verdadeiro mistério neurobiológico e psiquiátrico. Entretanto, uma legião de cientistas detetives está trabalhando nesses casos e está começando a mostrar como esses mecanismos epigenéticos são mediadores dos transtornos psiquiátricos. Existe também a possibilidade de que esses mecanismos epigenéticos possam ser aproveitados para tratar adições, extinguir o medo e prevenir o desenvolvimento de estados de dor crônica. É possível, talvez, até mesmo impedir a progressão de transtornos psiquiátricos, como a esquizofrenia, pela identificação de indivíduos de alto risco antes que o "quadro se complique" e o distúrbio seja estabelecido de modo irreversível e caminhe implacavelmente para um destino indesejável.

Um dos mecanismos usados para modificar o *status quo* dos padrões epigenômicos em uma célula madura consiste na metilação *de novo* do DNA por um tipo de enzima DNMT, conhecida como DNMT2 ou DNMT3 (ver Figura 1.30). Essas enzimas são direcionadas para provocar o silenciamento de genes neuronais que estavam previamente ativos em um neurônio maduro. Naturalmente, a desacetilação das histonas próximas a genes previamente ativos pode ter o mesmo efeito, isto é, silenciar esses genes; tal processo é mediado por HDAC. Em contrapartida, a desmetilação ou a acetilação de genes ativa genes que previamente eram silenciosos. A verdadeira pergunta a ser formulada é: como um neurônio sabe, entre os milhares de genes, aqueles que devem ser silenciados ou ativados em resposta ao ambiente, incluindo estresse, substâncias e dieta? Como isso pode seguir um caminho errado quando surge um transtorno psiquiátrico? Essa parte da história continua sendo um grande mistério, porém alguns trabalhos de investigação muito interessantes já foram realizados por vários pesquisadores que esperam compreender como algumas histórias neuronais evoluem para tragédias psiquiátricas. Essas investigações podem levar a reescrever a narrativa de vários transtornos psiquiátricos, alterando terapeuticamente a epigenética de caracteres neuronais essenciais, de modo que a história possa ter um final feliz.

Breve introdução sobre o RNA

Splicing alternativo

Conforme assinalado anteriormente, o RNA que codifica nossos 20 mil genes é denominado RNA mensageiro (mRNA) e serve como intermediário entre o DNA e as proteínas. Embora possa parecer que nossos 20 mil genes produzem apenas 20 mil proteínas, isso não é bem assim. Acontece que a produção de proteína por meio do mRNA é um processo semelhante a um produtor cinematográfico antiquado. Isto é, o mRNA registra a ação do DNA, assim como o estúdio revela fielmente o filme exatamente como ele foi filmado inicialmente. No caso da transcrição do DNA, esse "primeiro projeto" é denominado transcrito primário (Figura 1.31). Entretanto, assim como a duração total de uma gravação do filme não é "traduzida" diretamente em um filme, em muitos casos o mRNA "original" também não é imediatamente traduzido em uma proteína. Agora, vem a parte interessante: a edição. Acontece que o mRNA pode ser "emendado", exatamente como um produtor edita e emenda o filme após o término da filmagem, organizando as emendas em diferentes sequências e deixando algumas no chão da sala de edição. No caso do mRNA emendado, esses cortes não serão traduzidos em proteína (Figura 1.31). Essa "emenda alternativa" ("*splicing* alternativo") significa que um gene pode dar origem a muitas proteínas (Figura 1.31), exatamente como um filme pode ter finais diferentes ou pode ser editado em um *trailer* de curta duração. Assim, graças em parte à edição do RNA, a verdadeira diversidade molecular do cérebro é notavelmente maior do que nossos 20 mil genes.

Interferência do RNA

Existem outras formas de RNA além do mRNA cuja existência é reconhecida atualmente e que não codificam a síntese de proteínas; em vez disso, esses RNAs desempenham funções reguladoras diretas. Tais formas incluem o RNA ribossômico (rRNA), o RNA transportador (tRNA) e o RNA nuclear pequeno (snRNA), juntamente com um grande número de outros RNAs não codificadores (p. ex., pequenos RNAs em grampo de cabelo, devido a seu formato semelhante a um grampo de cabelo, algumas vezes também denominados micro-RNA [miRNA]; o RNA de interferência [iRNA]; e um pequeno RNA de interferência [siRNA]). Quando são transcritos a partir do DNA, os miRNAs não são

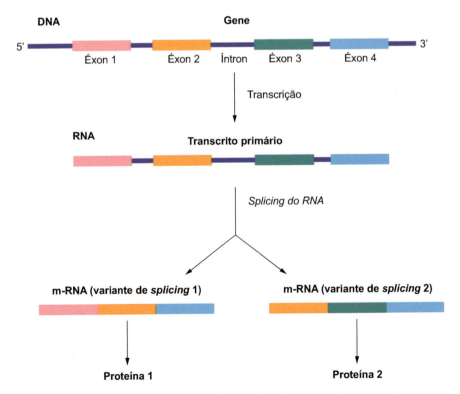

Figura 1.31 *Splicing* alternativo. Quando o DNA é transcrito em RNA mensageiro (mRNA), este é denominado transcrito primário. Em seguida, o transcrito primário pode ser traduzido em uma proteína; todavia, algumas vezes, ocorre uma etapa intermediária, em que o mRNA é emendado, com reorganização ou remoção de certos fragmentos. Isso significa que um gene pode dar origem a mais de uma proteína.

traduzidos em proteínas. Em vez disso, formam alças em forma de grampo de cabelo e, em seguida, são exportados para o citoplasma pela enzima exportina, onde são clivados em fragmentos por uma enzima denominada "dicer" (Figura 1.32). Em seguida, pequenos fragmentos de iRNA ligam-se a um complexo proteico, denominado RISC, que, por sua vez, liga-se ao mRNA para inibir a síntese de proteínas (Figura 1.32). Dessa maneira, determinadas formas de RNA podem levar tanto à síntese de proteínas quanto ao bloqueio de sua síntese. Futuramente, a terapia poderá ser capaz de utilizar os iRNAs para inibir a síntese de proteínas em distúrbios genéticos, como a doença de Huntington.

Resumo

Agora, o leitor pode perceber que a neurotransmissão química constitui a base da psicofarmacologia. Existem muitos neurotransmissores, e todos os neurônios recebem estímulos de uma série de neurotransmissores na neurotransmissão pré-sináptica clássica para a neurotransmissão assimétrica pós-sináptica. A neurotransmissão pré-sináptica para a pós-sináptica no trilhão de sinapses do cérebro constitui a base da neurotransmissão química, porém algumas formas de neurotransmissão são retrógradas, do neurônio pós-sináptico para o neurônio pré-sináptico, enquanto outros tipos, como a

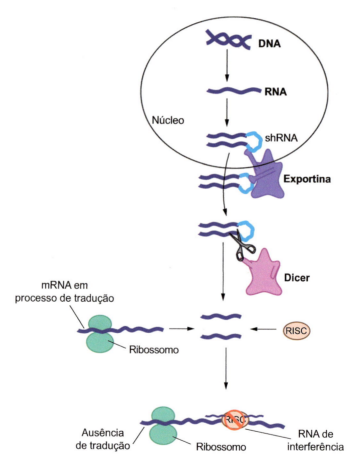

Figura 1.32 RNA de interferência. Algumas formas de RNA não codificam a síntese de proteínas, porém desempenham funções reguladoras. Conforme ilustrado aqui, o pequeno RNA em grampo de cabelo (shRNA, do inglês *small hairpin RNA*) é transcrito a partir do DNA, porém não é traduzido em proteína. Em vez disso, forma alças em grampo de cabelo e é exportado no citoplasma pela enzima exportina, onde ele é então clivado em fragmentos pela enzima dicer. Os pequenos fragmentos ligam-se a um complexo proteico, denominado RISC, que, por sua vez, liga-se ao mRNA e inibe a síntese de proteínas.

neurotransmissão de volume, não necessitam de sinapse.

O leitor também já deve ter uma compreensão das cascatas moleculares sofisticadas e complexas, precipitadas por um neurotransmissor, em que a mensagem transmitida é transferida de molécula para molécula dentro do neurônio que recebe essa mensagem, alterando, por fim, a maquinaria bioquímica dessa célula, de modo a executar a mensagem que foi enviada. Por conseguinte, a função da neurotransmissão química não é tanto ter um neurotransmissor pré-sináptico que se comunique com seus receptores pós-sinápticos, porém ter uma *comunicação do genoma pré-sináptico com um genoma pós-sináptico*: do DNA para o DNA, do "centro de comando" pré-sináptico para o "centro de comando" pós-sináptico e de volta.

A mensagem da neurotransmissão química é transferida por três vias sequenciais de "correio expresso de revezamento molecular": (1) uma via de síntese de neurotransmissores présinápticos do genoma pré-sináptico até a síntese e o acondicionamento do neurotransmissor e de enzimas de sustentação e receptores; (2) uma via pós-sináptica, que se estende desde a ocupação dos receptores por meio de segundos mensageiros até o genoma, o que ativa os genes pós-sinápticos; e (3) outra via pós-sináptica que começa nos genes pós-sinápticos recém-expressos, que transferem a informação na forma de uma cascata molecular de consequências bioquímicas em todo o neurônio pós-sináptico.

Atualmente, ficou claro que a neurotransmissão não termina quando um neurotransmissor se liga a um receptor ou até mesmo quando fluxos de íons foram alterados ou foram criados segundos mensageiros. Todos esses tipos de evento começam e terminam em questão de milissegundos a segundos após a liberação do neurotransmissor pré-sináptico. A meta final da neurotransmissão consiste em alterar as atividades bioquímicas do neurônio-alvo pós-sináptico de maneira profunda e duradoura. Como o DNA pós-sináptico precisa aguardar até que os mensageiros moleculares do correio expresso de revezamento realizem o seu percurso desde os receptores pós-sinápticos, frequentemente localizados nos dendritos, até fosfoproteínas dentro do neurônio ou até fatores de transcrição e genes no núcleo do neurônio pós-sináptico, pode ser necessário determinado tempo para que a neurotransmissão comece a influenciar os processos bioquímicos do neurônio-alvo póssináptico. O tempo levado desde a ocupação dos receptores pelo neurotransmissor até a expressão gênica é habitualmente de algumas horas. Além disso, como o último mensageiro desencadeado pela neurotransmissão – denominado fator de transcrição – só inicia as primeiras ações gênicas, é necessário um tempo ainda maior para que a ativação gênica seja totalmente implementada pela série de eventos bioquímicos que ela desencadeia. Esses eventos bioquímicos podem começar muitas horas a vários dias após a ocorrência da neurotransmissão e podem durar dias ou semanas uma vez desencadeados.

Por conseguinte, um breve impulso de neurotransmissão química de um neurônio présináptico pode desencadear profunda reação pós-sináptica, cujo desenvolvimento leva várias horas a alguns dias e que pode se estender por dias a semanas ou até mesmo durante toda a vida. Cada componente concebível de todo esse processo de neurotransmissão química representa um candidato para modificação por psicofármacos. Os psicofármacos atuam, em sua maioria, sobre os processos que controlam a neurotransmissão química nos próprios neurotransmissores ou nas suas enzimas e, em particular, em seus receptores. Sem dúvida alguma, os futuros psicofármacos atuarão diretamente sobre as cascatas bioquímicas, especificamente nos elementos que controlam a expressão dos genes pré e pós-sinápticos. Além disso, sabese ou suspeita-se de que as doenças mentais e neurológicas afetam esses mesmos aspectos da neurotransmissão química. O neurônio modifica de forma dinâmica suas conexões sinápticas durante toda a sua vida, em resposta à aprendizagem, às experiências da vida, à programação genética, às mudanças epigenéticas, às substâncias, às doenças. Concluímos que a neurotransmissão química constitui o aspecto fundamental que está na base da regulação de todos esses importantes processos.

2 Transportadores, Receptores e Enzimas como Alvos da Ação de Psicofármacos

Transportadores de neurotransmissores como alvos de ação de psicofármacos, 31
Classificação e estrutura, 31
Transportadores de monoaminas (família do gene *SLC6*) como alvos de psicofármacos, 33
Outros transportadores de neurotransmissores (famílias dos genes SLC6 e SLC1) como alvos de psicofármacos, 35
Onde se encontram os transportadores de histamina e de neuropeptídios?, 36
Transportadores vesiculares: subtipos e função, 36

Transportadores vesiculares (família do gene *SLC18*) como alvos de psicofármacos, 37
Receptores ligados às proteínas G, 37
Estrutura e função, 37
Receptores ligados às proteínas G como alvos de psicofármacos, 38
Enzimas como locais de ação de psicofármacos, 47
Enzimas do citocromo P450 envolvidas no metabolismo de substâncias como alvos de fármacos psicotrópicos, 49
Resumo, 52

Os psicofármacos contam com muitos mecanismos de ação, porém todos têm como alvos sítios moleculares específicos, que exercem efeitos profundos sobre a neurotransmissão. Desse modo, é necessário conhecer a infraestrutura anatômica e os substratos químicos da neurotransmissão (ver Capítulo 1) para entender como os psicofármacos atuam. Embora mais de 100 psicofármacos essenciais sejam atualmente utilizados na prática clínica (consultar *Stahl's Essential Psychopharmacology: the Prescriber's Guide*), existem apenas alguns locais de ação para todos esses agentes terapêuticos (Figura 2.1). Especificamente, cerca de um terço dos psicofármacos tem como alvo específico um dos transportadores de neurotransmissores; outro terço é direcionado para receptores acoplados às proteínas G; e talvez apenas 10% tenham as enzimas como alvo. Todos esses três locais de ação serão discutidos neste capítulo. O restante dos psicofármacos tem como alvo diversos tipos de canais iônicos, que serão discutidos no Capítulo 3. Assim, saber exatamente como apenas alguns sítios moleculares regulam a neurotransmissão permite aos psicofarmacologistas compreender as teorias sobre os mecanismos de ação de praticamente todos os agentes psicofarmacológicos.

Com efeito, esses alvos moleculares constituem a base de como os psicofármacos são agora nomeados. Ou seja, há uma tendência atual a nomear os fármacos psicotrópicos de acordo com seu mecanismo de ação farmacológico (p. ex., inibidor do transportador de serotonina, antagonista D_2 e $5HT_{2A}$), em vez de se basear em sua indicação terapêutica (p. ex., antidepressivo, antipsicótico etc.). A designação dos fármacos de acordo com sua indicação terapêutica levou a uma confusão sem fim, visto que muitos fármacos são utilizados para outras indicações muito além de seu uso original (p. ex., os denominados antipsicóticos, que são utilizados para a depressão). Por conseguinte, em todo este livro, empregaremos a nova nomenclatura para fármacos (nomenclatura baseada na neurociência), que se baseia no mecanismo de ação, e não na indicação terapêutica, sempre que possível. Este capítulo e o próximo irão explicar todos os mecanismos conhecidos utilizados pelos fármacos psicotrópicos, que constituem a base de seu nome.

Por fim, como existem variantes genéticas conhecidas para muitos alvos dos fármacos psicotrópicos, há um esforço contínuo para determinar até que ponto essas variantes genéticas podem aumentar ou diminuir a probabilidade de determinado paciente apresentar uma boa resposta clínica ou efeitos colaterais a fármacos direcionados para o alvo específico, em um processo denominado farmacogenômica. A base científica para a aplicação clínica de variantes

Os cinco alvos moleculares dos psicofármacos

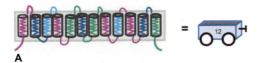
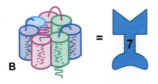

A — Transportador com 12 regiões transmembranares - 30% dos psicofármacos

B — Transportador ligado à proteína G com 7 regiões transmembranares - 30% dos psicofármacos

C — Enzima - 10% dos psicofármacos

D — Canal iônico regulado por ligante com 4 regiões transmembranares - de 20% dos psicofármacos

E — Canal iônico regulado por voltagem com 6 regiões transmembranares - 10% dos psicofármacos

Figura 2.1 Alvos moleculares dos psicofármacos. Existem apenas alguns locais principais de ação para a ampla extensão de fármacos psicotrópicos utilizados na prática clínica. Cerca de um terço dos psicofármacos tem como alvo um dos transportadores de 12 regiões transmembranares para um neurotransmissor (**A**), enquanto outro terço é direcionado para receptores de sete regiões transmembranares acoplados às proteínas G (**B**). Os locais de ação do terço restante de psicofármacos incluem enzimas (**C**), canais iônicos regulados por ligantes com quatro regiões transmembranares (**D**) e canais iônicos sensíveis à voltagem com seis regiões transmembranares (**E**).

genéticas de alvos de agentes psicotrópicos ainda está evoluindo, porém os conhecimentos atuais serão mencionados brevemente, quando o alvo específico for descrito ao longo deste livro.

Transportadores de neurotransmissores como alvos de ação de psicofármacos

Classificação e estrutura

Normalmente, as membranas neuronais servem para manter o meio interno do neurônio constante, atuando como barreiras à intrusão de moléculas externas e ao extravasamento de moléculas internas. Entretanto, é necessário à membrana ter uma permeabilidade seletiva, para possibilitar a liberação, bem como a captação, de moléculas específicas em resposta às necessidades do funcionamento celular. Um bom exemplo disso são os neurotransmissores, liberados dos neurônios durante a neurotransmissão e, em muitos casos, também transportados de volta aos neurônios pré-sinápticos como mecanismo de recaptação após sua liberação. Essa recaptação é efetuada para que o neurotransmissor possa ser reutilizado em uma neurotransmissão subsequente. Além disso, uma vez dentro do neurônio, os neurotransmissores são, em sua maioria, transportados novamente dentro de vesículas sinápticas para armazenamento, proteção contra o metabolismo e uso imediato durante uma descarga de neurotransmissão futura.

Ambos os tipos de transporte de neurotransmissores – recaptação pré-sináptica e armazenamento vesicular – utilizam um transportador molecular que pertence a uma "superfamília" de proteínas de 12 regiões transmembranares (Figuras 2.1A e 2.2). Isto é, os transportadores de neurotransmissores têm em comum a estrutura que possibilita sua entrada e saída da membrana 12 vezes (Figura 2.1A). Esses transportadores constituem um tipo de receptor que se liga ao neurotransmissor antes de transportá-lo por meio da membrana.

Recentemente, foram definidos os detalhes das estruturas dos transportadores de neurotransmissores, o que levou a uma subclassificação desses. Isto é, existem duas subclasses principais de *transportadores de membrana plasmática* para os neurotransmissores (Tabelas 2.1 e 2.2). Alguns desses transportadores são pré-sinápticos,

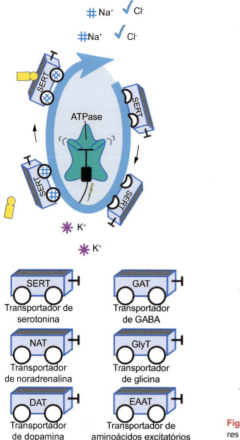
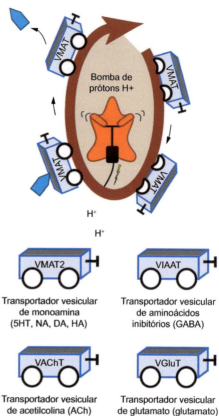

Figura 2.2A Sódio-potássio ATPase. O transporte de muitos neurotransmissores no neurônio pré-sináptico não é passivo; com efeito, necessita de energia. Esta é fornecida pela sódio-potássio ATPase, uma enzima também denominada bomba de sódio. A sódio-potássio ATPase bombeia continuamente o sódio para fora do neurônio, criando um gradiente favorável. O transporte de sódio "corrente abaixo" é acoplado ao transporte do neurotransmissor "corrente acima". Em muitos casos, isso também envolve o cotransporte de cloreto e, em alguns casos, o contratransporte de potássio. Exemplos de transportadores de neurotransmissores incluem o transportador de serotonina (SERT), o transportador de noradrenalina (NAT), o transportador de dopamina (DAT), o transportador de GABA (GAT), o transportador de glicina (GlyT) e o transportador de aminoácidos excitatórios (EAAT).

Figura 2.2B Transportadores vesiculares. Os transportadores vesiculares empacotam os neurotransmissores em vesículas sinápticas por meio do uso de uma ATPase de prótons ou bomba de prótons. A bomba de prótons utiliza energia para bombear continuamente prótons de carga positiva para fora da vesícula sináptica. Em seguida, o neurotransmissor pode ser transportado para dentro da vesícula sináptica, mantendo a carga constante no interior da vesícula. Exemplos de transportadores vesiculares incluem o transportador vesicular de monoaminas (VMAT2), que transporta serotonina (5HT), noradrenalina (NA), dopamina (DA) e histamina (HA); o transportador vesicular de acetilcolina (VAChT), que transporta a acetilcolina; o transportador vesicular de aminoácidos inibitórios (VIAAT), que transporta o GABA; e o transportador vesicular de glutamato (VGluT), que transporta o glutamato.

enquanto outros estão nas membranas gliais. A primeira subclasse é constituída por transportadores acoplados ao sódio/cloreto, denominados família do gene *SLC6* de carreadores de solutos. Nessa subclasse, estão incluídos transportadores para as monoaminas serotonina, noradrenalina e dopamina (Tabela 2.1 e Figura 2.2A), bem como o neurotransmissor GABA (ácido γ-aminobutírico) e o aminoácido glicina (Tabela 2.2 e Figura 2.2A). A segunda subclasse consiste em transportadores de glutamato de alta afinidade, também denominada família do gene *SLC1* carreador de solutos (Tabela 2.2 e Figura 2.2A).

Além disso, existem três subclasses de *transportadores de vesículas sinápticas intracelulares* para os neurotransmissores: a família do gene *SLC18*, constituído pelos transportadores vesiculares de monoaminas (VMAT) para a serotonina, a noradrenalina, a dopamina e a histamina, mais o transportador vesicular de acetilcolina

Capítulo 2 | Transportadores, Receptores e Enzimas como Alvos da Ação de Psicofármacos

Tabela 2.1 Transportadores de monoaminas pré-sinápticos.

Transportador	Abreviatura comum	Família de genes	Substrato endógeno	Substrato falso
Transportador de serotonina	SERT	SLC6	Serotonina	*Ecstasy* (MDMA)
Transportador de noradrenalina	NAT	SLC6	Noradrenalina	Dopamina Adrenalina Anfetamina
Transportador de dopamina	DAT	SLC6	Dopamina	Noradrenalina Adrenalina Anfetamina

MDMA = 3,4-metilenodioximetanfetamina.

Tabela 2.2 Transportadores neuronais e gliais de GABA e de aminoácidos.

Transportador	Abreviatura comum	Família de genes	Substrato endógeno
Transportador de GABA 1 (neuronal e glial)	GAT1	*SLC6*	GABA
Transportador de GABA 2 (neuronal e glial)	GAT2	*SLC6*	GABA beta-alanina
Transportador de GABA 3 (principalmente glial)	GAT3	*SLC6*	GABA beta-alanina
Transportador de GABA 4, também denominado transportador de betaína (neuronal e glial)	GAT4 BGT1	*SLC6*	GABA betaína
Transportador de glicina 1 (principalmente glial)	GlyT1	*SLC6*	Glicina
Transportador de glicina 2 (neuronal)	GlyT2	*SLC6*	Glicina
Transportadores de aminoácidos excitatórios 1 a 5	EAAT1–5	*SLC1*	L-glutamato L-aspartato

(VAChT); a família do gene *SLC32* e seus transportadores vesiculares de aminoácidos inibitórios (VIAAT); e, por fim, a família do gene *SLC17* e seus transportadores vesiculares de glutamato, como o vGluT1-3 (Tabela 2.3; ver Figura 2.2B).

Transportadores de monoaminas (família do gene *SLC6*) como alvos de psicofármacos

Os mecanismos de recaptação para monoaminas utilizam transportadores pré-sinápticos únicos (ver Figura 2.2A) em cada neurônio monoaminérgico diferente, porém o mesmo transportador vesicular (ver Figura 2.2B) nas membranas vesiculares sinápticas de todos os três neurônios monoaminérgicos, além dos neurônios histaminérgicos. Ou seja, o transportador pré-sináptico exclusivo para a monoamina serotonina é conhecido como SERT, o da noradrenalina, como NAT, e o da dopamina, como DAT (ver Tabela 2.1 e Figura 2.2A). Em seguida, todas essas três monoaminas são transportadas em

vesículas sinápticas de seus neurônios respectivos pelo mesmo transportador vesicular, conhecido como VMAT2 (transportador de monoaminas vesicular 2) (Tabela 2.3; ver Figura 2.2B).

Embora os transportadores pré-sinápticos desses três neurotransmissores – SERT, NAT e DAT – sejam exclusivos nas suas sequências de aminoácidos e afinidades de ligação às monoaminas, cada transportador pré-sináptico de monoaminas apresenta, entretanto, uma considerável afinidade por aminas diferentes daquela que correspondente a seu próprio neurônio (Tabela 2.1). Assim, se outros neurotransmissores ou substâncias passíveis de transporte estiverem nas proximidades de determinado transportador de monoaminas, eles também podem ser transportados para o neurônio présináptico. Ou seja, eles "pegam carona" com determinados transportadores que podem conduzi-los para dentro do neurônio.

Por exemplo, o transportador de noradrenalina (NAT) tem alta afinidade para o transporte de dopamina, bem como de noradrenalina;

Stahl Psicofarmacologia: Bases Neurocientíficas e Aplicações Práticas

Tabela 2.3 Transportadores vesiculares de neurotransmissores.

Transportador	Abreviatura comum	Família de genes	Substrato endógeno
Transportadores vesiculares de monoaminas 1 e 2	VMAT1 VMAT2	*SLC18*	Serotonina Dopamina Histamina Noradrenalina
Transportador vesicular de acetilcolina	VAChT	*SLC18*	Acetilcolina
Transportador vesicular de aminoácidos inibitórios	VIAAT	*SLC32*	GABA
Transportadores vesiculares de glutamato 1 a 3	vGluT1–3	*SLC17*	Glutamato

o transportador de dopamina (DAT) apresenta grande afinidade para o transporte de anfetaminas, bem como de dopamina; o transportador de serotonina (SERT) tem alta afinidade para o transporte de *"ecstasy"* (substância de abuso MDMA ou 3,4-metilenodioximetanfetamina), bem como da serotonina (ver Tabela 2.1).

Como os neurotransmissores são transportados? As monoaminas não são transportadas passivamente no neurônio pré-sináptico devido à necessidade de energia para concentrá-las em um neurônio pré-sináptico. Essa energia é fornecida por transportadores da família do gene *SLC6*, que acopla o transporte de sódio "corrente abaixo" (a favor de um gradiente de concentração) com o transporte da monoamina "corrente acima" (contra um gradiente de concentração) (ver Figura 2.2A). Dessa maneira, os transportadores de monoaminas são, na realidade, cotransportadores dependentes de sódio; na maioria dos casos, isso envolve o cotransporte adicional de cloreto e, em alguns casos, o contratransporte de potássio. Todo esse processo torna-se possível pelo acoplamento do transporte de monoaminas com a atividade de uma sódio-potássio ATPase (adenosina trifosfatase), uma enzima algumas vezes denominada "bomba de sódio", que cria o gradiente favorável para o sódio por meio de seu bombeamento contínuo para fora do neurônio (ver Figura 2.2A).

Recentemente, foi proposto que a estrutura de um transportador de monoamina da família *SLC6* apresenta sítios de ligação não apenas para a monoamina, mas também para dois íons sódio (ver Figura 2.2A). Além disso, esses transportadores podem existir na forma de dímeros, ou duas cópias que atuam em conjunto. Entretanto, o modo pelo qual eles cooperam ainda não está bem elucidado e não é mostrado nas figuras. Existem outros sítios de ligação nesse transportador – que não estão bem definidos – para diversos fármacos,

como muitos inibidores seletivos da recaptação de serotonina (conhecidos como ISRS) e outros agentes utilizados no tratamento da depressão unipolar. Quando esses fármacos se ligam ao transportador, eles inibem a recaptação de monoaminas. Tais fármacos não se ligam ao sítio do substrato (onde a própria monoamina se liga ao transportador) e não são transportados para dentro do neurônio, razão pela qual são designados como *alostéricos* (*i. e.*, "outro local").

Na ausência de sódio, o transportador de monoaminas tem baixa afinidade pelo seu substrato de monoamina, e, nesse caso, não há ligação ao sódio nem à monoamina. Um exemplo disso é o transportador de serotonina, o SERT, na Figura 2.2A, em que o "vagão" de transporte apresenta pneus vazios, indicando que não há ligação do sódio, bem como ausência de ligação da serotonina a seu sítio de substrato. Isso porque o transportador tem baixa afinidade pela serotonina na ausência de sódio. O sítio alostérico para um fármaco que inibe esse transportador também está vazio (o banco da frente na Figura 2.2A). Entretanto, na Figura 2.2A, na presença de íons sódio, os pneus agora são "inflados" pela ligação do sódio, e a serotonina também pode se ligar a seu sítio de substrato no SERT. Agora, a situação está pronta para o transporte de serotonina de volta ao neurônio serotoninérgico, juntamente com o cotransporte de sódio e de cloreto ao longo do gradiente e para dentro do neurônio, e o contratransporte de potássio para fora do neurônio (ver Figura 2.2A). Se houver ligação de um fármaco a um sítio alostérico inibitório, isto é, no banco da frente do vagão transportador de SERT na Figura 2.2A (*i. e.*, fármacos como a fluoxetina [Prozac®], um inibidor seletivo da recaptação de serotonina), isso reduzirá a afinidade do transportador de serotonina SERT pelo seu substrato serotonina, impedindo a ligação desta.

Por que isso é importante? O bloqueio do transportador pré-sináptico de monoaminas causa enorme impacto sobre a neurotransmissão em qualquer sinapse que utilize esse neurotransmissor. A recaptação normal do neurotransmissor pelo transportador pré-sináptico na Figura 2.2A impede o acúmulo desse neurotransmissor na sinapse. Normalmente, após a liberação pelo neurônio pré-sináptico, os neurotransmissores têm apenas o tempo para uma breve "dança" com os seus receptores sinápticos, visto que a "festa" é logo encerrada, uma vez que as monoaminas voltam a subir em seus transportadores para retornar ao neurônio pré-sináptico (ver Figura 2.2A). Se desejarmos aumentar a atividade sináptica normal desses neurotransmissores ou restaurar sua atividade sináptica diminuída, é possível fazê-lo ao bloquear esses transportadores na Figura 2.2A. Embora isso possa não parecer uma intervenção muito drástica, o fato é que se considera essa alteração da neurotransmissão química – ou seja, a intensificação da ação das monoaminas sinápticas – a base dos efeitos clínicos de todos os agentes que bloqueiam os transportadores de monoaminas, como a maioria dos fármacos utilizados no tratamento do TDAH (transtorno de déficit de atenção com hiperatividade). "Estimulantes" para o TDAH, como o metilfenidato e a anfetamina, bem como a substância de abuso, cocaína, atuam nos DAT e NAT. Além disso, a maioria dos fármacos usados no tratamento da depressão unipolar atua sobre SERT, NAT, DAT ou alguma combinação desses transportadores. Entretanto, é um erro chamar esses agentes simplesmente de "antidepressivos", visto que eles não constituem um tratamento de primeira linha para todas as formas de depressão e são utilizados para muitas outras indicações, além da depressão unipolar. Especificamente, muitos fármacos que bloqueiam os transportadores de monoaminas não são apenas efetivos no tratamento da depressão unipolar. Esses fármacos também são utilizados no tratamento de muitas formas de ansiedade, desde o transtorno de ansiedade generalizada até o transtorno de ansiedade social e transtorno de pânico; na redução da dor neuropática da fibromialgia, neuralgia pós-herpética, dor da neuropatia periférica diabética e outras condições dolorosas. Também são empregados na terapêutica dos transtornos alimentares, dos transtornos impulsivo-compulsivos, do transtorno obsessivo-compulsivo e dos transtornos relacionados a trauma e estressores, como o transtorno de estresse pós-traumático. Eles também são compostos por ações terapêuticas adicionais. Além disso, os fármacos que bloqueiam os transportadores de monoaminas **não** são a primeira linha de tratamento para algumas formas de depressão, notavelmente a depressão bipolar e a depressão com características mistas. Não é de admirar que os agentes que bloqueiam os transportadores de monoaminas não sejam mais simplesmente denominados de "antidepressivos"!

Tendo em vista a alta prevalência de transtornos que são tratados por inibidores dos transportadores de monoaminas, pode não ser surpreendente que esses fármacos estejam entre os psicofármacos mais frequentemente prescritos. De fato, algumas estimativas revelam que um inibidor do transportador de monoaminas é prescrito a cada segundo de cada minuto de cada hora de cada dia somente nos EUA (muitos milhões de prescrições por ano)! Além disso, cerca de um terço dos 100 psicofármacos essenciais atualmente prescritos atua tendo como alvo um ou mais dos três transportadores de monoaminas. Dessa maneira, o leitor pode constatar por que é tão importante compreender os transportadores de monoaminas e como vários fármacos atuam nesses transportadores para entender como uma das principais classes de agentes em psicofarmacologia atua.

Outros transportadores de neurotransmissores (famílias dos genes SLC6 e SLC1) como alvos de psicofármacos

Além dos três transportadores de monoaminas discutidos anteriormente de modo detalhado, existem vários outros para vários neurotransmissores diferentes ou seus precursores. Embora isso inclua uma dúzia de outros transportadores, existe apenas um psicofármaco de uso clínico que se liga comprovadamente a qualquer um desses transportadores. Assim, existe um transportador pré-sináptico para a colina, o precursor do neurotransmissor acetilcolina, porém não há nenhum fármaco conhecido direcionado especificamente para esse transportador. Há também vários transportadores para o neurotransmissor inibitório onipresente, GABA, conhecidos como GAT1-4 (ver Tabela 2.2). Ainda que continue havendo controvérsias sobre a exata localização desses subtipos nos neurônios pré-sinápticos, na glia adjacente ou até mesmo nos neurônios pós-sinápticos, é evidente que um transportador pré-sináptico essencial do GABA seja o transportador GAT1. Esse é seletivamente bloqueado pelo anticonvulsivante tiagabina, aumentando, assim, as concentrações sinápticas de GABA. Além das ações anticonvulsivantes, esse aumento do GABA sináptico pode ter ações terapêuticas na ansiedade, nos transtornos do sono e na dor. Não se dispõe de nenhum outro inibidor desse transportador para uso clínico.

Por fim, existem diversos transportadores para dois neurotransmissores de aminoácidos, a glicina e o glutamato (ver Tabela 2.2). Não há nenhum fármaco utilizado na prática clínica que seja capaz de bloquear os transportadores de glicina, embora novos agentes estejam em fase de ensaios clínicos para o tratamento da esquizofrenia e de outros transtornos. Todos os transportadores de glicina, juntamente com os transportadores de colina e de GABA, são membros da família do gene SLC6, a mesma família à qual pertencem os transportadores de monoaminas, com estrutura semelhante (ver Figura 2.2A e Tabelas 2.1 e 2.2). Entretanto, os transportadores de glutamato pertencem a uma família singular, SLC1, e apresentam uma estrutura um tanto singular e funções ligeiramente diferentes, em comparação com aquelas dos transportadores da família SLC6 (ver Tabela 2.2).

Especificamente, o glutamato apresenta vários transportadores, conhecidos como transportadores de aminoácidos excitatórios 1-5 (EAAT1-5; ver Tabela 2.2). A localização exata desses vários transportadores nos neurônios pré-sinápticos, nos neurônios pós-sinápticos ou na glia ainda está em fase de investigação; entretanto, sabe-se que a captação de glutamato na glia constitui um sistema-chave para recaptação para reutilização após a sua liberação. O transporte na glia resulta em conversão do glutamato em glutamina; em seguida, a glutamina entra no neurônio pré-sináptico para ser reconvertida em glutamato. Nenhum fármaco utilizado na prática clínica tem a capacidade de bloquear os transportadores de glutamato.

Uma diferença entre o transporte de neurotransmissores pela família do gene *SLC6* e o transporte de glutamato pela família do gene *SLC1* reside no fato de que o glutamato não parece realizar o cotransporte de cloreto com sódio quando ele também cotransporta o glutamato. Além disso, o transporte de glutamato quase sempre se caracteriza pelo contratransporte de potássio, embora isso nem sempre seja o caso com os transportadores da família do gene *SLC6*. Os transportadores de glutamato podem atuar juntos como trímeros, em vez de dímeros, da mesma maneira que os transportadores de *SLC6*. A importância funcional dessas diferenças permanece obscura; entretanto, pode se

tornar mais aparente se forem descobertos agentes psicofarmacológicos clinicamente úteis que tenham como alvo os transportadores de glutamato. Como pode ser frequentemente desejável diminuir a neurotransmissão do glutamato, em vez de aumentá-la, a futura utilidade dos transportadores de glutamato como alvos terapêuticos também é incerta.

Onde se encontram os transportadores de histamina e de neuropeptídios?

É interessante observar que, aparentemente, nem todos os neurotransmissores são regulados por transportadores de recaptação. O neurotransmissor central, a histamina, aparentemente não tem um transportador pré-sináptico (embora seja transportado em vesículas sinápticas pelo VMAT2, o mesmo transportador utilizado pelas monoaminas – ver Figura 2.2B). Desse modo, acredita-se que a inativação da histamina seja totalmente enzimática. O mesmo pode ser válido para os neuropeptídios, visto que não foram encontradas bombas de recaptação nem transportadores pré-sinápticos para eles. Portanto, acredita-se que estejam ausentes para essa classe de neurotransmissores. A inativação dos neuropeptídios ocorre, aparentemente, por difusão, sequestro e destruição enzimática, mas não por transporte pré-sináptico. É sempre possível que um transportador seja descoberto no futuro para alguns desses neurotransmissores; entretanto, hoje em dia não existe nenhum transportador pré-sináptico conhecido para a histamina ou para os neuropeptídios.

Transportadores vesiculares: subtipos e função

Os transportadores vesiculares de monoaminas (VMAT) são membros da família do gene *SLC18* e já foram discutidos. Eles são mostrados na Figura 2.2B e estão listados na Tabela 2.3. O transportador vesicular da acetilcolina – também membro da família do gene *SLC18*, porém conhecido como VAChT – é mostrado na Figura 2.2B e listado na Tabela 2.3. O transportador vesicular de GABA é um membro da família do gene *SLC32*, denominado VIAAT (transportador vesicular de aminoácido inibitório; mostrado na Figura 2.2B e na Tabela 2.3). Por fim, os transportadores vesiculares de glutamato, denominados vGluT1-3 (transportadores vesiculares de glutamato 1, 2 e 3), são membros da família

Capítulo 2 | Transportadores, Receptores e Enzimas como Alvos da Ação de Psicofármacos

do gene *SLC17*, também mostrados na Figura 2.2B e relacionados na Tabela 2.3. O transportador SV2A é um novo transportador vesicular sináptico de 12 regiões transmembranares, com mecanismo incerto e substratos ainda não definidos. Ele está localizado dentro da membrana da vesícula sináptica e liga-se ao anticonvulsivante levetiracetam, interferindo, talvez, na liberação de neurotransmissores e talvez reduzindo as convulsões.

Como os neurotransmissores penetram nas vesículas sinápticas? No caso dos transportadores vesiculares, o armazenamento dos neurotransmissores é facilitado por uma ATPase de prótons, conhecida como "bomba de prótons", que utiliza energia para bombear continuamente prótons de carga positiva para fora da vesícula sináptica (ver Figura 2.2B). Em seguida, os neurotransmissores podem ser concentrados contra um gradiente ao substituir a sua própria carga positiva dentro da vesícula pela carga positiva do próton bombeado para fora. Dessa maneira, os neurotransmissores não são tanto transportados quanto "antiportados" – isto é, entram enquanto os prótons são ativamente transportados para fora, mantendo a carga constante dentro da vesícula. Esse conceito é mostrado na Figura 2.2B para o VMAT, que transporta a dopamina em troca de prótons. Compare esse tipo de transporte com o da Figura 2.2A, em que um transportador de monoaminas na membrana pré-sináptica está cotransportando uma monoamina, juntamente com sódio e cloreto, porém com o auxílio de uma sódio-potássio ATPase (bomba de sódio), em vez de uma bomba de prótons.

Transportadores vesiculares (família do gene *SLC18*) como alvos de psicofármacos

Os transportadores vesiculares da acetilcolina (família do gene *SLC18*), do GABA (família do gene *SLC32*) e do glutamato (família do gene *SLC17*) não constituem alvos de qualquer fármaco utilizado pelos seres humanos. Entretanto, os transportadores vesiculares de monoaminas na família do gene *SLC18* (VMAT), particularmente aqueles nos neurônios dopaminérgicos, constituem alvos de diversos fármacos, incluindo anfetamina (como substrato transportado) e tetrabenazina e seus derivados, a deutetrabenazina e a valbenazina (como inibidores, ver Capítulo 5). Dessa maneira, a anfetamina tem dois alvos: os transportadores de monoaminas, discutidos anteriormente, bem como os VMATs, discutidos aqui. Em contrapartida, outros fármacos para o TDAH, como o metilfenidato, e a substância de abuso "estimulante", a cocaína, têm como alvos apenas os transportadores de monoaminas, de modo muito semelhante ao descrito para os ISRS no transportador de serotonina.

Receptores ligados às proteínas G

Estrutura e função

Outro alvo importante dos psicofármacos é a classe de receptores ligados às proteínas G. Todos esses receptores contam com uma estrutura de sete regiões transmembranares, o que significa que eles atravessam sete vezes a membrana (ver Figura 2.1). Cada uma das sete regiões transmembranares agrupa-se em torno de um núcleo central que contém um sítio de ligação para um neurotransmissor. Os fármacos podem interagir nesse sítio de ligação de neurotransmissores ou em outros sítios (sítios alostéricos) do receptor. Isso pode levar a uma ampla gama de modificações nas ações do receptor devido a simulação ou bloqueio, parcial ou total, da função do neurotransmissor que normalmente ocorre nele. Por conseguinte, as ações dos fármacos nos receptores ligados às proteínas G são capazes de modificar eventos moleculares a jusante – por exemplo, ao determinar quais as fosfoproteínas ativadas ou inativadas e, portanto, que enzimas, receptores ou canais iônicos são modificados pela neurotransmissão. As ações dos fármacos nos receptores ligados às proteínas G também podem determinar a expressão ou o silenciamento de um gene a jusante e, portanto, as proteínas que são sintetizadas e as funções neuronais que são amplificadas, desde a sinaptogênese, até a síntese de receptores e enzimas e a comunicação com neurônios a jusante inervados pelo neurônio que apresenta o receptor ligado à proteína G.

Essas ações sobre a neurotransmissão nos receptores ligados à proteína G estão descritas de modo detalhado no Capítulo 1, que trata sobre a transdução de sinais e a neurotransmissão química. O leitor deve ter um bom domínio sobre a função dos receptores ligados às proteínas G e sobre o seu papel na transdução de sinais de neurotransmissores específicos, conforme descrito no Capítulo 1, de modo a compreender como os fármacos que atuam nos receptores ligados às proteínas G modificam a transdução de sinais que se originam desses receptores. É importante compreender esse processo, visto que as modificações induzidas por fármacos na transdução de sinais de receptores ligados às proteínas G podem exercer efeitos profundos sobre os sintomas psiquiátricos. De fato, a ação mais comum dos psicofármacos utilizados na prática clínica consiste em modificar as ações de um ou mais receptores ligados às proteínas G, resultando em ações terapêuticas ou em efeitos colaterais. Nos vários capítulos que se seguem, haverá discussão sobre mais de uma dúzia de receptores ligados às proteínas G como alvos de diversos fármacos. Aqui, descreveremos como múltiplos fármacos estimulam ou bloqueiam esses receptores em geral e, ao longo do livro, mostraremos como determinados fármacos, que atuam em receptores específicos ligados às proteínas G, exercem ações específicas na melhora de diferentes sintomas psiquiátricos, bem como na produção de efeitos colaterais característicos.

Receptores ligados às proteínas G como alvos de psicofármacos

Os receptores ligados às proteínas G formam uma grande superfamília de receptores que interagem com muitos neurotransmissores e com numerosos psicofármacos (ver Figura 2.1B). Existem muitas maneiras de classificar esses receptores em subtipos, porém os subtipos farmacológicos talvez sejam os mais importantes para os clínicos que desejam agir sobre receptores específicos com psicofármacos utilizados na pratica clínica. Isto é, o neurotransmissor natural interage com todos os subtipos de seu receptor, porém muitos fármacos são mais seletivos do que o próprio neurotransmissor para determinados subtipos de receptores e, portanto, definem um subtipo farmacológico de receptor com o qual interagem especificamente. Isso não difere do conceito do neurotransmissor como uma chave mestra que abre todas as portas, bem como dos fármacos seletivos que interagem com subtipos de receptores farmacologicamente específicos, que funcionam como uma chave específica que só abre uma porta. Aqui, desenvolveremos o conceito em que os fármacos têm muitas maneiras de interagir com subtipos farmacológicos de receptores ligados às proteínas G, ao longo do denominado "espectro agonista" (Figura 2.3).

Ausência de agonista

Um importante conceito relacionado ao "espectro agonista" é o fato de que a ausência de agonista não significa necessariamente que nada esteja ocorrendo com a transdução de sinais nos receptores ligados às proteínas G. Acredita-se que os agonistas produzam uma mudança de conformação nos receptores ligados às proteínas G que leva à ativação do receptor total e, portanto, à transdução completa dos sinais. Na ausência de agonista, essa mesma mudança conformacional ainda pode ocorrer em alguns

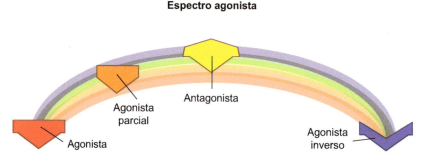

Figura 2.3 Espectro agonista. Esta figura mostra o espectro agonista. Os neurotransmissores de ocorrência natural estimulam os receptores e, portanto, atuam como agonistas. Algumas substâncias também estimulam os receptores e, portanto, também são agonistas. É possível que substâncias estimulem os receptores em menor grau do que o neurotransmissor natural; essas substâncias são denominadas agonistas parciais ou estabilizadores. Existe um conceito comum equivocado segundo o qual os antagonistas representam o oposto dos agonistas, visto que eles bloqueiam as ações dos agonistas. Entretanto, embora os antagonistas impeçam as ações dos agonistas, eles não têm nenhuma atividade intrínseca na ausência do agonista. Por esse motivo, os antagonistas são algumas vezes denominados "silenciosos". Por outro lado, os agonistas inversos exercem ações opostas em comparação aos agonistas. Isto é, eles não apenas bloqueiam os agonistas, como também podem reduzir a atividade abaixo do nível basal na ausência do agonista. Assim, o espectro agonista estende-se desde os agonistas totais, passando pelos agonistas parciais e antagonistas "silenciosos", até alcançar finalmente os agonistas inversos.

sistemas de receptores, porém apenas em uma frequência muito baixa. Esse estado é designado como *atividade constitutiva*, que pode ocorrer, principalmente, nos sistemas de receptores e em áreas do cérebro nas quais haja alta densidade de receptores. Dessa maneira, quando algo ocorre em uma frequência muito baixa, porém entre um número elevado de receptores, ainda é possível produzir uma transdução de sinais detectável. Isso é representado como transdução de sinais em pequena quantidade – porém não ausente – na Figura 2.4.

Agonistas

Um agonista produz uma mudança na conformação no receptor ligado às proteínas G, que ativa a síntese de um segundo mensageiro no mais elevado grau possível (*i. e.*, ação de um *agonista total*) (Figura 2.5). Geralmente, o agonista total é representado pelo próprio neurotransmissor de ocorrência natural, embora alguns fármacos também possam atuar de maneira tão integral quanto o próprio neurotransmissor natural. Isso significa, dentro da perspectiva da neurotransmissão química, que todo o conjunto de transdução de sinais a jusante é desencadeado por um agonista total (Figura 2.5). Assim, ocorre fosforilação máxima das proteínas a jusante e há impacto máximo dos genes. A perda das ações agonistas de um neurotransmissor nos receptores ligados às proteínas G, devido a uma deficiência de neurotransmissão de qualquer causa, levaria à perda desse rico *tour de force* químico a jusante. Por conseguinte, os agonistas que restauram essa ação natural seriam potencialmente úteis em estados nos quais a redução da transdução de sinais leve a sintomas indesejáveis.

Existem duas maneiras principais de estimular os receptores ligados às proteínas G com a ação de agonistas totais. Em primeiro lugar, diversos fármacos ligam-se *diretamente* ao sítio do neurotransmissor no próprio receptor ligado às proteínas G e podem produzir a mesma gama completa de efeitos de transdução de sinais de um agonista total (Tabela 2.4). São os denominados agonistas de ação direta. Em segundo lugar, muitos fármacos são capazes de atuar *indiretamente* para elevar os níveis do neurotransmissor, o agonista total natural (Tabela 2.5). Em seguida, essa quantidade aumentada de agonista natural liga-se ao sítio do neurotransmissor no receptor ligado às proteínas G. Quantidades aumentadas de agonista total ocorrem quando os mecanismos de inativação dos neurotransmissores são bloqueados. Os exemplos mais proeminentes de ações indiretas de agonistas totais já foram discutidos anteriormente: a inibição dos transportadores de monoaminas SERT, NAT e DAT e do transportador de GABA, GAT1.

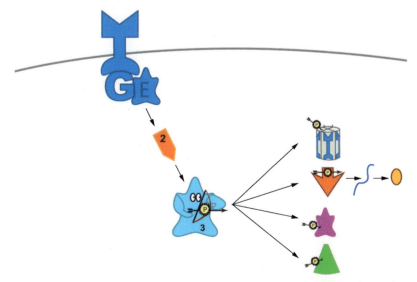

Figura 2.4 Atividade constitutiva. A ausência de agonista não significa ausência de atividade relacionada aos receptores ligados às proteínas G. Com efeito, na ausência de agonista, a conformação do receptor leva a um baixo nível de atividade ou atividade constitutiva. Assim, a transdução de sinais ainda ocorre, porém em baixa frequência. A densidade de receptores nessa região encefálica é que determina se tal atividade constitutiva leva a uma transdução de sinais detectável.

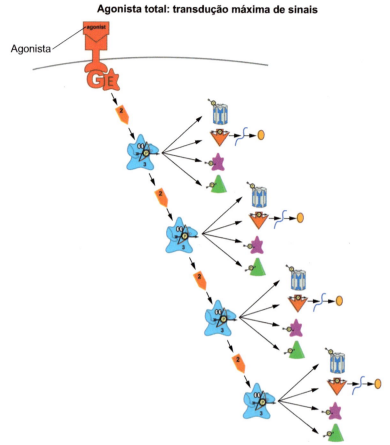

Figura 2.5 Agonista total: transdução máxima de sinais. Quando um agonista total se vincula a receptores ligados às proteínas G, ele provoca mudanças conformacionais que levam à transdução máxima de sinais. Assim, todos os efeitos da transdução de sinais a jusante, como a fosforilação de proteínas e a ativação de genes, aumentam ao máximo.

Tabela 2.4 Principais receptores ligados às proteínas G que atuam como alvos diretos de psicofármacos.

Neuro-transmissor	Receptor ligado às proteínas G e subtipo farmacológico que atua como alvo direto	Ação farmacológica	Ação terapêutica
Dopamina	D_2	Antagonista ou agonista parcial	Antipsicótico; antimaníaco
Serotonina	$5HT_{2A}$	Antagonista ou agonista inverso	Ações antipsicóticas na psicose da doença de Parkinson Ações antipsicóticas na psicose relacionada à demência Redução do parkinsonismo induzido por fármacos Possível redução dos sintomas negativos na esquizofrenia Possível estabilização do humor e ações antidepressivas no transtorno bipolar Melhora da insônia e da ansiedade

(continua)

Capítulo 2 | Transportadores, Receptores e Enzimas como Alvos da Ação de Psicofármacos **41**

Tabela 2.4 Principais receptores ligados às proteínas G que atuam como alvos diretos de psicofármacos. *(Continuação)*

Neuro-transmissor	Receptor ligado às proteínas G e subtipo farmacológico que atua como alvo direto	Ação farmacológica	Ação terapêutica
		Agonista	Ações psicomiméticas Tratamento experimental da depressão refratária e de outros transtornos, particularmente os que acompanham a psicoterapia
	$5HT_{1B/1D}$	Antagonista ou agonista parcial	Possíveis ações pró-cognitivas e antidepressivas
	$5HT_{2C}$	Antagonista	Antidepressivo
	$5HT_6$	?	?
	$5HT_7$	Antagonista	Possíveis ações pró-cognitivas e antidepressivas
	$5HT_{1A}$	Agonista parcial	Redução do parkinsonismo induzido por fármacos Ansiolítico Potencializador das ações antidepressivas dos ISRS/IRSN
Noradrenalina	Alfa 2	Antagonista	Ações antidepressivas
		Agonista	Melhora da cognição e das alterações comportamentais no TDAH
	Alfa 1	Antagonista	Melhora do sono (pesadelos) Melhora da agitação na doença de Alzheimer Efeitos colaterais de hipotensão ortostática e possivelmente sedação
GABA	GABA-B	Agonista	Cataplexia Sonolência na narcolepsia Possível aumento do sono de ondas lentas Redução da dor na dor crônica e na fibromialgia Possível utilidade no transtorno por uso de álcool e abstinência de álcool
Melatonina	MT_1	Agonista	Melhora da insônia e dos ritmos circadianos
	MT_2	Agonista	Melhora da insônia e dos ritmos circadianos
Histamina	H_1	Antagonista	Efeito terapêutico na ansiedade e na insônia Efeito colateral de sedação e ganho de peso
	H_3	Antagonista/agonista inverso	Melhora da sonolência diurna
Acetilcolina	M_1	Agonista	Pró-cognitivo e antipsicótico
		Antagonista	Efeitos colaterais de sedação e distúrbios mnêmicos
	M_4	Agonista	Antipsicótico
	$M_2/_3$	Antagonista	Boca seca, visão turva, constipação intestinal, retenção urinária Pode contribuir para a desregulação metabólica (dislipidemia e diabetes)
	M_5	?	?
Orexina A, B	Ox 1,2	Antagonista	Hipnótico para a insônia

Outra maneira de obter uma ação agonista total indireta consiste em bloquear a destruição enzimática dos neurotransmissores (Tabela 2.5). Dois exemplos dessa ação são a inibição das enzimas monoamina oxidase (MAO) e acetilcolinesterase, que serão explicadas de modo mais detalhado em capítulos posteriores.

Antagonistas

Por outro lado, também é possível que a ação do agonista total seja excessiva, e que a ativação máxima da cascata de transdução de sinais nem sempre seja desejável, como nos estados de hiperestimulação por neurotransmissores. Nesses casos, pode ser desejável bloquear a ação do neurotransmissor natural agonista. Essa é a propriedade de um antagonista. Os antagonistas produzem uma mudança conformacional no receptor ligado às proteínas G, que não causa nenhuma mudança na transdução de sinais – inclusive nenhuma mudança na quantidade de qualquer atividade "constitutiva" que possa ter ocorrido na ausência do agonista (comparar Figura 2.4 com Figura 2.6). Dessa maneira, os antagonistas verdadeiros são "neutros" e, como eles executam ações por si, são também denominados "silenciosos".

Na prática clínica, existem muito mais exemplos de antagonistas importantes dos receptores ligados às proteínas G do que de agonistas totais de ação direta (ver Tabela 2.4). Os antagonistas são bem conhecidos como mediadores de ações terapêuticas nos transtornos psiquiátricos e como causa de efeitos colaterais indesejáveis (ver Tabela 2.4). Alguns deles podem atuar como agonistas inversos (ver adiante), porém os antagonistas utilizados na prática clínica são, em sua maioria, caracterizados simplesmente como "antagonistas".

Tabela 2.5 Principais receptores ligados às proteínas G que atuam como alvos indiretos de psicofármacos.

Neurotransmissor	Receptor ligado às proteínas G e subtipo farmacológico que atua como alvo indireto	Ação farmacológica	Ação terapêutica
Dopamina	Ações agonistas de $D_{1,2,3,4,5}$	Inibição da recaptação de dopamina/liberação pelo metilfenidato/anfetamina	Melhora do TDAH, depressão, vigília
Serotonina	Agonista $5HT_{1A}$ (autorreceptores somatodendríticos pré-sinápticos)	Inibição da recaptação de serotonina por ISRS/IRSN	Antidepressivo, ansiolítico
	Agonista $5HT_{2A}$ (receptores pós-sinápticos; possivelmente receptores pós-sinápticos $5HT_{1A}$, $5HT_{2C}$, $5HT_6$, $5HT_7$)		
	Agonista $5HT_{2A/2C}$	Liberação de serotonina por MDMA	Tratamento experimental "empatogênico" do TEPT, particularmente associado à psicoterapia
Noradrenalina	Todos os agonistas dos receptores de noradrenalina	Inibição da recaptação de noradrenalina	Antidepressivo; dor neuropática; TDAH
			Antidepressivo
Acetilcolina	M_1 (possivelmente M_2-M_5)	Agonista por meio do aumento da própria acetilcolina em todos os receptores de acetilcolina por inibição da acetilcolinesterase	Cognição na doença de Alzheimer

TDAH: transtorno de déficit de atenção com hiperatividade; ISRS: inibidores seletivos da recaptação de serotonina; IRSN: inibidores da recaptação de serotonina e noradrenalina; TEPT: transtorno de estresse pós-traumático; MDMA: 3,4-metilenodioximetanfetamina.

Os antagonistas bloqueiam todas as ações no espectro agonista (ver Figura 2.3). Na presença de um agonista, o antagonista bloqueia as ações deste, porém não exerce nenhuma ação própria (Figura 2.6). O antagonista simplesmente restaura o estado de conformação do receptor àquele existente na ausência do agonista (ver Figura 2.4). Curiosamente, o antagonista também bloqueia as ações de um agonista parcial (o que é explicado de modo mais detalhado adiante). Acredita-se que os agonistas parciais produzam uma mudança conformacional no receptor ligado às proteínas G que é intermediária entre a de um agonista total e a conformação basal do receptor na ausência de agonista (Figuras 2.7 e 2.8). Um antagonista reverte a ação de um agonista parcial ao restaurar a mesma conformação do receptor ligado às proteínas G existente quando não há nenhum agonista (ver Figura 2.4). Por fim, um antagonista reverte um agonista inverso (o que também é explicado de modo mais detalhado, adiante). Acredita-se que os agonistas inversos produzem um estado de conformação do receptor que provoca a sua inativação completa, removendo até mesmo a atividade constitutiva basal (ver Figura 2.9). Um antagonista reverte esse processo, restaurando o estado basal que possibilita a atividade constitutiva (Figura 2.6), a mesma existente para o receptor na ausência do neurotransmissor agonista (ver Figura 2.4).

Desse modo, é fácil perceber que os antagonistas verdadeiros, por si próprios, não produzem nenhuma atividade, razão pela qual são, algumas vezes, designados como "silenciosos". Os antagonistas silenciosos fazem com que todo o espectro de mudanças conformacionais induzidas por fármacos no receptor ligado às proteínas G (ver Figuras 2.3 e 2.10) retorne à mesma posição (Figura 2.6) – isto é, a conformação existente na ausência de agonista (ver Figura 2.4).

Agonistas parciais

É possível produzir uma transdução de sinais que seja mais do que um antagonismo, porém menos do que um agonismo total. A propriedade de um agonista parcial consiste em diminuir

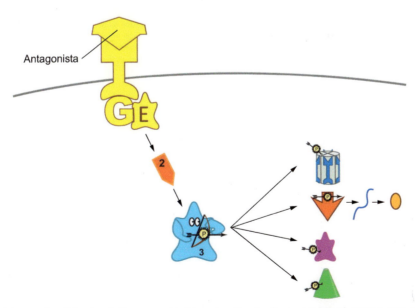

Figura 2.6 Antagonista "silencioso". Um antagonista bloqueia a ligação de agonistas (tanto totais quanto parciais) aos receptores ligados às proteínas G, impedindo, assim, que os agonistas produzam transdução máxima de sinais. Em vez disso, modificam a conformação do receptor de volta ao mesmo estado existente na ausência do agonista. Os antagonistas também revertem os efeitos dos agonistas inversos, bloqueando sua ligação, e, em seguida, fazendo com que a conformação do receptor retorne a seu estado basal. Os antagonistas não têm nenhum impacto sobre a transdução de sinais na ausência de um agonista.

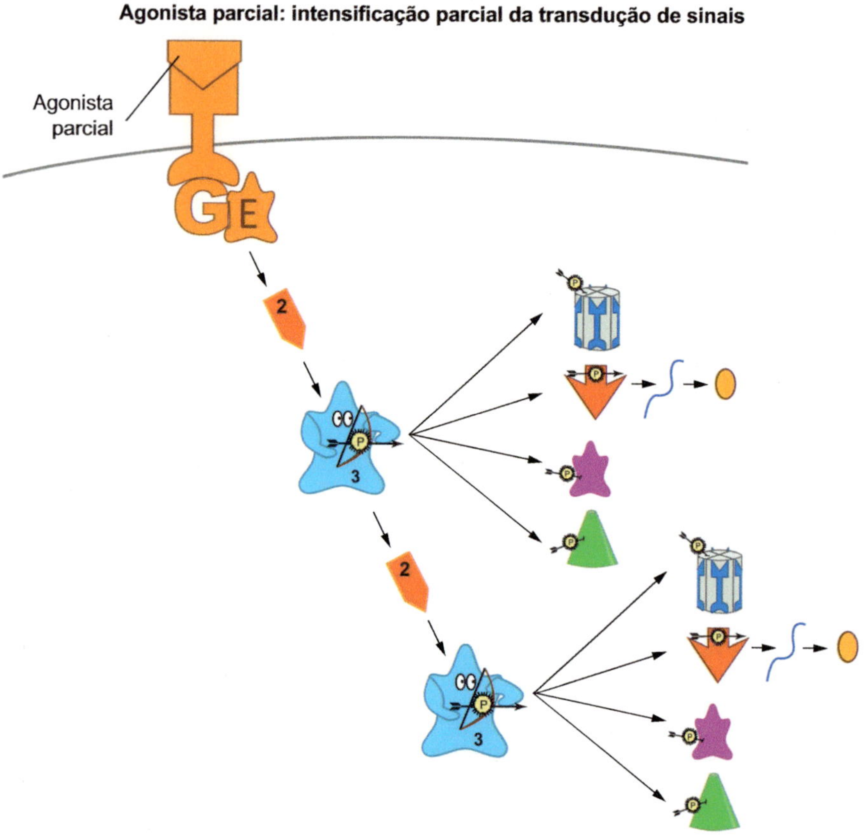

Agonista parcial: intensificação parcial da transdução de sinais

Figura 2.7 Agonista parcial. Os agonistas parciais estimulam os receptores ligados às proteínas G a intensificarem a transdução de sinais, porém não levam à transdução máxima de sinais como fazem os agonistas totais. Assim, na ausência de um agonista total, os agonistas parciais aumentam a transdução de sinais. Entretanto, na presença de um agonista total, o agonista parcial na realidade irá diminuir a força de vários sinais a jusante. Por esse motivo, os agonistas parciais são algumas vezes denominados como estabilizadores.

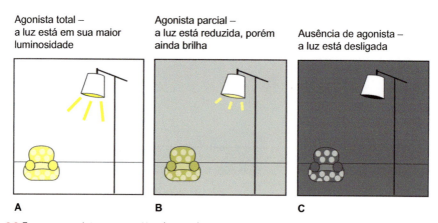

Figura 2.8 Espectro agonista: reostato. Uma boa analogia para o espectro agonista consiste em uma luz controlada por um reostato. A luz fica mais intensa depois que um agonista parcial liga totalmente o interruptor (ilustração à esquerda). Um agonista parcial também atua como agonista efetivo e acenderá a luz, porém apenas parcialmente, de acordo com o nível preestabelecido no reostato do agonista parcial (ilustração do meio). Se a luz já estiver acesa, o agonista parcial reduzirá a luminosidade, atuando, portanto, como antagonista efetivo. Na ausência de agonista total ou de agonista parcial, a situação é análoga à luz desligada (ilustração à direita).

ligeiramente o ganho obtido com a ação do agonista total, mas não totalmente até zero (Figura 2.7). Essa ação também pode ser vista como um ligeiro aumento do ganho produzido pelas ações do antagonista silencioso, mas não integralmente até um agonista total. O grau de proximidade desse agonista parcial em relação a um agonista total ou a um antagonista silencioso no espectro agonista determinará o impacto de um agonista parcial sobre os eventos de transdução de sinais a jusante.

O grau de "parcialidade" desejado entre agonista e antagonista – isto é, onde um agonista parcial deve estar localizado no espectro agonista – é uma questão a ser discutida, bem como uma questão de tentativa e erro. O agente terapêutico ideal pode apresentar uma transdução de sinais por meio de receptores ligados às proteínas G que não seja demasiado "quente" nem demasiado "fria", porém "exatamente na medida certa". Às vezes, denomina-se isso como solução de "Goldilocks" (Figura 2.7). Esse estado ideal pode variar de uma situação clínica para outra, dependendo do equilíbrio entre agonismo total e antagonismo silencioso desejado.

Nos casos em que há neurotransmissão instável em todo o encéfalo, como ocorre quando neurônios "fora de sintonia" são teoricamente mediadores de sintomas psiquiátricos, pode ser

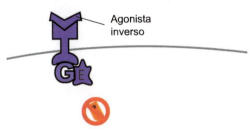

Figura 2.9 Agonista inverso. Os agonistas inversos produzem uma mudança conformacional no receptor ligado às proteínas G, tornando-o inativo. Isso leva a uma redução da transdução de sinais, em comparação não apenas àquela associada aos agonistas, mas também àquela associada aos antagonistas ou à ausência de agonista. O impacto de um agonista inverso depende da densidade de receptores na região do cérebro em questão. Isto é, se a densidade de receptores for baixa a ponto de a atividade constitutiva não resultar em nenhuma transdução de sinais detectável, a redução da atividade constitutiva não terá qualquer efeito considerável.

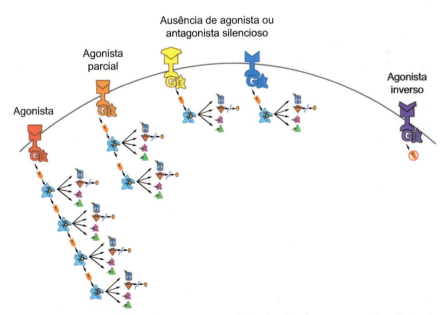

Figura 2.10 Espectro agonista. Esta figura fornece um resumo das implicações do espectro agonista. Os agonistas totais produzem transdução de sinais máxima, enquanto os agonistas parciais aumentam a transdução de sinais em comparação à ausência de agonista, porém a diminuem em comparação a um agonista total. Os antagonistas levam à atividade constitutiva e, portanto, na ausência de um agonista, não exercem nenhum efeito. Na presença de um agonista, os antagonistas levam a uma redução da transdução de sinais. Os agonistas inversos são os opostos funcionais dos agonistas e reduzem efetivamente a transdução de sinais além daquela produzida na ausência de um agonista.

desejável encontrar um estado de transdução de sinais que estabilize o débito dos receptores ligados às proteínas G em algum ponto entre um excesso de ação e uma ação insuficiente a jusante. Por esse motivo, os agonistas parciais também são denominados "estabilizadores", visto que eles têm a capacidade teórica de encontrar uma solução estável entre os extremos de ação demasiada do agonista total e a ausência de ação agonista (Figura 2.7).

Como os agonistas parciais exercem um efeito menor do que o do agonista total, eles também são algumas vezes denominados "fracos", com a implicação de que o agonismo parcial significa uma eficácia clínica parcial. Isso certamente é possível em alguns casos; todavia, é mais sofisticado compreender as ações estabilizadoras e de "sintonia" potenciais dessa classe de agentes terapêuticos, e não empregar termos que indiquem ações clínicas para toda a classe de fármacos que podem se aplicar apenas a alguns agentes individuais. Vários agonistas parciais são utilizados na prática clínica (ver Tabela 2.4), e existem mais desses agentes em fase de desenvolvimento clínico.

Claro e escuro como analogia para os agonistas parciais

Originalmente, acreditava-se que um neurotransmissor só pudesse atuar em receptores como um interruptor de luz, ativando processos na presença do neurotransmissor e interrompendo esses processos na sua ausência. Sabemos agora que muitos receptores, incluindo a família dos receptores ligados às proteínas G, podem atuar de modo bastante semelhante a um reostato. Isto é, um agonista total acende as luzes por completo (Figura 2.8A), enquanto um agonista parcial só acende as luzes parcialmente (Figura 2.8B). Na ausência do agonista total e do agonista parcial, o quarto fica no escuro (Figura 2.8C).

Cada agonista parcial tem seu próprio ponto de ajuste incorporado na molécula, de modo que ele não pode tornar as luzes mais intensas, mesmo com uma dose mais alta. Qualquer que seja a quantidade de agonista parcial administrada, ocorrerá apenas um certo grau de luminosidade. Os agonistas parciais diferem-se entre si no grau de parcialidade, de modo que, teoricamente, todos os graus de luminosidade possam ser incluídos dentro da faixa de "desligado" a "ligado". Entretanto, cada agonista parcial possui o seu próprio grau específico de luminosidade associado a ele.

O aspecto interessante relacionado com os agonistas parciais é que eles podem aparecer como agonistas efetivos ou como antagonistas efetivos, dependendo da quantidade de neurotransmissor agonista total natural presente. Por conseguinte, na ausência de um neurotransmissor agonista total, um agonista parcial irá atuar como agonista efetivo. Isto é, a partir de seu estado de repouso, o agonista parcial desencadeia certo grau de aumento na cascata de transdução de sinais a partir do sistema de segundo mensageiro ligado às proteínas G. Todavia, na presença de um neurotransmissor agonista total, o mesmo agonista parcial torna-se um antagonista efetivo. Isto é, ele diminuirá o nível de débito de sinal total para um nível inferior, porém sem alcançar zero. Assim, um agonista parcial pode simultaneamente *reforçar* uma atividade neurotransmissora deficiente e *bloquear* uma atividade excessiva do neurotransmissor, outra razão pela qual os agonistas parciais são denominados estabilizadores.

Ao retornar à analogia do interruptor de luz, um quarto estará no escuro na ausência de agonista, e o interruptor estará desligado (Figura 2.8C). O quarto ficará fortemente iluminado quando estiver cheio de agonista total natural e o interruptor de luz estiver totalmente ligado (Figura 2.8A). A adição de um agonista parcial ao quarto escuro, na ausência de neurotransmissor como agonista total natural, acenderá a luz, porém apenas na medida em que o agonista parcial atue sobre o reostato (Figura 2.8B). Com relação ao quarto escuro como ponto de partida, um agonista parcial atua, portanto, como agonista efetivo. Por outro lado, a adição de um agonista parcial ao quarto totalmente iluminado terá o efeito de reduzir a iluminação para o nível intermediário de menor luminosidade no reostato (Figura 2.8B). Trata-se de um efeito antagonista efetivo em relação ao quarto totalmente iluminado. Desse modo, após acrescentar um agonista parcial ao quarto escuro e ao quarto totalmente iluminado, ambos estarão igualmente iluminados. O grau de luminosidade corresponde a uma iluminação parcial, determinada pelas propriedades do agonista parcial. Entretanto, no quarto escuro, o agonista parcial atua como agonista efetivo, ao passo que, no quarto totalmente iluminado, o agonista parcial atua como antagonista efetivo.

A existência de uma ação agonista e antagonista na mesma molécula constitui uma dimensão muito interessante para a terapêutica. Esse conceito levou à proposta de que os agonistas parciais poderiam tratar não apenas estados que

Capítulo 2 | Transportadores, Receptores e Enzimas como Alvos da Ação de Psicofármacos **47**

teoricamente apresentam deficiência do agonista total, mas também estados que, teoricamente, têm excesso de agonista total. Um agonista parcial pode ser até mesmo capaz de tratar simultaneamente estados que consistem em misturas de excesso e de deficiência de atividade do neurotransmissor.

Agonistas inversos

Os agonistas inversos são mais do que simples antagonistas, e não são neutros, nem silenciosos. Esses agentes exercem uma ação que supostamente produz mudança na conformação do receptor ligado às proteínas G, estabilizando-o em uma forma totalmente inativa (Figura 2.9). Consequentemente, essa conformação produz uma redução funcional na transdução de sinais (Figura 2.9), que é ainda menor do que a produzida quando não há nenhum agonista presente (ver Figura 2.4) ou quando há um antagonista silencioso presente (ver Figura 2.6). O resultado de um agonista inverso consiste em interromper até mesmo a atividade constitutiva do sistema de receptores ligados às proteínas G. Naturalmente, se determinado sistema de receptores não tiver nenhuma atividade constitutiva, talvez nos casos em que os receptores estejam presentes em baixa densidade, não haverá redução da atividade, e o agonista inverso se assemelhará a um antagonista.

Por isso, em muitos aspectos, os agonistas inversos fazem o *oposto* dos agonistas. Se um agonista aumenta a transdução de sinais a partir de um estado basal, o agonista inverso a diminui, até mesmo abaixo dos níveis basais. Assim, diferentemente dos agonistas e dos antagonistas, um *agonista inverso* não aumenta a transdução de sinais como um agonista (ver Figura 2.5) e tampouco bloqueia simplesmente o agonista, impedindo o aumento da transdução de sinais, como o faz um antagonista (ver Figura 2.6). Em vez disso, o agonista inverso liga-se ao receptor de modo a provocar uma ação oposta à do agonista, ou seja, fazendo com que o receptor *diminua* o seu nível basal de transdução de sinais (Figura 2.9). Do ponto de vista clínico, ainda não foi esclarecido quais são as diferenças relevantes entre um agonista inverso e um antagonista silencioso. Com efeito, algumas substâncias que, durante muito tempo, foram consideradas antagonistas silenciosos, como antagonistas 2A de serotonina e antagonistas de histamina 1/anti-histamínicos, podem atuar, na verdade, como agonistas inversos em algumas áreas do encéfalo. Assim, o conceito de agonista inverso como clinicamente distinguível de um antagonista

silencioso ainda está evoluindo, e ainda não foi esclarecida a diferenciação clínica entre um antagonista e um agonista inverso.

Em resumo, os receptores ligados às proteínas G atuam ao longo de um espectro agonista, e já foram descritos fármacos capazes de produzir mudanças conformacionais nesses receptores para criar qualquer estado, desde um agonista total, passando pelo agonista parcial e antagonista silencioso, até um agonista inverso (Figura 2.10). Quando se considera a transdução de sinais ao longo desse espectro (Figura 2.10), é fácil compreender por que os agentes, em cada ponto ao longo do espectro agonista, diferem tanto uns dos outros e por que as suas ações clínicas são tão diferentes.

Enzimas como locais de ação de psicofármacos

As enzimas estão envolvidas em múltiplos aspectos da neurotransmissão química, conforme discutido extensamente no Capítulo 1 sobre a transdução de sinais. Toda enzima é um alvo teórico de uma substância que atue como inibidor enzimático. Todavia, no dia a dia, apenas uma minoria dos fármacos atualmente conhecidos e utilizados na prática clínica da psicofarmacologia consiste em inibidores enzimáticos.

A atividade das enzimas consiste na conversão de uma molécula em outra, ou seja, de um substrato em produto (Figura 2.11). Os substratos de cada enzima são únicos e seletivos, assim como os produtos. O substrato (Figura 2.11A) chega à enzima para se ligar ao seu sítio ativo (Figura 2.11B) e sai como entidade molecular modificada, denominada produto (Figura 2.11C). Os inibidores enzimáticos também são únicos e seletivos para determinada enzima, em comparação com outra. Na presença de um inibidor enzimático, a enzima torna-se incapaz de se ligar a seus substratos. A ligação dos inibidores pode ser irreversível (Figura 2.12) ou reversível (Figura 2.13).

Quando um inibidor irreversível se liga à enzima, ele não pode ser deslocado pelo substrato; assim, esse inibidor liga-se de modo irreversível (Figura 2.12). Esse caráter irreversível é ilustrado como uma ligação por correntes (Figura 2.12A), que não podem ser cortadas com tesouras pelo substrato (Figura 2.12B). O tipo irreversível de inibidor enzimático é algumas vezes denominado "inibidor suicida", visto que ele se liga de modo covalente e irreversível à proteína enzimática, inibindo-a permanentemente e, portanto, "matando-a", ao tornar a enzima definitivamente não funcional (Figura 2.12). Nesse caso, a atividade enzimática é restaurada somente quando novas moléculas dessa enzima forem sintetizadas.

Entretanto, no caso dos inibidores enzimáticos reversíveis, o substrato da enzima tem a capacidade de competir com o inibidor reversível por meio de sua ligação à enzima, empurrando-o literalmente para fora dela (Figura 2.13). Se é o substrato ou o inibidor que "vence" ou que predomina, depende de qual deles tem maior afinidade pela enzima e/ou está presente em maiores concentrações. Essa ligação é denominada "reversível". A inibição enzimática reversível é representada pela ligação com cordas (Figura 2.13A), de modo que o substrato possa cortá-las com uma tesoura (Figura 2.13B), deslocar o inibidor enzimático e ligar-se à própria enzima com suas próprias cordas (Figura 2.13C).

Esses conceitos podem ser aplicados potencialmente a qualquer sistema enzimático. Diversas enzimas estão envolvidas na neurotransmissão, inclusive na síntese e na destruição de neurotransmissores, bem como na transdução de sinais. Apenas algumas enzimas são conhecidas como alvos de psicofármacos atualmente utilizados na prática clínica, a monoamina oxidase (MAO), a acetilcolinesterase e a glicogênio sintase quinase (GSK). Os inibidores da MAO são discutidos de modo mais detalhado no Capítulo 7, sobre o tratamento dos transtornos do humor, enquanto os inibidores da acetilcolinesterase são discutidos com mais detalhes no Capítulo 12, sobre a demência. Resumidamente, no que se refere à GSK, o agente antimaníaco lítio pode ter como alvo essa importante enzima na via de transdução de sinais de fatores neurotróficos (Figura 2.14). Isto é, algumas neurotrofinas, fatores de crescimento e outras vias de sinalização atuam por

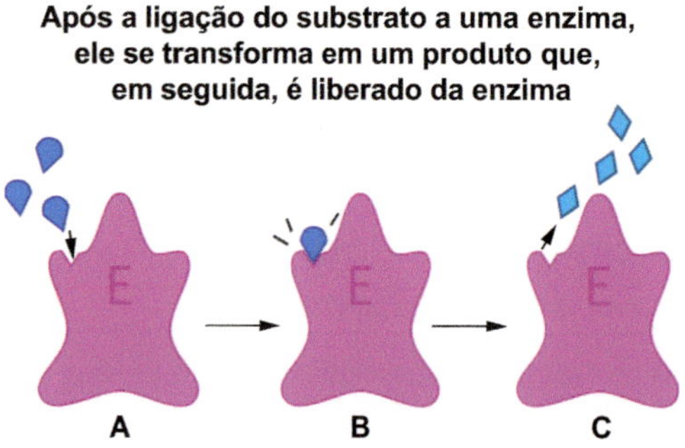

Figura 2.11 Atividade enzimática. A atividade enzimática consiste na conversão de uma molécula em outra. Assim, diz-se que um substrato é transformado em um produto pela modificação enzimática da molécula do substrato. A enzima tem um sítio ativo ao qual o substrato pode se ligar especificamente (**A**). Em seguida, o substrato encontra o sítio ativo da enzima e liga-se a ele (**B**), de modo que possa ocorrer uma transformação molecular, transformando o substrato em produto (**C**).

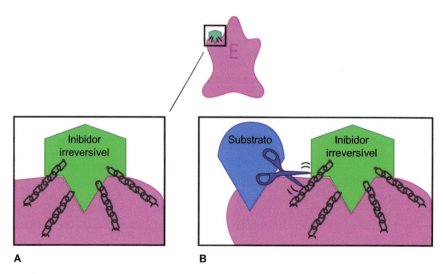

Figura 2.12 Inibidores enzimáticos irreversíveis. Algumas substâncias são inibidores enzimáticos. Esta figura mostra um inibidor irreversível de uma enzima, mostrando-o ligado à enzima com correntes (**A**). O substrato competidor é incapaz de remover o inibidor irreversível da enzima, ilustrado como uma tesoura tentando cortar as correntes do inibidor, sem sucesso (**B**). A ligação é trancada de modo permanente, de maneira que a inibição enzimática irreversível é algumas vezes conhecida como o trabalho de um "inibidor suicida", visto que a enzima comete suicídio ao se ligar ao inibidor irreversível. A atividade da enzima não pode ser restaurada, a não ser que outra molécula da enzima seja sintetizada pelo DNA da célula.

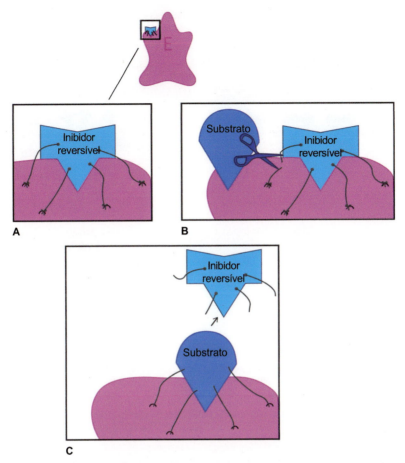

Figura 2.13 Inibidores enzimáticos reversíveis. Outras substâncias são inibidores enzimáticos reversíveis, ilustrados como se fossem ligados à enzima por uma corda (**A**). Um inibidor reversível pode competir com um substrato pela mesma enzima. No caso de um inibidor reversível, as propriedades moleculares do substrato são tais que ele pode se livrar do inibidor reversível, ilustrado como uma tesoura cortando a corda que liga o inibidor reversível à enzima (**B**). A consequência da competição bem-sucedida de um substrato pela reversão da inibição enzimática é que o substrato desloca o inibidor, empurrando-o para fora (**C**). Como o substrato tem essa capacidade, a inibição é designada como reversível.

meio de uma fosfoproteína específica a jusante, uma enzima denominada GSK-3 (glicogênio sintase quinase), para promover a morte celular (a denominada ação pró-apoptótica). O lítio tem a capacidade de inibir essa enzima (Figura 2.14B). É possível que a inibição da GSK-3 seja fisiologicamente relevante, visto que tal ação pode levar a efeitos neuroprotetores e a uma plasticidade a longo prazo. Isso pode contribuir para as ações antimaníacas e estabilizadoras do humor reconhecidamente associadas ao lítio. Também é possível que o agente antimaníaco valproato e o tratamento neuroestimulador para a depressão, a ECT (eletroconvulsoterapia), também possam ter ações sobre a GSK-3 (Figura 2.14B). Existem novos inibidores da GSK-3 em fase de desenvolvimento.

Enzimas do citocromo P450 envolvidas no metabolismo de substâncias como alvos de fármacos psicotrópicos

As ações farmacocinéticas são mediadas por meio do sistema de metabolização de substâncias pelo fígado e pelo intestino, conhecido como sistema enzimático do citocromo P450 (CYP450). A *farmacocinética* é o estudo do modo como o corpo atua sobre substâncias, particularmente no que concerne a sua absorção, distribuição, metabolismo e excreção. As enzimas do CYP450 e as ações *farmacocinéticas* que elas representam precisam ser diferenciadas das ações *farmacodinâmicas* das substâncias, que

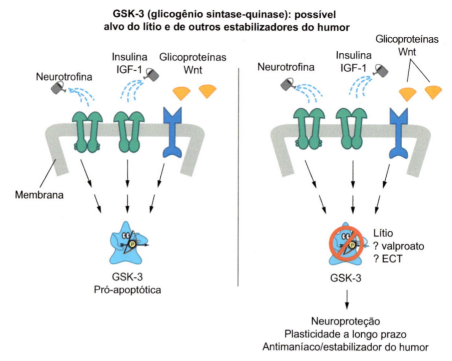

Figura 2.14 Receptores de tirosina-quinases. Os receptores de tirosina-quinases são alvos potenciais de novos psicofármacos. À esquerda: algumas neurotrofinas, fatores de crescimento e outras vias de sinalização atuam por meio de uma fosfoproteína a jusante, uma enzima denominada GSK-3 (glicogênio sintase quinase), promovendo a morte celular (ação pró-apoptótica). À direita: o lítio e, possivelmente, alguns outros estabilizadores do humor podem inibir essa enzima, o que resultaria em ações neuroprotetoras e plasticidade a longo prazo, além de contribuir para ações estabilizadoras do humor.

constituem o principal foco deste livro. As ações farmacodinâmicas nos alvos específicos de substâncias, discutidas anteriormente neste capítulo, bem como no Capítulo 3, são conhecidas como o mecanismo de ação dos psicofármacos e respondem pelos efeitos terapêuticos e pelos efeitos colaterais das substâncias. Entretanto, muitos psicofármacos também são direcionados para as enzimas do CYP450 envolvidas no metabolismo de substâncias, como substrato, inibidor e/ou indutor. Assim, convém fornecer uma breve visão geral dessas enzimas e suas interações com os psicofármacos.

As enzimas do CYP450 obedecem aos mesmos princípios das enzimas que transformam substratos em produtos, conforme ilustrado nas Figuras 2.11 a 2.13. A Figura 2.15 mostra o conceito de um psicofármaco absorvido pela parede do intestino à esquerda e, em seguida, enviado a uma grande enzima azul no fígado para sofrer biotransformação. Assim, a substância pode ser devolvida à corrente sanguínea para ser excretada do corpo pelos rins. Especificamente, as enzimas do CYP450 na parede intestinal ou no fígado convertem o substrato farmacológico em um produto biotransformado na corrente sanguínea. Após passar pela parede intestinal e pelo fígado, a substância existirá parcialmente como substância inalterada e parcialmente como produto biotransformado na corrente sanguínea (Figura 2.15).

Existem vários sistemas CYP450 conhecidos. A Figura 2.16 mostra seis das enzimas mais importantes para o metabolismo dos psicofármacos. Existem mais de 30 enzimas conhecidas do CYP450, e provavelmente um número muito maior aguarda sua descoberta e classificação. Nem todos os indivíduos apresentam as mesmas formas genéticas das enzimas do CYP450 e atualmente é possível determinar prontamente os tipos de enzimas de qualquer indivíduo por meio do teste farmacogenético. Essas enzimas são coletivamente responsáveis pela degradação de muitos psicofármacos, e variações nos genes que codificam as diferentes enzimas do CYP450 podem alterar suas atividades, resultando em alterações dos níveis de fármacos em doses padrões. A maioria dos

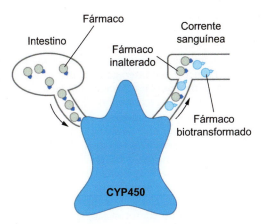

Figura 2.15 CYP450. O sistema de enzimas do citocromo P450 (CYP450) medeia o processo pelo qual o corpo metaboliza muitos fármacos, incluindo os antipsicóticos. A enzima do CYP450 na parede intestinal ou no fígado converte o fármaco em um produto biotransformado na corrente sanguínea. Após passar pela parede do intestino e pelo fígado (à esquerda), o fármaco existirá parcialmente na forma inalterada e parcialmente como fármaco biotransformado (à direita).

indivíduos apresenta taxas "normais" de metabolismo de fármacos pelas principais enzimas do CYP450, e esses indivíduos são considerados "metabolizadores extensivos"; a maior parte das doses dos fármacos é estabelecida para esses indivíduos. Todavia, alguns indivíduos exibem variantes genéticas dessas enzimas e podem ser metabolizadores intermediários ou metabolizadores pobres. Nesse caso, há redução da atividade enzimática, o que pode resultar em aumento do risco de níveis elevados dos fármacos, interações medicamentosas e quantidades reduzidas de metabólitos ativos. Esses pacientes podem necessitar de doses menores do que as doses padrões dos fármacos metabolizados pelas suas enzimas CYP450 variantes. Por outro lado, alguns pacientes também podem ser metabolizadores ultrarrápidos, com atividade enzimática elevada, níveis subterapêuticos dos fármacos e baixa eficácia com doses padrões. Quando as variações genéticas não são conhecidas, os psicofármacos podem apresentar alteração de sua eficácia e efeitos colaterais. Como os genes para essas enzimas CYP450 podem ser agora facilmente avaliados e utilizados para prever que pacientes necessitarão de um ajuste das doses de determinados fármacos para cima ou para baixo, a prática da psicofarmacologia está cada vez mais voltada para a medição dos genes envolvidos no metabolismo dos fármacos, particularmente em pacientes que não respondem ou que não toleram doses padrões de psicofármacos. Essa avaliação é denominada genotipagem do paciente para uso farmacogenômico. Algumas vezes, é útil associar a genotipagem com o monitoramento terapêutico dos fármacos para detectar seus níveis séricos reais e, assim, confirmar a predição do teste genético sobre o tipo de enzima CYP450 presente. O uso do teste farmacogenômico em associação com o monitoramento terapêutico do fármaco (algumas vezes também denominado fenotipagem) pode ajudar principalmente no manejo de pacientes resistentes ao tratamento.

Interações medicamentosas mediadas pelas enzimas do CYP450 e suas variantes genéticas são constantemente descobertas, e o clínico que associa fármacos precisa estar atento para esses casos e, portanto, necessita atualizar-se continuamente sobre as interações medicamentosas importantes. Aqui, apresentamos apenas os conceitos gerais das interações medicamentosas nos sistemas enzimáticos do CYP450; porém, antes de fazer qualquer prescrição, é preciso pesquisar os detalhes específicos em uma fonte de referência abrangente e atualizada (como o *Stahl's Essential Psychopharmacology: the Prescriber's Guide*, um livro complementar para este livro).

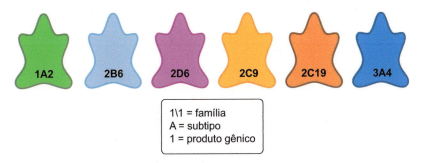

Figura 2.16 Seis enzimas do CYP450. Existem muitos sistemas do citocromo P450 (CYP450) que são classificados de acordo com a família, o subtipo e o produto gênico. Seis dos mais importantes são mostrados aqui e incluem CYP450 1A2, 2B6, 2D6, 2C9, 2C19 e 3A4.

Resumo

Na prática clínica, quase um terço dos psicofármacos liga-se a um transportador de neurotransmissor, enquanto o outro terço liga-se a receptores ligados às proteínas G. Esses dois locais moleculares de ação, seu impacto sobre a neurotransmissão e vários fármacos específicos que atuam nesses locais foram todos revistos neste capítulo.

Especificamente, existem duas subclasses de transportadores de neurotransmissores na membrana plasmática e três subclasses em vesículas sinápticas intracelulares. Os transportadores de monoaminas (SERT para a serotonina, NAT para a noradrenalina e DAT para a dopamina) constituem alvos-chave para a maioria dos fármacos conhecidos utilizados no tratamento da depressão unipolar, TDAH e numerosos outros transtornos, desde ansiedade até dor. O transportador vesicular para todas essas três monoaminas é conhecido como VMAT2 (transportador vesicular de monoaminas 2), que não armazena apenas monoaminas e histamina em vesículas sinápticas, mas que também é inibido por fármacos recentemente introduzidos no tratamento dos transtornos do movimento, como a discinesia tardia.

Os receptores ligados às proteínas G constituem os alvos mais comuns dos agentes psicotrópicos, e suas ações podem levar tanto a efeitos terapêuticos quanto a efeitos colaterais. As ações das substâncias e dos fármacos nesses receptores ocorrem ao longo de um espectro, desde ações agonistas totais, passando por ações agonistas parciais e antagonismo, até antagonismo inverso. Os neurotransmissores naturais são agonistas totais, assim como alguns fármacos utilizados na prática clínica. Entretanto, os fármacos que atuam diretamente sobre os receptores ligados às proteínas G atuam, em sua maioria, como antagonistas. Alguns agem como agonistas parciais; outros, como agonistas inversos. Cada substância ou fármaco que interage com um receptor ligado às proteínas G produz uma mudança conformacional nesse receptor, que define onde ele irá atuar no espectro agonista. Assim, um agonista total produz uma mudança conformacional que ativa a transdução de sinais e a formação de segundos mensageiros em grau máximo. Um novo conceito é o de agonista parcial, que atua de modo um tanto semelhante a um agonista, porém em menor grau. O antagonista provoca uma mudança de conformação, que estabiliza o receptor no estado basal e, portanto, é "silencioso". Na presença de agonistas ou de agonistas parciais, o antagonista também faz com que o receptor retorne a seu estado basal, revertendo, assim, as suas ações. Uma nova ação sobre os receptores é a do agonista inverso, que leva a uma conformação do receptor que interrompe toda atividade, até mesmo as ações basais. A compreensão do espectro agonista possibilita a previsão das consequências na transdução de sinais a jusante, incluindo ações clínicas.

Por fim, uma minoria de psicofármacos tem como alvo enzimas para seus efeitos terapêuticos. Várias enzimas estão envolvidas na neurotransmissão, na síntese e na destruição de neurotransmissores, bem como na transdução de sinais; todavia, na prática, apenas três são reconhecidas como alvos de agentes psicotrópicos. Muitos psicofármacos tem como alvo as enzimas do citocromo P450 envolvidas no metabolismo de substâncias, o que é relevante para seus perfis farmacocinéticos, mas não para seus perfis farmacodinâmicos.

3 Canais Iônicos como Alvos da Ação de Substâncias Psicofarmacológicas

Canais Iônicos Controlados por Ligantes como Alvos da Ação de Agentes Psicofarmacológicos, 53
Canais iônicos controlados por ligantes, receptores ionotrópicos e receptores ligados a canais iônicos, 53
Canais iônicos controlados por ligantes: estrutura e função, 55
Subtipos pentaméricos, 55
Subtipos tetraméricos, 55
Espectro agonista, 56

Diferentes estados dos canais iônicos controlados por ligantes, 64
Modulação alostérica: PAM e NAM, 67
Canais iônicos sensíveis à voltagem como alvos da ação de agentes psicofarmacológicos, 69
Estrutura e função, 69
VSSC (canais de sódio sensíveis à voltagem), 69
VSCC (canais de cálcio sensíveis à voltagem), 72
Canais iônicos e neurotransmissão, 75
Resumo, 78

Muitos agentes psicofarmacológicos importantes têm como alvos os canais iônicos. As funções dos canais iônicos como reguladores importantes da neurotransmissão sináptica foram descritas no Capítulo 1. Aqui, discutiremos como atingir esses sítios moleculares como alvo provoca alterações na neurotransmissão sináptica, que, por sua vez, estão ligadas às ações terapêuticas de diversos psicofármacos. Especificamente, consideraremos os canais iônicos controlados por ligantes e os canais iônicos sensíveis à voltagem enquanto alvos da ação de agentes psicofarmacológicos.

Canais iônicos controlados por ligantes como alvos da ação de agentes psicofarmacológicos

Canais iônicos controlados por ligantes, receptores ionotrópicos e receptores ligados a canais iônicos

Os termos *canais iônicos controlados por ligantes, receptores ionotrópicos* e *receptores ligados a canais iônicos* são, na verdade, termos diferentes para descrever o mesmo complexo receptor/canal iônico. Normalmente, os íons são incapazes de penetrar nas membranas, em virtude de sua carga elétrica. Para controlar seletivamente o acesso de íons para dentro e para fora dos neurônios, suas membranas apresentam todos os tipos

de canais iônicos. Os canais iônicos de maior importância em Psicofarmacologia regulam o cálcio, o sódio, o cloreto e o potássio. Muitos deles podem ser modificados por diversos fármacos, e esse processo será discutido ao longo deste capítulo.

Existem duas classes principais de canais iônicos, e cada uma delas tem várias denominações. Uma classe de canais iônicos é aberta por neurotransmissores e recebe as designações de *canais iônicos controlados por ligantes, receptores ionotrópicos* e *receptores ligados a canais iônicos*. Esses canais e seus receptores associados serão discutidos a seguir. A segunda classe importante de canais iônicos é aberta pela carga elétrica ou pela voltagem por meio da membrana e é designada como *canais iônicos controlados ou sensíveis à voltagem*. Esses canais serão discutidos posteriormente neste capítulo.

Os canais iônicos que são abertos e fechados pelas ações de ligantes neurotransmissores em receptores que atuam como guardiões estão representados conceitualmente na Figura 3.1. Quando um neurotransmissor se liga a um receptor guardião em um canal iônico, esse neurotransmissor provoca uma mudança na conformação do receptor, que abre o canal iônico (Figura 3.1A). Um neurotransmissor, um fármaco ou um hormônio que se ligue a um receptor são algumas vezes denominados *ligantes* (literalmente, "prender"). Por conseguinte, os canais iônicos ligados a receptores que regulam

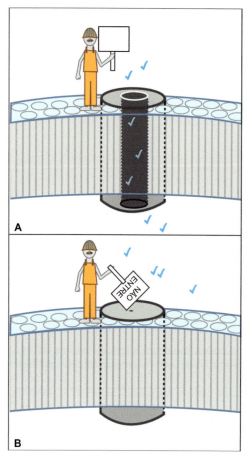

Figura 3.1 Guardião do canal iônico controlado por ligantes. Essa ilustração esquemática mostra um canal iônico controlado por ligantes. Na ilustração **A**, um receptor está atuando como guardião molecular, que atua em resposta à instrução da neurotransmissão, abrindo o canal e possibilitando a entrada de íons dentro da célula. Na ilustração **B**, o guardião mantém o canal fechado, de modo que os íons não conseguem entrar na célula. Os canais iônicos controlados por ligantes constituem um tipo de receptor que forma um canal iônico; por tal motivo, esses canais também são denominados receptores ligados a canais iônicos ou receptores ionotrópicos.

a sua abertura e o seu fechamento são frequentemente denominados *canais iônicos controlados por ligantes*. Como esses canais iônicos também são receptores, eles também são algumas vezes denominados *receptores ionotrópicos* ou *receptores ligados a canais iônicos*. Esses termos serão utilizados aqui como sinônimos de canais iônicos controlados por ligantes.

Numerosos fármacos atuam em muitos locais em torno desses complexos receptor/canal iônico, resultando em uma ampla variedade de modificações nas ações do receptor/canal iônico. Essas modificações não apenas alteram imediatamente o fluxo de íons por meio dos canais, como também podem modificar, com certo atraso, os eventos a jusante que resultam da transdução do sinal que começa nesses receptores. As ações a jusante foram extensamente discutidas no Capítulo 1 e envolvem tanto a ativação quanto a inativação de fosfoproteínas, modificando a atividade das enzimas, a sensibilidade dos receptores e a condutividade dos canais iônicos. Outras ações a jusante incluem alterações na expressão gênica e determinam, portanto, as proteínas que são sintetizadas e as funções que são amplificadas. Essas funções podem variar desde a sinaptogênese até a síntese de receptores e enzimas e a comunicação com neurônios a jusante inervados pelo neurônio que apresenta o receptor ionotrópico, bem como muitas outras funções. O leitor deve adquirir um bom domínio das funções das vias de transdução de sinais descritas no Capítulo 1, a fim de compreender como as substâncias que atuam nos canais iônicos controlados por ligantes modificam a transdução de sinais que se origina desses receptores.

As modificações induzidas por fármacos na transdução de sinais a partir dos receptores ionotrópicos (algumas vezes denominados ionotróficos) podem exercer efeitos profundos sobre os sintomas psiquiátricos. Cerca de 20% dos psicofármacos atualmente usados na prática clínica, incluindo muitos fármacos prescritos para tratamento da ansiedade e da insônia, como os benzodiazepínicos, atuam comprovadamente nesses receptores. Como os receptores ionotrópicos modificam imediatamente o fluxo de íons, os fármacos que agem nesses receptores podem exercer um efeito quase imediato, razão pela qual muitos fármacos utilizados para a ansiedade e a insônia que operam nesses receptores podem ter início imediato da ação clínica. Isso contrasta com as ações de muitos fármacos que atuam nos receptores ligados às proteínas G descritos no Capítulo 2, alguns dos quais têm efeitos clínicos – como ações sobre o humor –, que podem ocorrer com um atraso necessário, visto que é preciso aguardar o início das alterações das funções celulares ativadas pela cascata de transdução de sinais. Aqui, descreveremos como diversos fármacos estimulam ou bloqueiam vários sítios moleculares em torno do complexo receptor/canal iônico. Em todo este livro, mostraremos como fármacos específicos, que atuam sobre receptores ionotrópicos específicos, exercem ações também específicas sobre transtornos psiquiátricos específicos.

Canais iônicos controlados por ligantes: estrutura e função

Os canais iônicos controlados por ligantes são receptores e canais iônicos? A resposta é "sim" – os canais iônicos controlados por ligantes são um tipo de receptor e também formam um canal iônico. Esse é o motivo pelo qual são conhecidos não apenas como canais (canais iônicos controlados por ligantes), mas também como receptores (receptores ionotrópicos e receptores ligados a canais iônicos). Esses termos procuram capturar a dupla função desses canais/receptores iônicos e podem explicar por que existe mais de um termo para descrever esse complexo receptor/canal iônico.

Os canais iônicos controlados por ligantes são constituídos por várias sequências longas de aminoácidos reunidas como subunidades em torno de um canal iônico. Essas subunidades também exibem múltiplos sítios de ligação para qualquer substância, desde neurotransmissores e íons até fármacos. Isto é, essas proteínas complexas têm vários locais onde alguns íons atravessam o canal, enquanto outros também se ligam a ele; onde um neurotransmissor ou até mesmo dois cotransmissores atuam em sítios de ligação separados e distintos; e onde numerosos moduladores alostéricos – isto é, substâncias naturais ou fármacos que se ligam a um sítio diferente daquele ao qual se liga o neurotransmissor – aumentam ou diminuem a sensibilidade de abertura do canal.

Subtipos pentaméricos

Muitos canais iônicos controlados por ligantes são montados a partir de cinco subunidades proteicas; esse é o motivo pelo qual são denominados pentaméricos. As subunidades dos subtipos pentaméricos de canais iônicos controlados por ligantes têm, cada uma delas, quatro regiões transmembranares (Figura 3.2A). Essas proteínas de membrana entram e saem da membrana quatro vezes (Figura 3.2A). Quando cinco cópias dessas subunidades são selecionadas (Figura 3.2B), elas se reúnem no espaço para formar um receptor pentamérico totalmente funcional, com o canal iônico situado no meio (Figura 3.2C). Os sítios receptores encontram-se em vários locais em cada uma das subunidades; alguns sítios de ligação estão no canal, porém muitos encontram-se em diferentes locais fora do canal. Essa estrutura pentamérica é típica dos receptores GABA$_A$, dos receptores colinérgicos nicotínicos, dos receptores de serotonina 5HT$_3$

e de certos receptores de glicina (Tabela 3.1). Os fármacos que atuam diretamente sobre os canais iônicos pentaméricos controlados por ligantes estão listados na Tabela 3.2.

Como se essa estrutura não fosse complicada o suficiente, os receptores ionotrópicos pentaméricos ainda apresentam muitos subtipos diferentes. Os subtipos de receptores ionotrópicos pentaméricos são definidos com base nas formas de cada uma das cinco subunidades selecionadas para a sua montagem em um receptor totalmente constituído. Isto é, existem vários subtipos para cada uma das quatro subunidades transmembranares, o que torna possível reunir várias constelações diferentes de receptores totalmente constituídos. Embora o neurotransmissor natural se ligue a cada subtipo de receptor ionotrópico, alguns fármacos utilizados na prática clínica e muitas outras substâncias em fase de ensaios clínicos são capazes de se ligar de maneira seletiva a um ou mais desses subtipos, mas não a outros. Isso pode ter consequências funcionais e clínicas. Os subtipos de receptores específicos e os fármacos específicos que se ligam seletivamente a eles são discutidos nos capítulos que tratam de seus usos clínicos específicos.

Subtipos tetraméricos

Os receptores ionotrópicos de glutamato têm uma estrutura diferente dos receptores ionotrópicos pentaméricos anteriormente discutidos. Os canais iônicos controlados por ligantes para o glutamato são compostos por subunidades que apresentam três regiões transmembranares completas e uma quarta alça reentrante (Figura 3.3A), em vez de quatro regiões transmembranares completas, conforme ilustrado na Figura 3.2A. Quando quatro cópias dessas subunidades são selecionadas (Figura 3.3B), elas se reúnem no espaço para formar um canal iônico totalmente funcional no meio, com as quatro alças reentrantes revestindo o canal iônico (Figura 3.3C). Por conseguinte, os subtipos de canais iônicos tetraméricos (Figura 3.3) são análogos aos subtipos de canais iônicos pentaméricos (Figura 3.2A), porém apresentam apenas quatro subunidades, em vez de cinco. Os sítios receptores estão distribuídos em vários locais em cada uma das subunidades; alguns sítios de ligação estão dentro do canal, mas podem estar presentes em diferentes locais fora do canal.

Essa estrutura tetramérica é típica dos receptores ionotrópicos de glutamato, conhecidos como subtipos AMPA (ácido α-amino-3-hidroxi-5-metil-4-isoxazol-propiônico), cainato e NMDA

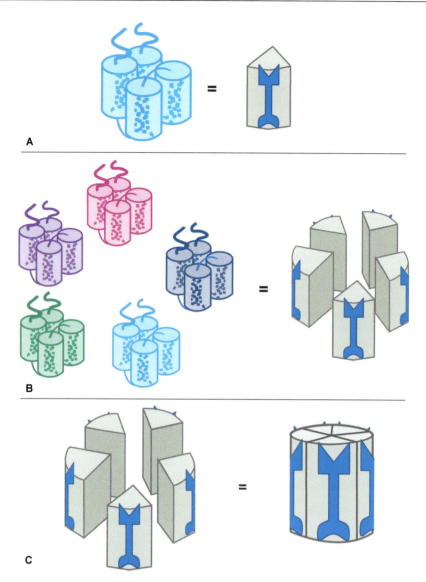

Figura 3.2 Estrutura dos canais iônicos controlados por ligantes. As quatro regiões transmembranares de uma única subunidade de um canal iônico pentamérico regulado por ligantes formam um agrupamento, como mostra a ilustração **A**. Um ícone para essa subunidade é mostrado à direita, na ilustração **A**. Cinco cópias das subunidades se reúnem no espaço (ilustração **B**) para formar um canal iônico funcional no meio (ilustração **C**). Os canais iônicos controlados por ligantes têm sítios de ligação de receptores localizados em todas as cinco subunidades, tanto dentro quanto fora do canal.

(N-metil-D-aspartato) (Tabela 3.3). Os fármacos que atuam diretamente sobre os receptores ionotrópicos tetraméricos de glutamato estão listados na Tabela 3.2. Os subtipos de receptores para o glutamato, de acordo com o agonista seletivo que atua nesse receptor, bem como as subunidades moleculares específicas que constituem esse subtipo, estão listados na Tabela 3.3. Fármacos seletivos para subtipos de receptores ionotrópicos de glutamato estão em fase de pesquisa, porém não são atualmente usados na prática clínica.

Espectro agonista

O conceito de um espectro agonista para os receptores ligados às proteínas G, discutido extensamente no Capítulo 2, também pode ser aplicado aos canais iônicos controlados por ligantes (Figura 3.4). Assim, os *agonistas totais*

Capítulo 3 | Canais Iônicos como Alvos da Ação de Substâncias Psicofarmacológicas

Tabela 3.1 Canais iônicos pentaméricos controlados por ligantes.

Regiões transmembranares Cinco subunidades	
Neurotransmissor	*Subtipo de receptor*
Acetilcolina	Receptores nicotínicos (p. ex., receptores nicotínicos α_7; receptores nicotínicos $\alpha_4\beta_2$)
GABA	Receptores $GABA_A$ (p. ex., subunidades α_1; subunidades γ; subunidades δ)
Glicina	Receptores de glicina sensíveis à estricnina
Serotonina	Receptores $5HT_3$

Tabela 3.2 Canais iônicos controlados por ligantes essenciais que constituem alvos diretos de psicofármacos.

Neuro-transmissor	Subtipo de receptor de canal iônico controlado por ligante que atua como alvo direto	Ação farmacológica	Classe de fármacos	Ação terapêutica
Acetilcolina	Receptores nicotínicos $alfa_4beta_2$	Agonista parcial	Agonista parcial dos receptores nicotínicos (NRPA) (vareniclina)	Abandono do tabagismo
GABA	Receptores de benzodiazepínicos $GABA_A$	Agonista total, inibição fásica	Benzodiazepínicos	Ansiolítica
	Sítios PAM não benzodiazepínicos $GABA_A$	Agonista total, inibição fásica	"Drogas Z"/ hipnóticos (zolpidem, zaleplona, zopiclona, eszopiclona)	Melhora da insônia
	Sítios neuroesteroides $GABA_A$ (insensíveis aos benzodiazepínicos)	Agonista total, inibição tônica	Esteroides neuroativos (alopregnanolona)	Depressão pós-parto Antidepressivo de ação rápida Anestésico
Glutamato	NMDA Sítios do canal NAM/sítios para Mg^{++}	Antagonista	Antagonista de glutamato NMDA (memantina)	Pró-cognitiva na doença de Alzheimer
	Sítios de canais NMDA abertos	Antagonista	PCP/fenciclidina Cetamina Dextrometorfano Dextrometadona	Dissociativo Anestésico Alucinógeno Afeto pseudobulbar Agitação na doença de Alzheimer Antidepressivo de ação rápida Depressão resistente ao tratamento
Serotonina	$5HT_3$	Antagonista	Mirtazapina Vortioxetina	Pró-cognitiva Antidepressivo
	$5HT_3$	Antagonista	Antiemético	Redução dos vômitos induzidos por quimioterapia

PAM, modulador alostérico positivo; NAM, modulador alostérico negativo; NMDA, *N*-metil-D-aspartato; Mg, magnésio.

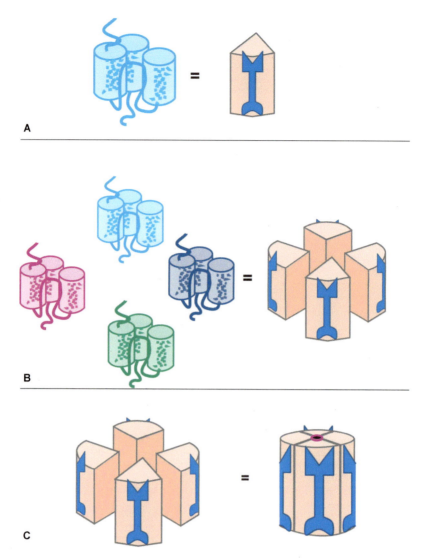

Figura 3.3 Estrutura do canal iônico tetramérico controlado por ligante. Uma única subunidade de um canal iônico tetramérico controlado por ligante é mostrada formando um agrupamento **A**, com um ícone para essa subunidade mostrado à direita da mesma ilustração. Quatro cópias dessas subunidades se reúnem no espaço (ilustração **B**) para formar um canal iônico funcional no meio (ilustração **C**). Os canais iônicos controlados por ligantes têm sítios de ligação do receptor localizados em todas as quatro subunidades, tanto dentro quanto fora do canal.

modificam a conformação do receptor, de modo a abrir o canal iônico na frequência máxima permitida por esse sítio de ligação (Figura 3.5). Isso desencadeia, então, o grau máximo de transdução de sinal a jusante passível de ser mediado por esse sítio de ligação. O canal iônico pode se abrir em grau ainda maior (*i. e.*, com mais frequência) do que com um agonista total isoladamente, porém isso exige o auxílio de um segundo sítio receptor, o de um modulador alostérico positivo (PAM), conforme explicado adiante.

Os *antagonistas* estabilizam o receptor no estado de repouso (Figura 3.6B), que é igual ao estado do receptor na ausência de agonista (Figura 3.6A). Como não há nenhuma diferença entre a presença e a ausência do antagonista, diz-se que ele é neutro ou silencioso. O estado de repouso não consiste em um canal iônico totalmente fechado, de modo que há algum grau de fluxo iônico por meio dele, mesmo na ausência de agonista (Figura 3.6A) e até mesmo na presença de antagonista (Figura 3.6B). Isso se deve à abertura ocasional e infrequente do canal, mesmo quando não há nenhum agonista presente e até mesmo quando há um antagonista presente. Essa ação é denominada atividade constitutiva, que também é discutida no Capítulo 2 em relação aos receptores ligados às proteínas G. Os antagonistas dos receptores ligados a canais iônicos revertem a ação dos agonistas (Figura 3.7) e fazem com que a conformação do receptor retorne ao estado basal de repouso, porém sem bloquear nenhuma atividade constitutiva.

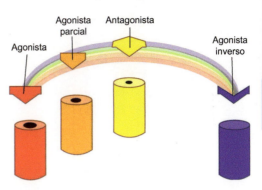

Tabela 3.3 Canais iônicos tetraméricos controlados por ligantes.

Três regiões transmembranares e uma alça reentrante	
Quatro subunidades	
Neurotransmissor	Subtipo de receptor
Glutamato	AMPA (p. ex., subunidades GluR1-4)
	Cainato (p. ex., subunidades GluR5-7, KA1-2)
	NMDA (p. ex., subunidades NMDAR1, NMDAR2A-D, NMDAR3A)

AMPA, ácido α-amino-3-hidroxi-5-metil-4-isoxazol-propiônico; NMDA N-metil-D-aspartato.

Figura 3.4 Espectro agonista. São mostrados aqui o espectro agonista e seus efeitos correspondentes sobre o canal iônico. Esse espectro abrange desde agonistas (na extrema esquerda), que abrem o canal em frequência máxima permitida por esse sítio de ligação (representados de modo simples com uma abertura maior), passando pelos antagonistas (no meio do espectro), que conservam o estado de repouso com abertura infrequente do canal, até os agonistas inversos (na extrema direita), que colocam o canal iônico em estado fechado ou inativo. Entre os extremos dos agonistas e dos antagonistas, encontram-se os agonistas parciais, que aumentam o grau e a frequência de abertura do canal iônico, em comparação com o estado de repouso, porém sem alcançar o grau de um agonista total. Os antagonistas podem bloquear qualquer processo no espectro agonista, fazendo com que o canal iônico retorne ao estado de repouso em cada caso.

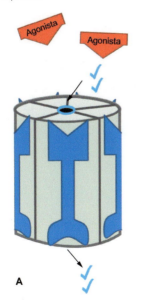
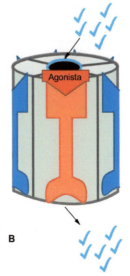

A — Canal em seu estado de repouso, na ausência de agonista

B — O agonista liga-se ao receptor, e o canal abre-se com mais frequência

Figura 3.5 Ações de um agonista. Na ilustração **A**, o canal iônico encontra-se em seu estado de repouso, durante o qual o canal se abre infrequentemente (atividade constitutiva). Na ilustração **B**, o agonista ocupa o seu sítio de ligação no canal iônico controlado por ligantes, aumentando a frequência de abertura do canal. Isso é representado pelo agonista vermelho que torna o receptor vermelho e abre o canal iônico.

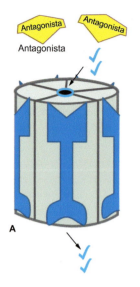
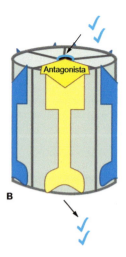

Canal em seu estado de repouso | O antagonista liga-se ao receptor, porém não afeta a frequência de abertura do canal, em comparação com o estado de repouso, na ausência do agonista

Figura 3.6 **Antagonistas atuando isoladamente.** Na ilustração **A**, o canal iônico encontra-se em seu estado de repouso, durante o qual o canal se abre infrequentemente. Na ilustração **B**, o antagonista ocupa o sítio de ligação que normalmente é ocupado pelo agonista no canal iônico regulado por ligantes. Entretanto, isso não tem nenhuma consequência, e o canal iônico não afeta o grau nem a frequência de abertura do canal, em comparação com o estado de repouso. Isso é representado pela atracagem do antagonista amarelo no sítio de ligação, tornando o receptor amarelo, porém sem afetar o estado do canal iônico.

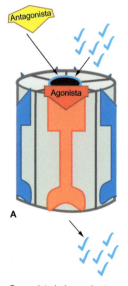
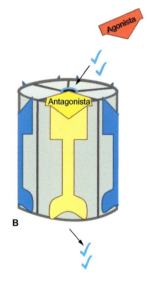

O agonista induz a abertura do canal com mais frequência | O antagonista assume o controle e faz com que o canal retorne ao estado de repouso

Figura 3.7 **Antagonista atuando na presença de agonista.** Na ilustração **A**, o canal iônico está ligado por um agonista, que determina a sua abertura em uma frequência maior do que no estado de repouso. Isso é representado pelo agonista vermelho que torna o receptor vermelho e abre o canal iônico quando atraca em seu sítio de ligação. Na ilustração **B**, o antagonista amarelo prevalece e empurra o agonista vermelho para fora do sítio de ligação, revertendo as ações do agonista e restabelecendo o estado de repouso. Assim, o canal iônico retorna a seu estado anterior à ação do agonista.

Os *agonistas parciais* produzem uma mudança na conformação do receptor, de modo que o canal iônico se abre em maior grau e com mais frequência do que no seu estado em repouso, porém menos do que na presença de um agonista total (Figuras 3.8 e 3.9). O antagonista reverte um agonista parcial, exatamente como ele reverte um agonista total, fazendo com que o receptor retorne a seu estado de repouso (Figura 3.10). Por conseguinte, os agonistas parciais produzem um fluxo iônico e transdução de sinais a jusante, o que representa mais do que o estado de repouso na ausência de agonista, porém um pouco menos do que um agonista total. Exatamente como ocorre no caso dos receptores ligados às proteínas G, o grau de proximidade entre esse agonista parcial e um agonista total ou um antagonista silencioso no espectro agonista determinará o impacto de um agonista parcial sobre os eventos de transdução de sinais a jusante.

O agente terapêutico ideal deve ter um fluxo iônico e uma transdução de sinais que não sejam muito quentes nem muito frios, porém exatamente no ponto, constituindo a denominada solução de "Goldilocks" citada no Capítulo 2, um conceito que também pode ser aplicado aqui para os canais iônicos controlados por ligantes. Esse estado ideal pode variar de uma situação clínica para outra, dependendo do equilíbrio desejado entre agonismo total e antagonismo silencioso. Nos casos em que a neurotransmissão é instável em todo o cérebro, a obtenção desse equilíbrio pode estabilizar o débito dos receptores em algum ponto entre uma ação excessiva e uma ação deficiente a jusante. Por essa razão, os agonistas parciais também são denominados "estabilizadores", visto que eles têm a capacidade teórica de encontrar a solução estável entre os extremos de uma ação excessiva do agonista total e a ausência completa de ação agonista (Figura 3.9).

Como no caso dos receptores ligados às proteínas G, os agonistas parciais nos canais iônicos controlados por ligantes podem aparecer como agonistas finais ou como antagonistas finais, dependendo da quantidade presente do neurotransmissor agonista total de ocorrência natural. Assim, na ausência de um neurotransmissor agonista total, um agonista

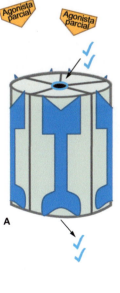

A

Canal em seu estado de repouso

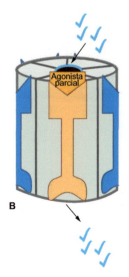

B

O agonista parcial liga-se ao receptor e induz a sua abertura com mais frequência do que no estado de repouso, porém com menos frequência do que na presença de um agonista total

Figura 3.8 **Ações de um agonista parcial.** Na ilustração **A**, o canal iônico encontra-se em seu estado de repouso e abre-se infrequentemente. Na ilustração **B**, o agonista parcial ocupa o seu sítio de ligação no canal iônico controlado por ligantes e produz uma mudança em sua conformação, de modo que o canal iônico se abre em maior grau e com mais frequência do que no estado de repouso, embora menos do que na presença de um agonista total. Isso é representado pelo agonista parcial laranja que torna o receptor laranja e abre parcialmente, mas não totalmente, o canal iônico.

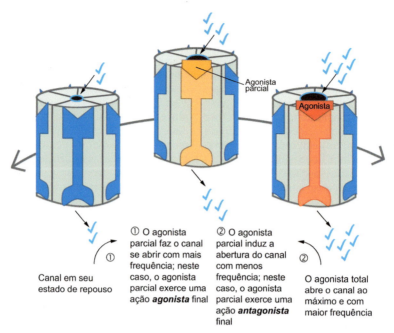

Figura 3.9 Efeito final do agonista parcial. Os agonistas parciais atuam como agonistas ou como antagonistas finais, dependendo da quantidade de agonista presente. Na ausência de agonista total (na extrema esquerda), o agonista parcial faz com que o canal se abra com mais frequência, em comparação com o estado de repouso; por conseguinte, o agonista parcial exerce uma ação agonista final (movendo-se da esquerda para a direita). Entretanto, na presença de um agonista total (na extrema direita), o agonista parcial diminui a frequência de abertura do canal, em comparação com o agonista total, e, portanto, atua como antagonista final (movendo-se da direita para a esquerda).

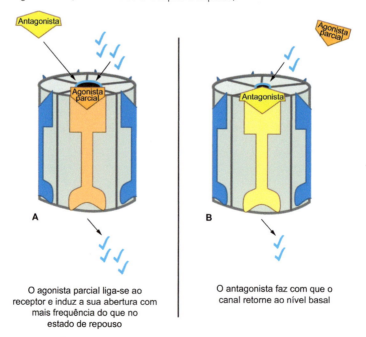

Figura 3.10 Antagonista atuando na presença de agonista parcial. Na ilustração **A**, um agonista parcial ocupa o seu sítio de ligação e faz com que o canal iônico se abra com mais frequência do que no estado de repouso. Isso é representado pelo agonista parcial laranja que se fixa no seu sítio de ligação, tornando o receptor laranja e produzindo a abertura parcial do canal iônico. Na ilustração **B**, o antagonista amarelo prevalece e empurra o agonista parcial laranja para fora do sítio de ligação, revertendo as ações do agonista parcial. Como resultado, o canal iônico retorna a seu estado de repouso.

parcial será um agonista final (Figura 3.9). Isto é, a partir do estado de repouso, um agonista parcial inicia um certo grau de aumento no fluxo de íons e na cascata de transdução de sinais a jusante por meio do receptor ligado ao canal iônico. Entretanto, na presença do neurotransmissor agonista total, o mesmo agonista parcial irá se transformar em antagonista efetivo (Figura 3.9). Isto é, irá diminuir o nível de débito total de sinais para um nível mais baixo, sem, contudo, alcançar zero. Dessa maneira, um agonista parcial pode simultaneamente *reforçar* a atividade deficiente do neurotransmissor e, ainda, *bloquear* a sua atividade excessiva, constituindo outra razão pela qual os agonistas parciais são denominados estabilizadores. Um agonista e um antagonista na mesma molécula, que atuam em canais iônicos controlados por ligantes, constitui uma nova dimensão muito interessante para a terapêutica. Esse conceito levou à proposta de que os agonistas parciais poderiam tratar não apenas estados que teoricamente tenham deficiência de agonista total, mas também estados que, teoricamente, têm um excesso de agonista total. Conforme assinalado na discussão dos receptores ligados às proteínas G no Capítulo 2, um agonista parcial nos canais iônicos controlados por ligantes também poderia, teoricamente, tratar estados que consistem em misturas de atividade tanto excessiva quanto deficiente de neurotransmissor. Os agonistas parciais nos canais iônicos controlados por ligantes estão apenas começando a ser utilizados na prática clínica (Tabela 3.2), e vários outros estão em fase de desenvolvimento clínico.

Os *agonistas inversos* nos canais iônicos controlados por ligantes diferem dos antagonistas simples e não são neutros nem silenciosos. Os agonistas inversos são explicados no Capítulo 2 em relação aos receptores ligados às proteínas G. Acredita-se que os agonistas inversos nos canais iônicos controlados por ligantes produzam uma mudança na conformação desses receptores, que inicialmente fecha o canal e, em seguida, o estabiliza em uma forma inativa (Figura 3.11). De tal modo, essa conformação inativa (Figura 3.11B) produz uma redução funcional no fluxo de íons e resulta na consequente transdução de sinais, em comparação com o estado de repouso (Figura 3.11A), que é ainda menor que a produzida quando não há nenhum agonista presente ou quando há um antagonista silencioso. Os antagonistas revertem esse estado inativo provocado pelos agonistas inversos, fazendo o canal retornar ao estado de repouso (Figura 3.12).

Portanto, de muitas maneiras, um agonista inverso faz o *oposto* de um agonista. Se um agonista aumentar a transdução de sinais a partir de um nível basal, o agonista inverso a diminui,

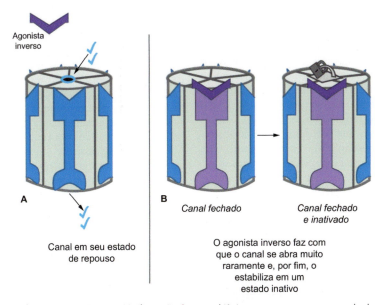

Figura 3.11 Ações de um agonista inverso. Na ilustração **A**, o canal iônico encontra-se em seu estado de repouso e abre-se infrequentemente. Na ilustração **B**, o agonista inverso ocupa o sítio de ligação no canal iônico controlado por ligantes e provoca o seu fechamento. Esta situação é oposta àquela de um agonista e é representada pelo agonista inverso púrpura, tornando o receptor púrpura e fechando o canal iônico. Por fim, o agonista inverso estabiliza o canal iônico em um estado inativo, representado pelo cadeado no próprio canal.

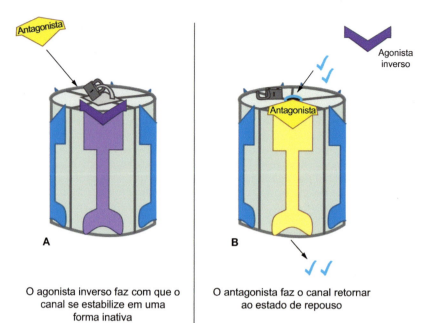

Figura 3.12 Ação do antagonista na presença de agonista inverso. Na ilustração **A**, o canal iônico foi estabilizado em uma forma inativa pelo agonista inverso, que ocupa o seu sítio de ligação no canal iônico controlado por ligantes. Isso é representado pelo agonista inverso púrpura, que torna o receptor púrpura, fechando e trancando com cadeado o canal iônico. Na ilustração **B**, o antagonista amarelo prevalece e empurra o agonista inverso púrpura para fora do sítio de ligação, fazendo com que o canal iônico retorne a seu estado de repouso. Dessa maneira, os efeitos do antagonista sobre as ações de um agonista inverso assemelham-se a seus efeitos sobre as ações de um agonista, ou seja, ele faz o canal iônico retornar a seu estado de repouso. Entretanto, na presença de um agonista inverso, o antagonista aumenta a frequência de abertura do canal, ao passo que, na presença de um agonista, o antagonista diminui a frequência de abertura do canal. Consequentemente, um antagonista é capaz de reverter as ações de um agonista ou de um agonista inverso, apesar do fato de que ele não executa nada por si próprio.

até mesmo abaixo dos níveis basais. Além disso, diferentemente dos antagonistas, que estabilizam o estado de repouso, os agonistas inversos estabilizam um estado inativado (Figuras 3.11 e 3.13). Ainda não foi esclarecido se o estado inativado do agonista inverso pode ser diferenciado clinicamente do estado de repouso do antagonista silencioso nos receptores ionotrópicos. Enquanto isso, os agonistas inversos continuam sendo um conceito farmacológico interessante.

Em resumo, os receptores ligados a canais iônicos atuam ao longo de um espectro agonista, e foram descritos fármacos capazes de produzir mudanças na conformação desses receptores, de modo a criar qualquer estado, desde o agonista total, passando pelo agonista parcial e pelo antagonista silencioso, até o agonista inverso (Figura 3.4). Quando se considera o espectro de transdução de sinais ao longo desse espectro, é fácil compreender por que os agentes que atuam em cada ponto ao longo do espectro agonista diferem tanto uns dos outros e por que suas ações clínicas são tão diferentes.

Diferentes estados dos canais iônicos controlados por ligantes

Existem ainda outros estados dos canais iônicos controlados por ligantes, além daqueles determinados pelo espectro agonista discutidos anteriormente e mostrados nas Figuras 3.4 a 3.13. Os estados discutidos até aqui são os que ocorrem predominantemente com a administração aguda de agentes que atuam ao longo do espectro agonista. Esses estados variam desde a abertura máxima do canal iônico em decorrência de mudanças conformacionais causadas por um agonista total até o fechamento máximo do canal iônico provocado por um agonista inverso. Tais alterações na conformação, causadas pela ação aguda de agentes ao longo desse espectro, estão sujeitas a mudanças com o decorrer do tempo, visto que esses receptores têm a capacidade de se adaptar, particularmente quando ocorre exposição crônica ou excessiva a esses agentes.

Já discutimos o estado de repouso e os estados de abertura e de fechamento mostrados na

Capítulo 3 | Canais Iônicos como Alvos da Ação de Substâncias Psicofarmacológicas 65

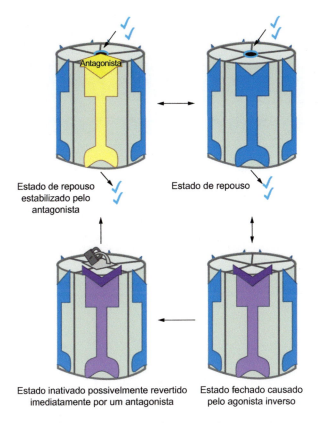

Figura 3.13 Ações do agonista inverso revertidas pelo antagonista. Os antagonistas provocam uma mudança na conformação dos canais iônicos controlados por ligantes, que estabiliza os receptores no estado de repouso (parte superior, à esquerda), no mesmo estado em que se encontram na ausência de agonista ou de agonista inverso (parte superior, à direita). Os agonistas inversos provocam uma mudança conformacional, que fecha o canal iônico (parte inferior, à direita). Quando um agonista inverso está ligado por algum tempo, ele pode finalmente estabilizar o canal iônico em uma conformação inativa (parte inferior, à esquerda). Essa conformação estabilizada de um canal iônico inativo pode ser rapidamente revertida por um antagonista, que o estabiliza novamente no estado de repouso (parte superior, à esquerda).

Figura 3.14. Os estados adaptativos mais conhecidos são os de dessensibilização e de inativação, que também são mostrados na Figura 3.14. Já discutimos também, de maneira sucinta, a inativação como um estado passível de ser causado pela administração aguda de um agonista inverso, começando por uma rápida mudança na conformação do canal iônico, que inicialmente o fecha, mas que, com o passar do tempo, o estabiliza em uma conformação inativa, que pode ser revertida de modo relativamente rápido por um antagonista. Este, então, estabiliza novamente o canal iônico no estado de repouso (Figuras 3.11 a 3.13).

A dessensibilização constitui ainda outro estado do canal iônico controlado por ligantes, e está ilustrada na Figura 3.14. A dessensibilização dos receptores ligados a canais iônicos pode ser produzida por exposição prolongada a agonistas e pode representar uma maneira pela qual os receptores se protegem da estimulação excessiva. Um agonista, ao atuar sobre um canal iônico controlado por ligantes, induz inicialmente uma mudança na conformação do receptor, que abre o canal. Entretanto, a presença contínua do agonista leva, com o decorrer do tempo, a outra mudança conformacional, em que o receptor essencialmente deixa de responder ao agonista, mesmo se este ainda estiver presente. Esse receptor é, portanto, considerado dessensibilizado (Figuras 3.14 e 3.15). Esse estado de dessensibilização pode ser, no início, revertido de modo relativamente rápido pela remoção do agonista (Figura 3.15). Entretanto, se o agonista permanecer por muito mais tempo, por um período de várias horas, o receptor é convertido do estado de simples dessensibilização em um estado de inativação (Figura 3.15). Esse estado não é

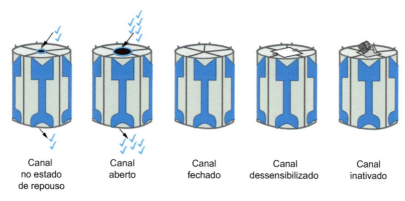

Figura 3.14 Cinco estados dos canais iônicos controlados por ligantes. Essa figura fornece um resumo dos cinco estados bem conhecidos dos canais iônicos controlados por ligantes. No estado de repouso, os canais iônicos controlados por ligantes abrem-se infrequentemente, com consequente atividade constitutiva, que pode ou não levar à transdução de sinais detectável. No estado aberto, os canais iônicos controlados por ligantes abrem-se para possibilitar a condutância iônica por meio do canal, levando à transdução de sinais. No estado fechado, os canais iônicos controlados por ligantes estão fechados, impedindo a ocorrência de fluxo iônico e reduzindo, dessa maneira, a transdução de sinais para um nível ainda menor do que aquele produzido no estado de repouso. A dessensibilização do canal é um estado adaptativo, em que o receptor deixa de responder ao agonista, mesmo quando este está ainda ligado. A inativação do canal é um estado em que um canal iônico fechado com o passar do tempo torna-se estabilizado em uma conformação inativa.

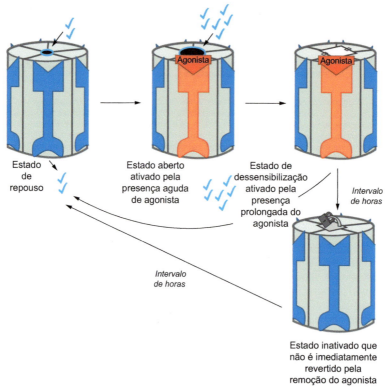

Figura 3.15 Abertura, dessensibilização e inativação por agonistas. Os agonistas induzem a abertura dos canais iônicos controlados por ligantes com mais frequência, aumentando a condutância iônica em comparação com o estado de repouso. A exposição prolongada a agonistas pode fazer o canal iônico controlado por ligantes entrar em um estado de dessensibilização, no qual ele não responde mais ao agonista, mesmo quando este ainda está ligado. A remoção imediata do agonista pode reverter esse estado com bastante rapidez. Todavia, se o agonista permanecer por mais tempo, ele pode causar uma mudança conformacional, que leva à inativação do canal iônico. Esse estado não é imediatamente revertido quando o agonista é removido.

Capítulo 3 | Canais Iônicos como Alvos da Ação de Substâncias Psicofarmacológicas

revertido simplesmente pela remoção do agonista, visto que são também necessárias várias horas, na ausência do agonista, para reverter ao estado de repouso, em que o receptor se mostra novamente sensível a uma nova exposição ao agonista (Figura 3.15).

O estado de inativação pode ser mais bem caracterizado nos receptores colinérgicos nicotínicos, que consistem em canais iônicos controlados por ligantes, que normalmente respondem ao neurotransmissor endógeno, a acetilcolina. A acetilcolina é rapidamente hidrolisada pela enzima acetilcolinesterase presente em quantidade abundante, de modo que raramente ela tem a oportunidade de causar dessensibilização e inativar seus receptores nicotínicos. Entretanto, a substância nicotina não é hidrolisada pela acetilcolinesterase. Ela é famosa por estimular os receptores colinérgicos nicotínicos de maneira tão profunda e tão duradoura que os receptores, além de sofrerem rápida dessensibilização durante o consumo de um único cigarro, também são inativados de forma duradoura durante aproximadamente o tempo decorrido entre um cigarro e outro na maioria dos tabagistas. Nunca se perguntou por que os cigarros têm o comprimento que eles têm e por que a maioria dos tabagistas fuma cerca de um maço por dia (20 cigarros) aproximadamente nas 16 horas de vigília? Tudo tem a ver com o ajuste da dose de nicotina em relação à natureza da ação dos receptores nicotínicos descritos aqui. A adição à nicotina e a outras substâncias é descrita com mais detalhes no Capítulo 13 sobre impulsividade e uso de substâncias. Essas transições entre vários estados dos receptores induzidos por agonistas são mostradas na Figura 3.15.

Modulação alostérica: PAM e NAM

Os canais iônicos controlados por ligantes não são apenas regulados pelo(s) neurotransmissor(es) que se liga(m) a eles. Isto é, existem outras moléculas que não são neurotransmissores, mas que podem se ligar ao complexo receptor/canal iônico em locais diferentes dos sítios de ligação do(s) neurotransmissor(es). Esses locais são denominados *alostéricos* (literalmente "outro local"), e os ligantes que se ligam a esses sítios são denominados moduladores alostéricos. Esses ligantes são moduladores, e não neurotransmissores, visto que eles têm pouca ou nenhuma atividade própria na ausência do neurotransmissor. Assim, os moduladores alostéricos atuam apenas na presença do neurotransmissor.

Existem dois tipos de moduladores alostéricos – os moduladores que reforçam o que o neurotransmissor faz e, por isso, são denominados moduladores alostéricos positivos (PAM) e os moduladores que bloqueiam o que o neurotransmissor faz e que, portanto, são designados como moduladores alostéricos negativos (NAM).

Especificamente, quando os PAM ou os NAM se ligam a seus sítios alostéricos, quando o neurotransmissor *não* está ligado, eles não produzem nenhum efeito. Entretanto, quando um PAM se liga a seu sítio alostérico, enquanto o neurotransmissor está ligado a seu sítio específico, o PAM produz mudanças conformacionais no canal iônico controlado por ligantes, que abrem o canal ainda mais e com mais frequência, em comparação com a presença isolada de um agonista total (Figura 3.16). Esta é a razão pela qual o PAM é denominado "positivo". Os benzodiazepínicos são bons exemplos de PAM. Esses ligantes reforçam a ação do GABA (ácido γ-aminobutírico) nos canais iônicos de cloreto controlados por ligantes do tipo $GABA_A$. A ligação do GABA aos sítios $GABA_A$ aumenta o fluxo de íons cloreto ao abrir o canal iônico, e os benzodiazepínicos, que atuam como agonistas nos receptores de benzodiazepínicos em outro sítio no complexo do receptor $GABA_A$, causam uma amplificação do efeito do GABA em termos do fluxo de íons cloreto ao abrir o canal iônico em maior grau ou com mais frequência. Clinicamente, essa ação se manifesta em ações ansiolíticas, hipnóticas, anticonvulsivantes, amnésicas de curto prazo e relaxantes musculares. Nesse exemplo, os benzodiazepínicos atuam como agonistas totais no sítio do PAM.

Por outro lado, quando um NAM se liga a seu sítio alostérico, enquanto o neurotransmissor encontra-se em seu sítio de ligação agonista, ele causa mudanças na conformação do canal iônico controlado por ligantes, que bloqueiam ou reduzem as ações que normalmente ocorrem quando o neurotransmissor atua isoladamente (Figura 3.17). Esta é a razão pela qual o NAM é denominado "negativo". Um exemplo de NAM é um agonista inverso benzodiazepínico. Embora ainda sejam apenas experimentais, esses agentes, conforme esperado, têm as ações opostas dos agonistas totais benzodiazepínicos e, portanto, diminuem a condutância do cloreto por meio do canal iônico a ponto de provocar ataques de pânico, convulsões e alguma melhora da memória – os efeitos clínicos opostos de um agonista total benzodiazepínico. Desse modo, o mesmo sítio alostérico pode ter ações de PAM ou de NAM, dependendo do ligante ser um

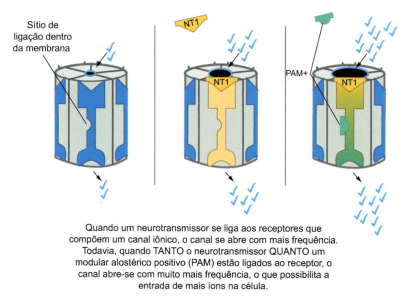

Quando um neurotransmissor se liga aos receptores que compõem um canal iônico, o canal se abre com mais frequência. Todavia, quando TANTO o neurotransmissor QUANTO um modular alostérico positivo (PAM) estão ligados ao receptor, o canal abre-se com muito mais frequência, o que possibilita a entrada de mais íons na célula.

Figura 3.16 Moduladores alostéricos positivos. Os moduladores alostéricos são ligantes que se ligam a sítios diferentes do sítio do neurotransmissor no receptor ligado a canais iônicos. Os moduladores alostéricos não têm nenhuma atividade própria, porém amplificam (moduladores alostéricos positivos ou PAM) ou bloqueiam (moduladores alostéricos negativos ou NAM) as ações dos neurotransmissores. Quando um PAM se liga a seu sítio enquanto o agonista também está ligado, o canal abre-se com mais frequência do que quando apenas o agonista está ligado, possibilitando, assim, a entrada de mais íons na célula.

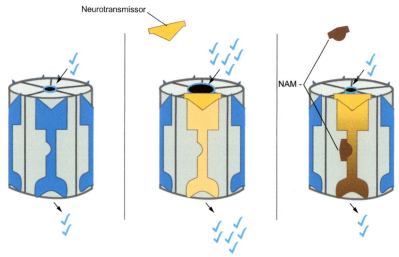

Quando um neurotransmissor se liga a receptores que compõem um canal iônico, o canal abre-se com mais frequência. Todavia, quando TANTO o neurotransmissor QUANTO um modulador alostérico negativo (NAM) estão ligados ao receptor, o canal abre-se com muito menos frequência, possibilitando a entrada de menos íons dentro na célula.

Figura 3.17 Moduladores alostéricos negativos. Os moduladores alostéricos são ligantes que se ligam a sítios diferentes do sítio do neurotransmissor no receptor ligado a canais iônicos. Os moduladores alostéricos não têm atividade própria, porém amplificam (moduladores alostéricos positivos ou PAM) ou bloqueiam (moduladores alostéricos negativos ou NAM) as ações dos neurotransmissores. Quando um NAM se liga a seu sítio enquanto o agonista também está ligado, o canal abre-se com menos frequência do que quando apenas o agonista está ligado, possibilitando, assim, a entrada de menos íons dentro na célula.

agonista total ou um agonista inverso. Os NAMs para os receptores NMDA incluem a fenciclidina (PCP, também conhecida como "pó de anjo") e o agente anestésico estruturalmente relacionado, a cetamina, que também é utilizada como tratamento para a depressão resistente e ideação suicida. Esses agentes ligam-se a um sítio existente dentro do canal de cálcio, mas podem entrar no canal para bloqueá-lo apenas quando estiver aberto. Quando a PCP ou a cetamina se ligam a seu sítio NAM, elas impedem a abertura do canal por meio de cotransmissão glutamato/glicina.

Canais iônicos sensíveis à voltagem como alvos da ação de agentes psicofarmacológicos

Estrutura e função

Nem todos os canais iônicos são regulados por ligantes neurotransmissores. Com efeito, certos aspectos essenciais da condução nervosa, os potenciais de ação e a liberação de neurotransmissores são todos mediados por outra classe de canais iônicos, conhecidos como canais iônicos *sensíveis à voltagem* ou *controlados por voltagem*. São assim designados porque a sua abertura e o seu fechamento são regulados pela carga iônica ou potencial de voltagem por meio da membrana na qual se localizam. O impulso elétrico em um neurônio, também conhecido como potencial de ação, é deflagrado pelo somatório dos diversos eventos neuroquímicos e elétricos da neurotransmissão. Esses eventos são discutidos extensamente no Capítulo 1, que trata da base química da neurotransmissão e da transdução de sinais.

Eletricamente, o potencial de ação é mostrado na Figura 3.18. A primeira fase consiste na entrada do sódio "corrente abaixo" no meio interno do neurônio de carga negativa e deficiente em sódio (Figura 3.18A). Essa entrada torna-se possível quando os canais de sódio controlados por voltagem abrem as comportas e deixam o sódio entrar. Depois de alguns milissegundos, os canais de cálcio realizam a mesma ação, e seus canais iônicos controlados por voltagem são abertos pela mudança do potencial de voltagem produzida pela entrada do sódio (Figura 3.18B). Por fim, após o término do potencial de ação, durante a recuperação do meio elétrico interno basal do neurônio, o potássio retorna à célula pelos canais de potássio, enquanto o sódio é novamente bombeado para fora (Figura 3.18C). Hoje em dia, sabe-se ou suspeita-se que várias substâncias psicotrópicas atuam sobre os canais de sódio sensíveis à voltagem (VSSC) e sobre os canais de cálcio sensíveis à voltagem (VSCC). Essas classes de canais iônicos serão discutidas aqui. Os canais de potássio são menos conhecidos como alvos de substâncias psicotrópicas e, portanto, não serão enfatizados.

VSSC (canais de sódio sensíveis à voltagem)

Muitas dimensões da estrutura dos canais iônicos são semelhantes para os VSSCs e os VSCCs. Ambos apresentam um "poro", que é o canal propriamente dito, que possibilita a passagem de íons de um lado da membrana para o outro. Todavia, os canais iônicos controlados por voltagem têm uma estrutura mais complexa do que um simples orifício ou poro na membrana. Esses canais consistem em longas sequências de aminoácidos, que constituem subunidades, e quatro subunidades diferentes conectadas para formar o poro essencial, conhecido como

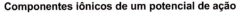
Componentes iônicos de um potencial de ação

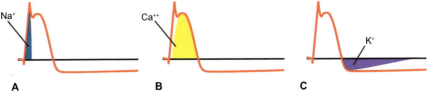

Figura 3.18 Componentes iônicos de um potencial de ação. Os componentes iônicos de um potencial de ação são mostrados aqui na forma de gráficos. Em primeiro lugar, os canais de sódio sensíveis à voltagem abrem-se para possibilitar o influxo de sódio "corrente abaixo" para o meio interno de carga negativa do neurônio (**A**). A mudança no potencial de voltagem causada pelo influxo de sódio desencadeia a abertura dos canais de cálcio sensíveis à voltagem e possibilita o influxo de cálcio (**B**). Por fim, após o término do potencial de ação, o potássio entra na célula, enquanto o sódio é bombeado para fora, restaurando o meio elétrico interno basal do neurônio (**C**).

subunidade α. Além disso, outras proteínas estão associadas às quatro subunidades, e essas parecem desempenhar funções reguladoras.

Agora, vamos construir um canal iônico sensível à voltagem partindo do zero e descrever as funções conhecidas de cada parte das proteínas que compõem esses canais. A subunidade de uma proteína formadora do poro apresenta seis segmentos transmembranares (Figura 3.19). O segmento transmembranar 4 pode detectar a diferença de carga por meio da membrana e, portanto, constitui a parte eletricamente mais sensível do canal sensível à voltagem. Assim, o segmento transmembranar 4 atua como um voltímetro e, quando detecta alguma mudança na carga de íons por meio da membrana, pode alertar o restante da proteína e iniciar mudanças na conformação do canal iônico para abri-lo ou fechá-lo. Essa mesma estrutura geral ocorre tanto nos VSSCs (Figura 3.19A) quanto nos VSCCs (Figura 3.19B); porém, as sequências exatas de aminoácidos das subunidades proteicas são evidentemente diferentes nos VSSCs, em comparação com os VSCCs.

Cada subunidade de um canal iônico sensível à voltagem tem uma alça extracelular de aminoácidos entre os segmentos transmembranares 5 e 6 (Figura 3.19). Essa seção de aminoácidos atua como "filtro iônico" e localiza-se em uma posição de modo a cobrir a abertura externa do poro. Isso está ilustrado como um coador configurado molecularmente, de modo a permitir apenas a filtração de íons sódio por meio do canal de sódio à esquerda e apenas a filtração de íons cálcio por meio do canal de cálcio à direita (Figura 3.19).

Quatro cópias da versão dessa proteína do canal de sódio são amarradas entre si para formar um poro completo do canal iônico de um VSSC (Figura 3.20A). As alças citoplasmáticas de aminoácidos que prendem essas quatro subunidades entre si constituem sítios que regulam diversas funções do canal de sódio. Por exemplo, na alça conectora entre a terceira e a quarta subunidades de um VSSC, existem aminoácidos que atuam como "tampão" para fechar o canal. À semelhança de uma bola em uma cadeia de aminoácidos, esse "inativador do poro" tapa o canal na superfície interna da membrana do poro (Figura 3.20A e B). Trata-se de um bloqueio físico do orifício do poro, que lembra uma tampa de banheira antiga impedindo o seu esvaziamento. A unidade formadora do poro do VSSC também é representada como ícone na Figura 3.20B, com um orifício no meio do poro e um inativador do poro pronto para tampá-lo de dentro para fora.

Muitas figuras em livros representam os canais iônicos controlados por voltagem com a parte externa da célula na parte superior da figura; essa é a maneira pela qual o canal iônico é mostrado na Figura 3.20A e B. Aqui, mostramos também a aparência do canal quando a parte interna da célula está na parte superior da figura, visto que, em todo este livro, esses canais frequentemente serão mostrados em membranas pré-sinápticas, nas quais a parte interna do neurônio está para cima, e a sua parte externa, isto é, a sinapse, para baixo, de acordo com a orientação representada na Figura 3.20C. De qualquer modo, o sódio é mantido fora do neurônio quando o canal está fechado ou

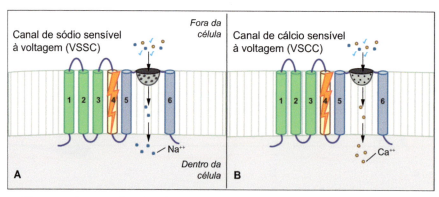

Figura 3.19 Filtro iônico dos canais de sódio e de cálcio sensíveis à voltagem. A alça extracelular entre os segmentos transmembranares 5 e 6 de uma unidade do poro α atua como filtro iônico (ilustrado aqui como um coador). **(A)** Essa figura mostra uma unidade do poro α de um canal de sódio sensível à voltagem, em que o filtro iônico possibilita apenas a entrada de íons sódio na célula. **(B)** Essa ilustração mostra uma unidade do poro α de um canal de cálcio sensível à voltagem, em que o filtro iônico possibilita apenas a entrada de íons cálcio dentro da célula.

Capítulo 3 | Canais Iônicos como Alvos da Ação de Substâncias Psicofarmacológicas 71

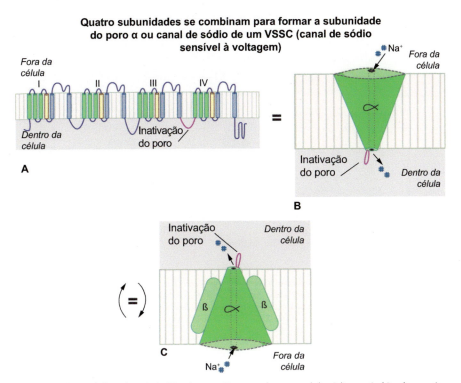

Figura 3.20 Poro α do canal de sódio sensível à voltagem. O poro α de um canal de sódio sensível à voltagem é composto por quatro subunidades (**A**). Os aminoácidos na alça intracelular entre a terceira e a quarta subunidades atuam como um inativador do poro, "tampando" o canal. Mostra-se aqui uma versão em ícone da subunidade α, com a porção extracelular na parte superior (**B**) e a porção intracelular na parte superior (**C**).

inativado, e a direção do fluxo de sódio segue para dentro do neurônio quando o canal está aberto e ativado, e o poro não está tampado com as alças de aminoácidos inativadoras.

Os canais de sódio sensíveis à voltagem podem ter uma ou mais proteínas reguladoras, algumas das quais são denominadas unidades β, localizadas na área transmembranar e ladeando a unidade formadora do poro α (Figura 3.20C). A função dessas subunidades β não está claramente estabelecida, porém elas podem modificar as ações da unidade α e, portanto, influenciar indiretamente a abertura e o fechamento do canal. É possível que as unidades β possam ser fosfoproteínas e que o seu estado de fosforilação ou de desfosforilação possa regular o grau de influência que elas exercem sobre a regulação dos canais iônicos. Com efeito, a própria unidade α também pode ser uma fosfoproteína, havendo a possibilidade de que o seu próprio estado de fosforilação seja regulado por cascatas de transdução de sinais. Assim, pode aumentar ou diminuir a sensibilidade do canal iônico a mudanças do ambiente iônico. Isso é discutido no Capítulo 1 como parte da cascata de transdução de sinais, e, em alguns casos, os canais iônicos podem atuar como terceiro, quarto ou subsequentes mensageiros desencadeados pela neurotransmissão. Tanto as subunidades β quanto a própria subunidade α têm diversos sítios dentro dos quais atuam várias substâncias psicotrópicas, particularmente anticonvulsivantes, alguns dos quais também úteis como estabilizadores do humor ou como tratamento para a dor crônica. Os fármacos específicos serão discutidos de modo mais detalhado nos capítulos sobre estabilizadores do humor e da dor.

A Figura 3.21 mostra três estados diferentes de um VSSC. O canal pode estar aberto e ativo, e esse estado possibilita o fluxo máximo de íons pela unidade α (Figura 3.21A). Quando um canal de sódio precisa interromper o fluxo de íons, ele pode executar essa ação por meio de dois estados. Um desses estados atua muito rapidamente para colocar o inativador do poro no lugar adequado, interrompendo o fluxo iônico tão rapidamente que o canal nem sequer ainda está fechado (Figura 3.21B). Outro estado de

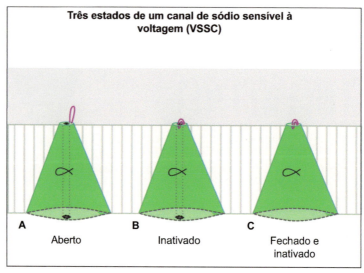

Figura 3.21 Estados de um canal de sódio sensível à voltagem. Esses canais podem estar no estado aberto, em que o canal iônico está aberto e ativo, e os íons fluem por meio da unidade α (A). Os canais de sódio sensíveis à voltagem também podem estar em um estado inativado, em que o canal ainda não está fechado, porém foi "tampado" pelo inativador do poro, impedindo o fluxo de íons (B). Por fim, mudanças conformacionais no canal iônico podem causar o seu fechamento, constituindo o terceiro estado (C).

inativação fecha efetivamente o canal por meio de mudanças na conformação do formato do canal iônico (Figura 3.21C). O mecanismo de inativação do poro pode atuar para uma inativação rápida, enquanto o mecanismo do fechamento do canal pode servir para um estado mais estável de inativação, porém isso ainda não está totalmente esclarecido.

Existem muitos subtipos de canais de sódio, porém os detalhes de como eles se diferenciam uns dos outros pela sua localização no cérebro, nas funções e nas ações farmacológicas estão apenas começando a ser esclarecidos. Para o psicofarmacologista, o que agora interessa é o fato de que vários canais de sódio podem constituir os locais de ação de diversos anticonvulsivantes, alguns dos quais apresentam propriedades estabilizadoras do humor e de redução da dor. Os anticonvulsivantes atualmente disponíveis provavelmente apresentam, em sua maioria, múltiplos locais de ação, incluindo diversos sítios de ação em vários tipos de canais iônicos. As ações específicas de fármacos específicos serão discutidas nos capítulos que tratam de transtornos específicos.

VSCC (canais de cálcio sensíveis à voltagem)

Muitos aspectos dos VSCCs e VSSCs são semelhantes – e não apenas os seus nomes. À semelhança de seus "primos", os canais de sódio, os VSCCs também apresentam subunidades com seis segmentos transmembranares, em que o segmento 4 atua como voltímetro, enquanto os aminoácidos extracelulares que conectam os segmentos 6 e 7 atuam como filtro iônico (Figura 3.19), apenas dessa vez como coador, possibilitando a entrada de cálcio, e não de sódio, na célula (ver Figura 3.19B). Obviamente, a sequência exata de aminoácidos difere entre o canal de sódio e o canal de cálcio, porém ambos exibem uma organização geral e estrutura muito semelhantes.

Exatamente como no caso dos canais de sódio controlados por voltagem, os VSCCs também reúnem quatro de suas subunidades para formar um poro, que, no caso do canal de cálcio, é denominado unidade α_1 (Figura 3.22A e B). A sequência conectora de aminoácidos também possui atividades funcionais, que podem regular o funcionamento do canal de cálcio. Todavia, nesse caso, as funções diferem daquelas dos canais de sódio. Isto é, não há nenhum inativador do poro atuando como tampão no VSCC, conforme descrito anteriormente para o VSSC. Em vez disso, os aminoácidos que conectam a segunda e a terceira subunidades do VSCC atuam como um "laço" para prender as vesículas sinápticas e para regular a liberação do neurotransmissor na sinapse durante a neurotransmissão sináptica (Figuras 3.22A e 3.23). A orientação do canal de cálcio na Figura 3.22B está com o exterior da célula na

Capítulo 3 | Canais Iônicos como Alvos da Ação de Substâncias Psicofarmacológicas

parte superior da ilustração. Contudo, essa orientação é modificada na Figura 3.22C, de modo que a parte interna da célula agora está situada na parte superior. Assim, o leitor pode ver a aparência desses canais em várias configurações no espaço. Em todos os casos, a direção do fluxo de íons ocorre de fora para dentro da célula quando o canal se abre, o que possibilita o fluxo de íons.

Várias proteínas ladeiam a unidade formadora do poro α_1 do VSCC, denominadas γ, β e $\alpha_2\delta$ (Figura 3.22C). A Figura 3.22C mostra as unidades γ que atravessam a membrana, as unidades β citoplasmáticas e uma proteína curiosa, denominada $\alpha_2\delta$, por ter duas partes: uma parte δ que é transmembranar e uma parte α_2 que é extracelular (Figura 3.22C). As funções de todas essas proteínas associadas à unidade formadora do poro α_1 de VSCC estão apenas começando a ser elucidadas, porém já se sabe que a proteína $\alpha_2\delta$ constitui o alvo de certos psicofármacos, como os anticonvulsivantes pregabalina e gabapentina. Além disso, essa proteína $\alpha_2\delta$ pode estar envolvida na regulação de mudanças na conformação do canal iônico para modificar a maneira pela qual o canal iônico se abre e se fecha.

Como seria esperado, existem vários subtipos de VSCC (Tabela 3.4). A grande variedade de VSCC indica que o termo *canal de cálcio* é muito genérico e, de fato, pode ser confuso. Por exemplo, os canais de cálcio associados aos *canais iônicos controlados por ligantes* discutidos na seção anterior, particularmente aqueles associados aos receptores ionotrópicos glutamatérgicos e colinérgicos nicotínicos, são membros de uma classe totalmente diferente de canais iônicos, em comparação com os VSCCs discutidos aqui. Conforme já assinalado, os canais de cálcio associados a essa classe de canais iônicos anteriormente discutida são denominados canais iônicos controlados por ligantes, receptores ionotrópicos ou receptores ligados a canais iônicos, para distingui-los dos VSCCs.

Os subtipos específicos de VSCC de maior interesse para a psicofarmacologia são os pré-sinápticos, que regulam a liberação de neurotransmissores e que servem de alvo para determinados psicofármacos. Essa designação

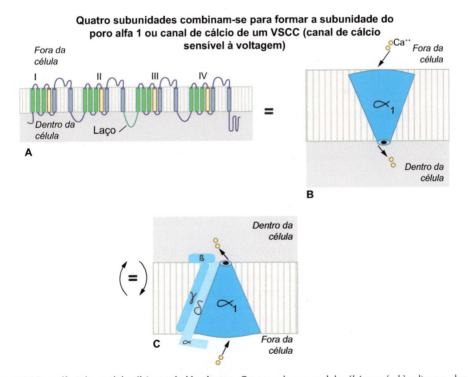

Figura 3.22 Poro alfa 1 do canal de cálcio sensível à voltagem. O poro α de um canal de cálcio sensível à voltagem, denominado α_1, é composto por quatro subunidades (**A**). Os aminoácidos na alça citoplasmática entre a segunda e a terceira subunidades atuam como um laço para se conectar com vesículas sinápticas, controlando, assim, a liberação de neurotransmissores (**A**). A figura também mostra uma versão da unidade α_1 em ícone, com a porção extracelular na parte superior (**B**) e com a porção intracelular na parte superior (**C**).

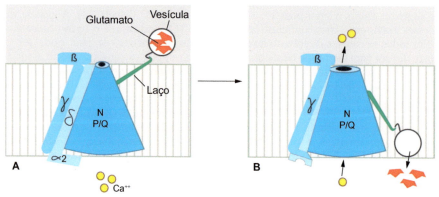

Figura 3.23 Canais de cálcio sensíveis à voltagem N e P/Q. Os canais de cálcio sensíveis à voltagem que são mais relevantes para a psicofarmacologia são denominados canais N e P/Q. Esses canais iônicos são pré-sinápticos e estão envolvidos na regulação da liberação de neurotransmissores. Os aminoácidos intracelulares que ligam a segunda e a terceira subunidades da unidade α_1 formam um laço que prende as vesículas sinápticas (**A**). Quando chega um impulso nervoso, o laço "dispara", resultando na liberação de neurotransmissor (**B**).

Tabela 3.4 Subtipos de canais de cálcio sensíveis à voltagem.

Tipo	Formador de poro	Localização	Função
L	Ca_v 1.2, 1.3	Corpos celulares, dendritos	Expressão gênica, integração sináptica
N	Ca_v 2.2	Terminais nervosos Dendritos, corpos celulares	Liberação de transmissores Integração sináptica
P/Q	Ca_v 2.1	Terminais nervosos Dendritos, corpos celulares	Liberação de transmissores Integração sináptica
R	Ca_v 2.3	Terminais nervosos Corpos celulares, dendritos	Liberação de transmissores Descarga repetitiva, integração sináptica
T	Ca_v 3.1, 3.2, 3.3	Corpos celulares, dendritos	Marca-passo, descarga repetitiva, integração sináptica

de subtipos de VSCC é apresentada na Tabela 3.4, e esses canais são conhecidos como canais N ou P/Q.

Outro subtipo bem conhecido de VSCC é o canal L. Esse canal é encontrado não apenas no sistema nervoso central, onde suas funções ainda estão sendo esclarecidas, como também no músculo liso vascular, onde regula a pressão arterial e onde um grupo de fármacos, conhecidos como "bloqueadores dos canais de cálcio" di-hidropiridínicos, interagem como agentes anti-hipertensivos, reduzindo a pressão arterial. Os canais R e T também são de interesse, e alguns anticonvulsivantes e psicofármacos também podem interagir com eles; todavia, as funções exatas desses canais ainda não foram completamente elucidadas.

Os VSCCs pré-sinápticos N e P/Q desempenham uma função especializada na regulação da liberação de neurotransmissores, visto que estão ligados por "laços" moleculares às vesículas sinápticas (Figura 3.23B). Isto é, esses canais estão literalmente presos a vesículas sinápticas. Alguns especialistas os comparam com uma arma de fogo municiada – carregada com neurotransmissores empacotados em uma "bala" de vesícula sináptica (Figura 3.23A), pronta para ser disparada no neurônio pós-sináptico tão logo chegue um impulso nervoso (Figura 3.23B). Alguns dos detalhes estruturais das ligações moleculares – ou seja, com proteínas de "laço" – que conectam o VSCC N e P/Q à vesícula sináptica são mostrados na Figura 3.24. Se uma substância interferir na capacidade de

Capítulo 3 | Canais Iônicos como Alvos da Ação de Substâncias Psicofarmacológicas 75

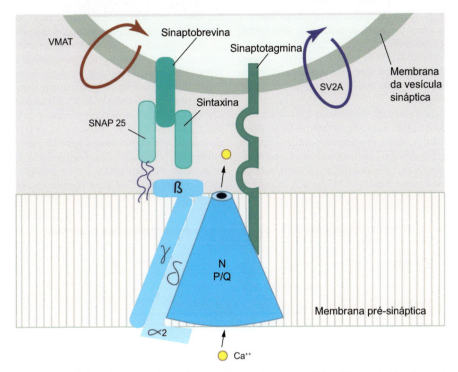

Figura 3.24 Proteínas do laço. São mostradas aqui as proteínas que ligam o canal de cálcio sensível à voltagem à vesícula sináptica, denominadas proteínas do laço. Incluem a SNAP 25 (proteína associada ao sinaptossomo 25), a sinaptobrevina, a sintaxina e a sinaptotagmina. A figura mostra à esquerda um VMAT (transportador vesicular de monoamina). Outro transportador, o SV2A, é mostrado à direita. O mecanismo desse transportador ainda não foi elucidado; porém, sabe-se que o anticonvulsivante levetiracetam liga-se a esse sítio.

abertura do canal e deixar o cálcio entrar, a vesícula sináptica permanece presa ao canal de cálcio controlado por voltagem. Dessa maneira, a neurotransmissão pode ser impedida, e isso pode ser desejável em estados de neurotransmissão excessiva, como dor, convulsões, mania ou ansiedade. Isso possivelmente explica a ação de determinados anticonvulsivantes.

De fato, é a liberação de neurotransmissores que constitui a *razão de ser* dos canais pré-sinápticos sensíveis à voltagem N e P/Q. Quando um impulso nervoso invade a área pré-sináptica, isso provoca uma mudança da carga por meio da membrana, o que, por sua vez, abre o VSCC, possibilitando a entrada de cálcio. Isso faz com que a vesícula sináptica se fixe à membrana pré-sináptica e funda-se a ela, despejando o seu conteúdo de neurotransmissores na sinapse para efetuar a neurotransmissão (Figuras 3.25 e 3.26). Essa conversão de impulso elétrico em mensagem química é desencadeada pelo cálcio e, algumas vezes, denominada acoplamento excitação-secreção.

Acredita-se que os anticonvulsivantes atuem em vários VSSCs e VSCCs, e esses fármacos serão discutidos de modo mais detalhado nos capítulos sobre transtornos clínicos relevantes. Muitos desses anticonvulsivantes têm vários usos na psicofarmacologia, desde a dor crônica até a enxaqueca, e da mania bipolar até a depressão bipolar e manutenção de pacientes bipolares e, possivelmente, como agentes ansiolíticos e hipnóticos. Essas aplicações específicas e mais detalhes sobre os mecanismos de ação hipotéticos são explorados em profundidade nos capítulos sobre transtornos clínicos que tratam dos vários transtornos psiquiátricos.

Canais iônicos e neurotransmissão

Embora os vários subtipos de canais iônicos controlados por ligantes e de canais iônicos controlados por voltagem sejam apresentados separadamente, a realidade é que eles atuam de modo cooperativo durante a neurotransmissão. Quando as ações de todos esses canais iônicos estão bem coordenadas, a comunicação cerebral torna-se uma mistura mágica de mensagens elétricas e químicas criada por esses canais iônicos. Os atos coordenados dos canais iônicos durante a neurotransmissão estão ilustrados nas Figuras 3.25 e 3.26.

O início da neurotransmissão química como resultado da capacidade do neurônio de integrar todos os estímulos e, em seguida, traduzi-los em um impulso elétrico é apresentado no Capítulo 1. Mostraremos agora como os canais iônicos estão envolvidos nesse processo (Figura 3.26). Após receber e integrar os impulsos provenientes de outros neurônios, um neurônio os codifica então em um potencial de ação. A seguir, esse impulso nervoso é enviado ao longo do axônio por meio dos VSSCs que revestem o axônio (Figura 3.25).

O potencial de ação pode ser descrito como o ato de acender um pavio, que queima desde o segmento inicial do axônio até o seu terminal. O movimento da borda do pavio que queima é realizado por uma sequência de VSSCs que se abrem um após o outro, o que possibilita a entrada de sódio no neurônio e, em seguida, o transporte do impulso elétrico assim gerado para o próximo VSSC em sequência (Figura 3.25). Quando o impulso elétrico alcança o terminal axônico, ele encontra os VSCCs na membrana neuronal

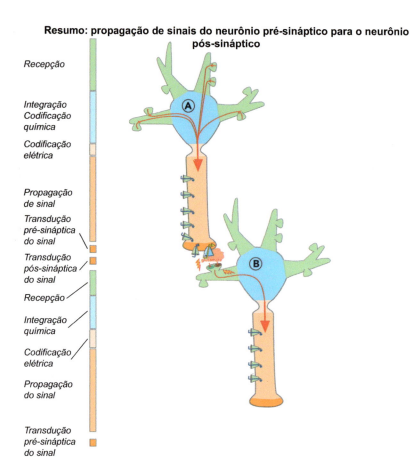

Figura 3.25 Propagação de sinais. Resumo da propagação de sinais do neurônio pré-sináptico para o pós-sináptico. Um impulso nervoso é gerado no neurônio A, e o potencial de ação é enviado ao longo do axônio por meio de canais de sódio sensíveis à voltagem até alcançar os canais de cálcio sensíveis à voltagem ligados a vesículas sinápticas repletas de neurotransmissores no terminal axônico. A abertura do canal de cálcio sensível à voltagem e o consequente influxo de cálcio provocam a liberação do neurotransmissor na sinapse. A chegada do neurotransmissor aos receptores pós-sinápticos no dendrito do neurônio B desencadeia a despolarização da membrana nesse neurônio e, em consequência, a propagação pós-sináptica do sinal.

Capítulo 3 | Canais Iônicos como Alvos da Ação de Substâncias Psicofarmacológicas 77

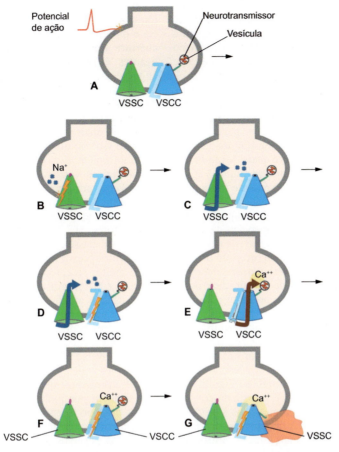

Figura 3.26 Acoplamento excitação-secreção. São mostrados aqui os detalhes do acoplamento excitação-secreção. Um potencial de ação é codificado pelo neurônio e enviado ao terminal axônico por meio de canais de sódio sensíveis à voltagem ao longo do axônio (**A**). O sódio liberado por esses canais desencadeia a abertura de um canal de sódio sensível à voltagem no terminal axônico (**B**), o que possibilita o influxo de sódio para dentro do neurônio pré-sináptico (**C**). O influxo de sódio modifica a carga elétrica do canal de cálcio sensível à voltagem (**D**), causando a sua abertura e possibilitando o influxo de cálcio (**E**). À medida que a concentração intraneuronal de cálcio aumenta (**F**), ocorre a atracagem da vesícula sináptica na membrana pré-sináptica e a sua fusão com ela, resultando na liberação do neurotransmissor (**G**).

pré-sináptica, que já estão carregados com vesículas sinápticas e prontos para disparar (ver terminal axônico do neurônio A na Figura 3.25).

Quando o impulso elétrico é detectado pelo voltímetro no VSCC, ele abre o canal de cálcio, possibilitando a entrada de cálcio e "bangue!", o neurotransmissor é liberado em uma nuvem de substâncias químicas sinápticas a partir do terminal axônico pré-sináptico por meio do acoplamento excitação-secreção (ver terminal axônico do neurônio A na Figura 3.25 e ilustrações ampliadas na Figura 3.26). Os detalhes desse processo de acoplamento excitação-secreção são mostrados na Figura 3.26, começando pelo potencial de ação preparado para invadir o terminal pré-sináptico e por um VSSC fechado localizado junto a um VSCC fechado, porém preparado, com um laço preso à sua vesícula sináptica (Figura 3.26A). Ao chegar no terminal axônico, o impulso nervoso atinge inicialmente o VSSC como uma onda de cargas positivas de sódio liberada pela abertura dos canais de sódio a montante, que são detectadas pelo voltímetro do canal de sódio (Figura 3.26B). Isso abre o último canal de sódio mostrado, possibilitando a entrada de sódio (Figura 3.26C). A consequência dessa entrada de sódio é modificar a carga elétrica adjacente ao canal de cálcio, e isso é então detectado pelo voltímetro do VSCC (Figura 3.26D). Em seguida, ocorre abertura do canal de cálcio (Figura 3.26E). Nesse ponto, a neurotransmissão química já está irreversivelmente deflagrada, com a tradução de uma mensagem elétrica em mensagem química. A entrada de cálcio do VSCC aumenta agora a concentração local desse íon na adjacência do VSCC, da vesícula sináptica e da maquinaria de liberação do neurotransmissor (Figura 3.26F). Isso leva à atracagem da vesícula sináptica na parte interna da membrana pré-sináptica e, em seguida, à sua fusão com ela, despejando o seu conteúdo de neurotransmissores para fora da membrana e dentro da sinapse (Figura 3.26 G). Esse incrível processo ocorre quase de modo instantâneo e simultaneamente por muitos VSCCs, liberando os neurotransmissores de numerosas vesículas sinápticas.

Até o momento, descrevemos apenas cerca da metade dos fenômenos sequenciais da neurotransmissão química. A outra metade ocorre no outro lado da sinapse. Isto é, a recepção do neurotransmissor liberado ocorre agora no neurônio B (Figura 3.25), onde pode desencadear outro impulso nervoso. Todo esse processo – desde a geração do impulso nervoso e a sua propagação ao longo do neurônio A até o seu terminal nervoso, em seguida o envio da neurotransmissão química para o neurônio B, e, por fim, a propagação desse segundo impulso nervoso ao longo do neurônio B – está resumido na Figura 3.25. Os VSSCs no neurônio A pré-sináptico propagam o impulso e, em seguida, os VSCCs no neurônio pré-sináptico A liberam o neurotransmissor glutamato. Os canais iônicos controlados por ligantes nos dendritos do neurônio pós-sináptico B recebem, em seguida, esse estímulo químico e traduzem essa mensagem química de volta em um impulso nervoso, que é propagado no neurônio B pelos VSSCs nesse neurônio. Além disso, os canais iônicos controlados por ligantes no neurônio pós-sináptico B traduzem o sinal químico do glutamato em outro tipo de fenômeno elétrico, denominado potenciação de longo prazo, causando alterações na função do neurônio B.

Resumo

Os canais iônicos são alvos-chave de muitos psicofármacos. Isso não é surpreendente, visto que esses alvos são reguladores essenciais da neurotransmissão química e da cascata de transdução de sinais.

Existem duas classes principais de canais iônicos: os canais iônicos controlados por ligantes e os canais iônicos sensíveis à voltagem. A abertura dos canais iônicos controlados por ligantes é regulada por neurotransmissores, enquanto a abertura dos canais iônicos controlados por voltagem é regulada pela carga por meio da membrana na qual se localizam.

Os canais iônicos controlados por ligantes são tanto canais iônicos quanto receptores. Eles também são comumente denominados receptores ionotrópicos, bem como receptores ligados a canais iônicos. Uma subclasse de canais iônicos controlados por ligantes apresenta uma estrutura pentamérica e compreende os receptores $GABA_A$, os receptores colinérgicos nicotínicos, os receptores $5HT_3$ e certos receptores de glicina. A outra subclasse de canais iônicos controlados por ligantes possui uma estrutura tetramérica e inclui muitos receptores de glutamato, como os subtipos AMPA, cainato e NMDA.

Os ligantes atuam nos canais iônicos controlados por ligantes ao longo de um espectro agonista, que se estende desde o agonista total, passa pelo agonista parcial e antagonista e termina no agonista inverso. Os canais iônicos controlados por ligantes podem ser regulados não apenas por neurotransmissores que atuam como agonistas, mas também por moléculas que interagem em outros sítios no receptor. Isso reforça a ação dos agonistas neurotransmissores como moduladores alostéricos positivos (PAM) ou diminui a ação dos agonistas neurotransmissores como moduladores alostéricos negativos (NAM). Ademais, esses receptores existem em diversos estados, desde abertos, em repouso, fechados e inativados até o estado dessensibilizado.

A segunda classe principal de canais iônicos é denominada canais iônicos sensíveis à voltagem ou canais iônicos controlados por voltagem, visto que são abertos e fechados pela carga de voltagem por meio da membrana. Os principais canais dessa classe interessantes para os psicofarmacologistas são os canais de sódio sensíveis à voltagem (VSSC) e os canais de cálcio sensíveis à voltagem (VSCC). Numerosos anticonvulsivantes ligam-se a vários sítios nesses canais e podem exercer a sua ação anticonvulsivante por esse mecanismo, bem como suas ações como estabilizadores do humor, no tratamento da dor crônica, como ansiolíticos e como hipnóticos.

4 Psicose, Esquizofrenia e as Redes Dopaminérgicas, Serotonérgicas e Glutamatérgicas

Sintomas da psicose, 79

Três principais hipóteses da psicose e suas redes de neurotransmissores, 81

Hipótese dopaminérgica clássica da psicose e da esquizofrenia, 82

Rede do neurotransmissor dopamina, 82

Hipótese dopaminérgica clássica dos sintomas positivos da psicose: hiperdopaminergia mesolímbica, 93

Corolário da hipótese dopaminérgica clássica da esquizofrenia: hipodopaminergia mesocortical e sintomas cognitivos, negativos e afetivos da esquizofrenia, 96

Hipótese glutamatérgica da psicose e da esquizofrenia, 97

Rede do neurotransmissor glutamato, 97

Hipótese de hipofunção dos receptores glutamatérgicos NMDA da psicose: neurotransmissão NMDA defeituosa nas sinapses glutamatérgicas em interneurônios GABAérgicos do córtex pré-frontal, 106

Hipótese serotoninérgica da psicose e da esquizofrenia, 110

Rede do neurotransmissor serotonina, 112

Hipótese de hiperfunção dos receptores de serotonina na psicose, 127

Resumo e conclusões sobre a neurotransmissão dopaminérgica, glutamatérgica (NMDA) e serotoninérgica na psicose, 131

Esquizofrenia como protótipo dos transtornos psicóticos, 131

Além dos sintomas positivos e negativos da esquizofrenia, 136

Qual é a causa da esquizofrenia?, 142

Outras doenças psicóticas, 150

Psicose relacionada ao humor, depressão psicótica, mania psicótica, 151

Doença de Parkinson, psicose, 151

Psicose relacionada com a demência, 152

Resumo, 152

Psicose é um termo de difícil definição e de uso frequentemente incorreto, não apenas na mídia, mas também infelizmente entre profissionais de saúde mental. O conceito de psicose está associado a estigma e medo, e, algumas vezes, emprega-se o termo pejorativo *loucura*. Este capítulo fornece uma descrição geral dos sintomas psicóticos e explora as principais teorias que explicam como todas as formas de psicose estão ligadas aos sistemas dos neurotransmissores de dopamina, serotonina e glutamato. Apresentamos aqui uma visão geral dos transtornos psicóticos específicos, com ênfase na esquizofrenia, porém sem listar os critérios diagnósticos para todos os transtornos nos quais a psicose constitui uma característica definidora ou associada. O leitor deve consultar fontes de referência padrão, como o DSM (*Manual Diagnóstico e Estatístico de Transtornos Mentais*, da American Psychiatric Association) e a CID (Classificação Internacional de Doenças) para obter essas informações. Embora a esquizofrenia seja enfatizada aqui, abordaremos a psicose como uma síndrome associada a uma variedade de transtornos, que constituem os alvos dos diversos fármacos utilizados no tratamento da psicose e são discutidos no Capítulo 5.

Sintomas da psicose

A psicose é uma síndrome – isto é, uma mistura de sintomas – que pode estar associada a muitos transtornos psiquiátricos diferentes, mas que não constitui um transtorno específico em esquemas diagnósticos, como o DSM ou a CID. No limite, a psicose refere-se a delírios e alucinações. Os *delírios* são crenças fixas – frequentemente bizarras – que têm uma base racional inadequada e não são passíveis de mudança por argumentos racionais ou evidências em contrário. As *alucinações* são experiências perceptivas de qualquer modalidade sensorial – particularmente auditivas –, que ocorrem sem estímulo externo real, mas que são vívidas e claras, exatamente como as percepções normais, porém não sob controle voluntário. Os delírios e as alucinações constituem as características fundamentais da psicose e, com frequência, são denominados "sintomas positivos" da psicose. A psicose também pode incluir outros sintomas, como discurso desorganizado, comportamento desorganizado, distorções grosseiras do teste de realidade e os denominados "sintomas negativos" da psicose, como diminuição da expressão emocional e da motivação.

A psicose em si, seja como parte da esquizofrenia ou de outro transtorno, pode ser paranoide, desorganizada/agitada ou depressiva. Além disso, as distorções perceptivas e os distúrbios motores podem estar associados a qualquer tipo de psicose. As *distorções perceptivas* incluem ser incomodado por vozes alucinatórias; ouvir vozes que acusam, culpam ou ameaçam de punição; ter visões; relatar alucinações táteis, gustativas ou olfatórias; ou relatar que coisas e pessoas familiares parecem mudados/diferentes. Os *distúrbios motores* consistem em posturas rígidas peculiares; sinais francos de tensão; gracejos e risadas inadequados; gestos repetidos peculiares; conversar, sussurrar ou resmungar consigo mesmo; ou olhar ao redor como se estivesse ouvindo vozes.

Na *psicose paranoide*, o paciente pode apresentar projeções paranoides, beligerância, hostilidade e expansividade/grandiosidade. Esse tipo de psicose ocorre, com frequência, na esquizofrenia e em muitas psicoses induzidas por substâncias. A *projeção paranoide* inclui preocupações com crenças delirantes; acreditar que pessoas estão falando sobre ele ou ela; acreditar que está sendo perseguido ou vítima de conspiração; e acreditar que pessoas ou forças externas estejam controlando suas ações. Pode-se observar um tipo particular de delírio paranoide na psicose da doença de Parkinson, isto é, a crença de que o parceiro está sendo infiel ou de que está sendo roubado pelo parceiro ou por entes queridos. A *beligerância e a hostilidade* referem-se à expressão verbal de sentimentos de hostilidade; o indivíduo demonstra uma atitude de desdém; manifesta uma atitude hostil e mal-humorada; manifesta irritabilidade e resmungos; tende a culpar os outros pelos problemas; expressa sentimentos de ressentimento; queixa-se e encontra defeitos; e suspeita das pessoas. Isso também pode ser observado particularmente na esquizofrenia e nas psicoses induzidas por substâncias. A *expansividade/grandiosidade* consiste em exibir uma atitude de superioridade; ouvir vozes que elogiam e louvam a pessoa;

acreditar que detém poderes incomuns, que é uma personalidade bem conhecida ou que tem uma missão divina. Essa megalomania é frequentemente observada na esquizofrenia ou na mania psicótica.

Na *psicose desorganizada/agitada* ocorrem desorganização conceitual, desorientação e excitação/agitação. A *desorganização conceitual* pode ser caracterizada por respostas irrelevantes ou incoerentes; desviar-se do assunto; utilizar neologismos ou repetir certas palavras ou frases. Qualquer transtorno psicótico pode apresentar desorganização. A *desorientação* consiste no fato de a pessoa não saber onde está, a estação do ano, o ano do calendário ou a própria idade e é comum nas psicoses associadas a demências e em estados induzidos por substâncias. A *excitação/agitação* consiste em expressar sentimentos sem restrição; manifestar um discurso acelerado; exibir humor elevado; demonstrar uma atitude de superioridade; dramatizar a si próprio ou os próprios sintomas; falar alto e de maneira impetuosa; exibir hiperatividade ou inquietação; e apresentar um discurso excessivo. A excitação pode ser particularmente característica da mania ou da esquizofrenia.

A *psicose depressiva* caracteriza-se por retardo psicomotor, apatia, autopunição e culpabilidade excessiva com sintomas ansiosos. O *retardo psicomotor* e a *apatia* manifestam-se por fala lenta; indiferença quanto ao próprio futuro; expressão facial fixa; movimentos lentos; deficiência da memória recente; bloqueio na fala; apatia em relação a si próprio ou aos próprios problemas; aparência desleixada; fala baixa ou sussurrada; recusa em responder a perguntas. Pode ser difícil distinguir dos sintomas negativos da psicose. A *autopunição* e a *culpabilidade excessiva com sintomas ansiosos* consistem na tendência a se culpar ou a se condenar; a demonstrar ansiedade em relação a assuntos específicos; apreensão quanto a futuros eventos vagos; atitude de autodepreciação, com humor deprimido; expressão de sentimentos de culpa e de remorso; preocupação com pensamentos suicidas, ideias indesejadas e medos específicos; e sentir-se indigno ou pecador. A sua ocorrência é frequentemente observada na depressão psicótica.

Em resumo, o termo *psicose* pode ser considerado como um conjunto de sintomas em que a capacidade mental da pessoa, sua resposta afetiva e a capacidade de reconhecer a realidade, comunicar-se e relacionar-se com outros estão prejudicadas. Essa breve discussão dos grupos de sintomas psicóticos não fornece critérios

Capítulo 4 | Psicose, Esquizofrenia e as Redes Dopaminérgicas... **81**

diagnósticos para qualquer transtorno psicótico. Tem como propósito simplesmente uma descrição dos vários tipos de sintomas que podem ocorrer como parte de muitos tipos e causas diferentes de psicose, de modo a fornecer ao leitor uma visão geral da natureza dos transtornos de comportamento associados às várias doenças psicóticas.

Três principais hipóteses da psicose e suas redes de neurotransmissores

A hipótese dopaminérgica (DA) da psicose é bem conhecida e, de fato, tornou-se clássica e constitui uma das ideias mais duradouras na psicofarmacologia. Entretanto, a dopamina (DA) não é o único neurotransmissor ligado à psicose. Evidências cada vez mais numerosas também implicam as redes neuronais tanto do glutamato quanto da serotonina na fisiopatologia e no tratamento de algumas formas de psicose, não apenas a esquizofrenia, mas também as psicoses associadas à doença de Parkinson, a diversas formas de demência e a numerosas substâncias psicotomiméticas. Por conseguinte, existem agora três principais sistemas neurotransmissores hipoteticamente ligados à psicose (Figura 4.1 e Tabela 4.1). Segue-se uma discussão de cada uma dessas três hipóteses, acompanhada de uma extensa descrição das vias neuronais e dos receptores para as três redes de neurotransmissores, a DA, o glutamato e a serotonina.

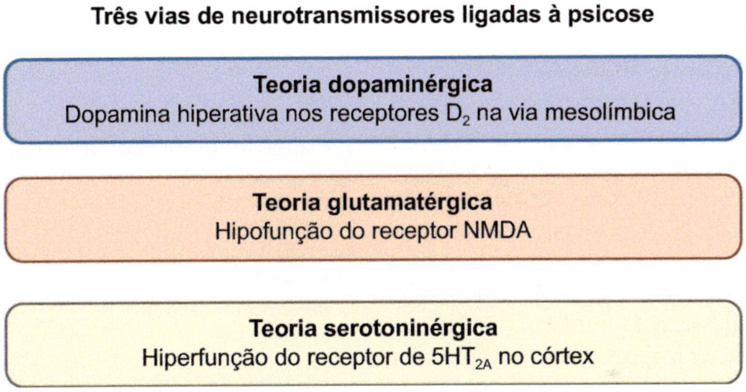

Três vias de neurotransmissores ligadas à psicose

Teoria dopaminérgica
Dopamina hiperativa nos receptores D_2 na via mesolímbica

Teoria glutamatérgica
Hipofunção do receptor NMDA

Teoria serotoninérgica
Hiperfunção do receptor de $5HT_{2A}$ no córtex

Figura 4.1 Vias de neurotransmissores ligadas à psicose. Teoricamente, a psicose tem sido ligada a três vias principais de neurotransmissores. A teoria dopaminérgica de longa data refere-se ao conceito de receptores de dopamina 2 (D_2) hiperativos na via mesolímbica. A teoria glutamatérgica propõe que os receptores de N-metil-D-aspartato (NMDA) estão hipoativos em sinapses de importância crítica no córtex pré-frontal, o que poderia levar a uma hiperatividade a jusante na via dopaminérgica mesolímbica. A teoria serotoninérgica sustenta que ocorre hiperatividade serotoninérgica particularmente nos receptores de serotonina 2A ($5HT_{2A}$) no córtex, o que também pode resultar em hiperatividade da via dopaminérgica mesolímbica. É provável que uma ou mais dessas vias estejam envolvidas no desenvolvimento da psicose.

Tabela 4.1 Modelos farmacológicos que ligam os agonistas dos receptores de dopamina e de serotonina e os antagonistas do receptor de glutamato NMDA a sintomas de psicose.

	Psicoestimulantes (cocaína, anfetamina)	Anestésicos dissociativos (PCP, cetamina)	Psicodélicos (LSD, Psilocibina)
Mecanismo proposto	Agonista da dopamina D_2	Antagonista NMDA	Agonista da serotonina $5HT_{2A}$ (e, em menor grau, $5HT_{2C}$)
Principal tipo de alucinações	Auditiva	Visual	Visual
Delírios mais frequentemente associados	Paranoide	Paranoide	Místico
Capacidade de percepção	Não	Não	Sim

D2, dopamina 2; PCP, fenciclidina; NMDA, N-metil-D-aspartato; LSD, dietilamida do ácido lisérgico; 5HT, 5-hidroxitriptamina (serotonina).

Hipótese dopaminérgica clássica da psicose e da esquizofrenia

Se alguém perguntasse a qualquer profissional ou pesquisador de saúde mental nos últimos 50 anos qual o transmissor ligado à psicose, a resposta retumbante seria a DA e, especificamente, a hiperatividade DA nos receptores D_2 de DA na via mesolímbica. Essa denominada hipótese dopaminérgica (DA) da psicose faz sentido, visto que a liberação de DA pela anfetamina provoca uma psicose paranoide semelhante à psicose na esquizofrenia (ver Tabela 4.1), e os fármacos que bloqueiam os receptores D_2 de DA têm sido a base do tratamento para essencialmente todas as formas de psicose ao longo dos últimos 50 anos. Além disso, essa teoria dopaminérgica provou ser tão poderosa que alguns ainda podem assumir (de maneira equivocada) que todos os sintomas positivos da psicose são causados por um excesso de DA na via mesolímbica e que, portanto, todos os tratamentos precisam bloquear os receptores D_2 de DA nessa via. Entretanto, como se pode verificar, há muito mais na psicose do que a DA mesolímbica, e existem muito mais fármacos além dos antagonistas D_2 para o tratamento da psicose, conforme discutido no Capítulo 5. Antes de analisar a hipótese DA clássica e atualizada, não apenas da psicose, mas também dos fármacos que a tratam, é importante compreender totalmente a neurotransmissão dopaminérgica, de modo que iniciaremos com uma discussão dos receptores de DA e circuitos cerebrais.

Rede do neurotransmissor dopamina

Para entender o papel potencial DA na esquizofrenia, analisaremos inicialmente como a DA é sintetizada, metabolizada e regulada e, em seguida, discutiremos as funções dos receptores de DA e, por fim, a localização das vias dopaminérgicas (DA) essenciais no cérebro.

Síntese e inativação da dopamina nos neurônios dopaminérgicos

Os neurônios dopaminérgicos utilizam o neurotransmissor DA, que é sintetizado nos terminais nervosos dopaminérgicos a partir do aminoácido tirosina, após a sua captação no neurônio a partir do espaço extracelular e da corrente sanguínea por uma bomba ou transportador de tirosina (Figura 4.2). A tirosina inicialmente

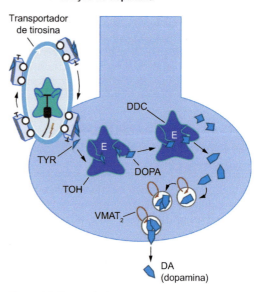

Figura 4.2 Síntese de dopamina. A tirosina (TYR), um precursor da dopamina, é captada nos terminais nervosos dopaminérgicos por meio de um transportador de tirosina e convertida em DOPA pela enzima tirosina hidroxilase (TOH). Em seguida, a DOPA é convertida em dopamina pela enzima dopa descarboxilase (DDC). Após a sua síntese, a dopamina é acondicionada em vesículas sinápticas por meio do transportador vesicular de monoaminas (VMAT2) e armazenada até a sua liberação na sinapse, durante a neurotransmissão.

é convertida em DA pela enzima limitadora de velocidade denominada tirosina hidroxilase (TOH) e, em seguida, pela enzima DOPA descarboxilase (DDC) (Figura 4.2). Em seguida, a DA é captada em vesículas sinápticas por um transportador vesicular de monoaminas (VMAT2) e armazenada nessas vesículas até sua utilização durante a neurotransmissão. O excesso de DA que escapa de seu armazenamento nas vesículas sinápticas pode ser destruído no interior do neurônio pelas enzimas monoamina oxidase A (MAO-A) ou monoamina oxidase B (MAO-B) (Figura 4.3A).

No estriado e em algumas outras regiões do cérebro, os terminais DA têm um transportador pré-sináptico (bomba de recaptação), denominado DAT (transportador de DA), que é exclusivo para a DA e que interrompe a ação sináptica da DA ao retirá-la da sinapse e transportá-la de volta ao terminal nervoso pré-sináptico, onde pode ser novamente armazenada em vesículas sinápticas para reutilização subsequente em outra neurotransmissão (Figura 4.3A). Os DATs constituem a principal via de inativação da DA

Término da ação da dopamina

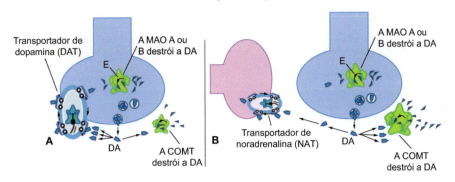

Figura 4.3 Término da ação da dopamina. A ação da dopamina pode ser interrompida por múltiplos mecanismos. **A.** A dopamina pode ser transportada para fora da fenda sináptica e de volta para o neurônio pré-sináptico pelo transportador de dopamina (DAT), onde pode ser novamente acondicionada para uso futuro. Como alternativa, a dopamina pode ser degradada extracelularmente pela enzima catecol-O-metiltransferase (COMT). Outras enzimas que degradam a dopamina são a monoamina oxidase A (MAO-A) e a monoamina oxidase B (MAO-B), que estão presentes nas mitocôndrias dentro do neurônio pré-sináptico e em outras células, como a glia. **B.** No córtex pré-frontal, os DATs são relativamente escassos; por conseguinte, os métodos predominantes de inativação da dopamina consistem na MAO-A ou MAO-B intracelulares e na COMT extracelular. A dopamina também pode se difundir a partir das sinapses e pode ser captada pelo transportador de noradrenalina (NAT) em neurônios adjacentes.

nas sinapses onde existem DATs, com inativação extracelular secundária pela catecol-O-metil-transferase (COMT).

Os DATs não estão presentes em alta densidade nos terminais axônicos de todos os neurônios DA (Figura 4.3B). Por exemplo, no córtex pré-frontal, os DATs são relativamente escassos e, por conseguinte, a DA é inativada nessas sinapses por outros mecanismos, principalmente a COMT (Figura 4.3B). Na ausência de DAT, a DA também pode se difundir a partir das sinapses, onde ela é liberada até finalmente alcançar um neurônio noradrenérgico (NA) adjacente e confrontar seus transportadores de NA (NAT) que, em seguida, inativam essa DA ao transportá-la para dentro dos neurônios NA como substrato "falso" (Figura 4.3B).

Receptores de dopamina

Os receptores de DA constituem os reguladores-chave da neurotransmissão dopaminérgica (Figura 4.4). Já mencionamos o transportador de DA, o DAT, e o transportador vesicular de monoaminas, o VMAT2, que são tipos de receptores. Existe uma diversidade de outros receptores de DA, incluindo, pelo menos, cinco subtipos farmacológicos e várias isoformas moleculares (Figura 4.4). Atualmente, os receptores de DA são divididos em dois grupos. O primeiro grupo é constituído pelos receptores do tipo D_1, incluindo os receptores D_1 e D_5. Os receptores de tipo D_1 são excitatórios e estão ligados positivamente à adenilato ciclase (Figura 4.4, à esquerda). O segundo grupo é formado pelos receptores de tipo D_2, incluindo os receptores D_2, D_3 e D_4. Os receptores de tipo D_2 são inibitórios e negativamente ligados à adenilato ciclase (Figura 4.4, à direita). Por conseguinte, a DA pode ser um neurotransmissor excitatório ou inibitório, dependendo do subtipo de receptor de DA ao qual se liga.

Todos os cinco receptores de DA podem ser de localização pós-sináptica (Figura 4.4), porém os receptores D_2 e D_3 também podem estar localizados pré-sinapticamente, onde, em virtude de suas ações inibitórias, atuam como autorreceptores para inibir a liberação adicional de DA (Figura 4.5). Observe que, na Figura 4.5, ocorre acúmulo de mais DA na sinapse com um autorreceptor pré-sináptico D_2 (à esquerda) do que na sinapse com um autorreceptor pré-sináptico D_3 (à direita). Isso se deve ao fato de que o receptor D_3 é mais sensível à DA e, portanto, é necessária uma menor concentração de DA sináptica para ativar o receptor D_3 e inativar a liberação adicional de DA, em comparação a neurônios que apresentam o receptor D_2 pré-sináptico. Os receptores D_2/D_3 pré-sinápticos atuam como "guardiões", o que possibilita a liberação de DA quando não estão ocupados pela DA (Figura 4.6A) ou a inibição da liberação de

Receptores de dopamina pós-sinápticos

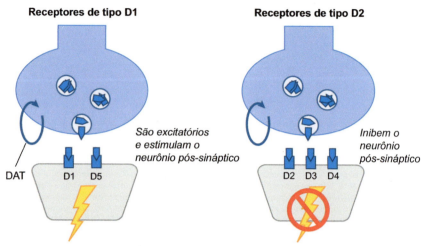

Figura 4.4 Receptores de dopamina pós-sinápticos. Existem dois grupos de receptores de dopamina pós-sinápticos. Os receptores de tipo D_1, que incluem os receptores D_1 e D_5, são excitatórios e, portanto, estimulam o neurônio pós-sináptico. Os receptores de tipo D_2, que incluem D_2, D_3 e D_4, são inibitórios e, portanto, inibem o neurônio pós-sináptico.

DA quando ela se acumula na sinapse e ocupa o autorreceptor pré-sináptico "guardião" (Figura 4.6B). Esses receptores estão localizados no terminal axônico (Figura 4.7) ou na outra extremidade do neurônio, na área somatodendrítica do neurônio DA (Figura 4.8). Em ambos os casos, são considerados pré-sinápticos, e a ocupação desses autorreceptores D_2 ou D_3 proporciona um impulso de retroalimentação negativa (*feedback negativo*) ou uma ação de freio para a liberação de DA a partir do neurônio DA (Figuras 4.7B e 4.8B).

Receptores de dopamina pré-sinápticos

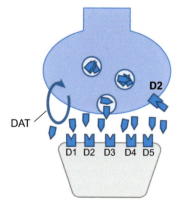 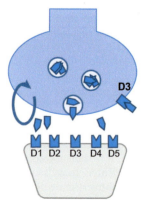

Figura 4.5 Receptores pré-sinápticos de dopamina. O receptor D2 e o receptor D3 também estão localizados pré-sinapticamente, onde, em virtude de suas ações inibitórias, atuam como autorreceptores para inibir a liberação adicional de dopamina. O autorreceptor D_2 é menos sensível à dopamina do que o autorreceptor D_3 e, portanto, é necessária uma concentração mais alta de dopamina sináptica para a ativação do autorreceptor D_2 (à esquerda) do que para a ativação do autorreceptor D_3 (à direita).

Capítulo 4 | Psicose, Esquizofrenia e as Redes Dopaminérgicas... 85

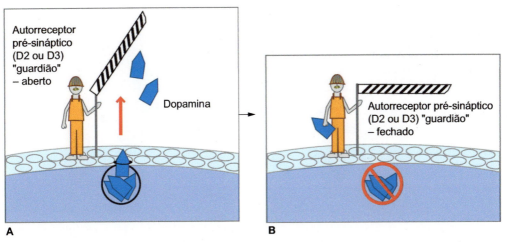

Figura 4.6 Autorreceptores de dopamina pré-sinápticos. Os autorreceptores D_2 e D_3 pré-sinápticos são "guardiões" para a dopamina. **A.** Quando os autorreceptores de dopamina não estão ligados à dopamina (não há nenhuma dopamina na mão do guardião), a comporta molecular é aberta e possibilita a liberação de dopamina. **B.** Quando a dopamina se liga ao autorreceptor de dopamina (o guardião tem dopamina em sua mão), a comporta molecular se fecha e impede a liberação de dopamina.

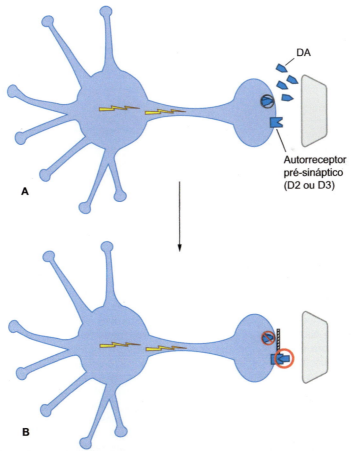

Figura 4.7 Autorreceptores de dopamina pré-sinápticos. Os autorreceptores D_2 e D_3 pré-sinápticos podem estar localizados no terminal axônico, conforme ilustrado aqui. Quando a dopamina se acumula na sinapse **A**, ela se torna disponível para ligar-se ao autorreceptor, que, então, inibe a sua liberação **B**.

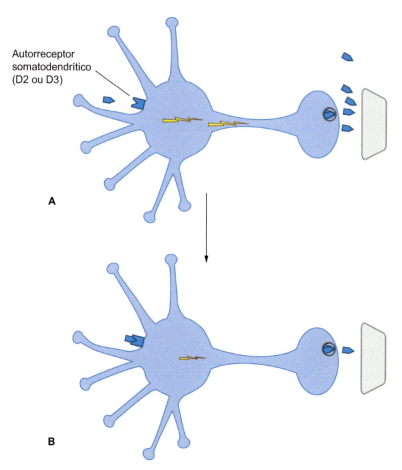

Figura 4.8 Autorreceptores de dopamina somatodendríticos. Os autorreceptores D_2 e D_3 também podem estar localizados na área somatodendrítica, conforme ilustrado aqui. Quando a dopamina se liga ao receptor aqui, ela interrompe o fluxo de impulsos neuronais no neurônio dopaminérgico (ver perda dos raios no neurônio B), o que interrompe a liberação adicional de dopamina.

Por conseguinte, os neurônios dopaminérgicos podem ser regulados de maneira muito diferente, dependendo dos tipos de receptores de DA presentes. Isso é exemplificado não apenas pelas sinapses com autorreceptores D_3 pré-sinápticos, em que a liberação de DA é regulada de modo diferente das sinapses com autorreceptores D_2 pré-sinápticos (ver Figura 4.5), mas também quando são comparados os neurônios DA mesocorticais com os neurônios mesolímbicos e nigroestriatais (mesoestriatais) (Figura 4.9). Os neurônios DA mesocorticais, que se originam da área tegmental ventral (ATV) do tronco encefálico e que se projetam para o córtex pré-frontal, apresentam autorreceptores D_2 ou D_3 em seus corpos celulares na ATV, porém há apenas receptores D_2/D_3 esparsos no córtex pré-frontal, pré ou pós-sinapticamente (Figura 4.9A). Sem autorreceptores nos terminais axônicos no córtex pré-frontal, a liberação de DA não é interrompida por esse mecanismo e, portanto, a DA está mais livre para se difundir a partir da sinapse onde é liberada, conforme ilustrado pela grande nuvem azul de DA. Além disso, conforme já assinalado, os neurônios DA mesocorticais têm poucos DATs ou nenhum em seus terminais nervosos pré-sinápticos no córtex pré-frontal. Sem DAT para transportar a DA sináptica de volta ao neurônio pré-sináptico ou sem autorreceptores D_2/D_3 pré-sinápticos para interromper a liberação de DA à medida que ocorre acúmulo de DA sináptica, isso possibilita um maior raio de difusão da DA a partir dos terminais pré-sinápticos (Figura 4.9A), em comparação aos terminais que apresentam DAT e autorreceptores D_2/D_3 (Figura 4.9B – observe os tamanhos das nuvens azuis nessas figuras). Isso talvez seja bom, visto que o receptor

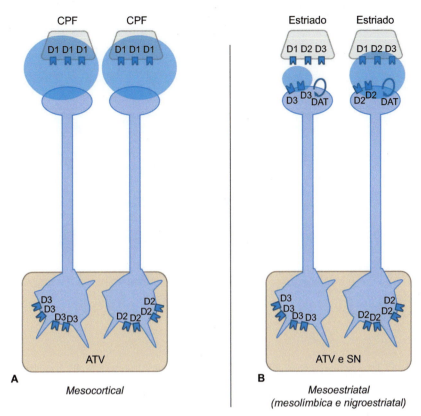

Figura 4.9 Neurônios mesocorticais *versus* mesoestriatais. A. Os neurônios mesocorticais projetam-se da área tegmental ventral (ATV) para o córtex pré-frontal (CPF). Na ATV, a liberação de dopamina é regulada pelos autorreceptores D_2 e D_3 somatodendríticos. Entretanto, no CPF, existem poucos autorreceptores D_2 ou D_3 pré-sinápticos para inibir a liberação de dopamina, bem como poucos transportadores de dopamina (DAT) para remover a dopamina da sinapse. Em consequência, a dopamina está mais livre para se difundir a partir da sinapse (indicada por uma grande nuvem azul). Pós-sinapticamente, o receptor de dopamina predominante é D_1, que é excitatório. **B.** A liberação de dopamina dos neurônios mesolímbicos (que se projetam do ATV para o estriado) é regulada pelos autorreceptores D_3 somatodendríticos na ATV e pelos autorreceptores D_3 pré-sinápticos e DAT no estriado (à esquerda). A liberação de dopamina dos neurônios nigroestriatais (que se projetam da substância negra [SN] para o estriado) é regulada pelos autorreceptores D_2 somatodendríticos na SN e pelos autorreceptores D_2 pré-sinápticos e DAT no estriado (à direita). Os autorreceptores D_2 são menos sensíveis à dopamina do que os autorreceptores D_3, proporcionando, assim, um maior raio de difusão (indicado pelos tamanhos comparativos das nuvens azuis). Pós-sinapticamente, todos os receptores D_1, D_2 e D_3 estão presentes no estriado.

pós-sináptico predominante no córtex pré-frontal é o receptor D_1, o menos sensível à DA e que, portanto, exige a presença de maior concentração de DA para ser ativado, em comparação aos receptores D_2 ou D_3. Maior difusão de DA também significa a possibilidade de neurotransmissão de volume (ver Capítulo 1 e Figuras 1.6 e 1.7), de modo que a DA de um terminal pré-sináptico pode se comunicar com receptores D1 situados em qualquer local dentro de seu raio de difusão no córtex pré-frontal e, portanto, além da sinapse a partir da qual é liberada. Por outro lado, os neurônios DA mesoestriatais têm receptores D_2 ou D_3 pré-sinápticos, não apenas nos corpos celulares da ATV e da substância negra, mas também nos terminais nervosos pré-sinápticos e locais pós-sinápticos no estriado (Figura 4.9B). Além disso, existem DAT nos terminais nervosos pré-sinápticos no estriado desses neurônios DA. Conforme já assinalado, os neurônios com autorreceptores D_2 apresentam maior raio de difusão, em comparação àqueles com autorreceptores D_3, proporcionando uma gama de possibilidades para a regulação de liberação de DA no estriado (Figura 4.9B).

Vias dopaminérgicas clássicas e regiões essenciais no cérebro

As cinco vias dopaminérgicas (DA) clássicas no cérebro estão ilustradas na Figura 4.10.

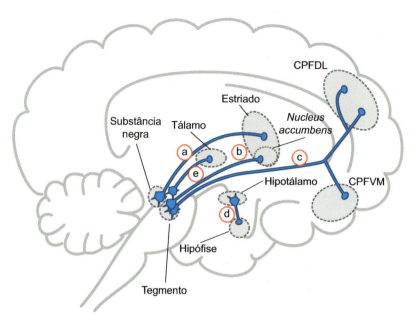

Figura 4.10 Cinco vias dopaminérgicas no cérebro. **A.** A via dopaminérgica nigroestriatal, que se projeta da substância negra para os núcleos da base ou o estriado, faz parte do sistema nervoso extrapiramidal e controla a função motora e o movimento. **B.** A via dopaminérgica mesolímbica projeta-se da área tegmental ventral (ATV) do mesencéfalo para o *nucleus accumbens*, uma parte do sistema límbico do cérebro que se acredita esteja envolvida em muitos comportamentos, como sensações de prazer a intensa euforia produzida pelo uso de substâncias e delírios e alucinações da psicose. **C.** A via dopaminérgica mesocortical também se projeta da ATV do mesencéfalo, porém envia seus axônios para áreas do córtex pré-frontal, onde podem desempenhar um papel na mediação dos sintomas cognitivos (córtex pré-frontal dorsolateral ou CPFDL) e sintomas afetivos (córtex pré-frontal ventromedial ou CPFVM) da esquizofrenia. **D.** A via dopaminérgica tuberoinfundibular projeta-se do hipotálamo para a adeno-hipófise (hipófise anterior) e controla a secreção de prolactina. **E.** A quinta via dopaminérgica surge de múltiplos locais, incluindo a substância cinzenta periaquedutal, a parte ventral do mesencéfalo, os núcleos hipotalâmicos e o núcleo parabraquial lateral, e projeta-se para o tálamo. A sua função atualmente não é bem conhecida.

Incluem a via DA tuberoinfundibular, uma via DA talâmica, a via DA nigroestriatal e, as mais importantes para a hipótese DA, as vias DA mesocortical e mesolímbica. Os avanços na neurociência propõem algumas maneiras mais recentes e mais sofisticadas de analisar essas vias na esquizofrenia, porém consideraremos inicialmente a abordagem clássica.

Via dopaminérgica tuberoinfundibular

Os neurônios DA que se projetam do hipotálamo para a adeno-hipófise são conhecidos como via DA tuberoinfundibular (Figura 4.11). Normalmente, esses neurônios exibem atividade tônica e *inibem* a liberação de prolactina. Entretanto, no pós-parto, a atividade desses neurônios DA é diminuída. Por conseguinte, os níveis de prolactina podem aumentar durante a amamentação, de modo que a lactação possa ocorrer. Se o funcionamento dos neurônios DA tuberoinfundibulares for afetado por lesões ou substâncias, pode ocorrer elevação dos níveis de prolactina. Os níveis elevados de prolactina estão associados à galactorreia (secreção da mama), ginecomastia (aumento das mamas, particularmente em homens), amenorreia (parada da ovulação e dos períodos menstruais) e, possivelmente, outros problemas, como disfunção sexual. Esses problemas podem ocorrer após o tratamento da psicose com muitos fármacos que bloqueiam os receptores D_2, que serão discutidos de modo mais detalhado no Capítulo 5. Na esquizofrenia não tratada, a função da via tuberoinfundibular pode estar relativamente preservada (Figura 4.11).

Via dopaminérgica talâmica

Recentemente, foi descrita uma via DA que inerva o tálamo em primatas. Origina-se de

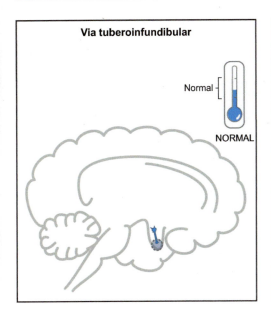

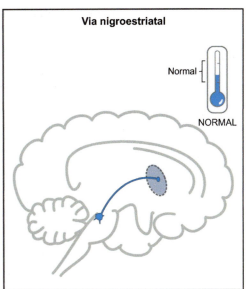

Figura 4.11 Via dopaminérgica tuberoinfundibular. A via dopaminérgica tuberoinfundibular do hipotálamo para a hipófise regula a secreção de prolactina na circulação. A dopamina inibe a secreção de prolactina. Na esquizofrenia sem tratamento, acredita-se que a ativação dessa via seja "normal".

Figura 4.12 Via dopaminérgica nigroestriatal. A via dopaminérgica nigroestriatal projeta-se da substância negra para os núcleos da base ou o estriado. Faz parte do sistema nervoso extrapiramidal e desempenha um papel essencial na regulação dos movimentos. Quando a dopamina está deficiente, pode causar parkinsonismo, com tremor, rigidez e acinesia/bradicinesia. Quando está presente em excesso, a dopamina pode causar movimentos hipercinéticos, como tiques e discinesias. Na esquizofrenia sem tratamento, acredita-se que a ativação dessa via seja "normal".

múltiplos locais, incluindo a substância cinzenta periaquedutal, a parte ventral do mesencéfalo, vários núcleos hipotalâmicos e o núcleo parabraquial lateral (ver Figura 4.10). Sua função ainda está em fase de pesquisa, mas pode estar envolvida nos mecanismos do sono e da vigília por meio da regulação das informações que passam pelo tálamo até o córtex e outras áreas do cérebro. Até o momento, não há evidências de qualquer funcionamento anormal dessa via DA na esquizofrenia.

Via dopaminérgica nigroestriatal

Outra via DA essencial é a via DA nigroestriatal, que se projeta a partir dos corpos celulares dopaminérgicos na substância negra do tronco encefálico por meio de axônios que terminam no estriado (Figura 4.12). Classicamente, a via DA nigroestriatal tem sido considerada como parte do sistema nervoso extrapiramidal e está envolvida no controle dos movimentos motores por meio de suas conexões com o tálamo e o córtex em circuitos ou alças corticoestriato-tálamo-cortical (CETC) (Figura 4.13 A). As Figuras 4.13B a 4.13F mostram um modelo anatômico mais sofisticado de como a DA regula alças CETC e movimentos motores no estriado, como

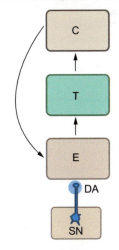

C = córtex   E = estriado
T = tálamo   SN = substância negra

Figura 4.13A Alça corticoestriato-tálamo-cortical (CETC). Em termos mais simples, acredita-se que a via dopaminérgica nigroestriatal controla os movimentos motores por meio de suas conexões com o tálamo e o córtex, em um circuito conhecido como alça corticoestriato-tálamo-cortical.

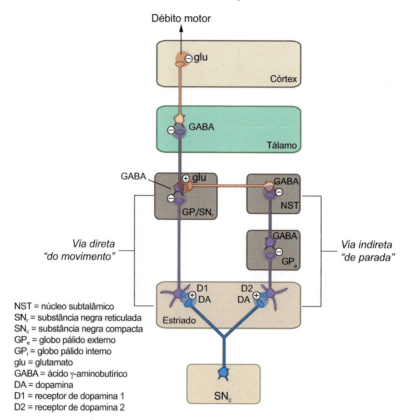

Figura 4.13B Vias dopaminérgicas direta e indireta para o controle motor. A via direta para a regulação dopaminérgica dos movimentos motores (à esquerda), que tem receptores D_1 excitatórios, projeta-se do estriado para o globo pálido interno e resulta na estimulação do movimento. A via indireta de regulação dopaminérgica dos movimentos motores (à direita) projeta-se para o globo pálido interno por meio do globo pálido externo e núcleos subtalâmicos. Essa via tem receptores D_2 inibitórios e normalmente bloqueia os movimentos motores.

vias DA "direta" e "indireta". A denominada via direta (ilustrada na Figura 4.13B, à esquerda, e na Figura 4.13C e E) tem receptores de dopamina D_1 que são excitatórios (Figura 4.13E; ver Figura 4.4, à esquerda) e projeta-se diretamente do estriado para o globo pálido interno para *estimular* os movimentos (via "do movimento") (Figura 4.13C). A denominada via indireta (mostrada na Figura 4.13B, à direita, e nas Figuras 4.13D e 4.13F) tem receptores de dopamina D_2 que são inibitórios (Figura 4.13F; ver Figura 4.4, à direita) e projeta-se indiretamente para o globo pálido interno por meio do globo pálido externo e núcleo subtalâmico. Normalmente, essa via *bloqueia* os movimentos motores (via "da parada") (Figura 4.13D). A dopamina inibe essa ação nos receptores D_2 da via indireta (Figura 4.13F), e isso quer dizer "não pare" para

a via "da parada" ou "faça mais movimento". A linha de base é a de que a dopamina estimula os movimentos motores nas vias motoras tanto direta quanto indireta. Acredita-se que a sincronização das saídas dessas vias leve à execução uniforme dos movimentos motores.

Embora nesse momento não haja nenhuma evidência de funcionamento anormal dessa via DA na esquizofrenia (ver Figuras 4.12 e 4.13), as deficiências de DA nessas vias motoras provocam distúrbios do movimento, incluindo doença de Parkinson, caracterizada por rigidez, acinesia/bradicinesia (i. e., falta ou lentidão dos movimentos) e tremor. Hipoteticamente, a deficiência de DA no estriado também pode estar envolvida no mecanismo que produz acatisia (um tipo de inquietação) e distonia (movimentos de torção, particularmente da face e do

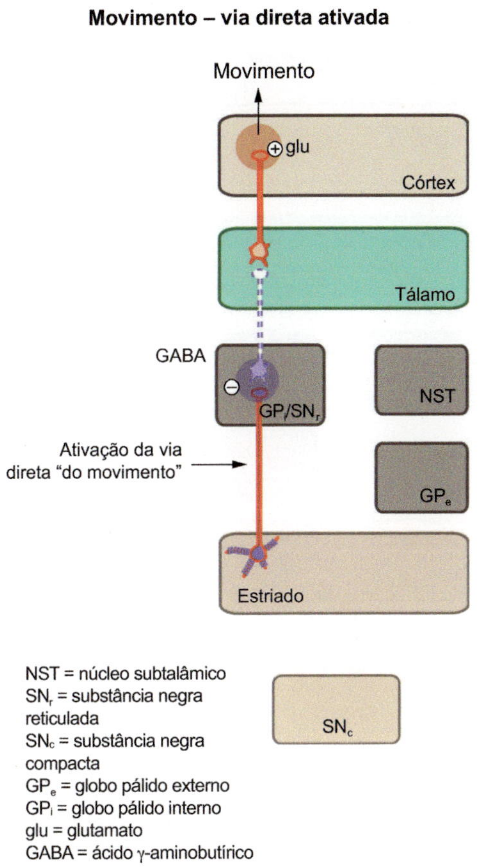

Capítulo 4 | Psicose, Esquizofrenia e as Redes Dopaminérgicas... 91

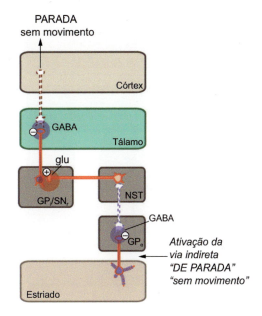

NST = núcleo subtalâmico
SN$_r$ = substância negra reticulada
SN$_c$ = substância negra compacta
GP$_e$ = globo pálido externo
GP$_i$ = globo pálido interno
glu = glutamato
GABA = ácido γ-aminobutírico

Figura 4.13C Ativação da via dopaminérgica direta ("do movimento"). Ocorre ativação de um neurônio de ácido γ-aminobutírico (GABA), que se projeta do estriado para o globo pálido interno. O GABA liberado inibe a atividade de outro neurônio GABAérgico, que se projeta para o tálamo. Na ausência de liberação de GABA no tálamo, um neurônio glutamatérgico é ativado e libera glutamato no córtex, estimulando o movimento.

NST = núcleo subtalâmico
SN$_r$ = substância negra reticulada
SN$_c$ = substância negra compacta
GP$_e$ = globo pálido externo
GP$_i$ = globo pálido interno
glu = glutamato
GABA = ácido γ-aminobutírico

Figura 4.13D Ativação da via dopaminérgica indireta ("de parada"). Ocorre ativação de um neurônio de ácido γ-aminobutírico (GABA) que se projeta do estriado para o globo pálido externo. O GABA liberado inibe a atividade de outro neurônio GABAérgico, que se projeta para o núcleo subtalâmico (NST). Na ausência de liberação de GABA no NST, um neurônio glutamatérgico é ativado e libera glutamato no globo pálido interno, o que, por sua vez, estimula um neurônio GABAérgico a liberar GABA no tálamo. Em seguida, o GABA liga-se a um neurônio glutamatérgico, inibindo a liberação de glutamato no córtex e, portanto, inibindo o movimento.

pescoço). Esses mesmos distúrbios do movimento podem ser reproduzidos por fármacos que bloqueiam os receptores dopaminérgicos D$_2$ nessa via, causando parkinsonismo induzido por fármacos (algumas vezes designados pelo seu nome mais conhecido, porém muito menos acurado, sintomas extrapiramidais ou SEP). Esse assunto será discutido de modo mais pormenorizado no Capítulo 5, sobre fármacos utilizados no tratamento da psicose.

Não apenas a atividade deficiente de DA pode causar distúrbios do movimento, mas também sua atividade em excesso. Por conseguinte, acredita-se que a hiperatividade da DA na via nigroestriatal esteja na base de vários distúrbios hipercinéticos do movimento, como coreia, discinesias e tiques (em condições como doença de Huntington, síndrome de Tourette, entre outras). Foi formulada a hipótese de que a estimulação crônica dos receptores dopaminérgicos D$_2$ na via nigroestriatal pelo tratamento da doença de Parkinson com levodopa esteja na base da ocorrência de movimentos hipercinéticos e discinéticos anormais (denominados discinesias induzidas por levodopa ou DIL).

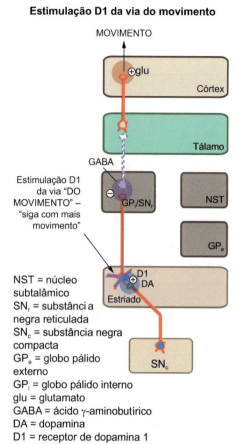
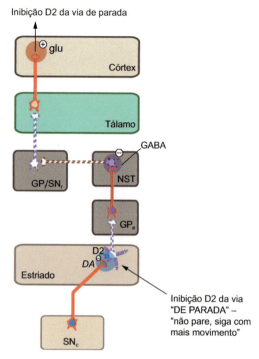

NST = núcleo subtalâmico
SN_r = substância negra reticulada
SN_c = substância negra compacta
GP_e = globo pálido externo
GP_i = globo pálido interno
glu = glutamato
GABA = ácido γ-aminobutírico
DA = dopamina
D1 = receptor de dopamina 1

Figura 4.13E Estimulação da via "do movimento" pelo receptor de dopamina D1. A dopamina liberada da via nigroestriatal liga-se aos receptores D₁ pós-sinápticos de um neurônio de ácido γ-aminobutírico (GABA), que se projeta para o globo pálido interno. Isso provoca a ativação fásica da via direta (do movimento), fornecendo essencialmente a informação de "siga com mais movimento".

Acredita-se que o bloqueio crônico desses mesmos receptores dopaminérgicos D₂ na via nigroestriatal provoque outro distúrbio hipercinético do movimento, conhecido como discinesia tardia. A discinesia tardia e seu tratamento serão discutidos de modo mais detalhado no Capítulo 5, sobre fármacos utilizados na psicose.

Via dopaminérgica mesolímbica

A via DA mesolímbica projeta-se dos corpos celulares DA na ATV do tronco encefálico (i. e., mesencéfalo para o *nucleus accumbens* na parte ventral do estriado, que faz parte do sistema límbico (portanto, mesolímbico) (Figura 4.14A a D; ver Figura 4.10). Acredita-se que a liberação de DA por essa via desempenhe um

NST = núcleo subtalâmico
SN_r = substância negra reticulada
SN_c = substância negra compacta
GP_e = globo pálido externo
GP_i = globo pálido interno
glu = glutamato
GABA = ácido γ-aminobutírico
DA = dopamina
D2 = receptor de dopamina 2

Figura 4.13F Inibição da via de "parada" pelo receptor de dopamina 2. A dopamina liberada da via nigroestriatal liga-se aos receptores D₂ pós-sinápticos em um neurônio de ácido γ-aminobutírico (GABA), que se projeta para o globo pálido externo. Isso provoca a inibição da via indireta ("de parada"), fornecendo a informação de "seguir com movimento".

importante papel em vários comportamentos emocionais normais, incluindo motivação, prazer e recompensa (Figura 4.14 A). Embora isso possa representar uma simplificação excessiva, a via dopaminérgica mesolímbica pode, de fato, constituir a via comum final da recompensa e do reforço, incluindo não apenas a recompensa normal (como o prazer de comer uma comida boa, o orgasmo, ouvir música) (Figura 4.14A), mas também emoções experimentadas quando as recompensas são excessivas (Figuras 4.14B e C) ou insuficientes (Figura 4.14D). Acredita-se que a presença de DA em excesso nessa via provoque

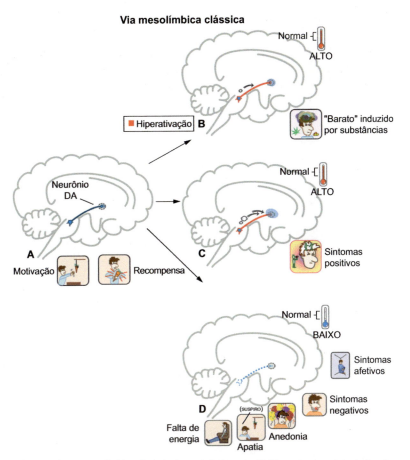

Figura 4.14 Via dopaminérgica mesolímbica. **A.** A via dopaminérgica mesolímbica, que se projeta da área tegmental ventral (ATV) no tronco encefálico para o *nucleus accumbens* na parte ventral do estriado, está envolvida na regulação da motivação e da recompensa. Classicamente, a hiperatividade dessa via está associada ao "barato" induzido por substâncias **B**, e acredita-se que seja responsável pelos sintomas positivos da psicose **C**, enquanto a hipoatividade está associada aos sintomas de anedonia, apatia e falta de energia, bem como aos sintomas negativos da esquizofrenia.

os sintomas positivos da psicose (Figura 4.14C), bem como a recompensa artificial ("barato") do uso de substâncias (Figura 4.14B) (ver também discussão sobre abuso de substâncias no Capítulo 13). Por outro lado, existe a hipótese de que a presença de DA em quantidade insuficiente nessa via provoque os sintomas de anedonia, apatia e falta de energia, observados em condições como a depressão unipolar e bipolar e os sintomas negativos da esquizofrenia (Figura 4.14D).

Hipótese dopaminérgica clássica dos sintomas positivos da psicose: hiperdopaminergia mesolímbica

Conforme assinalado anteriormente, a hiperatividade dessa via DA mesolímbica ("hiperdopaminergia") hipoteticamente é responsável pelos sintomas psicóticos positivos (*i. e.*, delírios e alucinações) como via comum final para a psicose, sejam esses sintomas parte da doença da esquizofrenia, da psicose induzida por substâncias ou dos sintomas psicóticos positivos que acompanham a mania, a depressão, a doença de Parkinson ou a demência. A hiperatividade dos neurônios DA mesolímbicos também pode desempenhar um papel na produção de sintomas de impulsividade, agitação, agressividade e hostilidade em qualquer uma das doenças associadas a sintomas positivos de psicose (Figura 4.15). Embora a hiperatividade DA mesolímbica possa constituir uma consequência farmacológica direta de psicoestimulantes, como cocaína e metanfetamina, a hiperatividade de DA mesolímbica na psicose associada com esquizofrenia, mania, depressão ou doença de Alzheimer e

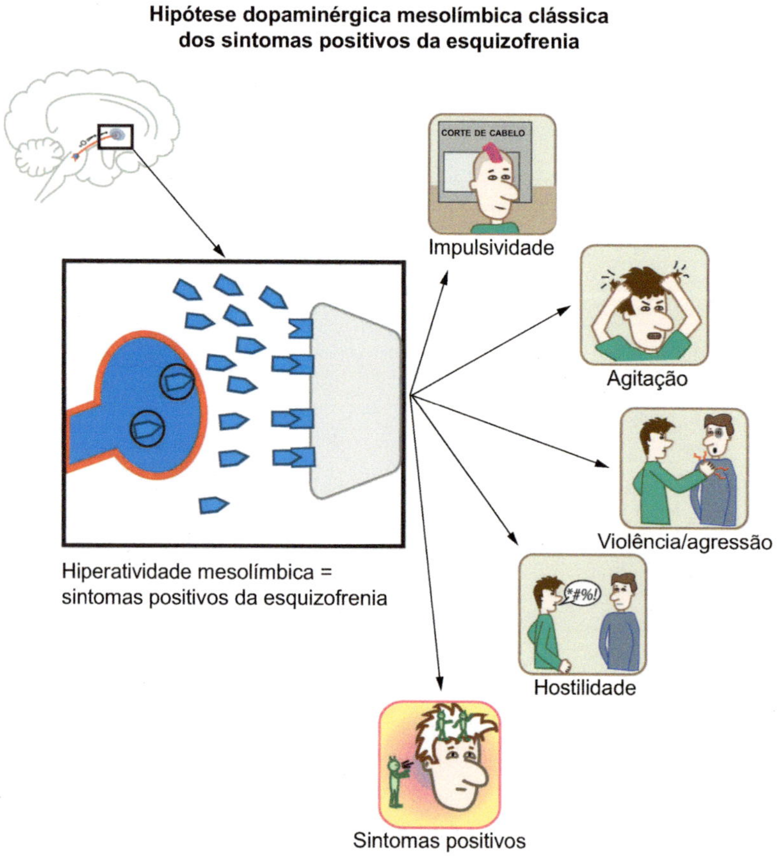

Hipótese dopaminérgica mesolímbica clássica dos sintomas positivos da esquizofrenia

Figura 4.15 Hipótese dopaminérgica mesolímbica. Teoricamente, a hiperatividade dos neurônios dopaminérgicos na via dopaminérgica mesolímbica medeia os sintomas positivos da psicose, como delírios e alucinações. A hiperatividade mesolímbica também pode estar associada a impulsividade, agitação, violência/agressão e hostilidade.

outras demências pode constituir uma consequência indireta de desregulação em circuitos pré-frontais e seus neurônios glutamatérgicos e serotoninérgicos, bem como neurônios dopaminérgicos. Esses circuitos cerebrais são discutidos de modo pormenorizado nas seções a seguir sobre glutamato e serotonina.

Novos avanços na hipótese dopaminérgica dos sintomas positivos de psicose na esquizofrenia

Classicamente, as projeções DA da substância negra para a parte dorsal do estriado (ver Figura 4.12) têm sido consideradas como reguladoras dos movimentos motores, ocorrendo paralelamente a vias da ATV para a parte ventral do estriado (*nucleus accumbens*) que regulam as emoções (ver Figura 4.14A). Uma noção simplista descreve a existência de um estriado dorsal ou "superior"

para os movimentos motores (o "estriado dos neurologistas") e de um estriado ventral ou "inferior" para as emoções (o "estriado dos psiquiatras") (Figura 4.16A). Esses conceitos derivam, em grande parte, de estudos anatômicos e farmacológicos realizados em roedores, combinados com estudos farmacológicos em seres humanos. Embora valiosos do ponto de vista heurístico, os resultados recentes de estudos de neuroimagem em seres humanos mostram que pode ser necessário modificar a ideia de vias específicas separadas, em que as diferenças anatômicas se correlacionam com a função (movimentos motores *versus* emoção). Isto é, os estudos de neuroimagem da atividade DA no estriado de pacientes vivos e não medicados com esquizofrenia não revelam a hiperdopaminergia esperada exclusivamente na parte ventral do estriado. Com efeito, a hiperdopaminergia pode estar particularmente presente em uma

Hiperdopaminergia mesolímbica clássica

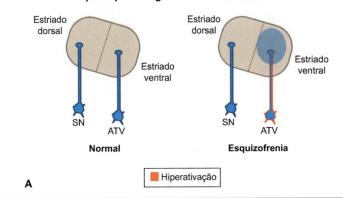

Novo conceito: hiperdopaminergia mesoestriatal de eixo integrativo

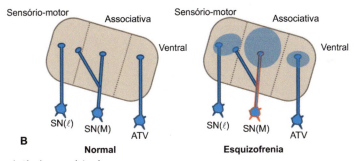

SN(ℓ) = substância negra lateral
SN(M) = substância negra medial
ATV = ¬área tegmental ventral

Figura 4.16 Hiperdopaminergia mesoestriatal de eixo integrativo. **A.** Uma compreensão clássica do funcionamento estriatal tem sido a de que o estriado dorsal regula o movimento motor, enquanto o estriado ventral regula as emoções, com hiperatividade da dopamina no estriado ventral associada aos sintomas positivos da esquizofrenia. **B.** Dados de neuroimagem em pacientes não medicados com esquizofrenia sugerem que a atividade dopaminérgica pode não estar alterada no estriado ventral, mas pode estar hiperativa em uma parte intermediária do estriado, denominada estriado associativo, que recebe impulsos da substância branca, em vez da área tegmental ventral (ATV). Em vez de projeções nigroestriatais e mesolímbica separadas, uma concepção mais adequada pode ser a de uma via mesoestriatal.

parte intermediária do estriado, denominada estriado associativo, que recebe impulsos da substância negra, mas não da ATV (Figura 4.16B). Esses achados sugerem que pode ser necessária uma formulação mais sofisticada da via de DA para compreender a hiperdopaminergia da esquizofrenia. Isto é, a hiperdopaminergia em projeções não apenas da ATV, mas talvez particularmente da substância negra medial e lateral, também pode ser importante para mediar os sintomas positivos da esquizofrenia (Figura 4.16B). Esses achados indicam um notável avanço ao considerar o estriado dorsal e as vias nigroestriatais como tendo componentes emocionais, bem como motores. Teoricamente, as compulsões e os hábitos também estão localizados no estriado dorsal (discutidos no Capítulo 13). Por conseguinte, o estriado dorsal pode não ser todo motor e, por isso, não ser apenas o estriado dos neurologistas! Além disso, pode desempenhar um importante papel na regulação das emoções. O aspecto fundamental é que, em vez de considerar as projeções do mesencéfalo para o estriado como vias paralelas com funções separadas e distintas (como na Figura 4.16A), a nova noção deduzida dos exames de neuroimagem é que o complexo ATV-substância negra é, na verdade, um eixo integrativo, e suas vias podem ser consideradas mais como mesoestriatais do que como nigroestriatais/mesolímbicas (Figura 4.16B). Nesse sentido, a hiperdopaminergia da esquizofrenia é mais mesoestriatal do que puramente mesolímbica.

Corolário da hipótese dopaminérgica clássica da esquizofrenia: hipodopaminergia mesocortical e sintomas cognitivos, negativos e afetivos da esquizofrenia

Outra via DA, que também surge de corpos celulares na ATV, mas que se projeta para áreas do córtex pré-frontal, é conhecida como *via DA mesocortical* (Figuras 4.17 a 4.19). Foi formulada a hipótese de que ramos dessa via no córtex pré-frontal dorsolateral regulam a cognição e as funções executivas (Figura 4.17), enquanto ramos dessa via nas partes ventromediais do córtex pré-frontal regulam supostamente as emoções e o afeto (Figura 4.18). O papel exato da via DA mesocortical na mediação dos sintomas da esquizofrenia continua sendo assunto controverso, porém muitos pesquisadores acreditam que os sintomas cognitivos e alguns sintomas negativos da esquizofrenia podem decorrer de um déficit de atividade da DA nas projeções mesocorticais para o córtex pré-frontal dorsolateral (Figura 4.17), enquanto os sintomas afetivos e outros sintomas negativos da esquizofrenia

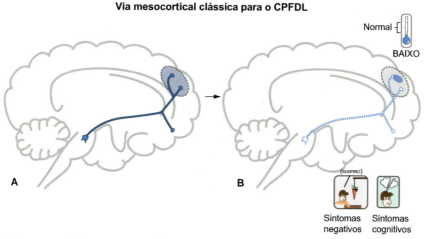

Figura 4.17 Via mesocortical para o córtex pré-frontal dorsolateral (CPFDL). A via dopaminérgica mesocortical projeta-se da área tegmental ventral (ATV) para o córtex pré-frontal. As projeções especificamente para o CPFDL estão associadas ao funcionamento cognitivo e executivo (**A**), e acredita-se classicamente que a hipoatividade nessa via esteja envolvida nos sintomas cognitivos e em alguns sintomas negativos da esquizofrenia (**B**).

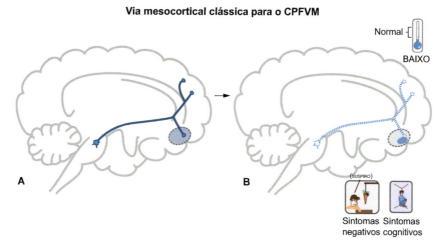

Figura 4.18 Via mesocortical para o córtex pré-frontal ventromedial (CPFVM). A via dopaminérgica mesocortical projeta-se da área tegmentar ventral (ATV) para o córtex pré-frontal. As projeções especificamente para o CPFVM estão associadas a emoções e ao afeto (**A**), e acredita-se classicamente que a hipoatividade nessa via esteja envolvida nos sintomas negativos e afetivos da esquizofrenia (**B**).

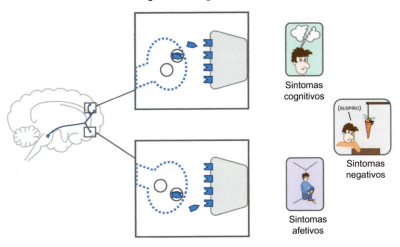

Figura 4.19 Hipótese dopaminérgica mesocortical. Teoricamente, a hipoatividade dos neurônios dopaminérgicos na via dopaminérgica mesocortical medeia os sintomas cognitivos, negativos e afetivos da esquizofrenia.

podem resultar de um déficit de atividade da DA nas projeções mesocorticais para o córtex pré-frontal ventromedial (ver Figura 4.18). O estado de déficit comportamental sugerido pelos sintomas negativos certamente implica uma atividade deficiente ou a falta de funcionamento adequado das projeções DA mesocorticais, e a teoria principal é a de que isso representa a consequência de anormalidades de neurodesenvolvimento no sistema glutamatérgico de *N*-metil-D-aspartato (NMDA), conforme descrito na próxima seção sobre o glutamato.

Hipótese glutamatérgica da psicose e da esquizofrenia

A teoria glutamatérgica da psicose propõe que o subtipo NMDA (*N*-metil-D-aspartato) de receptor de glutamato está hipofuncional em sinapses de importância crítica no córtex pré-frontal (ver Tabela 4.1 e Figura 4.1). O comprometimento funcional do receptor de glutamato NMDA pode ser hipoteticamente devido às anormalidades de neurodesenvolvimento na esquizofrenia, às anormalidades neurodegenerativas na doença de Alzheimer e em outras demências e às ações de bloqueio do receptor NMDA por substâncias, como os anestésicos dissociativos cetamina e fenciclidina (PCP) (ver Figura 4.1 e Tabela 4.1). Para entender como a disfunção do glutamato pode levar aos sintomas positivos, negativos e cognitivos da psicose em vários transtornos e também como essa disfunção pode causar a hiperdopaminergia a jusante discutida na seção anterior, analisaremos em primeiro lugar o glutamato e seus receptores e vias.

Rede do neurotransmissor glutamato

O glutamato é o principal neurotransmissor excitatório do sistema nervoso central e, algumas vezes, é considerado como o "interruptor mestre" do cérebro, visto que ele é capaz de excitar e de ativar praticamente todos os neurônios do sistema nervoso central. Nos últimos anos, o glutamato assumiu um papel teórico fundamental na hipótese fisiopatológica da esquizofrenia, nos sintomas positivos da psicose em geral e em vários outros transtornos psiquiátricos, inclusive a depressão. Hoje em dia, o glutamato também é um importante alvo de novos agentes psicofarmacológicos para o tratamento da esquizofrenia e da depressão. A síntese, o metabolismo, a regulação dos receptores e as principais vias do glutamato são, portanto, de importância crítica no funcionamento do cérebro e serão analisados aqui.

Síntese de glutamato

O glutamato ou ácido glutâmico é um aminoácido neurotransmissor. Seu uso predominante não é como neurotransmissor, mas como um aminoácido utilizado na biossíntese de proteínas. Quando usado como neurotransmissor, é sintetizado a partir da glutamina na glia, que também auxilia na reciclagem e na regeneração de mais glutamato após sua liberação durante a neurotransmissão. Quando liberado pelas vesículas sinápticas dos neurônios glutamatérgicos, o glutamato interage com receptores presentes na sinapse e, em seguida, é transportado para a glia adjacente por uma bomba de recaptação, conhecida como transportador de aminoácidos excitatórios (EAAT, do inglês *excitatory amino acid transporter*) (Figura 4.20A). O neurônio glutamatérgico pré-sináptico e o local pós-sináptico de neurotransmissão do glutamato também podem apresentar EAATs (não mostrados nas figuras); todavia, esses transportadores não parecem desempenhar um papel tão importante na reciclagem e na regeneração do glutamato quanto os EAATs na glia (Figura 4.20A).

Após a sua recaptação na glia, o glutamato é convertido em glutamina no interior das células gliais por uma enzima conhecida como glutamina sintetase (seta 3 na Figura 4.20B). É possível que o glutamato não seja simplesmente reutilizado, porém convertido em glutamina, de modo a manter-se em um reservatório para uso como neurotransmissor, em vez de ser perdido no reservatório para síntese de proteínas. A glutamina é liberada da glia por transporte reverso por meio de uma bomba ou transportador, conhecido como transportador específico de aminoácidos neutros (SNAT, *specific neutral amino acid transporter*, seta 4 na Figura 4.20C). A glutamina também pode ser transportada para fora da glia por um segundo transportador, conhecido como transportador de alanina-serina-cisteína glial ou ASC-T (*alanine-serine-cysteine transporter*) (não mostrado). Quando os SNATs e os ASC-Ts gliais operam na direção interna, eles transportam glutamina e outros aminoácidos para dentro da glia. Nesse local, são revertidos, de modo que a glutamina pode sair das células gliais e pode "pegar uma carona" até um neurônio por meio de um tipo diferente de SNAT neuronal, operando em direção interna, na forma de recaptação (seta 5 na Figura 4.20C).

Uma vez dentro do neurônio, a glutamina é convertida de volta em glutamato para uso como neurotransmissor por uma enzima presente nas mitocôndrias, denominada glutaminase (seta 6 na Figura 4.20D). Em seguida, o glutamato é transportado para dentro das vesículas sinápticas por um transportador vesicular de glutamato

O glutamato é reciclado e regenerado: parte 2

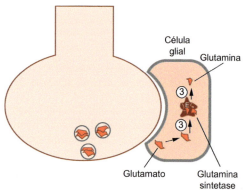

Figura 4.20B O glutamato é reciclado e regenerado, parte 2. Uma vez no interior da célula glial, o glutamato é convertido em glutamina pela enzima glutamina sintetase (3).

O glutamato é reciclado e regenerado: parte 1

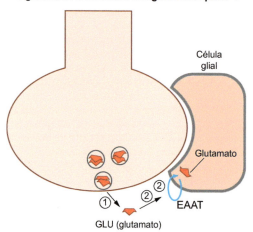

Figura 4.20A O glutamato é reciclado e regenerado, parte 1. Após ser liberado pelo neurônio pré-sináptico (1), o glutamato é captado pelas células gliais por meio do transportador de aminoácidos excitatórios (EAAT) (2).

O glutamato é reciclado e regenerado: parte 3

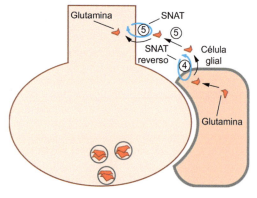

Figura 4.20C O glutamato é reciclado e regenerado, parte 3. A glutamina é liberada pelas células gliais por um transportador específico de aminoácidos neutros (SNAT) glial por meio do processo de transporte reverso (4) e, em seguida, é captada por SNAT nos neurônios glutamatérgicos (5).

O glutamato é reciclado e regenerado: parte 4

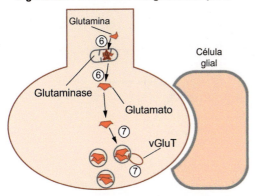

Figura 4.20D O glutamato é reciclado e regenerado, parte 4. A glutamina é convertida em glutamato no neurônio glutamatérgico pré-sináptico pela enzima glutaminase (6) e é captada dentro de vesículas sinápticas pelo transportador vesicular de glutamato (vGluT), onde é armazenada para liberação futura.

(vGluT, seta 7 na Figura 4.20D), onde é armazenado para liberação subsequente durante a neurotransmissão. Uma vez liberado, as ações do glutamato não são interrompidas por degradação enzimática, como em outros sistemas de neurotransmissores, mas sim pela remoção por EAAT em neurônios ou em células gliais, e todo o ciclo recomeça (Figuras 4.20A a D).

Síntese dos cotransmissores do glutamato, glicina e D-serina

Os sistemas glutamatérgicos são curiosos, visto que um dos receptores-chave para o glutamato exige um cotransmissor além do glutamato para funcionar. Esse receptor é o receptor NMDA, descrito adiante, enquanto o cotransmissor é o aminoácido glicina (Figura 4.21) ou outro aminoácido estreitamente relacionado com a glicina, conhecido como D-serina (Figura 4.22).

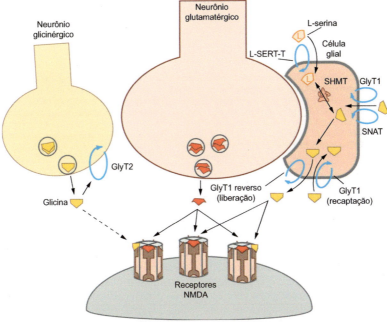

Figura 4.21 Produção do cotransmissor do receptor NMDA, a glicina. As ações do glutamato nos receptores NMDA dependem, em parte, da presença de um cotransmissor, a glicina ou a D-serina. A glicina pode se originar diretamente de aminoácidos da dieta e pode ser transportada para dentro das células gliais por um transportador de glicina (GlyT1) ou por um transportador específico de aminoácidos neutros (SNAT). A glicina também pode ser produzida em neurônios glicinérgicos e nas células gliais. Os neurônios glicinérgicos fornecem apenas uma pequena quantidade da glicina nas sinapses glutamatérgicas, visto que a maior parte da glicina liberada pelos neurônios glicinérgicos é utilizada apenas nas sinapses glicinérgicas e, em seguida, é captada de volta aos neurônios glicinérgicos pré-sinápticos pelo transportador de glicina 2 (GlyT2) antes que grande parte da glicina possa se difundir para as sinapses glutamatérgicas. A glicina produzida pelas células gliais desempenha um maior papel nas sinapses glutamatérgicas. A glicina é produzida nas células gliais quando o aminoácido L-serina é captado nessas células por meio do transportador de L-serina (L-SER-T) e, em seguida, convertida em glicina pela enzima serina hidroximetiltransferase (SHMT). A glicina das células gliais é liberada na sinapse glutamatérgica por meio de transporte reverso pelo GlyT1. Em seguida, a glicina extracelular é transportada de volta para as células gliais por meio do GlyT1.

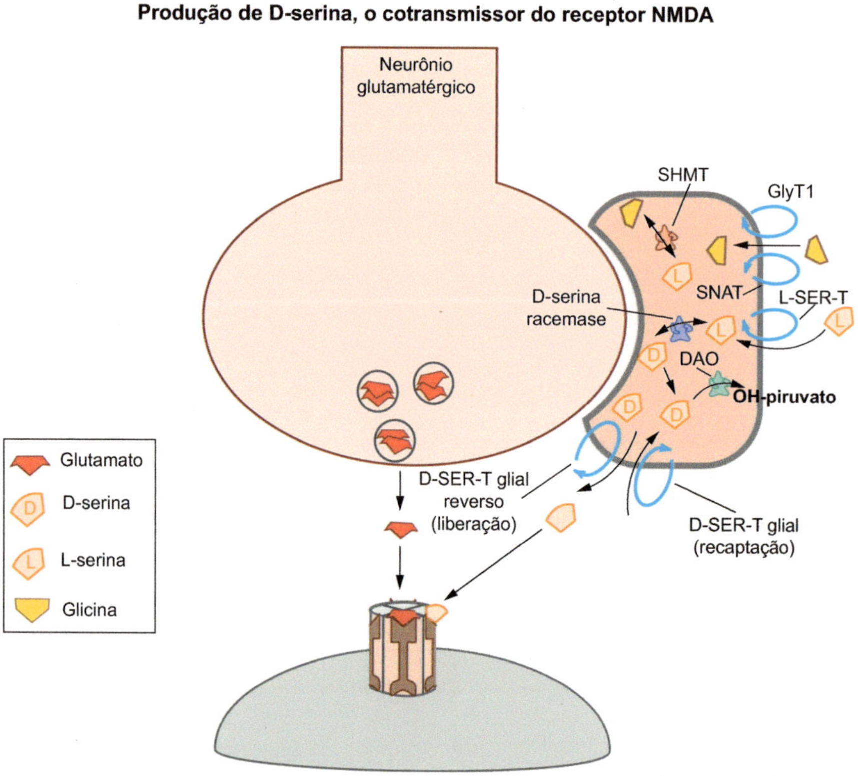

Produção de D-serina, o cotransmissor do receptor NMDA

Figura 4.22 Produção da D-serina, o cotransmissor do receptor NMDA. O glutamato necessita da presença de glicina ou de D-serina nos receptores NMDA, de modo a exercer parte de seus efeitos. Nas células gliais, a enzima serina racemase converte a L-serina em D-serina, que então é liberada na sinapse glutamatérgica por meio de transporte reverso no transportador de D-serina glial (D-SER-T glial). A presença de L-serina nas células gliais resulta de seu transporte por meio do transportador de L-serina (L-SER-T) ou de sua conversão em L-serina a partir da glicina pela enzima serina hidroximetiltransferase (SHMT). Uma vez liberada na sinapse, a D-serina é captada de volta na célula glial por uma bomba de recaptação, denominada D-SER-T. O excesso de D-serina dentro da célula glial pode ser destruído pela enzima D-aminoácido oxidase (DAO), que converte a D-serina em hidroxipiruvato (OH-piruvato).

Pelo que se sabe, a glicina não é sintetizada pelos neurônios glutamatérgicos, de modo que esses neurônios precisam obter a glicina de que necessitam para seus receptores NMDA a partir de neurônios glicinérgicos ou das células gliais (ver Figura 4.21). Os neurônios glicinérgicos contribuem apenas com uma pequena quantidade de glicina para as sinapses glutamatérgicas, visto que grande parte da glicina liberada é captada de volta para dentro dos neurônios por um tipo de bomba de recaptação de glicina, conhecida como transportador de glicina tipo 2 (GlyT2) (ver Figura 4.21).

Por conseguinte, acredita-se que as células gliais adjacentes constituam a fonte da maior parte da glicina disponível para as sinapses glutamatérgicas. A própria glicina pode ser captada pelas células gliais, bem como por neurônios glutamatérgicos a partir da sinapse por um transportador de glicina tipo 1 (GlyT1) (ver Figura 4.21).

A glicina também pode ser captada nas células gliais por um SNAT (transportador específico de aminoácidos neutros) glial. Pelo que se sabe, a glicina não é armazenada dentro de vesículas sinápticas das células gliais; entretanto, como veremos mais adiante, acredita-se que o neurotransmissor D-serina associado possivelmente seja armazenado dentro de algum tipo de vesícula de armazenamento dentro das células gliais. Entretanto, a glicina no citoplasma da célula glial está de algum modo disponível para liberação nas sinapses e escapa das células gliais, saindo delas e entrando na sinapse glutamatérgica por meio de um transportador GlyT1 reverso (ver Figura 4.21). Uma vez do lado de fora, a glicina pode retornar para dentro da célula glial por um GlyT1 de direção interna, que atua como bomba de recaptação e constitui o principal mecanismo responsável pelo término da pressão da glicina sináptica (ver Figura 4.21). Os transportadores GlyT1 provavelmente estão também localizados no neurônio glutamatérgico, porém qualquer liberação ou armazenamento a partir do neurônio glutamatérgico não está bem caracterizado (ver Figura 4.21). A glicina também pode ser sintetizada a partir do aminoácido L-serina, que provém do espaço extracelular, da corrente sanguínea e da dieta; em seguida, é transportada para dentro da célula glial por um transportador de L-serina (L-SER-T) e convertida em glicina pela enzima glial, serina hidroximetiltransferase (SHMT) (ver Figura 4.21). Essa enzima atua em ambas as direções, convertendo a L-serina em glicina ou a glicina em L-serina.

Como o cotransmissor D-serina é produzido? A D-serina é incomum, visto que se trata de um D-aminoácido, enquanto todos os 20 aminoácidos essenciais conhecidos são L-aminoácidos, incluindo o aminoácido L-serina, que é a imagem especular da D-serina. Ocorre justamente que a D-serina tem alta afinidade pelo sítio de glicina nos receptores NMDA e que as células gliais estão equipadas com uma enzima, que tem a capacidade de converter a L-serina regular no aminoácido neurotransmissor, a D-serina, por meio de uma enzima que atua de modo alternado entre a D e a L-serina, conhecida como D-serina racemase (ver Figura 4.22). Por conseguinte, a D-serina pode se originar da glicina ou da L-serina, e ambas podem ser transportadas dentro da glia pelos seus próprios transportadores. Em seguida, a glicina é convertida em L-serina pela enzima SHMT e, por fim, a L-serina é convertida em D-serina pela enzima D-serina racemase (ver Figura 4.22). Curiosamente, a D-serina produzida pode ser armazenada em algum tipo de vesícula na célula glial para liberação subsequente por meio de um transportador de D-serina (D-SER-T) glial reverso para fins de neurotransmissão nas sinapses glutamatérgicas que contêm receptores NMDA. As ações da D-serina não são apenas interrompidas por recaptação sináptica por meio do D-SER-T glial de atuação interna, mas também por uma enzima, a D-aminoácido oxidase (DAO), que converte a D-serina em hidroxipiruvato inativo (ver Figura 4.22). A seguir, discutiremos como o cérebro produz um ativador da DAO, conhecido, não surpreendentemente, como ativador da D-aminoácido oxidase ou DAOA.

Receptores de glutamato

Existem vários tipos de receptores de glutamato (Figura 4.23 e Tabela 4.2), incluindo a bomba de recaptação pré-sináptica neuronal (EAAT) e o transporte vesicular do glutamato para as vesículas sinápticas (vGluT), sendo ambos tipos de receptores. As propriedades farmacológicas gerais de vários transportadores são discutidas no Capítulo 2. São também mostrados os receptores de glutamato metabotrópicos no neurônio pré-sináptico, bem como no neurônio pós-sináptico (Figura 4.23). Os receptores de glutamato metabotrópicos são receptores de glutamato que estão ligados a proteínas G. As propriedades farmacológicas gerais dos receptores ligados às proteínas G também são discutidas no Capítulo 2.

Existem pelo menos oito subtipos de receptores metabotrópicos de glutamato, que são organizados em três grupos distintos (Tabela 4.2). As pesquisas sugerem que os receptores metabotrópicos dos grupos II e III possam ocorrer em regiões pré-sinápticas, onde atuam como autorreceptores para bloquear a liberação de glutamato (Figuras 4.23 e 4.24). As substâncias que estimulam esses autorreceptores pré-sinápticos na forma de agonistas podem *reduzir*, portanto, a liberação de glutamato. Por outro lado, os receptores de glutamato metabotrópicos do grupo I podem ter uma localização predominantemente pós-sináptica, onde hipoteticamente interagem com outros receptores de glutamato pós-sinápticos, de modo a facilitar e fortalecer as respostas mediadas por receptores de canais iônicos regulados por ligantes para o glutamato durante a neurotransmissão glutamatérgica excitatória (Figura 4.23).

Os receptores NMDA (*N*-metil-D-aspartato), AMPA (ácido α-amino-3-hidroxi-5-metil-4-isoxazol propiônico) e de cainato para o glutamato, nomeados de acordo com os agonistas que se ligam seletivamente a eles, são todos membros da família de receptores de canais iônicos regulados por ligantes (Figura 4.23 e Tabela 4.2). Esses canais iônicos regulados por ligantes também são conhecidos como receptores ionotrópicos e receptores ligados a canais iônicos. As propriedades farmacológicas gerais dos canais iônicos regulados por ligantes são discutidas no Capítulo 3. Tendem a ser pós-sinápticos e atuam em conjunto para modular a neurotransmissão pós-sináptica excitatória deflagrada pelo glutamato. Especificamente, os receptores AMPA e de cainato podem mediar a neurotransmissão excitatória rápida, o que possibilita a entrada de sódio no neurônio para despolarizá-lo (Figura 4.25). Os receptores NMDA no estado de repouso normalmente são bloqueados pelo magnésio, que obstrui o canal de cálcio (Figura 4.26).

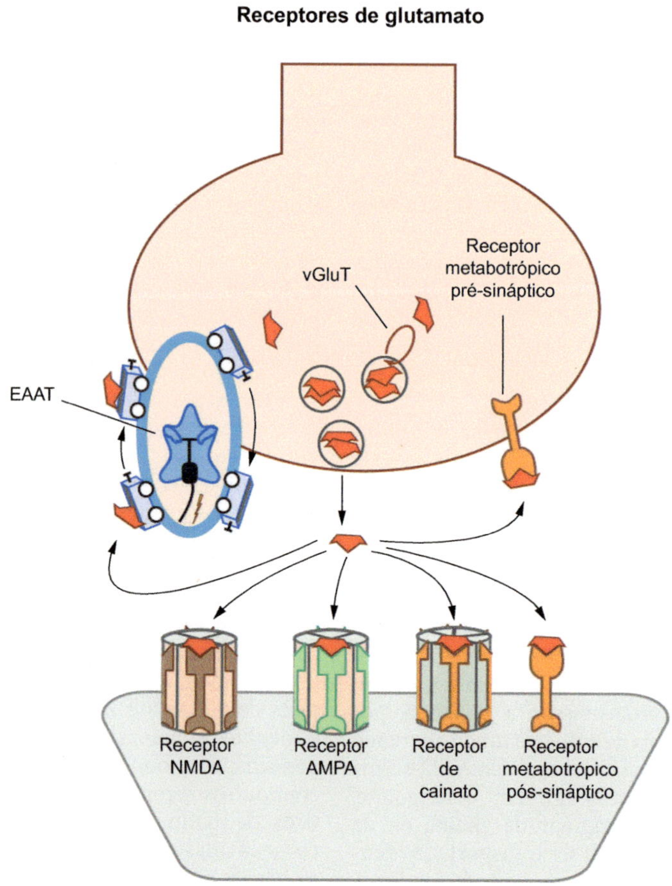

Receptores de glutamato

Figura 4.23 Receptores de glutamato. São mostrados aqui os receptores de glutamato, que regulam a sua neurotransmissão. O transportador de aminoácidos excitatórios (EAAT) é de localização pré-sináptica e é responsável pela eliminação do excesso de glutamato da sinapse. O transportador vesicular de glutamato (vGluT) transporta o glutamato para dentro das vesículas sinápticas, onde é armazenado até ser utilizado em uma futura neurotransmissão. Os receptores de glutamato metabotrópicos (ligados às proteínas G) podem ocorrer em regiões pré ou pós-sináptica. Três tipos de receptores de glutamato pós-sinápticos estão ligados a canais iônicos e são conhecidos como canais iônicos regulados por ligantes: os receptores de N-metil-D-aspartato (NMDA), os receptores de ácido α-amino-3-hidroxi-5-metil-4-isoxazol propiônico (AMPA) e os receptores de cainato, todos designados de acordo com os agonistas que se ligam a eles.

Os receptores NMDA constituem um tipo interessante de "detector de coincidências", que podem se abrir para deixar o cálcio entrar no neurônio, de modo a desencadear ações pós-sinápticas pela neurotransmissão glutamatérgica apenas quando ocorrem três eventos ao mesmo tempo (Figuras 4.26 e 4.27):
(1) O glutamato ocupa o seu sítio de ligação no receptor NMDA.
(2) A glicina ou a D-serina ligam-se a seu sítio no receptor NMDA.
(3) Ocorre despolarização, possibilitando a remoção do tampão de magnésio.
Alguns dos numerosos sinais importantes dos receptores NMDA, que são ativados quando os canais de cálcio do NMDA se abrem, incluem a potenciação a longo prazo e a plasticidade sináptica, conforme explicado mais adiante neste capítulo.

Principais vias do glutamato no cérebro

O glutamato é um neurotransmissor excitatório onipresente que parece ter a capacidade de excitar praticamente qualquer neurônio no cérebro. Essa é a razão pela qual é denominado "interruptor mestre" algumas vezes. Todavia, existem cerca de 6 vias glutamatérgicas específicas, com relevância particular para a psicofarmacologia e, especialmente, para a fisiopatologia da esquizofrenia (Figura 4.28). Essas vias são as seguintes:

Tabela 4.2 Receptores de glutamato.

Metabotrópicos			
Grupo I	mGluR1		
	mGluR5		
Grupo II	mGluR2		
	mGluR3		
Grupo III	mGluR4		
	mGluR6		
	mGluR7		
	mGluR8		
Ionotrópicos (canais iônicos regulados por ligantes; receptores ligados a canais iônicos)			
Classe Funcional	Família de genes	Agonistas	Antagonistas
AMPA	GluR1	Glutamato	
	GluR2	AMPA	
	GluR3	Cainato	
	GluR4		
Cainato	GluR5	Glutamato	
	GluR6	Cainato	
	GluR7		
	KA1		
	KA2		
NMDA	NR1	Glutamato	
	NR2A	Aspartato	
	NR2B	NMDA	MK801
	NR2C		Cetamina
	NR2D		PCP (fenciclidina)

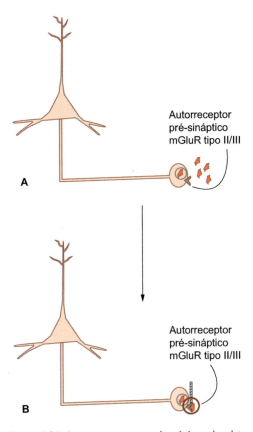

Figura 4.24 Autorreceptores metabotrópicos de glutamato. Os receptores metabotrópicos de glutamato dos grupos II e III podem estar localizados na região pré-sináptica como autorreceptores para regular a liberação de glutamato. Quando se acumula na sinapse (**A**), o glutamato fica disponível para ligar-se ao autorreceptor, o que, em seguida, inibe a liberação do glutamato (**B**).

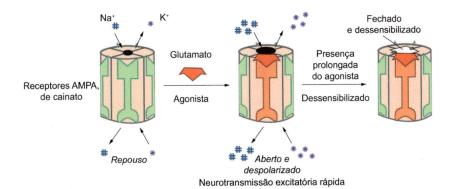

Figura 4.25 Glutamato nos receptores AMPA e de cainato. Quando o glutamato se liga aos receptores AMPA e de cainato, isso leva à neurotransmissão excitatória rápida e à despolarização da membrana. A ligação prolongada do agonista glutamato leva à dessensibilização do receptor, causando o fechamento do canal e a ausência de resposta transitória ao agonista.

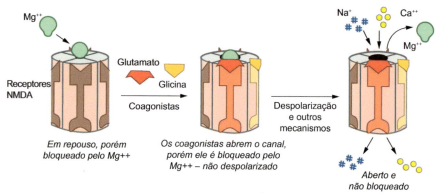

Figura 4.26 Magnésio como modulador alostérico negativo. O magnésio é um modulador alostérico negativo nos receptores NMDA de glutamato. A abertura dos receptores de glutamato NMDA exige a presença tanto de glutamato quanto de glicina, com ligação de cada um deles a um sítio diferente no receptor. Quando o magnésio também está ligado e a membrana não está despolarizada, isso impede os efeitos do glutamato e da glicina e, portanto, não possibilita a abertura do canal iônico. Para que o canal iônico se abra, a despolarização precisa remover o magnésio, enquanto tanto o glutamato quanto a glicina ligam-se a seus sítios no complexo do canal iônico regulado por ligante.

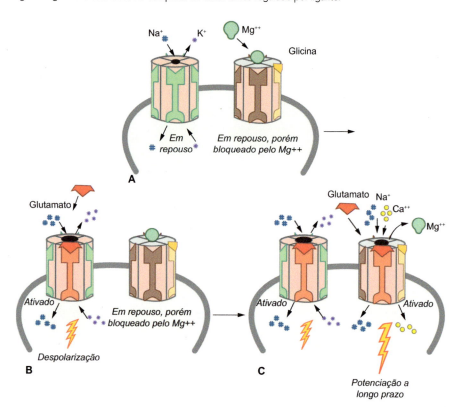

Figura 4.27 Propagação de sinal por meio dos receptores glutamatérgicos. A. À esquerda, a figura ilustra um receptor AMPA com o seu canal de sódio no estado de repouso, possibilitando a entrada mínima de sódio dentro da célula em troca de potássio. À direita, existe um receptor NMDA no estado de repouso, em que o magnésio bloqueia o canal de cálcio, e a glicina está ligada a seu sítio. **B.** Quando chega o glutamato, ele se liga ao receptor AMPA, o que provoca a abertura do canal de sódio, aumentando, assim, o fluxo de sódio para dentro do dendrito e o fluxo de potássio para fora do dendrito. Isso causa despolarização da membrana e deflagra um impulso nervoso pós-sináptico. **C.** A despolarização da membrana remove o magnésio do canal de cálcio. Isso, acoplado com a ligação do glutamato ao receptor NMDA na presença de glicina, provoca a abertura do receptor NMDA e possibilita o influxo de cálcio. O influxo de cálcio através dos receptores NMDA contribui para a potenciação a longo prazo, um fenômeno que pode estar envolvido na aprendizagem a longo prazo, na sinaptogênese e em outras funções neuronais.

(a) Via córtex-tronco encefálico
(b) Via corticoestriatal
(c) Via hipocampo estriatal
(d) Via talamocortical
(e) Via corticotalâmica
(f) Via corticocortical (direta)
(g) Via corticocortical (indireta)

(a) **Vias glutamatérgicas córtex-tronco encefálico.** Uma via glutamatérgica descendente muito importante projeta-se dos neurônios piramidais corticais glutamatérgicos para os centros neurotransmissores do tronco encefálico, incluindo a rafe para a serotonina, a área tegmental ventral (ATV) e a substância negra para a dopamina e o *locus coeruleus* para a noradrenalina (via **a** na Figura 4.28). Trata-se da via glutamatérgica córtex-tronco encefálico, que constitui um regulador essencial da liberação do neurotransmissor. A inervação direta dos neurônios monoaminérgicos no tronco encefálico por esses neurônios glutamatérgicos excitatórios do córtex-tronco encefálico *estimula* a liberação do neurotransmissor, enquanto a inervação indireta dos neurônios monoaminérgicos por esses neurônios glutamatérgicos corticais excitatórios, por intermédio de interneurônios de ácido γ-aminobutírico (GABAérgicos) no tronco encefálico, *bloqueia* a liberação do neurotransmissor.

(b) **Vias glutamatérgicas corticoestriatais.** Um segundo impulso glutamatérgico descendente dos neurônios piramidais corticais projeta-se para o complexo do estriado (via **b** na Figura 4.28). Essa via é conhecida como via glutamatérgica corticoestriatal. Essa via descendente termina em neurônios GABAérgicos destinados a uma estação de retransmissão em outra parte do complexo estriatal, denominada globo pálido.

(c) **Via glutamatérgica hipocampo-*accumbens*.** Outra via glutamatérgica essencial

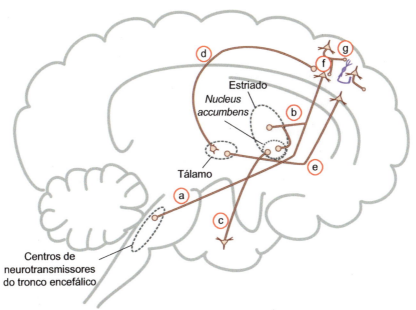

Figura 4.28 Vias glutamatérgicas no cérebro. Embora o glutamato possa exercer ações em praticamente todos os neurônios do cérebro, existem vias glutamatérgicas essenciais, que são particularmente relevantes para a esquizofrenia. **a.** A projeção glutamatérgica córtex-tronco encefálico é uma via descendente, que se projeta dos neurônios piramidais corticais no córtex pré-frontal para os centros neurotransmissores do tronco encefálico (rafe, *locus coeruleus*, área tegmental ventral, substância negra) e que regula a liberação de neurotransmissores. **b.** Outra via glutamatérgica descendente projeta-se do córtex pré-frontal para o complexo do estriado (via glutamatérgica corticoestriatal). **c.** Existe também uma projeção glutamatérgica da parte ventral do hipocampo para o *nucleus accumbens*. **d.** As vias glutamatérgicas talamocorticais ascendem a partir do tálamo e inervam os neurônios piramidais no córtex. **e.** As vias glutamatérgicas corticotalâmicas descem do córtex pré-frontal para o tálamo. **f.** Os neurônios piramidais intracorticais podem se comunicar diretamente entre si por meio do neurotransmissor glutamato; essas vias, que são conhecidas como vias glutamatérgicas corticocorticais diretas, são excitatórias. **g.** Os neurônios piramidais intracorticais também podem se comunicar por meio de interneurônios GABAérgicos; por conseguinte, essas vias glutamatérgicas corticocorticais indiretas são inibitórias.

projeta-se do hipocampo para o *nucleus accumbens* e é conhecida como via glutamatérgica hipocampo-*accumbens* (ver **c** na Figura 4.28). Teorias específicas associam essa via particular à esquizofrenia (ver adiante). À semelhança da via glutamatérgica corticoestriatal (ver **b** na Figura 4.28), a projeção glutamatérgica do hipocampo para o *nucleus accumbens* (ver **c** na Figura 4.28) também termina em neurônios GABAérgicos, que, por sua vez, projetam-se para uma estação de retransmissão no globo pálido.

(d) **Via glutamatérgica talamocortical.** A via glutamatérgica talamocortical (ver **d** na Figura 4.28) transporta a informação do tálamo de volta ao córtex, frequentemente para processar a informação sensorial.

(e) **Via glutamatérgica corticotalâmica.** Uma quinta via glutamatérgica, conhecida como via glutamatérgica corticotalâmica, projeta-se diretamente de volta para o tálamo, onde pode dirigir o modo pelo qual os neurônios reagem à informação sensorial (ver via **e** na Figura 4.28).

(f) **Vias glutamatérgicas corticocorticais.** Por fim, existe um complexo de muitas vias glutamatérgicas corticocorticais no córtex (ver Figura 4.28, vias **f** e **g**). Por um lado, os neurônios piramidais podem excitar uns aos outros dentro do córtex cerebral por meio de impulsos sinápticos diretos de seu próprio neurotransmissor glutamato (ver **f** na Figura 4.28).

(g) **Vias glutamatérgicas corticocorticais indiretas.** Por outro lado, um neurônio piramidal pode inibir outro por meio de impulso indireto, isto é, por meio de interneurônios que liberam GABA (ver **g** na Figura 4.28).

Hipótese de hipofunção dos receptores glutamatérgicos NMDA da psicose: neurotransmissão NMDA defeituosa nas sinapses glutamatérgicas em interneurônios GABAérgicos do córtex pré-frontal

Embora os receptores e as sinapses NMDA sejam onipresentes em todo o cérebro, a teoria da psicose de hipofunção do receptor NMDA de glutamato sugere que a psicose pode ser causada por disfunção das sinapses glutamatérgicas em um local específico: a saber, em determinados interneurônios GABAérgicos no córtex pré-frontal (ver **g** na Figura 4.28; e Figura 4.29A a C). Hipoteticamente, a disfunção pode ser causada

por problemas de neurodesenvolvimento na esquizofrenia (Figura 4.29B, detalhe 1A), por toxicidade de substâncias no abuso de cetamina/fenciclidina (Figura 4.29B, detalhe 1B) ou por problemas neurodegenerativos na demência (Figura 4.29C).

Em primeiro lugar, a interferência na neurotransmissão normal nesses locais entre neurônios glutamatérgicos e GABAérgicos poderia, hipoteticamente, resultar de anormalidades de neurodesenvolvimento de programação genética e ambiental na esquizofrenia (comparar Figura 4.29A, detalhe 1, com 4.29B, detalhe 1A). A perda de função desses interneurônios GABAérgicos inibitórios (Figura 4.29B, detalhe 2) faz com que os neurônios glutamatérgicos que eles inervam a jusante se tornem "desinibidos" e, portanto, hiperativos (Figura 4.29B, detalhe 3). Em relação a outros problemas associados a esses neurônios GABAérgicos na esquizofrenia, pode ser que eles também apresentem déficits na enzima que produz o seu próprio neurotransmissor GABA (p. ex., diminuição da atividade da GABA [ácido glutâmico descarboxilase]), causando um aumento compensatório na quantidade pós-sináptica dos receptores $GABA_A$ contendo a subunidade α_2 no segmento inicial axônico pós-sináptico dos neurônios piramidais que eles inervam (Figura 4.29B, detalhe 2; comparar com Figura 4.29A, detalhe 2).

Tanto a cetamina quanto a fenciclidina (PCP) podem causar psicose, com algumas das mesmas características clínicas da psicose da esquizofrenia (ver Tabela 4.1). Ambos os agentes também bloqueiam os receptores NMDA como antagonistas em um lado interno do canal iônico (Figura 4.30). Existe a hipótese de que o mecanismo de suas ações psicotomiméticas consista no bloqueio dos receptores NMDA nos mesmos sítios dos interneurônios GABAérgicos, de acordo com a hipótese formulada para as anormalidades de neurodesenvolvimento na esquizofrenia (comparar Figura 4.29B, detalhes 1A e 1B). No caso da esquizofrenia, a hipótese é que a hipofunção dos receptores NMDA seja causada durante o neurodesenvolvimento por fatores genéticos e ambientais (Figura 4.29B, detalhe 1A), ao passo que, na psicose induzida por cetamina/PCP, a hipótese é de que a hipofunção dos receptores NMDA seja causada por ações farmacológicas agudas e reversíveis diretamente nos receptores NMDA (Figura 4.29B, detalhe 1B).

Nos distúrbios neurodegenerativos que causam doença de Alzheimer e outros tipos de demência, o acúmulo de placas amiloides, emaranhados tau, corpos de Lewy e/ou os acidentes

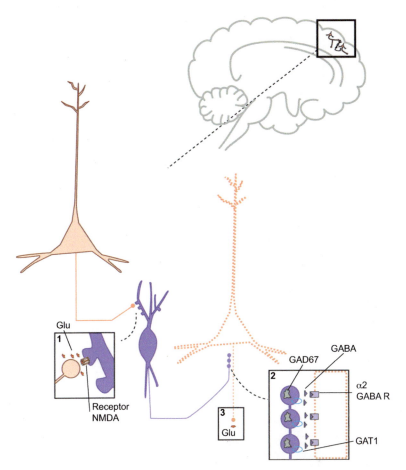

Figura 4.29A Local hipotético de disfunção glutamatérgica na psicose, parte 1. A figura mostra uma vista ampliada dos neurônios piramidais intracorticais que se comunicam por meio de interneurônios GABAérgicos (1). O glutamato é liberado por um neurônio piramidal intracortical e liga-se a um receptor NMDA em um interneurônio GABAérgico. (2) O GABA é então liberado do interneurônio e liga-se a receptores de GABA do subtipo α_2, que estão localizados no axônio de outro neurônio piramidal glutamatérgico. (3) Isso inibe o neurônio piramidal, reduzindo, assim, a liberação de glutamato cortical.

vasculares encefálicos progressivamente suprimem os neurônios conforme a doença progride (Figura 4.29C). Até 50% dos pacientes com demência podem, em algum ponto de sua evolução clínica, apresentar psicose (ver Capítulo 12 para uma discussão mais detalhada dos sintomas comportamentais da demência). Por que alguns pacientes com demência apresentam psicose e outros não? Uma hipótese formulada é a de que, em pacientes com psicose relacionada à demência, a neurodegeneração progrediu a ponto de suprimir alguns neurônios piramidais glutamatérgicos e interneurônios GABAérgicos no córtex pré-frontal, porém deixando outros neurônios piramidais glutamatérgicos intactos, pelo menos temporariamente (Figura 4.29C). Isso teoricamente cria a mesma desconexão (Figura 4.29C), mas por meio de um mecanismo diferente, que ocorre tanto na esquizofrenia (Figura 4.29B, ilustração 1A) quanto na psicose induzida por cetamina/Psicose PCP (Figura 4.29B, ilustração 1B). Hipoteticamente, isso ocorre em apenas alguns pacientes com demência e, especificamente, apenas naqueles cujo padrão de degeneração neuronal deixa os neurônios glutamatérgicos que impulsionam os neurônios dopaminérgicos intactos a jusante. A importância da preservação desses neurônios glutamatérgicos específicos é explicada mais adiante. A supressão de alguns neurônios enquanto outros são preservados poderia explicar o motivo pelo qual apenas determinados pacientes desenvolvem psicose à medida que a neurodegeneração progride na demência.

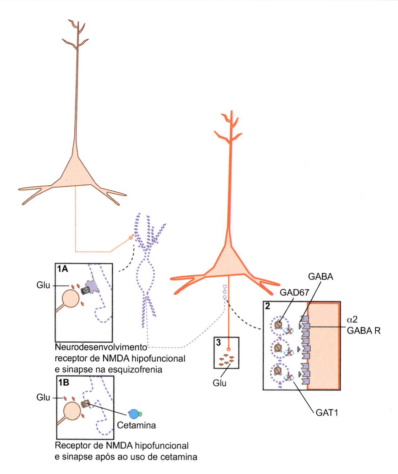

Figura 4.29B Local hipotético de disfunção glutamatérgica na psicose, parte 2. A figura mostra uma vista ampliada de neurônios piramidais intracorticais que se comunicam por meio de interneurônios GABAérgicos na presença de receptores NMDA hipofuncionais. (1) O glutamato é liberado de um neurônio piramidal intracortical. Entretanto, o receptor NMDA ao qual se liga normalmente é hipofuncional, o que impede que o glutamato exerça seus efeitos no receptor. Isso pode ser devido a anormalidades de neurodesenvolvimento (1A) ou à toxicidade de substâncias, como resultado do abuso de cetamina ou fenciclidina (1B). (2) Isso impede a liberação de GABA do interneurônios por conseguinte, não ocorre estimulação dos receptores de GABA α_2 no axônio de outro neurônio glutamatérgico. (3) Quando o GABA não se liga aos receptores de GABA α_2 em seu axônio, o neurônio piramidal não é mais inibido. Em vez disso, está desinibido e hiperativo, liberando glutamato em excesso no córtex.

Ligação da hipótese da hipofunção dos receptores NMDA de glutamato da psicose com a hipótese dopaminérgica da psicose

Quais são as consequências, para a atividade dopaminérgica, da desconexão hipotética dos neurônios piramidais glutamatérgicos com esses interneurônios GABAérgicos particulares na esquizofrenia, na toxicidade da cetamina/PCP e na demência (Figuras 4.29A, 4.29B e 4.29C)? Uma resposta sucinta é que, teoricamente, isso leva à mesma hiperatividade dopaminérgica já discutida para a hipótese dopaminérgica da psicose.

Certos neurônios glutamatérgicos inervam diretamente os neurônios dopaminérgicos da ATV/mesoestriatais e, quando perdem sua inibição GABAérgica em decorrência de qualquer causa, eles se tornam hiperativos e estimulam a liberação excessiva de dopamina das projeções mesoestriatais desses neurônios dopaminérgicos (Figuras 4.31 a 4.34). Conforme discutido na seção anterior, as sinapses NMDA com neurodesenvolvimento deficiente (Figura 4.29B, ilustração 1A) hipoteticamente causam essa hiperatividade do glutamato a jusante na esquizofrenia (Figuras 4.31 e 4.32). No abuso de PCP/cetamina, a substância, ao atuar diretamente

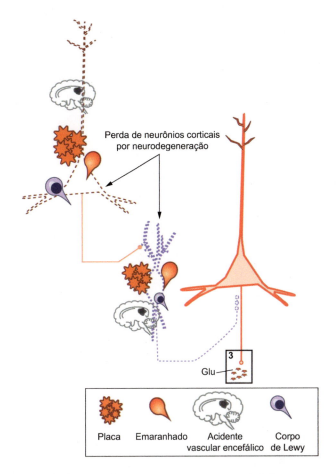

Figura 4.29C Local hipotético de disfunção glutamatérgica na psicose, parte 3. A figura mostra uma vista ampliada de neurônios piramidais intracorticais que se comunicam por meio de interneurônios GABAérgicos na presença de neurodegeneração associada à demência. Nem todos os pacientes com demência desenvolvem sintomas de psicose. Pode ser que, naqueles que apresentam esses sintomas, a neurodegeneração associada ao acúmulo de placas amiloides, emaranhados tau e/ou corpos de Lewy, bem como o dano causado por acidentes vasculares encefálicos, possa destruir alguns neurônios glutamatérgicos piramidais e interneurônios GABAérgicos, deixando outros intactos, pelo menos temporariamente. O resultado final pode consistir em atividade excessiva do glutamato no córtex, como na esquizofrenia (ver Figura 4.29B, ilustração 1A) ou no abuso de cetamina (ver Figura 4.29B, ilustração 1B).

nessas sinapses (Figura 4.29B, ilustração 1B), provoca hiperatividade glutamatérgica a jusante (Figura 4.33), ao passo que, na demência, a neurodegeneração suprime os neurônios corticais (Figura 4.29C), causando essa hiperatividade do glutamato (Figura 4.34). Por sua vez, a hiperatividade glutamatérgica de qualquer causa (Figuras 4.31 a 4.34) teoricamente resulta em hiperatividade da dopamina e nos sintomas positivos da psicose.

O fluxo hiperativo de glutamato do córtex pré-frontal pode, hipoteticamente, não apenas explicar potencialmente os sintomas positivos, mas também os sintomas negativos no caso de esquizofrenia. Quando a cascata da hipofunção dos receptores NMDA para a hiperatividade do glutamato aumenta a liberação de dopamina (Figura 4.31), isso hipoteticamente causa os sintomas positivos da psicose; entretanto, existe, hipoteticamente, uma segunda população de neurônios glutamatérgicos que se projetam para um conjunto diferente de neurônios da ATV. Esta segunda população de neurônios é mesocortical em vez de mesoestriatal/mesolímbica (Figura 4.35). Esse circuito, de fato, inibe a liberação de dopamina devido à presença de um interneurônio GABAérgico essencial na ATV de projeções dopaminérgicas mesocorticais para o córtex pré-frontal, que está hipoteticamente ausente na projeção mesoestriatal/mesolímbica

Local de ação da PCP e da cetamina: ligação ao canal aberto no sítio da PCP para bloquear o receptor NMDA

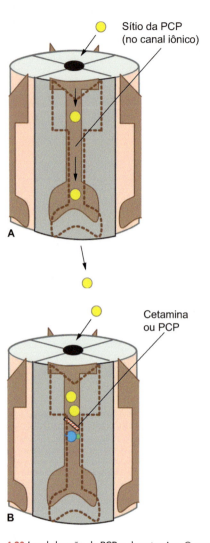

Figura 4.30 Local de ação da PCP e da cetamina. O anestésico cetamina liga-se como agonista à conformação de canal aberto do receptor NMDA. Especificamente, liga-se a um sítio dentro do canal de cálcio desse receptor, que é frequentemente denominado sítio da PCP, visto que também constitui o sítio ao qual se liga a fenciclidina (PCP) como antagonista.

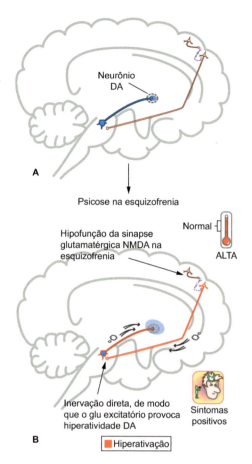

Figura 4.31 Hipofunção dos receptores NMDA e psicose na esquizofrenia, parte 1. A. A projeção glutamatérgica córtex-tronco encefálico comunica-se com a via dopaminérgica mesolímbica na área tegmental ventral (ATV) para regular a liberação de dopamina no *nucleus accumbens*. B. Se os receptores NMDA nos interneurônios GABAérgicos corticais estiverem hipoativos, a liberação de GABA é inibida, e a via cortical do tronco encefálico para a ATV torna-se hiperativada, levando à liberação excessiva de glutamato na ATV. Isso resulta em estimulação excessiva da via dopaminérgica mesolímbica e, portanto, na liberação excessiva de dopamina no *nucleus accumbens*. Esta é a base biológica teórica para a hiperatividade dopaminérgica mesolímbica que se acredita esteja associada aos sintomas positivos da psicose.

para o estriado (comparar Figuras 4.31B e 4.35B). A hiperatividade desses neurônios glutamatérgicos específicos que inervam os neurônios dopaminérgicos mesocorticais na Figura 4.35B levaria aos efeitos opostos daqueles discutidos para a população de neurônios glutamatérgicos que inervam os neurônios dopaminérgicos mesoestriatais, ou seja, redução da liberação de dopamina, o que, hipoteticamente, causa os sintomas negativos, cognitivos e afetivos da psicose (Figura 4.35B).

Hipótese serotoninérgica da psicose e da esquizofrenia

A teoria serotoninérgica da psicose propõe que a hiperatividade/desequilíbrio da atividade da

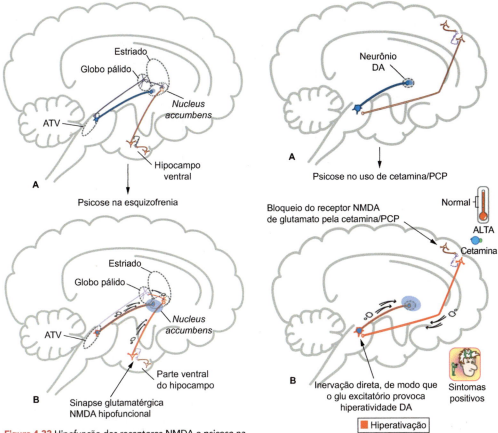

Figura 4.32 Hipofunção dos receptores NMDA e psicose na esquizofrenia, parte 2. Os receptores NMDA hipofuncionais nas sinapses glutamatérgicas na parte ventral do hipocampo também podem contribuir para a hiperatividade dopaminérgica mesolímbica. **A.** O glutamato liberado na parte ventral do hipocampo liga-se aos receptores NMDA em um interneurônio GABAérgico, estimulando a liberação de GABA. O GABA liga-se a receptores em um neurônio glutamatérgico piramidal, que se projeta para o *nucleus accumbens*; isso impede a liberação excessiva de glutamato nessa região. A liberação normal de glutamato no *nucleus accumbens* possibilita a ativação normal de um neurônio GABAérgico, que se projeta para o globo pálido, o que, por sua vez, possibilita a ativação normal de um neurônio GABAérgico que se projeta para a área tegmental ventral (ATV). Isso leva à ativação normal da via dopaminérgica mesolímbica da ATV para o *nucleus accumbens*. **B.** Se os receptores NMDA nos interneurônios GABAérgicos da parte ventral do hipocampo estiverem hipoativos, a via glutamatérgica para o *nucleus accumbens* estará hiperativada, levando à liberação excessiva de glutamato no *nucleus accumbens*. Isso leva à estimulação excessiva dos neurônios GABAérgicos que se projetam para o globo pálido, o que, por sua vez, inibe a liberação de GABA do globo pálido para a ATV, o que resulta em desinibição da via dopaminérgica mesolímbica e, portanto, em liberação excessiva de dopamina no *nucleus accumbens*.

Figura 4.33 Bloqueio dos receptores NMDA e psicose no abuso de cetamina. **A.** A projeção glutamatérgica córtex-tronco encefálico comunica-se com a via dopaminérgica mesolímbica na área tegmental ventral (ATV) para regular a liberação de dopamina no *nucleus accumbens*. **B.** Se a cetamina bloquear os receptores NMDA em interneurônios GABAérgicos corticais, a liberação de GABA será inibida, e a via cortical do tronco encefálico para a ATV estará hiperativada, levando à liberação excessiva de glutamato na ATV. Isso leva à estimulação excessiva da via dopaminérgica mesolímbica e, portanto, à liberação excessiva de dopamina no *nucleus accumbens*.

serotonina (5-hidroxitriptamina, 5HT), particularmente nos receptores de serotonina $5HT_{2A}$, podem resultar em psicose (ver Tabela 4.1 e Figura 4.1). A interrupção do funcionamento da 5HT, que leva aos sintomas positivos da psicose, pode hipoteticamente ser causada por anormalidades do neurodesenvolvimento na esquizofrenia, por neurodegeneração na doença de Parkinson, bem como na doença de Alzheimer e em outras demências, e por substâncias, como o LSD, a mescalina e a psilocibina (ver Figura 4.1 e Tabela 4.1). Curiosamente, as psicoses associadas a um desequilíbrio da serotonina tendem a ter mais alucinações visuais, enquanto aquelas associadas principalmente com a dopamina apresentam mais alucinações auditivas. Para

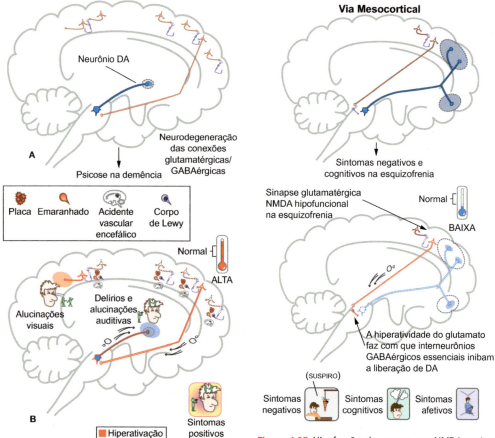

Figura 4.34 Neurodegeneração e psicose na demência. A. A projeção glutamatérgica cortical do tronco encefálico comunica-se com a via dopaminérgica mesolímbica na área tegmental ventral (ATV) para regular a liberação de dopamina no *nucleus accumbens*. **B.** Se a neurodegeneração levar à destruição de alguns neurônios glutamatérgicos e a alguns interneurônios GABAérgicos, mas não de outros, isso pode levar à liberação excessiva de glutamato em várias regiões do cérebro. Na ATV, isso pode resultar em estimulação excessiva da via dopaminérgica mesolímbica e, portanto, na liberação excessiva de dopamina no *nucleus accumbens*, com consequente ocorrência de delírios e alucinações auditivas. No córtex visual, a atividade glutamatérgica excessiva pode resultar em alucinações visuais.

Figura 4.35 Hipofunção dos receptores NMDA e sintomas negativos da esquizofrenia. **A.** A projeção glutamatérgica cortical para o tronco encefálico comunica-se com a via dopaminérgica mesocortical na área tegmental ventral (ATV) por meio de interneurônicos GABAérgicos, regulando, assim, a liberação de dopamina no córtex pré-frontal. **B.** Se os receptores NMDA nos interneurônios GABAérgicos corticais estiverem hipoativos, a via cortical do tronco encefálico para a ATV estará hiperativada, levando à liberação excessiva de glutamato na ATV. Isso resulta em estimulação excessiva dos interneurônios GABAérgicos do tronco encefálico, o que, por sua vez, leva à inibição dos neurônios dopaminérgicos mesocorticais. Isso reduz a liberação de dopamina no córtex pré-frontal e constitui a base biológica teórica dos sintomas negativos da psicose.

compreender como a hiperatividade da serotonina nos receptores $5HT_{2A}$ pode levar aos sintomas positivos da psicose em vários transtornos, analisaremos em primeiro lugar a serotonina e seu extenso conjunto de receptores e vias.

Rede do neurotransmissor serotonina

A serotonina, mais bem conhecida como 5HT (5-hidroxitriptamina), é um neurotransmissor monoaminérgico que regula uma rede cerebral, que constitui um dos principais alvos dos psicofármacos. Por exemplo, muitos, senão a maioria dos medicamentos usados no tratamento da psicose e do humor, têm como alvo, de uma maneira ou de outra, a rede serotonérgica. Por conseguinte, é de suma importância ter uma compreensão profunda da neurotransmissão serotoninérgica para entender alguns dos princípios mais importantes em toda a amplitude da psicofarmacologia, desde a psicose até os transtornos do humor e além.

Síntese de serotonina e término de sua ação

A síntese de 5HT começa com o aminoácido triptofano, que é transportado até o cérebro a partir do plasma para servir como o precursor da 5HT (Figura 4.36). Em seguida, duas enzimas de biossíntese convertem o triptofano em serotonina: em primeiro lugar, o triptofano hidroxilase (TRY-OH) converte o triptofano em 5-hidroxitriptofano (5HTP) e, em seguida, a aminoácido aromático descarboxilase (AAADC) converte o 5HTP em 5HT (Figura 4.36). Após a sua síntese, a 5HT é captada em vesículas sinápticas por um transportador vesicular de monoamina (VMAT2) e armazenada até ser utilizada durante a neurotransmissão.

A ação da 5HT termina quando ela é enzimaticamente destruída pela monoamina oxidase (MAO) e convertida em um metabólito inativo (Figura 4.37). Os próprios neurônios serotoninérgicos contêm monoamina oxidase B (MAO-B), mas apresentam baixa afinidade pela 5HT, de modo que a 5HT é enzimaticamente degradada apenas quando as suas concentrações intracelulares estão altas. O neurônio 5HT também tem uma bomba de transporte pré-sináptica para a serotonina, denominada transportador de serotonina (SERT), que é exclusiva para a 5HT e que interrompe as ações da serotonina, bombeando-a para fora da sinapse e de volta ao terminal nervoso pré-sináptico, onde pode ser novamente armazenada em vesículas sinápticas para uso subsequente em outra neurotransmissão (Figura 4.37). Diferentemente dos neurônios dopaminérgicos, alguns dos quais não contêm seu transportador de dopamina (DAT), acredita-se que todos os neurônios 5HT contenham SERT. Além disso, existem polimorfismos funcionais no gene que codifica o SERT, que despertaram grande interesse, uma vez que eles alteram a quantidade de serotonina sináptica e também podem ajudar a prever quais pacientes têm menos probabilidade de responder e que também são mais propensos a apresentar efeitos adversos quando utilizam fármacos para a depressão que bloqueiam os SERTs. Esse assunto será discutido de modo mais detalhado no Capítulo 7 sobre tratamentos para transtornos do humor.

Receptores de 5HT: considerações gerais

A serotonina tem mais de uma dúzia de receptores e pelo menos metade deles tem relevância clínica conhecida (Figura 4.38). Apenas alguns receptores de 5HT estão localizados no próprio neurônio serotoninérgico (5HT$_{1A}$,

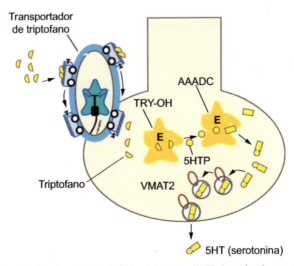

Figura 4.36 Produção de serotonina. A serotonina (5-hidroxitriptamina [5HT]) é produzida por enzimas após o transporte do aminoácido precursor, o triptofano, para o neurônio serotoninérgico. Uma vez transportado para dentro do neurônio serotoninérgico, o triptofano é convertido pela enzima triptofano hidroxilase (TRY-OH) em 5-hidroxitriptofano (5HTP), que, em seguida, é convertido em 5HT pela enzima aminoácido aromático descarboxilase (AAADC). Em seguida, a serotonina é captada em vesículas sinápticas por meio do transportador vesicular de monoaminas (VMAT2) no interior das quais permanece até ser liberada por um impulso neuronal.

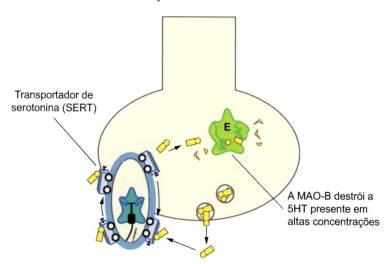

Figura 4.37 Término da ação da serotonina. A ação da serotonina (5HT) é interrompida enzimaticamente pela monoamina oxidase B (MAO-B) dentro do neurônio quando está presente em altas concentrações. Essa enzima converte a serotonina em um metabólito inativo. Existe também uma bomba de transporte pré-sináptica seletiva para a serotonina, denominada transportador de serotonina (SERT), que elimina a serotonina da sinapse e a devolve ao neurônio pré-sináptico.

$5HT1_{B/D}$, $5HT_{2B}$) (Figuras 4.38 a 4.41), e seu objetivo é regular diretamente o neurônio pré-sináptico serotoninérgico, especialmente o seu disparo e como ele libera e armazena sua própria serotonina. Apenas para causar confusão, esses mesmos receptores também podem estar localizados pós-sinapticamente, assim como todos os receptores de 5HT conhecidos. Em primeiro lugar, descreveremos como os receptores 5HT que são pré-sinápticos (localizados no próprio neurônio serotoninérgico) regulam a serotonina e, em seguida, discutiremos como os receptores de 5HT pós-sinápticos regulam essencialmente todos os outros neurotransmissores em uma rede de circuitos cerebrais a jusante.

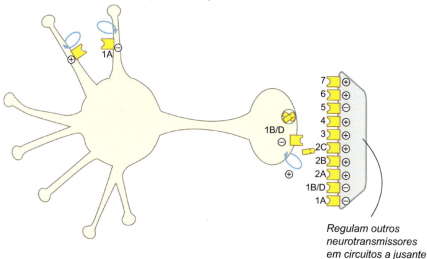

Figura 4.38 Receptores de serotonina. Os receptores de serotonina (5HT) pré-sinápticos incluem os $5HT_{1A}$, $5HT_{1B/D}$ e $5HT_{2B}$, que atuam como autorreceptores. Existem também numerosos receptores de serotonina pós-sinápticos, que regulam outros neurotransmissores em circuitos a jusante.

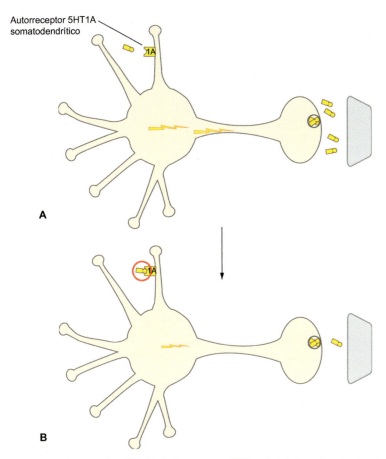

Figura 4.39 Autorreceptores de serotonina (5HT) 1A. **A.** Os receptores 5HT$_{1A}$ pré-sinápticos são autorreceptores localizados no corpo celular e nos dendritos e, portanto, são denominados autorreceptores somatodendríticos. **B.** Quando a serotonina é liberada somatodendriticamente, ela se liga a esses receptores 5HT$_{1A}$ e provoca desativação do fluxo de impulso neuronal de 5HT, ilustrado aqui como redução da atividade elétrica e redução da liberação de 5HT da sinapse à direita.

Receptores pré-sinápticos: regulação da serotonina pela serotonina

À semelhança de todos os neurônios monoaminérgicos, o neurônio serotoninérgico tem receptores tanto em seus terminais axônicos (autorreceptores de terminal axônico) quanto nos seus dendritos e corpo celular (autorreceptores somatodendríticos), que ajudam a regular a liberação de serotonina (Figuras 4.38 a 4.41). Ambos são considerados pré-sinápticos. Enquanto os neurônios dopaminérgicos (ver anteriormente neste capítulo e nas Figuras 4.5 a 4.8) e os neurônios noradrenérgicos (ver Capítulo 6 e Figuras 6.14 a 6.16) têm os mesmos receptores em ambas as extremidades, no caso do neurônio serotoninérgico, os receptores no terminal axônico (com farmacologia 5HT$_{1B/D}$) (Figuras 4.38 a 4.41) são diferentes dos receptores somatodendríticos (com farmacologia 5HT$_{1A}$ e 5HT$_{2B}$) (Figuras 4.38 a 4.40).

Receptores 5HT$_{1A}$ pré-sinápticos

Localizados nos dendritos e nos corpos celulares dos neurônios serotoninérgicos na rafe do mesencéfalo (Figura 4.39A), esses receptores 5HT$_{1A}$ somatodendríticos pré-sinápticos detectam a serotonina liberada dos dendritos. Ainda não foi totalmente elucidada a maneira como a serotonina é liberada na extremidade oposta do neurônio onde estão localizados seus terminais nervosos pré-sinápticos clássicos, porém isso parece ser um importante processo para o mecanismo pelo qual o neurônio serotoninérgico regula a liberação na extremidade pré-sináptica. Quando ocorre liberação somatodendrítica de

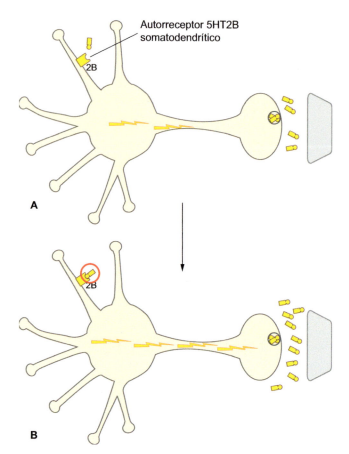

Figura 4.40 Autorreceptores de serotonina (5HT) 2B. A. Os receptores 5HT$_{2B}$ pré-sinápticos são autorreceptores localizados no corpo celular e nos dendritos e, portanto, denominados autorreceptores somatodendríticos. **B.** Quando o 5HT é liberado somatodendriticamente, ela se liga a esses receptores 5HT$_{2B}$ e provoca aumento do fluxo de impulso neuronal de 5HT, ilustrado aqui como aumento da atividade elétrica e aumento da liberação de 5HT da sinapse à direita.

5HT, ela ativa esses autorreceptores 5HT$_{1A}$, causando uma redução da velocidade do fluxo de impulsos neuronais por meio do neurônio serotoninérgico, bem como uma redução na liberação de serotonina de seu terminal axônico (ver Figura 4.39B). A infrarregulação (*down regulation*) e a dessensibilização desses autorreceptores 5HT$_{1A}$ pré-sinápticos somatodendríticos são consideradas de importância crítica para as ações antidepressivas dos fármacos que bloqueiam a recaptação da serotonina (discutidos no Capítulo 7, sobre tratamentos para transtornos do humor).

Receptores 5HT$_{2B}$ pré-sinápticos

Recentemente, foi descoberto que a área somatodendrítica de neurônios 5HT é regulada por um segundo receptor, o receptor 5HT$_{2B}$ (Figura 4.40), que atua em oposição ao receptor 5HT$_{1A}$. Ou seja, os receptores 5HT$_{2B}$ ativam o neurônio serotoninérgico para causar maior fluxo de impulsos e aumento da liberação de serotonina dos terminais nervosos pré-sinápticos. Assim, parece que, neste exato momento, os receptores 5HT$_{2B}$ são receptores de "anteroalimentação" (*feed foward*), enquanto os receptores 5HT$_{1A}$ são receptores de "retroalimentação negativa" (*feedback* negativo). Ainda não foi esclarecido quais neurônios 5HT na rafe do mesencéfalo contêm receptores 5HT$_{1A}$, quais contêm receptores 5HT$_{2B}$ e quais contêm ambos. Evidentemente, muito mais aspectos ainda precisam ser desvendados sobre os receptores 5HT$_{2B}$ e os fármacos que atuam sobre eles. Entretanto, já parece provável que o equilíbrio entre as ações

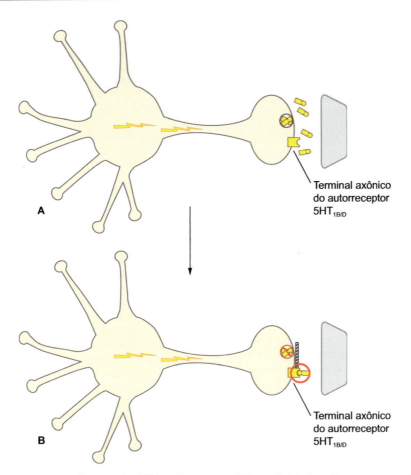

Figura 4.41 Autorreceptores de serotonina (5HT)$_{1B/D}$. Os receptores 5HT$_{1B/D}$ pré-sinápticos são autorreceptores localizados no terminal axônico pré-sináptico. Atuam ao detectar a presença de 5HT na sinapse, causando interrupção da liberação adicional de 5HT. Quando ocorre acúmulo de 5HT na sinapse (**A**), ela fica disponível para se ligar ao autorreceptor, o que inibe a liberação de serotonina (**B**).

nos receptores 5HT$_{1A}$ *versus* 5HT$_{2B}$ pré-sinápticos somatodendríticos seja importante na regulação do nível de atividade serotoninérgica e de liberação de serotonina que está ocorrendo nos terminais nervosos serotoninérgicos pré-sinápticos em todo o cérebro.

Receptores 5HT$_{1B/D}$ pré-sinápticos

Os receptores 5HT pré-sinápticos no terminal axônico têm o subtipo 5HT$_{1B/D}$ e atuam como autorreceptores de retroalimentação negativa (*feedback* negativo) para detectar a presença de 5HT, causando desativação de qualquer liberação adicional de 5HT e do fluxo de impulso neuronal de 5HT (Figura 4.41). Quando a 5HT é detectada na sinapse por receptores de 5HT pré-sinápticos nos terminais axônicos, ocorre por meio de um receptor 5HT$_{1B/D}$, que também é denominado autorreceptor do terminal (Figura 4.41). No caso do autorreceptor do terminal 5HT$_{1B/D}$, a ocupação desse receptor pela 5HT causa um bloqueio da liberação de 5HT (Figura 4.41B).

Serotonina pós-sináptica regula outros neurotransmissores em circuitos cerebrais a jusante

Foi constatado que cada neurotransmissor não apenas controla a sua própria síntese e liberação de locais pré-sináptico, mas também as ações de outros neurotransmissores por meio de ações pós-sinápticas e redes de circuitos cerebrais. Dessa maneira, se cada neurotransmissor regular todos os outros, isso fica complicado! Não podemos mais pensar em um neurotransmissor atuando apenas sinapticamente; os neurotransmissores também atuam de modo transináptico em circuitos cerebrais que controlam outros neurotransmissores e que também são controlados por outros neurotransmissores. Assim, como podemos conseguir descobrir qual é o efeito final de um fármaco capaz de atuar em um receptor se esses receptores estão em todos os lugares, e se eles produzem diferentes efeitos em locais diferentes? Além disso, como podemos possivelmente entender as doenças psiquiátricas que envolvem a serotonina se esse mesmo neurotransmissor faz coisas muito diferentes em diferentes circuitos e em diferentes sinapses?

A resposta, em parte, é dar um passo atrás e apreciar a maravilhosa complexidade dos sistemas de neurotransmissores do cérebro, e também reconhecer que estamos apenas começando a decifrar como esses sistemas de neurotransmissores teoricamente funcionam como substratos de sentimentos e emoções normais, bem como dos sintomas de doenças mentais. Aqui, nos arriscaremos a ter um mero vislumbre de como os neurotransmissores regulam a neurotransmissão uns dos outros por meio de sua atuação através de redes de neurônios que se comunicam entre si, não apenas com diferentes neurotransmissores em "nós/locais" diferentes das várias redes neuronais, mas também com diferentes subtipos de receptores para os mesmos neurotransmissores em "nós/locais" ou pontos de conexão dentro dessas redes neuronais. Hipoteticamente, quando as redes neurais apresentam um processamento ineficiente de informações (i. e., poderíamos dizer que estão "desafinadas"), isso em parte medeia os sintomas das doenças mentais. Um corolário dessa noção é que, quando nossos fármacos "sintonizam" com essas redes neuronais por meio de suas ações em subtipos de receptores específicos, eles têm o potencial de melhorar a eficiência do processamento da informação nessas redes neuronais, reduzindo, assim, os sintomas das doenças mentais. Essa discussão, apesar de supersimplificada, e talvez um pouco ingenuamente reducionista em sua apresentação, representa o próximo passo depois do conceito agora ultrapassado de que as doenças mentais e os fármacos que as tratam são simplesmente "desequilíbrios químicos" nas sinapses. Ao considerarmos a moderna neurobiologia das doenças mentais e seus tratamentos, é aconselhável permanecer humilde em relação ao que sabemos e talvez lembrar como *The Devil's Dictionary* (de Ambrose Bierce) definiu a mente no século XIX:

MENTE, *subst*. Uma forma misteriosa de matéria secretada pelo cérebro. Sua principal atividade consiste no esforço de investigar a sua própria natureza, sendo a futilidade da tentativa em razão do fato de que ela não tem nada além de si mesma para conhecer a si própria. (Tradução livre.)

Construção da rede 5HT

A serotonina, assim como todos os neurotransmissores, interage a jusante com outros neurônios e com os neurotransmissores liberados por esses neurônios (Figuras 4.42 e 4.43). Assim, o que ocorre após a liberação da serotonina depende não apenas do receptor com o qual ela interage (ver nove receptores de serotonina diferentes na Figura 4.42), mas também, em grande parte, de qual neurônio está se comunicando com o neurotransmissor liberado pelo neurônio (ver as interações com neurônios glutamatérgicos e GABAérgicos na Figura 4.42 e com o glutamato, o GABA, a noradrenalina (NA), a dopamina (DA), a histamina (HA) e a acetilcolina [ACh] na Figura 4.43). Observe todas as opções que a serotonina tem para controle: ela pode excitar ou inibir, dependendo do subtipo de receptor de serotonina com o qual está interagindo, bem como da liberação pelo próprio neurônio pós-sináptico do neurotransmissor excitatório glutamato ou do neurotransmissor inibitório GABA. Quando a serotonina atua na neurotransmissão simultaneamente em situações excitatórias e inibitórias, qual delas predomina? A resposta sucinta é que isso parece depender da expressão de um receptor específico em um local específico; da densidade desse receptor, sendo a resposta mais provável com receptores de distribuição densa *versus* esparsa; da sensibilidade de um receptor à serotonina; e da quantidade de liberação e taxa de disparo do neurônio serotoninérgico, sendo alguns receptores mais sensíveis do que outros a baixos níveis de serotonina. Por fim, depende de a interação ser direta (p. ex., atuação direta da serotonina em um neurônio glutamatérgico – Figura 4.42, à esquerda – ou em um neurônio GABAérgico – Figura 4.42, à direita) ou indireta (p. ex., atuação indireta da serotonina em neurônios glutamatérgicos por meio de um neurônio GABAérgico, que, por sua vez, inerva um neurônio glutamatérgico – Figura 4.42, à direita). Os neurônios noradrenérgicos, dopaminérgicos, histaminérgicos e colinérgicos também podem receber impulsos diretamente dos neurônios serotoninérgicos, particularmente

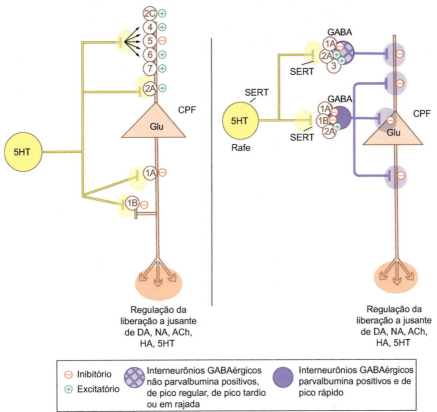

Figura 4.42 A serotonina (5HT) regula a liberação de glutamato tanto direta quanto indiretamente. Os subtipos de receptores 5HT são, em sua maioria, heterorreceptores pós-sinápticos e residem nos neurônios que liberam vários neurotransmissores; assim, a serotonina (como todos os neurotransmissores) pode regular a liberação a jusante de numerosos neurotransmissores. À esquerda: a influência direta da 5HT sobre os neurônios glutamatérgicos piramidais pode ser tanto excitatória (p. ex., nos receptores $5HT_{2A}$, $5HT_{2C}$, $5HT_4$, $5HT_6$ e $5HT_7$) quanto inibitória (nos heterorreceptores $5HT_{1A}$, $5HT_5$ e, possivelmente, $5HT_{1B}$ pós-sinápticos). Por sua vez, os neurônios glutamatérgicos fazem sinapse com os neurônios da maioria dos outros neurotransmissores para regular a sua liberação a jusante. À direita: a liberação de glutamato também pode ser controlada indiretamente por receptores 5HT em interneurônios GABAérgicos inibitórios. Com tantas maneiras de estimular e de inibir os neurônios glutamatérgicos, e com alguns receptores 5HT que exercem ações opostas sobre a liberação de glutamato, devido à sua presença em neurônios glutamatérgicos e em interneurônios GABAérgicos (p. ex., $5HT_{2A}$), parece que as ações coordenadas da 5HT em seus vários receptores podem servir para "sintonizar" a liberação de glutamato e mantê-la em equilíbrio. Os efeitos finais da 5HT sobre a liberação de glutamato dependem dos padrões de expressão regionais e celulares dos subtipos de receptores 5HT, da densidade dos receptores 5HT e da concentração local de 5HT.

em seus corpos celulares, ou indiretamente por meio de neurônios glutamatérgicos e/ou GABAérgicos como intermediários (Figura 4.43). Assim, é possível constatar facilmente que um fármaco que age diretamente sobre os neurônios serotoninérgicos e seus receptores não apenas pode afetar a própria serotonina, mas também pode ter efeitos profundos a jusante em todos os outros neurotransmissores. Quais são aqueles afetados, em qual prioridade e em que locais constituem atualmente o objeto de intensa investigação. Entretanto, essas redes e o modo pelo qual são organizadas podem explicar por que determinado fármaco que atua em primeiro lugar e diretamente em determinado receptor de um neurotransmissor específico pode ter efeitos finais profundos em todos os tipos de neurotransmissores. Uma compreensão, mesmo que não seja profunda, acerca das redes neurais também pode constituir a base para começar a entender por que a prática frequente de administrar fármacos com

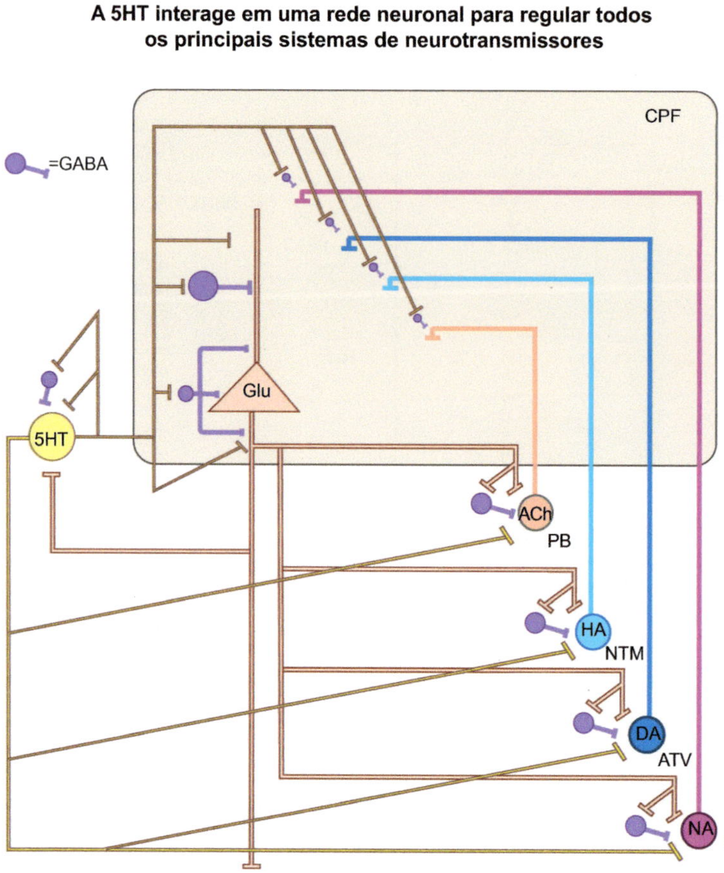

A 5HT interage em uma rede neuronal para regular todos os principais sistemas de neurotransmissores

Figura 4.43 A serotonina (5HT) interage em uma rede neuronal para regular todos os principais sistemas de neurotransmissores. Os circuitos de 5HT originam-se de núcleos distintos do tronco encefálico, incluindo núcleos da rafe dorsal e mediana. Esses circuitos projetam-se para uma ampla gama de áreas cerebrais corticais e subcorticais, incluindo o córtex pré-frontal (CPF) e os locais para os corpos celulares de neurônios de outros neurotransmissores, como o *locus coeruleus* (LC) para a noradrenalina, a área tegmentar ventral (ATV) para a dopamina, o núcleo tuberomamilar do hipotálamo (NTM) para a histamina e a parte basal do prosencéfalo (PB) para a acetilcolina. Por meio dessas conexões, a rede de 5HT pode modular a si própria e influenciar, direta e indiretamente, praticamente todas as outras redes de neurotransmissores. Por conseguinte, não é surpreendente que se acredite que a rede 5HT possa regular uma variedade de comportamentos, incluindo humor, sono e apetite, ou que a desregulação dessa rede tenha sido implicada em muitos transtornos psiquiátricos.

dois ou mais mecanismos de ação (ou dois agentes diferentes com duas ou mais ações distintas) pode ter quaisquer efeitos aditivos/sinérgicos ou supressores/antagônicos. Isso se reflete nos efeitos correspondentes sobre a eficácia e os efeitos adversos dos fármacos.

Receptores 5HT$_{1A}$

Os receptores 5HT$_{1A}$ podem promover a liberação de outros neurotransmissores (Figura 4.44). Receptores 5HT$_{1A}$ são sempre inibitórios, porém estão, com muita frequência, localizados em neurônios GABAérgicos pós-sinápticos, o que significa que o efeito final a jusante, nesse

caso, é na verdade excitatório (Figura 4.44). Por exemplo, os receptores 5HT$_{1A}$ estão localizados em interneurônios GABAérgicos no córtex pré-frontal, e esses interneurônios GABAérgicos, por sua vez, atuam para inibir a liberação de neurotransmissores de neurônios glutamatérgicos (ver Figura 4.42B). Os receptores 5HT$_{1A}$ localizados em outros interneurônios GABAérgicos também inibem a liberação de neurotransmissores de terminais pré-sinápticos de neurônios noradrenérgicos, dopaminérgicos e colinérgicos. A Figura 4.44A mostra a condição de base em que uma liberação tônica baixa de GABA permite apenas uma condição basal correspondentemente baixa de liberação de noradrenalina, dopamina e acetilcolina. Entretanto, quando a serotonina é liberada nos receptores 5HT$_{1A}$ localizados em interneurônios GABAérgicos (Figura 4.44B), esta ação no receptor inibe os interneurônios GABAérgicos, reduzindo a liberação de GABA inibitório e permitindo um aumento na liberação a jusante de noradrenalina, dopamina e acetilcolina. Por conseguinte, a ação da serotonina nesses receptores 5HT$_{1A}$ facilita a liberação a jusante de noradrenalina, dopamina e acetilcolina. Como será explicado em capítulos subsequentes, muitos psicofármacos usados no tratamento da psicose, de transtornos do humor e da ansiedade são agonistas ou agonistas parciais de 5HT$_{1A}$.

Receptores 5HT$_{1B}$

Os receptores 5HT$_{1B}$ são inibitórios e podem, especificamente, inibir a liberação de neurotransmissores de neurônios noradrenérgicos, dopaminérgicos, histaminérgicos e colinérgicos quando esses receptores estão localizados nos terminais nervosos pré-sinápticos desses neurônios (Figura 4.45). Quando um receptor para um neurotransmissor diferente daquele

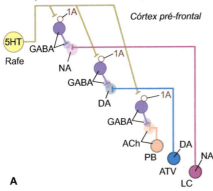

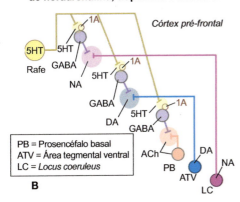

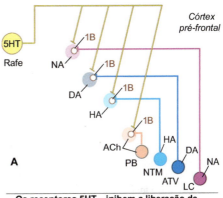

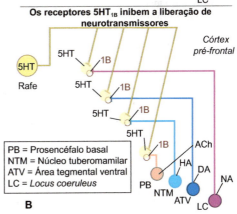

Figura 4.44 A estimulação pela serotonina (5HT)$_{1A}$ aumenta indiretamente a liberação de outros neurotransmissores. **A.** Os heterorreceptores 5HT$_{1A}$ nos interneurônios GABAérgicos do córtex pré-frontal podem regular indiretamente a liberação de noradrenalina (NA), de dopamina (DA) e de acetilcolina (ACh). **B.** A estimulação dos receptores 5HT$_{1A}$ é inibitória; por conseguinte, a ligação da serotonina a esses receptores pode reduzir a liberação de GABA e, por sua vez, desinibir a liberação de noradrenalina, dopamina e acetilcolina.

Figura 4.45 A estimulação pela serotonina (5HT)$_{1B}$ diminui a estimulação de outros neurotransmissores. **A.** Os receptores 5HT$_{1B}$ nos terminais nervosos pré-sinápticos dos neurônios noradrenérgicos (NA), dopaminérgicos (DA), colinérgicos (ACh) e histaminérgicos (HA) podem, teoricamente, regular a liberação desses neurotransmissores. **B.** A estimulação dos heterorreceptores 5HT$_{1B}$ nos neurônios ACh, HA, DA e NA é inibitória; por conseguinte, a ligação da serotonina a esses receptores pode diminuir potencialmente a liberação desses neurotransmissores.

utilizado pelo neurônio como seu próprio neurotransmissor está presente, ele é denominado "heterorreceptor" (literalmente, outro receptor). No caso dos receptores 5HT$_{1B}$ presentes em terminais nervosos pré-sinápticos não serotoninérgicos, eles são inibitórios e atuam para evitar a liberação desses outros neurotransmissores (Figura 4.45A). Em condições basais, observa-se a liberação de certa quantidade de neurotransmissor de quatro neurônios diferentes no córtex pré-frontal: noradrenérgicos, dopaminérgicos, histaminérgicos e colinérgicos (Figura 4.45A). Porém, quando a serotonina é liberada nos seus heterorreceptores 5HT$_{1B}$ inibitórios pré-sinápticos, isso reduz a liberação desses quatro neurotransmissores (Figura 4.45B). Assim, a serotonina inibe a liberação de noradrenalina, dopamina, histamina e acetilcolina nos receptores 5HT$_{1B}$. Alguns agentes conhecidos por serem antagonistas de 5HT$_{1B}$, que, portanto, são passíveis de aumentar a liberação desses quatro neurotransmissores, são utilizados para tratar a depressão e são discutidos no Capítulo 7 sobre tratamentos farmacológicos para transtornos do humor.

Receptores 5HT$_{2A}$

Os receptores 5HT$_{2A}$ podem tanto promover quanto inibir a liberação de outros neurotransmissores. Ou seja, embora os receptores 5HT$_{2A}$ sejam sempre excitatórios, a variabilidade de sua localização no cérebro significa que esses receptores podem tanto facilitar quanto inibir a liberação de vários neurotransmissores a jusante. Por exemplo, quando os receptores 5HT$_{2A}$ estão localizados em neurônios glutamatérgicos, geralmente nos dendritos apicais de neurônios glutamatérgicos, eles são excitatórios, levando à liberação de glutamato excitatório em alvos a jusante (Figura 4.46A). Por outro lado, quando receptores 5HT$_{2A}$ estão localizados nos interneurônios GABAérgicos que inervam neurônios glutamatérgicos, o impulso excitatório de 5HT$_{2A}$ para o interneurônio GABAérgico leva à liberação de GABA, e este GABA é inibitório para o neurônio glutamatérgico que ele inerva, com efeitos opostos nos neurônios a jusante dos neurônios glutamatérgicos (Figura 4.46B). Muitos medicamentos usados no tratamento da psicose e de transtornos do humor têm propriedades antagonistas 5HT$_{2A}$ e serão discutidos extensamente no Capítulo 5, sobre fármacos para a psicose, e no Capítulo 7, sobre fármacos para os transtornos do humor. Além disso, a maioria dos alucinógenos tem propriedades agonistas 5HT$_{2A}$, e isso será discutido no Capítulo 13, sobre abuso de substâncias.

Os receptores 5HT$_{2A}$ regulam a liberação de glutamato – porém, isso é complicado

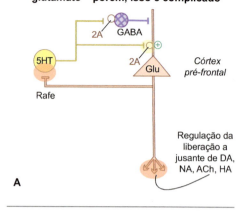

A

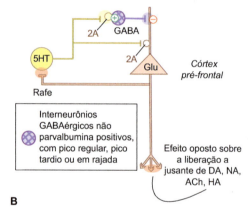

B

Figura 4.46 A estimulação pela serotonina (5HT)$_{2A}$ tanto promove quanto inibe a liberação de glutamato. Os receptores 5HT$_{2A}$ são sempre excitatórios; todavia, dependendo de sua localização, podem estimular ou inibir a liberação de glutamato. **A.** Os receptores 5HT$_{2A}$ estão localizados em neurônios glutamatérgicos piramidais e, por meio da estimulação desses receptores, pode ocorrer aumento da liberação de glutamato. **B.** Entretanto, os receptores 5HT$_{2A}$ também estão presentes em interneurônios GABAérgicos e, quando estimulados, causam inibição GABAérgica do glutamato. Assim, os efeitos finais da estimulação 5HT$_{2A}$ – ou do antagonismo 5HT$_{2A}$ sobre a neurotransmissão glutamatérgica dependerão de múltiplos fatores, incluindo a densidade dos receptores e a concentração local de 5HT.

Receptores 5HT$_{2C}$

Os receptores 5HT$_{2C}$ geralmente inibem a liberação de neurotransmissores a jusante. Os receptores 5HT$_{2C}$ são excitatórios, pós-sinápticos e estão principalmente presentes em interneurônios GABAérgicos (Figuras 4.47A e 4.47B). Isso significa que os receptores 5HT$_{2C}$ exercem efeitos inibitórios efetivos em todo local onde se encontram seus interneurônios GABAérgicos. Por exemplo, quando os interneurônios

GABAérgicos com receptores 5HT$_{2C}$ inervam neurônios noradrenérgicos ou dopaminérgicos a jusante, o efeito final da 5HT consiste em inibir a liberação de noradrenalina e de dopamina (compare os níveis basais de noradrenalina e de dopamina no córtex pré-frontal, na Figura 4.47A, com os níveis de noradrenalina e de dopamina após a liberação de serotonina nos receptores 5HT$_{2C}$, na Figura 4.47B). Os agonistas dos receptores 5HT$_{2C}$ podem tratar a obesidade, enquanto os antagonistas dos receptores de 5HT$_{2C}$ tratam a psicose e os transtornos do humor.

Receptores 5HT$_3$

Os receptores 5HT$_3$ localizados na zona de gatilho quimiorreceptora do tronco encefálico, fora da barreira hematoencefálica, são bem conhecidos pelo seu papel nas náuseas e nos vômitos mediados centralmente. No entanto, em outras partes do sistema nervoso central, particularmente no córtex pré-frontal, os receptores 5HT$_3$ estão localizados em um tipo particular de interneurônio GABAérgico (especificamente aquele com a propriedade de não se ligar a um corante de cálcio chamado parvalbumina e também de exibir um padrão de disparo de interneurônio GABAérgico característico que consiste em pico regular, pico tardio ou rajada; ver Figura 4.42, à direita). À semelhança dos receptores 5HT$_{2C}$, os receptores 5HT$_3$ são excitatórios nos neurônios GABAérgicos que eles inervam, o que significa que os receptores 5HT$_3$ também exercem efeitos finais inibitórios onde houver interneurônios GABAérgicos.

Os receptores 5HT$_3$ inibem especificamente a liberação de acetilcolina e de noradrenalina no nível cortical (Figura 4.48). Ou seja, os

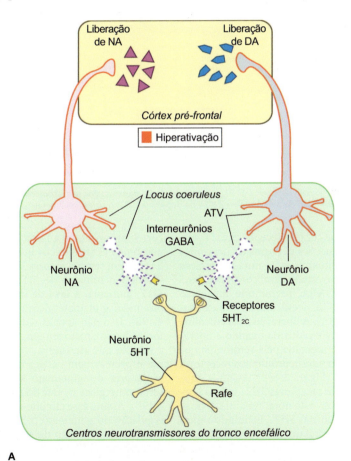

Figura 4.47A Estimulação pela serotonina (5HT)$_{2C}$, parte 1. Os receptores 5HT$_{2C}$ excitatórios estão presentes, em sua maioria, nos interneurônios GABAérgicos. Na ausência de serotonina, os receptores de GABA não são estimulados, e, portanto, os neurônios a jusante, neste caso os neurônios noradrenérgicos (NA) e dopaminérgicos (DA) que se projetam para o córtex pré-frontal, são ativos.

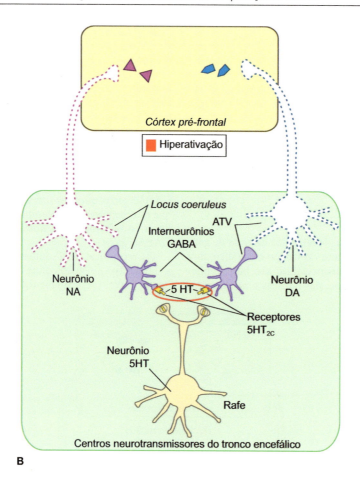

Figura 4.47B Estimulação pela serotonina (5HT)$_{2C}$, parte 2. A ligação da serotonina aos receptores 5HT$_{2C}$ em interneurônios GABAérgicos inibe a liberação de noradrenalina (NA) e de dopamina (DA) no córtex pré-frontal.

interneurônios que contêm receptores 5HT$_3$ terminam nas terminações nervosas de neurônios pré-sinápticos colinérgicos e noradrenérgicos para inibi-los (ver o estado basal com baixo nível de liberação de GABA, permitindo um baixo nível de liberação de acetilcolina e noradrenalina na Figura 4.48A). A liberação de acetilcolina e de noradrenalina é reduzida quando a liberação de GABA é aumentada pela serotonina que causa excitação do interneurônio nos receptores 5HT$_3$ excitatórios (Figura 4.48B). Assim, a serotonina que atua nos receptores 5HT$_3$ inibe a liberação de acetilcolina e de noradrenalina. É de se esperar que antagonistas 5HT$_3$, incluindo alguns medicamentos que tratam a depressão, exerçam o efeito oposto, ou seja, aumentem a liberação de acetilcolina e de noradrenalina (discutida com mais detalhes no Capítulo 7).

Um dos controles regulatórios mais importantes sobre o débito de glutamato excitatório do córtex pré-frontal é a inibição tônica por interneurônios GABAérgicos que recebem estímulo da 5HT em seus receptores 5HT$_3$ (Figura 4.49A). Quando o impulso de 5HT nesses receptores 5HT$_3$ aumenta, a taxa de disparo do neurônio piramidal glutamatérgico é diminuída (Figura 4.49B). Isso não apenas reduz os efeitos excitatórios do glutamato em uma infinidade de locais a jusante que ele inerva, como também diminui especificamente a alça de retroalimentação excitatória do glutamato sobre os neurônios serotoninérgicos na rafe do mesencéfalo (Figura 4.49B). Assim, esse circuito não apenas mostra a regulação do glutamato pela serotonina (p. ex., redução da liberação de glutamato pelas ações do receptor 5HT$_3$ nos interneurônios GABAérgicos), como também demonstra uma maneira pela qual o glutamato regula de modo recíproco a serotonina (p. ex., em uma alça de retroalimentação que normalmente excita a liberação

Liberação basal de neurotransmissores

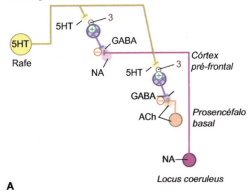

A

Os receptores 5HT3 inibem a liberação de noradrenalina e de acetilcolina

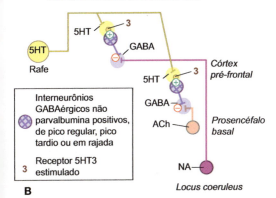

B

Figura 4.48 A estimulação serotoninérgica (5HT) 3 inibe a liberação de noradrenalina e de acetilcolina. Os receptores $5HT_3$ excitatórios localizados nos terminais dos interneurônios GABAérgicos no córtex pré-frontal podem regular a liberação de noradrenalina (NA) e de acetilcolina (ACh). **A.** Em condições basais, a liberação tônica de GABA possibilita um baixo nível de liberação de NA e de ACh. **B.** Quando liberada, a 5HT liga-se aos receptores $5HT_3$ nos neurônicos GABAérgicos, provocando a liberação fásica de GABA em neurônios noradrenérgicos e colinérgicos, com consequente redução da liberação de NA e de ACh, respectivamente.

de serotonina como resultado das ações do glutamato nos corpos celulares serotoninérgicos na rafe, mas agora está diminuída devido à inibição da liberação de glutamato pela serotonina). Este é apenas um simples exemplo de regulação recíproca de neurotransmissores um pelo outro.

Receptores $5HT_6$

Os receptores $5HT_6$ são pós-sinápticos e podem ser reguladores essenciais da disponibilização da liberação de acetilcolina e do controle dos processos cognitivos. O bloqueio desse receptor

A serotonina e o glutamato regulam-se um ao outro

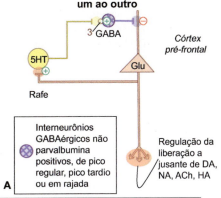

A

As ações da serotonina nos receptores 5HT3 reduzem sua própria liberação

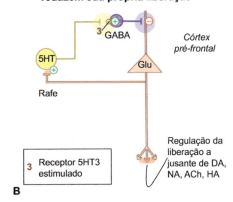

B

Figura 4.49 A estimulação da serotonina (5HT) 3 inibe a liberação de serotonina. Os receptores $5HT_3$ excitatórios localizados nos terminais dos interneurônios GABAérgicos no córtex pré-frontal podem regular a liberação de glutamato, e este, por sua vez, pode regular a liberação de serotonina. **A.** Em condições basais, a liberação de serotonina em baixos níveis estimula os receptores $5HT_3$ nos interneurônios GABAérgicos, que fazem sinapse com neurônios glutamatérgicos piramidais. A liberação de glutamato a jusante regula a liberação de dopamina (DA), noradrenalina (NA), acetilcolina (ACh) e histamina (HA) a jusante. O glutamato também regula a liberação de 5HT na rafe. **B.** Quando as concentrações de 5HT estão mais altas, a estimulação nos receptores $5HT_3$ nos interneurônios GABAérgicos aumenta a liberação de GABA. Por sua vez, o GABA inibe os neurônios glutamatérgicos piramidais, reduzindo a produção de glutamato. A liberação diminuída de glutamato excitatório significa que pode haver uma diminuição resultante da liberação de neurotransmissores a jusante, incluindo a 5HT.

melhora o aprendizado e a memória em modelos animais experimentais; por conseguinte, os antagonistas de $5HT_6$ foram propostos como novos agentes pró-cognitivos para os sintomas cognitivos da esquizofrenia, da doença de Alzheimer e de outros transtornos.

Receptores 5HT$_7$

Os receptores 5HT$_7$ são pós-sinápticos, excitatórios e, com frequência, estão localizados em interneurônios GABAérgicos inibitórios, conforme já discutido para os receptores 5HT$_{1A}$, 5HT$_{2C}$ e 5HT$_3$. À semelhança desses outros receptores localizados em interneurônios GABAérgicos, os receptores 5HT$_7$ geralmente inibem a liberação de neurotransmissores a jusante. Os receptores 5HT$_7$ inibem especificamente a liberação de glutamato no nível cortical (Figura 4.50B). Ou seja, os interneurônios corticais que contêm receptores 5HT$_7$ terminam em dendritos apicais de neurônios piramidais glutamatérgicos (ver o estado basal com um nível normal de liberação de glutamato na ausência de ativação do receptor 5HT$_7$ na Figura 4.50A). Quando a serotonina se liga aos receptores 5HT$_7$ nesses interneurônios GABAérgicos corticais, isso inibe a produção de glutamato (Figura 4.50B).

Os receptores 5HT$_7$ também regulam a liberação de serotonina no nível da rafe do tronco encefálico (Figuras 4.51A e 4.51B). Ou seja, um colateral recorrente do neurônio serotoninérgico faz uma alça para trás para inervar um neurônio GABAérgico que inerva o corpo celular serotoninérgico. Em condições basais, a liberação de serotonina não é afetada por esse sistema de retroalimentação (*feedback*) inibitório (Figura 4.51A). Todavia, quando a liberação de serotonina se torna elevada, isso ativa a liberação de serotonina do colateral recorrente, estimulando o receptor 5HT$_7$ nesse local (Figura 4.51B). Isso ativa a liberação de GABA, o que, por sua vez, inibe a liberação adicional de serotonina por meio de suas ações inibitórias no corpo celular do neurônio serotoninérgico (Figura 4.51B). Os

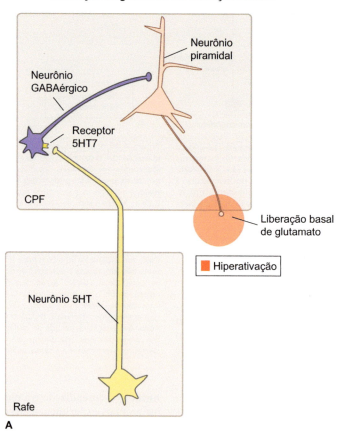

Figura 4.50A A estimulação da serotonina (5HT) 7 inibe a liberação de glutamato, parte 1. Os receptores 5HT$_7$ estão localizados em interneurônios GABAérgicos que fazem sinapse com neurônios piramidais glutamatérgicos. Na ausência de serotonina, a liberação tônica de GABA resulta em liberação normal de glutamato a jusante.

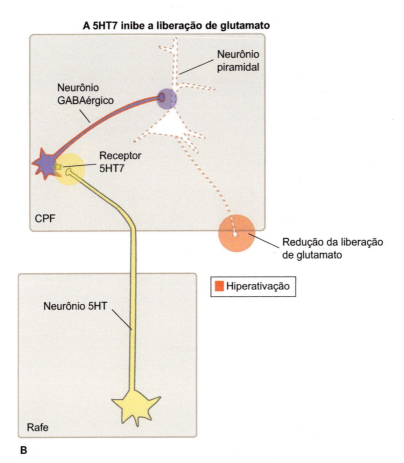

Figura 4.50B A estimulação da serotonina (5HT) 7 inibe a liberação de glutamato, parte 2. Quando a serotonina se liga a receptores 5HT$_7$ em interneurônios GABAérgicos, a liberação fásica de GABA leva à inibição da liberação de glutamato.

antagonistas de 5HT$_7$ são usados no tratamento da psicose e de transtornos do humor e são discutidos com mais detalhes no Capítulo 7.

Hipótese de hiperfunção dos receptores de serotonina na psicose

Se o resplendor da hipótese dopaminérgica cegou alguns de nós quanto à possibilidade de explicações alternativas para a psicose, ela criou um dilema para pacientes com psicose secundária à doença de Parkinson ou à doença de Alzheimer, uma vez que o tratamento com bloqueadores D$_2$ causa danos a esses pacientes, agravando os movimentos na doença de Parkinson e aumentando o risco de acidente vascular encefálico e morte na doença de Alzheimer. Até recentemente, o dogma estabelecia que todas as psicoses eram causadas por excesso de dopamina mesolímbica e que todos os tratamentos precisavam bloquear os receptores D$_2$. Embora essa caracterização funcionasse bem para pacientes com esquizofrenia, obviamente não era ideal para pacientes com psicose na doença de Parkinson ou na demência, uma vez que significava que os únicos fármacos disponíveis para a psicose eram relativamente contraindicados para eles.

Embora os receptores de serotonina e sinapses sejam onipresentes em todo o cérebro, a hipótese de hiperfunção dos receptores de serotonina na psicose sugere que a psicose pode ser causada por um desequilíbrio na estimulação dos receptores 5HT$_{2A}$ excitatórios dos neurônios glutamatérgicos piramidais discutidos anteriormente, que inervam diretamente os neurônios dopaminérgicos integrados da ATV/ mesoestriatais e os neurônios do córtex visual (Figuras 4.52A a D e 4.53 a 4.55). Os alucinógenos LSD, mescalina e psilocibina, que são todos

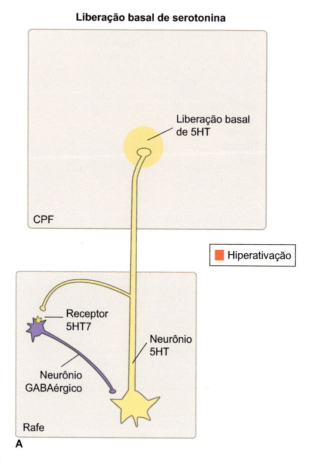

Figura 4.51A A estimulação da serotonina (5HT) 7 inibe a liberação de serotonina, parte 1. Os receptores 5HT$_7$ excitatórios localizados nos terminais dos interneurônios GABAérgicos na rafe podem regular a liberação de serotonina. Quando os receptores 5HT$_7$ não estão ocupados, a serotonina é liberada no córtex pré-frontal (CPF).

poderosos agonistas 5HT$_{2A}$, há muito tempo são conhecidos pela sua capacidade de induzir psicose, experiências dissociativas e, em particular, alucinações visuais por meio da superestimulação dos receptores 5HT$_{2A}$ do córtex pré-frontal e córtex visual (comparar Figura 4.52A e B; ver Figura 4.53). Esses sintomas podem ser bloqueados por antagonistas 5HT$_{2A}$, demonstrando que os alucinógenos causam psicose por estimulação da 5HT$_{2A}$.

A próxima ligação na hipótese de hiperfunção dos receptores de serotonina (da superestimulação de 5HT$_{2A}$) como causa de psicose provém de pesquisas na psicose da doença de Parkinson (PDP), que afeta até metade dos pacientes com doença de Parkinson, especialmente em um estágio mais avançado na doença. Exames *post mortem*, bem como exames de neuroimagem em pacientes vivos com PDP, demonstraram não apenas uma perda de terminais nervosos dopaminérgicos no estriado motor da via nigroestriatal, que provoca os sintomas motores clássicos da doença de Parkinson, mas também a perda dos terminais nervosos serotoninérgicos no córtex pré-frontal e córtex visual (Figura 4.52C). Essa perda de serotonina e dos terminais nervosos serotoninérgicos leva a uma suprarregulação (*up regulation*) e a um excesso de receptores 5HT$_{2A}$ no córtex, talvez em uma tentativa fútil de superar a perda de serotonina (Figura 4.52C). A superabundância de receptores 5HT$_{2A}$ leva a um desequilíbrio em suas ações excitatórias nos dendritos glutamatérgicos devido à serotonina remanescente no córtex e, consequentemente, aos sintomas de psicose (Figuras 4.52C e 4.54). Fármacos com ações antagonistas de 5HT$_{2A}$ podem bloquear esses sintomas de PDP, como será explicado de modo mais pormenorizado no

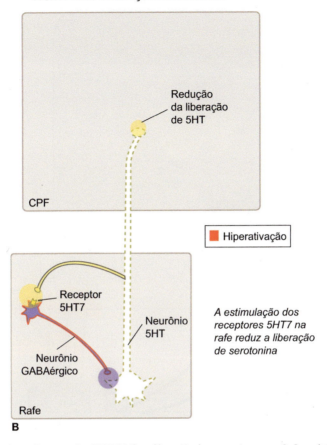

Figura 4.51B A estimulação da serotonina (5HT) 7 inibe a liberação de serotonina, parte 2. Quando a serotonina se liga a receptores 5HT$_7$ que inervam os neurônios GABAérgicos no núcleo da rafe, isso provoca a liberação de GABA inibitório, que então desativa a liberação adicional de serotonina.

Capítulo 5 sobre fármacos utilizados no tratamento da psicose. Essas observações apoiam a hipótese de hiperfunção dos receptores de serotonina da psicose, demonstrando que a PDP está relacionada à hiperfunção da serotonina nos receptores 5HT$_{2A}$, que resulta do mau funcionamento e da suprarregulação dos receptores 5HT$_{2A}$ pelo processo patológico da doença de Parkinson.

A psicose na demência, e sua ligação com a hiperfunção da serotonina nos receptores 5HT$_{2A}$, parece ser diferente do que ocorre com a psicose por alucinógenos ou a PDP, em que há uma suposta superestimulação dos receptores 5HT$_{2A}$. Na psicose relacionada à demência, não há evidências consistentes de suprarregulação dos receptores 5HT$_{2A}$, como a que ocorre na PDP. Em vez disso, na demência, o acúmulo de placas, emaranhados e corpos de Lewy, bem como o dano causado por acidente vascular encefálico, hipoteticamente suprime os neurônios corticais e leva a uma falta de inibição dos neurônios glutamatérgicos sobreviventes (Figuras 4.29C e 4.52D). Se não houver inibição GABAérgica suficiente para neutralizar a estimulação 5HT$_{2A}$ normal, que chega aos neurônios glutamatérgicos sobreviventes e que se projeta para o eixo ATV/mesoestriado integrado e para o córtex visual, esse efluxo aumentado teoricamente provoca psicose nesses pacientes com demência (Figuras 4.52D e 4.55). Sabe-se atualmente que o antagonismo seletivo de 5HT$_{2A}$ reduz a psicose associada à demência. Presumivelmente, isso se deve à redução da estimulação normal da 5HT$_{2A}$ para neurônios glutamatérgicos sobreviventes, que perderam a sua inibição GABAérgica por neurodegeneração. Isso, hipoteticamente, poderia reequilibrar o débito dos

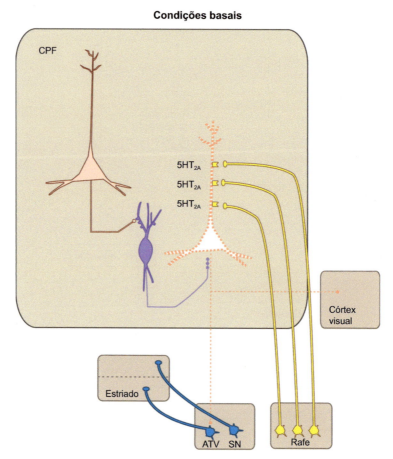

Figura 4.52A Receptores de serotonina (5HT)$_{2A}$ e psicose, condição basal. Os neurônios glutamatérgicos no córtex pré-frontal (CPF) projetam-se para a área tegmental ventral (ATV) e para o córtex visual. A atividade dos neurônios piramidais glutamatérgicos é regulada por neurônios serotoninérgicos que se projetam do núcleo da rafe, bem como por interneurônios GABAérgicos no CPF. Em condições basais, quando os receptores 5HT$_{2A}$ excitatórios não são estimulados e a neurotransmissão GABAérgica é tônica, os neurônios glutamatérgicos não são ativos.

neurônios glutamatérgicos sobreviventes, de modo que o antagonismo de 5HT$_{2A}$ e sua redução da estimulação neuronal possam compensar a perda de inibição GABAérgica. O tratamento da psicose relacionada à demência com o uso de antagonistas de 5HT$_{2A}$ será discutido de modo mais detalhado no Capítulo 5 e no Capítulo 12, sobre o tratamento dos sintomas comportamentais da demência.

Ligação da hipótese de hiperfunção da serotonina da psicose nos receptores 5HT$_{2A}$ com a hipótese dopaminérgica da psicose

Quais são as consequências da estimulação hipotética excessiva ou desequilibrada de 5HT$_{2A}$ nos neurônios piramidais glutamatérgicos para a atividade dopaminérgica? A resposta sucinta é que ela teoricamente leva à mesma hiperatividade dopaminérgica já discutida para a hipótese dopaminérgica da psicose e para a hipótese de hipofunção dos receptores NMDA da psicose (Figuras 4.52 a 4.55).

Ou seja, quando os neurônios glutamatérgicos, que inervam diretamente os neurônios dopaminérgicos da ATV, perdem o estímulo da serotonina (devido à neurodegeneração dos neurônios serotoninérgicos na doença de Parkinson ou à inibição do GABA na neurodegeneração de qualquer causa), eles se tornam hiperativos e estimulam a liberação excessiva de dopamina das projeções mesoestriatais desses neurônios dopaminérgicos (Figuras 4.52 a 4.55), exatamente como ocorre na esquizofrenia.

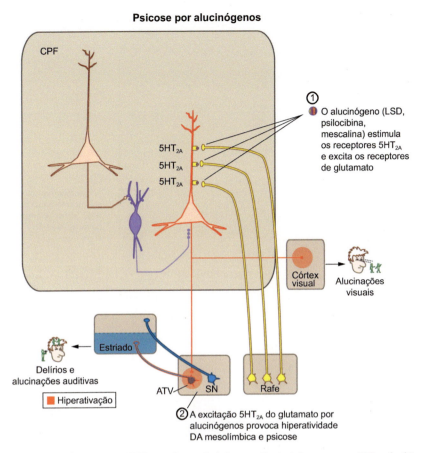

Figura 4.52B Receptores de serotonina (5HT)$_{2A}$ e psicose, alucinógenos. Os alucinógenos, como LSD, psilocibina e mescalina, são agonistas 5HT$_{2A}$. **1.** Quando esses agentes estimulam os receptores 5HT$_{2A}$ nos neurônios piramidais glutamatérgicos no córtex pré-frontal (CFP), isso provoca hiperativação do neurônio glutamatérgico. **2.** A liberação resultante de glutamato na área tegmental ventral (ATV) causa hiperatividade da via dopaminérgica (DA) mesolímbica, resultando em delírios e alucinações auditivas. A liberação excessiva de glutamato no córtex visual pode provocar alucinações visuais.

Resumo e conclusões sobre a neurotransmissão dopaminérgica, glutamatérgica (NMDA) e serotoninérgica na psicose

Em resumo, existem três vias interconectadas teoricamente ligadas às alucinações e aos delírios:
(1) A hiperatividade da dopamina nos receptores D$_2$ na via mesolímbica/mesoestriatal, que se estende do centro integrado da ATV/mesoestriado para a parte ventral do estriado.
(2) A hipoatividade dos receptores NMDA nos interneurônios GABAérgicos com perda de inibição GABAérgica no córtex pré-frontal.
(3) A hiperatividade/desequilíbrio da serotonina nos receptores 5HT$_{2A}$ em neurônios glutamatérgicos do córtex cerebral.

Todas as três redes neuronais e neurotransmissores estão ligados entre si, e as ações dos receptores tanto 5HT$_{2A}$ quanto NMDA podem, hipoteticamente, resultar em hiperatividade da via dopaminérgica mesolímbica a jusante. Qualquer nó desse circuito disfuncional da psicose, quando utilizado como alvo, poderia teoricamente ser terapêutico para a psicose de muitas causas.

Esquizofrenia como protótipo dos transtornos psicóticos

A esquizofrenia é o protótipo dos transtornos psicóticos, visto que é a doença psicótica mais comum e mais conhecida que expressa sintomas psicóticos prototípicos. A esquizofrenia afeta cerca de 1% da população em qualquer lugar do

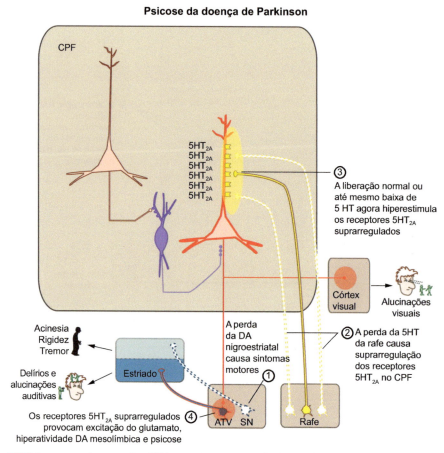

Figura 4.52C Receptores de serotonina (5HT)$_{2A}$ e psicose, psicose da doença de Parkinson. **1.** A perda de neurônios dopaminérgicos nigroestriatais provoca os sintomas motores da doença de Parkinson, como acinesia, rigidez e tremor. **2.** A doença de Parkinson também causa perda dos neurônios serotoninérgicos que se projetam da rafe para o córtex pré-frontal (CPF). **3.** Isso leva a uma suprarregulação dos receptores 5HT$_{2A}$, e, nesse caso, a liberação normal ou até mesmo baixa de serotonina pode superestimular esses receptores, causando hiperativação do neurônio piramidal glutamatérgico. **4.** A liberação excessiva de glutamato na área tegmental ventral (ATV) causa hiperatividade da via dopaminérgica mesolímbica, resultando em delírios e alucinações auditivas. A liberação excessiva de glutamato no córtex visual pode causar alucinações visuais.

mundo e é uma das doenças mais devastadoras da medicina. Sua ocorrência durante a adolescência e no início da idade adulta coincide com os anos de vida que deveriam ser os mais dinâmicos e formativos. Em vez disso, essa doença tem um curso crônico, com acentuada incapacitação funcional e duradoura, redução do tempo de vida de 25 a 30 anos e taxa de mortalidade alarmante, que é três a quatro vezes maior que a da população em geral. Além de todo esse infortúnio, destaca-se o fato de que 5% dos pacientes com esquizofrenia cometem suicídio. Embora os tratamentos descritos neste livro melhorem os sintomas, eles não restabelecem o funcionamento normal na maioria dos pacientes, nem necessariamente reduzem de modo adequado a angústia que os pacientes e suas famílias sentem com a devastação provocada por essa doença.

Por definição do DSM V, a esquizofrenia é um transtorno que deve durar cerca de 6 meses ou mais, com, pelo menos, 1 mês de sintomas positivos (p. ex., delírios, alucinações, discurso desordenado, comportamento claramente desorganizado ou catatônico) ou sintomas negativos.

Os sintomas positivos estão listados na Tabela 4.3 e mostrados na Figura 4.56. Esses sintomas da esquizofrenia são frequentemente enfatizados, visto que podem ser notáveis e surgir de repente quando um paciente descompensa com

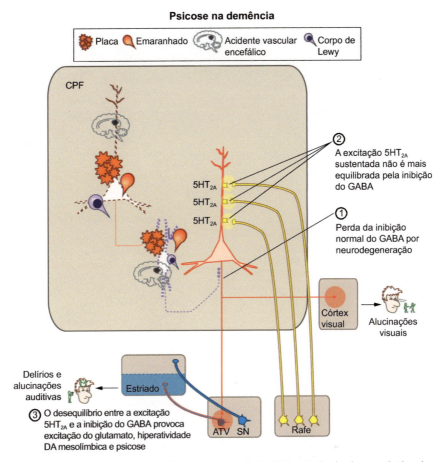

Figura 4.52D Receptores de serotonina (5HT) 2A e psicose, demência. 1. O acúmulo de placas amiloides, de emaranhados tau e/ou de corpos de Lewy, bem como o dano causado por acidentes vasculares encefálicos, pode destruir alguns neurônios piramidais glutamatérgicos e interneurônios GABAérgicos, enquanto outros permanecem intactos. A perda da inibição do GABA perturba o equilíbrio de controle sobre os neurônios piramidais glutamatérgicos. **2.** Quando os efeitos da estimulação dos receptores 5HT$_{2A}$ excitatórios não são neutralizados pela inibição do GABA, ocorre aumento efetivo da neurotransmissão glutamatérgica. **3.** A liberação excessiva de glutamato na área tegmental ventral (ATV) causa hiperatividade da via dopaminérgica mesolímbica, resultando em delírios e alucinações auditivas. A liberação excessiva de glutamato no córtex visual pode provocar alucinações visuais.

um episódio psicótico (frequentemente denominado "ruptura" psicótica, como na ruptura da realidade, ou "surto psicótico") e constituem os sintomas tratados mais efetivamente com medicamentos. Os delírios constituem um tipo de sintoma positivo; eles habitualmente envolvem uma interpretação incorreta das percepções ou experiências. O conteúdo mais comum de um delírio na esquizofrenia é persecutório, mas pode envolver uma variedade de outros temas, inclusive o de referência (p. ex., pensar erroneamente que algo se refere à própria pessoa), somático, religioso ou de grandiosidade. As alucinações também constituem um tipo de sintoma positivo (Tabela 4.3) e podem ocorrer em qualquer modalidade sensorial (p. ex., auditivas, visuais, olfatórias, gustativas e táteis), porém as alucinações auditivas são, sem dúvida alguma, as mais comuns e mais características na esquizofrenia. Em geral, os sintomas positivos refletem um excesso das funções normais e, além dos delírios e das alucinações, também podem incluir distorções ou exageros na linguagem e na comunicação (discurso desorganizado), bem como no monitoramento comportamental (comportamento claramente desorganizado ou catatônico ou agitado). Os sintomas positivos são bem conhecidos por serem dramáticos; com frequência, são eles que fazem com que o paciente receba a atenção de profissionais de

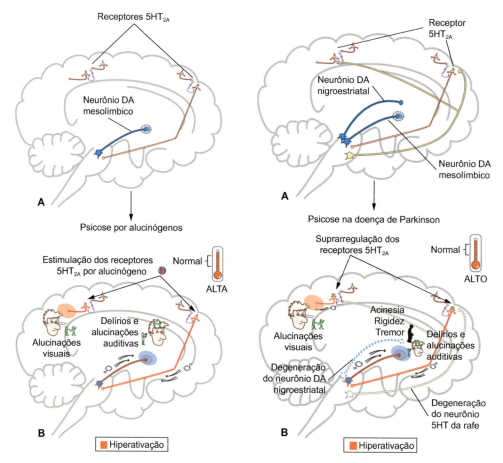

Figura 4.53 Receptores de serotonina (5HT)₂A e psicose, alucinógenos. A. A figura mostra uma via glutamatérgica córtex-tronco encefálico, que se projeta do córtex pré-frontal para a área tegmental ventral (ATV), e uma via glutamatérgica corticocortical indireta no córtex visual. A atividade de ambas as vias é regulada por neurônios serotoninérgicos que se projetam a partir do núcleo da rafe, bem como por interneurônios GABAérgicos no córtex pré-frontal. Em condições basais, a estimulação normal dos receptores 5HT₂A excitatórios nos neurônios glutamatérgicos é equilibrada pela estimulação tônica dos receptores de GABA nos mesmos neurônios; por conseguinte, o efeito final consiste em ativação normal dos neurônios glutamatérgicos. **B.** Os alucinógenos, como LSD, psilocibina e mescalina, são agonistas de 5HT₂A. Quando esses agentes estimulam os receptores 5HT₂A em neurônios piramidais glutamatérgicos no córtex pré-frontal, isso provoca superativação dos neurônios glutamatérgicos. A liberação excessiva de glutamato na ATV causa hiperatividade da via dopaminérgica (DA) mesolímbica, resultando em delírios e alucinações auditivas. A liberação excessiva de glutamato no córtex visual pode provocar alucinações visuais.

Figura 4.54 Receptores de serotonina (5HT)₂A e psicose, psicose da doença de Parkinson. A. A figura mostra uma via glutamatérgica córtex-tronco encefálico que se projeta do córtex pré-frontal para a área tegmental ventral (ATV), bem como uma via glutamatérgica corticocortical indireta no córtex visual. A atividade de ambas as vias é regulada por neurônios serotoninérgicos, que se projetam do núcleo da rafe, bem como por interneurônios GABAérgicos no córtex pré-frontal. Em condições basais, a estimulação normal dos receptores 5HT₂A excitatórios nos neurônios glutamatérgicos é equilibrada pela estimulação tônica dos receptores de GABA nos mesmos neurônios; por conseguinte, o efeito final consiste em ativação normal dos neurônios glutamatérgicos. **B.** A perda dos neurônios dopaminérgicos nigroestriatais provoca os sintomas motores da doença de Parkinson, como acinesia, rigidez e tremor. A doença de Parkinson também causa perda de neurônios serotoninérgicos que se projetam da rafe para o córtex pré-frontal e para o córtex visual. Isso leva à suprarregulação dos receptores 5HT₂A nos neurônios piramidais glutamatérgicos do córtex pré-frontal; nesse caso, a liberação normal ou até mesmo baixa de serotonina pode superestimular esses receptores. A liberação excessiva de glutamato na ATV causa hiperatividade da via dopaminérgica (DA) mesolímbica, resultando em delírios e alucinações auditivas. A liberação excessiva de glutamato no córtex visual pode causar alucinações visuais.

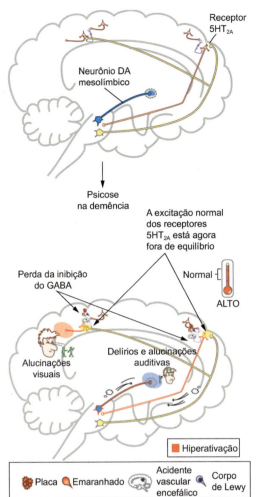

Figura 4.55 Receptores de serotonina (5HT)$_{2A}$ e psicose, demência. A. A figura mostra uma via glutamatérgica córtex-tronco encefálico que se projeta do córtex pré-frontal para a área tegmental ventral (ATV), bem como uma via glutamatérgica corticocortical indireta no córtex visual. A atividade de ambas as vias é regulada por neurônios serotoninérgicos, que se projetam a partir do núcleo da rafe, bem como por interneurônios GABAérgicos no córtex pré-frontal. Em condições basais, a estimulação normal dos receptores 5HT$_{2A}$ excitatórios nos neurônios glutamatérgicos é equilibrada pela estimulação tônica dos receptores GABAérgicos nos mesmos neurônios; por conseguinte, o efeito final consiste em ativação normal dos neurônios glutamatérgicos. **B.** O acúmulo de placas amiloides, de emaranhados tau e/ou de corpos de Lewy, bem como o dano causado por acidentes vasculares encefálicos, pode destruir alguns neurônios piramidais glutamatérgicos e interneurônios GABAérgicos enquanto outros permanecem intactos. Quando os efeitos da estimulação dos receptores 5HT$_{2A}$ excitatórios não são neutralizados pela inibição do GABA, ocorre aumento efetivo da neurotransmissão glutamatérgica. A liberação excessiva de glutamato na ATV provoca hiperatividade da via dopaminérgica mesolímbica, resultando em delírios e alucinações auditivas. A liberação excessiva de glutamato no córtex visual pode causar alucinações visuais.

saúde e de agentes da lei. Por isso, constituem os principais alvos dos tratamentos farmacológicos para a esquizofrenia.

Os *sintomas negativos* da esquizofrenia estão listados nas Tabelas 4.4 e 4.5 e mostrados na Figura 4.56. Classicamente existem, pelo menos, cinco tipos de sintomas negativos, todos eles começando pela letra A (Tabela 4.5):

- *Alogia* – disfunção da comunicação; restrições na fluência e na produtividade do pensamento e da fala
- *Achatamento ou embotamento afetivo* – restrições na amplitude e na intensidade da expressão emocional
- *Associalidade/associabilidade* – redução do interesse e da interação social.
- *anedonia* – redução da capacidade de sentir prazer
- *Avolição* – redução do desejo, da motivação ou da persistência; restrições na iniciação de comportamento dirigido para metas.

Os sintomas negativos na esquizofrenia são comumente considerados como uma redução das funções normais, como embotamento afetivo, retraimento emocional, *rapport* deficiente, passividade e isolamento social apático, dificuldade no pensamento abstrato, pensamento estereotipado e falta de espontaneidade. Os sintomas negativos na esquizofrenia estão associados a longos períodos de hospitalização e a uma interação social deficiente. Conforme discutido adiante, pode ser muito difícil estabelecer a diferença entre os sintomas negativos da esquizofrenia, os sintomas cognitivos da esquizofrenia, os sintomas afetivos do humor na esquizofrenia, particularmente a depressão, e os efeitos colaterais dos fármacos usados no tratamento da psicose (discutidos no Capítulo 5). Embora seja possível utilizar escalas de classificação formais para medir sintomas negativos *versus* sintomas afetivos em estudos de pesquisa, na prática clínica pode ser mais prático identificar e monitorar principalmente os sintomas negativos e fazê-lo rapidamente com base apenas na observação (Figura 4.57) ou por meio de algumas perguntas simples (Figura 4.58). Os sintomas negativos não são apenas parte da síndrome da esquizofrenia: eles também podem fazer parte de um "pródromo", que começa com sintomas subsindrômicos, que não preenchem os critérios diagnósticos para esquizofrenia e que ocorre antes do início da síndrome completa da esquizofrenia. É importante detectar e monitorar ao longo do tempo os sintomas negativos prodrômicos de pacientes de alto risco, de modo que o tratamento possa ser iniciado aos primeiros sinais de psicose. Os sintomas negativos

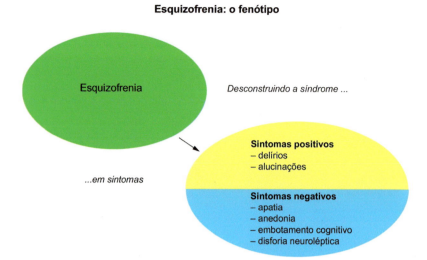

Figura 4.56 Sintomas positivos e negativos. A síndrome da esquizofrenia consiste em uma mistura de sintomas, que são comumente divididos em duas grandes categorias: sintomas positivos e negativos. Os sintomas positivos, como delírios e alucinações, refletem o desenvolvimento dos sintomas da psicose; podem ser dramáticos e podem refletir a perda de contato com a realidade. Os sintomas negativos refletem a perda de funções e sentimentos normais, como perda do interesse por coisas e incapacidade de sentir prazer. (*) Disforia causada por neurolépticos.

Tabela 4.3 Sintomas positivos da psicose e da esquizofrenia

Delírios
Alucinações
Distorções ou exageros da linguagem e da comunicação
Discurso desorganizado
Comportamento desorganizado
Comportamento catatônico
Agitação

Tabela 4.4 Sintomas negativos da esquizofrenia

Embotamento do afeto
Retraimento emocional
Rapport deficiente
Passividade
Isolamento social apático
Dificuldade no pensamento abstrato
Falta de espontaneidade
Pensamento estereotipado
Alogia: restrições na fluência e na produtividade do pensamento e da fala
Avolição: restrições na iniciação de comportamento dirigido para metas
Anedonia: ausência de prazer
Prejuízo da atenção

também podem persistir entre os episódios psicóticos, uma vez iniciada a esquizofrenia, e reduzir o funcionamento social e ocupacional na ausência de sintomas positivos.

Além dos sintomas positivos e negativos da esquizofrenia

Embora não sejam reconhecidos formalmente como parte dos critérios diagnósticos da esquizofrenia, numerosos estudos subclassificam os sintomas dessa doença em cinco dimensões: não apenas sintomas positivos e negativos, mas também sintomas cognitivos, afetivos e agressivos (Figura 4.59). Essa talvez seja uma maneira mais sofisticada, embora complicada, de descrever os sintomas da esquizofrenia.

Os *sintomas cognitivos* da esquizofrenia consistem em prejuízos da atenção e do processamento da informação, que se manifestam por

Tabela 4.5 Quais são os sintomas negativos?

Domínio	Termo descritivo	Tradução
Disfunção da comunicação	Alogia	Pobreza do discurso; por exemplo, fala pouco, usa poucas palavras
Disfunção do afeto	Embotamento afetivo	Redução da amplitude das emoções (percepção, experiência e expressão); por exemplo, sente-se adormecido ou vazio por dentro, lembra-se de poucas experiências emocionais, boas ou ruins
Disfunção da socialização	Associabilidade/ Associalidade	Redução do interesse e das interações sociais; por exemplo, pouco interesse sexual, poucos amigos, pouco interesse em passar tempo (ou pouco tempo passado) com amigos
Disfunção da capacidade de sentir prazer	Anedonia	Redução da capacidade de sentir prazer; por exemplo, considera passatempos ou interesses anteriores não prazerosos
Disfunção da motivação	Avolição	Redução do desejo, da motivação e da persistência; por exemplo, redução da capacidade de realizar ou completar tarefas do dia a dia; pode ter higiene pessoal precária

Principais sintomas negativos identificados apenas pela observação

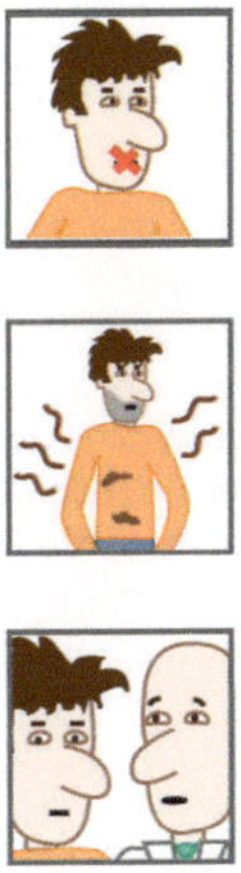

A **Redução da fala:** o paciente tem uma restrição quantitativa no discurso, utiliza poucas palavras e respostas não verbais. Além disso, pode apresentar empobrecimento do conteúdo da fala, em que as palavras transmitem pouco significado*

B **Aparência descuidada:** o paciente tem aparência descuidada e higiene precária, as roupas são sujas ou manchadas, ou o indivíduo exala um odor desagradável*

C **Contato visual limitado:** o paciente raramente faz contato visual com o entrevistador*

*sintomas descritos para pacientes que se encontram na extremidade mais grave do espectro

Figura 4.57 Sintomas negativos identificados por observação. Alguns sintomas negativos da esquizofrenia – como redução da fala, aparência descuidada e contato visual limitado – podem ser identificados apenas pela observação do paciente.

dificuldades na fluência verbal (p. ex., capacidade de produção de fala espontânea), por problemas com a aprendizagem sequencial (de uma lista de itens ou de uma sequência de eventos) e pela vigilância prejudicada das funções executivas (p. ex., dificuldades em manter e focar a atenção, de concentração, de estabelecer prioridades e de modulação do comportamento com base em indícios sociais). Os sintomas cognitivos importantes da esquizofrenia estão listados na Tabela 4.6.

Os sintomas cognitivos começam antes do início do primeiro surto psicótico e manifestam-se como pontuações de QI mais baixas do que o esperado. Em seguida, o QI e a cognição pioram durante o pródromo antes do aparecimento da psicose totalmente desenvolvida e, então, sofrem agravamento progressivo ao longo do curso da esquizofrenia. Os sintomas cognitivos na esquizofrenia não incluem os mesmos sintomas comumente observados na demência, como

Principais sintomas negativos identificados por algumas perguntas

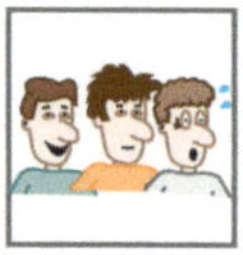

Redução da capacidade de resposta emocional: o paciente demonstra poucas emoções ou mudanças na expressão facial e, quando questionado, pode se lembrar de poucas ocasiões de experiência emocional*

A

(SUSPIRO)

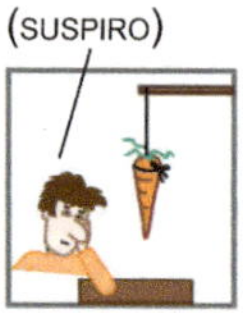

Redução do interesse: redução do interesse e dos passatempos pouco ou nada estimula o interesse, metas de vida limitadas e incapacidade de alcançá-las*

B

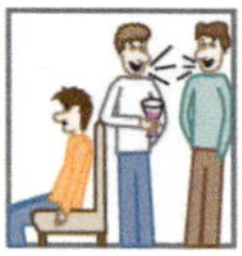

Redução do interesse social: o paciente tem desejo reduzido de iniciar contatos sociais e pode ter poucos (ou nenhum) amigos ou relacionamentos íntimos*

C

*sintomas descritos para pacientes que se encontram na extremidade mais grave do espectro

Figura 4.58 Sintomas negativos identificados por perguntas. Outros sintomas negativos da esquizofrenia podem ser identificados por perguntas simples. Por exemplo, uma entrevista breve pode revelar o grau de capacidade de resposta emocional, o nível de interesse em passatempos ou na busca de metas de vida e o desejo de iniciar e manter contatos sociais.

Correspondência de cada sintoma com uma disfunção hipotética de circuitos cerebrais

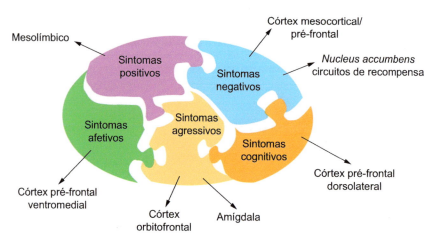

Figura 4.59 Localização dos domínios de sintomas. Os diferentes domínios de sintomas da esquizofrenia podem ser mais bem subclassificados em cinco dimensões: sintomas positivos, negativos, cognitivos, afetivos e agressivos. Esses domínios de sintomas podem ser hipoteticamente mediados, cada um deles, por regiões cerebrais únicas.

transtorno da memória de curto prazo, porém enfatizam a "disfunção executiva", o que envolve problemas no estabelecimento e na manutenção de metas, na alocação dos recursos de atenção, na avaliação e no monitoramento do desempenho e no uso dessas habilidades para a resolução de problemas.

Os *sintomas afetivos* estão frequentemente associados à esquizofrenia, porém isso não significa necessariamente que eles preencham todos os critérios diagnósticos para transtorno de ansiedade ou afetivo comórbido. Todavia, a esquizofrenia é frequentemente acompanhada de humor deprimido, humor ansioso, culpa,

Tabela 4.6 Sintomas cognitivos da esquizofrenia

Problemas em estabelecer e manter metas
Problemas em alocar recursos atencionais
Problemas em focalizar a atenção
Problemas em manter a atenção
Problemas na avaliação de funções
Problemas no monitoramento do desempenho
Problemas em estabelecer prioridades
Problemas em modular o comportamento com base em pistas sociais
Problemas na aprendizagem sequencial
Fluência verbal prejudicada
Dificuldade na resolução de problemas

tensão, irritabilidade e preocupação. Esses vários sintomas também constituem características proeminentes do transtorno depressivo maior, de numerosos transtornos de ansiedade, da depressão psicótica, do transtorno bipolar, do transtorno esquizoafetivo, das demências orgânicas, dos transtornos psicóticos da infância e de casos de depressão, transtorno bipolar e esquizofrenia resistentes ao tratamento, entre outros. Os sintomas afetivos da esquizofrenia, particularmente sintomas de humor deprimido, anedonia, falta de motivação e falta de prazer, também podem ser bastante difíceis de distinguir dos sintomas negativos da esquizofrenia e de um humor comórbido ou transtorno de ansiedade.

Onde quer que sejam encontrados, os sintomas afetivos precisam ser tratados. No caso da esquizofrenia, quando os sintomas afetivos não melhoram o suficiente com o uso de medicamentos tradicionais para os sintomas positivos da psicose, pode-se considerar a adição de fármacos utilizados no tratamento da ansiedade e/ou da depressão (p. ex., inibidores seletivos da recaptação de serotonina, ISRS), não apenas para aliviar os sintomas afetivos atuais, mas também para prevenir o suicídio, que infelizmente é muito comum em pacientes com esquizofrenia. Não há tratamento farmacológico para o transtorno da esquizofrenia em si, porém apenas para os sintomas da esquizofrenia. Assim, sempre que possível, deve-se considerar o tratamento dos sintomas afetivos da esquizofrenia, mesmo que não preencham todos os critérios para um humor comórbido ou transtorno de ansiedade.

Embora os sintomas afetivos em um paciente com esquizofrenia possam responder muito bem a tratamentos com fármacos para depressão ou ansiedade, esses mesmos tratamentos não são muito efetivos, caso sejam, para os sintomas negativos, verdadeiros.

Na esquizofrenia, podem ocorrer *sintomas agressivos*, como hostilidade franca, agressividade e abuso físico, violência franca, comportamentos verbalmente abusivos, comportamentos sexualmente exagerados, comportamentos de autoagressão, incluindo suicídio, e incêndio criminoso e outros danos a bens pessoais. A agressão é diferente da agitação, visto que ela tende a referir-se a um dano intencional, enquanto a agitação é um estado mais inespecífico e, com frequência, não direcionado de atividade psicomotora ou verbal intensificada, acompanhada de um estado desagradável de tensão e irritabilidade. Na esquizofrenia, ambas podem ocorrer ao lado de sintomas positivos, particularmente quando os sintomas positivos estão fora de controle, e tanto a agitação quanto a agressão frequentemente melhoram quando os sintomas positivos são reduzidos por medicamentos que tratam a psicose.

Tanto a agitação quanto a agressão também podem ocorrer em pacientes com demência, porém é preciso diferenciá-las dos sintomas psicóticos positivos, visto que há novos tratamentos em desenvolvimento para a agitação na demência, que diferem dos tratamentos para a psicose na demência, os quais também diferem dos tratamentos para a psicose na esquizofrenia. Os tratamentos para a agitação e a agressão são discutidos com mais detalhes no Capítulo 5, sobre tratamentos para a psicose, e no Capítulo 12, sobre tratamentos para os sintomas comportamentais da demência. Os sintomas agressivos também podem ocorrer em numerosos outros transtornos que apresentam problemas com controle de impulsos, como o transtorno bipolar, psicose da infância, transtorno de personalidade borderline, transtorno de personalidade antissocial, uso abusivo de substâncias, transtorno do déficit de atenção com hiperatividade, transtornos de conduta em crianças e muitos outros.

No caso da esquizofrenia, a ocorrência de violência – um tipo de agressão – é controversa. O estereótipo dos pacientes com esquizofrenia como perpetradores violentos frequentes de tiroteios em massa é um exagero lamentável, que só contribui para o estigma dessa doença. De fato, a maioria dos pacientes com esquizofrenia não demonstra violência, e os pacientes são mais propensos a ser vítimas de violência do que agressores. Entretanto, alguns estudos de fato sugerem que pacientes com esquizofrenia cometem violência com mais frequência do que a população em geral, embora o aumento da taxa não seja acentuado, e a violência esteja frequentemente ligada à falta de tratamento farmacológico adequado, bem como ao uso abusivo concomitante de substâncias.

De maneira não surpreendente, os pacientes com esquizofrenia que cometem violência muitas vezes envolvem-se no sistema de justiça criminal. Isso pode representar um triste reflexo da falta de tratamento ambulatorial adequado, bem como da falta momentânea de capacidade de atendimento emergencial e de leitos hospitalares na comunidade para o tratamento de pacientes com esquizofrenia. É um fato chocante constatar que, nos EUA, doenças mentais graves têm sido "criminalizadas", como esquizofrenia, tendo em vista que as maiores "instituições de saúde mental" tornaram-se agora prisões. Por exemplo, as torres gêmeas da Los Angeles County Jail, a prisão da cidade de Nova Iorque em Rikers Island e a prisão de Cook County Chicago são os maiores estabelecimentos de saúde mental nos EUA. Até um quarto dos 2 milhões de presidiários em cadeias e prisões em todos os EUA sofre de doenças mentais graves. Embora pacientes detidos com esquizofrenia recebam tratamento na prisão, esse tratamento é amplamente reconhecido por estar abaixo do padrão em ambientes correcionais e o próprio ambiente penitenciário é inerentemente contraterapêutico. Além disso, quando liberados, os pacientes frequentemente não tomam medicamentos, tornam-se moradores de rua e, por fim, são novamente detidos por outro crime violento. Na Califórnia, houve um aumento nos números de pacientes com doenças mentais graves que são presos por delito grave e considerados incompetentes para serem julgados devido à sua doença e que tiveram 15 ou mais detenções anteriores; metade deles não teve acesso aos serviços de saúde mental reembolsáveis, incluindo medicação nos 6 meses anteriores à sua detenção, e metade encontra-se na situação de moradores de rua sem proteção. Felizmente, programas de tratamento inovadores modelados em um programa bem-sucedido em Miami, na Flórida, procuram descriminalizar o tratamento da esquizofrenia por meio de programas de mudança, encaminhando os pacientes para tratamento com alojamento em vez de colocá-los em prisões.

Entretanto, uma vez encaminhados para a prisão ou para hospitais psiquiátricos estaduais, os pacientes com esquizofrenia frequentemente podem sofrer e causar violência. Parte desse problema deve-se ao fato de que as instituições têm ambientes violentos, e parte disso provém do fato de que os indivíduos com doenças mentais graves que se encontram em instituições representam um pequeno subconjunto de todos os pacientes, especificamente aqueles com mais tendência a cometer violência. Se a esquizofrenia afeta aproximadamente 1% da população, estima-se que existem cerca de 400 mil pacientes com essa doença no estado da Califórnia, cuja população é de cerca de 40 milhões. Se até 200 mil indivíduos estão detidos na Califórnia e talvez 25% deles (ou aproximadamente 40 mil) sejam portadores de uma doença mental grave que exija tratamento com fármacos para psicose, isso significaria que talvez 10% de todos os pacientes com esquizofrenia na Califórnia estejam encarcerados – mais uma vez, provavelmente, aqueles que têm mais tendência a envolver-se em violência quando não medicados e/ou com uso abusivo de substâncias.

Uma subpopulação ainda menor de pacientes com esquizofrenia é constituída por aqueles que cometem um crime violento e são julgados incompetentes para ir a julgamento ou insanos e são então encaminhados para um dos cinco hospitais forenses estaduais na Califórnia. Essa população é formada por apenas alguns milhares de pacientes, ou talvez apenas 1% de todos os pacientes com esquizofrenia na Califórnia. Infelizmente, esses pacientes constituem o subgrupo mais violento de pacientes com esquizofrenia: isso não é surpreendente, já que a perpetração de um crime violento os colocou no hospital forense estadual em primeiro lugar. Os estudos realizados mostram que a violência nesse ambiente está realmente associada a um risco criminogênico, sugerindo que é o processo de criminalização de viver em um ambiente institucional, e não os sintomas positivos de psicose em si, que incita grande parte dessa violência. Uma vez internados em hospitais forenses estaduais, esses pacientes frequentemente continuam cometendo atos violentos, mesmo quando tratados e medicados. Entretanto, nem todos os pacientes com esquizofrenia, mesmo em hospitais forenses estaduais, são violentos; apenas cerca de um terço deles comete um ato violento durante a hospitalização, geralmente um único evento nos primeiros 120 dias. Na verdade, cerca de 3% dos pacientes em hospitais forenses estaduais (algumas centenas no máximo, ou menos de 1 por 100 mil pacientes com esquizofrenia na Califórnia) respondem por cerca de 40% da violência dentro do hospital forense estadual, cerca de metade contra a equipe e cerca de metade contra outros pacientes. Assim, apenas uma pequena fração dos pacientes com esquizofrenia comete muita violência, e o número de pacientes com violência é frequentemente exagerado pela mídia. Entretanto, trabalhar em um hospital forense estadual pode ser muito perigoso, assim como viver como um paciente nessas condições. O tratamento da violência em pacientes com esquizofrenia pode ser muito importante em hospitais forenses estaduais e prisões, assim como a prevenção da violência nesses pacientes quando eles saem desses estabelecimentos.

Em vez de reunir todas as formas de violência, os especialistas analisam a violência em pacientes institucionalizados com esquizofrenia em três tipos: impulsiva, predatória e psicótica (Figura 4.60). A *violência psicótica*, associada a sintomas positivos de psicose, que normalmente consistem em alucinações e/ou delírios, é, na realidade, o tipo menos comum de violência em ambientes institucionais, embora esses pacientes tenham uma doença psicótica (Figura 4.60). Isso se deve, presumivelmente, ao fato de que o tratamento em ambientes institucionais é frequentemente efetivo para os sintomas positivos.

Todavia, o tratamento dos sintomas positivos não suprime toda a violência, uma vez que a forma mais comum de violência em ambientes institucionais é, na verdade, a violência impulsiva – frequentemente precipitada por provocação, como uma resposta ao estresse, e associada a emoções negativas, como raiva ou medo (Figura 4.60). Por esses motivos, a violência impulsiva também é chamada de agressão reativa, afetiva ou hostil. A terceira forma de violência, também mais comum do que a violência psicótica, é a violência psicopática ou organizada, que consiste em um comportamento planejado não tipicamente associado à frustração ou a uma resposta a uma ameaça imediata (Figura 4.60). Se a violência psicótica e a violência impulsiva são de "sangue quente", com a excitação emocional, a violência organizada é de "sangue-frio" e não é acompanhada de excitação autônoma, visto que ela é planejada com objetivos claros em mente (Figura 4.60). A violência organizada é a que é observada comumente em pacientes com personalidades psicopáticas ou antissociais e está associada a comportamentos criminogênicos mais do que a sintomas psicóticos. Entretanto, os pacientes psicóticos em ambientes institucionais

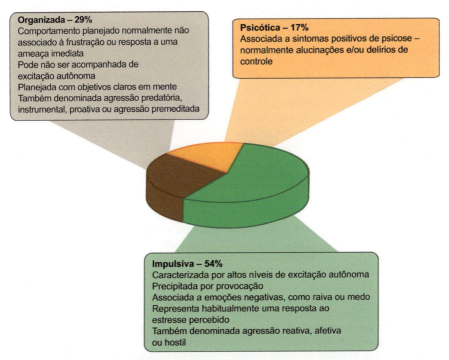

Figura 4.60 Três tipos de violência. Existem pelo menos três tipos diferentes de violência: psicótica, impulsiva e organizada/psicopática. A violência psicótica está associada a sintomas positivos de psicose. A forma mais comum de violência é impulsiva; está associada à excitação autônoma e, com frequência, é precipitada por estresse, raiva ou medo. A violência organizada ou psicopática é planejada e não é acompanhada de excitação autônoma.

também podem apresentar tendências psicopatas e cometer violência organizada, o que pode exigir formas de confinamento em vez do uso de fármacos para o seu manejo. Certos tratamentos, como a clozapina ou altas doses de medicamentos padrão para a esquizofrenia, também podem ser úteis para a violência psicótica ou impulsiva em pacientes com transtornos psicóticos subjacentes. No entanto, as intervenções comportamentais podem ser particularmente úteis para prevenir a violência ligada à baixa impulsividade associada com violência (i. e., reduzindo as provocações do ambiente). A violência impulsiva e organizada na esquizofrenia não está tão claramente relacionada com a hiperatividade da dopamina D_2 quanto à violência psicótica quando os sintomas positivos da esquizofrenia estão fora de controle, especialmente na pequena população de agressores frequentes. Dentro dos hospitais forenses estaduais da Califórnia, esses agressores frequentes (cujo controle pode ser extremamente difícil) têm uma doença psicótica subjacente, apresentam violência psicótica ou impulsiva em vez de violência organizada e exibem deficiência cognitiva além daquela geralmente associada à esquizofrenia. A agressão e a violência são discutidas com mais detalhes no Capítulo 13 sobre impulsividade e compulsividade, e também são diferenciadas da agitação e dos sintomas positivos ou psicose na demência no Capítulo 12.

Qual é a causa da esquizofrenia?

O que causa a esquizofrenia: a natureza (i. e., a genética) ou a criação (i. e., o ambiente ou a epigenética)? A esquizofrenia tem origem no neurodesenvolvimento ou é neurodegenerativa? A resposta atual de fato pode ser "sim", em parte, a todas elas.

Genética e esquizofrenia

As modernas teorias da doença mental há muito abandonaram a noção de que genes únicos possam constituir a causa de qualquer uma das principais doenças mentais (Figura 4.61). Os genes não codificam diretamente doenças mentais ou sintomas psiquiátricos, comportamentos, personalidades ou temperamentos. Na verdade, os genes codificam diretamente para proteínas e reguladores epigenéticos (ver Figuras 1.31 e 1.32). Acredita-se que as ações de genes devem "conspirar" entre si (Figura 4.62, parte superior à esquerda) e entre estressores ambientais (Figura 4.62, parte superior à direita), a fim de produzir

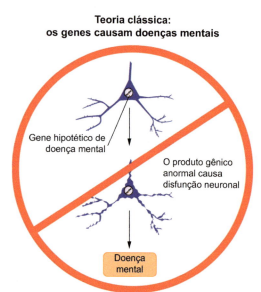

Figura 4.61 Teoria clássica das doenças hereditárias. De acordo com a teoria clássica das doenças hereditárias, um único gene anormal também pode causar doença mental. Isto é, um gene anormal irá produzir um produto gênico anormal, o que, por sua vez, leva a uma disfunção neuronal que causa diretamente uma doença mental. Entretanto, esse tipo de gene não foi identificado, e não há mais qualquer expectativa de que essa descoberta possa ser feita. Isso está indicado pelo sinal vermelho cruzando essa teoria.

uma doença mental (Figura 4.62, parte inferior). Assim, as teorias atuais afirmam que a herança de muitos genes de risco para uma doença mental prepara as condições para o desenvolvimento de uma doença mental, mas não causa uma doença mental em si. Mais apropriadamente, os indivíduos herdam o risco de doença mental, mas eles não herdam a doença mental. Existe a hipótese de que a progressão ou não desse risco em manifestação de transtorno mental depende do que ocorre no ambiente de um indivíduo portador de genes de risco.

Evidências recentes sugerem que um portfólio de algumas centenas de genes específicos – cada um com uma pequena contribuição de menos de 1% – podem, em conjunto, conferir risco para a esquizofrenia (Tabela 4.7). A função de todos esses genes de risco não é totalmente conhecida, mas pode consistir em regular aspectos fundamentais do cérebro, como sistemas de neurotransmissores, sinaptogênese, neuroplasticidade, neurodesenvolvimento, cognição, neurotoxicidade da psicose e vulnerabilidade ao estresse, entre outras funções (Figura 4.62, parte superior à esquerda). Uma maneira de lidar com essa complexidade é adicionar todos

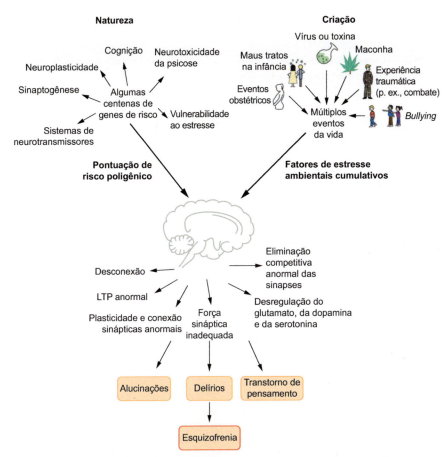

Figura 4.62 Natureza e criação da esquizofrenia. Pode ocorrer esquizofrenia em consequência de fatores tanto genéticos (natureza) quanto epigenéticos (criação). Isto é, um indivíduo com múltiplos fatores de risco genéticos, combinados com múltiplos estressores que provocam alterações epigenéticas, pode ter um processamento anormal da informação na forma de desconexão, potenciação a longo prazo (LTP) anormal, redução da plasticidade sináptica, força sináptica inadequada, neurotransmissão desregulada e eliminação competitiva anormal das sinapses. O resultado pode consistir em sintomas psiquiátricos, como alucinações, delírios e transtorno do pensamento.

os genes anormais que determinado indivíduo tem entre as poucas centenas de genes de risco conhecidos, e calcular a denominada "pontuação de risco poligênico", sugerindo a magnitude do possível risco de desenvolvimento de esquizofrenia. Mesmo com essa simplificação, a contribuição conhecida de todos os genes de risco somados confere apenas parte do risco para esquizofrenia. O que compõe o risco remanescente? Na esquizofrenia, isso inclui vários estressores ambientais, especificamente o uso de maconha, experiências emocionalmente traumáticas, como adversidades na primeira infância, *bullying*, eventos obstétricos, privação de sono, ser um migrante e outros (Figura 4.62, parte superior à direita). Por exemplo, a incidência de psicose demonstrou ser maior em cidades com muitos imigrantes; em uma dessas cidades, Londres, a incidência de psicose cai em um terço se os imigrantes e seus filhos são excluídos da população estudada. Outros estudos mostram que existe uma alta correlação entre a frequência de uso de maconha e a taxa de psicose em cidades europeias, e que, se ninguém fumasse maconha de alta potência, 12% de todos os casos de primeiro episódio de psicose em toda a Europa seriam evitados. Em determinadas cidades, a redução estimada do primeiro episódio de psicose seria de 32% em Londres e de 50% em Amsterdã.

Como o ambiente consegue desmascarar a esquizofrenia em indivíduos portadores de risco genético? A resposta é que o ambiente, hipoteticamente, sobrecarrega os circuitos neurais onde

Tabela 4.7 Alguns genes de risco de suscetibilidade candidatos envolvidos em funções biológicas implicadas na esquizofrenia.

Genes	Descrição
Neurotransmissão glutamatérgica e plasticidade sináptica	
GRIA1	Receptor ionotrópico de glutamato mediador da neurotransmissão sináptica rápida
GRIN2A	Proteína de canais iônicos regulados pelo glutamato e mediador-chave da plasticidade sináptica
GRM3	Codifica o receptor metabotrópico de glutamato 3, um dos principais receptores de neurotransmissores excitatórios, extensivamente explorado como um alvo potencial de fármacos na esquizofrenia
Canal de cálcio e sinalização	
CACNA1C	Codifica uma subunidade α_1 dos canais de cálcio sensíveis à voltagem
CACNB2	Um dos canais de cálcio sensíveis à voltagem
Neurogênese	
SOX2	Fator de transcrição essencial para a neurogênese
SATB2	Essencial para o desenvolvimento cognitivo e envolvido na plasticidade a longo prazo

os genes de risco são expressos e causa disfunção desses circuitos sob pressão (ver Figura 4.62, parte inferior). Além disso, esses mesmos estressores podem até provocar disfunção de genes normais e, em conjunto, isso causa neuroplasticidade e sinaptogênese aberrantes (ver Figura 4.62, parte inferior). Como isso pode ocorrer? Genes *normais* capazes de causar doenças mentais? Hipoteticamente, a resposta é sim, quando estressores ambientais (ver Figura 4.62, parte superior à direita) induzem a expressão de vários genes normais críticos quando deveriam ser silenciados, ou provocam o seu silenciamento quando deveriam ser expressos, em um processo chamado epigenética (ver Figura 1.30). Algumas das melhores evidências de que estressores ambientais e genes normais também estão envolvidos com genes anormais na causa da esquizofrenia mostram que apenas metade dos gêmeos idênticos de pacientes com esquizofrenia também tem esquizofrenia. A presença de genes idênticos, portanto, não é suficiente para causar esquizofrenia. Em vez disso, a epigenética também atua, de modo que o gêmeo afetado não apenas expressa alguns genes anormais que o gêmeo não afetado pode não expressar, mas também expressa alguns genes normais no momento errado ou silencia outros genes normais no momento errado; juntos, esses fatores podem causar esquizofrenia em um dos gêmeos, mas não no outro.

Em resumo, doenças mentais como a esquizofrenia são consideradas atualmente como decorrentes não apenas da soma da ação biológica de genes *anormais* com DNA defeituoso, causando falhas na estrutura e na função das proteínas e reguladores que codificam (ver Figura 4.62, parte superior à esquerda), mas também do meio ambiente, que atua tanto sobre genes anormais quanto sobre genes normais que produzem proteínas e reguladores funcionais normais, mas que são ativados ou silenciados em momentos errados (ver Figura 4.62, parte superior à direita). Em outras palavras, a esquizofrenia resulta tanto da natureza quanto da criação (ver Figura 4.62, parte inferior).

Esquizofrenia: problemas com o neurodesenvolvimento, a neurodegeneração ou ambos?

No caso da esquizofrenia, surgem sempre duas questões principais:

(1) Como a conspiração da natureza e da criação leva à manifestação completa dessa doença em torno da época da adolescência?

(2) Que tipo de processos neurobiológicos estão na base desse transtorno, de tal modo que os resultados da natureza e da criação podem aparentemente originar-se do neurodesenvolvimento no início de esquizofrenia, porém se tornarem neurodegenerativos no decorrer da evolução dessa doença?

Ambas as teorias, do neurodesenvolvimento e neurodegenerativa da esquizofrenia, são discutidas a seguir.

Neurodesenvolvimento e esquizofrenia

As descobertas das pesquisas atuais sugerem fortemente que algo deve estar errado na maneira como o cérebro produz, retém e revisa suas conexões sinápticas na esquizofrenia, começando a partir do nascimento. Os sinais indicadores disso incluem os déficits cognitivos, a redução do QI, características bizarras e déficits sociais de pacientes antes do início evidente de um surto psicótico que sinaliza todos os critérios diagnósticos da esquizofrenia. Para compreender o que pode estar ocorrendo de modo incorreto com o neurodesenvolvimento na esquizofrenia, é importante, em primeiro lugar, ter um conhecimento do neurodesenvolvimento normal. Uma visão geral do neurodesenvolvimento normal é apresentada na Figura 4.63. Depois da concepção, as células-tronco diferenciam-se em neurônios imaturos. Apenas uma minoria dos neurônios que se formam é selecionada para inclusão no cérebro em desenvolvimento. Os outros morrem naturalmente em um processo denominado apoptose. Ainda continua sendo um mistério o motivo pelo qual o cérebro produz muito mais neurônios do que ele de fato precisa, assim como a maneira pela qual decide quais os neurônios a serem selecionados

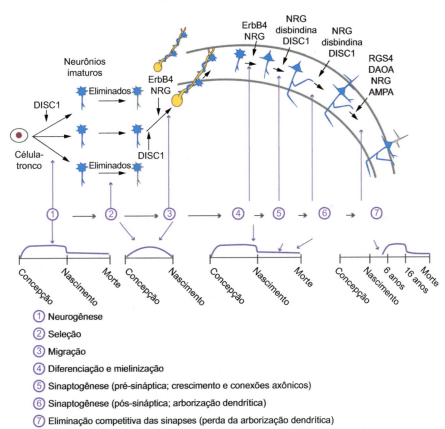

Figura 4.63 Visão geral do neurodesenvolvimento. Mostra-se, aqui, o processo de desenvolvimento do cérebro. Após a concepção, as células-tronco diferenciam-se em neurônios imaturos. Aqueles que são selecionados migram e, em seguida, diferenciam-se em variados tipos de neurônios, quando ocorre a sinaptogênese. A maior parte da neurogênese, a seleção neuronal e a migração neuronal ocorrem antes do nascimento, embora novos neurônios possam ser formados em algumas áreas do cérebro, mesmo em adultos. Após o nascimento, a diferenciação e a mielinização dos neurônios, bem como a sinaptogênese, prosseguem durante toda a vida. Ocorre também reestruturação do cérebro ao longo da vida, porém esse processo, conhecido como eliminação competitiva, é mais ativo durante a infância e a adolescência. Os genes essenciais envolvidos no processo do neurodesenvolvimento incluem o DISC1 (alterado na esquizofrenia-1), ErbB4, neurregulina (NRG), disbindina, regulador da sinalização de proteínas G 4 (RGS4), ativador da D-aminoácido oxidase (DAOA) e genes para o ácido α-amino-3-hidroxi-5-metil-4-isoxazol-propiônico (AMPA).

para inclusão no cérebro em desenvolvimento. Entretanto, é certamente viável que a ocorrência de anormalidades no processo de seleção neuronal possa ser um fator nos transtornos de neurodesenvolvimento, desde o autismo passando pela deficiência intelectual (anteriormente conhecida como retardo mental) e esquizofrenia na extremidade grave do espectro, indo para o TDAH (transtorno de déficit de atenção com hiperatividade) e a dislexia na extremidade leve a moderada do espectro. De qualquer modo, os neurônios que são selecionados migram e, em seguida, diferenciam-se em variados tipos de neurônios, quando então ocorre a sinaptogênese (produção de conexões sinápticas) (ver Figura 4.63). A maior parte da neurogênese (*i.e.*, o nascimento de novos neurônios), a seleção neuronal e a migração neuronal ocorrem antes do nascimento, embora a formação de novos neurônios prossiga em algumas áreas do cérebro ao longo da vida. Após o nascimento, a diferenciação e a mielinização de neurônios, bem como a sinaptogênese, também continuam ao longo da vida. Durante toda a vida, e não apenas no período pré-natal ou mesmo apenas na infância, porém ao longo da vida adulta, a disfunção desse processo de neurodesenvolvimento (ver Figura 4.63) pode, hipoteticamente, resultar em vários sintomas e transtornos psiquiátricos.

No caso da esquizofrenia, a suspeita é a de que o processo de neurodesenvolvimento da sinaptogênese e a reestruturação do cérebro não ocorreram adequadamente. As sinapses normalmente são formadas em um ritmo impressionante entre o nascimento e os 6 anos de idade (Figura 4.64). Embora a reestruturação do cérebro ocorra ao longo de toda a vida, ela é mais ativa no final da infância e na adolescência, em um processo conhecido como eliminação competitiva (Figura 4.64; ver Figura 4.63). A eliminação competitiva e a reestruturação das sinapses alcançam o seu grau máximo durante a puberdade e a adolescência, deixando normalmente apenas cerca de metade a dois terços das sinapses que estavam presentes na infância para sobreviver até a idade adulta (Figura 4.64; ver Figura 4.63). Como o início dos sintomas positivos de psicose ("surtos" psicóticos) é observado após esse período crítico de neurodesenvolvimento (de pico de eliminação competitiva e reestruturação de sinapses), isso levou à suspeita da existência de possíveis anormalidades nesses processos como base envolvida, em parte, no início da esquizofrenia.

Para entender de que maneira a eliminação competitiva aberrante pode contribuir para o início e o agravamento da esquizofrenia, é importante considerar como o cérebro decide quais sinapses manter e quais deve eliminar. Normalmente, quando as sinapses glutamatérgicas estão ativas, seus receptores *N*-metil-D-aspartato (NMDA) desencadeiam um fenômeno

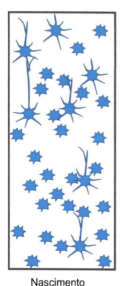
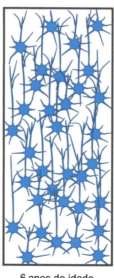
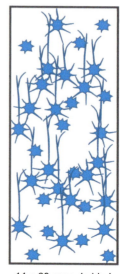

Nascimento   6 anos de idade   14 a 60 anos de idade

Figura 4.64 Formação de sinapses de acordo com a idade. As sinapses são formadas em um ritmo intenso entre o nascimento e os 6 anos de idade. A eliminação competitiva e a reestruturação das sinapses alcançam o seu pico na puberdade e durante a adolescência, deixando cerca da metade a dois terços das sinapses presentes na infância para sobreviver na vida adulta.

elétrico, conhecido como potenciação a longo prazo (LTP) (mostrada na Figura 4.65). Com a ajuda de produtos gênicos que convergem para sinapses e receptores de glutamato, canais iônicos e os processos de neuroplasticidade e sinaptogênese, a LTP normalmente leva a mudanças estruturais e funcionais da sinapse que tornam a neurotransmissão mais eficiente, um processo algumas vezes denominado "fortalecimento" das sinapses (Figura 4.65, parte superior). Isso inclui mudanças na estrutura sináptica, como aumento no número de receptores AMPA (ácido α-amino-3-hidroxi-5-metil-4-isoxazol propiônico) para o glutamato. Os receptores AMPA são importantes para mediar a neurotransmissão excitatória e a despolarização nas sinapses glutamatérgicas. Por conseguinte, um maior número de receptores AMPA pode significar uma sinapse "fortalecida". As conexões sinápticas que frequentemente são utilizadas desenvolvem LTP frequente e influências neurobláticas robustas consequentes, fortalecendo-as, assim, de acordo com o velho ditado "os nervos que disparam juntos conectam-se entre si" (Figura 4.65, parte superior). Entretanto, se algo estiver errado com os genes que regulam o fortalecimento sináptico, é possível que isso provoque o uso menos efetivo dessas sinapses, torne os receptores NMDA hipoativos (ver Figura 4.29B) e leve a uma LTP ineficaz e a um menor tráfego de receptores

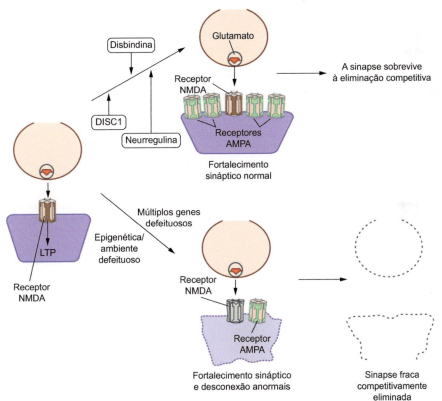

Figura 4.65 Hipótese do neurodesenvolvimento da esquizofrenia. A disbindina, a DISC1 (alterada na esquizofrenia-1) e a neurregulina estão todas envolvidas no "fortalecimento" das sinapses glutamatérgicas. Em circunstâncias normais, os receptores de N-metil-D-aspartato (NMDA) nas sinapses glutamatérgicas ativas desencadeiam a potenciação a longo prazo (LTP), o que leva a alterações estruturais e funcionais da sinapse, tornando-a mais eficiente ou "fortalecida". Em particular, esse processo leva a um aumento no número de receptores de ácido α-amino-3-hidroxi-5-metil-4-isoxazol propiônico (AMPA), que é importante para mediar a neurotransmissão glutamatérgica. O fortalecimento sináptico normal significa que a sinapse irá sobreviver durante a eliminação competitiva. Se os genes que regulam o fortalecimento das sinapses glutamatérgicas forem anormais, em combinação com agressões ambientais, isso pode causar hipofunção dos receptores NMDA, com consequente diminuição da LTP e menor número de receptores AMPA. Esse fortalecimento sináptico anormal e desconexão levam a sinapses fracas, que não sobrevivem à eliminação competitiva. Teoricamente, isso levaria a um risco aumentado de desenvolver esquizofrenia, e essas sinapses anormais podem mediar os sintomas da esquizofrenia.

AMPA no neurônio pós-sináptico (ver Figura 4.65, parte inferior). Essa sinapse seria "fraca", produzindo, teoricamente, um processamento de informação ineficiente em seu circuito e, possivelmente também, causando sintomas de esquizofrenia.

Outro aspecto importante da força sináptica é que isso provavelmente estabelece se determinada sinapse é eliminada ou mantida. Especificamente, as sinapses "fortes" com neurotransmissão NMDA eficiente e muitos receptores AMPA sobrevivem, enquanto as sinapses "fracas" com poucos receptores AMPA podem ser alvos de eliminação (ver Figura 4.65). Isso normalmente molda os circuitos do cérebro, de modo que as sinapses mais críticas não sejam apenas fortalecidas, mas também sobrevivam ao processo de seleção contínua, mantendo as sinapses mais eficientes e utilizadas com mais frequência, enquanto são eliminadas as sinapses ineficazes e raramente utilizadas. Entretanto, se as sinapses críticas não forem adequadamente fortalecidas na esquizofrenia, isso pode levar à sua eliminação errônea, causando desconexão que interrompe o fluxo de informações de circuitos agora privados de conexões sinápticas, onde a comunicação precisa ser eficiente (ver Figura 4.65). A eliminação competitiva súbita e catastrófica de sinapses "fracas", porém críticas, durante a adolescência pode até mesmo explicar por que a esquizofrenia começa nessa época. Se anormalidades em genes que convergem para os processos de neuroplasticidade e sinaptogênese levam à falta de fortalecimento das sinapses críticas, essas sinapses podem ser eliminadas por engano durante a adolescência, com consequências desastrosas, ou seja, com início dos sintomas de esquizofrenia. Isso pode explicar por que a desconexão geneticamente programada e presente desde o nascimento é mascarada pela presença de muitas conexões fracas adicionais antes da adolescência, atuando com exuberância para compensar a conexão defeituosa; quando essa compensação é então destruída pela eliminação competitiva normal das sinapses na adolescência, surge a esquizofrenia. Por conseguinte, o neurodesenvolvimento aberrante da falta de formação de sinapses adequadas e da remoção competitiva e errônea de sinapses críticas durante a adolescência pode fornecer respostas parciais para explicar por que a esquizofrenia tem o seu início catastrófico completo nesse estágio crítico do neurodesenvolvimento e por que a esquizofrenia tem aspectos de um transtorno do neurodesenvolvimento, particularmente próximo ao início do transtorno.

Neurodegeneração e esquizofrenia

Muitos pacientes com esquizofrenia apresentam uma evolução progressiva e com deterioração, particularmente quando os tratamentos disponíveis não são utilizados de maneira consistente e quando ocorre psicose de longa duração e não tratada (Figura 4.66). Essas observações levaram à noção de que essa doença pode, portanto, ser de natureza neurodegenerativa. Se a esquizofrenia parece começar como um neurodesenvolvimento aberrante, ela pode parecer, à medida que progride, neurodegenerativa. Em outras palavras, se a maneira pela qual as sinapses são formadas e revisadas dramaticamente durante a adolescência é capaz de explicar potencialmente como o início completo da esquizofrenia pode ser conceituado como transtorno do neurodesenvolvimento, a maneira pela qual as sinapses são formadas e revisadas de maneira mais metódica durante a vida adulta explica, potencialmente, como a evolução prolongada da esquizofrenia pode ser conceituada como transtorno neurodegenerativo.

Conforme assinalado anteriormente, em condições normais, ocorre eliminação de quase metade das sinapses do cérebro na adolescência (ver Figura 4.64). Entretanto, o que frequentemente não é percebido é que, na vida adulta, podemos perder (e substituir em outro local) cerca de 7% das sinapses em nosso córtex a cada semana! Você pode imaginar que, se esse processo na vida adulta ocorrer de maneira descontrolada durante um longo período de tempo, isso pode ter consequências cumulativas generalizadas no desenvolvimento do cérebro adulto – ou a sua falta – e manifestar-se como declínio progressivo da evolução clínica e até mesmo atrofia cerebral (Figura 4.66). Isto é, o fortalecimento ou o enfraquecimento das sinapses ocorrem não apenas quando essas sinapses se formam pela primeira vez, porém continuam ao longo de toda a vida como uma espécie de remodelação contínua em resposta às experiências que o indivíduo tem e, portanto, à frequência com que essa sinapse é utilizada ou negligenciada. O fortalecimento ou o enfraquecimento das sinapses glutamatérgicas, em particular, é um exemplo de regulação "dependente de atividade" ou "dependente de uso" ou "dependente de experiência" dos receptores NMDA e de funcionalidade nas sinapses glutamatérgicas. O velho ditado é: "use-o ou perca-o". Na esquizofrenia, é possível que a sinaptogênese anormal impeça o fortalecimento das sinapses normais, mesmo se o paciente estiver "utilizando" essa sinapse. É

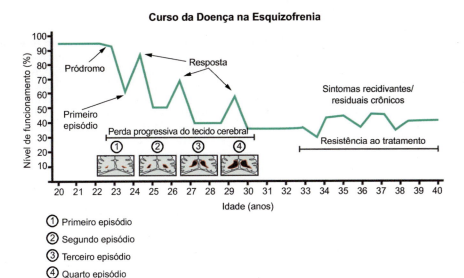

Figura 4.66 Curso da doença na esquizofrenia. Embora a esquizofrenia possa começar como transtorno do neurodesenvolvimento, a sua natureza progressiva sugere que ela também pode ser um transtorno neurodegenerativo. Ocorrem fortalecimento e enfraquecimento das sinapses durante toda a vida. Na esquizofrenia, é possível que a sinaptogênese anormal impeça o fortalecimento das sinapses normais, mesmo se forem "utilizadas" e/ou possibilita o fortalecimento e a retenção das sinapses "incorretas". Há evidências de que episódios recorrentes de surtos psicóticos estejam associados à perda progressiva de tecido cerebral na esquizofrenia e a uma perda da capacidade de resposta ao tratamento.

também possível que as sinapses "erradas" sejam "usadas" e fortalecidas, enquanto as sinapses críticas para o funcionamento completo não são utilizadas e, portanto, são perdidas juntamente com a função proporcionada por essas conexões, produzindo deterioração progressiva do curso da doença. Há evidências cumulativas de que a manutenção dos sintomas positivos da psicose sem alteração acelera a perda progressiva de tecido cerebral associada a episódios recorrentes de surtos psicóticos (habitualmente com hospitalizações repetidas) na esquizofrenia (Figura 4.66).

As anormalidades nessa dinâmica contínua dos receptores NMDA e sinapses glutamatérgicas, em particular, podem explicar por que a evolução da esquizofrenia é progressiva e modifica-se com o decorrer do tempo na maioria dos pacientes, isto é, de um período assintomático para um pródromo (talvez devido ao estabelecimento de sinapses deficientes inicialmente no cérebro jovem) até um primeiro surto de psicose (quando a remodelação sináptica acelera-se drasticamente e, talvez, as sinapses erradas são eliminadas) (Figura 4.66). Uma forte indicação de deterioração no curso da esquizofrenia é o que ocorre com a capacidade de resposta ao tratamento e a estrutura do cérebro com o decorrer do tempo. Por ocasião do primeiro surto de psicose, o paciente frequentemente apresenta uma resposta consistente ao tratamento farmacológico da psicose, e o cérebro pode ter aparência grosseiramente normal (ver o cérebro no primeiro episódio na Figura 4.66). Entretanto, à medida que aumenta o número de episódios psicóticos, frequentemente devido à interrupção da medicação, isso muitas vezes pode ser acompanhado de declínio da capacidade de resposta ao tratamento com fármacos para a psicose e perda progressiva do tecido cerebral que pode ser observada em exames de neuroimagem estrutural (ver os segundo, terceiro e quarto episódios, com as cintilografias do cérebro na Figura 4.66). Por fim, o paciente com muita frequência pode progredir para um estado de sintomas negativos e cognitivos generalizados, sem recuperação e com relativa resistência ao tratamento com fármacos para a psicose e com sinais ainda mais dramáticos de degeneração cerebral observados em exames de neuroimagem.

A boa notícia é que há evidências de que a redução do período de psicose sem tratamento pode retardar a progressão da esquizofrenia, e existe até mesmo a esperança de que tratamentos pré-sintomáticos ou prodrômicos antes do início dos sintomas psicóticos completos na esquizofrenia possam, algum dia, prevenir ou retardar o início da doença. De fato, existe um conceito emergente na psicofarmacologia em geral de que os tratamentos que reduzem os sintomas também podem ser modificadores da doença. A capacidade ou não de os mesmos agentes que tratam os sintomas da esquizofrenia também prevenirem o surgimento da esquizofrenia quando administrados a indivíduos de alto risco que estão na fase pré-sintomática ou em um estado com apenas sintomas prodrômicos leves continua especulativa. Todavia, já parece bastante claro que o tratamento contínuo de pacientes com esquizofrenia, uma vez iniciado, constitui agora o padrão de cuidados no tratamento da esquizofrenia, de modo a maximizar as chances de prevenir ou de retardar o curso de deterioração, perda de tecido cerebral, triplicação das tentativas de suicídio e resistência ao tratamento com recidivas repetidas após o primeiro episódio.

O início da esquizofrenia com anormalidades do neurodesenvolvimento e a sua progressão neurodegenerativa constituem o padrão para qualquer doença psicótica? Felizmente, a resposta é negativa. Como será discutido de maneira sucinta na seção seguinte deste capítulo, embora a esquizofrenia seja a doença psicótica mais comum e a mais bem conhecida, ela não é sinônimo de psicose, constituindo apenas uma das muitas causas de psicose, em que cada uma delas tem o seu próprio início e evolução singulares da doença. Em geral, a história natural e o curso da doença na esquizofrenia não são os mesmos para outras doenças psicóticas, embora formas graves de psicose bipolar algumas vezes sejam agrupadas com formas graves de esquizofrenia e designadas, em conjunto, como "doença mental grave" ou DMG. Todas essas formas de psicose podem apresentar um desfecho funcional sombrio, incluindo falta de moradia, morte prematura e até mesmo detenção no sistema de justiça criminal. A esquizofrenia afeta aproximadamente 1% da população, e, nos EUA, ocorrem mais de 300 mil episódios agudos de esquizofrenia anualmente. Entre 25 e 50% dos pacientes com esquizofrenia tentam suicídio, e até 10% finalmente têm sucesso, contribuindo com uma taxa de mortalidade oito vezes maior que a da população geral. A expectativa de vida de um paciente com esquizofrenia pode ser 20 a 30 anos mais curta do que a população geral, não só por suicídio, mas também por doença cardiovascular prematura. A mortalidade acelerada por doença cardiovascular prematura em pacientes com esquizofrenia é causada por fatores genéticos e de estilo de vida, como tabagismo, dieta pouco saudável e falta de exercício, levando à obesidade e ao *diabetes mellitus*, mas também – infelizmente – em decorrência do tratamento com alguns fármacos antipsicóticos que, eles próprios, causam aumento na incidência de obesidade e diabetes, com consequente aumento do risco cardíaco. Nos EUA, mais de 20% de todos os dias de benefício da previdência social são utilizados para os cuidados de pacientes com esquizofrenia. Os custos diretos e indiretos da esquizofrenia somente nos EUA estão estimados em dezenas de bilhões de dólares a cada ano. Nos EUA, muitos desses custos são arcados pelo sistema de justiça criminal de tribunais, cadeias, prisões e hospitais estaduais e forenses, que fornecem alojamento e tratamento a pacientes com esquizofrenia, devido à falta de um tratamento ambulatorial adequado ou de hospitais de longa permanência, conforme discutido anteriormente. Essa situação pode estar em fase de mudança, devido a programas inovadores de mudança para tratamento ambulatorial, que estão começando a transferir pacientes do sistema de justiça criminal para habitação comunitária e tratamento; esses programas são muito menos caros e, possivelmente, mais humanos e efetivos do que a alternância de falta de alojamento e tratamento com encarceramento em um processo que pode ser comparado a uma porta giratória.

Outras doenças psicóticas

Os *transtornos* psicóticos apresentam *sintomas* psicóticos como características definidoras; todavia, existem vários outros transtornos em que podem ocorrer sintomas psicóticos, embora a sua presença não seja necessária para o diagnóstico. Esses transtornos que exigem a presença de psicose como característica definidora do diagnóstico incluem a esquizofrenia, o transtorno psicótico induzido por substância/ medicamento, o transtorno esquizofreniforme, o transtorno esquizoafetivo, o transtorno delirante, o transtorno psicótico breve, o transtorno psicótico compartilhado, o transtorno psicótico devido a outra condição médica e o transtorno psicótico infantil (Tabela 4.8). Os transtornos que podem ou não apresentar sintomas psicóticos como característica *associada* incluem transtornos do humor (mania bipolar e muitos tipos de depressão), doença de Parkinson (conhecida como psicose da doença de Parkinson ou PDP) e vários transtornos cognitivos, como a doença de Alzheimer e outras formas de demência (Tabela 4.9).

Os sintomas da esquizofrenia não são necessariamente exclusivos da esquizofrenia. É importante reconhecer que, além da esquizofrenia,

Tabela 4.8 Transtornos em que a psicose é uma característica definidora.

Esquizofrenia
Transtornos psicóticos induzidos por substâncias/medicação
Transtorno esquizofreniforme
Transtorno esquizoafetivo
Transtorno delirante
Transtorno psicótico breve
Transtorno psicótico compartilhado
Transtorno psicótico devido a outra condição médica
Transtorno psicótico infantil

Tabela 4.9 Transtornos nos quais a psicose é uma característica associada.

Mania
Depressão
Transtornos cognitivos
Doença de Alzheimer e outras demências
Doença de Parkinson

várias doenças podem compartilhar algumas das mesmas cinco dimensões de sintomas descritas aqui para a esquizofrenia e mostradas na Figura 4.59. Assim, numerosos transtornos, além da esquizofrenia, podem apresentar *sintomas positivos* (delírios e alucinações), incluindo doença de Parkinson, transtorno bipolar, transtorno esquizoafetivo, depressão psicótica, doença de Alzheimer e outras demências orgânicas, doenças psicóticas infantis, psicoses induzidas por substâncias e outros. Os *sintomas negativos* também podem ocorrer em outros transtornos além da esquizofrenia, particularmente transtornos do humor e demências, em que pode ser difícil distinguir entre sintomas negativos, como fala reduzida, contato visual deficiente, diminuição da resposta emocional, redução do interesse, redução do impulso social e sintomas cognitivos e afetivos que ocorrem nesses outros transtornos. A esquizofrenia certamente não é o único transtorno com *sintomas cognitivos*. O autismo, a demência pós-acidente vascular encefálico (vascular ou multi-infarto), a doença de Alzheimer e muitas outras demências orgânicas (demência de Parkinson/de corpos de Lewy; demência

frontotemporal/de Pick etc.) e os transtornos do humor, incluindo depressão maior e depressão bipolar, também podem estar associados a várias formas de disfunção cognitiva.

Psicose relacionada ao humor, depressão psicótica, mania psicótica

Os transtornos do humor, desde a depressão unipolar até o transtorno bipolar, podem ter sintomas de psicose que acompanham seus sintomas de humor. Já discutimos como a esquizofrenia pode apresentar sintomas de humor deprimido, humor ansioso, culpa, tensão, irritabilidade e preocupação. Assim, a esquizofrenia pode ter sintomas afetivos, enquanto os transtornos do humor podem exibir sintomas psicóticos. A questão aqui é que, sempre que forem encontrados sintomas psicóticos, eles precisam ser tratados, e sempre que for constatada a presença de sintomas afetivos, eles também precisam ser tratados, não apenas para aliviar os sintomas afetivos atuais, mas também para prevenir o suicídio, que infelizmente é comum em pacientes com esquizofrenia.

Doença de Parkinson, psicose

A doença de Parkinson começa, naturalmente, com sintomas motores proeminentes. Acredita-se que os sintomas motores sejam causados pela deposição de corpos de Lewy contendo α-sinucleína na substância negra. Entretanto, em mais da metade dos casos, a doença de Parkinson progride, particularmente em pacientes com demência concomitante, para a psicose com delírios e alucinações, um transtorno denominado psicose da doença de Parkinson (PDP). Várias causas são propostas para a PDP, incluindo, de acordo com a teoria mais proeminente, o acúmulo de corpos Lewy no córtex cerebral, bem como nos corpos celulares serotoninérgicos na rafe do mesencéfalo (ver Figuras 4.52C e 4.54). A psicose na doença de Parkinson constitui um grande fator de risco para internações hospitalares, colocação do paciente em clínica de repouso e mortalidade, com taxa de mortalidade após 3 anos de cerca de 40% para pacientes com doença de Parkinson após o início da psicose.

A PDP não é simplesmente uma esquizofrenia no paciente com doença de Parkinson. Em primeiro lugar, as alucinações na PDP tendem a ser visuais em vez de auditivas (p. ex., pessoas, animais). Em segundo lugar, os delírios tendem a ser um tipo particular de crença persecutória (p. ex., a impressão de que alguém, particularmente um ente querido, está tentando prejudicar, roubar, ou enganar), ou ciúme (p. ex., a impressão de que seu parceiro está lhe traindo). Em terceiro lugar, o discernimento quanto à natureza falsa dessas alucinações e desses delírios é inicialmente retido, o que não é característico da psicose em transtornos psiquiátricos. A PDP é considerada como um desequilíbrio na serotonina e na dopamina com suprarregulação dos receptores $5HT_{2A}$ e passível de tratamento com antagonistas de $5HT_{2A}$ (ver Figuras 4.52C e 4.54).

Psicose relacionada com a demência

Conforme a população mundial envelhece, e sem um alvo modificador de doença conhecido para prevenir a marcha implacável da demência, os sintomas comportamentais da demência estão recebendo cada vez mais atenção, visto que os pacientes com demência estão sobrevivendo por mais tempo à medida que a sua demência progride. A agitação e a psicose são sintomas comportamentais particularmente importantes, comuns e incapacitantes de demência, e pode ser difícil de distingui-los um do outro na demência. Entretanto, é importante fazer essa diferenciação sempre que possível, visto que as vias neuronais para esses diferentes comportamentos também são distintas, assim como seus tratamentos em desenvolvimento. A agitação na demência é discutida com detalhes no Capítulo 12, sobre demência. Neste capítulo, abordamos apenas brevemente a psicose na demência. Embora tenhamos discutido como a psicose é geralmente definida como a presença de delírios e/ou alucinações, são delírios que frequentemente são mais comuns em muitas demências, em particular na doença de Alzheimer, na qual a prevalência de delírios em um período de 5 anos alcança mais de 50%. Entretanto, na demência com corpos de Lewy, os pacientes frequentemente apresentam as mesmas alucinações visuais e delírios característicos da PDP, o que não é surpreendente, tendo em vista que a deposição de corpos de Lewy no córtex cerebral é considerada uma causa contribuinte de psicose em ambas as condições.

Do ponto de vista farmacológico, pode não ser importante saber o que causa a ruptura das vias cerebrais que leva aos sintomas de psicose. Pode ser muito mais importante saber *onde* as vias estão comprometidas e *quais* apresentam essa ruptura. Ou seja, se uma placa amiloide, um emaranhado de tau, um pequeno acidente vascular encefálico ou a presença de corpos de Lewy causam ruptura das conexões glutamatérgicas-GABAérgicas ou das conexões serotoninérgicas-glutamatérgicas no córtex cerebral, isso pode não importar, na medida em que a ruptura leve a uma hiperatividade dopaminérgica a jusante e aos sintomas de delírios e alucinações (ver Figuras 4.52D e 4.55). Quando essas mesmas condições patológicas ocorrem em outras vias, presumivelmente esses pacientes não experimentam psicose, mas talvez os outros sintomas de demência, como transtornos de memória e agitação.

Os pacientes com demência da doença de Alzheimer podem ter um componente serotoninérgico da sua psicose, visto que foi relatado que a serotonina no pré-subículo do córtex cerebral está baixa em pacientes com psicose em comparação com a demência não psicótica. Além disso, o alelo *C102* do gene do receptor $5HT_{2A}$ também pode estar associado à psicose na doença de Alzheimer. Além disso, pacientes com doença de Alzheimer que apresentam psicose têm significativamente mais placas e emaranhados na área temporal medial-pré-subicular e no córtex frontal médio, bem como níveis cinco vezes mais altos de proteína tau-filamento helicoidal pareados anormal na zona entorrinal e córtex temporal. Se essas lesões afetarem a regulação dos circuitos glutamatérgico-GABAérgico-serotoninérgico-dopaminérgico, a expectativa é de que elas sejam a causa da psicose (ver Figuras 4.52D e 4.55).

Resumo

Este capítulo forneceu uma breve descrição da psicose e uma explicação extensa das três principais teorias da psicose, isto é, aquelas ligadas à dopamina, ao glutamato e à serotonina (5HT). Foram descritas as principais vias dopaminérgicas, glutamatérgicas e serotoninérgicas no cérebro. A hiperatividade do sistema dopaminérgico mesolímbico pode mediar os sintomas positivos da psicose e pode estar ligada ao hipofuncionamento dos receptores glutamatérgicos NMDA nos interneurônios GABAérgicos no córtex préfrontal e no hipocampo em alguns transtornos psicóticos, como a esquizofrenia. A hipoatividade do sistema dopaminérgico mesocortical pode mediar os sintomas negativos, cognitivos e afetivos da esquizofrenia e, também, pode estar ligada ao hipofuncionamento dos receptores NMDA em diferentes interneurônios GABAérgicos. O desequilíbrio na neurotransmissão serotoninérgica, particularmente a atividade excessiva em receptores $5HT_{2A}$ no córtex, pode explicar a psicose na doença de Parkinson. O desequilíbrio entre a neurotransmissão serotoninérgica e GABAérgica nos neurônios glutamatérgicos no córtex cerebral, devido a processos neurodegenerativos que suprimem a inibição de GABAérgica, pode levar à excitação excessiva dos neurônios glutamatérgicos pela serotonina que atua nos receptores $5HT_{2A}$ e pode ser aliviado por antagonistas de $5HT_{2A}$.

A síntese, o metabolismo, a recaptação e os receptores de dopamina, de glutamato e de serotonina foram todos descritos neste capítulo. Os receptores D_2 são alvos de fármacos usados no tratamento da psicose, assim como os receptores $5HT_{2A}$ especificamente para a psicose associada à doença de Parkinson e às demências.

Os receptores glutamatérgicos NMDA exigem interação não apenas com o neurotransmissor glutamato, mas também com os cotransmissores glicina ou D-serina.

A desconexão das sinapses contendo receptores NMDA, causada por influências genéticas e ambientais/epigenéticas, constitui uma importante hipótese formulada para a causa da esquizofrenia, incluindo a hiperatividade glutamatérgica a jusante e a hipofunção dos receptores NMDA, bem como aumento a jusante da dopamina mesolímbica, porém com diminuição da dopamina mesocortical. Toda uma série de genes de suscetibilidade que regula a conexão neuronal e a formação de sinapses pode representar um defeito biológico central hipotético na esquizofrenia.

Receptores de Dopamina e de Serotonina como Alvos para a Psicose, os Transtornos do Humor e Outras Condições: os Denominados "Antipsicóticos"

Uso dos receptores de dopamina D_2 mesolímbicos/mesoestriatais como alvos produz ações antipsicóticas, 155

Uso dos receptores de dopamina D_2 nas vias mesolímbica/mesoestriatal e mesocortical como alvos provoca sintomas negativos secundários, 157

Sintomas negativos secundários decorrentes do uso dos receptores de dopamina D_2 mesolímbicos como alvo, 157

Sintomas negativos secundários decorrentes do uso dos receptores de dopamina D_2 mesocorticais como alvo, 158

Uso dos receptores de dopamina D_2 tuberoinfundibulares com alvo provoca elevação da prolactina, 158

Uso dos receptores de dopamina D_2 nigroestriatais como alvo provoca efeitos colaterais motores, 159

Parkinsonismo induzido por fármacos, 162
Distonia aguda induzida por fármacos, 164
Acatisia, 164
Síndrome neuroléptica maligna, 165
Discinesia tardia, 165

Fármacos que têm como alvo os receptores de dopamina D_2: os denominados "antipsicóticos" de primeira geração ou convencionais, 173

Fármacos que têm como alvo os receptores de serotonina 2A, com ou sem alvo simultâneo nos receptores de dopamina D_2, 178

Regulação da liberação de dopamina pelos receptores $5HT_{2A}$ em três vias a jusante, 179

Fármacos que têm como alvo os receptores de serotonina 1A e os receptores de dopamina D_2 como agonistas parciais, 183

Agonismo parcial de D_2, 183
Como o agonismo parcial de D_2 causa menos efeitos colaterais motores do que o antagonismo de D_2?, 186

Agonismo parcial de $5HT_{1A}$, 187

Relações entre as propriedades de ligação de receptores dos fármacos usados no tratamento da psicose e outras ações terapêuticas e efeitos colaterais, 189

Mania, 189
Ações antidepressivas na depressão bipolar e unipolar, 190
Ações ansiolíticas, 190
Agitação na demência, 190
Ações sedativo-hipnóticas e sedativas, 191
Ações cardiometabólicas, 191

Propriedades farmacológicas de antagonistas D_2 selecionados de primeira geração, 195

Clorpromazina, 197
Flufenazina, 197
Haloperidol, 197
Sulpirida, 198
Amissulprida, 198

Visão geral das propriedades farmacológicas de antagonistas de $5HT_{2A}/D_2$ e agonistas parciais de $D_2/5HT_{1A}$: os fármacos "pina", muitos "dona" e um rona, dois pip e um rip, 199

Fármacos pina, 203
Muitos fármacos dona e um fármaco rona, 217
Dois fármacos pip e um rip, 222
Antagonista seletivo de $5HT_{2A}$, 227
Outros fármacos, 227

Tratamentos futuros para a esquizofrenia, 227

Roluperidona (MIN-101), 227
Antagonistas D_3, 228
Agonistas do receptor de aminas traço e SEP-363856, 228
Agonistas colinérgicos, 230
Algumas outras ideias, 232

Resumo, 233

Capítulo 5 | Receptores de Dopamina e de Serotonina como Alvos para a Psicose... **155**

Este capítulo explora fármacos que têm como alvo os receptores de dopamina, os receptores de serotonina ou ambos para o tratamento da psicose, da mania e da depressão. Discute também uma infinidade de outros receptores de neurotransmissores, aos quais se ligam esses agentes. Os fármacos descritos neste capítulo têm sido classicamente denominados "antipsicóticos", porém essa terminologia atualmente é considerada desatualizada e confusa, visto que tais agentes são utilizados com muito mais frequência para os transtornos do humor do que para a psicose e, apesar disso, não são classificados como "antidepressivos". Conforme assinalado anteriormente, ao longo de todo este livro, empenhamo-nos para utilizar a moderna nomenclatura baseada na neurociência, em que os fármacos são designados pelo seu mecanismo de ação farmacológico, e não pela sua indicação clínica. Assim, os fármacos discutidos neste capítulo têm "ação antipsicótica", porém não são denominados "antipsicóticos"; eles também apresentam uma "ação antidepressiva", porém não são denominados "antidepressivos". Dessa maneira, o presente capítulo analisa uma das classes mais amplamente prescritas de agentes psicotrópicos em psiquiatria hoje, a saber, aqueles que têm como alvo os receptores de dopamina e de serotonina e que começaram como fármacos usados para a psicose e que, mais tarde, passaram a ser usados ainda mais frequentemente como fármacos para o tratamento da mania, da depressão bipolar e da depressão unipolar resistente ao tratamento. No horizonte, desponta o uso de pelo menos alguns desses agentes no TEPT (transtorno de estresse póstraumático), na agitação relacionada com demência e outras condições. Discutimos como as propriedades farmacológicas desses agentes formam não apenas uma única grande classe de muitos fármacos, mas, de muitas maneiras, como cada agente individual tem propriedades de ligação que fazem com que cada fármaco seja distinto de todos os outros. O leitor é aconselhado a consultar manuais de referência e livros didáticos para informações práticas de prescrição, visto que este capítulo sobre fármacos para a psicose e transtornos do humor enfatiza conceitos farmacológicos básicos de mecanismo de ação, mas não questões práticas, como prescrever esses medicamentos (para essa informação, consulte, por exemplo, *Stahl's Essential Psychopharmacology: the Prescriber's Guide*).

Os conceitos farmacológicos aqui desenvolvidos devem ajudar o leitor a compreender a justificativa sobre como utilizar cada um dos diferentes agentes, tendo como base, em primeiro lugar e principalmente, suas interações com os sistemas de receptores de dopamina e de serotonina e, em segundo lugar, com outros sistemas de neurotransmissores. Com frequência, essas interações podem explicar tanto as ações terapêuticas quanto os efeitos colaterais dos vários fármacos desse grupo. A compreensão de toda a gama de interações de cada fármaco com os receptores também fornece o primeiro passo para diferenciar um fármaco de outro e, portanto, para ajustar a escolha de um tratamento farmacológico ao correlacionar os mecanismos farmacológicos de um medicamento específico com as necessidades terapêuticas e a tolerabilidade do paciente.

Uso dos receptores de dopamina D_2 mesolímbicos/mesoestriatais como alvos produz ações antipsicóticas

Como atuam os fármacos aprovados para o tratamento da psicose, em particular da esquizofrenia? Os primeiros tratamentos efetivos para a esquizofrenia e outras doenças psicóticas surgiram de observações clínicas casuais há cerca de 70 anos, e não do conhecimento científico da base neurobiológica da psicose, ou do mecanismo de ação dos agentes efetivos que tratavam empiricamente a psicose. Assim, os primeiros fármacos verdadeiramente efetivos para a psicose, distintos dos tranquilizantes sedativos, foram descobertos casualmente na década de 1950, quando foi constatado que um fármaco com propriedades anti-histamínicas (clorpromazina) melhorou a psicose quando esse suposto anti-histamínico foi testado em pacientes com esquizofrenia. A clorpromazina de fato apresenta atividade anti-histamínica, porém suas ações terapêuticas na esquizofrenia não são mediadas por essa propriedade. Uma vez constatada a eficácia da clorpromazina no tratamento da psicose, em uma proporção muito além de sua capacidade de causar sedação, ela foi testada experimentalmente para descobrir seu mecanismo de ação antipsicótica, que foi identificado como antagonismo dos receptores de dopamina D_2 (Figuras 5.1 e 5.2).

No início do processo de testes, foi observado que a clorpromazina e outros fármacos usados no tratamento da psicose causavam,

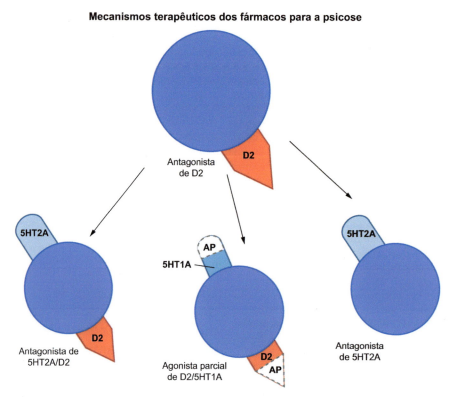

Figura 5.1 Mecanismos terapêuticos dos fármacos para a psicose. O primeiro mecanismo identificado para o tratamento da psicose foi o antagonismo do receptor de dopamina 2 (D_2), e, durante várias décadas, todos os medicamentos disponíveis para o tratamento da psicose eram antagonistas do D_2. Hoje, existem muitos agentes disponíveis com mecanismos adicionais, como antagonismo de D_2 combinado com antagonismo do receptor de serotonina (5HT) 2A ($5HT_{2A}$), agonismo parcial (AP) de D_2 combinado com agonismo parcial do receptor de serotonina 1A ($5HT_{1A}$) e antagonismo do $5HT_{2A}$ isoladamente.

todos eles, "neurolepsia", conhecida como uma forma extrema de alentecimento ou ausência de movimentos motores, bem como indiferença comportamental em animais de laboratório. De fato, os fármacos originais para a psicose foram descobertos, em grande parte, pela sua capacidade de produzir esse efeito em animais de laboratório e, portanto, algumas vezes, os fármacos com propriedades antipsicóticas são denominados "neurolépticos". Um equivalente da neurolepsia nos seres humanos também é causado por esses fármacos e caracteriza-se por alentecimento psicomotor, tranquilização emocional e indiferença afetiva. Algumas vezes, esses sintomas também são denominados sintomas negativos "secundários", visto que imitam os sintomas negativos primários associados à própria doença não tratada (ver Figuras 4.56 a 4.59, bem como as Tabelas 4.4 e 4.5). Hoje sabemos que a neurolepsia e os sintomas negativos secundários provavelmente são causados, pelo menos em parte, pelo bloqueio dos receptores de D_2, que normalmente medeiam a motivação e recompensa (Figura 5.2B) como um indesejado "custo de fazer negócios", de modo a bloquear simultaneamente os receptores de D_2 que, acredita-se, sejam mediadores dos sintomas positivos da psicose, devido à liberação excessiva de dopamina (Figura 5.2A).

Na década de 1970, era amplamente reconhecido que a propriedade farmacológica fundamental de todos os "neurolépticos" com propriedades antipsicóticas era a sua capacidade de bloquear os receptores de D_2 (Figuras 5.1 e 5.2B), especificamente os da via dopaminérgica mesolímbica/mesoestriatal (Figura 5.2B; ver também Figura 4.15). Essa propriedade farmacológica foi retida por muitos dos agentes mais novos, alguns dos quais

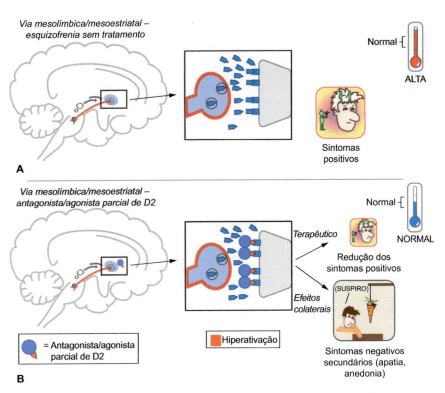

Figura 5.2 Via dopaminérgica mesolímbica/mesoestriatal e antagonistas de D_2. **(A)** Na esquizofrenia sem tratamento, foi formulada a hipótese de que a via dopaminérgica mesolímbica/mesoestriatal está hiperativa, indicada, aqui, pela via em vermelho, bem como pelo excesso de dopamina na sinapse. Isso leva ao desenvolvimento de sintomas positivos, como delírios e alucinações. **(B)** A administração de um antagonista ou de um agonista parcial de D_2 bloqueia a ligação da dopamina ao receptor de D_2, o que reduz a hiperatividade nessa via e, portanto, também os sintomas positivos. Entretanto, como a via dopaminérgica mesolímbica/mesoestriatal também desempenha um papel na regulação da motivação e da recompensa, o bloqueio dos receptores de D_2 pode causar sintomas negativos secundários, como apatia e anedonia.

acrescentam um antagonismo do receptor de serotonina 2A ($5HT_{2A}$) altamente potente e/ou agonismo parcial de $5HT_{1A}$ ao antagonismo de D_2, enquanto outros substituem o antagonismo D_2 por um agonismo parcial de D_2 e, mais recentemente, outros ainda exibem apenas antagonismo de $5HT_{2A}$ e prescindem totalmente do alvo D_2 (Figura 5.1). Os efeitos dos agentes mais novos que têm como alvo os receptores de serotonina e de agonismo parcial são discutidos de modo detalhado adiante. Além disso, as seções a seguir também explicam como o uso dos receptores de serotonina e de dopamina como alvo em vários circuitos cerebrais medeia não apenas os efeitos terapêuticos na psicose e em outras condições, mas também os efeitos colaterais. Esses fármacos são inicialmente classificados em vários grupos gerais e, em seguida, cada fármaco é discutido individualmente.

Uso dos receptores de dopamina D_2 nas vias mesolímbica/ mesoestriatal e mesocortical como alvos provoca sintomas negativos secundários

Sintomas negativos secundários decorrentes do uso dos receptores de dopamina D_2 mesolímbicos como alvo

Postula-se que os receptores de dopamina 2 (D_2) na via dopaminérgica mesolímbica/mesoestriatal não apenas mediam os sintomas positivos da psicose, devido à liberação excessiva de dopamina na via (ver Figuras 4.14, 4.15 e 5.2A), mas também desempenham um importante papel na regulação da motivação e da recompensa (ver Figuras 4.14 e 5.2A). De fato, o *nucleus accumbens*, um importante alvo dos neurônios dopaminérgicos mesolímbicos/mesoestriatais no estriado emocional ventral, é amplamente considerado como o "centro do prazer" no cérebro. A via dopaminérgica mesolímbica para o *nucleus accumbens* é, com frequência, considerada a via final comum de toda a recompensa e reforço (ainda que seja uma simplificação excessiva), incluindo não apenas a recompensa normal (como o prazer de comer uma boa comida, o orgasmo, ouvir música), mas também a recompensa artificial do uso de substâncias (ver discussão sobre uso de substâncias no Capítulo 13).

Se a estimulação normal dos receptores de D_2 mesolímbicos está associada à experiência do prazer (ver Figura 4.14) e sua estimulação excessiva está associada aos sintomas positivos da psicose (ver Figura 5.2A), o antagonismo/agonismo parcial de D_2 pode não apenas reduzir os sintomas positivos da esquizofrenia, mas também bloquear ao mesmo tempo os mecanismos de recompensa (ambos ilustrados na Figura 5.2B). Quando isso ocorre, os pacientes podem se sentir apáticos, com anedonia e falta de motivação, de interesse ou de alegria com as interações sociais, um estado muito semelhante ao dos sintomas negativos da esquizofrenia. Entretanto, esses sintomas negativos são causados pelo fármaco, e não pela doença; portanto, são denominados sintomas negativos "secundários". Quando são administrados bloqueadores de D_2, conforme já assinalado, um estado comportamental adverso pode ser, dessa forma, simultaneamente produzido por antagonistas/agonistas parciais de D_2, um estado algumas vezes denominado "síndrome de déficit induzido por neurolépticos", visto que se assemelha muito aos sintomas negativos produzidos pela própria esquizofrenia, e isso lembra a "neurolepsia" em animais. A quase paralisação da via dopaminérgica mesolímbica, que é algumas vezes necessária para melhorar os sintomas positivos da psicose (ver Figura 5.2A), pode exigir do paciente um pesado "custo de fazer negócio" ao provocar agravamento da anedonia, da apatia e de outros sintomas negativos (ver Figura 5.2B). O agravamento dos sintomas negativos com perda de prazer causado pelo tratamento com fármacos para a psicose é uma explicação parcial plausível para a alta incidência de tabagismo e de abuso de substâncias na esquizofrenia, visto que os pacientes podem tentar superar essa anedonia e falta de experiências prazerosas. O embotamento emocional e o agravamento dos sintomas negativos podem contribuir para que os pacientes deixem de tomar seus medicamentos bloqueadores dos receptores D_2.

O tratamento dos sintomas negativos inclui a redução da dose do bloqueador D_2 ou a mudança para um bloqueador D_2 que seja mais bem tolerado. Alguns medicamentos adjuvantes podem ser úteis para reduzir os sintomas negativos, incluindo fármacos que tratam a depressão. Vários outros agentes encontram-se em diversos estágios de desenvolvimento para alívio dos sintomas negativos e incluem antagonistas de $5HT_{2A}$, bem como agonistas parciais de dopamina 3 (D_3), conforme discutido adiante na seção sobre agentes individuais.

Sintomas negativos secundários decorrentes do uso dos receptores de dopamina D_2 mesocorticais como alvo

Os sintomas negativos (Figura 5.3A) também podem ser agravados por ações antagonistas/agonistas parciais de D_2 na via dopaminérgica mesocortical (Figura 5.3B). Os fármacos utilizados para a psicose também bloqueiam esses receptores D_2 que estão presentes na via dopaminérgica mesocortical (Figura 5.3B), cuja dopamina já está hipoteticamente deficiente na esquizofrenia (ver Figuras 4.17 a 4.19). Isso pode causar ou agravar não apenas os sintomas negativos da esquizofrenia, mas também os sintomas cognitivos e afetivos relacionados com a ação da dopamina na via dopaminérgica mesocortical, embora exista apenas uma baixa densidade de receptores D_2 no córtex (Figura 5.3B).

Uso dos receptores de dopamina D_2 tuberoinfundibulares com alvo provoca elevação da prolactina

Os receptores de dopamina D_2 na via dopaminérgica tuberoinfundibular também são bloqueados quando são administrados antagonistas de D_2, o que provoca elevação das concentrações plasmáticas de prolactina, uma condição denominada hiperprolactinemia (Figura 5.4). Esse estado pode estar associado a uma condição denominada ginecomastia, ou aumento das mamas, tanto em homens quanto em mulheres, e a outra condição, denominada galactorreia (i. e., secreções mamárias) e amenorreia (i. e., períodos menstruais irregulares ou ausentes), em mulheres. A hiperprolactinemia pode levar a uma desmineralização mais rápida dos ossos, particularmente em mulheres na pós-menopausa

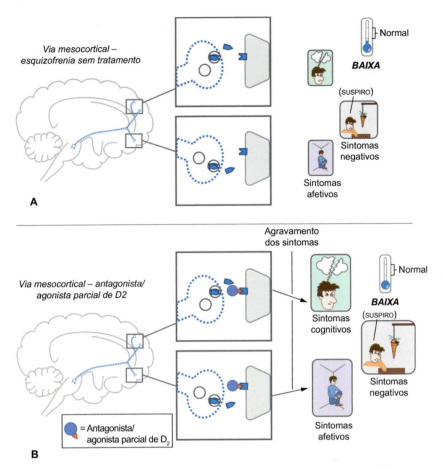

Figura 5.3 Via dopaminérgica mesocortical e antagonistas de D$_2$. (A) Na esquizofrenia sem tratamento, as vias dopaminérgicas mesocorticais para o córtex pré-frontal dorsolateral (CPFDL) e para o córtex pré-frontal ventromedial (CPFVM) são hipoteticamente hipoativas, o que é indicado aqui pelas linhas tracejadas da via. Essa hipoatividade está relacionada com os sintomas cognitivos (no CPFDL), com os sintomas negativos (no CPFDL e no CPFVM) e com os sintomas afetivos da esquizofrenia (no CPFVM). (B) A administração de um antagonista ou de um agonista parcial de D$_2$ pode reduzir ainda mais a atividade nessa via e, portanto, agravar potencialmente esses sintomas.

que não estejam recebendo terapia de reposição estrogênica. Outros problemas possíveis associados a níveis elevados de prolactina podem incluir disfunção sexual e ganho de peso, embora o papel da prolactina na etiologia desses problemas ainda não esteja bem esclarecido.

Uso dos receptores de dopamina D$_2$ nigroestriatais como alvo provoca efeitos colaterais motores

Os efeitos colaterais motores são causados por antagonistas/agonistas parciais de D$_2$, que bloqueiam os receptores D$_2$ na via motora nigroestriatal (Figura 5.5). Quando os receptores D$_2$ são bloqueados de forma aguda na via nigroestriatal – a mesma via que degenera na doença de Parkinson – isso pode causar uma condição conhecida como parkinsonismo induzido por fármacos (PIF), visto que se assemelha à doença de Parkinson, com tremor, rigidez muscular e lentidão dos movimentos (bradicinesia) ou sua perda (acinesia) (Figura 5.5B). Com frequência, os sintomas motores anormais causados por bloqueadores dos receptores D$_2$ são agrupados e denominados coletivamente sintomas extrapiramidais (SEP), porém os SEP constituem uma expressão antiquada e relativamente imprecisa para descrever os efeitos colaterais motores dos antagonistas/agonistas parciais de D$_2$. Uma

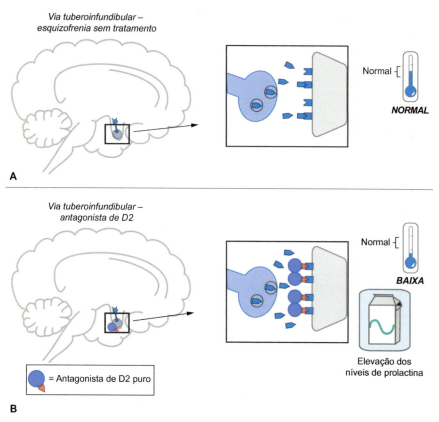

Figura 5.4 Via dopaminérgica tuberoinfundibular e antagonistas de D_2. (A) A via dopaminérgica tuberoinfundibular, que se projeta do hipotálamo para a hipófise, está teoricamente "normal" na esquizofrenia sem tratamento. (B) Os antagonistas de D_2 reduzem a atividade nessa via ao impedir a ligação da dopamina aos receptores D_2. Isso provoca elevação dos níveis de prolactina, o que está associado a efeitos colaterais, como galactorreia (secreções mamárias) e amenorreia (períodos menstruais irregulares).

consequência prática de agrupar todos os movimentos induzidos por bloqueadores de D_2 como SEP consiste em perder o fato de que diferentes sintomas motores podem ter manifestações clínicas diferentes e – o mais importante – tratamentos muito diferentes. Termos mais precisos do que SEP incluem não apenas o PIF, mas também a acatisia (inquietação motora) e a distonia (contrações involuntárias), que também podem ser causadas pela administração aguda de antagonistas/agonistas parciais de D_2 e que são discutidas adiante.

Outro distúrbio do movimento involuntário anormal pode ser causado pelo bloqueio *crônico* dos receptores D_2 na via dopaminérgica nigroestriatal, a discinesia tardia (DT) ("tardia" porque, diferentemente dos outros sintomas motores causados por bloqueio de D_2, esses movimentos involuntários anormais são de início tardio, aparecendo frequentemente depois de meses a anos de tratamento) (Figura 5.6). A DT só aparece após tratamento crônico com bloqueadores de D_2 e pode ser irreversível. Consiste em movimentos contínuos involuntários, frequentemente da face e da língua, como mastigação constante, protrusão da língua, caretas e movimentos dos membros, que podem ser rápidos, espasmódicos ou coreiformes (em dança). Infelizmente, o PIF e a DT são, com frequência, agrupados como SEP, levando a uma incapacidade de diferenciar um do outro, apesar do fato de terem farmacologias essencialmente opostas e tratamentos muito diferentes, conforme discutido adiante. Como atualmente existem tratamentos para o PIF e para a DT, é mais importante do que nunca efetuar essa diferenciação, de modo que se possa administrar o tratamento adequado. O alívio inadequado dos efeitos colaterais motores dos bloqueadores de D_2 é o principal motivo pelo qual os pacientes interrompem a sua medicação.

Capítulo 5 | Receptores de Dopamina e de Serotonina como Alvos para a Psicose... **161**

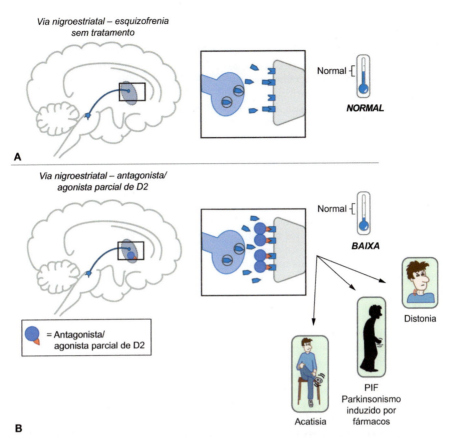

Figura 5.5 Via dopaminérgica nigroestriatal e antagonistas de D_2. (**A**) A via dopaminérgica nigroestriatal teoricamente não é afetada na esquizofrenia sem tratamento. (**B**) O bloqueio dos receptores D_2 impede a ligação da dopamina e pode causar efeitos colaterais motores, como parkinsonismo induzido por fármacos (tremor, rigidez muscular, alentecimento ou perda do movimento), acatisia (inquietação motora) e distonia (contrações involuntárias).

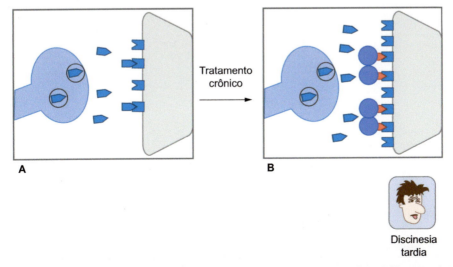

Figura 5.6 Discinesia tardia. (**A**) A dopamina liga-se aos receptores D_2 na via nigroestriatal. (**B**) O bloqueio crônico dos receptores D_2 na via dopaminérgica nigroestriatal pode causar suprarregulação desses receptores, o que pode levar ao aparecimento de uma condição motora hipercinética, conhecida como discinesia tardia, caracterizada por movimentos faciais e da língua (p. ex., protrusão da língua, caretas, mastigação), bem como por espasmos rápidos dos membros.

Parkinsonismo induzido por fármacos

O efeito colateral mais comum dos fármacos que têm como alvo os receptores de D_2 para a psicose é o parkinsonismo induzido por fármacos, explicado anteriormente como a presença de tremor, rigidez muscular e lentidão dos movimentos (bradicinesia) ou perda dos movimentos (acinesia). O tratamento clássico para o PIF consiste no uso de "anticolinérgicos", ou seja, fármacos que bloqueiam os receptores colinérgicos muscarínicos, particularmente o receptor M_1 pós-sináptico. Essa abordagem explora o equilíbrio recíproco normal entre a dopamina e a acetilcolina no estriado (Figura 5.7A). Os neurônios dopaminérgicos na via motora nigroestriatal fazem conexões pós-sinápticas nos interneurônios colinérgicos (Figura 5.7A). A dopamina que atua nos receptores D_2 normalmente *inibe* a liberação de acetilcolina dos neurônios colinérgicos nigroestriatais pós-sinápticos (Figura 5.7A). Quando são administrados bloqueadores de D_2, a dopamina não consegue mais suprimir a liberação de acetilcolina, o que desinibe, portanto, a liberação de acetilcolina dos neurônios colinérgicos (ver o aumento da liberação de acetilcolina na Figura 5.7B). Isso, por sua vez, leva a maior excitação dos receptores colinérgicos muscarínicos pós-sinápticos em neurônios GABAérgicos espinhosos médios, o que hipoteticamente leva, em parte, à inibição dos movimentos e aos sintomas de PIF (acinesia, bradicinesia, rigidez e tremor). Entretanto, quando a liberação aumentada de acetilcolina a jusante é bloqueada por anticolinérgicos nos receptores colinérgicos muscarínicos, isso hipoteticamente restaura, em parte, o equilíbrio normal entre a dopamina e a acetilcolina no estriado, e ocorre redução do PIF (Figura 5.7C).

Empiricamente, os anticolinérgicos atuam na prática clínica para reduzir o PIF, particularmente aquele causado por alguns dos bloqueadores de D_2 mais antigos que carecem de ações serotoninérgicas. Por outro lado, existem muitos problemas potenciais com a administração de agentes anticolinérgicos (como a benzotropina comumente utilizada), ou seja, efeitos colaterais periféricos, como boca seca, visão turva, retenção urinária e constipação intestinal, bem como efeitos colaterais centrais, incluindo sonolência e disfunção cognitiva, como problemas de memória, concentração e lentidão no processamento cognitivo (Figura 5.8). Para complicar a situação, muitos fármacos para psicose têm propriedades anticolinérgicas, conforme discutido mais adiante em cada fármaco individualmente. Além disso, muitos pacientes fazem uso concomitante de medicamentos psicotrópicos e não psicotrópicos com propriedades anticolinérgicas. Assim, o médico precisa estar

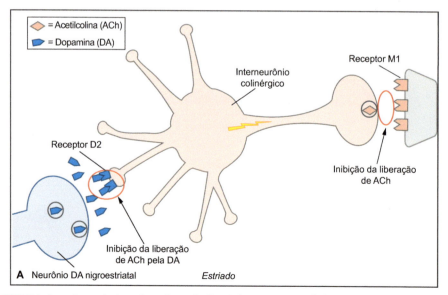

Figura 5.7A Relação recíproca da dopamina e da acetilcolina. A dopamina e a acetilcolina têm uma relação recíproca na via dopaminérgica nigroestriatal. Os neurônios dopaminérgicos nessa via fazem conexões pós-sinápticas com o dendrito de um neurônio colinérgico. Normalmente, a ligação da dopamina aos receptores D_2 suprime a atividade da acetilcolina (não há liberação de acetilcolina pelo axônio colinérgico à direita).

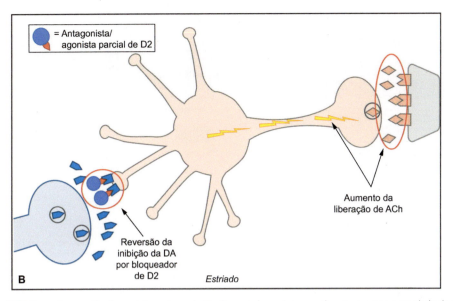

Figura 5.7B Dopamina, acetilcolina e antagonismo de D_2. Como a dopamina normalmente suprime a atividade da acetilcolina, a retirada da inibição dopaminérgica provoca aumento na atividade da acetilcolina. Conforme mostrado aqui, se os receptores de D_2 estiverem bloqueados no dendrito colinérgico à esquerda, a liberação de acetilcolina do axônio colinérgico à direita aumenta. Isso está associado à produção do parkinsonismo induzido por fármacos.

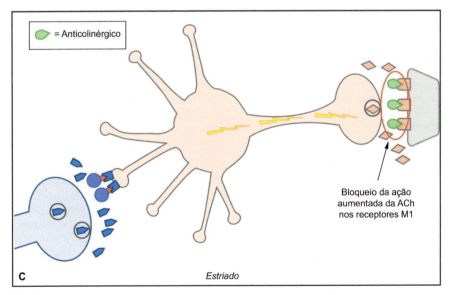

Figura 5.7C Antagonismo de D_2 e agentes anticolinérgicos. Uma compensação para a hiperatividade que ocorre quando os receptores D_2 são bloqueados consiste em bloquear os receptores colinérgicos muscarínicos com um agente anticolinérgico (os receptores M_1 são bloqueados por um anticolinérgico na extrema direita). Isso hipoteticamente restaura, em parte, o equilíbrio normal entre dopamina e acetilcolina e pode reduzir os sintomas do parkinsonismo induzido por fármacos.

atento para a carga anticolinérgica total administrada a determinado paciente e também deve ter cuidado com os efeitos colaterais passíveis de interferir no funcionamento cognitivo normal e que podem levar a uma diminuição potencialmente fatal da motilidade intestinal, denominada íleo paralítico. Em suma, hoje muitos pacientes aos quais são administrados bloqueadores de D_2 são supermedicados com carga anticolinérgica total. Alternativas para o uso desses fármacos devem ser

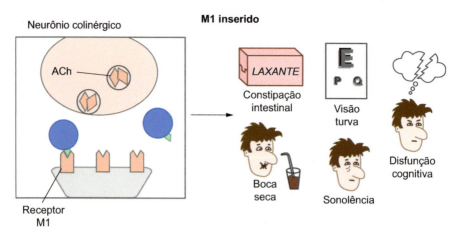

Figura 5.8 Efeitos colaterais do bloqueio dos receptores colinérgicos muscarínicos. O bloqueio dos receptores colinérgicos muscarínicos pode reduzir o parkinsonismo induzido por fármacos, mas também pode provocar efeitos colaterais, como constipação intestinal, visão turva, boca seca, sonolência e disfunção cognitiva (problemas de memória e de concentração, processamento cognitivo lento).

frequentemente procuradas, como o uso de um fármaco diferente para a psicose sem propriedades anticolinérgicas, a interrupção de medicações anticolinérgicas ou o uso de amantadina, que carece de propriedades anticolinérgicas, mas que pode atenuar os sintomas do PIF.

Acredita-se que o mecanismo de ação da amantadina consista em antagonismo fraco dos receptores de glutamato NMDA (N-metil-D-aspartato), levando, possivelmente, a mudanças a jusante na atividade da dopamina nas vias motoras estriatais, tanto diretas quanto indiretas. Qualquer que seja o mecanismo efetivo de ação, a amantadina pode ser útil para melhorar o PIF e também apresenta algumas evidências de utilidade na DT e nas discinesias induzidas por levodopa causadas pelo tratamento da doença de Parkinson com levodopa.

Distonia aguda induzida por fármacos

Em certas ocasiões, a exposição a bloqueadores de D_2, particularmente aqueles sem propriedades serotoninérgicas nem anticolinérgicas, pode causar uma condição denominada distonia, que frequentemente surge com a primeira exposição ao bloqueador de D_2. A distonia consiste em contração espasmódica intermitente ou involuntária sustentada dos músculos da face, do pescoço, do tronco, da pelve, dos membros ou até mesmo dos olhos. As distonias induzidas por fármacos podem ser assustadoras e graves; felizmente, a administração de uma injeção intramuscular de um anticolinérgico é quase sempre efetiva em 20 minutos. A causa e o tratamento dessa condição fornecem outros exemplos da importância clínica do equilíbrio entre dopamina e acetilcolina no estriado motor para a regulação dos movimentos (ver Figuras 5.7A, 5.7B e 5.7C).

O tratamento crônico com bloqueadores de D_2 também pode causar distonia de início tardio, como manifestação de discinesia tardia, algumas vezes também denominada distonia tardia. Isso exige tratamento da DT, visto que os anticolinérgicos raramente atuam nessa condição e podem até mesmo agravar essa forma de distonia.

Acatisia

A acatisia é uma síndrome de inquietação motora observada comumente após o tratamento com bloqueadores de D_2. A acatisia tem características tanto subjetivas quanto objetivas. Subjetivamente, há uma sensação de inquietação interna, mal-estar mental ou disforia. Objetivamente, ocorrem movimentos inquietos, sendo mais típicos os movimentos dos membros inferiores, como balançar de um pé para outro, andar no lugar quando se está em pé ou andar de um lado para outro. Algumas vezes, pode ser difícil distinguir a acatisia induzida por fármacos da agitação e dos movimentos inquietos repetitivos que fazem parte do transtorno psiquiátrico subjacente. A acatisia particularmente não é tratada de forma efetiva com medicação anticolinérgica, porém é com frequência tratada mais efetivamente com bloqueadores beta-adrenérgicos ou com benzodiazepínicos. Os antagonistas do receptor de serotonina 2A também podem ser úteis.

Síndrome neuroléptica maligna

Uma complicação rara, porém potencialmente fatal, pode ocorrer com o bloqueio dos receptores D_2, possivelmente devido, em parte, ao bloqueio dos receptores D_2 especificamente na via motora nigroestriatal. Essa complicação é a denominada "síndrome neuroléptica maligna" associada com rigidez muscular extrema, febre alta, coma e até mesmo morte. Alguns consideram a síndrome neuroléptica maligna a forma mais extrema de PIF. Outros defendem a teoria de que se trata de uma complicação tóxica dos fármacos bloqueadores de D_2 nas membranas celulares, incluindo o músculo. Essa síndrome é uma emergência médica, que exige a retirada do bloqueador de D_2, administração de agentes relaxantes musculares, como dantrolene e agonistas da dopamina, bem como tratamento médico de suporte intensivo.

Discinesia tardia

Fisiopatologia

De modo geral, cerca de 5% dos pacientes mantidos com antagonistas de D_2 que exercem pouca ou nenhuma ação nos receptores de serotonina irão desenvolver DT todos os anos (i. e., cerca de 25% dos pacientes em 5 anos), o que não representa uma perspectiva muito animadora para uma doença que começa em torno dos 20 anos e que exige tratamento durante toda a vida. O risco de desenvolver DT em indivíduos idosos pode alcançar até 25% no primeiro ano de exposição aos antagonistas de D_2. As estimativas para os fármacos D_2 mais recentes para tratamento da psicose com ação nos receptores serotoninérgicos são mais difíceis de obter, visto que muitos pacientes que os tomam também foram tratados com fármacos mais antigos no passado. Todavia, para aqueles que provavelmente só tomaram antagonistas de D_2/antagonistas de $5HT_{2A}$ ou agonistas parciais de $D_2/5HT_{1A}$ mais novos, a taxa de DT pode ser cerca de metade da taxa registrada com fármacos mais antigos. Esses agentes mais novos também podem atenuar o PIF pelos mecanismos discutidos de modo detalhado mais adiante. Tais mecanismos consistem em antagonismo de $5HT_{2A}$ e agonismo parcial de $5HT_{1A}$. Talvez esses mecanismos pelos quais atenuam o PIF também sirvam para diminuir a probabilidade de desenvolver DT.

Entre todos os pacientes que recebem fármacos para a psicose, quais irão desenvolver DT e como isso acontece? Algumas evidências sugerem que os pacientes mais vulneráveis ao desenvolvimento de PIF com bloqueio de D_2 agudo também podem ser aqueles que são mais vulneráveis a apresentar DT com bloqueio de D_2 crônico. Uma teoria formulada é a de que os receptores D_2 nigroestriatais mais sensíveis ao bloqueio desencadeiam uma forma de neuroplasticidade indesejável, denominada supersensibilidade em reação ao bloqueio do receptor D_2 (ver Figura 5.6). Se o bloqueio do receptor D_2 for removido suficientemente cedo, pode haver reversão da DT. Em tese, essa reversão deve-se a um "reajuste" dos receptores D_2 supersensíveis por meio de uma normalização apropriada de seu número ou de sua sensibilidade na via nigroestriatal, uma vez removido o antipsicótico que estava bloqueando esses receptores. Todavia, após tratamento prolongado, algumas vezes os receptores D_2 aparentemente não podem ser reajustados de volta ao normal, mesmo quando os fármacos bloqueadores de D_2 são interrompidos. Isso resulta em DT, que é irreversível e persiste independentemente da administração ou não de bloqueadores de D_2.

Curiosamente, os receptores D_2 no estriado motor também parecem reagir de forma muito semelhante à *estimulação* crônica pela levodopa na doença de Parkinson, como o fazem para o *bloqueio* por antagonistas/agonistas parciais de D_2 na esquizofrenia. Ou seja, a administração crônica de levodopa na doença de Parkinson pode levar a discinesias induzidas por levodopa, que são muito semelhantes à DT e podem compartilhar uma fisiopatologia semelhante de plasticidade estriatal aberrante e "aprendizagem" neuronal anormal. Talvez a lição aqui seja não mexer nos receptores de dopamina no estriado motor, visto que, caso contrário, poderão surgir consequências!

Uma visão mais detalhada dos efeitos dos antagonistas/agonistas parciais de D_2 no sistema dopaminérgico nigroestriatal é apresentada nas Figuras 5.9A, 5.9B e 5.9C. Essa visão foi introduzida no Capítulo 4 e está ilustrada nas Figuras 4.13B, 4.13C, 4.13E e 4.13F. Algumas fibras da via dopaminérgica nigroestriatal, em particular as que se projetam medialmente para o estriado associativo, podem ser hiperativas como parte do sistema límbico (emocional) e contribuir para os sintomas positivos da psicose (ver Figura 4.16B). Outras projeções dopaminérgicas nigroestriatais, em particular as que se projetam para o estriado sensório-motor, fazem parte do sistema nervoso extrapiramidal e controlam os movimentos motores, e estes são os neurônios dopaminérgicos nigroestriatais representados nas Figuras 5.9A, 5.9B e 5.9C.

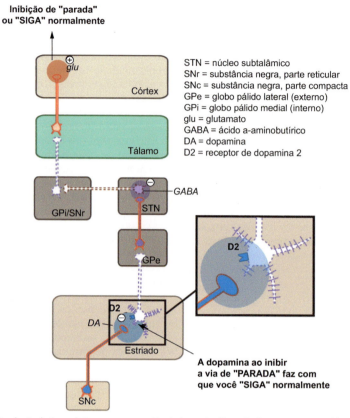

Figura 5.9A Inibição da via de "parada" por receptores D_2. A dopamina liberada da via nigroestriatal liga-se aos receptores D_2 pós-sinápticos em um neurônio GABAérgico (ácido γ-aminobutírico) que se projeta para o globo pálido lateral. Isso provoca inibição da via indireta ("parada"), em vez de mandar "seguir".

Normalmente, a dopamina atua nos receptores D_2 na via motora indireta, que é o subtipo de receptor presente nessa via. A denominada via indireta também é a via para as ações de "parada" (Figura 5.9A; ver também Figura 4.13F). Como os receptores D_2 são inibitórios, a dopamina causa inibição da via de parada, uma maneira elegante da dopamina de dizer "siga" nessa via (Figura 5.9A; ver também Figura 4.13B). Portanto, a dopamina nos receptores D_2 na via indireta desencadeia um sinal "siga".

O que acontece quando essa ação da dopamina é bloqueada? Quando se administram antagonistas/agonistas parciais de D_2 de forma aguda, bloqueia-se a capacidade da dopamina de dizer "siga", visto que esses fármacos inibem a ação da dopamina na via de "parada". Outra maneira de dizer isso é que os antagonistas de D_2 afirmam: "pare" na via indireta (Figura 5.9B). Se houver um número excessivo de "paradas", resulta possivelmente em PIF (Figura 5.9B). Em termos técnicos, quando a "parada" não é inibida pela ação da dopamina nos receptores D_2 da via indireta, devido à presença de um bloqueador de D_2, os movimentos são "interrompidos" – algumas vezes a ponto de produzir os movimentos lentos e rígidos do PIF (Figura 5.9B).

Se tal situação persistir, os receptores D_2 na via indireta do estriado motor hipoteticamente reagem ao bloqueio agudo dos receptores D_2, conforme mostrado na Figura 5.9B, ao "aprender" a ter DT quando o bloqueio de D_2 se torna crônico (Figura 5.9C). O mecanismo teórico para isso consiste em uma proliferação de números excessivos de receptores D_2 na via motora indireta (Figura 5.9C). Talvez o sistema dopaminérgico se engaje em uma tentativa inútil de superar o bloqueio induzido por fármacos pela produção de mais receptores D_2

Capítulo 5 | Receptores de Dopamina e de Serotonina como Alvos para a Psicose... **167**

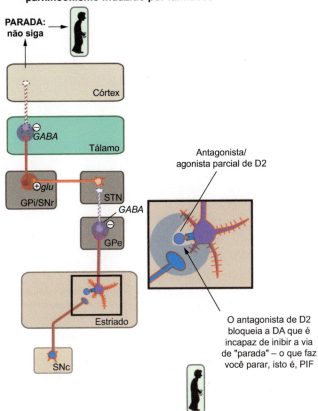

Figura 5.9B O bloqueio dos receptores D$_2$ ativa a via de "parada". Ocorre bloqueio da ligação da dopamina liberada da via nigroestriatal aos receptores D$_2$ pós-sinápticos em um neurônio GABAérgico (ácido γ-aminobutírico) que se projeta para o globo pálido lateral. Isso impede a inibição da via indireta ("parada"); em outras palavras, os antagonistas de D2 ativam a via indireta ("parada"). Um excesso de "parada" pode resultar em parkinsonismo induzido por fármacos.

(Figura 5.9C). O resultado consiste em supersensibilidade da via indireta à dopamina. Apesar de ter sido difícil de comprovar, os modelos animais e a tomografia por emissão de pósitrons (PET) em pacientes com esquizofrenia de fato sugerem que o bloqueio de D$_2$ crônico no estriado motor resulta em receptores D2 supersensíveis e suprarregulados, e isso ocorre em maior grau nos pacientes com DT. O que quer que esteja ocorrendo, isso leva à situação oposta (Figura 5.9C) àquela que acabamos de descrever para o bloqueio agudo dos receptores D$_2$ (Figura 5.9B). Ou seja, em vez de uma inibição insuficiente dos sinais de parada do bloqueio agudo de D$_2$ (Figura 5.9B), existe agora uma inibição excessiva de sinais de parada do bloqueio crônico de D$_2$ (Figura 5.9C). A situação inverteu-se e passou de movimentos lentos e rígidos de PIF (Figura 5.9B) para movimentos involuntários hipercinéticos e rápidos de DT (Figura 5.9C).

Qual é o mecanismo que faz com que a via indireta passe de uma "parada" excessiva para um "siga" excessivo? A resposta pode estar na plasticidade neuronal anormal, que provoca a proliferação de receptores D$_2$ em números excessivos e muito sensíveis na via indireta (Figura 5.9C). Agora, de maneira repentina, em vez da presença de dopamina insuficiente nos receptores D$_2$ (Figura 5.9B), há dopamina em excesso em um número muito grande de receptores D$_2$ (Figura 5.9C). Isso é traduzido pelo estriado motor como inibição excessiva do sinal de "parada"; portanto, "parada não em grau suficiente" e "siga em excesso". Assim, o tráfego de impulsos neuronais para fora do estriado não

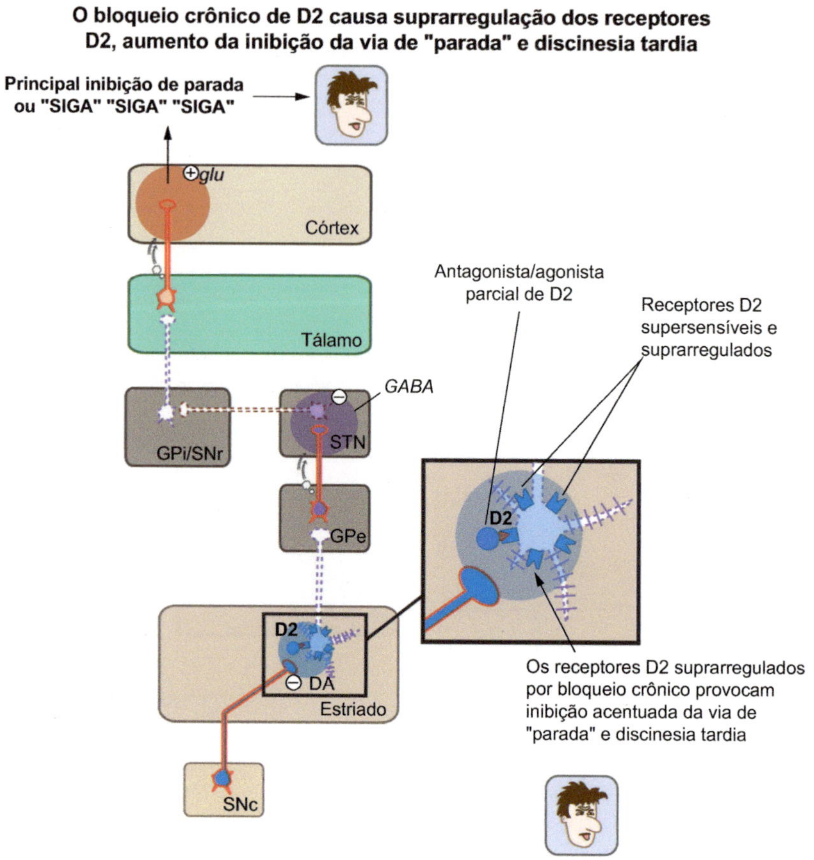

O bloqueio crônico de D2 causa suprarregulação dos receptores D2, aumento da inibição da via de "parada" e discinesia tardia

Figura 5.9C Bloqueio crônico dos receptores D$_2$ e superinibição da via de "parada". Ocorre bloqueio da ligação da dopamina liberada da via nigroestriatal aos receptores D$_2$ pós-sinápticos em um neurônio GABAérgico (ácido γ-aminobutírico) que se projeta para o globo pálido lateral. O bloqueio crônico desses receptores pode levar à sua suprarregulação. Os receptores suprarregulados também podem ser "supersensíveis" à dopamina. A dopamina agora pode exercer seus efeitos inibitórios na via indireta ("parada") e, de fato, causa tanta inibição do sinal de "parada" que o sinal "siga" torna-se hiperativo, levando aos movimentos involuntários hipercinéticos da discinesia tardia.

tem mais um limite de velocidade imposto e, portanto, surgem os movimentos hipercinéticos involuntários da DT.

O surgimento de movimentos involuntários anormais de DT deve ser monitorado especificamente por meio de exame neurológico e uso de uma escala de classificação, como a AIMS (escala de movimentos involuntários anormais) periodicamente. As melhores práticas consistem em monitorar os movimentos em qualquer paciente que esteja tomando qualquer um desses fármacos, embora isso frequentemente não seja feito e, em particular, não seja feito, infelizmente, nos pacientes tratados para a depressão. De qualquer forma, os pacientes com transtorno do humor podem correr maior risco de DT. Lembre-se de que se trata dos mesmos fármacos, independentemente do paciente em quem estão sendo usados.

Tratamento

Se o cérebro literalmente "aprendeu" a ter DT em uma tentativa aberrante de compensar o bloqueio crônico de D$_2$ e isso resultou em hiperestimulação indesejada da dopamina na via indireta, nesse caso a DT parece ser um distúrbio idealmente configurado para responder a intervenções que reduzem a neurotransmissão dopaminérgica. Como isso pode ser feito?

Uma maneira consiste em aumentar a dose de antagonista de D$_2$ para bloquear esses novos receptores D$_2$ numerosos, suprarregulados e supersensíveis. Embora essa estratégia possa funcionar a curto prazo para alguns pacientes, ela ocorre às custas de efeitos colaterais mais imediatos e com a perspectiva de tornar a DT ainda mais grave. Outra possibilidade de tratamento consiste em interromper o antagonista de D_2 agressor com a esperança de que o sistema motor irá se reajustar ao normal por conta própria e que ocorrerá reversão do distúrbio do movimento. Muitos pacientes que não apresentam transtorno psicótico subjacente podem ser capazes de tolerar a suspensão do antagonista/agonista parcial de D_2, porém a maioria dos pacientes com psicose pode não ser capaz de tolerar a interrupção desses medicamentos. Além disso, não parece que o cérebro do paciente com DT possa "esquecer" muito bem o seu aprendizado neuroplástico aberrante, e apenas alguns pacientes – em particular os que suspendem o bloqueio de D_2 logo após o início dos movimentos da DT – provavelmente terão uma reversão da DT. Com efeito, a maioria dos pacientes sofre um agravamento imediato de seus movimentos quando o bloqueio de D_2 é eliminado, devido às ações totalmente desbloqueadas da dopamina na ausência de qualquer terapia com antagonista de D_2. Portanto, a interrupção do uso de antagonista de D_2 frequentemente não constitui uma opção no tratamento da DT.

Progressos recentes mostram que a DT agora pode ser tratada com sucesso por meio da inibição do transportador vesicular de monoaminas tipo 2 (VMAT2). Os transportadores pré-sinápticos de neurotransmissores liberados na sinapse foram discutidos no Capítulo 2 (ver Tabela 2.3 e as Figuras 2.2A e 2.2B). Esses transportadores estão localizados no terminal axônico pré-sináptico e são bem conhecidos como "bombas de recaptação" usadas como alvo por muitos fármacos no tratamento da depressão (ver Figuras 2.2A e 2.2B; ver também discussão sobre bloqueadores da recaptação de monoaminas no Capítulo 6, sobre fármacos usados no tratamento da depressão). Existem também transportadores para neurotransmissores que estão dentro dos neurônios; esses transportadores intraneuronais estão localizados em vesículas sinápticas e são denominados transportadores vesiculares. Foram identificados vários tipos de transportadores vesiculares, incluindo transportadores diferentes para GABA (ácido γ-aminobutírico), glutamato, glicina, acetilcolina, monoaminas e outros (ver Capítulo 2 e Figuras 2.2A e 2.2B). O transportador específico conhecido como VMAT2 está localizado em vesículas sinápticas dentro de neurônios dopaminérgicos, noradrenérgicos, serotoninérgicos e histaminérgicos. O VMAT2 atua para armazenar neurotransmissores intraneuronais até que sejam necessários para liberação durante a neurotransmissão (Figura 5.10A). O VMAT2 também pode transportar certas substâncias como "falsos" substratos, como a anfetamina e o *ecstasy* (MDMA; 3,4-metilenodioximetanfetamina), e esses substratos falsos podem competir com o "verdadeiro" neurotransmissor natural e impedi-lo de ser transportado. Isso é discutido de modo mais detalhado no Capítulo 11, sobre o tratamento com estimulantes para o transtorno de déficit de atenção com hiperatividade, bem como no Capítulo 13, sobre uso de substâncias. As vesículas sinápticas criam um pH baixo em seu lúmen (no seu interior) com uma bomba de prótons que requer energia (ver Capítulo 2 e Figuras 2.2A e 2.2B). Por sua vez, o pH baixo atua como força motriz para sequestrar o neurotransmissor nas vesículas sinápticas.

Na verdade, existem dois tipos de VMAT: o VMAT1, localizado em vesículas sinápticas de neurônios no sistema nervoso tanto periférico quanto central, e o VMAT2, localizado apenas em vesículas sinápticas dentro dos neurônios do sistema nervoso central. Existem também dois tipos conhecidos de inibidores de VMAT: a reserpina, que inibe irreversivelmente tanto o

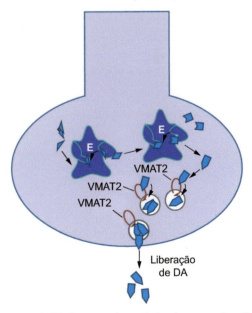

Figura 5.10A Transportador vesicular de monoaminas 2 (VMAT2) e dopamina. O VMAT2 é um transportador intraneuronal localizado em vesículas sinápticas. O VMAT2 transporta monoaminas intraneuronais, inclusive a dopamina, nas vesículas sinápticas, de modo que possam ser armazenadas até que sejam necessárias para liberação durante a neurotransmissão.

VMAT1 quanto o VMAT2, e fármacos relacionados com a tetrabenazina, que inibem reversivelmente apenas o VMAT2. Esse é o motivo pelo qual a reserpina, mas não os fármacos relacionados com a tetrabenazina, está associada a efeitos colaterais periféricos frequentes, como hipotensão ortostática (a reserpina já foi utilizada para a hipertensão), congestão nasal, prurido e efeitos colaterais gastrintestinais. Embora o VMAT2 transporte diversos neurotransmissores dentro de vesículas sinápticas (dopamina, noradrenalina, serotonina e histamina), a tetrabenazina afeta preferencialmente o transporte de dopamina em doses clínicas (Figura 5.10B). Quando fármacos relacionados com a tetrabenazina bloqueiam o transporte da dopamina em vesículas pré-sinápticas, a dopamina é rapidamente degradada pela monoamina oxidase (MAO) dentro do neurônio pré-sináptico, levando à depleção de dopamina pré-sináptica proporcional ao grau de inibição do VMAT2 (Figura 5.10B).

A própria tetrabenazina é, na verdade, um profármaco inativo, que é convertido em quatro metabólitos di-hidroativos pela enzima carbonil redutase, sendo todos os quatro metabólitos inativados pelo CYP450 2D6 (Figura 5.11A). A maior parte da inibição do VMAT2 pela tetrabenazina é obtida, em última análise, pelo enantiômero +β-di-hidro, visto que, entre os metabólitos que inibem o VMAT2, ele apresenta maior potência para esse transportador (Figura 5.11A). A tetrabenazina não está aprovada para o tratamento da DT, porém está aprovada para o tratamento de um distúrbio do movimento hipercinético relacionado, isto é, a coreia da doença de Huntington. As desvantagens da tetrabenazina incluem sua meia-vida curta e, portanto, a necessidade de sua administração 3 vezes/dia; efeitos colaterais da dose máxima, como sedação e parkinsonismo induzido por fármacos; necessidade de teste genético para indivíduos que são metabolizadores fracos da CYP450 2D6, de modo a alcançar doses mais altas; e risco de depressão e até mesmo de suicídio quando o fármaco é utilizado no tratamento da doença de Huntington.

Recentemente, foi descoberto um artifício engenhoso, denominado deuteração, que converte um fármaco que é um bom substrato para a CYP450 2D6 em um substrato mais fraco, o que possibilita uma meia-vida mais longa, dosagem menos frequente e níveis plasmáticos máximos mais baixos. A deuteração é o processo de substituição de alguns dos átomos de hidrogênio em um fármaco por deutério, também denominado hidrogênio pesado. O deutério é um isótopo estável do hidrogênio, com um núcleo composto por um próton e um nêutron, que é o dobro da massa do núcleo do hidrogênio comum que contém apenas um próton. Essa substituição faz com que o fármaco seja um substrato menos favorável para a CYP450 2D6, resultando em aumento previsto da meia-vida, diminuição da frequência de doses (duas vezes, em vez de 3 vezes/dia) e redução dos efeitos colaterais da dose máxima, que constituem problemas anteriormente mencionados com o uso da tetrabenazina não deuterada. Para considerações comerciais, a deuteração também pode reiniciar a vida patente do fármaco não deuterado, criando incentivos para o desenvolvimento de fármacos. Outras vantagens da tetrabenazina deuterada, também denominada deutetrabenazina, incluem aprovação regulamentar específica para o tratamento da DT, bem como para a doença de Huntington, não exigindo mais a realização de teste genético para administrar a dose completa, e a ausência de advertência de suicídio para o tratamento da DT. As desvantagens incluem a necessidade de administração 2 vezes/dia e com alimentos.

Os metabólitos da deutetrabenazina (Figura 5.11B) são os mesmos da tetrabenazina não deuterada (Figura 5.11A). Além do enantiômero +β-di-hidro, tanto a tetrabenazina quanto

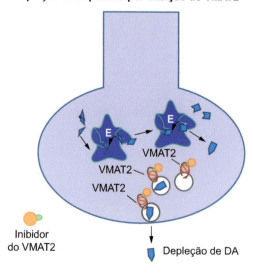

Figura 5.10B Depleção de dopamina por inibição do VMAT2. A inibição do VMAT2 impede a captação de dopamina em vesículas sinápticas. Por conseguinte, a dopamina intraneuronal é metabolizada, levando à depleção das reservas de dopamina.

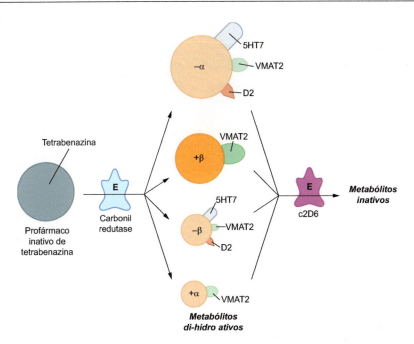

Figura 5.11A Potência da tetrabenazina. A tetrabenazina é um profármaco inativo. O seu metabolismo pela carbonil redutase resulta em quatro metabólitos di-hidroativos, que são todos convertidos em metabólitos inativos pelo CYP450 2D6. Dos quatro metabólitos ativos, o enantiômero +β-di-hidro é o que apresenta maior potência para o VMAT2 e, portanto, é responsável pela maior parte dos efeitos terapêuticos da tetrabenazina. Os outros metabólitos ativos têm ações sobre receptores adicionais, conforme ilustrado.

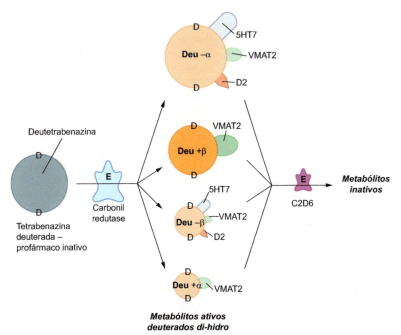

Figura 5.11B Potência da deutetrabenazina. A deuteração refere-se ao processo de substituir alguns dos átomos de hidrogênio em um fármaco por deutério. O deutério tem um próton e um nêutron e, portanto, o dobro da massa do hidrogênio. A substituição do hidrogênio por deutério torna a tetrabenazina um substrato menos favorável para o CYP450 2D6 (mostrado com a enzima c2D6 menor em comparação com a Figura 5.11 A). Isso possibilita uma vida mais longa, diminuição da frequência de doses e redução dos efeitos colaterais das doses máximas.

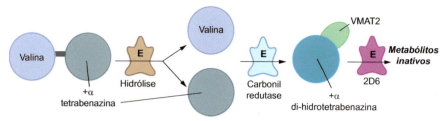

Figura 5.11C Potência da valbenazina. A valbenazina é a tetrabenazina com o aminoácido valina ligado ao enantiômero +α da tetrabenazina. Quando ingerida, a valbenazina é hidrolisada à valina e +α tetrabenazina, e, em seguida, rapidamente convertida pela carbonil redutase em +α di-hidrotetrabenazina. A hidrólise lenta resulta em meia-vida longa e administração de uma única dose ao dia.

a deutetrabenazina apresentam concentrações substanciais dos enantiômeros −α e −β-di-hidro, que exibem ações sobre receptores adicionais, particularmente antagonismo dos receptores de $5HT_7$ e, em menor grau, antagonismo dos receptores D_2 (Figuras 5.11A e 5.11B).

Outra forma de tetrabenazina é denominada valbenazina, devido ao aminoácido valina, que está ligado ao enantiômero +α da tetrabenazina. Quando ingerida, a valbenazina é hidrolisada à valina e +α tetrabenazina, que é rapidamente convertida pela carbonil redutase apenas no enantiômero +α di-hidro da tetrabenazina, o inibidor mais seletivo e potente do VMAT2 entre os quatro enantiômeros ativos (Figura 5.11C). A hidrólise lenta da valbenazina resulta em meia-vida longa e possibilidade de administração 1 vez/dia. A valbenazina está aprovada para o tratamento da DT, não tem necessidade de realização de teste genético, não exige a administração da dose com alimentos, é administrada 1 vez/dia e não há nenhuma advertência de suicídio.

Uma explicação mais detalhada do mecanismo de ação de inibição do VMAT2 na DT é mostrada nas Figuras 5.12A a 5.12D, nas vias tanto direta quanto indireta. O estado dos movimentos normais é mostrado na Figura 5.12A, em que a dopamina na parte inferior à esquerda está intensificando o "siga" na via direta nos receptores D_1, enquanto a dopamina na parte inferior à direita está inibindo a "parada" na via indireta, nos receptores D_2. O estriado regula os movimentos motores normais ao facilitar ou diminuir a liberação de dopamina nas vias direta e indireta, visto que ele coordena a execução uniforme de movimentos e posturas que exigem músculos ativos ou inativos, frequentemente em sequência e com modificações ao longo do tempo (Figura 5.12A).

A Figura 5.12B mostra a situação quando ocorre desenvolvimento de DT, com suprarregulação dos receptores D_2 na parte inferior à direita na via indireta, que causam uma inibição exagerada de "parada" e, portanto, a mensagem "siga, siga, siga", tendo como resultado os movimentos involuntários hipercinéticos da DT. Isso também já foi explicado e ilustrado na Figura 5.9C.

As Figuras 5.12C e 5.12D mostram o mecanismo de ação da inibição do VMAT2 na DT. Independentemente da forma de tetrabenazina escolhida para bloquear o VMAT2 de modo a tratar a DT, parece que, com frequência, pode ser necessário um alto grau de inibição do VMAT2, talvez > 90%, para o melhor equilíbrio entre eficácia na DT e tolerabilidade. A inibição do VMAT2 é um mecanismo que reduz a estimulação da dopamina sem bloquear os receptores D_2. Assim, essa ação reduz a hiperestimulação dos receptores D_2 na via indireta (parte inferior, à direita, na Figura 5.12C), resultando em menos inibição do sinal de "parada". Entretanto, há também um benefício da inibição do VMAT2 na via direta, em que os sinais de "siga" estão sendo normalmente amplificados pela dopamina nos receptores D_1 (Figura 5.12A). Embora tais receptores D_1 e essa via extrapiramidal direta (Figura 5.12A) possam não ser o local de patologia na DT (ver Figuras 5.9C e 5.12B), eles conduzem os sinais de "siga" para o movimento normalmente (Figura 5.12A) e, portanto, pode-se esperar que a redução da dopamina por meio de inibição do VMAT2 reduza os sinais de "siga" que surgem da via direta (Figura 5.12D). Associado a mais sinais de "parada" da via indireta (Figura 5.12C), o impulso motor para estimular movimentos hipercinéticos involuntários anormais é, portanto, fortemente reduzido por essa combinação de efeitos da depleção de dopamina em ambas as vias (Figuras 5.12C e 5.12D). Dessa maneira, parece que a inibição do VMAT2 "apara" os impulsos de "siga" da dopamina nas vias motoras tanto direta quanto indireta (Figuras 5.12C e 5.12D) para compensar o "aprendizado" anormal apenas na via indireta após bloqueio crônico dos

Regulação normal dos movimentos motores pela dopamina: intensificação do "siga" nos receptores D1 na via direta e inibição da "parada" nos receptores D2 na via indireta

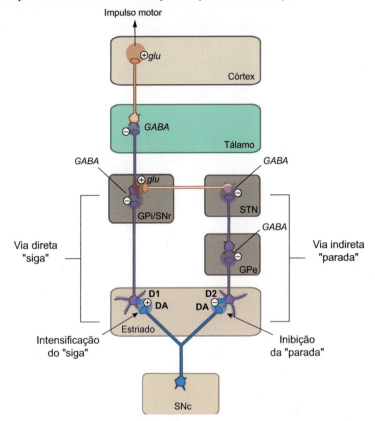

Figura 5.12A Regulação normal dos movimentos motores pela dopamina. A dopamina regula os movimentos motores pelas vias tanto direta ("siga") quanto indireta ("parada"). Na via direta (mostrada à esquerda), a dopamina liberada no estriado liga-se aos receptores D_1 nos neurônios GABAérgicos. Isso estimula a liberação de GABA, o que, em última análise, leva à liberação de glutamato no córtex e, portanto, aumenta o impulso motor. Na via indireta (mostrada à direita), a dopamina liberada no estriado liga-se aos receptores D_2 nos neurônios GABAérgicos: isso inibe a liberação de GABA, inibindo, assim, a via de "parada" e, portanto, intensificando também o impulso motor.

receptores D_2 (Figura 5.12B; ver Figura 5.9C). A modificação ou não da doença a longo prazo e a reversão em vez de apenas o tratamento sintomático dos movimentos precisam ser determinadas por estudos a longo prazo de inibição do VMAT2 na DT.

Fármacos que têm como alvo os receptores de dopamina D_2: os denominados "antipsicóticos" de primeira geração ou convencionais

A Tabela 5.1 fornece uma lista de muitos dos primeiros agentes usados no tratamento da psicose. Vários desses fármacos continuam em uso clínico atual. Embora geralmente não sejam utilizados como primeira linha, os antagonistas de D_2 convencionais ainda são administrados a pacientes que não respondem aos fármacos mais recentes para psicose, bem como em pacientes que necessitam de injeções, tanto de início imediato quanto de ação longa. Vários fármacos de primeira geração para a psicose estão disponíveis tanto por via oral quanto na forma de injeções, e muitos médicos ainda têm experiência com eles, até mesmo preferindo o seu uso nos casos difíceis e resistentes ao tratamento. Embora esses fármacos originais para a psicose (Tabela 5.1) sejam frequentemente denominados antipsicóticos "convencionais", "clássicos" ou "de primeira

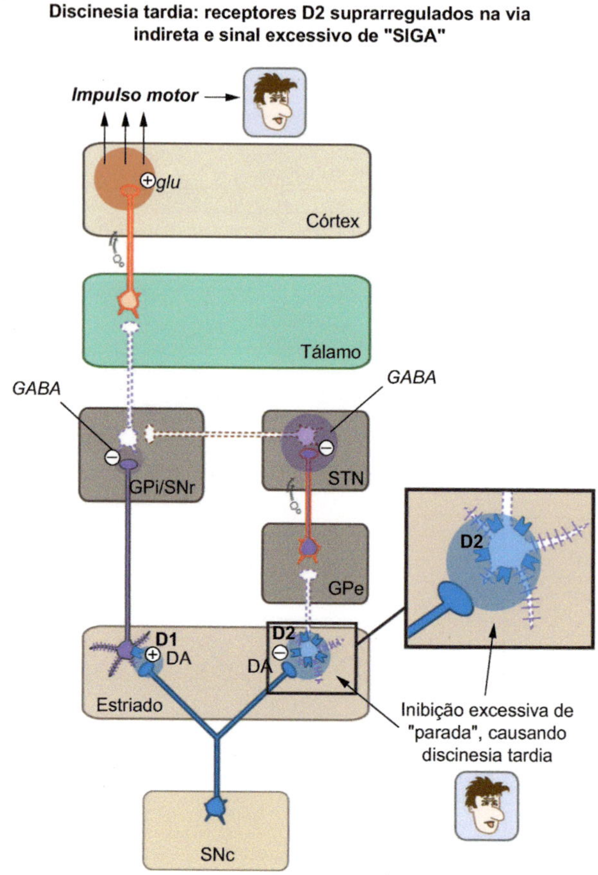

Discinesia tardia: receptores D2 suprarregulados na via indireta e sinal excessivo de "SIGA"

Figura 5.12B Suprarregulação dos receptores de dopamina D_2 na via indireta. O bloqueio crônico dos receptores D_2 pode levar à sua suprarregulação. Os receptores suprarregulados também podem ser supersensíveis à dopamina. Na via indireta ("parada"), isso pode levar a uma inibição excessiva do sinal de "parada", de modo que o sinal de "siga" torna-se hiperativo, levando aos movimentos involuntários hipercinéticos da discinesia tardia.

geração", continuaremos a descrevê-los como fármacos que "têm ações antipsicóticas", e não como "antipsicóticos", para reduzir a confusão, visto que muitos desses mesmos agentes são utilizados no tratamento de diversas outras condições, como mania bipolar, mania psicótica, depressão psicótica, síndrome de Tourette e até mesmo para problemas gastrintestinais, incluindo refluxo gastresofágico, gastroparesia do diabetes melito e para prevenção/tratamento da náuseas e dos vômitos, inclusive aqueles causados por quimioterapia do câncer. Portanto, não se trata apenas de ações antipsicóticas! A moderna nomenclatura para fármacos que pertencem a esse grupo de agentes originais para a psicose é de "antagonistas de D_2", visto que é o mecanismo farmacológico comum para todos os usos, e não apenas para ações antipsicóticas.

Os antagonistas de D_2 têm várias outras propriedades farmacológicas, incluindo antagonismo colinérgico muscarínico (discutido anteriormente, ver Figura 5.8), ações anti-histamínicas (antagonismo H_1) e antagonismo α_1-adrenérgico (Figura 5.13). Essas propriedades farmacológicas adicionais estão ligadas muito mais aos efeitos colaterais do que aos efeitos terapêuticos. O bloqueio dos receptores colinérgicos muscarínicos está associado com boca seca, visão turva e risco de íleo paralítico, conforme discutido anteriormente (ver Figura 5.8); o bloqueio dos receptores de histamina H_1 está associado com ganho de peso e sedação (Figura 5.13A); e o bloqueio dos receptores α_1-adrenérgico está associado com sedação, bem como a efeitos colaterais cardiovasculares, como hipotensão ortostática (Figura 5.13B). Como muitos

Capítulo 5 | Receptores de Dopamina e de Serotonina como Alvos para a Psicose... 175

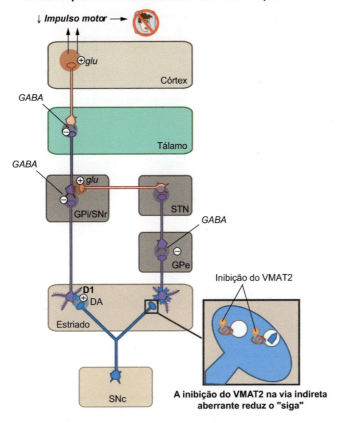

Figura 5.12C Inibição do VMAT2 na via indireta ("parada"). A inibição do VMAT2 reduz o impulso dopaminérgico. Portanto, pode reduzir a hiperestimulação dos receptores D_2 inibitórios na via indireta ("parada"). Isso desinibe a via indireta ("parada") e, portanto, pode reduzir os movimentos hipercinéticos da discinesia tardia.

antagonistas de D_2 exibem todas essas três ações, anticolinérgica, anti-histamínica e antagonista α_1, elas podem se combinar para contribuir para um elevado grau de sedação ao bloquear simultaneamente vários neurotransmissores na via de ativação, ou seja, acetilcolina, histamina e noradrenalina (Figura 5.14). Os agentes que apresentam ligação particularmente forte a esses três receptores (como a clorpromazina) são, algumas vezes, administrados quando há necessidade de sedação além da ação antipsicótica. Entretanto, mesmo se houver necessidade de sedação em algumas situações clínicas, ela nem sempre é desejável. Os antagonistas de D_2 convencionais (Tabela 5.1) diferem em termos de sua capacidade de bloquear os receptores muscarínicos, histamínicos e α_1-adrenérgicos. Por exemplo, o haloperidol, antipsicótico convencional popular, tem relativamente pouca atividade de ligação anticolinérgica ou anti-histamínica. Por esse motivo, os antagonistas de D_2 convencionais diferem um pouco quanto aos perfis de efeitos colaterais, mesmo quando não diferem de modo global nos seus perfis terapêuticos. Isto é, alguns bloqueadores de D_2 são mais sedativos do que outros; alguns têm mais capacidade de provocar efeitos colaterais cardiovasculares do que outros, e alguns exibem maior capacidade de provocar PIF e demais distúrbios do movimento. Diferentes graus de bloqueio colinérgico muscarínico podem explicar por que alguns antagonistas de D_2 têm menos propensão a produzir PIF do que outros. Ou seja, os antagonistas de D_2 com mais tendência a causar PIF geralmente são os agentes que têm apenas propriedades anticolinérgicas *fracas*, enquanto os bloqueadores de D_2 que causam PIF menos frequentemente são os agentes que apresentam propriedades anticolinérgicas

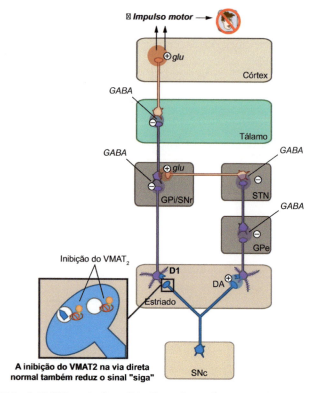

Figura 5.12D Inibição do VMAT2 na via direta ("siga"). A inibição do VMAT2 reduz o impulso dopaminérgico. Portanto, pode reduzir a ativação dos receptores D_1 excitatórios na via direta ("siga"). Isso inibe a via direta ("siga") e, portanto, pode reduzir os movimentos hipercinéticos da discinesia tardia.

Tabela 5.1 Primeiros agentes usados no tratamento da psicose.

Nome genérico	Comentário
Clorpromazina	Baixa potência
Ciamemazina	Popular na França; não disponível nos EUA
Flupentixol	De depósito; não disponível nos EUA
Flufenazina	Alta potência; de depósito
Haloperidol	Alta potência; de depósito
Loxapina	
Mesoridazina	Baixa potência; problemas com o QTc; uso interrompido
Perfenazina	Alta potência
Pimozida	Alta potência; síndrome de Tourette; problemas com o QTc; fármaco de segunda linha
Pipotiazina	De depósito; não disponível nos EUA
Sulpirida	Não disponível nos EUA
Tioridazina	Baixa potência; problemas com o QTc; fármaco de segunda linha
Tiotixeno	Alta potência
Trifluoperazina	Alta potência
Zuclopentixol	De depósito; não disponível nos EUA

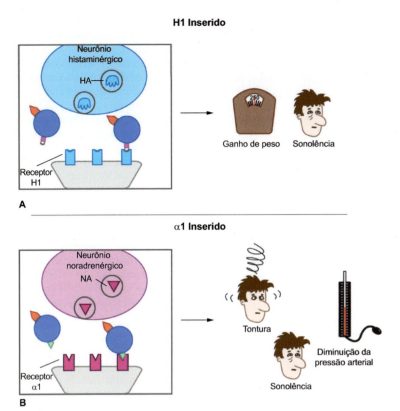

Figura 5.13 Bloqueio dos receptores de histamina 1 e α_1-adrenérgicos. Os antagonistas de D_2 têm, em sua maioria, propriedades farmacológicas adicionais. Os perfis de receptores específicos diferem para cada agente e contribuem para os perfis de efeitos colaterais divergentes. Muitos dos primeiros antagonistas de D_2 também bloqueiam os receptores H_1 (**A**), o que pode contribuir para o ganho de peso e a sonolência, e/ou os receptores α_1-adrenérgicos (**B**), o que pode contribuir para a ocorrência de tontura, sonolência e diminuição da pressão arterial.

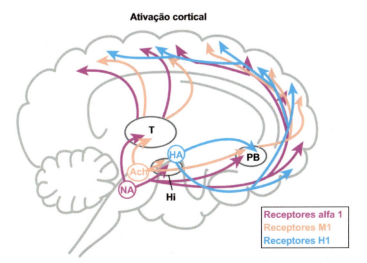

Figura 5.14 Neurotransmissores da ativação cortical. Os neurotransmissores acetilcolina (ACh), histamina (HA) e noradrenalina (NA) estão envolvidos em vias de ativação que conectam os centros neurotransmissores com o tálamo (T), o hipotálamo (Hi), o prosencéfalo basal (PB) e o córtex. Assim, as ações farmacológicas em seus receptores podem influenciar a ativação. Em particular, o antagonismo dos receptores muscarínicos M_1, de histamina H_1 e α_1-adrenérgicos estão associados a efeitos sedativos.

mais fortes. Estes últimos agentes têm uma espécie de propriedade anticolinérgica "inerente" que acompanha sua propriedade de antagonista de D_2. Embora a PIF possa ocorrer menos frequentemente com o uso desses agentes, o risco de constipação intestinal e o íleo paralítico potencialmente fatal são maiores, em particular quando associados a outros fármacos com propriedades anticolinérgicas, exigindo um maior monitoramento do estado gastrintestinal e das evacuações. Alguns agentes selecionados de primeira geração da classe dos antagonistas de D_2 são discutidos de modo mais detalhado adiante.

Fármacos que têm como alvo os receptores de serotonina 2A, com ou sem alvo simultâneo nos receptores de dopamina D_2

Na tentativa de melhorar a eficácia e a tolerabilidade dos fármacos clássicos de primeira geração para a psicose com propriedades antagonistas de D_2, uma classe mais recente de fármacos com ação antipsicótica combina o antagonismo de D_2 com o antagonismo do receptor de serotonina 2A ($5HT_{2A}$), constituindo os denominados antipsicóticos de segunda geração, ou antipsicóticos atípicos. Esses novos fármacos serão designados como antagonistas de $5HT_{2A}$/antagonistas de D_2 com propriedades antipsicóticas, e não como "antipsicóticos" ou "antipsicóticos atípicos". Uma classe ainda mais recente de fármacos com propriedades antipsicóticas são agentes com antagonismo de $5HT_{2A}$, porém sem antagonismo de D_2. Alguns estudos pré-clínicos sugerem que todos os antagonistas de $5HT_{2A}$ conhecidos podem, na verdade, ser agonistas inversos (ver Capítulo 2 e Figuras 2.9 e 2.10), em vez de antagonistas nos receptores $5HT_{2A}$ (Figura 5.15). Como a distinção clínica existente entre um agonista inverso (ver Capítulo 2 e Figuras 2.9 e 2.10) e um antagonista (ver Figuras 2.6 e 2.10) nos receptores $5HT_{2A}$ não está clara, continuaremos descrevendo esses agentes utilizando o termo mais simples: *antagonista*.

O antagonismo dos receptores de serotonina $5HT_{2A}$ parece melhorar tanto a eficácia quanto os efeitos colaterais do antagonismo de D_2:

Esquizofrenia: os ensaios clínicos realizados mostram que a adição de antagonistas seletivos de $5HT_{2A}$ a fármacos com antagonismo/agonismo parcial de D_2 pode melhorar os sintomas positivos da psicose na esquizofrenia. Além disso, há alguma indicação de que quanto mais potente for um antagonista de

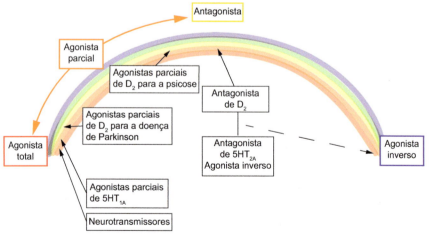

Figura 5.15 Espectro agonista dos fármacos no tratamento da psicose. Os fármacos utilizados no tratamento da psicose podem ser distribuídos ao longo de um espectro em que alguns apresentam ações mais próximas de um antagonista silencioso, enquanto outros exercem ações que se aproximam mais de um agonista total. Para a ligação nos receptores de dopamina 2 (D_2), os agentes com agonismo excessivo podem ser psicotomiméticos, portanto não ideais para o tratamento da psicose, mas podem ser úteis na doença de Parkinson. Os agonistas parciais de D_2 que estão situados mais próximos da extremidade antagonista do espectro podem ser preferidos para o tratamento da psicose, assim como os antagonistas de D_2. Muitos fármacos utilizados no tratamento da psicose são antagonistas do receptor de serotonina $5HT_{2A}$, em associação com a ligação em D_2 ou sem ligação em D_2. Alguns dados pré-clínicos sugerem que eles podem ser realmente agonistas inversos, porém a importância clínica dessa distinção não está clara. O agonismo parcial de $5HT_{1A}$ também constitui uma propriedade comum de muitos fármacos usados no tratamento da psicose, em particular muitos agonistas parciais de D_2.

Capítulo 5 | Receptores de Dopamina e de Serotonina como Alvos para a Psicose...

$5HT_{2A}/D_2$ para os receptores $5HT_{2A}$, em comparação com a potência para os receptores D_2, menor o grau de antagonismo de D_2 que pode ser necessário para o tratamento dos sintomas positivos, e também melhor a tolerabilidade possível do fármaco. São necessárias mais pesquisas sobre essa possibilidade.

Psicose da doença de Parkinson e psicose relacionadas à demência: o antagonismo dos receptores de serotonina $5HT_{2A}$ isoladamente parece proporcionar uma ação antipsicótica suficiente para ser útil como monoterapia no tratamento de outras causas de psicose, como a psicose da doença de Parkinson e a psicose relacionada à demência, permitindo evitar por completo o antagonismo de D_2 e seus efeitos colaterais.

Sintomas negativos de psicose na esquizofrenia. Os ensaios clínicos realizados mostram que a administração de antagonistas de $5HT_{2A}$ seletivos por si só ou a adição de antagonistas seletivos de $5HT_{2A}$ a fármacos com antagonismo/agonismo parcial de D_2 pode melhorar os sintomas negativos na esquizofrenia.

Sintomas colaterais motores: o acréscimo das ações antagonistas de $5HT_{2A}$ ao antagonismo de D_2 também demonstrou reduzir os efeitos colaterais motores indesejados, como o parkinsonismo induzido por fármacos.

Hiperprolactinemia: o acréscimo das ações antagonistas de $5HT_{2A}$ ao antagonismo de D_2 diminui a elevação da prolactina causada por bloqueio dos receptores D_2.

Por que a adição de antagonismo de $5HT_{2A}$ melhoraria os efeitos colaterais do bloqueio de D_2 e aumentaria a eficácia antipsicótica do bloqueio D_2? A resposta sucinta seria que o antagonismo de $5HT_{2A}$ *opõe-se* ao antagonismo de D_2 em algumas vias, causando a liberação de mais dopamina nesses locais e, portanto, revertendo parte do antagonismo de D_2 indesejado que provoca efeitos colaterais. Por outro lado, devido à configuração diferente de outros circuitos cerebrais, o antagonismo de $5HT_{2A}$ pode *aumentar* a eficácia do antagonismo de D_2 em outro circuito e, portanto, melhorar os sintomas positivos. Vamos agora explicar isso.

Regulação da liberação de dopamina pelos receptores $5HT_{2A}$ em três vias a jusante

O caminho para compreender por que a adição de antagonismo de $5HT_{2A}$ cria classes de fármacos inteiramente novas para o tratamento da psicose, com redução da carga de efeitos colaterais, é entender a farmacologia dos receptores $5HT_{2A}$, onde estão localizados e o que ocorre com a dopamina quando esses receptores estão bloqueados. Todos os receptores $5HT_{2A}$ são pós-sinápticos e excitatórios. Os receptores $5HT_{2A}$ fundamentais nessa discussão são os que estão localizados em três populações separadas de neurônios piramidais glutamatérgicos corticais, que são todos naturalmente estimulados pela serotonina em seus receptores $5HT_{2A}$ para liberar glutamato a jusante. Essas três populações separadas de neurônios glutamatérgicos descendentes regulam três vias dopaminérgicas distintas (Figura 5.16).

Uma população de neurônios piramidais glutamatérgicos inerva *diretamente* os neurônios dopaminérgicos mesolímbicos/mesoestriatais que se projetam para o *estriado emocional*, que medeia os sintomas positivos da psicose (Figura 5.16A). Essa mesma via foi extensamente discutida no Capítulo 4 e ilustrada nas Figuras 4.29A a C a 4.45). O neurônio glutamatérgico ilustrado na Figura 5.16A é o mesmo neurônio glutamatérgico na via final comum dos sintomas positivos da psicose (ver Figuras 4.29B, 4.52C, 4.52D, 4.54 e 4.55). Especificamente, esse neurônio é a via final comum hipotética a jusante de todas as causas de sintomas positivos da psicose, seja na esquizofrenia, em decorrência do hipofuncionamento dos receptores de glutamato nos interneurônios GABAérgicos (ver Figura 4.29B), na psicose relacionada à demência, devido à perda desses mesmos interneurônios GABAérgicos (ver Figuras 4.52D e 4.55), na psicose da doença de Parkinson, devido às ações excessivas da serotonina (ver Figuras 4.52C e 4.54), ou na psicose induzida por alucinógenos, devido à estimulação excessiva dos receptores de serotonina (ver Figuras 4.52B e 4.53). Em todos os casos, qualquer elemento capaz de aumentar a atividade dessa população de neurônios glutamatérgicos hipoteticamente levará à liberação de dopamina a jusante de neurônios dopaminérgicos mesolímbicos/mesoestriatais, causando os sintomas positivos da psicose (Figura 5.16A).

Naturalmente, o tratamento mais comum consiste em bloquear a liberação excessiva de dopamina no final desse circuito, ou seja, nos receptores D_2 no estriado emocional. Entretanto, é possível reduzir também o tônus excitatório da serotonina nos receptores $5HT_{2A}$ no início desse circuito (Figura 5.17A, parte superior à esquerda) ao bloqueá-los com um antagonista de $5HT_{2A}$, utilizando um agente com propriedades antagonistas de D_2 e de $5HT_{2A}$ ou um agente seletivo apenas para propriedade de

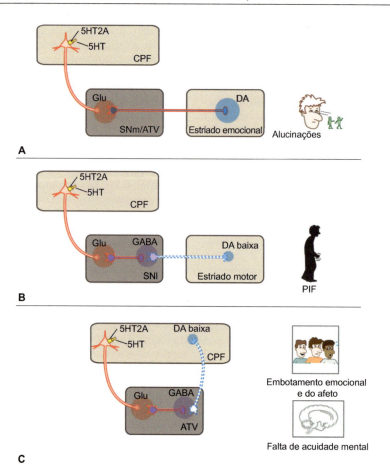

Figura 5.16 Regulação da liberação de dopamina (DA) a jusante pelos receptores 5HT$_{2A}$. Os receptores 5HT$_{2A}$, que são pós-sinápticos e excitatórios, são relevantes no tratamento da psicose, devido à sua presença em três populações separadas de neurônios glutamatérgicos descendentes. (A) Os receptores 5HT$_{2A}$ estão localizados em neurônios piramidais glutamatérgicos descendentes, que inervam diretamente os neurônios dopaminérgicos mesolímbicos/mesoestriatais que se projetam para o estriado emocional. A atividade excessiva nessa via pode levar aos sintomas positivos da psicose. (B) Os receptores 5HT$_{2A}$ estão localizados em neurônios piramidais glutamatérgicos descendentes, que inervam indiretamente os neurônios dopaminérgicos nigroestriatais por meio de interneurônios GABAérgicos na substância negra. A estimulação excessiva desses receptores 5HT$_{2A}$ leva a uma redução da liberação de dopamina no estriado motor e pode causar efeitos colaterais como parkinsonismo induzido por fármacos. (C) Os receptores 5HT$_{2A}$ estão localizados em neurônios piramidais glutamatérgicos descendentes, que inervam indiretamente os neurônios dopaminérgicos mesocorticais por meio de interneurônios GABAérgicos na área tegmental ventral. A estimulação excessiva desses receptores 5HT$_{2A}$ leva a uma redução da liberação de dopamina no córtex pré-frontal (CPF), o que pode levar à disfunção cognitiva, bem como ao aparecimento de sintomas negativos, como embotamento emocional e afetivo. SN$_m$, substância negra medial; ATV, área tegmental ventral; SN$_l$, substância negra lateral.

antagonista de 5HT$_{2A}$ (ver Figura 5.1). Quando essa ação ocorre nos neurônios glutamatérgicos específicos mostrados na Figura 5.16A, isso teoricamente diminui a liberação de dopamina no estriado emocional (Figura 5.17A, à direita), o que, por sua vez, produz uma ação antipsicótica mecanisticamente independente, diferente do bloqueio direto dos receptores D$_2$.

No caso da esquizofrenia tratada com agentes que exercem antagonismo de 5HT$_{2A}$/D$_2$ combinado, qualquer antagonismo de D$_2$ simultâneo teoricamente se tornaria ainda mais efetivo no tratamento dos sintomas positivos da psicose. Existem ensaios clínicos em andamento sobre a adição de um antagonista de 5HT$_{2A}$ seletivo aos outros agentes com propriedades antipsicóticas para determinar se o aumento do antagonismo de 5HT$_{2A}$ melhorará consistentemente os sintomas positivos da psicose, ou se permitirá uma redução da dose, para diminuir o

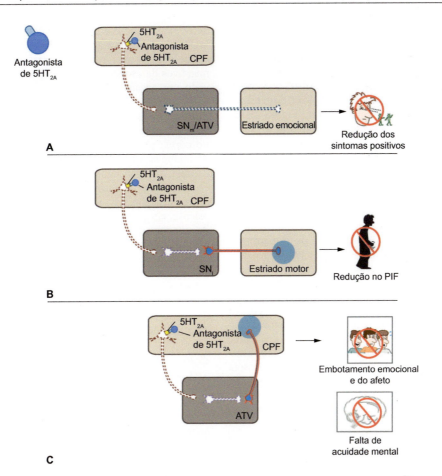

Figura 5.17 Antagonismo dos receptores 5HT$_{2A}$ e liberação de dopamina a jusante. O antagonismo de 5HT$_{2A}$ pode modular a liberação de dopamina a jusante por três vias fundamentais. (**A**) O antagonismo de 5HT$_{2A}$ reduz o impulso glutamatérgico de um neurônio descendente que inerva diretamente os neurônios dopaminérgicos mesolímbicos/mesoestriatais. Isso, por sua vez, reduz o impulso da dopamina no estriado emocional e, portanto, pode reduzir os sintomas positivos da psicose. (**B**) O antagonismo de 5HT$_{2A}$ reduz o impulso glutamatérgico na substância negra, levando a uma redução da atividade do interneurônio GABAérgico e, portanto, à desinibição da via dopaminérgica nigroestriatal. A liberação aumentada de dopamina no estriado motor pode reduzir os efeitos colaterais motores causados pelo antagonismo de D$_2$, visto que existe maior quantidade de dopamina para competir com o antagonista de D$_2$. (**C**) O antagonismo de 5HT$_{2A}$ reduz o impulso glutamatérgico na área tegmental ventral, levando a uma redução da atividade do interneurônio GABAérgico e, portanto, à desinibição da via dopaminérgica mesocortical. A liberação aumentada de dopamina no córtex pré-frontal (CPF) pode reduzir potencialmente os sintomas cognitivos e negativos da psicose. SN$_m$, substância negra medial; ATV, área tegmental ventral; SN$_l$, substância negra lateral.

antagonismo de D$_2$, de modo a melhorar os efeitos colaterais sem perder os efeitos terapêuticos. Certamente existem sugestões de que os fármacos com antagonismo de 5HT$_{2A}$ muito potente poderiam exigir menos antagonismo de D$_2$ para tratar os sintomas positivos da psicose (ver discussão sobre lumateperona, clozapina, quetiapina e outros fármacos adiante).

No caso da psicose na demência ou na doença de Parkinson, em que o antagonismo de D$_2$ pode causar efeitos colaterais problemáticos ou pode ser até mesmo perigoso, a ação antagonista de 5HT$_{2A}$ isoladamente pode produzir um efeito antipsicótico consistente o suficiente, mesmo na ausência de qualquer antagonismo de D$_2$.

Uma segunda população de neurônios piramidais glutamatérgicos inervam *indiretamente* os neurônios dopaminérgicos nigroestriatais que se projetam para o *estriado motor* e medeiam os efeitos colaterais motores do antagonismo de D$_2$ (ver Figura 5.16B). Trata-se de uma via paralela à via discutida na Figura 5.16A, que envolve uma população diferente de neurônios glutamatérgicos, que se projetam não apenas para a substância negra, em vez de fazê-lo para a área tegmental ventral (ATV)/ mesoestriado/centro integrativo, mas também *indiretamente*, ou seja, primeiro para um interneurônio GABAérgico na substância negra e, em seguida, para a via motora dopaminérgica nigroestriatal (comparar Figura 5.16A e B). Isso tem o efeito de modificar a polaridade da liberação de glutamato a montante, da estimulação da liberação de dopamina (ver Figura 5.16A) para a inibição de sua liberação a jusante (ver Figura 5.16B). Portanto, o bloqueio dos receptores $5HT_{2A}$ nos neurônios glutamatérgicos específicos mostrados na Figura 5.16B (parte superior à esquerda) leva à desinibição (*i. e.*, aumento) da liberação de dopamina a jusante no estriado motor (ver Figura 5.17B, à direita). Isso é precisamente o que é necessário para reduzir os efeitos colaterais motores! Ou seja, há maior quantidade de dopamina disponível para competir com um antagonista de D_2 no estriado motor que, de outro modo, causaria efeitos colaterais motores. E é exatamente isso que se observa com fármacos antagonistas de $5HT_{2A}$/antagonistas de D_2: ou seja, menos efeitos colaterais motores em comparação com antagonistas de D_2 sem antagonismo de $5HT_{2A}$. De fato, isso tem sido repetidamente observado para antagonistas de $5HT_{2A}$/D_2 e reduziu a necessidade de administração de medicamentos anticolinérgicos para tratar os efeitos colaterais motores, em comparação com antagonistas de D_2 sem ações antagonistas de $5HT_{2A}$ (ver Figura 5.1 e compare os ícones na parte superior com a parte inferior à esquerda).

Uma terceira população de neurônios piramidais glutamatérgicos inerva *indiretamente* os neurônios dopaminérgicos mesocorticais que se projetam para o *córtex pré-frontal* e medeiam, em parte, os sintomas negativos, cognitivos e afetivos da esquizofrenia (ver Figura 5.16C). Essa ainda é outra via paralela às vias já discutidas, que envolve ainda neurônios glutamatérgicos diferentes, que se projetam indiretamente por meio de interneurônios GABAérgicos para os neurônios dopaminérgicos na ATV destinada a inervar o córtex pré-frontal. Conforme discutido anteriormente para a via nigroestriatal (ver Figura 5.16B), esse arranjo na Figura 5.16B também tem o efeito da liberação de glutamato a montante, que leva à inibição da liberação de dopamina a jusante (ver Figura 5.16C). Portanto, o bloqueio dos receptores $5HT_{2A}$ nesses neurônios glutamatérgicos específicos (ver Figura 5.17C, parte superior à esquerda) levará à desinibição (*i. e.*, ao aumento) da liberação

de dopamina no córtex pré-frontal (ver Figura 5.17C, parte superior à direita). Isso é exatamente o que você precisa para melhorar os sintomas negativos da esquizofrenia, e é o que foi observado em ensaios clínicos de agentes seletivos $5HT_{2A}$, isoladamente ou potencializando outros fármacos antagonistas de D_2 e antagonistas de $5HT_{2A}$/D_2. O aumento da liberação de dopamina no córtex pré-frontal também tem o potencial de melhorar os sintomas cognitivos e afetivos/depressivos (ver Figura 5.17C). Esse efeito não é consistente nem robusto com todos os fármacos antagonistas de $5HT_{2A}$/D_2 que tratam a psicose, em parte devido a diferentes potências de antagonismo de $5HT_{2A}$ em comparação com o antagonismo de D_2 e devido à presença de propriedades farmacológicas de interferência adicionais em alguns agentes, como ações anticolinérgicas e anti-histamínicas. Uma melhor abordagem pode ser, em última análise, a adição de um antagonista de $5HT_{2A}$ seletivo a fármacos com ação antagonista de D_2.

Como as ações antagonistas de $5HT_{2A}$ reduzem a hiperprolactinemia?

O lactotrofo da hipófise é responsável pela secreção de prolactina, e tanto os receptores D_2 quanto os receptores $5HT_{2A}$ estão localizados nas membranas dessas células. A serotonina e a dopamina desempenham papéis recíprocos na regulação da secreção de prolactina, em que a dopamina inibe a liberação de prolactina por meio de estimulação dos receptores D_2 (Figura 5.18A), enquanto a serotonina promove a liberação de prolactina por meio de estimulação dos receptores $5HT_{2A}$ (Figura 5.18B). Portanto, quando os receptores D_2 isoladamente são bloqueados por antagonismo de D_2, a dopamina não pode mais inibir a liberação de prolactina, com consequente elevação dos níveis de prolactina (Figura 5.18C). Entretanto, no caso de um fármaco que apresenta tanto agonismo de D_2 quanto antagonismo de $5HT_{2A}$, ocorre inibição simultânea dos receptores $5HT_{2A}$, de modo que a serotonina não pode mais estimular a liberação de prolactina (Figura 5.18D), o que diminui a hiperprolactinemia decorrente do bloqueio dos receptores D_2. Embora isso tenha interesse farmacológico teórico, na prática nem todos os antagonistas de $5HT_{2A}$/D_2 reduzem a secreção de prolactina na mesma extensão, enquanto outros não reduzem de modo algum as elevações da prolactina, possivelmente devido a outras propriedades fora do receptor alvo.

Capítulo 5 | Receptores de Dopamina e de Serotonina como Alvos para a Psicose... **183**

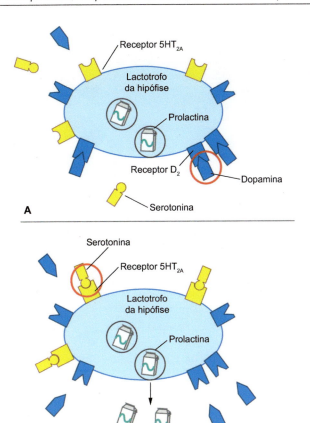

Figura 5.18 A e B. A dopamina e a serotonina regulam a liberação de prolactina, parte 1. (**A**) A ligação da dopamina nos receptores D_2 inibitórios (círculo em vermelho) impede a liberação de prolactina das células lactotróficas na hipófise. (**B**) A ligação da serotonina (5HT) aos receptores $5HT_{2A}$ excitatórios (círculo em vermelho) estimula a liberação de prolactina das células lactotróficas na hipófise. Assim, a dopamina e a serotonina têm uma ação reguladora recíproca sobre a liberação de prolactina.

Fármacos que têm como alvo os receptores de serotonina 1A e os receptores de dopamina D_2 como agonistas parciais

Outra tentativa de melhorar os fármacos de primeira geração para a psicose com propriedades antagonistas de D_2 substitui o antagonismo de D_2 por agonismo parcial de D_2 e acrescenta um agonismo parcial de serotonina $5HT_{1A}$.

Agonismo parcial de D_2

Alguns antipsicóticos atuam para estabilizar a neurotransmissão dopaminérgica nos receptores D_2 em um estado entre o antagonismo silencioso completo (ver Capítulo 2, Figuras 2.6 e 2.10) e a ação estimulante/agonista total (ver Capítulo 2, Figuras 2.5 e 2.10). Essa posição intermediária está ilustrada aqui nas Figuras 5.19 a 5.22 e é denominada agonismo parcial. Isso também foi discutido e ilustrado no Capítulo 2 (ver Figuras 2.7 e 2.10).

Uma explicação simplificada da ação agonista parcial no receptor D_2 está ilustrada na Figura 5.19. Ou seja, a ação antagonista de D_2 é "fria demais", com ações antipsicóticas, porém com níveis elevados de prolactina e sintomas motores, como PIF (Figura 5.19A). Por outro lado, as ações agonistas totais de estimulação máxima da própria dopamina (ou de anfetamina, que libera dopamina) são "quentes demais", com sintomas positivos de psicose (Figura 5.19B). Em

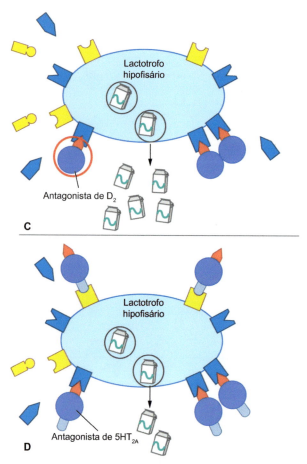

Figura 5.18 C, D. A dopamina e a serotonina regulam a liberação de prolactina, parte 2. **(C)** O antagonismo de D$_2$ (círculo em vermelho) bloqueia o efeito inibitório da dopamina sobre a secreção de prolactina pelos lactotrofos hipofisários. Assim, esses fármacos aumentam os níveis de prolactina. **(D)** Como a dopamina e a serotonina desempenham papéis reguladores recíprocos no controle da secreção de prolactina, uma cancela a outra. Assim, o antagonismo de 5HT$_{2A}$ reverte a capacidade do antagonismo de D$_2$ de aumentar a secreção de prolactina.

vez disso, um agonista parcial liga-se de maneira intermediária, espera-se que "no ponto certo", com ações antipsicóticas, porém com menos PIF e elevações menores da prolactina (Figura 5.19C). Por esse motivo, os agonistas parciais são algumas vezes denominados fármacos "Cachinhos Dourados" ("*Goldilocks*") se obtiverem o equilíbrio "no ponto certo" entre agonismo total e antagonismo completo. Entretanto, como veremos adiante, essa explicação é uma simplificação excessiva; o equilíbrio é ligeiramente diferente para cada fármaco na classe de agonistas parciais de D$_2$, e não existe nenhuma solução de "Cachinhos Dourados" ("*Goldilocks*") perfeita.

Uma explicação mais sofisticada é que os agonistas parciais têm a capacidade intrínseca de se ligar a receptores, de modo a fazer com que a transdução de sinais do receptor seja intermediária entre impulsos completos e ausência de impulsos (Figura 5.20). Em geral, o neurotransmissor de ocorrência natural funciona como agonista total e provoca transdução máxima de sinais a partir do receptor que ele ocupa (volume estridente na Figura 5.20, parte superior), enquanto os antagonistas essencialmente interrompem todo o impulso do receptor que eles ocupam, tornando-o "silencioso" em termos de comunicação com cascatas de transdução de sinais a jusante (volume essencialmente desligado na Figura 5.20, parte do meio). Em contrapartida, os agonistas parciais (Figura 5.20, parte inferior) provocam mais impulso do receptor do que o antagonista silencioso (Figura 5.20, parte do meio), porém menos do que o agonista total

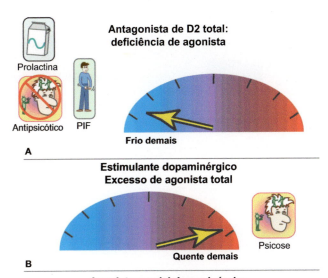

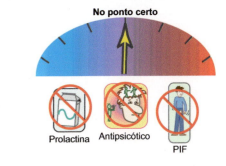

Figura 5.19 Espectro da neurotransmissão dopaminérgica. Explicação simplificada das ações sobre a dopamina. (**A**) Os antagonistas de D_2 totais ligam-se ao receptor D_2 de maneira "fria demais", isto é, apresentam ações antagonistas potentes, enquanto impedem ações agonistas e, portanto, podem reduzir os sintomas positivos da psicose, mas também causar parkinsonismo induzido por fármacos (PIF) e elevação da prolactina. (**B**) Os agonistas dos receptores D_2, como a própria dopamina, são "quentes demais" e, portanto, podem levar a sintomas positivos. (**C**) Os agonistas parciais de D_2 ligam-se de maneira intermediária aos receptores D_2 e, portanto, encontram-se no "ponto certo", com ações antipsicóticas, porém sem PIF nem elevação dos níveis de prolactina.

(Figura 5.20, parte superior). Assim, são possíveis muitos graus de agonismo parcial entre esses dois extremos. Os agonistas completos, os antagonistas silenciosos e os agonistas parciais podem causar diferentes mudanças na conformação do receptor, que levam a uma gama correspondente de impulsos de transdução de sinais a partir do receptor (Figura 5.21).

Onde estão situados os agonistas parciais de D_2 para a psicose no espectro agonista? Essa distribuição está ilustrada na Figura 5.15, que mostra que os agonistas parciais de D_2 discutidos aqui para o tratamento da psicose estão localizados muito próximo da extremidade antagonista do espectro, onde estão situados todos os antagonistas de D_2 discutidos até o momento (ver Figura 5.15). Isso se deve ao fato de que esses agonistas parciais de D_2 para o tratamento da psicose são "quase" antagonistas, com apenas um "sopro" de atividade agonista intrínseca. Em contrapartida, outros agonistas parciais da dopamina úteis para o tratamento da doença de Parkinson e classificados como agonistas parciais de dopamina situam-se muito próximo à extremidade agonista do espectro (ver Figura 5.15). São agonistas quase completos. O uso desses agentes na extremidade do espectro de agonista total para o tratamento da psicose tornaria o transtorno mais grave, assim como o uso de agentes na outra extremidade do

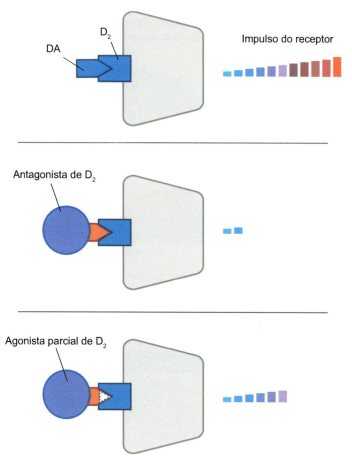

Figura 5.20 Impulso do receptor de dopamina. A própria dopamina (DA) é um agonista total, que provoca estimulação total do receptor (parte superior). Os antagonistas de D_2 possibilitam pouca ou nenhuma estimulação do receptor (parte do meio). Entretanto, os agonistas parciais de D_2 podem ativar parcialmente os impulsos do receptor de dopamina e produzir um equilíbrio estabilizador entre estimulação e bloqueio dos receptores de dopamina (parte inferior).

espectro próximo ao antagonista para o tratamento da doença de Parkinson, que agravaria o prejuízo nos movimentos motores. Portanto, é importante não agrupar todos os agonistas parciais e compreender onde, no espectro, está situado determinado agente para entender o seu mecanismo farmacológico de ação, visto que mudanças muito pequenas na quantidade de agonismo parcial e o posicionamento nesse espectro (ver Figura 5.15) podem ter efeitos clínicos profundos.

Como o agonismo parcial de D_2 causa menos efeitos colaterais motores do que o antagonismo de D_2?

Parece que é necessária apenas uma quantidade muito pequena de transdução de sinais por meio dos receptores D_2 no estriado para que um agonista parcial de D_2 tenha uma propensão reduzida a causar efeitos colaterais motores, particularmente parkinsonismo induzido por fármacos. Assim, um grau muito leve de agonismo, algumas vezes denominada "atividade intrínseca", pode ter uma série muito diferente de consequências clínicas, em comparação com um receptor D_2 totalmente silencioso e com bloqueio completo, que é o que fazem os antagonistas de D_2 e os antagonistas de $5HT_{2A}/D_2$. Os agonistas parciais de D_2 capazes de tratar a psicose estão situados muito próximo dos antagonistas no espectro agonista (ver Figura 5.15), visto que é necessário mais antagonismo da dopamina do que ação agonista para o tratamento da psicose.

É muito interessante constatar como movimentos muito pequenos para cima e para baixo

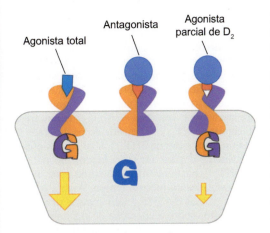

Figura 5.21 Espectro agonista e conformação dos receptores. Esta figura é uma representação artística de mudanças na conformação do receptor em resposta a agonistas totais *versus* antagonistas *versus* agonistas parciais. No caso dos agonistas totais, a conformação do receptor é tal que ocorre uma forte transmissão de sinais por meio do sistema de segundos mensageiros ligados às proteínas G dos receptores D_2 (à esquerda). Por outro lado, os antagonistas ligam-se ao receptor D_2 de maneira a produzir uma conformação do receptor que não é capaz de emitir qualquer transdução de sinais (no meio). Os agonistas parciais, como um agonista parcial da dopamina, produzem uma conformação do receptor de tal modo que ocorre um grau intermediário de transdução de sinais (à direita). Entretanto, o agonista parcial não induz o mesmo grau de transdução de sinais (à direita) que um agonista total (à esquerda).

do espectro de agonistas parciais (ver Figura 5.15) podem ter efeitos profundos sobre as propriedades clínicas. Apenas ligeiramente próximo demais de um agonista puro, e esses agentes podem apresentar redução dos efeitos colaterais motores e da elevação da prolactina e ser ativadores o suficiente para melhorar os sintomas negativos, porém demasiado ativadores, resultando em menor eficácia para os sintomas positivos ou até mesmo em agravamento desses sintomas, além de náuseas e vômitos. Foram realizados testes bastante extensos com vários agonistas parciais de D_2 na esquizofrenia, e três deles foram aprovados. O OPC4392 (relacionado, estrutural e farmacologicamente, com o aripiprazol e o brexpiprazol, que foram testados posteriormente) demonstrou ser excessivamente agonista; apresentou relativamente pouca atividade intrínseca e melhora dos sintomas negativos da esquizofrenia, com pouca mudança nos efeitos colaterais motores. Entretanto, sua atividade intrínseca foi muito grande, visto que esse fármaco também ativou e agravou os sintomas positivos da esquizofrenia, de modo que nunca foi comercializado. Outro agonista parcial de D_2, o bifeprunox, é menos agonista do que o OPC4392, porém também demonstrou ser um agonista excessivo, visto que provoca náuseas e vômitos. Embora tenha alguma eficácia para os sintomas positivos e não provoque efeitos colaterais motores, é menos consistente na melhora dos sintomas positivos do que outros agentes e também apresenta mais efeitos colaterais gastrintestinais, de modo que não foi aprovado pela Food and Drug Administration (FDA). Em seguida, os pesquisadores atiraram outro dardo mais perto da extremidade antagonista do espectro, que aterrissou como aripiprazol ("*pip*" original – ver adiante). De fato, esse agente melhora os sintomas positivos sem efeitos colaterais motores graves, porém provoca certa acatisia, e alguns médicos questionam se ele é tão eficaz quanto os antagonistas de D_2 para pacientes mais gravemente psicóticos, embora isso nunca tenha sido comprovado. Por fim, foram aprovados mais dois agonistas parciais de D_2: um segundo "*pip*", denominado brexpiprazol, e um "*rip*", denominado caripizina. Ambos são semelhantes ao aripiprazol no espectro de agonista parcial de D_2, apresentam eficácia antipsicótica e efeitos colaterais motores baixos, porém alguma acatisia, e diferem principalmente nas propriedades de ligação secundária a receptores diferentes do receptor D_2, conforme discutido de modo detalhado na seção sobre fármacos individuais, mais adiante.

Como a ação do agonista parcial de D_2 reduz a hiperprolactinemia?

Os receptores D_2 dos lactotrofos hipofisários provaram ser mais sensíveis à atividade intrínseca de agonistas parciais de D_2 do que as outras vias e alvos dopaminérgicos. Especificamente, os três agonistas parciais em uso clínico reduzem de modo efetivo os níveis de prolactina, em vez de aumentá-los. Foi formulada a hipótese de que isso se deve ao fato de que os receptores D_2 nos lactotrofos detectam esses fármacos mais como agonistas do que como antagonistas, de modo que esses fármacos desativam a secreção de prolactina em vez de estimulá-la. Na verdade, a coadministração de um dos agonistas parciais de D_2 a um paciente com hiperprolactinemia enquanto toma um dos antagonistas de D_2 pode, efetivamente, reverter a hiperprolactinemia.

Agonismo parcial de $5HT_{1A}$

Por que a adição de agonismo parcial de $5HT_{1A}$ ao agonismo parcial de D_2 poderia melhorar os efeitos colaterais e aumentar a eficácia no tratamento dos sintomas afetivos e negativos, em comparação com o bloqueio de D_2? Existe uma resposta simples, fácil de compreender se você entendeu o motivo pelo qual o antagonismo de $5HT_{2A}$ tem praticamente o mesmo efeito. Ou seja, o agonismo parcial de $5HT_{1A}$, particularmente se estiver mais próximo do agonismo total do que do antagonismo no espectro agonista parcial (ver Figura 5.15), produz efeitos semelhantes aos do antagonismo de $5HT_{2A}$. À semelhança do antagonismo de $5HT_{2A}$ mostrado na Figura 5.17, o agonismo parcial/agonismo completo de $5HT_{1A}$ também *se opõe* ao antagonismo de D_2 nas vias dos efeitos colaterais, visto que provoca liberação de mais dopamina nesses locais, reverte alguns dos efeitos indesejados do antagonismo/agonismo parcial de D_2 e melhora os sintomas negativos e afetivos (Figura 5.22).

Como isso acontece? Os receptores $5HT_{1A}$ são sempre inibitórios e podem ser tanto pré-sinápticos nos neurônios serotoninérgicos quanto pós-sinápticos em muitos neurônios, incluindo os mesmos neurônios piramidais glutamatérgicos com receptores $5HT_{2A}$ (comparar os neurônios glutamatérgicos na parte superior à esquerda das Figuras 5.16A e 5.22A). Pode-se considerar o neurônio piramidal como tendo um acelerador (receptores $5HT_{2A}$) e um freio (receptores $5HT_{1A}$). A retirada do pé do acelerador (antagonismo de $5HT_{2A}$) deve ter um efeito semelhante a pisar no freio (agonismo parcial de $5HT_{1A}$), particularmente quando essas ações são realizadas ao mesmo tempo. Assim, o agonismo parcial de $5HT_{1A}$ tem muitos dos mesmos efeitos sobre a liberação de dopamina que o antagonismo de $5HT_{2A}$. Conforme discutido mais adiante, alguns fármacos utilizados no tratamento da psicose e do humor têm propriedades antagonistas de $5HT_{2A}$ e agonistas parciais de $5HT_{1A}$, o que teoricamente deve potencializar ainda mais as ações sobre a dopamina a

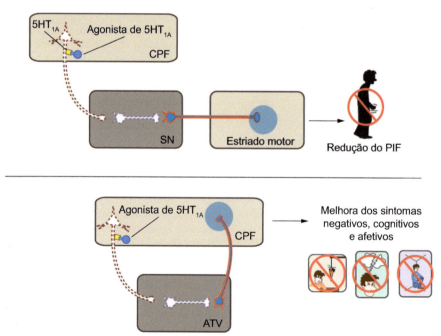

Figura 5.22 Agonismo parcial do receptor $5HT_{1A}$ e liberação de dopamina a jusante. Os receptores $5HT_{1A}$ são inibitórios e podem ter uma localização tanto pré-sináptica nos neurônios serotoninérgicos quanto pós-sináptica em outros neurônios. (**A**) Os receptores $5HT_{1A}$ estão localizados em neurônios piramidais glutamatérgicos descendentes, que inervam indiretamente os neurônios dopaminérgicos nigroestriatais por meio de interneurônios GABAérgicos na substância negra (SN). O agonismo parcial nesses receptores $5HT_{1A}$ reduz o impulso glutamatérgico na substância negra, levando a uma redução da atividade do interneurônio GABAérgico e, portanto, em desinibição da via dopaminérgica nigroestriatal. A liberação aumentada de dopamina no estriado motor pode reduzir os efeitos colaterais motores causados pelo antagonismo/agonismo parcial de D_2, visto que há maior quantidade de dopamina para competir com os agentes de ligação de D_2. (**B**) Os receptores $5HT_{1A}$ estão localizados nos neurônios piramidais glutamatérgicos descendentes, que inervam indiretamente os neurônios dopaminérgicos mesocorticais por meio de interneurônios GABAérgicos na área tegmental ventral (ATV). O agonismo parcial de $5HT_{1A}$ reduz o impulso glutamatérgico na ATV, levando a uma redução da atividade do interneurônio GABAérgico e, portanto, à desinibição da via dopaminérgica mesocortical. A liberação aumentada de dopamina no córtex pré-frontal (CPF) pode reduzir potencialmente os sintomas cognitivos, negativos e afetivos da psicose.

Capítulo 5 | Receptores de Dopamina e de Serotonina como Alvos para a Psicose... **189**

jusante, em comparação com qualquer um desses mecanismos isoladamente. Assim, conforme explicado anteriormente para o antagonismo de $5HT_{2A}$, o agonismo parcial de $5HT_{1A}$ *opõe-se* ao antagonismo/agonismo parcial de D_2 em algumas vias, causando liberação de maior quantidade de dopamina nesses locais e, portanto, revertendo parte do antagonismo/agonismo parcial de D_2 indesejados que causam efeitos colaterais motores. Há menos evidências de que o agonismo parcial de $5HT_{1A}$ possa aumentar a eficácia do antagonismo/agonismo parcial de D_2 para melhorar os sintomas positivos da psicose. Explicaremos agora como o agonismo parcial de $5HT_{1A}$ poderia potencialmente reduzir os efeitos colaterais motores e melhorar o humor, os sintomas afetivos, negativos e cognitivos ao intensificar a liberação de dopamina a jusante.

O agonista parcial de $5HT_{1A}$ tem ações nos neurônios glutamatérgicos que inervam indiretamente os neurônios dopaminérgicos nigroestriatais que se projetam para o córtex motor (ver Figura 5.22A)

Lembre-se de que o bloqueio dos receptores $5HT_{2A}$ nesses mesmos neurônios glutamatérgicos desinibe a liberação de dopamina para reduzir os efeitos colaterais motores (ver Figura 5.17B). Isso é o que ocorre exatamente com o agonismo parcial de $5HT_{1A}$ nesses mesmos neurônios, ou seja, a desinibição da liberação de dopamina e a melhora dos efeitos colaterais motores (ver Figura 5.22A). Conforme explicado anteriormente, a maior liberação de dopamina compete com os agentes bloqueadores de D_2 para os receptores existentes no estriado motor, de modo a reverter os efeitos colaterais motores. Tendo em vista que os agonistas parciais de D_2 também são os agonistas parciais de $5HT_{1A}$, essas duas propriedades podem se combinar para reduzir muitos efeitos colaterais motores, embora a acatisia ainda possa ocorrer comumente.

Os agonistas parciais de $5HT_{1A}$ também têm ações nos neurônios glutamatérgicos que inervam indiretamente os neurônios dopaminérgicos mesocorticais que se projetam para o córtex pré-frontal (ver Figura 5.22B)

Lembre-se de que o bloqueio dos receptores $5HT_{2A}$ nesses neurônios glutamatérgicos específicos desinibe a liberação de dopamina no córtex pré-frontal (ver Figura 5.17C). Isso é exatamente o que você precisa para melhorar os sintomas negativos, cognitivos e afetivos/depressivos. Isso também é o que ocorre com o agonismo parcial de $5HT_{1A}$ nesses mesmos neurônios (ver Figura 5.22B). Tais ações clínicas podem ser particularmente consistentes na depressão bipolar e unipolar, em que esses agonistas parciais de serotonina/dopamina são frequentemente utilizados.

Relações entre as propriedades de ligação de receptores dos fármacos usados no tratamento da psicose e outras ações terapêuticas e efeitos colaterais

Até o momento, neste capítulo, discutimos os mecanismos antipsicóticos e os efeitos colaterais de fármacos usados no tratamento da psicose, que hipoteticamente estão ligados a interações nos receptores de dopamina D_2, serotonina $5HT_{2A}$ e serotonina $5HT_{1A}$. A realidade é que esses mesmos fármacos ligam-se a muitos outros receptores de neurotransmissores e são utilizados para muitas outras aplicações terapêuticas. De fato, muito mais prescrições de bloqueadores de D_2 são feitas para outras indicações distintas da psicose do que para a própria psicose, uma razão fundamental pela qual esses agentes não são denominados "antipsicóticos" aqui e na nomenclatura internacional. Essas ações em outros receptores provavelmente são relevantes para outras ações terapêuticas e efeitos colaterais (Figuras 5.23 a 5.26). Toda a série conhecida de receptores que são ocupados por fármacos pertencentes a essa classe é discutida nas seções adiante.

Mania

Praticamente todos os fármacos com propriedades de antagonista/agonista parcial de D_2 mostram-se efetivos no tratamento da mania bipolar aguda e na prevenção das recorrências da mania. Alguns agentes são mais bem estudados do que outros, e os efeitos terapêuticos na mania bipolar aguda são observados, independentemente de a mania ser psicótica ou não psicótica. Há um velho ditado sobre fármacos usados no tratamento da psicose na esquizofrenia: "você consegue o tratamento da mania de graça." Ou seja, praticamente qualquer fármaco passível de tratar os sintomas positivos da psicose provavelmente também pode tratar os sintomas da mania. Isso de fato pode ser o caso, visto que se acredita que a mania seja causada pela liberação excessiva de dopamina dos neurônios mesolímbicos/meso-estriatais, exatamente como nos sintomas positivos da esquizofrenia (ver Figuras 4.15 e 4.16). Portanto, não surpreendente que os agentes com capacidade de reduzir a hiperatividade da dopamina nessa via sejam efetivos quando o paciente está em um estado maníaco, bem como em um estado psicótico. Uma discussão mais detalhada da mania é fornecida no Capítulo 6 e nos tratamentos da mania, no Capítulo 7.

Ações antidepressivas na depressão bipolar e unipolar

Os antagonistas de $5HT_{2A}/D_2$ e os agonistas parciais de $D_2/5HT_{1A}$ não são usados mais comumente no tratamento da psicose na esquizofrenia ou da mania no transtorno bipolar. Com efeito, esses agentes são mais comumente prescritos para o tratamento do transtorno depressivo maior unipolar e da depressão bipolar e são administrados em doses mais baixas, particularmente os agentes mais novos com menos efeitos colaterais, porém de custo mais elevado.

Quase todos os fármacos usados no tratamento da psicose precisam ter a sua dose determinada, de modo que 80% ou mais dos receptores D_2 sejam bloqueados no estriado emocional, enquanto as doses desses mesmos fármacos para a depressão são mais baixas e provavelmente insuficientes para bloquear de maneira consistente os receptores D_2. Surge então a questão de saber como eles atuam na depressão. Acredita-se que os mecanismos antidepressivos potencialmente fundamentais sejam o antagonismo de $5HT_{2A}$ e o agonismo parcial de $5HT_{1A}$, com aumento resultante da liberação de dopamina no córtex pré-frontal. Ao passar os olhos sobre a vasta série de ações dos fármacos dessa classe nos receptores (ver discussão adiante, bem como as Figuras 5.27 a 5.62), é possível constatar prontamente a existência de muitos mecanismos antidepressivos potenciais adicionais. Esses mecanismos são discutidos e ilustrados de modo detalhado nos Capítulos 6 e 7, sobre os transtornos do humor e seus tratamentos; aqui, mencionaremos apenas vários desses mecanismos essenciais. As propriedades de ligação que acompanham o bloqueio de D_2 que são candidatos para explicar as ações antidepressivas são mostradas em todos os bloqueadores de D_2, individualmente, nas numerosas figuras apresentadas nas seções que se seguem, e incluem:

- Propriedades de bloqueio de recaptação das monoaminas
- Antagonismo de α_2
- Agonismo parcial de D_3
- Antagonismo de $5HT_{2C}$
- Antagonismo de $5HT_3$
- Antagonismo de $5HT_7$
- Outras propriedades, incluindo possivelmente o antagonismo de $5HT_{1B/D}$.

Não há dois agentes nesse grupo que tenham exatamente as mesmas características de ligação e que talvez possam explicar, em parte, por que alguns pacientes podem ter uma resposta antidepressiva a determinado agente desse grupo, e não a outro. Veja a discussão de cada fármaco individualmente adiante, em que tais ações fazem parte dos mecanismos desses agentes específicos.

Ações ansiolíticas

Uma aplicação um tanto controversa dos fármacos normalmente usados no tratamento da psicose consiste no tratamento de vários transtornos de ansiedade. Alguns estudos sugerem a eficácia desses agentes como monoterapia para o transtorno de ansiedade generalizada, bem como para potencializar outros fármacos usados em outros transtornos de ansiedade. Outro uso controverso desses agentes é sua administração no tratamento do transtorno de estresse pós-traumático (TEPT). É possível que as propriedades anti-histamínicas e sedativas anticolinérgicas de alguns desses agentes sejam tranquilizantes para alguns pacientes e sejam responsáveis por sua ação ansiolítica/anti-TEPT. Se este for o caso, por que essas aplicações são controversas? Existem estudos tanto positivos quanto negativos sobre a sua eficácia na ansiedade e indicações para o TEPT. Além disso, tendo em vista os efeitos colaterais de muitos agentes usados no tratamento da psicose, a razão risco/benefício não é necessariamente favorável quando comparada com tratamentos alternativos para a ansiedade e o TEPT. Uma exceção promissora pode ser um estudo positivo de um desses agentes (brexpiprazol) em associação com um inibidor seletivo da recaptação de serotonina (ISRS), especificamente a sertralina. Isso também é mencionado no Capítulo 8, sobre ansiedade e transtornos traumáticos.

Agitação na demência

O tratamento de uma condição problemática, conhecida como agitação em pacientes com demência, constitui outra aplicação controversa de fármacos usados no tratamento da psicose, visto que não há nenhum sinal evidente de sua eficácia na maioria dos estudos, e visto também que existe uma advertência de segurança para complicações cardiovasculares e mortes em pacientes idosos com demência que tomam esses medicamentos. Embora os fármacos que atuam por diferentes mecanismos sejam promissores e atualmente em fase de teste (ver Capítulo 12, sobre demência), há também resultados positivos para a agitação na demência com um agente pertencente à classe de fármacos usados no tratamento da psicose, ou seja, o brexpiprazol, e é possível que ele tenha um perfil de risco/benefício satisfatório. Esse aspecto é discutido de modo mais detalhado no Capítulo 12, sobre demência.

Ações sedativo-hipnóticas e sedativas

Existe uma discussão de longa data sobre o fato de a sedação constituir uma propriedade boa ou indesejável para uma ação antipsicótica. A resposta parece ser que a sedação é tanto boa quanto ruim no tratamento da psicose. Em alguns casos, particularmente no tratamento a curto prazo, a sedação representa um efeito terapêutico desejado, especialmente no início do tratamento, durante a hospitalização, e quando os pacientes são agressivos, agitados ou necessitam de indução do sono. Em outros casos, particularmente no tratamento a longo prazo, a sedação constitui geralmente um efeito colateral a ser evitado, visto que a diminuição da ativação, a sedação e a sonolência podem levar a um prejuízo cognitivo. Quando a cognição está prejudicada, os resultados funcionais são comprometidos. A farmacologia da sedação foi discutida anteriormente e está ilustrada nas Figuras 5.8, 5.13 e 5.14 para ações anticolinérgicas, anti-histamínicas e antagonistas α_1. Os hipnóticos sedativos são discutidos no Capítulo 10, sobre o sono, enquanto a agressão e a violência são discutidas no Capítulo 13, sobre impulsividade.

Ações cardiometabólicas

Embora todos os fármacos $D_2/5HT_{2A}/5HT_{1A}$ usados no tratamento da psicose compartilhem uma advertência como classe por causarem ganho de peso e risco de obesidade, dislipidemia e hiperglicemia/diabetes melito, existe efetivamente um espectro de riscos entre os vários agentes:

- *Risco metabólico alto:* clozapina, olanzapina
- *Risco metabólico moderado:* risperidona, paliperidona, quetiapina, azepina, iloperidona
- *Risco metabólico baixo:* lurasidona, cariprazina, lumateperona, ziprasidona, pimavanserina, aripiprazol, brexpiprazol.

A "via metabólica", mostrada esquematicamente na Figura 5.23, passa por ganho de peso, dislipidemia e hiperglicemia/diabetes melito e termina com o triste destino de morte prematura. A importância de discutir a via metabólica é monitorar o paciente ao longo de sua jornada no uso de um dos agentes de risco moderado ou de alto risco e intervir, quando possível, para evitar resultados adversos previsíveis. A rampa de acesso para a via metabólica são o aumento do apetite e o ganho de peso, com progressão para a obesidade, a resistência à insulina e a dislipidemia, com aumento dos níveis de triglicerídios em jejum (Figura 5.23). Por fim, a hiperinsulinemia progride para a insuficiência das células β do pâncreas, pré-diabetes e, em seguida, diabetes *mellitus*. Uma vez estabelecido o diabetes *mellitus*, o risco de eventos cardiovasculares é ainda mais aumentado, assim como o risco de morte prematura (Figura 5.23).

Os mecanismos farmacológicos que impulsionam um paciente que toma um fármaco com propriedades antipsicóticas ao longo da via metabólica que leva a esses riscos e muito mais estão apenas começando a ser elucidados. O ganho de peso associado a alguns agentes pode ser devido a ações no receptor de histamina H_1 e no receptor de serotonina $5HT_{2C}$. Quando esses receptores são bloqueados, particularmente ao mesmo tempo, os pacientes podem apresentar ganho de peso. Como o ganho de peso pode levar à obesidade, a obesidade ao diabetes *mellitus* e este à doença cardíaca ao longo da via metabólica (Figura 5.23), parece viável, a princípio, que o ganho de peso possa explicar todas as outras complicações cardiometabólicas associadas com o tratamento com fármacos usados para a psicose, que causam graus moderados ou altos de ganho de peso. Isso pode ser válido, porém apenas em parte e, talvez, principalmente para os agentes tanto com propriedades anti-histamínicas potentes quanto com propriedades de antagonistas de $5HT_{2C}$ potentes, notavelmente, a clozapina, a olanzapina e a quetiapina, bem como o antidepressivo mirtazapina (discutido no Capítulo 7).

Entretanto, parece agora que o risco cardiometabólico simplesmente não pode ser explicado por aumento do apetite e ganho de

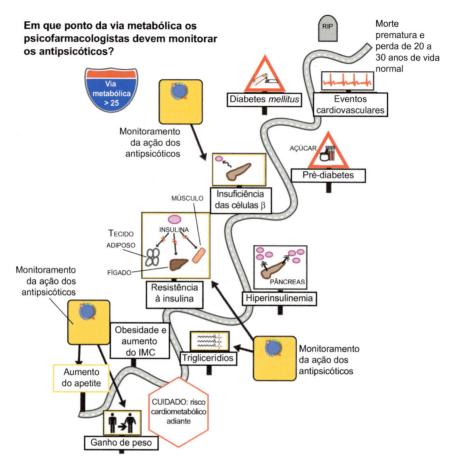

Figura 5.23 Monitoramento da via metabólica. Em todo paciente ao qual se administra uma medicação para tratamento da psicose, é necessário monitorar os efeitos colaterais cardiometabólicos, embora o risco possa variar de acordo com o agente específico. Em primeiro lugar, o aumento do apetite e o ganho de peso podem levar a um aumento do índice de massa corporal (IMC) e, por fim, à obesidade. Portanto, é necessário monitorar aqui o peso e o IMC. Em segundo lugar, alguns agentes podem causar resistência à insulina por um mecanismo desconhecido; isso pode ser detectado pela determinação dos níveis plasmáticos de triglicerídios em jejum. Por fim, a hiperinsulinemia pode progredir para a insuficiência das células β do pâncreas, pré-diabetes e, em seguida, diabetes *mellitus*. O diabetes *mellitus* aumenta o risco de eventos cardiovasculares e morte prematura.

peso, nem pelas ações antagonistas nesses dois receptores, embora certamente representem os primeiros passos pela ladeira escorregadia em direção às complicações cardiometabólicas para alguns dos agentes de maior risco. Todavia, muitos fármacos que bloqueiam um ou outro desses dois receptores não produzem grande aumento do apetite ou ganho de peso com o seu uso, e muitos outros fármacos que causam ganho de peso carecem de ações nesses dois receptores.

Aparentemente, pode existir um segundo mecanismo que atue para causar ganho de peso, dislipidemia e diabetes *mellitus*, ou seja, um aumento imediato da resistência à insulina. Isso pode ser medido, em parte, pela elevação dos níveis de triglicerídios em jejum e não pode ser explicado pelo ganho de peso por si só, visto que isso ocorre antes de um ganho de peso significativo; é como se houvesse uma ação aguda mediada pelos receptores desses fármacos sobre a regulação da insulina. Não sabemos ainda que tipo de receptor pode estar envolvido, porém é hipoteticamente considerado como receptor "X" no ícone do fármaco na Figura 5.24.

Dessa maneira, parece existir um segundo mecanismo de disfunção metabólica diferente daquele que provoca aumento do apetite e ganho de peso do mecanismo mediado por $H_1/5HT_{2C}$. Esse resultado era inesperado quando esses fármacos foram desenvolvidos, e alguns fármacos

Resistência à insulina/elevação dos triglicerídios e fármacos usados no tratamento da psicose: causadas por ações teciduais em um receptor desconhecido?

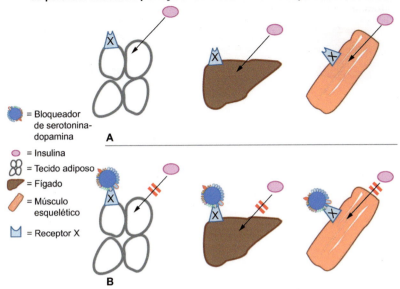

Figura 5.24 Resistência à insulina e elevação dos triglicerídios: causadas por ações teciduais em um receptor desconhecido? Alguns fármacos utilizados no tratamento da psicose podem levar a resistência à insulina e elevação dos triglicerídios, independentemente do ganho de peso, embora o mecanismo envolvido ainda não esteja estabelecido. Esta figura mostra um mecanismo hipotético, em que um agente liga-se ao receptor X no tecido adiposo, no fígado e no músculo esquelético, causando resistência à insulina.

parecem apresentar esse segundo mecanismo (agentes de alto risco e de risco moderado) enquanto parecem estar ausentes em outros (agentes de baixo risco). Até o momento, o mecanismo desse aumento de resistência à insulina e da elevação dos triglicerídios em jejum tem sido vigorosamente investigado, porém ainda não foi identificado. A rápida elevação dos triglicerídios em jejum no início do tratamento com alguns antagonistas de $D_2/5HT_{2A}$ e a rápida queda dos triglicerídios em jejum com a sua interrupção são altamente sugestivas de que um mecanismo farmacológico desconhecido seja responsável por tais alterações, embora isso permaneça no campo da especulação. As ações hipotéticas de agentes com essa ação postulada sobre os receptores são mostradas na Figura 5.24, em que o tecido adiposo, o fígado e o músculo esquelético desenvolvem resistência à insulina em resposta à administração de determinados fármacos (p. ex., fármacos de alto risco, mas não os de baixo risco "metabolicamente amigáveis"), pelo menos em alguns pacientes. Qualquer que seja o mecanismo desse efeito, é evidente que os níveis plasmáticos de triglicerídios em jejum e a resistência à insulina podem estar significativamente elevados em alguns pacientes em uso de certos antagonistas de $D_2/5HT_{2A}$, que isso aumenta o risco cardiometabólico e arrasta esses pacientes ao longo da via metabólica (ver Figura 5.23), atuando como outro passo na descida escorregadia em direção ao destino diabólico dos eventos cardiovasculares e da morte prematura. Isso não acontece com todos os pacientes em uso de qualquer antagonista de $D_2/5HT_{2A}$, porém o aparecimento desse problema pode ser detectado por meio de monitoramento (Figura 5.25) e pode ser controlado quando ocorrer (Figura 5.26).

Outro problema cardiometabólico raro, porém potencialmente fatal, está reconhecidamente associado aos agentes de serotonina/dopamina usados no tratamento da psicose: isto é, uma associação com a ocorrência súbita de cetoacidose diabética (CAD) ou com a condição relacionada, conhecida como síndrome hiperosmolar hiperglicêmica (SHH). O mecanismo dessa complicação está em fase de intensa investigação e, provavelmente, é complexo e multifatorial. Em alguns casos, pode ser que pacientes com resistência à insulina, pré-diabetes ou diabetes *mellitus* não diagnosticados, que se encontram em um estado de hiperinsulinemia compensada na via metabólica (ver Figura 5.23), sofram descompensação

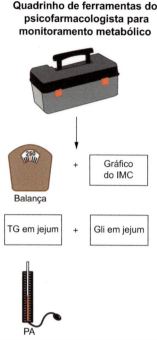
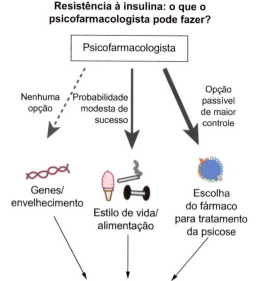

Figura 5.25 Quadrinho de ferramentas para monitoramento metabólico. O quadrinho de ferramentas do psicofarmacologista para monitoramento metabólico inclui itens para acompanhamento de quatro parâmetros principais: peso/índice de massa corporal (IMC), triglicerídios (TG) em jejum, glicose (gli) em jejum e pressão arterial (PA). Esses itens constituem simplesmente um fluxograma que pode aparecer no início do prontuário de um paciente, com inclusões a cada consulta.

Figura 5.26 Resistência à insulina: o que o psicofarmacologista pode fazer? Diversos fatores influenciam o desenvolvimento ou não de resistência à insulina, alguns dos quais são passíveis de controle pelo psicofarmacologista, e outros não. Os fatores que não podem ser controlados incluem a constituição genética e a idade, enquanto itens modestamente passíveis de controle envolvem o estilo de vida (p. ex., alimentação, exercício físico, tabagismo). Os psicofarmacologistas exercem a sua maior influência sobre o controle da resistência à insulina por meio da seleção de medicamentos que causam ou não resistência à insulina.

ao receber determinados antagonistas de serotonina/dopamina, em virtude de alguma ação farmacológica desconhecida. Devido ao risco de CAD/SHH, é importante saber o local onde se encontra o paciente ao longo da via metabólica antes de prescrever fármacos para o tratamento da psicose, particularmente quando o paciente apresenta hiperinsulinemia, pré-diabetes ou diabetes *mellitus*. Portanto, é importante monitorar (Figura 5.25; ver Figura 5.23) e controlar (Figura 5.26) esses fatores de risco.

Especificamente, existem pelo menos três paradas ao longo da via metabólica, onde o psicofarmacologista deve monitorar o paciente em uso de um fármaco para o tratamento da psicose (ou em uso dos mesmos fármacos para outras indicações, particularmente a depressão) e controlar os riscos cardiometabólicos (ver Figura 5.23). Isso começa com o monitoramento do peso, do índice de massa corporal e da glicose em jejum para detectar o desenvolvimento de diabetes *mellitus* (Figura 5.25; ver Figura 5.23). Significa também obter os níveis de triglicerídios em jejum em condições basais e determinar se existe alguma história familiar de diabetes *mellitus*. O segundo aspecto a monitorar é determinar se esses fármacos estão ou não causando dislipidemia e aumento da resistência à insulina ao determinar os níveis de triglicerídios em jejum antes e depois de iniciar a administração de um agente de serotonina/dopamina (Figura 5.25). Se o índice de massa corporal ou os triglicerídios em jejum aumentarem de maneira significativa, deve-se considerar uma mudança para um fármaco diferente dessa classe, particularmente um fármaco com baixo

Capítulo 5 | Receptores de Dopamina e de Serotonina como Alvos para a Psicose... **195**

risco metabólico. Em pacientes obesos, com dislipidemia e estado pré-diabético ou diabético, é particularmente importante monitorar a pressão arterial, a glicose em jejum e a circunferência abdominal antes e depois de iniciar um agente de serotonina/dopamina. As melhores práticas consistem em monitorar esses parâmetros em todo paciente que esteja recebendo qualquer um desses fármacos, embora isso com frequência não seja feito, em particular e infelizmente nos pacientes que estão sendo tratados para depressão. Com demasiada frequência, esses mesmos pacientes não são monitorados para outros efeitos colaterais observados nessa classe, como a discinesia tardia. Se existe uma lição a ser aprendida sobre o conhecimento da farmacologia dos fármacos é a de que o mecanismo determina não apenas sua eficácia, mas também sua segurança. Com excessiva frequência, esses fármacos são monitorados, por um lado, quando utilizados para o tratamento da psicose, muitas vezes em ambientes de internação, e, por outro lado, de forma muito menos rigorosa, quando usados para a depressão, frequentemente em ambientes ambulatoriais.

E adivinhem... Esses são os mesmos fármacos, não importa onde ou para quem são utilizados.

Nos pacientes de alto risco, é particularmente importante estar atento para a CAD/SHH e, possivelmente, reduzir esse risco ao manter o paciente em uso de um fármaco para psicose (ou para transtorno do humor) com menor risco cardiometabólico. Em pacientes de alto risco, particularmente naqueles com insuficiência iminente ou efetiva das células β do pâncreas, manifestada por hiperinsulinemia, pré-diabetes ou diabetes *mellitus*, a glicose em jejum e outros parâmetros bioquímicos e clínicos podem ser monitorados para detectar os sinais iniciais de CAD/SHH raras, porém potencialmente fatais.

O quadrinho de ferramentas metabólicas do psicofarmacologista é muito simples (ver Figura 5.25). Envolve um fluxograma que acompanha talvez apenas quatro parâmetros ao longo do tempo, particularmente antes e depois de passar de um agente para outro, ou quando surgem novos fatores de risco. Esses quatro parâmetros são os seguintes: peso (na forma de índice de massa corporal), triglicerídios em jejum, glicose em jejum e pressão arterial.

O tratamento de pacientes que correm risco de doença cardiometabólica também pode ser muito simples, embora os que já desenvolveram dislipidemia, hipertensão, diabetes *mellitus* ou doença cardíaca provavelmente necessitem de tratamento para esses problemas por um médico especialista. Entretanto, o psicofarmacologista dispõe de um conjunto muito simples de opções para o controle de pacientes com risco cardiometabólico aos quais é prescrito um desses fármacos com qualquer nível de risco metabólico (ver Figura 5.26). Os principais fatores que determinam se um paciente irá progredir ao longo da via metabólica que leva à morte prematura são os seguintes:

- Fatores que não podem ser controlados (constituição genética e idade)
- Fatores passíveis de controle modesto (mudança no estilo de vida, como alimentação, exercício físico e abandono do tabagismo)
- Fatores muito controláveis, ou seja, a seleção do medicamento e, talvez, a mudança de um fármaco que esteja causando maior risco em determinado paciente para outro que, no monitoramento, demonstre uma redução do risco.

Outras opções para o controle da síndrome metabólica e da dislipidemia em pacientes em uso de antagonistas de serotonina/dopamina é a possibilidade promissora de que a coterapia com outros agentes possa evitar o ganho de peso e, possivelmente, a dislipidemia. Ou seja, em vários estudos, o fármaco antidiabetes, a metformina, demonstrou produzir uma perda de peso após ganho de peso induzido por fármacos e, talvez ainda mais impressionante, reduziu o ganho de peso quando se inicia a administração de um agente de alto risco metabólico ou de risco moderado. Foram também relatados resultados menos consistentes com o anticonvulsivante topiramato. Uma nova opção no horizonte passível de reduzir o ganho de peso induzido pela olanzapina é a combinação do antagonista opioide μ, samidorfano, com olanzapina.

Propriedades farmacológicas de antagonistas D_2 selecionados de primeira geração

Os antagonistas de D_2 originais, lançados há cerca de 70 anos, ainda são utilizados no tratamento da psicose, e alguns dos agentes mais comumente prescritos foram selecionados aqui para uma discussão individual. Para caracterizar todas as propriedades de ligação a receptores de todos os diversos fármacos usados no tratamento da psicose, mostramos essas propriedades por meio de ícones simplificados e por faixas de ligação, que representam todos os receptores conhecidos aos quais o fármaco se liga, na forma de um quadrinho para cada receptor, por ordem de classificação mais potente na extrema esquerda para a menos potente na extrema direita (ver Figuras 5.27 a 5.31 para alguns dos antagonistas de D_2 originais; ver também as figuras subsequentes dos outros fármacos usados no tratamento da psicose). Especificamente, as propriedades farmacológicas de ligação de cada fármaco podem ser representadas como uma fileira de potências de ligação quantitativas e relativas por ordem de classificação em numerosos receptores de neurotransmissores. Esses números são conceituais e não precisamente quantitativos, podem diferir de um laboratório para outro, de uma espécie para outra, de um método para outro, com mudanças nos valores de consenso para as propriedades de ligação com o passar do tempo. A ligação mais potente (maior afinidade) é mostrada à esquerda do valor para o receptor de D_2, que está indicado por uma linha pontilhada vertical, enquanto a ligação menos potente (menor afinidade) é mostrada à direita.

Os fármacos utilizados no tratamento da psicose são, provavelmente, os medicamentos mais complicados em psicofarmacologia, senão em toda a medicina. Espera-se que esse método forneça ao leitor uma rápida compreensão semiquantitativa das propriedades farmacológicas individuais de duas dúzias de fármacos diferentes usados no tratamento da psicose e como são comparados com todos os outros medicamentos que tratam a psicose, podendo fazer essa comparação com um simples olhar.

Em geral, os antagonistas/agonistas parciais dos receptores de dopamina 2 têm a sua dose determinada para obter uma ação antipsicótica, de modo a ocupar pelo menos 60 a 80% dos receptores D_2. Assim, todos os receptores à esquerda de D_2 nas várias figuras desses fármacos estão ocupados em nível de 60% ou *mais* nas doses antipsicóticas usadas. Os receptores mostrados à direita de D_2 nessas figuras de fármacos individuais estão ocupados em um nível de menos de 60% nas doses antipsicóticas administradas. Apenas os receptores que estão ligados por um fármaco dentro de uma ordem de magnitude de potência de afinidade de D_2 tendem

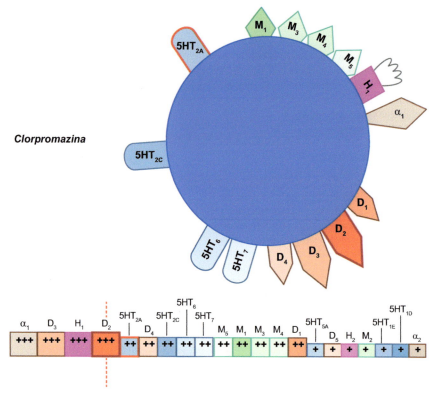

Figura 5.27 Perfil farmacológico e de ligação da clorpromazina. Essa figura representa um consenso qualitativo do pensamento atual sobre as propriedades de ligação da clorpromazina. Além do receptor D_2, a clorpromazina liga-se potentemente aos receptores α_1-adrenérgicos, receptores D_3 e receptores H_1 e também tem ações em numerosos outros receptores, conforme mostrado aqui. À semelhança de todos os agentes discutidos neste capítulo, as propriedades de ligação variam acentuadamente de acordo com a técnica e de um laboratório para outro; são constantemente revistas e atualizadas.

a apresentar ações clinicamente relevantes em doses antipsicóticas e talvez nenhuma ação relevante em doses mais baixas, como aquelas usadas no tratamento da depressão.

Clorpromazina

Um dos primeiros agentes com propriedades de antagonista de D_2 utilizado no tratamento da psicose é a clorpromazina, que pertence à classe química das fenotiazinas. Foi originalmente comercializada como Largacil®, o que significa que tinha um grande número de ações, porém nenhuma delas reconhecidamente ligada a qualquer receptor específico naquela época. Essas "ações gerais" são mostradas na Figura 5.27. Além do antagonismo de D_2 terapêutico, a clorpromazina tem numerosas ações em receptores associadas à sedação (muscarínicos, α_1 e antagonismo de histamina), bem como outros efeitos colaterais (ver Figuras 5.8 e 5.13). Com frequência, a clorpromazina é prescrita para explorar a sua sedação em pacientes que respondem bem à sedação, particularmente por via oral em curto prazo ou na forma de injeção intramuscular de ação curta quando há necessidade de tratar a agitação ou um súbito agravamento na psicose, frequentemente administrada além de outro fármaco da mesma classe usado diariamente.

Flufenazina

Trata-se de outra fenotiazina, porém mais potente do que a clorpromazina e menos sedativa (Figura 5.28). Está disponível em formulações tanto de ação curta quanto de ação longa para uso conveniente e é um dos agentes cujo monitoramento dos níveis plasmáticos pode ser útil.

Haloperidol

O haloperidol (Figura 5.29) é um dos antagonistas de D_2 mais potentes e menos sedativo do que alguns outros. Está também disponível em formulações de ação curta e de ação longa para uso conveniente e também é um dos agentes, cujo monitoramento dos níveis plasmáticos pode ser útil.

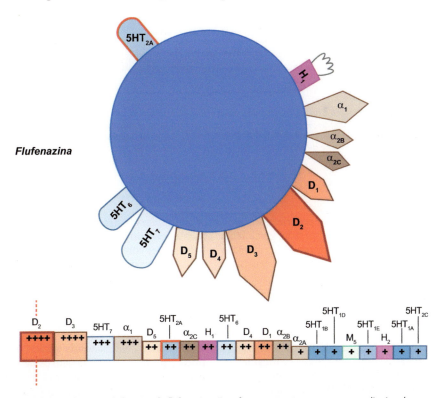

Figura 5.28 Perfil farmacológico e de ligação da flufenazina. Essa figura apresenta o consenso qualitativo do pensamento atual sobre as propriedades de ligação da flufenazina. Além do antagonismo de D_2, a flufenazina tem ações potentes nos receptores D_3, $5HT_7$ e α_1-adrenérgicos e liga-se também a numerosos outros receptores. À semelhança de todos os agentes discutidos neste capítulo, as propriedades de ligação variam acentuadamente de acordo com a técnica e de um laboratório para outro; são constantemente revistas e atualizadas.

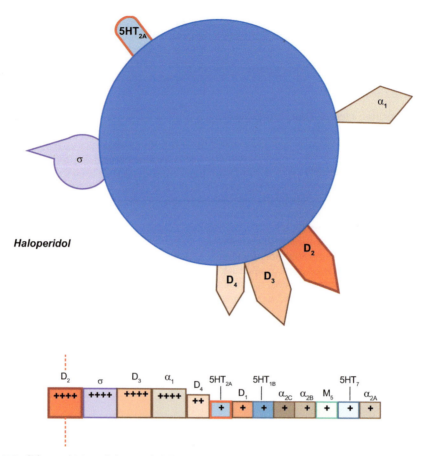

Figura 5.29 Perfil farmacológico e de ligação do haloperidol. Esta figura apresenta um consenso qualitativo do pensamento atual sobre as propriedades de ligação do haloperidol. O haloperidol liga-se potentemente aos receptores D_2, bem como aos receptores ômega, D_3 e $α_1$-adrenérgicos. À semelhança de todos os agentes discutidos neste capítulo, as propriedades de ligação variam acentuadamente de acordo com a técnica e de um laboratório para outro; são constantemente revistas e atualizadas.

Sulpirida

A sulpirida (Figura 5.30) tem propriedades antagonistas de D_2 e, conforme esperado, geralmente provoca efeitos colaterais motores e elevação da prolactina em doses antipsicóticas habituais. Entretanto, particularmente quando administrada em doses mais baixas, pode ser um pouco ativadora e é eficaz para os sintomas negativos da esquizofrenia e para a depressão por motivos pouco esclarecidos. As ações como antagonista/agonista parcial do receptor de dopamina 3 na depressão são discutidas no Capítulo 7, sobre os tratamentos dos transtornos do humor, e esta é uma possível explicação (ver Figura 5.30). A sulpirida continua sendo uma opção popular para o tratamento da psicose em países fora dos EUA, como o Reino Unido, visto que é mais bem tolerada do que alguns dos outros agentes D_2 originais.

Amissulprida

A amissulprida (Figura 5.31) está estruturalmente relacionada com a sulpirida (Figura 5.30) e foi desenvolvida e comercializada fora dos EUA. Alguns dados pré-clínicos iniciais sugerem que ela pode ser mais seletiva para os receptores de dopamina mesolímbicos/mesoestriatais do que para os receptores de dopamina nigroestriatais, motivo pelo qual pode ter menor propensão a causar efeitos colaterais motores em doses antipsicóticas. Há relatos da eficácia da amissulprida para os sintomas negativos da esquizofrenia e para a depressão em doses mais baixas do que aquelas usadas no tratamento dos sintomas positivos da psicose. A amissulprida tem algumas ações antagonistas de D_3 e algumas ações antagonistas fracas de $5HT_7$, o que pode explicar algumas de suas ações antidepressivas e nos

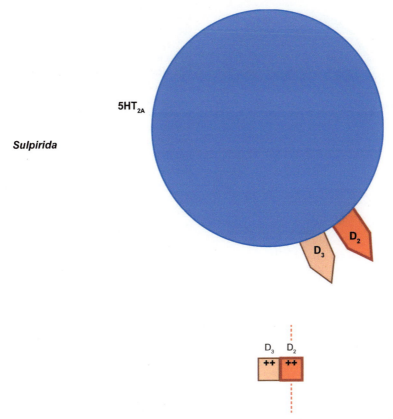

Figura 5.30 Perfil farmacológico e de ligação da sulpirida. Esta figura apresenta um consenso qualitativo do pensamento atual sobre as propriedades de ligação da sulpirida. Nas doses antipsicóticas habituais, a sulpirida é um antagonista de D_2 e também possui ações de antagonista/agonista parcial de D_3. À semelhança de todos os agentes discutidos neste capítulo, as propriedades de ligação variam acentuadamente de acordo com a técnica e de um laboratório para outro; são constantemente revistas e atualizadas.

sintomas negativos (Figura 5.31). As ações antidepressivas do antagonismo/agonismo parcial de D_3 e do antagonismo de $5HT_7$ são discutidas no Capítulo 7. O isômero ativo da amissulprida está em fase inicial de testes clínicos para o seu possível desenvolvimento nos EUA.

Visão geral das propriedades farmacológicas de antagonistas de $5HT_{2A}/D_2$ e agonistas parciais de $D_2/5HT_{1A}$: os fármacos "pina", muitos "dona" e um rona, dois pip e um rip

Estabelecemos que as propriedades de antagonista/agonista parcial de D_2 podem explicar a eficácia antipsicótica para os sintomas positivos, bem como muitos efeitos colaterais dos fármacos usados no tratamento da psicose.

As propriedades de antagonista de $5HT_{2A}$ e/ou de agonista parcial de $5HT_{1A}$ podem ajudar a explicar a propensão reduzida a causar efeitos colaterais motores e elevação da prolactina e a melhora terapêutica potencial dos sintomas positivos, negativos, depressivos e cognitivos. Entretanto, as contribuições dessas propriedades de cada agente individualmente utilizado no tratamento da psicose são muito variáveis. Conforme assinalado anteriormente sobre os antagonistas de D_2 originais, caracterizamos também todas as propriedades de ligação de receptores dos fármacos $D_2/5HT_{2A}/5HT_{1A}$ por meio de tiras de ligação, que representam todos os receptores conhecidos pelos quais cada fármaco se liga a um quadrinho por receptor, por ordem do mais potente na extrema esquerda para o menos potente na extrema direita (ver Figuras 5.32 a 5.63). Essas propriedades farmacológicas de ligação mais uma vez são representadas como uma fileira semiquantitativa e potências

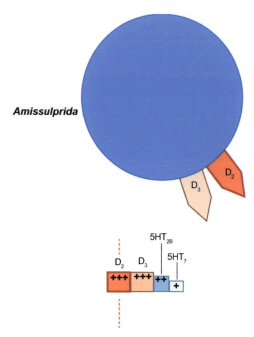

Figura 5.31 Perfil farmacológico e de ligação da amissulprida. Esta figura apresenta um consenso qualitativo do pensamento atual sobre as propriedades de ligação da amissulprida. Além de suas ações nos receptores D_2, a amissulprida tem algumas ações como antagonista de D_3 e algumas ações como antagonista fraco de $5HT_7$. À semelhança de todos os agentes discutidos neste capítulo, as propriedades de ligação variam acentuadamente de acordo com a técnica e de um laboratório para outro; são constantemente revistas e atualizadas.

de ligação relativas por ordem de classificação em numerosos receptores de neurotransmissores, com destaque de um receptor específico em cada figura, de modo que as potências relativas de ligação de todos esses fármacos possam ser comparadas com um simples olhar. A ligação mais potente (maior afinidade) é mostrada à esquerda do valor para o receptor D_2, que está indicado por uma linha pontilhada vertical, enquanto a ligação menos potente (menor afinidade) é mostrada à direita.

Determinar se todos os fármacos usados no tratamento da psicose devem pertencer a uma única classe ou a um pequeno número de classes, ou se cada fármaco deve ser tratado de maneira exclusiva assemelha-se um pouco à famosa declaração do grande jogador de beisebol Yogi Berra, quando uma vez lhe perguntaram se ele e seu filho eram muito parecidos. Fez uma pausa, ponderou um pouco e então respondeu: "sim, porém nossas semelhanças são diferentes". O mesmo poderia ser dito para todos esses fármacos utilizados no tratamento da psicose (e dos transtornos do humor; ver o Capítulo 7). Em alguns aspectos, são muito parecidos; porém, em muitos aspectos, suas semelhanças são diferentes!

Dessa maneira, como eles são semelhantes? Começando com as potências relativas de cada um desses agentes para os receptores $5HT_{2A}$, em comparação com os receptores D_2, o leitor pode constatar de relance na Figura 5.32 que quase todos os agentes apresentam a sua ligação ao receptor $5HT_{2A}$ à esquerda da ligação ao receptor D_2, o que significa que esses fármacos com receptor $5HT_{2A}$ situado à esquerda têm maior afinidade pelos receptores $5HT_{2A}$ do que pelos receptores D_2, e espera-se, portanto, que se liguem ainda mais aos receptores $5HT_{2A}$ do que aos receptores D_2. As exceções são os agonistas parciais de D_2, porém todos esses fármacos exibem potência comparável para os receptores $5HT_{1A}$ e para os receptores D_2 (Figura 5.33). Entretanto, os antagonistas de D_2 com propriedades de $5HT_{2A}$ potentes geralmente não apresentam alta afinidade pelos receptores $5HT_{1A}$ (comparar os fármacos na Figura 5.32 com os mesmos fármacos na Figura 5.33 quanto às suas propriedades $5HT_{2A}$ *versus* $5HT_{1A}$). Talvez isso realmente não importe. Lembre-se de que muitas ações a jusante de antagonismo de $5HT_{2A}$ também são produzidas por agonismo parcial de $5HT_{1A}$ (ver discussão anterior, bem como Figuras 5.17 e 5.22). Entretanto, não há dois fármacos exatamente iguais, e pode-se esperar que suas propriedades clínicas associadas aos receptores $5HT_{2A}$ e $5HT_{1A}$ também possam diferir, embora essencialmente todos os fármacos listados possuam antagonismo de $5HT_{2A}$, agonismo parcial de $5HT_{1A}$ ou ambos, pelo menos em certo grau. Um exemplo de como todos os fármacos que apresentam propriedades potentes de antagonistas de $5HT_{2A}$, entretanto diferem uns dos outros, é a observação de que, quanto maior a separação entre a ligação ao receptor $5HT_{2A}$ e a ligação ao receptor D_2 (i. e., quanto mais distante o receptor $5HT_{2A}$ estiver à esquerda de D_2), menor a ocupação do receptor D_2 pode ser necessária para um efeito antipsicótico. Isso explica por que os estudos mostram que os fármacos que apresentam maior separação (i. e., lumateperona, quetiapina e clozapina) também têm a menor ocupação dos receptores D_2 em doses antipsicóticas, de fato menor do que 60%. Talvez toda essa discussão seja apenas um modo elegante de dizer que os fármacos usados no tratamento da psicose são todos iguais, porém suas semelhanças são diferentes.

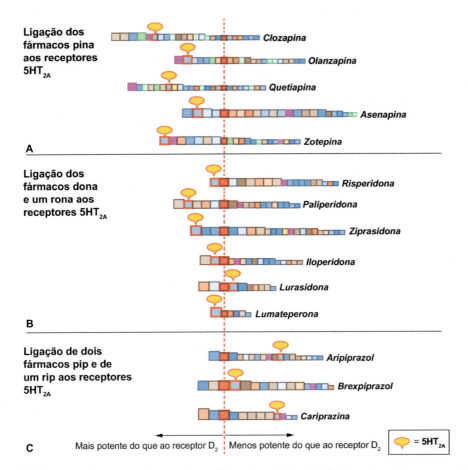

Figura 5.32 Ligação dos fármacos usados no tratamento da psicose aos receptores 5HT$_{2A}$. A figura mostra uma representação visual dos perfis de ligação dos fármacos usados no tratamento da psicose. Cada quadrinho colorido representa uma propriedade de ligação diferente, em que o tamanho e a posição do quadrinho refletem a potência de ligação da propriedade (i. e., o tamanho indica a potência em relação a uma escala K$_i$ padrão, enquanto a posição reflete a potência em relação às outras propriedades de ligação do fármaco). A linha pontilhada vertical atravessa o quadrinho de ligação do receptor D$_2$, de modo que as propriedades de ligação mais potentes que a de D$_2$ estão à esquerda, enquanto as menos potentes do que D$_2$, à direita. Curiosamente, a ligação ao receptor D$_2$ não é a propriedade mais potente de qualquer um dos fármacos mostrados aqui. (**A**) Os fármacos "pina" (i. e., clozapina, olanzapina, quetiapina, asenapina e zotepina) ligam-se com potência muito maior ao receptor 5HT$_{2A}$ do que ao receptor D$_2$. (**B**) Os fármacos "dona" e um "rona" (i. e., risperidona, paliperidona, ziprasidona, iloperidona, lurasidona e lumateperona) também se ligam com mais potência ao receptor 5HT$_{2A}$ do que ao receptor D$_2$ ou com potência igual. (**C**) Tanto o aripiprazol quanto a cariprazina ligam-se mais potentemente ao receptor D$_2$ do que ao receptor 5HT$_{2A}$, enquanto o brexpiprazol exibe potência semelhante para ambos os receptores.

O que é semelhante entre esses fármacos é a ligação ao receptor D$_2$, e certo grau de ligação aos receptores 5HT$_{2A}$ ou 5HT$_{1A}$ é onde as semelhanças param. Esses vários agentes apresentam muitas outras propriedades farmacológicas além da ligação aos receptores de dopamina e de serotonina apenas, e essas propriedades farmacológicas adicionais são mostradas nas 9 figuras a seguir (Figuras 5.34 a 5.42). As primeiras 7 delas mostram comparações visuais dos supostos mecanismos antidepressivos mencionados anteriormente, que serão discutidos de modo detalhado no Capítulo 7. Por exemplo, as diversas propriedades relacionadas aos receptores ligados às ações antidepressivas postuladas são mostradas nas seguintes figuras:

- Propriedades de bloqueio de recaptação da monoaminas (Figura 5.34)
- Antagonismo de α_2 (Figura 5.35)
- Antagonismo parcial/agonismo parcial de D$_3$ (Figura 5.36)
- Antagonismo de 5HT$_{2C}$ (Figura 5.37)

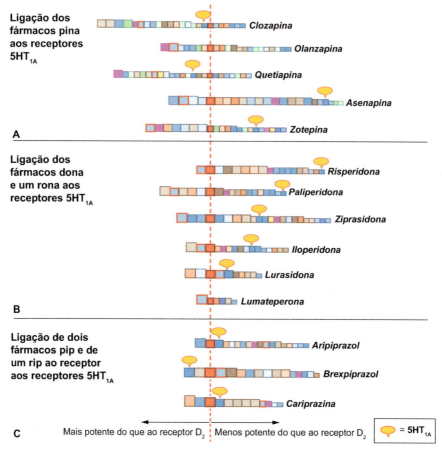

Figura 5.33 Ligação dos fármacos usados no tratamento da psicose aos receptores 5HT$_{1A}$. Esta figura mostra uma representação visual dos perfis de ligação dos fármacos usados no tratamento da psicose. (**A**) Tanto a clozapina quanto a quetiapina ligam-se mais potentemente ao receptor 5HT$_{1A}$ do que ao receptor D$_2$, enquanto a asenapina e a zotepina ligam-se com menos potência ao receptor 5HT$_{1A}$, e a olanzapina não se liga a ele. (**B**) Todos os fármacos "dona" (i. e., risperidona, paliperidona, ziprasidona, iloperidona e lurasidona) ligam-se ao receptor 5HT$_{1A}$ com menos potência do que ao receptor D$_2$; a lumateperona não se liga ao receptor 5HT$_{1A}$. (**C**) O aripiprazol, o brexpiprazol e a cariprazina apresentam uma potência relativa semelhante para os receptores D$_2$ e 5HT$_{1A}$. A ligação ao receptor 5HT$_{1A}$ constitui, na realidade, a propriedade mais potente do brexpiprazol. Descrição do gráfico: cada quadrinho colorido representa uma diferente propriedade de ligação, e o tamanho e a posição do quadrinho refletem a potência de ligação da propriedade (i. e., o tamanho indica a potência relativa a uma escala K$_i$ padrão, enquanto a posição reflete a potência em relação às outras propriedades de ligação desse fármaco). A linha pontilhada vertical atravessa o quadrinho de ligação do receptor D$_2$, estando as propriedades de ligação mais potentes do que a de D$_2$ à esquerda, e as menos potentes que a de D$_2$, à direita. A ligação ao receptor 5HT$_{2A}$ (ver Figura 5.32) está indicada por um contorno laranja ao redor do quadrinho.

- Antagonismo de 5HT$_3$ (Figura 5.38)
- Antagonismo de 5HT$_6$ e 5HT$_7$ (Figura 5.39)
- Antagonismo de 5HT$_{1B/D}$ (Figura 5.40).

Além disso, as várias propriedades de ligação a receptores teoricamente ligadas à ocorrência de efeitos colaterais são mostradas nessas figuras:

- Anti-histamínicas e anticolinérgicas (Figura 5.41)
- Antagonismo de α$_1$ (Figura 5.42).

A importância dessas figuras que mostram todas essas propriedades de ligação é a capacidade de identificar as diferenças entre esses fármacos, bem como suas semelhanças. Os agentes individualmente apresentam mecanismos muito diferentes, teoricamente ligados às ações antidepressivas, o que pode ajudar a explicar por que alguns estão indicados para a depressão unipolar ou bipolar, e outros não, bem como o motivo pelo qual a depressão de um paciente pode responder a um fármaco desse grupo, mas não a outro.

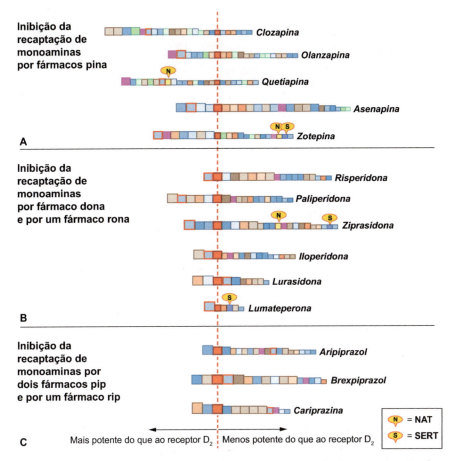

Figura 5.34 Ligação dos fármacos usados no tratamento da psicose ao transportador de monoaminas. Esta figura mostra uma representação visual dos perfis de ligação dos fármacos usados no tratamento da psicose. (**A**) Um dos "pina", a quetiapina, é o único com qualquer inibição relevante da recaptação de monoaminas. Especificamente, liga-se ao transportador de noradrenalina (NAT) com potência semelhante à do receptor 5HT$_{2A}$ e com maior potência do que ao receptor D$_2$. (**B**) A ziprasidona liga-se ao NAT e ao transportador de serotonina (SERT) com menos potência do que ao receptor D$_2$. A lumateperona liga-se ao SERT com potência semelhante à do receptor D$_2$. (**C**) O aripiprazol, o brexpiprazol e a cariprazina não se ligam a nenhum dos transportadores de aminas. Descrição do gráfico: cada quadrinho colorido representa uma diferente propriedade de ligação, e o tamanho e a posição do quadrinho refletem a potência de ligação da propriedade (i. e., o tamanho indica a potência relativa a uma escala K$_i$ padrão, enquanto a posição reflete a potência em relação às outras propriedades de ligação desse fármaco). A linha pontilhada vertical atravessa o quadrinho de ligação do receptor de dopamina 2 (D$_2$), estando as propriedades de ligação mais potentes do que a de D$_2$ à esquerda, e as menos potentes que a de D$_2$ à direita. A ligação ao receptor 5HT$_{2A}$ (ver Figura 5.32) está indicada por um contorno laranja ao redor do quadrinho.

Outra maneira de ajudar o leitor a fazer esse "*tour de force*" por meio de 2 dúzias de fármacos complicados com mais facilidade, e com um pouco de diversão, é organizá-los em três grupos curiosos:

- Os fármacos pina
- Muitos fármacos dona e um rona
- Dois fármacos pip e um rip.

Os membros de cada um desses três grupos já estão organizados dessa maneira nas Figuras 5.32 a 5.42 e, em seguida, fornecemos uma breve descrição de cada agente individual classificado em cada um desses três grupos com a intenção de tornar o aprendizado de suas distinções mais fácil e memorável.

Fármacos pina

Clozapina

A clozapina (Figura 5.43) é amplamente reconhecida como particularmente efetiva quando outros fármacos usados no tratamento da psicose falham. Portanto, constitui o "padrão-ouro"

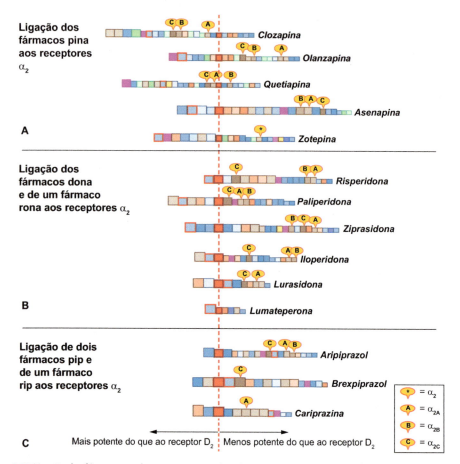

Figura 5.35 Ligação dos fármacos usados no tratamento da psicose aos receptores α_2. Esta figura mostra uma representação visual dos perfis de ligação dos fármacos usados no tratamento da psicose. **(A)** Todos os fármacos "pina" (i. e., clozapina, olanzapina, quetiapina, asenapina, zotepina) ligam-se aos receptores α_2 em graus variáveis. A clozapina e a quetiapina, em particular, ligam-se a alguns subtipos de receptores α_2 com maior potência do que ao receptor D_2. **(B)** Todos os fármacos "dona" (i. e., risperidona, paliperidona, ziprasidona, iloperidona, lurasidona) ligam-se aos receptores α_2 em graus variáveis. A risperidona e a paliperidona ligam-se ao receptor α_{2C} com potência semelhante à sua ligação ao receptor D_2. A lumateperona não se liga a nenhum receptor α_2. **(C)** O aripiprazol liga-se aos receptores α_2 com menos potência do que ao receptor D_2. O brexpiprazol liga-se aos receptores α_{2C}, enquanto a cariprazina exibe alguma afinidade pelos receptores α_{2A}. Descrição do gráfico: cada quadrinho colorido representa uma diferente propriedade de ligação, e o tamanho e a posição do quadrinho refletem a potência de ligação da propriedade (i. e., o tamanho indica a potência relativa a uma escala K_i padrão, enquanto a posição reflete a potência em relação às outras propriedades de ligação desse fármaco). A linha pontilhada vertical atravessa o quadrinho de ligação do receptor de dopamina 2 (D_2), estando as propriedades de ligação mais potentes do que a de D_2 à esquerda, e as menos potentes que a de D_2, à direita. A ligação ao receptor $5HT_{2A}$ (ver Figura 5.32) está indicada por um contorno laranja ao redor do quadrinho.

pela sua eficácia na esquizofrenia. A clozapina também é o único antipsicótico documentado como capaz de reduzir o risco de suicídio na esquizofrenia e pode ter um nicho particular no tratamento da agressão e da violência em pacientes psicóticos. Não se sabe qual das propriedades farmacológicas é responsável por esse padrão-ouro de maior eficácia da clozapina, porém é pouco provável que seja o antagonismo de D_2, visto que, em doses terapêuticas, a clozapina ocupa menos receptores D_2 do que os outros fármacos usados no tratamento da psicose. Provavelmente atua por um mecanismo desconhecido, porém diferente, de D_2. Os pacientes tratados com clozapina podem, em certas ocasiões, experimentar um "despertar" (na acepção de Oliver Sachs), caracterizado pelo retorno a um nível quase normal de funcionamento

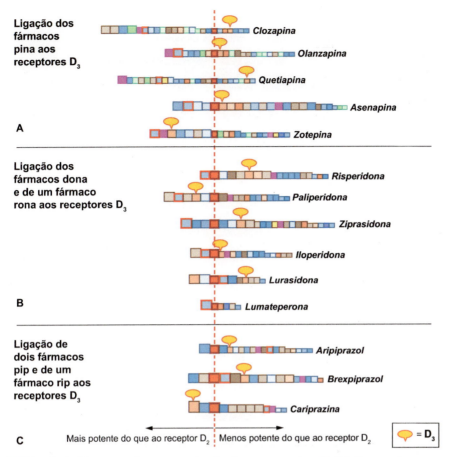

Figura 5.36 Ligação dos fármacos usados no tratamento da psicose aos receptores D$_3$. Esta figura mostra uma representação visual dos perfis de ligação dos fármacos usados no tratamento da psicose. (**A**) Todos os fármacos "pina" ligam-se aos receptores D$_3$, porém com graus variáveis de potência. (**B**) De modo semelhante, todos os fármacos "dona" ligam-se aos receptores D$_3$, também com graus variáveis de potência. Entretanto, a lumateperona não se liga a esses receptores. (**C**) O agonismo parcial do receptor D$_3$ constitui, na verdade, a propriedade de ligação mais potente da cariprazina. O aripiprazol e o brexpiprazol ligam-se aos receptores D$_3$, porém menos potentemente do que aos receptores D$_2$. Descrição do gráfico: cada quadrinho colorido representa uma diferente propriedade de ligação, e o tamanho e a posição do quadrinho refletem a potência de ligação da propriedade (i. e., o tamanho indica a potência relativa a uma escala K$_i$ padrão, enquanto a posição reflete a potência em relação às outras propriedades de ligação desse fármaco). A linha pontilhada vertical atravessa o quadrinho de ligação do receptor de dopamina 2 (D$_2$), estando as propriedades de ligação mais potentes do que a de D$_2$ à esquerda, e as menos potentes que a de D$_2$, à direita. A ligação ao receptor 5HT$_{2A}$ (ver Figura 5.32) está indicada por um contorno laranja ao redor do quadrinho.

cognitivo, interpessoal e vocacional, e não apenas uma melhora significativa dos sintomas positivos da psicose; porém, essa ocorrência é, infelizmente, rara. Entretanto, o fato de que esse despertar possa ser observado de alguma forma dá esperança quanto à possibilidade de se alcançar um estado de bem-estar algum dia na esquizofrenia por meio de uma associação correta de mecanismos farmacológicos.

Em termos de efeitos colaterais, a clozapina causa poucos sintomas motores, não parece provocar discinesia tardia e pode ser até mesmo efetiva no tratamento da discinesia tardia; além disso, não eleva os níveis de prolactina. Isso é uma boa notícia. A má notícia é que a clozapina produz alguns efeitos colaterais singulares (Tabela 5.2), e a prescrição desse fármaco efetivamente significa a capacidade de controlar esses efeitos colaterais caso apareçam. Uma complicação do tratamento com clozapina que comporta risco de vida e que, em certas ocasiões, é fatal é a neutropenia, que exige o monitoramento das contagens hematológicas dos pacientes enquanto estiverem recebendo tratamento.

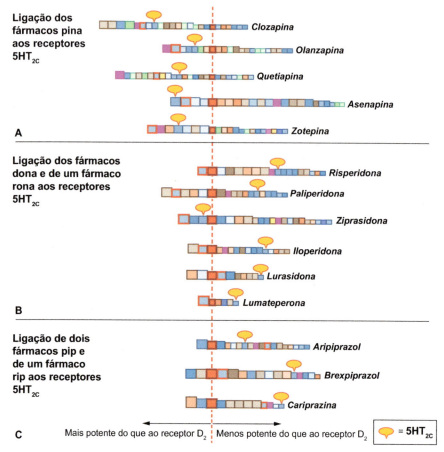

Figura 5.37 Ligação dos fármacos usados no tratamento da psicose aos receptores 5HT$_{2C}$. Esta figura mostra uma representação visual dos perfis de ligação dos fármacos usados no tratamento da psicose. **(A)** Todos os fármacos "pina" (i. e., clozapina, olanzapina, quetiapina, asenapina, zotepina) ligam-se com mais potência ao receptor 5HT$_{2C}$ do que ao receptor D$_2$. **(B)** Todos os fármacos "dona" (i. e., risperidona, paliperidona, ziprasidona, iloperidona, lurasidona), bem como a lumateperona, exibem alguma afinidade pelo receptor 5HT$_{2C}$, embora apenas a ziprasidona se ligue com potência comparável à do receptor D$_2$. **(C)** O aripiprazol, o brexpiprazol e a cariprazina apresentam afinidade relativamente fraca pelo receptor pelo receptor 5HT$_{2C}$. Descrição do gráfico: cada quadrinho colorido representa uma diferente propriedade de ligação, e o tamanho e a posição do quadrinho refletem a potência de ligação da propriedade (i. e., o tamanho indica a potência relativa a uma escala K$_i$ padrão, enquanto a posição reflete a potência em relação às outras propriedades de ligação desse fármaco). A linha pontilhada vertical atravessa o quadrinho de ligação do receptor de dopamina 2 (D$_2$), estando as propriedades de ligação mais potentes do que a de D$_2$ à esquerda, e as menos potentes que a de D$_2$, à direita. A ligação ao receptor 5HT$_{2A}$ (ver Figura 5.32) está indicada por um contorno laranja ao redor do quadrinho.

A clozapina também apresenta maior risco de convulsões, particularmente quando administrada em altas doses (Tabela 5.2). Pode ser muito sedativa, apresenta maior risco de miocardite e está associada a maior grau de ganho de peso e, possivelmente, a maior risco cardiometabólico entre os fármacos usados no tratamento da psicose. A clozapina também é capaz de causar salivação excessiva, o que pode ser atenuado por meio de tratamento pró-colinérgico ou até mesmo injeções localizadas de toxina botulínica nos casos graves. Assim, a clozapina pode apresentar a maior eficácia, mas também os maiores efeitos colaterais entre os antipsicóticos atípicos.

Devido a esses riscos colaterais, ela não é considerada como tratamento de primeira linha, porém é utilizada quando outros antipsicóticos falham. Os mecanismos relacionados com a capacidade de causar neutropenia e miocardite são totalmente desconhecidos; o ganho de peso pode estar, em parte, associado ao seu

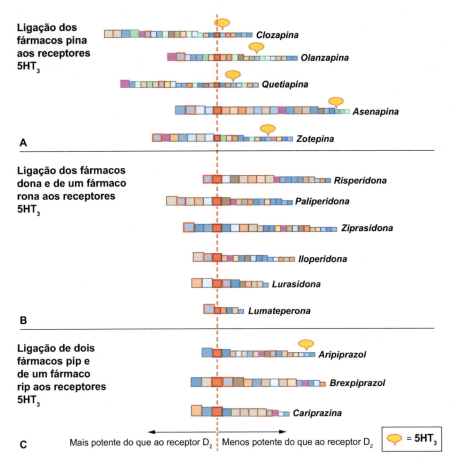

Figura 5.38 Ligação dos fármacos usados no tratamento da psicose aos receptores 5HT$_3$. Esta figura mostra uma representação visual dos perfis de ligação dos fármacos usados no tratamento da psicose. (**A**) Todos os fármacos "pina" ligam-se aos receptores 5HT$_3$ com menos afinidade do que ao receptor D$_2$. (**B**) Nenhum dos fármacos "dona" ou "rona" apresenta qualquer atividade de ligação aos receptores 5HT$_3$. (**C**) O aripiprazol liga-se fracamente aos receptores 5HT$_3$. Descrição do gráfico: cada quadrinho colorido representa uma diferente propriedade de ligação, e o tamanho e a posição do quadrinho refletem a potência de ligação da propriedade (*i. e.*, o tamanho indica a potência relativa a uma escala K$_i$ padrão, enquanto a posição reflete a potência em relação às outras propriedades de ligação desse fármaco). A linha pontilhada vertical atravessa o quadrinho de ligação do receptor de dopamina 2 (D$_2$), estando as propriedades de ligação mais potentes do que a de D$_2$ à esquerda, e as menos potentes que a de D$_2$, à direita. A ligação ao receptor 5HT$_{2A}$ (ver Figura 5.32) está indicada por um contorno laranja ao redor do quadrinho.

Tabela 5.2 Efeitos colaterais da clozapina que exigem controle especializado.

Neutropenia
Constipação intestinal/íleo paralítico
Sedação, hipotensão ortostática, taquicardia
Sialorreia
Convulsões
Ganho de peso, dislipidemia, hiperglicemia
Miocardite, cardiomiopatia, nefrite intersticial
DRESS (reação medicamentosa com eosinofilia e sintomas sistêmicos), serosite

potente bloqueio dos receptores tanto de histamina H$_1$ quanto de 5HT$_{2C}$ (Figura 5.43). A sedação provavelmente está ligada ao potente antagonismo dos receptores muscarínicos M$_1$, H$_1$ e alfa-adrenérgicos da clozapina (Figura 5.43; ver Figuras 5.8 e 5.14). O bloqueio muscarínico profundo também pode causar salivação excessiva, particularmente quando o fármaco é administrado em doses mais altas, bem como constipação intestinal grave, que pode levar à obstrução intestinal, em particular se a clozapina for administrada concomitantemente com outros agentes anticolinérgicos, como a benzotropina, ou com outros fármacos para a

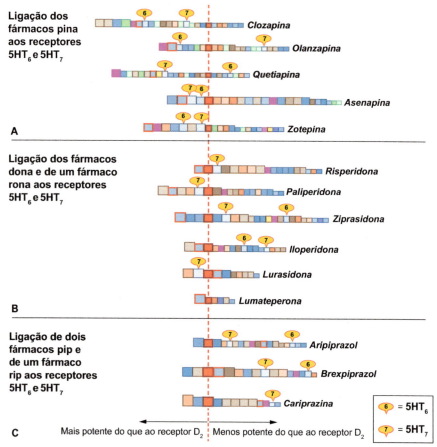

Figura 5.39 Ligação dos fármacos usados no tratamento da psicose aos receptores 5HT$_6$ e 5HT$_7$. Esta figura mostra uma representação visual dos perfis de ligação dos fármacos usados no tratamento da psicose. (**A**) A clozapina, a quetiapina, a asenapina e a zotepina ligam-se com potência maior ou semelhante ao receptor 5HT$_7$ em comparação com o receptor D$_2$, enquanto a clozapina, a olanzapina, a asenapina e a zotepina exibem potência maior ou semelhante para o receptor 5HT$_6$, em comparação com o receptor D$_2$. (**B**) A risperidona, a paliperidona, a ziprasidona e a lurasidona ligam-se fortemente ao receptor 5HT$_7$. De fato, a lurasidona tem maior afinidade pelo receptor 5HT$_7$ do que pelo receptor D$_2$. A ziprasidona e a iloperidona ligam-se também ao receptor 5HT$_6$. (**C**) O aripiprazol, o brexpiprazol e a cariprazina ligam-se ao receptor 5HT$_7$, porém nenhum deles com mais potência do que pelo receptor D$_2$. Descrição do gráfico: cada quadrinho colorido representa uma diferente propriedade de ligação, e o tamanho e a posição do quadrinho refletem a potência de ligação da propriedade (i. e., o tamanho indica a potência relativa a uma escala K$_i$ padrão, enquanto a posição reflete a potência em relação às outras propriedades de ligação desse fármaco). A linha pontilhada vertical atravessa o quadrinho de ligação do receptor de dopamina 2 (D$_2$), estando as propriedades de ligação mais potentes do que a de D$_2$ à esquerda, e as menos potentes que a de D$_2$, à direita. A ligação ao receptor 5HT$_{2A}$ (ver Figura 5.32) está indicada por um contorno laranja ao redor do quadrinho.

psicose com potentes propriedades anticolinérgicas, como a clorpromazina.

Devido a esses efeitos colaterais e ao incômodo de obter um hemograma, a clozapina é pouco usada na prática clínica e, provavelmente, muito pouco administrada no grande número de pacientes com respostas inadequadas aos outros fármacos usados no tratamento da psicose. Para reduzir uma barreira logística e pragmática do uso da clozapina, dispõe-se agora de um sistema de monitoramento das contagens hematológicas no local de atendimento com punção digital em vez de coleta de sangue, e ensaio local em vez de sua realização em um laboratório distante. É importante não perder a arte de saber prescrever a clozapina e para quem, assim como atenuar e controlar os efeitos colaterais, visto que, para muitos pacientes, a clozapina continua sendo uma intervenção terapêutica poderosa, porém infelizmente não utilizada o suficiente. O monitoramento terapêutico dos níveis plasmáticos do fármaco pode ser de grande ajuda

Capítulo 5 | Receptores de Dopamina e de Serotonina como Alvos para a Psicose... **209**

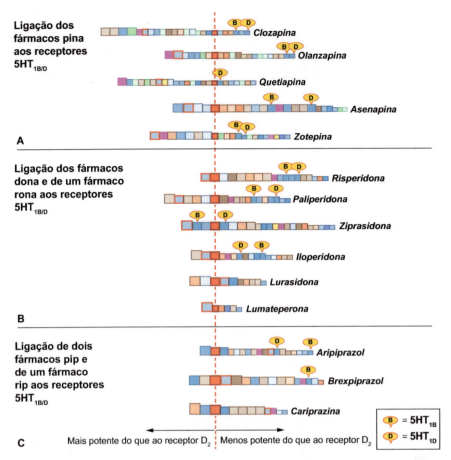

Figura 5.40 Ligação dos fármacos usados no tratamento da psicose aos receptores $5HT_{1B/D}$. Esta figura mostra uma representação visual dos perfis de ligação dos fármacos usados no tratamento da psicose. (**A**) A clozapina, a olanzapina, a asenapina e a zotepina ligam-se de forma relativamente fraca aos receptores $5HT_{1B}$ e $5HT_{1D}$, enquanto a quetiapina liga-se de maneira relativamente fraca apenas ao receptor $5HT_{1D}$. (**B**) A risperidona, a paliperidona, a ziprasidona e a iloperidona têm alguma afinidade pelos receptores $5HT_{1B}$ e $5HT_{1D}$. Em particular, a ziprasidona liga-se com potência semelhante a esses dois receptores, assim como ao receptor D_2. A lurasidona e a lumateperona não se ligam aos receptores $5HT_{1B/D}$. (**C**) O aripiprazol e o brexpiprazol ligam-se fracamente ao receptor $5HT_{1B}$; o aripiprazol liga-se também ao receptor $5HT_{1D}$. A cariprazina não se liga aos receptores $5HT_{1B/D}$. Descrição do gráfico: cada quadrinho colorido representa uma diferente propriedade de ligação, e o tamanho e a posição do quadrinho refletem a potência de ligação da propriedade (i. e., o tamanho indica a potência relativa a uma escala K_i padrão, enquanto a posição reflete a potência em relação às outras propriedades de ligação desse fármaco). A linha pontilhada vertical atravessa o quadrinho de ligação do receptor de dopamina 2 (D_2), estando as propriedades de ligação mais potentes do que a de D_2 à esquerda, e as menos potentes que a de D_2, à direita. A ligação ao receptor $5HT_{2A}$ (ver Figura 5.32) está indicada por um contorno laranja ao redor do quadrinho.

para encontrar a dose correta de clozapina. Esse fármaco específico já é um assunto por si só e, por esse motivo, o autor coescreveu um manual sobre como utilizar a clozapina, de modo que o leitor pode consultá-lo para obter mais detalhes (Meyer e Stahl, *The Clozapine Handbook*).

Olanzapina

A olanzapina (Figura 5.44) é um antagonista dos receptores $5HT_{2A}$ e D_2 e, embora não seja comprovadamente tão efetiva quanto a clozapina para a psicose, é amplamente considerada (mais por experiência clínica do que por ensaios clínicos definitivos) como o próximo agente mais efetivo, com pelo menos um pouco mais de eficácia do que os outros fármacos dessa classe, com exceção da clozapina. Além disso, apresenta maior risco de efeitos colaterais metabólicos. A olanzapina tende a ser usada em doses mais altas do que aquelas originalmente estudadas e aprovadas para sua comercialização, em

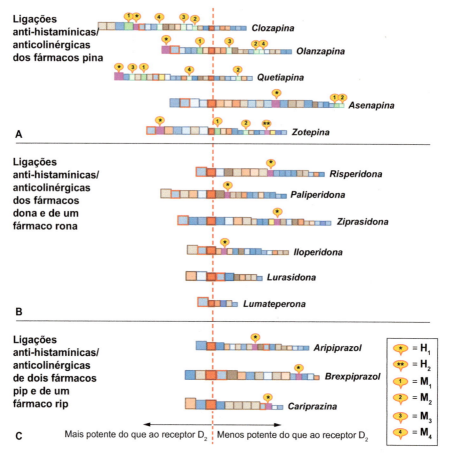

Figura 5.41 Ligação dos fármacos usados no tratamento da psicose com ações anti-histamínicas/anticolinérgicas. Esta figura mostra uma representação visual dos perfis de ligação dos fármacos usados no tratamento da psicose. (**A**) A clozapina, a olanzapina, a quetiapina e a zotepina têm forte potência para os receptores de histamina 1; a clozapina, a olanzapina e a quetiapina também exibem forte potência para os receptores muscarínicos. A asenapina tem alguma afinidade pelos receptores de histamina H_1 e afinidade fraca pelos receptores muscarínicos. (**B**) Nenhum fármaco "dona" ou "rona" têm propriedades anticolinérgicas. A risperidona, a paliperidona, a ziprasidona e a iloperidona têm alguma potência para os receptores H_1. (**C**) O aripiprazol, o brexpiprazol e a cariprazina ligam-se ao receptor H_1 com menos potência do que ao receptor D_2 e não se ligam aos receptores muscarínicos. Descrição do gráfico: cada quadrinho colorido representa uma diferente propriedade de ligação, e o tamanho e a posição do quadrinho refletem a potência de ligação da propriedade (i. e., o tamanho indica a potência relativa a uma escala K_i padrão, enquanto a posição reflete a potência em relação às outras propriedades de ligação desse fármaco). A linha pontilhada vertical atravessa o quadrinho de ligação do receptor de dopamina 2 (D_2), estando as propriedades de ligação mais potentes do que a de D_2 à esquerda, e as menos potentes que a de D_2, à direita. A ligação ao receptor $5HT_{2A}$ (ver Figura 5.32) está indicada por um contorno laranja ao redor do quadrinho.

particular quando guiada pelos níveis plasmáticos do fármaco, visto que o uso clínico sugere que as doses mais altas podem apresentar maior eficácia, particularmente em pacientes que não responderam a outros fármacos para a psicose ou à olanzapina em doses mais baixas.

A olanzapina está aprovada para a esquizofrenia e para manter a resposta na esquizofrenia (13 anos de idade ou mais), para a agitação associada à esquizofrenia ou à mania bipolar (por via intramuscular), mania bipolar aguda/mania mista e manutenção (13 anos de idade ou mais) e em associação com fluoxetina para a depressão bipolar e a depressão unipolar resistente ao tratamento (nos EUA). Talvez as propriedades antagonistas de $5HT_{2C}$, com propriedades mais fracas de antagonista de $α_2$ (ver Figuras 5.35 e 5.37, bem como a Figura 5.44), particularmente quando combinadas com as propriedades antagonistas de $5HT_{2C}$ do antidepressivo fluoxetina

Capítulo 5 | Receptores de Dopamina e de Serotonina como Alvos para a Psicose... **211**

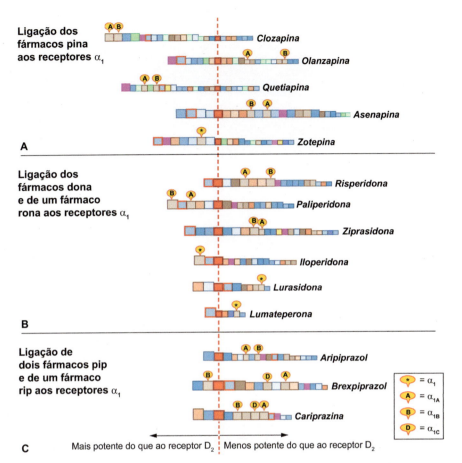

Figura 5.42 Ligação dos fármacos usados no tratamento da psicose ao receptor α_1. Esta figura mostra uma representação visual dos perfis de ligação dos fármacos usados no tratamento da psicose. (**A**) A clozapina, a quetiapina e a zotepina exibem maior potência para os receptores α_1 do que para os receptores D_2, enquanto a asenapina liga-se com potência semelhante aos receptores α_2 e D_2. (**B**) Todos os fármacos "dona" (i. e., risperidona, paliperidona, ziprasidona, iloperidona, lurasidona), bem como a lumateperona, ligam-se ao receptor α_1. Em particular, a paliperidona e a iloperidona ligam-se com maior potência esse receptor do que ao receptor D_2. O aripiprazol, o brexpiprazol e a cariprazina exibem alguma potência de ligação para os receptores α_1. Descrição do gráfico: cada quadrinho colorido representa uma diferente propriedade de ligação, e o tamanho e a posição do quadrinho refletem a potência de ligação da propriedade (i. e., o tamanho indica a potência relativa a uma escala K_i padrão, enquanto a posição reflete a potência em relação às outras propriedades de ligação desse fármaco). A linha pontilhada vertical atravessa o quadrinho de ligação do receptor de dopamina 2 (D_2), estando as propriedades de ligação mais potentes do que a de D_2 à esquerda, e as menos potentes que a de D_2, à direita. A ligação ao receptor $5HT_{2A}$ (ver Figura 5.32) está indicada por um contorno laranja ao redor do quadrinho.

(ver Capítulo 7 sobre os tratamentos para os transtornos do humor), possam explicar alguns aspectos da aparente eficácia da olanzapina na depressão unipolar e bipolar. A olanzapina está disponível na forma de comprimido de desintegração oral, injeção intramuscular aguda e uso intramuscular de depósito de ação longa de 4 semanas. Uma formulação inalada para uso de início rápido está em fase final de desenvolvimento clínico. Conforme assinalado anteriormente, a olanzapina também está em fase avançada de testes clínicos com o antagonista opioide μ, samidorfano, para reduzir o ganho de peso e os distúrbios metabólicos.

Quetiapina

A quetiapina (Figura 5.45) é um antagonista dos receptores de serotonina $5HT_{2A}$ e de dopamina D_2, porém apresenta várias propriedades farmacológicas que a diferenciam, particularmente em doses diferentes. As ações

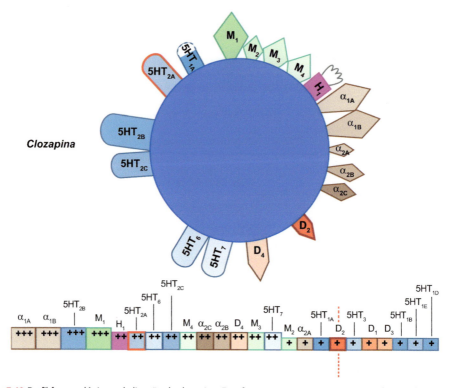

Figura 5.43 Perfil farmacológico e de ligação da clozapina. Esta figura apresenta um consenso qualitativo do pensamento atual sobre as propriedades de ligação da clozapina. Além do antagonismo de $5HT_{2A}/D_2$, foram identificadas numerosas outras propriedades de ligação da clozapina, cuja maior parte é mais potente do que a sua ligação ao receptor D_2. Não se sabe qual delas contribui para a eficácia especial da clozapina ou para seus efeitos colaterais singulares. À semelhança de todos os agentes discutidos neste capítulo, as propriedades de ligação variam acentuadamente de acordo com a técnica e de um laboratório para outro; são constantemente revisas e atualizadas.

farmacológicas finais de quetiapina resultam, na verdade, das ações farmacológicas combinadas não apenas da própria quetiapina, mas também de seu metabólito ativo, a norquetiapina (a Figura 5.45 reúne as ações finais da quetiapina e da norquetiapina). A norquetiapina tem propriedades farmacológicas únicas em comparação com a quetiapina, particularmente inibição do transportador de noradrenalina (NAT) (i. e., inibição da recaptação de noradrenalina) (ver Figura 5.34); mas também, em combinação com o fármaco original, a quetiapina, apresenta antagonismo de $5HT_7$ (ver Figura 5.39), $5HT_{2C}$ (ver Figura 5.37) e α_2 (ver Figura 5.35), bem como ações agonistas parciais de $5HT_{1A}$ (ver Figura 5.33). Todas elas podem contribuir para o perfil clínico global da quetiapina, particularmente seus efeitos antidepressivos consistentes. Portanto, a quetiapina exibe um conjunto global muito complexo de propriedades de ligação a numerosos receptores de neurotransmissores, muitos dos quais com maior potência do que ao receptor D_2, o que pode explicar por que esse fármaco parece muito mais do que simplesmente um agente usado no tratamento da psicose. De fato, à semelhança dos outros fármacos dessa classe, a quetiapina é prescrita com muito mais frequência para outras indicações além da psicose, incluindo-se frequentemente como hipnótico para a insônia, fármaco para tratamento da depressão, da ansiedade e da psicose da doença de Parkinson ou como adjuvante para psicose com outros fármacos $5HT_{2A}/5HT_{1A}/D_2$.

Um fármaco diferente em diferentes doses?

A história da posologia da quetiapina pode ser contada como a história de Cachinhos Dourados e os Três Ursos (Figura 5.46). Para a psicose, a quetiapina é o Papai Urso de 800 mg. Para a depressão, a quetiapina é a Mamãe Ursa de 300 mg. Por fim, para a insônia, a quetiapina é o Bebê Urso de 50 mg. Começando pelo Bebê Urso, apenas as propriedades de ligação mais potentes

Capítulo 5 | Receptores de Dopamina e de Serotonina como Alvos para a Psicose... **213**

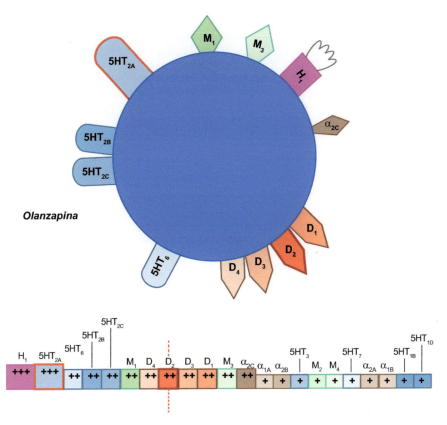

Figura 5.44 Perfil farmacológico e de ligação da olanzapina. Esta figura apresenta um consenso qualitativo do pensamento atual sobre as propriedades de ligação da olanzapina. A olanzapina liga-se mais potentemente a vários receptores do que ao receptor D_2. Com efeito, exibe maior potência para os receptores H_1 e $5HT_{2A}$. As propriedades antagonistas de $5HT_{2C}$ da olanzapina podem contribuir para a sua eficácia nos sintomas afetivos e cognitivos, embora, juntamente com suas propriedades anti-histamínicas H_1, também possam contribuir para sua tendência a causar ganho de peso. À semelhança de todos os agentes discutidos neste capítulo, as propriedades de ligação variam acentuadamente de acordo com a técnica e de um laboratório para outro; são constantemente revistas e atualizadas.

da quetiapina na extrema esquerda da faixa na parte inferior da Figura 5.45 são relevantes, em particular as propriedades anti-histamínicas H_1 (ver também Figura 5.41). As doses do Bebê Urso não estão aprovadas para uso como hipnótico, e esta pode ser uma opção com riscos metabólicos, de modo que não é considerada como opção de primeira linha para o sono. Nessa dose, hipoteticamente há um número insuficiente de receptores $5HT_{2C}$ ou de NAT bloqueados para eficácia antidepressiva. Além disso, a ocupação dos receptores D_2 é insuficiente para uma eficácia antipsicótica.

A Mamãe Ursa na faixa de 300 mg tem efeitos antidepressivos consistentes na depressão ao combinar vários mecanismos simultâneos e antidepressivos conhecidos, discutidos anteriormente. Assim, a combinação desses mecanismos antidepressivos aumentaria a liberação de dopamina e de noradrenalina (por meio da inibição da recaptação de noradrenalina, agonismo parcial de $5HT_{1A}$ e antagonismo de $5HT_{2A}$, α_2 e $5HT_{2C}$) e liberação de serotonina (por antagonismo de $5HT_7$) (ver Capítulo 7 para a explicação e as ilustrações de todos esses mecanismos antidepressivos). Particularmente quando combinada com inibidores seletivos da recaptação de serotonina (ISRS)/inibidores da recaptação de serotonina/noradrenalina (IRSN), há ações monoamínicas triplas de aumento da serotonina, bem como da noradrenalina e da dopamina, enquanto são tratados simultaneamente os sintomas de insônia e de ansiedade por meio de ação anti-histamínica (Figura 5.45). A quetiapina está aprovada tanto para a depressão bipolar quanto como agente potencializador dos ISRS/IRSN na depressão

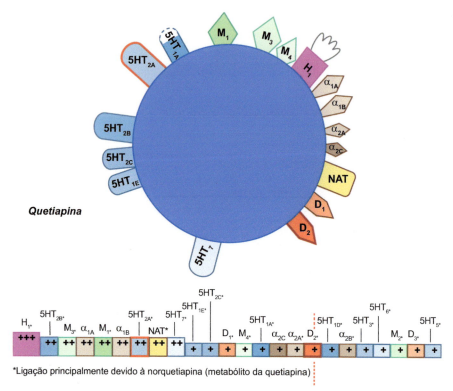

Figura 5.45 Perfil farmacológico e de ligação da quetiapina. Esta figura apresenta um consenso qualitativo do pensamento atual sobre as propriedades de ligação da quetiapina. Na verdade, a quetiapina não apresenta uma ligação particularmente potente aos receptores D_2. As propriedades proeminentes de antagonista de H_1 da quetiapina provavelmente contribuem para a sua capacidade de melhorar o sono, e isso também pode contribuir para a sua capacidade de melhorar os transtornos de sono na depressão bipolar e unipolar, bem como nos transtornos de ansiedade. Todavia, essa propriedade também pode contribuir para a sedação diurna, particularmente em associação às propriedades antimuscarínicas M_1 e antagonistas dos receptores α_1-adrenérgicos. Um metabólito ativo e potencialmente importante da quetiapina, a norquetiapina, pode contribuir com ações adicionais nos receptores, conforme assinalado no perfil de ligação com um asterisco. As ações de agonista parcial de $5HT_{1A}$, a inibição do transportador de noradrenalina (NAT) e as ações antagonistas de $5HT_{2C}$, α_2 e $5HT_7$ podem contribuir para as propriedades da quetiapina na melhora do humor. Entretanto, as ações antagonistas de $5HT_{2C}$ combinadas com as ações antagonistas de H_1 podem contribuir para o ganho de peso. À semelhança de todos os agentes discutidos neste capítulo, as propriedades de ligação variam acentuadamente de acordo com a técnica e de um laboratório para outro; são constantemente revistas e atualizadas.

unipolar que não responde o suficiente a esses agentes (nos EUA).

Por fim, o Papai Urso é a quetiapina de 800 mg, que satura por completo os receptores de histamina 1 e $5HT_{2A}$ continuamente nos dois casos, embora ocorra ocupação mais inconsistente dos receptores D_2 acima de 60%, particularmente entre as doses. A quetiapina está aprovada tanto para a esquizofrenia/manutenção da esquizofrenia (a partir dos 13 anos de idade) quanto para a mania/mania mista e manutenção (a partir dos 10 anos de idade). A farmacologia da quetiapina sugere o motivo pelo qual ela é usada mais frequentemente na depressão e na insônia do que na psicose. A quetiapina praticamente não causa nenhum efeito colateral motor, nem elevação dos níveis de prolactina. Entretanto, apresenta um risco pelo menos moderado de ganho de peso e distúrbios metabólicos.

Asenapina

A asenapina (Figura 5.47) apresenta uma estrutura química relacionada com o antidepressivo mirtazapina e compartilha várias das propriedades farmacológicas de ligação da mirtazapina, particularmente o antagonismo de $5HT_{2A}$, $5HT_{2C}$, H_1 e α_2, além de muitas outras propriedades ausentes na mirtazapina, em particular o antagonismo de D_2, bem como ações sobre muitos outros subtipos de receptores de serotonina (ver Figura 5.47). Isso sugere que asenapina teria ações antidepressivas,

Capítulo 5 | Receptores de Dopamina e de Serotonina como Alvos para a Psicose... **215**

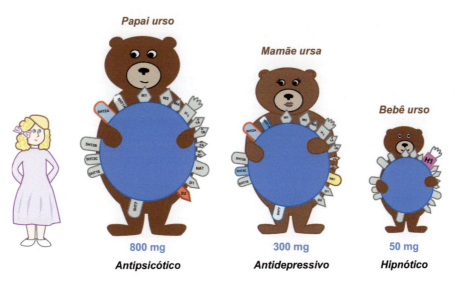

Figura 5.46 Perfil de ligação da quetiapina em diferentes doses. As propriedades de ligação da quetiapina variam, dependendo da dose administrada. Em doses antipsicóticas (i. e., até 800 mg/dia), a quetiapina tem um perfil de ligação relativamente amplo, com ações em múltiplos receptores serotoninérgicos, muscarínicos e alfa-adrenérgicos. Ocorre também bloqueio do receptor de histamina 1. Em doses antidepressivas (i. e., cerca de 300 mg/dia), o perfil de ligação da quetiapina é mais seletivo e consiste em inibição da recaptação de noradrenalina, agonismo parcial de $5HT_{1A}$ e antagonismo de $5HT_{2A}$, α_2, $5HT_{2C}$ e $5HT_7$. Em doses sedativo-hipnóticas (i. e., 50 mg/dia), a propriedade farmacológica mais proeminente da quetiapina consiste em antagonismo de H_1.

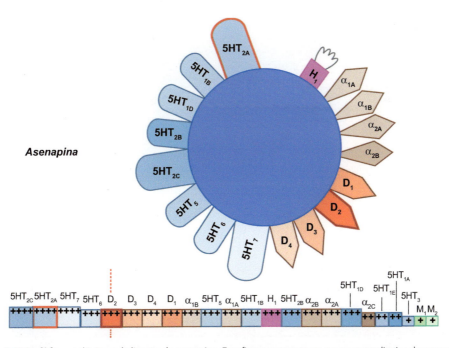

Figura 5.47 Perfil farmacológico e de ligação da asenapina. Esta figura apresenta um consenso qualitativo do pensamento atual sobre as propriedades de ligação da asenapina. A asenapina possui um complexo perfil de ligação, com ligação potente a múltiplos receptores serotoninérgicos e dopaminérgicos, receptores α_1 e α_2 e receptores de histamina H_1. Em particular, as propriedades de antagonista de $5HT_{2C}$ podem contribuir para a sua eficácia no alívio dos sintomas afetivos e cognitivos, enquanto as propriedades antagonistas de $5HT_7$ podem contribuir para a sua eficácia nos sintomas afetivos, cognitivos e do sono. À semelhança de todos os agentes discutidos neste capítulo, as propriedades de ligação variam acentuadamente de acordo com a técnica e de um laboratório para outro; são constantemente revistas e atualizadas.

porém apenas as ações antipsicóticas/antimaníacas foram comprovadas. A asenapina é distinta, visto que é administrada em formulação sublingual, uma vez que o fármaco não é absorvido se for deglutido. A área de superfície da cavidade oral para absorção oral limita o tamanho da dose, de modo que, em geral, a asenapina é administrada 2 vezes/dia, apesar de sua meia-vida longa. Como a asenapina é rapidamente absorvida por via sublingual, com rápida obtenção dos níveis máximos, ao contrário de outras formulações que simplesmente sofrem rápida dissolução na boca, porém são seguidas de absorção tardia (p. ex., preparações de olanzapina de dissolução oral), a asenapina pode ser utilizada como antipsicótico oral de ação rápida quando necessário para "levantar" os pacientes, sem recorrer a uma injeção. Um dos efeitos colaterais da administração sublingual em alguns pacientes consiste em hipoestesia oral. Além disso, os pacientes não podem ingerir alimentos ou líquidos durante 10 minutos após a administração lingual, de modo a evitar que o fármaco seja carregado para o estômago, onde não é absorvido. A asenapina pode ser sedativa, particularmente na primeira dose, e tem propensão moderada a provocar ganho de peso, distúrbios metabólicos ou efeitos colaterais motores. Está aprovada para a esquizofrenia/manutenção em adultos e, nos EUA, para a mania bipolar (a partir dos 10 anos de idade). Está também disponível em formulação transdérmica.

Zotepina

A zotepina (Figura 5.48) está disponível no Japão e na Europa, mas não nos EUA. A zotepina tem propriedades antagonistas de $5HT_{2A}$ e D_2 e não é tão popular quanto outros fármacos para o tratamento da psicose, visto que precisa ser administrada 3 vezes/dia. Pode haver

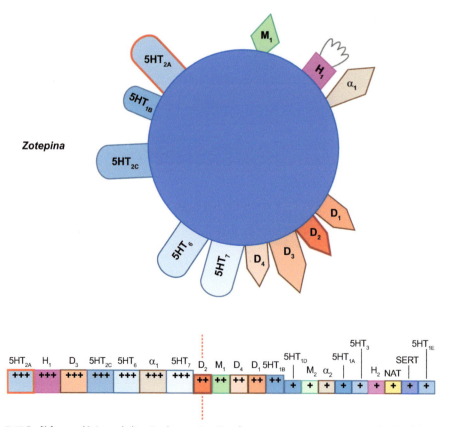

Figura 5.48 Perfil farmacológico e de ligação da zotepina. Esta figura apresenta um consenso qualitativo do pensamento atual sobre as propriedades de ligação da zotepina. A zotepina é um antagonista de $5HT_{2C}$, um antagonista de α_2 e um antagonista de $5HT_7$, sugerindo efeitos antidepressivos potenciais. À semelhança de todos os agentes discutidos neste capítulo, as propriedades de ligação variam acentuadamente de acordo com a técnica e de um laboratório para outro; são constantemente revistas e atualizadas.

um risco elevado de convulsões. A zotepina é um antagonista de 5HT$_{2C}$, um antagonista de α_1, um antagonista de 5HT$_7$ e um agonista parcial fraco dos receptores 5HT$_{1A}$, bem como um inibidor fraco da recaptação de noradrenalina (NAT), sugerindo efeitos antidepressivos potenciais que ainda não foram bem estabelecidos em ensaios clínicos.

Muitos fármacos dona e um fármaco rona

Risperidona

A risperidona (Figura 5.49) é o fármaco "dona" original que, portanto, apresenta uma estrutura química e perfil farmacológico diferentes daqueles dos pina (comparar os fármacos pina com os dona na Figura 5.32). A risperidona tem uso preferencial na esquizofrenia/manutenção (a partir dos 13 anos de idade) e na mania bipolar/manutenção (a partir dos 10 anos de idade). Alguns preferem a risperidona para uso em crianças e adolescentes em particular, nos quais também está aprovada para o tratamento da irritabilidade associada ao transtorno do espectro autista, inclusive sintomas de agressão para com outros, autolesão deliberada, ataques de raiva e rápida mudança do humor (entre 5 e 16 anos de idade). Em certas ocasiões, a risperidona em baixa dose é utilizada "sem indicação na bula" para o tratamento controverso – devido a uma advertência de segurança de "tarja preta" – da agitação e psicose associadas à demência.

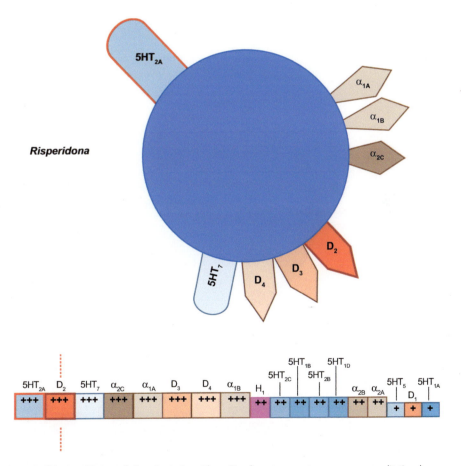

Figura 5.49 Perfil farmacológico e de ligação da risperidona. Esta figura apresenta um consenso qualitativo do pensamento atual sobre as propriedades de ligação da risperidona. As propriedades de antagonista de α_2 podem contribuir para a sua eficácia na depressão, porém essa ação pode ser reduzida pelas propriedades antagonistas de α_1 simultâneas, o que também pode contribuir para a hipotensão ortostática e a sedação. À semelhança de todos os agentes discutidos neste capítulo, as propriedades de ligação variam acentuadamente de acordo com a técnica e de um laboratório para outro; são constantemente revistas e atualizadas.

Essa prática pode diminuir, à medida que outros fármacos em fase de desenvolvimento forem aprovados para essa indicação. A risperidona está disponível em formulações injetáveis de depósito de ação longa, com duração de 2 ou 4 semanas, e pode ser útil monitorar os níveis plasmáticos do fármaco e de seu metabólito ativo, a paliperidona, particularmente para guiar a dosagem em pacientes que recebem injeções de depósito de ação longa e que são resistentes ao tratamento. Existe também uma formulação oral líquida e de comprimido de desintegração oral da risperidona.

Embora haja certa redução dos efeitos colaterais motores em doses mais baixas, a risperidona provoca elevação dos níveis de prolactina até mesmo em doses baixas. A risperidona apresenta risco moderado de ganho de peso e dislipidemia. O ganho de peso pode ser particularmente um problema em crianças.

Paliperidona

A paliperidona, o metabólito ativo da risperidona, também é conhecido como 9-hidroxirrisperidona e, à semelhança da risperidona, exibe antagonismo dos receptores $5HT_{2A}$ e D_2 (Figura 5.50). Entretanto, uma diferença farmacocinética entre a risperidona e a paliperidona é que esta última, diferentemente da risperidona, não sofre metabolismo hepático, e sua eliminação depende da excreção urinária. Por conseguinte, tem poucas interações medicamentosas farmacocinéticas. Outra diferença farmacocinética é que a forma oral da paliperidona é apresentada em formulação oral de liberação prolongada, diferentemente da risperidona, o que realmente modifica algumas das características clínicas da paliperidona em comparação com a risperidona, um fato que nem sempre é bem reconhecido e pode levar ao uso de uma dose insuficiente de

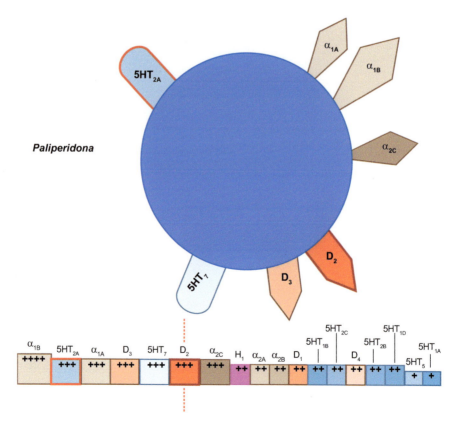

Figura 5.50 Perfil farmacológico e de ligação da paliperidona. Esta figura apresenta um consenso qualitativo do pensamento atual sobre as propriedades de ligação da paliperidona, o metabólito ativo da risperidona. A paliperidona compartilha muitas propriedades farmacológicas com a risperidona. À semelhança de todos os agentes discutidos neste capítulo, as propriedades de ligação variam acentuadamente de acordo com a técnica e de um laboratório para outro; são constantemente revistas e atualizadas.

paliperidona oral. A liberação prolongada por via oral significa que a paliperidona só precisa ser administrada 1 vez/dia, enquanto a risperidona, particularmente quando se inicia o tratamento, e sobretudo em crianças e no indivíduo idoso, pode exigir uma administração 2 vezes/dia para evitar a sedação e a hipotensão ortostática. Os efeitos colaterais da risperidona podem estar relacionados, em parte, com a rápida taxa de absorção do fármaco e doses máximas mais altas, com maior flutuação dos níveis, levando a uma duração de ação mais curta, propriedades que são eliminadas com a formulação de liberação controlada da paliperidona.

Apesar das características semelhantes de ligação a receptores da paliperidona e da risperidona, a paliperidona tende a ser mais tolerável, com menos sedação, menos hipotensão ortostática e menos efeitos colaterais motores, embora isso seja baseado na experiência clínica sem base científica, e não em estudos clínicos comparativos. A paliperidona está associada a um risco moderado de ganho de peso e a problemas metabólicos. A paliperidona está aprovada especificamente para a esquizofrenia/manutenção (a partir de 12 anos de idade). A principal vantagem da paliperidona em relação à risperidona reside na maior facilidade de utilizar a forma injetável de ação longa da paliperidona, maior facilidade de determinar a dose e disponibilidade de formulação de 1 e de 3 meses, com estudos em andamento para uma formulação de 6 meses. Pode ser útil monitorar os níveis plasmáticos do fármaco para guiar a dosagem, particularmente em pacientes que recebem injeções de depósito de ação longa e que são resistentes ao tratamento.

Ziprasidona

A ziprasidona (Figura 5.51) é um antagonista de $5HT_{2A}/D_2$, cuja principal característica diferencial é sua pouca ou nenhuma propensão a produzir ganho de peso ou distúrbios metabólicos. Entretanto, é de ação curta, exige a administração de mais de uma dose ao dia e precisa

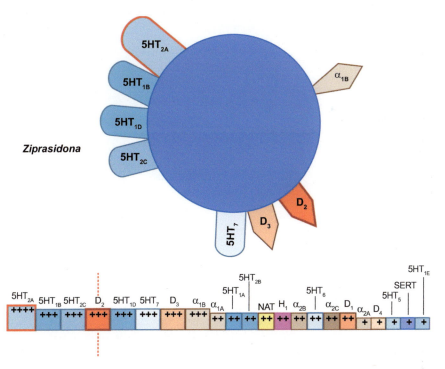

Figura 5.51 Perfil farmacológico e de ligação da ziprasidona. Esta figura apresenta um consenso qualitativo do pensamento atual sobre as propriedades de ligação da ziprasidona. Esse composto aparentemente carece das ações farmacológicas associadas ao ganho de peso e aumento do risco cardiometabólico, como elevação dos níveis plasmáticos de triglicerídios em jejum ou aumento da resistência à insulina. A ziprasidona também carece de muitas das propriedades farmacológicas associadas a uma sedação significativa. À semelhança de todos os agentes discutidos neste capítulo, as propriedades de ligação variam acentuadamente de acordo com a técnica e de um laboratório para outro; são constantemente revistas e atualizadas.

ser tomada com alimentos. As preocupações iniciais quanto ao risco de prolongamento de QTc pela ziprasidona agora parecem ser exageradas. Diferentemente da iloperidona, da zotepina, do sertindol e da amissulprida, a ziprasidona não provoca prolongamento do QTc dependente da dose, e poucos fármacos têm o potencial de aumentar os níveis plasmáticos de ziprasidona. A ziprasidona está disponível em formulação intramuscular para uso rápido em circunstâncias de emergência. A ziprasidona está aprovada para a esquizofrenia/manutenção e mania bipolar/manutenção.

Iloperidona

A iloperidona (Figura 5.52) também tem propriedades antagonistas de $5HT_{2A}/D_2$. Suas propriedades clínicas mais distintas incluem nível muito baixo de efeitos colaterais motores, baixo nível de dislipidemia e nível moderado de ganho de peso associados a seu uso. Sua propriedade farmacológica mais característica é o seu potente antagonismo de α_1 (Figura 5.52). Conforme discutido anteriormente neste capítulo, o antagonismo de α_1 geralmente está associado ao potencial de hipotensão ortostática e sedação, particularmente após rápido aumento da dose. Embora a iloperidona tenha uma meia-vida de 18 a 33 horas, o que, teoricamente, possibilita a administração de uma dose única ao dia, ela geralmente é prescrita 2 vezes/dia e titulada durante vários dias quando iniciada, de modo a evitar a ocorrência de hipotensão ortostática e sedação. O aumento lento da dose pode retardar o início dos efeitos antipsicóticos, de modo que a iloperidona é usada, com frequência, como

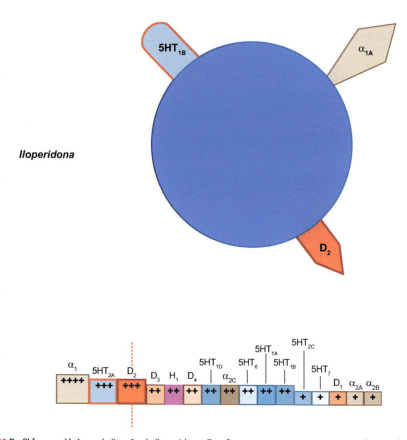

Figura 5.52 Perfil farmacológico e de ligação da iloperidona. Esta figura apresenta um consenso qualitativo do pensamento atual sobre as propriedades de ligação da iloperidona. Entre os medicamentos discutidos aqui, a iloperidona apresenta um dos perfis farmacológicos mais simples e assemelha-se mais a um antagonista de serotonina e dopamina (ASD). Sua outra propriedade farmacológica proeminente consiste em antagonismo potente de α_1, que pode ser responsável pelo risco de hipotensão ortostática, mas que também pode contribuir para o seu baixo risco de parkinsonismo induzido por fármacos (PIF). À semelhança de todos os agentes discutidos neste capítulo, as propriedades de ligação variam acentuadamente de acordo com a técnica e de um laboratório para outro; são constantemente revistas e atualizadas.

agente substituto em situações não urgentes. Nos EUA, está aprovada para a esquizofrenia/manutenção.

Lurasidona

A lurasidona é um antagonista de $5HT_{2A}/D_2$ (Figura 5.53) aprovada para uso na esquizofrenia e muito mais popular para uso na depressão bipolar. Esse composto exibe alta afinidade pelos receptores $5HT_7$ (ver Figura 5.39) e pelos receptores $5HT_{2A}$ (ver Figura 5.32), afinidade moderada pelos receptores $5HT_{1A}$ (ver Figura 5.33) e α_2 (ver Figura 5.35), porém com afinidade mínima pelos receptores de histamina H_1 e colinérgicos M_1 (ver Figura 5.41). Essas propriedades podem explicar parte do perfil antidepressivo da lurasidona, com baixo risco de ganho de peso ou disfunção metabólica. O risco de efeitos colaterais motores ou de sedação é reduzido se a dose de lurasidona for tomada à noite. Talvez devido ao sinergismo entre as várias propriedades antidepressivas potenciais acompanhadas de boa tolerabilidade, particularmente ausência de ganho de peso, a lurasidona é um agente altamente efetivo para a depressão bipolar (a partir de 10 anos de idade) e um dos agentes preferidos para essa indicação nos países em que ela está aprovada para esse uso, como os EUA. A lurasidona está aprovada no mundo inteiro para a esquizofrenia/manutenção (a partir de 10 anos de idade) e, devido à sua boa tolerabilidade, é frequentemente preferida para o tratamento de crianças.

Um modulador de glutamato, a D-ciclosserina, associado com lurasidona, denominado NRX101 combina o antagonismo do sítio de glicina do receptor NMDA (ver Figuras 4.21, 4.22, 4.26, 4.27) com a lurasidona para tratamento potencial da ideação e comportamento suicidas agudos, bem como para a depressão bipolar, com achados positivos iniciais.

Lumateperona

A lumateperona (Figura 5.54) é um antagonista de $5HT_{2A}/D_2$ mais recentemente aprovado para a esquizofrenia. Tem afinidade muito alta pelo receptor $5HT_{2A}$ (ver Figura 5.32), afinidade moderada pelos receptores D_2, D_1 (Figura 5.54) e α_1 (ver Figura 5.42) e baixa afinidade pelos receptores de histamina H_1 (ver Figura 5.41). Excepcionalmente, a lumateperona também apresenta afinidade moderada pelo transportador de serotonina (ver Figura 5.34). A experiência clínica inicial sugere a eficácia do fármaco para a esquizofrenia sem titulação da dose, com boa tolerabilidade em termos de pouco ou nenhum ganho de peso ou distúrbio metabólico. Dois aspectos fundamentais de seu mecanismo de ação incluem uma ampla separação entre a sua ligação como antagonista de $5HT_{2A}$ e antagonista de D_2, o que explica, talvez, por que a lumateperona exerce ações antipsicóticas em doses associadas a uma ocupação relativamente baixa dos receptores D_2 e, talvez, por que ocorrem poucos efeitos colaterais tipo D_2 (p. ex., pouco ou nenhum parkinsonismo induzido por fármacos ou acatisia). A presença de afinidade moderada para a inibição da recaptação de serotonina sugere um potencial antidepressivo, e, de fato, os estudos iniciais na depressão bipolar mostram uma eficácia promissora.

Embora não tenha sido esclarecido por completo, evidências pré-clínicas sugerem um novo mecanismo de ação da lumateperona nos receptores D_2. Lembre-se de que os achados na PET mostram aumento da síntese e liberação

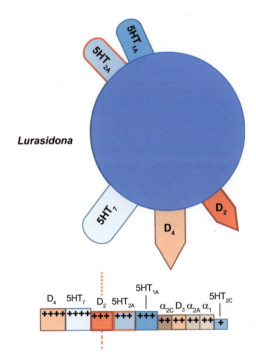

Figura 5.53 Perfil farmacológico e de ligação da lurasidona. Esta figura apresenta um consenso qualitativo do pensamento atual sobre as propriedades de ligação da lurasidona. A lurasidona tem um perfil farmacológico relativamente simples. Liga-se com mais potência ao receptor D_4, cujos efeitos não estão bem elucidados, e ao receptor $5HT_7$, o que pode contribuir para a eficácia no alívio dos sintomas afetivos, cognitivos e do sono. À semelhança de todos os agentes discutidos neste capítulo, as propriedades de ligação variam acentuadamente de acordo com a técnica e de um laboratório para outro; são constantemente revistas e atualizadas.

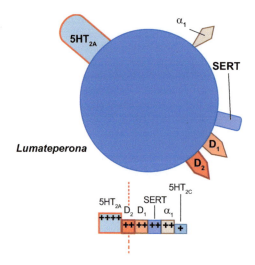

Figura 5.54 Perfil farmacológico e de ligação da lumateperona. Esta figura apresenta um consenso qualitativo do pensamento atual sobre as propriedades de ligação da lumateperona. A lumateperona tem afinidade muito alta pelos receptores $5HT_{2A}$ e afinidade moderada pelos receptores D_2, D_1 e α_1. Além disso, tem afinidade moderada pelo transportador de serotonina. À semelhança de todos os agentes discutidos neste capítulo, as propriedades de ligação variam acentuadamente de acordo com a técnica e de um laboratório para outro; são constantemente revistas e atualizadas.

pré-sináptica de dopamina (ver Figuras 4.15 e 4.16; comparar também Figura 5.55A e B). Em geral, os bloqueadores do receptor de dopamina 2 não discriminam entre os receptores D_2 pré-sinápticos e os pós-sinápticos (Figura 5.55C). Quando esses bloqueadores D_2 são administrados, eles bloqueiam os receptores D_2 pré-sinápticos, causando desinibição da liberação de dopamina pré-sináptica, o que agrava a situação! Embora isso possa ser o último efeito que você deseja no tratamento da psicose da esquizofrenia, a solução é bloquear por completo os receptores D_2 pós-sinapticamente a ponto de essa liberação adicional de dopamina não importar (Figura 5.55C). Todavia, no caso da lumateperona, as evidências clínicas sugerem que ela pode ter ações agonistas pré-sinápticas e ações antagonistas pós-sinápticas, uma combinação única de mecanismos. Dados pré-clínicos sugerem como isso pode ocorrer como uma ação que a diferencia potencialmente de outros fármacos bloqueadores de D_2 para a psicose. Esses dados pré-clínicos mostram ações potencialmente únicas para reduzir a síntese de dopamina por meio de fosforilação da tirosina hidroxilase pré-sináptica e outra proteína pré-sináptica ou alterações em correntes iônicas mediadas pelo glutamato (Figura 5.55D). Qualquer que seja o mecanismo envolvido, se o agonismo de D_2 pré-sináptico for causado pela lumateperona, em vez do antagonismo pré-sináptico característico dos outros fármacos dessa classe, a lumateperona teoricamente pode desativar a síntese de dopamina pré-sinapticamente para reduzir o suprimento excessivo de dopamina pré-sináptica existente nas sinapses dopaminérgicas na psicose (Figura 5.55D). Isso significaria a necessidade de menos antagonismo de D_2 pós-sináptico para ter um efeito antipsicótico, visto que a liberação de dopamina já está diminuída. Se for possível comprovar que a lumateperona apresenta esse mecanismo de agonismo parcial pré-sináptico dos receptores D_2, combinado com seu antagonismo de $5HT_{2A}$ altamente potente e bem estabelecido, isso poderia explicar por que a lumateperona tem eficácia antipsicótica na esquizofrenia com baixas quantidades de antagonismo de D_2 pós-sináptico, em comparação com a maioria dos outros fármacos dessa classe (e baixas quantidades de efeitos colaterais motores e metabólicos). São necessárias mais investigações para esclarecer essa possível explicação. A lumateperona também está sendo objeto de ensaios clínicos para a depressão bipolar.

Dois fármacos pip e um rip

Aripiprazol

O aripiprazol é o "pip" original e agonista parcial de $D_2/5HT_{1A}$ (Figura 5.56). Em virtude de suas ações agonistas parciais de D_2, o aripiprazol apresenta efeitos colaterais motores relativamente baixos, principalmente acatisia, e, na realidade, reduz os níveis de prolactina em vez de aumentá-los. Tem afinidade apenas moderada pelos receptores $5HT_{2A}$ (ver Figura 5.32), porém tem maior afinidade pelos receptores $5HT_{1A}$ (ver Figura 5.33). O aripiprazol mostra-se efetivo no tratamento da esquizofrenia/manutenção (a partir de 13 anos de idade), bem como na agitação (por via intramuscular) e na mania bipolar/manutenção (a partir dos 10 anos de idade), e também está aprovado para uso em vários outros grupos de crianças e adolescentes, incluindo irritabilidade relacionada ao autismo (entre 5 e 17 anos de idade) e síndrome de Tourette (entre 6 e 18 anos de idade). Foi aprovado como tratamento adjuvante dos ISRS/IRSN no tratamento do transtorno depressivo maior, o que constitui certamente o seu principal uso na prática clínica nos EUA. Não foi aprovado para a depressão bipolar, porém é comumente

Capítulo 5 | Receptores de Dopamina e de Serotonina como Alvos para a Psicose... 223

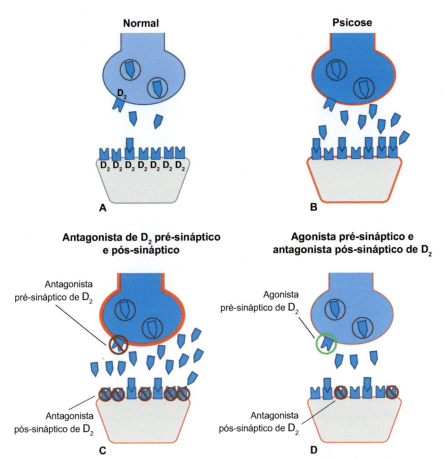

Figura 5.55 Ligação nos receptores de dopamina 2 pré e pós-sinápticos. (**A**) Os receptores D_2 estão presentes tanto pré quanto pós-sinapticamente, e a ligação da dopamina a esses receptores é inibitória. (**B**) Na psicose, ocorre aumento na síntese e na liberação de dopamina, levando à estimulação excessiva dos receptores D_2 pós-sinápticos. (**C**) A maioria dos antagonistas de D_2 bloqueia os receptores D_2 tanto pré quanto pós-sinápticos. O bloqueio dos receptores D_2 pré-sinápticos desinibe a liberação pré-sináptica de dopamina, aumentando ainda mais a liberação de dopamina. Entretanto, o bloqueio completo dos receptores D_2 pós-sinápticos pode neutralizar o efeito de bloqueio de D_2 pré-sináptico. (**D**) A lumateperona é incomum entre os antagonistas de D_2, visto que parece ser um antagonista nos receptores D_2 pós-sinápticos, porém um agonista parcial nos receptores D_2 pré-sinápticos. Isso significa a necessidade de menos antagonismo de D_2 pós-sináptico para obter um efeito antipsicótico, uma vez que que a liberação de dopamina já estaria diminuída.

utilizado sem indicação formal para esse transtorno. Naturalmente, não se sabe como o aripiprazol atua na depressão, em comparação com o seu mecanismo de ação na esquizofrenia, porém suas propriedades de agonista parcial potente de $5HT_{1A}$ (ver Figura 5.33) e de antagonista de $5HT_{2C}$ e $5HT_7$ (ver Figuras 5.37 e 5.39) são explicações teóricas para as ações antidepressivas potenciais, visto que seriam ativas nas baixas doses geralmente usadas no tratamento da depressão. O aripiprazol carece das propriedades farmacológicas normalmente associadas à sedação, ou seja, propriedades colinérgicas muscarínicas e antagonistas do receptor de histamina H_1 (ver Figura 5.41),

de modo que ele geralmente não é sedativo. Uma importante característica diferencial do aripiprazol é que ele tem, à semelhança da ziprasidona e da lurasidona, pouca ou nenhuma propensão a causar ganho de peso, embora o ganho de peso possa representar um problema para alguns pacientes, incluindo algumas crianças e adolescentes.

Uma formulação intramuscular de aripiprazol para uso a curto prazo está disponível, assim como uma forma de comprimido de desintegração oral e formulação líquida. Dispõe-se também de uma formulação injetável de ação longa de 4 semanas e de outra formulação injetável de ação longa de 4 a 6 a 8 semanas; esta última é

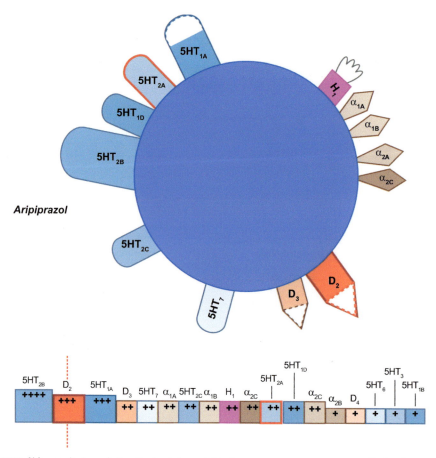

Figura 5.56 Perfil farmacológico e de ligação do aripiprazol. Esta figura apresenta um consenso qualitativo do pensamento atual sobre as propriedades de ligação do aripiprazol. O aripiprazol é um agonista parcial nos receptores D_2, em vez de antagonista. Outras propriedades farmacológicas importantes que podem contribuir para o seu perfil clínico incluem ações antagonistas de $5HT_{2A}$, ações agonistas parciais de $5HT_{1A}$, ações antagonistas de $5HT_7$ e ações antagonistas de $5HT_{2C}$. O aripiprazol carece de potência de ligação ou só apresenta uma potência de ligação fraca aos receptores habitualmente associados com a sedação significativa. O aripiprazol também parece carecer das ações farmacológicas associadas ao ganho de peso e a um aumento do risco cardiometabólico, como elevação dos níveis plasmáticos de triglicerídios em jejum ou aumento da resistência à insulina. À semelhança de todos os agentes discutidos neste capítulo, as propriedades de ligação variam acentuadamente de acordo com a técnica e de um laboratório para outro; são constantemente revistas e atualizadas.

administrada com injeção de ataque no primeiro dia, não exigindo carga oral contínua. Essas formulações constituem opções comumente usadas para garantir a adesão ao tratamento, particularmente na psicose de início precoce, em que o perfil de tolerabilidade favorável do aripiprazol pode ser particularmente bem aceito.

Brexpiprazol

O segundo fármaco "pip" é o brexpiprazol (Figura 5.57). Como o próprio nome sugere, o brexpiprazol é química e farmacologicamente relacionado com o aripiprazol. Entretanto, difere farmacologicamente do aripiprazol, visto que apresenta antagonismo de $5HT_{2A}$ (ver Figura 5.32), agonismo parcial de $5HT_{1A}$ (ver Figura 5.33) e antagonismo α_1 mais potentes (ver Figura 5.42) em relação a seu agonismo parcial de D_2 (Figura 5.57) do que o aripiprazol (Figura 5.56), o que teoricamente deve reduzir a sua propensão a causar efeitos colaterais motores e acatisia. Existe alguma indicação de que pode haver redução da acatisia com o brexpiprazol em comparação com o aripiprazol, porém isso não foi comprovado em ensaios clínicos comparativos. À semelhança do aripiprazol, o brexpiprazol está aprovado para o tratamento da esquizofrenia; entretanto, diferentemente do aripiprazol, não está indicado para o tratamento da mania bipolar aguda.

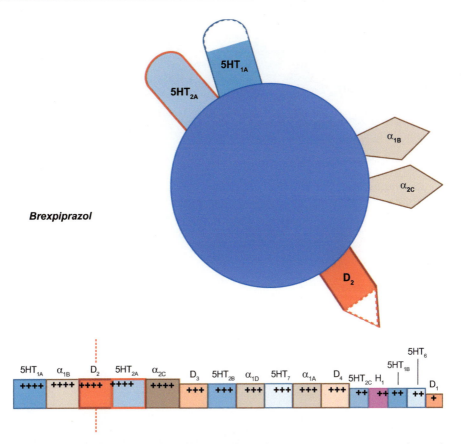

Figura 5.57 Perfil farmacológico e de ligação do brexpiprazol. Esta figura apresenta um consenso qualitativo do pensamento atual sobre as propriedades de ligação do brexpiprazol. O brexpiprazol é um agonista parcial nos receptores D_2, em vez de antagonista, e liga-se também potentemente aos receptores $5HT_{2A}$, $5HT_{1A}$ e α_1. O brexpiprazol também parece não exercer ações nos receptores habitualmente associados à sedação significativa, ganho de peso e aumento do risco cardiometabólico, embora seja muito cedo para avaliar o perfil clínico desse medicamento. À semelhança de todos os agentes discutidos neste capítulo, as propriedades de ligação variam acentuadamente de acordo com a técnica e de um laboratório para outro; são constantemente revistas e atualizadas.

O brexpiprazol (Figura 5.57) apresenta potência agonista parcial de $5HT_{1A}$ (ver Figura 5.33) e potência relativamente maior para ligação dos receptores α_1 (ver Figura 5.42) e α_2 (ver Figura 5.35) do que o aripiprazol. Teoricamente, essas propriedades podem contribuir para as ações antidepressivas (mecanismos explicados de modo mais detalhado e ilustrados no Capítulo 7 sobre tratamentos dos transtornos do humor). As ações α_1 em particular podem ajudar, teoricamente, a explicar a eficácia do brexpiprazol demonstrada em algumas de suas novas indicações potenciais. Especificamente, o brexpiprazol encontra-se em fase avançada de desenvolvimento clínico, com estudos positivos para o tratamento da agitação na demência (discutido de modo mais pormenorizado no Capítulo 12 sobre demência). Existem também dados preliminares promissores para o brexpiprazol quando associado ao ISRS, sertralina, no tratamento do TEPT.

Cariprazina

A cariprazina (Figura 5.58), o fármaco "rip" desse grupo, é outro agonista parcial de $D_2/5HT_{1A}$ aprovado para a esquizofrenia e também para a mania bipolar aguda. A cariprazina com suas potentes ações agonistas parciais de $5HT_{1A}$ (ver Figura 5.33), apesar de um menor antagonismo de $5HT_{2A}$ (ver Figura 5.32), exibe baixa incidência de parkinsonismo induzido por fármacos, porém alguma acatisia, que pode ser em grande parte reduzida por meio de titulação de dose lenta. A cariprazina tem dois metabólitos ativos de duração longa a muito longa, com o novo e interessante potencial de desenvolvimento como

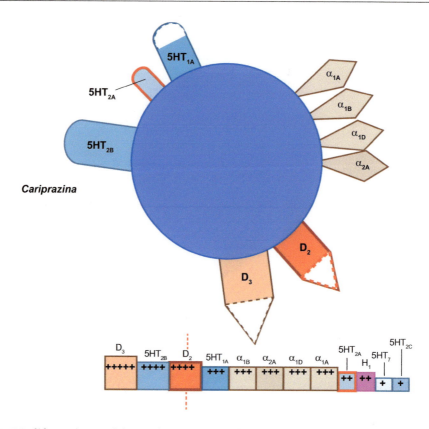

Figura 5.58 Perfil farmacológico e de ligação da cariprazina. Esta figura apresenta um consenso qualitativo do pensamento atual sobre as propriedades de ligação da cariprazina. A cariprazina tem ações potentes nos receptores D_3, $5HT_{2B}$, D_2 e $5HT_{1A}$, com afinidade relativamente mais fraca pelos receptores $5HT_{1A}$ e H_1. Com efeito, a cariprazina tem maior afinidade pelo receptor D_3 do que a dopamina. À semelhança de todos os agentes discutidos neste capítulo, as propriedades de ligação variam acentuadamente de acordo com a técnica e de um laboratório para outro; são constantemente revistas e atualizadas.

fármaco de "depósito oral" semanal ou quinzenal ou até mesmo mensal, o que leva mais tempo para alcançar o estado de equilíbrio dinâmico, porém apresenta menor redução dos níveis plasmáticos se uma dose for omitida.

A cariprazina demonstrou ser um agente altamente efetivo e bem tolerado para o tratamento da depressão bipolar em doses mais baixas. À semelhança da lurasidona, que também foi aprovada para depressão bipolar, a cariprazina exibe propensão muito baixa ao ganho de peso ou à ocorrência de distúrbios metabólicos. Como outros fármacos dessa classe, a cariprazina tem ações tanto $5HT_{1A}$ quanto α_1 e α_2, o que sugere a sua eficácia antidepressiva, porém são as ações de agonista parcial de D_3 muito potentes, que talvez sejam as características farmacológicas mais distintas e novas. O papel dos receptores D_3 nos seres humanos está sendo esclarecido somente agora, visto que os estudos pré-clínicos

sugerem potencial terapêutico do agonismo parcial de D_3 para a cognição, o humor, as emoções e a recompensa/uso de substâncias, bem como para os sintomas negativos. De fato, a cariprazina demonstrou ser superior ao tratamento com antagonista de $D_2/5HT_{2A}$ para melhorar os sintomas negativos na esquizofrenia.

O mecanismo de ação do agonismo parcial de D_3 será ilustrado e explicado de modo mais detalhado no Capítulo 7 sobre tratamentos dos transtornos do humor. Em resumo, a ação antagonista/agonista parcial de D_3 pode bloquear receptores de D_3 pós-sinápticos essenciais em áreas límbicas para reduzir a hiperatividade da dopamina no estriado emocional, bem como receptores D_3 pré-sinápticos somatodendríticos essenciais na área tegmentar ventral/centro mesoestriatal/integrativo para aumentar a liberação de dopamina no córtex pré-frontal e melhorar os sintomas negativos, afetivos e cognitivos. Por esse motivo, os ensaios clínicos e a experiência clínica sugerem uma eficácia consistente da cariprazina em todo o espectro dos transtornos do humor para todas as misturas de mania e depressão, conforme ilustrado e descrito no Capítulo 7.

Antagonista seletivo de 5HT$_{2A}$

Pimavanserina

A pimavanserina (Figura 5.59) é o único fármaco conhecido com eficácia antipsicótica comprovada que não tem ações antagonistas/agonistas parciais de D$_2$. Esse agente tem ações potentes de antagonista de 5HT$_{2A}$, com menos ações antagonistas de 5HT$_{2C}$, algumas vezes denominado agonismo inverso, conforme explicado anteriormente neste capítulo e ilustrado na Figura 5.15. O papel de qualquer antagonismo de 5HT$_{2C}$, se houver, no tratamento da psicose não está claro, porém as ações de antagonista de 5HT$_{2C}$ teoricamente poderiam melhorar a liberação de dopamina tanto na depressão quanto nos sintomas negativos da esquizofrenia. De fato, a pimavanserina está em fase de teste como agente potencializador dos ISRS/IRSN, com alguns resultados preliminares positivos no transtorno depressivo maior, e como agente potencializador dos agentes D$_2$/5HT$_{2A}$/5HT$_{1A}$ nos sintomas negativos da esquizofrenia, também com resultados positivos obtidos em ensaios clínicos iniciais. A pimavanserina está aprovada para o tratamento da psicose na doença de Parkinson e está em fase avançada de teste para a psicose na demência.

Outros fármacos

Sertindol

O sertindol (Figura 5.60) é um antagonista dos receptores 5HT$_{2A}$/D$_2$, originalmente aprovado em alguns países da Europa, porém retirado do mercado para testes adicionais sobre sua segurança cardíaca e potencial de prolongamento de QTc. Em seguida, foi reintroduzido em alguns países como fármaco de segunda linha. Pode ser útil em alguns pacientes nos quais outros antipsicóticos falharam e que podem ser submetidos a rigoroso monitoramento do estado cardíaco e interações medicamentosas.

Perospirona

A perospirona (Figura 5.61) é outro antagonista de 5HT$_{2A}$ e D$_2$ disponível no Japão para o tratamento da esquizofrenia. As ações de agonista parcial de 5HT$_{1A}$ podem contribuir para a sua eficácia e/ou tolerabilidade. Sua capacidade de causar ganho de peso, dislipidemia, resistência à insulina e diabetes *mellitus* não está bem investigada. Em geral, a perospirona é administrada 3 vezes/dia, com mais experiência no tratamento da esquizofrenia do que na mania.

Blonanserina

A blonanserina (Figura 5.62) também é um antagonista de 5HT$_{2A}$/D$_2$ disponível na Ásia para o tratamento da esquizofrenia, administrada 2 vezes/dia. A blonanserina tem a propriedade singular de exibir maior afinidade pelo receptor D$_3$ do que a dopamina (à semelhança da cariprazina), sugerindo uma possível utilidade para os sintomas negativos da esquizofrenia e para depressão bipolar; entretanto, ainda não foi bem estudada para essas indicações.

Tratamentos futuros para a esquizofrenia

Roluperidona (MIN-101)

A roluperidona (Figura 5.63) é um antagonista de 5HT$_{2A}$ com ações adicionais de antagonista

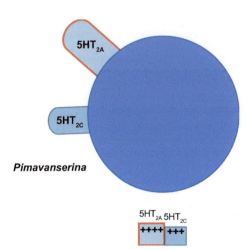

Figura 5.59 Perfil farmacológico e de ligação da pimavanserina. Esta figura apresenta um consenso qualitativo do pensamento atual sobre as propriedades de ligação da pimavanserina. A pimavanserina é o único fármaco conhecido com eficácia antipsicótica comprovada que não se liga aos receptores D$_2$. Em vez disso, exibe um potente antagonismo de 5HT$_{2A}$ (algumas vezes denominado agonismo inverso), com ações antagonistas de 5HT$_{2C}$ menores. À semelhança de todos os agentes discutidos neste capítulo, as propriedades de ligação variam acentuadamente de acordo com a técnica e de um laboratório para outro; são constantemente revistas e atualizadas.

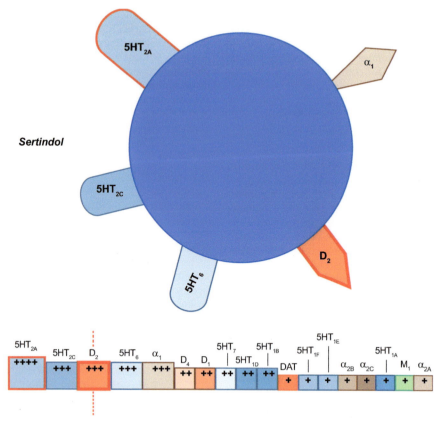

Figura 5.60 Perfil farmacológico e de ligação do sertindol. Esta figura apresenta um consenso qualitativo do pensamento atual sobre as propriedades de ligação do sertindol. As ações antagonistas potentes nos receptores α_1 podem explicar alguns dos efeitos colaterais do sertindol. À semelhança de todos os agentes discutidos neste capítulo, as propriedades de ligação variam acentuadamente de acordo com a técnica e de um laboratório para outro; são constantemente revistas e atualizadas.

de α_2, que está em fase de estudo para a esquizofrenia. Os estudos iniciais sugerem uma possível eficácia da roluperidona para os sintomas negativos, e existem ensaios clínicos em andamento.

Antagonistas D_3

Além da cariprazina e da blonanserina (ambas singulares pelas suas propriedades de antagonista/agonista parcial de D_3 altamente potentes), outros antagonistas/agonistas parciais de D_3 estão em fase de ensaios clínicos. Um deles é o F17464, com maior seletividade pelo receptor D_3 do que pelos receptores D_2 ou $5HT_{1A}$ e que demonstrou ter eficácia na esquizofrenia nos estudos iniciais.

Agonistas do receptor de aminas traço e SEP-363856

Um novo mecanismo potencial e interessante de ação antipsicótica é o agonismo de aminas traço, que atua especificamente no receptor associado a aminas-traço tipo 1 (TAAR1). O que é um traço de amina e por que o uso de seus receptores como alvo tem ação antipsicótica? Existem cinco aminas-traço principais e seis receptores associados às aminas traço nos seres humanos, porém o receptor mais importante é o TAAR1 (Tabela 5.3). As aminas-traço são formadas a partir de aminoácidos, quando a etapa de tirosina hidroxilase (ver Figura 4.2) é omitida, ou quando a etapa da triptofano hidroxilase (ver Figura 4.36) também é omitida. As aminas-traço constituem há muito tempo um mistério, visto que só estão presentes em quantidades mínimas, não são armazenadas em vesículas sinápticas e não são liberadas com disparos dos neurônios. Como os receptores TAAR1 estão localizados em centros monoaminérgicos do tronco encefálico e em áreas de projeção monoaminérgicas (Figura 5.64), os psicofarmacologistas pensaram há muito

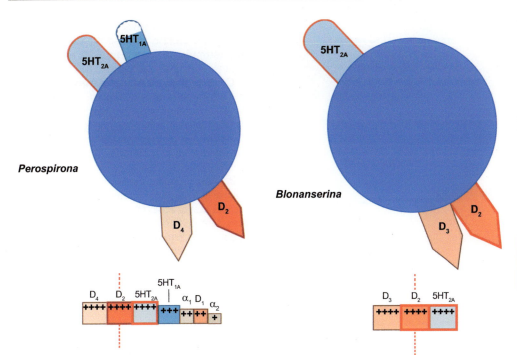

Figura 5.61 Perfil farmacológico e de ligação da perospirona. Esta figura apresenta um consenso qualitativo do pensamento atual sobre as propriedades de ligação da perospirona. As ações agonistas parciais de 5HT$_{1A}$ podem contribuir para a eficácia do fármaco para os sintomas afetivos e cognitivos. À semelhança de todos os agentes discutidos neste capítulo, as propriedades de ligação variam acentuadamente de acordo com a técnica e de um laboratório para outro; são constantemente revistas e atualizadas.

Figura 5.62 Perfil farmacológico e de ligação da blonanserina. Esta figura apresenta um consenso qualitativo do pensamento atual sobre as propriedades de ligação da blonanserina. A blonanserina tem alta afinidade pelos receptores D$_3$; de fato, apresenta maior afinidade pelos receptores D$_3$ do que a própria dopamina. À semelhança de todos os agentes discutidos neste capítulo, as propriedades de ligação variam acentuadamente de acordo com a técnica e de um laboratório para outro; são constantemente revistas e atualizadas.

tempo que as aminas-traço poderiam estar envolvidas na regulação da ação das monoaminas, embora as aminas-traço não sejam por si sós neurotransmissores. Com efeito, as aminas traço foram denominadas "o reostato da neurotransmissão dopaminérgica, glutamatérgica e serotoninérgica", mantendo a neurotransmissão central dentro de limites fisiológicos definidos.

O mecanismo atualmente sugerido para a ação antipsicótica dos agonistas de TAAR1 consiste na sua ação tônica tanto pré-sináptica quanto pós-sinapticamente para impedir a hiperatividade dopaminérgica que ocorre na psicose e na mania (ver Figuras 4.15 e 4.16). Assim, os agonistas de TAAR1 constituem potencialmente uma nova maneira de prevenir a hiperatividade da dopamina nos receptores D$_2$.

Como fazem isso? Teoricamente, os receptores TAAR1 impedem a hiperatividade da dopamina após ocupação por um agonista por meio

de translocação até a membrana sináptica, onde se acoplam aos receptores D$_2$ (processo denominado heterodimerização), que faz com que o sistema de segundos mensageiros decida seguir com a cascata de transdução de sinais da proteína G inibitória (Gi), em vez da via da β-arrestina 2 (Figura 5.65A e B). Pode-se dizer que os receptores TAAR1 "desviam" os receptores D$_2$ longe da β-arrestina 2 e em direção ao segundo mensageiro regulado pela proteína Gi (Figura 5.65B).

Por que isso é importante? Quando a heterodimerização com TAAR1 ocorre com os receptores D$_2$ pré-sinápticos, as consequências a jusante da via Gi são amplificadas e incluem inibição da síntese e liberação de dopamina (área pré-sináptica da Figura 5.65B). Isso deve ser uma boa coisa se houver excesso pré-sináptico de dopamina, como parece ser o caso na psicose na mania. Quando o receptor D$_2$ que sinaliza pós-sinapticamente também está desviado

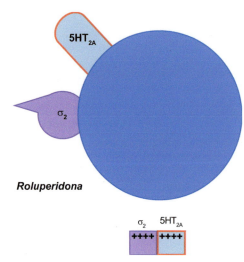

Figura 5.63 Perfil farmacológico e de ligação da roluperidona. Esta figura apresenta um consenso qualitativo do pensamento atual sobre as propriedades de ligação da roluperidona. A roluperidona, que ainda está em fase de teste clínico, é um antagonista de 5HT$_{2A}$, com antagonismo de σ$_2$ adicional. À semelhança de todos os agentes discutidos neste capítulo, as propriedades de ligação variam acentuadamente de acordo com a técnica e de um laboratório para outro; são constantemente revistas e atualizadas.

Tabela 5.3 Aminas traço e seus receptores.

Cinco aminas traço principais nos seres humanos
β-Feniletilamina (PEA)
p-Tiramina
Triptamina
p-Octopamina
p-Sinefrina
Seis receptores associados a aminas traço (TAAR) em seres humanos
TAAR1 (principal TAAR nos seres humanos)
TAAR2
TAAR5
TAAR6
TAAR8
TAAR9

da via da β-arrestina 2 para a via Gi por meio de receptores D$_2$ pós-sinápticos "enviesados" e heterodimerizados, isso teoricamente diminui as consequências dos sinais excessivos por meio da β-arrestina até a ativação excessiva da GSK-3 (glicogênio sintase quinase 3), que resulta da hiperestimulação do receptor D$_2$ pós-sináptico (área pós-sináptica da Figura 5.65B).

O estado basal de tudo isso é que os agonistas de TAAR1 podem aumentar os autorreceptores D$_2$ pré-sinápticos (desativando, assim, a síntese e a liberação de dopamina), enquanto reduzem simultaneamente algumas das funções a jusante indesejadas dos receptores D$_2$ pós-sinápticos acentuadamente ativos (reduzindo, assim, os efeitos da liberação excessiva de dopamina na psicose e na mania). Além disso, o agonismo de TAAR1 exerce ações tanto pré quanto pós-sinápticas, sem de fato bloquear farmacologicamente e de modo direto o receptor D$_2$! (Figura 5.65B).

O SEP-363856 (Figura 5.66) é um exemplo de agonista de TAAR1 com afinidade fraca pelo receptor TAAR1, com afinidades mais fracas pelos receptores 5HT$_{1D}$ e 5HT$_7$ como antagonista e pelo receptor 5HT$_{1A}$ como agonista. Surpreendentemente, esse fármaco demonstrou evidências comportamentais pré-clínicas de eficácia de maneira incidental para a psicose, e só então é que foi descoberto o seu mecanismo farmacológico e molecular de ação nos receptores TAAR1. Um estudo preliminar realizado em pacientes com esquizofrenia já confirmou uma ação antipsicótica com poucos efeitos colaterais, e as autoridades regulamentares conferiram-lhe o estado de terapia inovadora. Outros ensaios clínicos estão em andamento.

Agonistas colinérgicos

A ativação dos receptores colinérgicos muscarínicos centrais, diretamente ou por modulação alostérica, está em fase de investigação como novo mecanismo antipsicótico. Estudos pré-clínicos e *post mortem* em pacientes com esquizofrenia sugerem que as alterações nos receptores colinérgicos centrais podem ser essenciais na fisiopatologia da esquizofrenia. O agonismo dos receptores M$_4$ pode reduzir os sintomas psicóticos, enquanto o agonismo dos receptores M$_1$ pode ser mais relevante para a melhora dos déficits cognitivos da esquizofrenia. A xanomelina (Figura 5.67), como agonista central de M$_4$/M$_1$, diminui o disparo das células dopaminérgicas na área tegmental ventral. Teoricamente, isso deve reduzir os sintomas psicóticos positivos. A xanomelina também aumenta os níveis extracelulares de dopamina no córtex pré-frontal, o que teoricamente deve melhorar os sintomas cognitivos, negativos e afetivos. A xanomelina associada com tróspio, um anticolinérgico que

Capítulo 5 | Receptores de Dopamina e de Serotonina como Alvos para a Psicose...

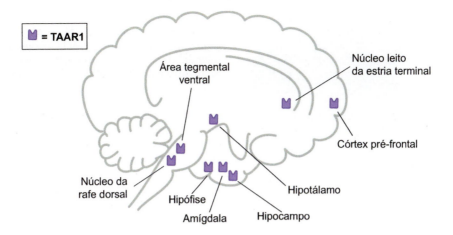

Figura 5.64 Localização do receptor associado a aminas traço tipo 1 (TAAR1). Um novo mecanismo potencial de ação antipsicótica é o agonismo do receptor associado a aminas traço tipo 1 (TAAR1). O TAAR1 é amplamente expresso em todo o cérebro, inclusive nos centros monoaminérgicos do tronco encefálico (núcleo da rafe dorsal, área tegmental ventral) e em áreas de projeção monoaminérgicas.

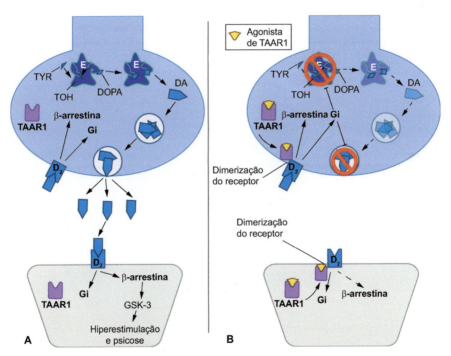

Figura 5.65 Agonismo do receptor associado a aminas traço tipo 1 (TAAR1). Os traços de aminas são formados a partir de aminoácidos quando a etapa da tirosina hidroxilase (TYR) ou a etapa da triptofano hidroxilase (TOH) são omitidas durante a produção de dopamina ou de serotonina, respectivamente. (**A**) A dopamina é produzida e acondicionada em vesículas sinápticas e, em seguida, liberada na sinapse. A ligação da dopamina aos receptores D_2 tanto pré quanto pós-sinápticos pode desencadear a cascata de transdução de sinais da proteína G inibitória (Gi) ou a cascata de transdução de sinais de β-arrestina 2. A cascata da β-arrestina 2 leva à produção de glicogênio sintase quinase 3 (GSK-3); uma ativação excessiva da GSK-3 pode estar associada a mania ou psicose. (**B**) Quando os receptores TAAR1 ligam-se a um agonista, eles são translocados para a membrana sináptica e acoplam-se aos receptores D_2 (heterodimerização). Isso enviesa o receptor D_2 para a ativação da cascata de transdução de sinais de Gi, em vez da cascata de β-arrestina. Pré-sinapticamente, a amplificação da via Gi leva a inibição da síntese e liberação de dopamina, o que seria benéfico nos casos de psicose. Pós-sinapticamente, a amplificação da via Gi pode levar a uma redução da produção de GSK-3.

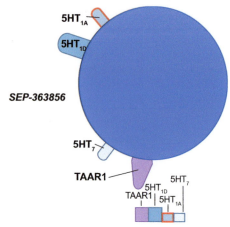

Figura 5.66 Perfil farmacológico e de ligação do SEP-363856. Esta figura apresenta um consenso qualitativo do pensamento atual sobre as propriedades de ligação do SEP-363856. Um novo mecanismo potencial de ação antipsicótica consiste no agonismo do receptor associado a aminas traço tipo 1 (TAAR1). O SEP-363856 é um agonista nos receptores TAAR1; além disso, apresenta propriedades de ligação aos receptores $5HT_{1D}$, $5HT_{1A}$ e $5HT_{7}$. À semelhança de todos os agentes discutidos neste capítulo, as propriedades de ligação variam acentuadamente de acordo com a técnica e de um laboratório para outro; são constantemente revistas e atualizadas.

não penetra no cérebro e que bloqueia os efeitos colaterais ativados por M_2 e M_3 na periferia, demonstrou ter eficácia promissora e tolerabilidade para os sintomas psicóticos da esquizofrenia, com melhora dos efeitos colaterais, e está progredindo como terapia inovadora potencial em ensaios clínicos avançados. O perfil de ligação conhecido da xanomelina nos receptores colinérgicos muscarínicos, bem como nos receptores de serotonina, é mostrado na Figura 5.67.

Algumas outras ideias

Embora vários agentes direcionados para a neurotransmissão glutamatérgica tenham sido estudados na esquizofrenia, a maioria não apresentou achados de eficácia consistentemente positivos e robustos. Uma nova ideia continua sendo procurar inibir a enzima DAO (D-aminoácido oxidase) como maneira de reforçar a função do glutamato (ver Figura 4.22).

Outra abordagem nova para bloquear os efeitos da dopamina hiperativa consiste em bloquear a ação da enzima fosfodiesterase tipo 9/10,

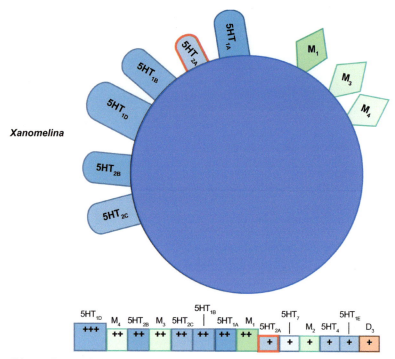

Figura 5.67 Perfil farmacológico e de ligação da xanomelina. Esta figura apresenta um consenso qualitativo do pensamento atual sobre as propriedades de ligação da xanomelina. A xanomelina está sendo estudada para uso potencial na psicose, em virtude de seu agonismo nos receptores muscarínicos colinérgicos centrais, especificamente os receptores M_4 e M_1. A xanomelina liga-se também a diversos subtipos de receptores de serotonina. À semelhança de todos os agentes discutidos neste capítulo, as propriedades de ligação variam acentuadamente de acordo com a técnica e de um laboratório para outro; são constantemente revistas e atualizadas.

e vários fármacos potenciais estão em fase de desenvolvimento clínico. Esse mecanismo altera a cascata de transdução de sinais de segundos mensageiros da dopamina nos receptores D_1 e D_2 e pode ter efeitos a jusante semelhantes ao bloqueio dos receptores D_2, sendo mais seletivo nos neurônios dopaminérgicos considerados hiperativos na esquizofrenia.

Resumo

Este capítulo examinou os fármacos usados no tratamento da psicose, porém evitou o termo *antipsicóticos*, visto que esses mesmos agentes são utilizados com mais frequência para outras indicações, como depressão unipolar e bipolar. Em vez disso, o mecanismo hipotético de "ação antipsicótica" é explorado de modo detalhado. Especificamente, este capítulo procedeu a uma revisão da farmacologia dos fármacos usados no tratamento da psicose, incluindo os com propriedades predominantemente de antagonista D_2, os com propriedades de antagonistas $5HT_{2A}/D_2$, aqueles com propriedades de agonistas parciais de $D_2/5HT_{1A}$ e aqueles com propriedades de antagonistas seletivos de $5HT_{2A}$. Esses agentes são comparados e diferenciados a partir desses vários subtipos de receptores de dopamina e de serotonina e suas ações nos receptores são relacionadas a ações terapêuticas hipotéticas, bem como os efeitos colaterais. São apresentadas e discutidas diversas propriedades de ligação a receptores adicionais em outros locais receptores de neurotransmissores, que se acredita estejam ligadas às ações clínicas adicionais desses agentes, em particular suas ações antidepressivas. São também apresentadas outras ações de receptores hipoteticamente ligadas a efeitos colaterais adicionais. As propriedades farmacológicas e clínicas de duas dúzias de fármacos específicos já comercializados ou em fase avançada de ensaios clínicos são discutidas detalhadamente, incluindo novos mecanismos potenciais interessantes de ação nos receptores associados a aminas traço e receptores colinérgicos muscarínicos.

6 Transtornos do Humor e a Rede dos Neurotransmissores Noradrenalina e Ácido γ-aminobutírico (GABA)

Descrição dos transtornos de humor, 234
Espectro do humor, 234
Como distinguir a depressão unipolar da depressão bipolar, 237
Características mistas: os transtornos do humor são progressivos?, 241
Neurobiologia dos transtornos do humor, 242
Neurotransmissores, 242
Hipótese monoaminérgica da depressão, 252

Hipótese dos receptores monoaminérgicos e fatores neurotróficos, 252
Além das monoaminas: a hipótese da neuroplasticidade e neuroprogressão da depressão, 253
Sintomas e circuitos nos transtornos do humor, 264
Seleção de tratamentos baseados nos sintomas, 267
Resumo, 271

Este capítulo trata dos transtornos caracterizados por anormalidades do humor, que compreendem a depressão, a mania ou mistura de ambas. Foram incluídas descrições de uma grande variedade de transtornos do humor que ocorrem em um amplo espectro clínico. As descrições clínicas e os critérios para o diagnóstico dos transtornos do humor serão apenas mencionados de passagem. O leitor deve consultar fontes de referências específicas desse material. Este capítulo também inclui uma análise de como os sistemas de neurotransmissores monoamínicos estão hipoteticamente ligados à base biológica dos transtornos do humor. Abordaremos também os avanços mais recentes na neurobiologia, que ligam os transtornos do humor ao glutamato, ao GABA (ácido γ-aminobutírico), aos fatores neurotróficos, à neuroinflamação e ao estresse.

Os transtornos do humor apresentam muitos sintomas, e sua abordagem clínica envolve, em primeiro lugar, construir um diagnóstico a partir de um perfil de sintomas de determinado paciente. Na sequência, desconstruímos o transtorno de humor desse paciente em seus sintomas componentes, para que cada sintoma possa ser tratado de modo específico. Discutiremos como combinar essa abordagem clínica ao diagnóstico com uma abordagem neurobiológica ao tratamento, inicialmente pelo estabelecimento de uma correspondência entre cada sintoma e a disfunção hipotética de seu circuito cerebral,

regulado por um ou mais neurotransmissores. A estratégia seguinte é selecionar fármacos direcionados para os neurotransmissores específicos nos circuitos cerebrais sintomáticos específicos de determinado paciente. O objetivo é melhorar a eficiência do processamento da informação nesses circuitos cerebrais e, portanto, reduzir os sintomas. A discussão da base neurobiológica dos transtornos do humor neste capítulo abre o caminho para compreender os mecanismos de ação e como selecionar tratamentos farmacológicos específicos no Capítulo 7.

Descrição dos transtornos de humor

Espectro do humor

Os transtornos do humor são, com frequência, denominados transtornos afetivos, visto que o afeto constitui a expressão externa do humor, uma emoção que, entretanto, é sentida internamente e denominada humor. Os transtornos do humor não se restringem ao humor. O diagnóstico de um episódio depressivo maior exige a presença de pelo menos cinco sintomas, dos quais apenas um consiste em humor deprimido (Figura 6.1). De modo semelhante, um episódio maníaco requer mais do que apenas um humor elevado, expansível ou irritável; deve haver pelo menos três ou quatro sintomas adicionais (Figura 6.2).

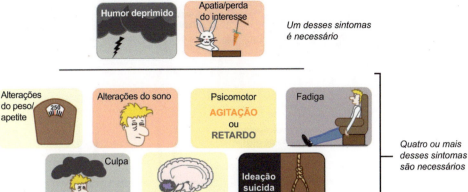

Figura 6.1 Sintomas de um episódio depressivo maior com base no DSM-5. De acordo com o *Manual Diagnóstico e Estatístico de Transtornos Mentais*, 5ª edição (DSM-5), um episódio depressivo maior consiste em humor depressivo ou perda do interesse e pelo menos quatro dos seguintes critérios: alterações no peso/apetite, insônia ou hipersonia, agitação ou retardo psicomotor, fadiga, sentimentos de culpa ou de inutilidade, disfunção executiva e ideação suicida.

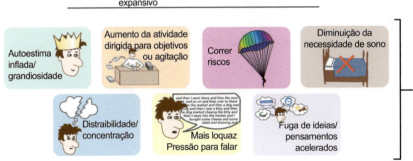

Figura 6.2 Sintomas de um episódio maníaco com base no DSM-5. De acordo com o *Manual Diagnóstico e Estatísticos de Transtornos Mentais*, 5ª edição (DSM-5), um episódio maníaco consiste em humor elevado/expansivo ou irritável. Além disso, pelo menos três dos seguintes sintomas precisam estar presentes (quatro se o humor for irritável): autoestima inflada/grandiosidade, aumento da atividade dirigida para objetivos ou agitação, correr riscos, redução da necessidade de sono, distraibilidade, pressão para falar e pensamentos acelerados.

Classicamente, os sintomas de humor da mania e da depressão são "polos" opostos (Figuras 6.3 a 6.6). Esse conceito levou ao uso dos termos depressão *unipolar* (i. e., pacientes que só apresentam o polo *para baixo* ou depressivo) (Figuras 6.3 e 6.4) e *bipolar* (i. e., pacientes que, em diferentes momentos, apresentam o polo *para cima*, ou maníaco (Figuras 6.3 e 6.5) ou hipomaníaco (Figuras 6.3 e 6.6), e o polo *para baixo*, isto é, depressivo (Figuras 6.3, 6.5 e 6.6). Os pacientes com transtorno bipolar I apresentam episódios maníacos totalmente desenvolvidos, seguidos, em geral, de episódios depressivos (Figura 6.5). O transtorno bipolar II caracteriza-se por pelo menos um episódio hipomaníaco e um episódio depressivo maior (Figura 6.6).

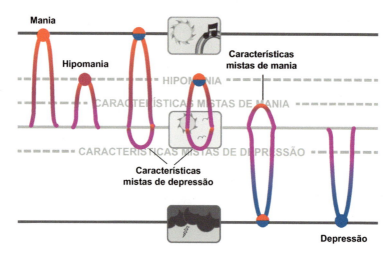

Figura 6.3 Episódios de humor. Os sintomas de humor ocorrem ao longo de um espectro, em que as extremidades polares consistem em mania pura ou hipomania (polo "para cima") e em depressão pura (polo "para baixo"). Os pacientes também podem apresentar episódios de humor que incluem sintomas de ambos os polos; esses episódios podem ser descritos como mania/hipomania com características mistas de depressão ou depressão com características mistas de mania. Um paciente pode ter qualquer combinação desses episódios ao longo do curso da doença; ocorrem também episódios maníacos ou depressivos subsindrômicos durante o curso da doença, em que não há sintomas suficientes ou os sintomas não são graves o suficiente para preencher os critérios diagnósticos para um desses episódios. Por conseguinte, a apresentação dos transtornos do humor pode variar amplamente.

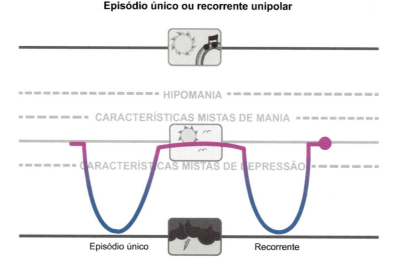

Figura 6.4 Transtorno depressivo maior. O transtorno depressivo maior é definido pela ocorrência de pelo menos um único episódio depressivo maior, embora a maioria dos pacientes apresente episódios recorrentes.

A depressão e a mania podem até mesmo ocorrer simultaneamente, o que é denominado estado de humor "misto" ou, no DSM-5, "características mistas" (Figura 6.7; Tabela 6.1). A introdução do modificador de características mistas fez com que a depressão e a mania deixassem de ser consideradas como categorias distintas, dando origem ao conceito de que elas representam as extremidades opostas de um espectro, com todos os graus de misturas entre esses dois extremos (Figura 6.7). Muitos pacientes reais não são puramente deprimidos nem puramente maníacos, porém apresentam alguma mistura de depressão e mania, com mudança da mistura

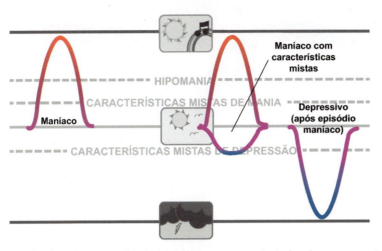

Figura 6.5 Transtorno bipolar I. O transtorno bipolar I é definido como a ocorrência de pelo menos um episódio maníaco. Os pacientes com transtorno bipolar I normalmente apresentam também episódios depressivos maiores, embora isso não seja necessário para o diagnóstico de transtorno bipolar I. É comum que os pacientes tenham episódios maníacos com características mistas de depressão.

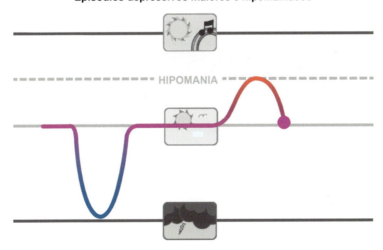

Figura 6.6 Transtorno bipolar II. O transtorno bipolar II é definido como uma evolução da doença que consiste em um ou mais episódios depressivos maiores e pelo menos um episódio hipomaníaco.

específica de sintomas ao longo do espectro do humor no decorrer da evolução da doença. Isso é semelhante à evolução da conceituação da esquizofrenia *versus* transtorno bipolar, em que o antigo modelo dicotômico (Figura 6.8) foi substituído, em grande parte, por um espectro de modelo de doença contínuo, variando desde um transtorno psicótico puro até um transtorno do humor puro (Figura 6.9).

Como distinguir a depressão unipolar da depressão bipolar

Além da história de um episódio maníaco/hipomaníaco, os pacientes com episódios depressivos unipolares (Figura 6.4) são diagnosticados utilizando os mesmos critérios de sintomas (Figura 6.1) dos pacientes com episódios depressivos bipolares (Figuras 6.5 e 6.6). Apesar dos

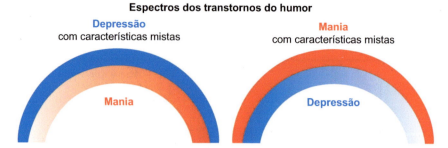

Figura 6.7 Espectros dos transtornos do humor. Os sintomas depressivos e os sintomas maníacos podem ocorrer como parte do mesmo episódio; isso é denominado "características mistas". O episódio pode ser definido como depressão com características mistas, em que predominam os sintomas depressivos, ou como mania com características mistas, em que predominam os sintomas maníacos. Desse modo, os transtornos do humor são mais bem compreendidos como um espectro, e não como diagnósticos de categorias distintas.

Tabela 6.1 Características mistas (DSM-5) dos episódios maníaco, hipomaníaco ou depressivo maior.

Episódio maníaco ou hipomaníaco, com características mistas
Todos os critérios para um episódio maníaco ou hipomaníaco
Pelo menos três dos seguintes sintomas de depressão:
Humor depressivo Perda do interesse ou do prazer Retardo psicomotor Fadiga ou perda de energia Sentimentos de inutilidade ou de culpa excessiva ou inapropriada Pensamentos recorrentes de morte ou ideação/ação suicida
Episódio depressivo, com características mistas
Todos os critérios para um episódio depressivo maior
Pelo menos três dos seguintes sintomas maníacos/hipomaníacos:
Humor elevado, expansivo (p. ex., sentir-se eufórico, excitado ou hiper) Autoestima inflada ou grandiosidade Mais loquaz que o habitual ou pressão para continuar falando Fuga de ideias ou experiência subjetiva de que os pensamentos estão acelerados Aumento da energia ou da atividade dirigida para objetivos Envolvimento aumentado ou excessivo em atividades que têm elevado potencial de consequências negativas Redução da necessidade de sono (*Não incluído: agitação psicomotora) (*Não incluído: irritabilidade) (*Não incluído: distraibilidade)

sintomas semelhantes, os pacientes com depressão unipolar *versus* bipolar apresentam diferentes desfechos a longo prazo e, em geral, devem receber tratamentos diferentes. Infelizmente, é comum nos depararmos com a falta do diagnóstico ou um diagnóstico tardio de depressão bipolar. Mais de um terço dos pacientes com depressão unipolar acabam recebendo um novo diagnóstico de transtorno bipolar, e talvez até 60% dos pacientes deprimidos com transtorno bipolar II são inicialmente diagnosticados como portadores de depressão unipolar. Em alguns casos, isso se deve ao fato de que o paciente apresentou episódios depressivos antes de ter episódios maníacos ou hipomaníacos, e não foi possível estabelecer um diagnóstico de transtorno bipolar. Em outros casos, o diagnóstico de episódio maníaco ou hipomaníaco anterior não

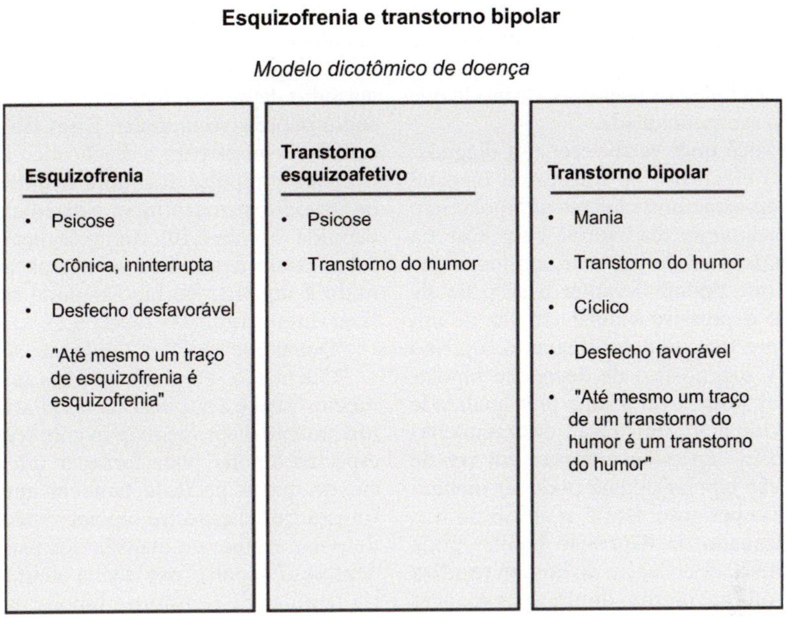

Esquizofrenia e transtorno bipolar

Modelo dicotômico de doença

Esquizofrenia
- Psicose
- Crônica, ininterrupta
- Desfecho desfavorável
- "Até mesmo um traço de esquizofrenia é esquizofrenia"

Transtorno esquizoafetivo
- Psicose
- Transtorno do humor

Transtorno bipolar
- Mania
- Transtorno do humor
- Cíclico
- Desfecho favorável
- "Até mesmo um traço de um transtorno do humor é um transtorno do humor"

Figura 6.8 Esquizofrenia e transtorno bipolar: modelo dicotômico de doença. A esquizofrenia e o transtorno bipolar têm sido conceituados tanto como transtornos dicotômicos quanto como transtornos pertencentes a um *continuum*. No modelo dicotômico de doença, a esquizofrenia consiste em uma psicose crônica ininterrupta, com resultados desfavoráveis esperados. O transtorno bipolar consiste em episódios maníacos cíclicos e outros episódios do humor e apresenta melhores desfechos esperados do que a esquizofrenia. Um terceiro transtorno distinto é o transtorno esquizoafetivo, que se caracteriza por psicose e transtorno do humor.

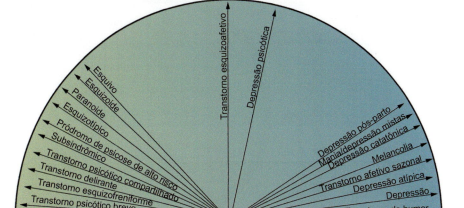

Figura 6.9 Esquizofrenia e transtorno bipolar: modelo *continuum* de doença. A esquizofrenia e o transtorno bipolar têm sido conceituados tanto como transtornos dicotômicos quanto como transtornos pertencentes a um *continuum*. No modelo *continuum* de doença, a esquizofrenia e os transtornos do humor situam-se ao longo de um *continuum*, em que a psicose, os delírios e o comportamento de esquiva paranoide encontram-se em um extremo, enquanto a depressão e outros sintomas do humor estão no outro. No meio desse *continuum* estão a depressão psicótica e o transtorno esquizoafetivo.

foi feito, visto que os pacientes com transtorno bipolar frequentemente se apresentam na fase depressiva, e a hipomania passada é frequentemente agradável para os pacientes, de modo que ela pode não ser mencionada.

Por que você quer estabelecer um diagnóstico acurado e precoce de transtorno bipolar? Embora a depressão unipolar *versus* bipolar não possa ser facilmente distinguida com base na sintomatologia atual do paciente, existem algumas pistas que podem levantar a suspeita de um episódio depressivo bipolar em vez de um episódio depressivo unipolar (Figura 6.10). Não estabelecer o diagnóstico de depressão bipolar precocemente pode levar a uma pior qualidade de vida, devido à administração do tratamento incorreto (para depressão unipolar, em vez de para depressão bipolar), e isso pode ser ineficaz ou até mesmo perigoso. Isto é, o atraso no tratamento adequado da depressão bipolar pode aumentar o risco de ciclagem do humor, recidiva e suicídio. Pode até mesmo diminuir as chances de resposta a tratamentos adequados para transtorno bipolar, posteriormente instituídos.

Desse modo, é importante diferenciar a depressão unipolar da bipolar. Existe alguma maneira de efetuar essa distinção quando o paciente se encontra no estado deprimido, além de obter uma história pregressa de mania/hipomania? A resposta direta é não. A resposta detalhada é de que existem certas características clínicas que favorecem a probabilidade de um episódio depressivo bipolar, em vez de um episódio depressivo unipolar. Esses fatores podem constituir pistas para o diagnóstico de episódio depressivo bipolar quando a história pregressa de episódio maníaco/hipomaníaco não está bem definida (Figura 6.10). Algumas dicas adicionais sobre como determinar se um paciente deprimido é unipolar ou bipolar pode consistir em fazer duas perguntas (Tabela 6.2):

"Quem é seu pai?" e "Onde está sua mãe?"

"Quem é o seu pai?" significa mais precisamente: "qual é a sua história familiar?", visto que um parente de primeiro grau com transtorno do espectro bipolar pode fornecer um forte indício de que o paciente também apresenta um transtorno do espectro bipolar, e não depressão unipolar. Embora a maioria dos pacientes com depressão bipolar não tenha nenhuma história familiar de transtorno bipolar, quando este está presente, constitui, seguramente, o fator de risco mais consistente e confiável para depressão bipolar. Indivíduos com um parente de primeiro grau portador de transtorno bipolar correm um risco 8 a 10 vezes maior de desenvolver transtorno bipolar, em comparação com a população geral.

Identificação da depressão bipolar

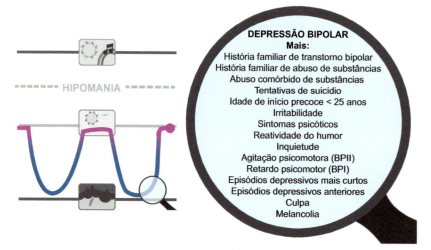

Figura 6.10 **Identificação da depressão bipolar.** Embora todos os sintomas de um episódio depressivo maior possam ocorrer na depressão unipolar ou bipolar, alguns fatores podem fornecer dicas, se não houver certeza quanto ao diagnóstico, de que o paciente apresenta um distúrbio do espectro bipolar. Essas dicas podem incluir história familiar de transtorno bipolar, história familiar de abuso comórbido de substâncias, abuso de substâncias, história de tentativas de suicídio, idade de início precoce e episódios depressivos mais curtos, porém mais frequentes. Alguns sintomas também podem ser mais comuns como parte de uma doença bipolar, incluindo irritabilidade, sintomas psicóticos, reatividade do humor, inquietude, agitação ou retardo psicomotor, culpa e melancolia.

Tabela 6.2 A depressão é unipolar ou bipolar? Perguntas a fazer.

Quem é o seu pai?

Qual é a sua história familiar?

- Transtorno do humor?
- Internações psiquiátricas?
- Suicídio?
- Alguém que tenha tomado lítio, estabilizadores do humor, fármacos para a psicose ou a depressão?
- Alguém que tenha sido tratado com ECT?

Essas perguntas podem fornecer indicações de um distúrbio do espectro unipolar ou bipolar em parentes.

Onde está a sua mãe?

Preciso obter detalhes de alguém próximo sobre seu histórico, como sua mãe ou seu cônjuge.

Os pacientes podem não ter particularmente nenhum discernimento sobre os seus sintomas maníacos e, portanto, subnotificá-los.

A segunda pergunta: "Onde está sua mãe?" significa, na realidade, "eu preciso obter informações adicionais da história de alguém próximo de você", visto que os pacientes tendem a subnotificar seus sintomas maníacos. O discernimento e as observações de um informante externo, como a mãe ou o cônjuge, que pode fornecer uma história pregressa, de fato poderia revelar dados muito diferentes daqueles relatados pelo paciente, ajudando, assim, a estabelecer um diagnóstico de espectro bipolar que o próprio paciente nega ou não percebe.

Características mistas: os transtornos do humor são progressivos?

Além da importância de diferenciar a depressão unipolar da depressão bipolar, é também muito importante investigar a existência de características mistas nos pacientes deprimidos, sejam pacientes portadores de doença unipolar ou bipolar. Essa distinção é importante, visto que há grandes diferenças no desfecho dos pacientes se for constatada a presença de características mistas. Para começar, há evidências de que a depressão unipolar pode progredir para características mistas, as características mistas progridem para o transtorno bipolar e, por fim, o transtorno bipolar progride para a resistência ao tratamento (Figura 6.11). Até mesmo a presença de

sintomas maníacos subliminares está fortemente associada à conversão em transtorno bipolar, em que cada sintoma maníaco aumenta o risco em 30%. Não sabemos se podemos deter essa marcha em direção a um desfecho ruim, porém a melhor chance pode consistir no reconhecimento precoce e no tratamento efetivo capaz de reduzir ou de eliminar todos os sintomas, sejam maníacos ou depressivos, fazendo isso o mais cedo possível no curso da doença.

Quantos pacientes deprimidos apresentam características mistas? De acordo com as estimativas, aproximadamente um quarto de todos os pacientes com depressão unipolar e um terço de todos os pacientes com depressão bipolar I ou II têm sintomas subsindrômicos de mania. As estimativas das características mistas na depressão unipolar em crianças e adolescentes são ainda mais altas. Em comparação com aqueles que apresentam depressão "pura", os pacientes que apresentam depressão mais alguns sintomas maníacos podem ter uma doença mais complexa e um curso e desfecho menos favoráveis. Por exemplo, as características mistas podem complicar o risco já elevado de suicídio em pacientes deprimidos. Os sintomas maníacos não eufóricos, como agitação psicomotora, impulsividade, irritabilidade e pensamentos acelerados/abarrotados combinados com sintomas depressivos, representam uma fórmula para suicidalidade. As taxas de suicídio são duas vezes maiores na depressão bipolar do que na unipolar e até 20 vezes maior no transtorno bipolar, em comparação com a população geral. Lamentavelmente, até um terço dos pacientes bipolares tenta suicídio pelo menos uma vez na vida, e 10% a 20% cometem suicídio de fato.

O que dizer dos sintomas maníacos subsindrômicos e suicídio? Na presença de características mistas, há um aumento de quatro vezes no risco de suicidalidade na depressão tanto unipolar quanto bipolar. Os estudos realizados mostram especificamente uma associação preocupante de episódios mistos com tentativas de suicídio, de modo que não apenas é importante identificar os indivíduos que apresentam características mistas, como também é importante tratá-los de modo adequado. O tratamento para as características mistas é discutido no Capítulo 7 e, surpreendentemente, não é o mesmo que o tratamento usado para a depressão unipolar sem características mistas. Ou seja, nem a depressão unipolar nem a bipolar com características mistas são tratadas por meio de tratamento de primeira linha com fármacos inibidores da recaptação de monoaminas utilizados

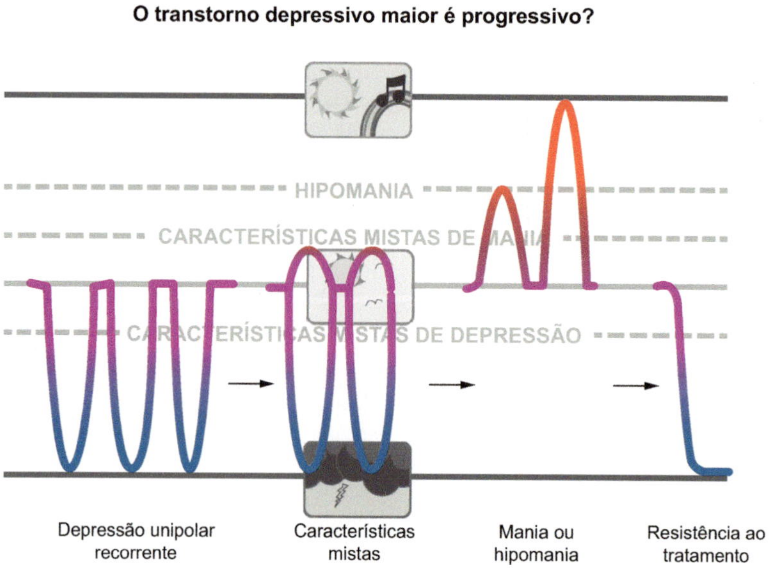

O transtorno depressivo maior é progressivo?

Figura 6.11 O transtorno depressivo maior é progressivo? Há evidências de que os transtornos do humor podem ser progressivos. A depressão unipolar com episódios recorrentes pode progredir para a depressão com características mistas, que, em última análise, pode progredir para uma condição do espectro bipolar e, por fim, para a resistência ao tratamento.

amplamente na depressão unipolar e discutidos no Capítulo 7, mas com antagonistas/agonistas parciais da serotonina/dopamina usados amplamente no tratamento da psicose e discutidos no Capítulo 5. Assim, nunca é demais salientar plenamente que os episódios depressivos maiores precisam ser diagnosticados corretamente como parte de uma doença unipolar ou bipolar, estabelecendo a presença ou ausência de características mistas, para que o tratamento correto seja administrado (os detalhes do tratamento dos transtornos do humor são fornecidos no Capítulo 7). A esperança é que o reconhecimento e o tratamento adequado da depressão tanto unipolar quanto bipolar – independentemente de o episódio depressivo ter ou não características mistas – levarão à remissão de todos os sintomas por um longo período de tempo, o que poderá prevenir a progressão para estados mais difíceis (Figura 6.11). Essa hipótese não está comprovada; porém, no momento atual, trata-se de uma importante hipótese nesse campo.

Neurobiologia dos transtornos do humor

Neurotransmissores

A neurotransmissão disfuncional em vários circuitos cerebrais está implicada tanto na fisiopatologia quanto no tratamento dos transtornos do humor. Classicamente, isso inclui os neurotransmissores monoamínicos, a noradrenalina, a dopamina e a serotonina, e, mais recentemente, os neurotransmissores glutamato e GABA (ácido γ-aminobutírico) e seus canais iônicos associados. Foi formulada a hipótese de que os sintomas dos transtornos do humor envolvem a disfunção de várias combinações desses neurotransmissores e canais iônicos, e todos os tratamentos conhecidos para os transtornos do humor atuam sobre um ou mais deles. Discutimos de maneira abrangente o sistema dopaminérgico (ver Capítulo 4; Figuras 4.2 a 4.13), o sistema serotoninérgico (ver Capítulo 4; Figuras 4.36 a 4.51), o sistema glutamatérgico (ver Capítulo 4; Figuras 4.20 a 4.28) e os canais iônicos (ver Capítulo 3; Figuras 3.19 a 3.26). Neste capítulo, acrescentamos dois outros sistemas de neurotransmissores: a noradrenalina e o GABA. Antes de discutir como se acredita que esses vários neurotransmissores e canais iônicos estejam envolvidos nos transtornos do humor, começaremos com uma discussão geral sobre a noradrenalina, o GABA e seus receptores e vias.

Noradrenalina

O neurônio noradrenérgico utiliza a noradrenalina (ou norepinefrina) como neurotransmissor. A noradrenalina é sintetizada ou produzida a partir do aminoácido precursor, a tirosina, que é transportada do sangue até o sistema nervoso por meio de uma bomba de transporte ativo (Figura 6.12). Uma vez no interior do neurônio, a tirosina sofre a ação de três enzimas em sequência. A primeira delas, a tirosina hidroxilase (TOH), é a enzima limitadora de velocidade da reação e a mais importante na regulação da síntese de noradrenalina (NA). A tirosina hidroxilase converte o aminoácido tirosina em DOPA. Em seguida, a segunda enzima atua, isto é, a DOPA descarboxilase (DDC), que converte a DOPA em dopamina (DA). A própria dopamina é um neurotransmissor nos neurônios DA, conforme discutido no Capítulo 4 e ilustrado na Figura 4.2. Entretanto, para os neurônios NA, a DA é apenas um precursor da NA. De fato, a terceira e última enzima na síntese de NA, a dopamina β-hidroxilase (DBH), converte a DA em NA. Em seguida, a noradrenalina é armazenada em agrupamentos sinápticos, denominados vesículas, até ser liberada por um impulso nervoso (Figura 6.12).

A ação da noradrenalina é interrompida por duas enzimas destrutivas ou catabólicas principais, que transformam a NA em metabólitos inativos. A primeira é a monoamina oxidase (MAO) A ou B, que está localizada nas mitocôndrias do neurônio pré-sináptico e em outros locais (Figura 6.13). A segunda é a catecol-O-metiltransferase (COMT), que se acredita estar localizada, em grande parte, fora do terminal nervoso pré-sináptico (Figura 6.13). A ação da NA pode ser interrompida não apenas por enzimas que a destroem, mas também por uma bomba de transporte de NA, que a remove de seu local de ação na sinapse sem destruí-la (Figura 6.14). De fato, a NA inativada pode ser restaurada para reutilização em um impulso nervoso neurotransmissor posterior. A bomba de transporte que interrompe a ação sináptica da NA é algumas vezes denominada "transportador de NA" ou "NAT" e, outras vezes, "bomba de recaptação de NA". Essa bomba de recaptação de NA está localizada no terminal nervoso noradrenérgico pré-sináptico, como parte do mecanismo pré-sináptico do neurônio, onde atua como aspirador de pó, retirando a NA da sinapse e dos receptores sinápticos e interrompendo suas ações sinápticas. Uma vez no interior do terminal nervoso pré-sináptico, a NA pode ser novamente armazenada para reutilização subsequente com a chegada de outro impulso nervoso, ou pode ser destruída pelas enzimas envolvidas na destruição da NA (Figura 6.13).

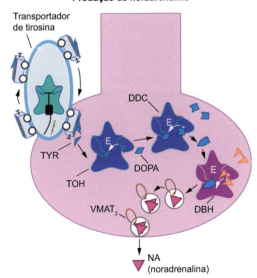

Figura 6.12 Produção de noradrenalina. A tirosina (TYR), precursora da noradrenalina (NA), é captada nos terminais nervosos NA por meio de um transportador de tirosina e convertida em DOPA pela enzima tirosina hidroxilase (TOH). Em seguida, a DOPA é convertida em dopamina (DA) pela enzima DOPA descarboxilase (DDC). Por fim, a DA é convertida em NA pela dopamina β-hidroxilase (DBH). Após a sua síntese, a NA é acondicionada em vesículas sinápticas por meio do transportador vesicular de monoaminas 2 (VMAT2) e armazenada até a sua liberação na sinapse durante a neurotransmissão.

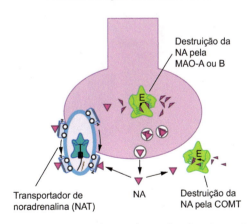

Figura 6.13 Término da ação da noradrenalina. A ação da noradrenalina pode ser interrompida por múltiplos mecanismos. A noradrenalina pode ser transportada para fora da fenda sináptica e de volta ao neurônio pré-sináptico pelo transportador de noradrenalina (NAT), onde pode ser reacondicionada para uso futuro. Como alternativa, a noradrenalina pode ser degradada extracelularmente pela enzima catecol-O-metiltransferase (COMT). Outras enzimas que decompõem a noradrenalina são a monoamina oxidase A (MAO-A) e a monoamina oxidase B (MAO-B), que estão presentes nas mitocôndrias, dentro do neurônio pré-sináptico e em outras células, incluindo neurônios e células gliais.

O neurônio noradrenérgico é regulado por uma multiplicidade de receptores de NA (Figura 6.14). O transportador de noradrenalina é um tipo de receptor, bem como o transportador vesicular de monoamina 2 (VMAT2), que transporta a NA no citoplasma do neurônio pré-sináptico até as vesículas de armazenamento (Figura 6.14). O transportador VMAT2 foi extensamente discutido no Capítulo 5, visto que ele constitui o alvo de tratamentos para a discinesia tardia nos terminais nervosos dopaminérgicos (ver Figuras 5.10 a 5.12). Outros receptores de NA são classificados em α_1, α_{2A}, α_{2B} ou α_{2C}, ou como β_1, β_2 ou β_3 (Figura 6.14). Todos podem ser pós-sinápticos, porém apenas os receptores α_2 podem atuar como autorreceptores pré-sinápticos (Figuras 6.14 a 6.16). Os receptores pós-sinápticos convertem a sua ocupação pela NA em funções fisiológicas e, por fim, em mudanças na transdução de sinais e na expressão gênica do neurônio pós-sináptico (Figura 6.14).

Os receptores α_2 pré-sinápticos regulam a liberação de NA, razão pela qual são denominados "autorreceptores" (Figuras 6.14 e 6.15). Os autorreceptores α_2 pré-sinápticos estão localizados tanto no terminal axônico (i. e., receptores α_2 terminais; Figuras 6.14 e 6.15) quanto no corpo celular (soma) e nos dendritos vizinhos. Desse modo, estes últimos receptores α_2 pré-sinápticos são denominados receptores α_2 somatodendríticos (Figura 6.16). Os receptores α_2 pré-sinápticos são importantes, visto que os receptores α_2 tanto terminais quanto somatodendríticos são autorreceptores. Isto é, quando os receptores α_2 pré-sinápticos reconhecem a

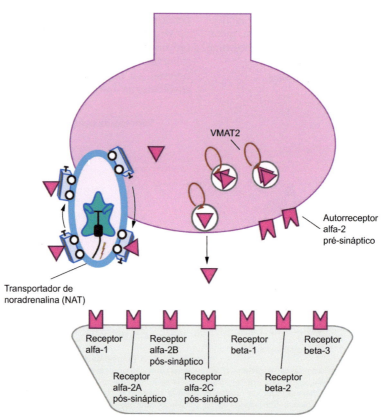

Figura 6.14 Receptores de noradrenalina. São mostrados aqui os receptores de noradrenalina que regulam sua neurotransmissão. O transportador de noradrenalina (NAT) está localizado pré-sinapticamente e é responsável pela eliminação do excesso de noradrenalina para fora da sinapse. O transportador vesicular de monoaminas 2 (VMAT2) transporta a noradrenalina para dentro das vesículas sinápticas e a armazena para neurotransmissão futura. Existe também um autorreceptor α_2 pré-sináptico, que regula a liberação de noradrenalina do neurônio pré-sináptico. Além disso, existem vários receptores pós-sinápticos, que incluem os receptores α_1, α_{2A}, α_{2B}, α_{2C}, β_1, β_2 e β_3.

NA, eles desativam a liberação adicional de NA (Figuras 6.14 e 6.15). Por conseguinte, os autorreceptores α_2 pré-sinápticos atuam como freio para o neurônio NA e também produzem um sinal regulador conhecido como retroalimentação negativa. A estimulação desse receptor (*i. e.*, o ato de pisar no freio) interrompe a descarga do neurônio. É provável que isso ocorra fisiologicamente para impedir a descarga excessiva do neurônio NA, visto que ele próprio pode se desativar caso a frequência de descarga se torne excessivamente alta, e o autorreceptor seja estimulado. É importante assinalar que alguns fármacos podem não apenas imitar o funcionamento normal do neurônio NA ao estimular o neurônio α_2 pré-sináptico, assim como outros fármacos que antagonizam esse mesmo receptor terão o efeito de cortar o cabo do freio, com consequente aumento na liberação de NA.

GABA (ácido γ-aminobutírico)

O GABA é o principal neurotransmissor inibitório no cérebro e, normalmente, desempenha um importante papel regulador na redução da atividade de muitos neurônios. Especificamente, o GABA é produzido ou sintetizado a partir do aminoácido glutamato (ácido glutâmico) por meio das ações da enzima ácido glutâmico descarboxilase (GAD) (Figura 6.17). Uma vez formado nos neurônios pré-sinápticos, o GABA é transportado em vesículas sinápticas por transportadores vesiculares de aminoácidos inibitórios (VIAAT), onde é armazenado até ser liberado na sinapse durante a neurotransmissão inibitória (Figura 6.17). As ações sinápticas do GABA são interrompidas pelo transportador de GABA (GAT) pré-sináptico, também conhecido como bomba de recaptação de GABA

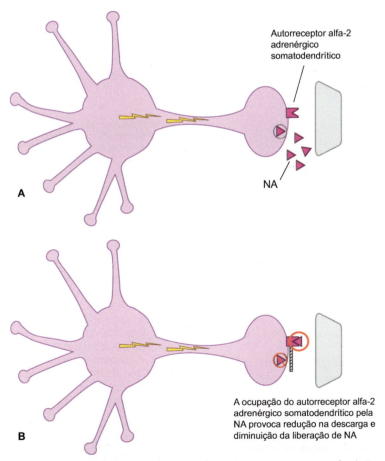

Figura 6.15 Receptores alfa-2 no terminal axônico. São mostrados aqui os autorreceptores α_2-adrenérgicos pré-sinápticos, localizados no terminal axônico do neurônio noradrenérgico (NA). Esses autorreceptores atuam como "guardiões" da noradrenalina. **A.** Quando não estão ligados à noradrenalina, eles estão abertos, o que possibilita a liberação de noradrenalina. **B.** Quando a noradrenalina se liga aos receptores guardiões, eles fecham o portão molecular e impedem a liberação de noradrenalina.

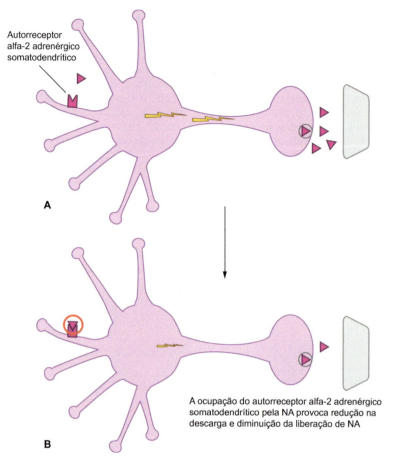

Figura 6.16 Receptores α_2 somatodendríticos. São mostrados aqui os autorreceptores α_2 adrenérgicos pré-sinápticos localizados na área somatodendrítica do neurônio noradrenérgico. **A.** Quando não estão ligados à noradrenalina, ocorre um fluxo normal de impulsos neuronais, com consequente liberação de noradrenalina. **B.** Quando a noradrenalina se liga a esses receptores α_2, ela interrompe o fluxo de impulso neuronal (ver perda dos raios no neurônio), o que interrompe a liberação adicional de noradrenalina.

(Figura 6.18), de maneira análoga aos transportadores semelhantes de outros neurotransmissores discutidos ao longo deste texto. A ação do GABA também pode ser finalizada pela enzima GABA transaminase (GABA-T), que converte o GABA em uma substância inativa (Figura 6.18).

Existem três tipos principais de receptores de GABA e numerosos subtipos. Os principais tipos são os receptores de $GABA_A$, $GABA_B$ e $GABA_C$ (Figura 6.19). Os receptores de $GABA_A$ e $GABA_C$ são canais iônicos regulados por ligantes, enquanto os receptores de $GABA_B$ estão ligados a proteínas G e não a canais iônicos (Figura 6.19).

Subtipos do receptor de $GABA_A$

A estrutura molecular dos receptores de $GABA_A$ é mostrada na Figura 6.20. Cada subunidade de um receptor de $GABA_A$ tem quatro regiões transmembranares (Figura 6.20A). Quando cinco unidades são agrupadas, elas formam um receptor de $GABA_A$ intacto, com um canal de cloreto no centro (Figura 6.20B). Existem muitos subtipos diferentes de receptores de $GABA_A$, dependendo das subunidades presentes (Figura 6.20C). As subunidades dos receptores $GABA_A$ também são algumas vezes denominadas isoformas e incluem α (com seis isoformas α_1 a α_6), β (com três isoformas β_1 a β_3), γ (com três isoformas γ_1 a γ_3), δ, ε, π, θ e ρ (com três isoformas ρ_1 a ρ_3) (Figura 6.20C). O aspecto importante para essa discussão é que, dependendo das subunidades presentes, as funções de um receptor de $GABA_A$ podem variar de maneira bastante significativa. Assim, os receptores de $GABA_A$ podem ser classificados pelas subunidades de isoformas específicas que eles contêm.

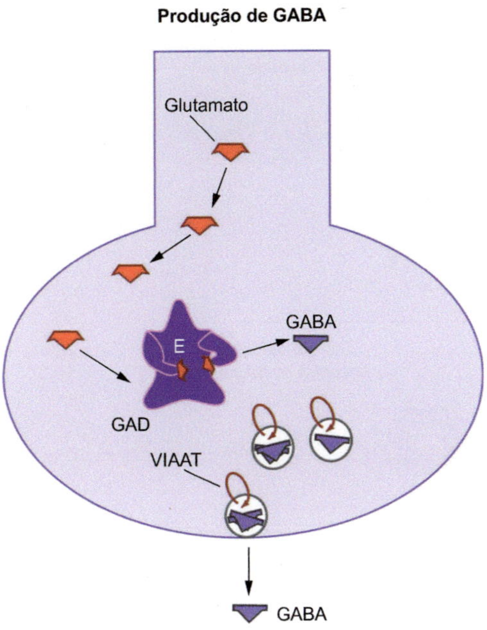

Capítulo 6 | Transtornos do Humor e a Rede dos Neurotransmissores Noradrenalina... **247**

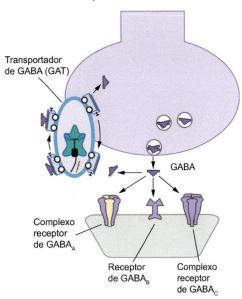

Figura 6.17 Produção do ácido γ-aminobutírico (GABA). O aminoácido glutamato, um precursor do GABA, é convertido em GABA pela enzima ácido glutâmico descarboxilase (GAD). Após a sua síntese, o GABA é transportado em vesículas sinápticas por meio de transportadores vesiculares de aminoácidos inibitórios (VIAAT) e armazenado até sua liberação na sinapse durante a neurotransmissão.

Figura 6.19 Receptores do ácido γ-aminobutírico (GABA). Aqui são mostrados os receptores de GABA, que regulam sua neurotransmissão. Incluem o transportador de GABA (GAT), bem como três tipos principais de receptores de GABA pós-sinápticos: $GABA_A$, $GABA_B$ e $GABA_C$. Os receptores de $GABA_A$ e $GABA_C$ são canais iônicos regulados por ligantes; fazem parte de um complexo macromolecular, que forma um canal de cloreto inibitório. Os receptores de $GABA_B$ são receptores ligados à proteína G, que podem ser acoplados aos canais de cálcio ou de potássio.

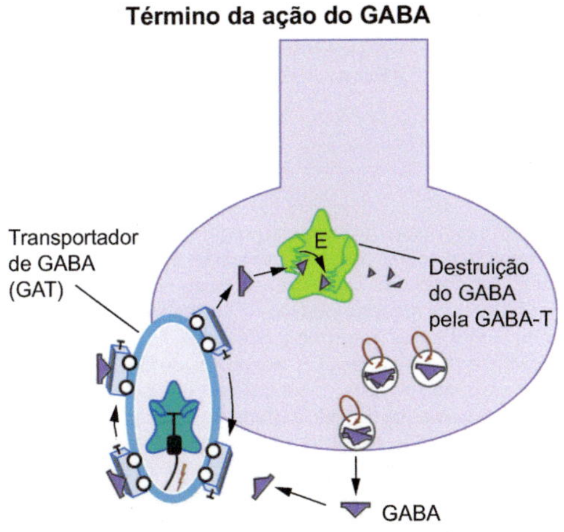

Figura 6.18 Término da ação do ácido γ-aminobutírico (GABA). A ação do GABA pode ser interrompida por meio de múltiplos mecanismos. O GABA pode ser transportado para fora da fenda sináptica e de volta ao neurônio pré-sináptico por meio do transportador de GABA (GAT), onde pode ser reacondicionado para uso futuro. Como alternativa, após o seu transporte de volta à célula, o GABA pode ser convertido em uma substância inativa pela enzima GABA transaminase (GABA-T).

Os receptores de $GABA_A$ também podem ser classificados em outros subtipos: os que são sinápticos e, hipoteticamente, que medeiam a neurotransmissão fásica e aqueles que são extrassinápticos e que, hipoteticamente, medeiam a neurotransmissão tônica (Figura 6.21). Outros sistemas de classificação incluem a sensibilidade ou falta de sensibilidade dos receptores de GABA aos benzodiazepínicos conhecidos. Algumas dessas classificações se sobrepõem, visto que os receptores de $GABA_A$ que contêm uma subunidade γ tendem a ser sinápticos, a mediar a neurotransmissão fásica e a ser *sensíveis* aos benzodiazepínicos. Por outro lado, os receptores de $GABA_A$ que contêm uma subunidade δ tendem a ser extrassinápticos, a mediar a neurotransmissão tônica e a ser *insensíveis* aos benzodiazepínicos.

Os receptores de $GABA_A$ sensíveis aos benzodiazepínicos exibem várias características estruturais e funcionais que os tornam distintos dos receptores de GABA insensíveis aos benzodiazepínicos. Para que um receptor de $GABA_A$

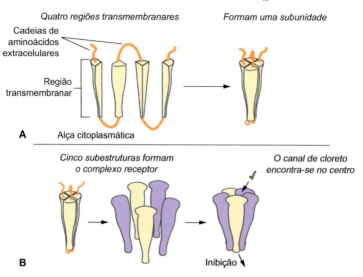

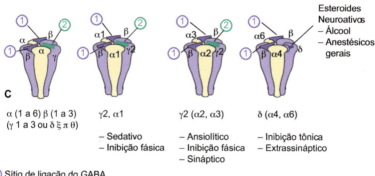

Figura 6.20 Receptores de ácido γ-aminobutírico A (GABA_A). A. Aqui são mostradas as quatro regiões transmembranares que compõem uma subunidade de um receptor de GABA_A. **B.** Existem cinco cópias dessas subunidades em um receptor de GABA_A totalmente constituído, em cujo centro se encontra um canal de cloreto. **C.** Diferentes tipos de subunidades (também denominadas isoformas ou subtipos) podem se combinar para formar um receptor de GABA_A. Incluem seis isoformas α diferentes, três isoformas β diferentes, três isoformas γ diferentes, δ, ε, π, θ e três isoformas ρ diferentes. O tipo e a função finais de cada subtipo de receptor GABA_A dependerão das subunidades que ele contém. Os receptores de GABA_A sensíveis aos benzodiazepínicos (BZs) (os dois no centro) contêm duas unidades β, mais γ_2 ou γ_3, mais duas subunidades α (α_1 a α_3). Em geral, medeiam a inibição física desencadeada por concentrações máximas de GABA liberado na sinapse. Os receptores de GABA_A sensíveis aos benzodiazepínicos que contêm subunidades α_1 estão envolvidos no sono (segundo a partir da esquerda), enquanto os que contêm subunidades α_2 e/ou α_3 estão envolvidos na ansiedade (segundo a partir da direita). Os receptores de GABA_A que contêm subunidades α_4, α_6 ou δ (na extrema direita) são insensíveis aos benzodiazepínicos, de localização extrassináptica e regulam a inibição tônica. Ligam-se a esteroides neuroativos de ocorrência natural e, possivelmente, ao álcool e a alguns anestésicos gerais.

seja sensível aos benzodiazepínicos, é necessária a presença de duas unidades β mais uma unidade γ do subtipo γ_2 ou γ_3, mais duas unidades α do subtipo α_1, α_2 ou α_3 (Figura 6.20C). Os benzodiazepínicos parecem se ligar à região do receptor entre a subunidade γ_2/γ_3 e a subunidade α_1/α_2/α_3, com uma molécula de benzodiazepínico por complexo de receptor (Figura 6.20C). O próprio GABA liga-se a duas moléculas de GABA por complexo de receptor aos

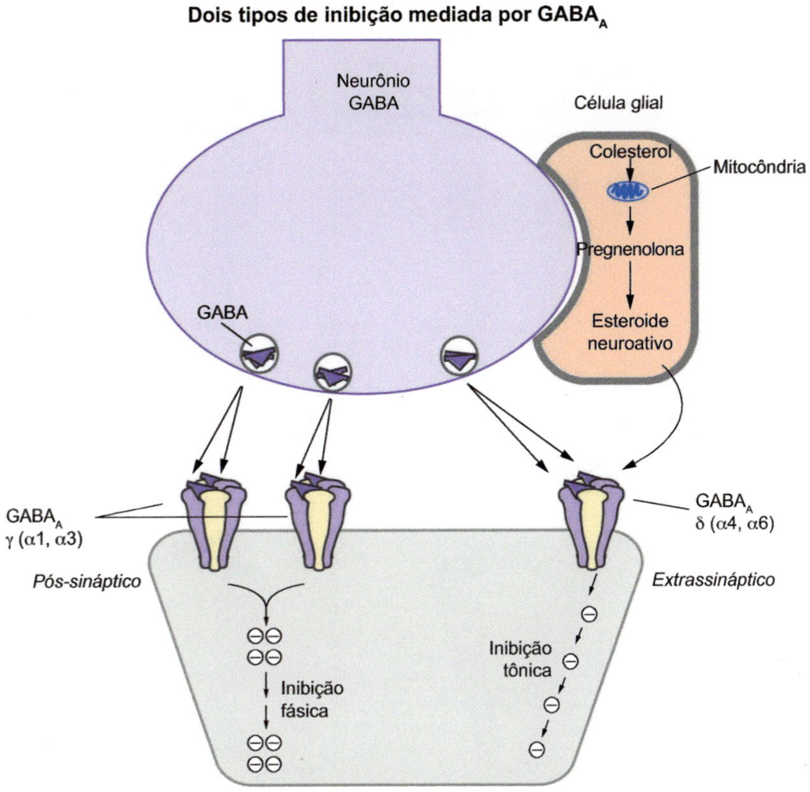

Capítulo 6 | Transtornos do Humor e a Rede dos Neurotransmissores Noradrenalina... **249**

Dois tipos de inibição mediada por GABA$_A$

Figura 6.21 Mediação da inibição tônica e fásica pelo receptor de GABA$_A$. Os receptores de GABA$_A$ sensíveis aos benzodiazepínicos (os que contêm subunidades γ e α$_1$ a α$_3$) são receptores pós-sinápticos que medeiam a inibição fásica, que ocorre em rajadas desencadeadas por concentrações máximas de GABA liberadas na sinapse. Os receptores de GABA$_A$ insensíveis aos benzodiazepínicos (os que contêm subunidades δ e subunidades α$_4$ ou α$_6$) são extrassinápticos e capturam o GABA que se difunde a partir da sinapse, bem como esteroides neuroativos que são sintetizados e liberados pelas células gliais. Esses receptores medeiam a inibição que é tônica (*i. e.*, mediada por níveis ambientes de GABA extracelular que escapou das sinapses).

sítios agonistas de GABA nas regiões do receptor entre as unidades α e β, algumas vezes designados também como sítio ortostérico de GABA (Figura 6.22; ver Figura 6.20).

Quando atua isoladamente, o GABA, agindo em seus sítios agonistas, pode aumentar a frequência de abertura do canal de cloreto formado no interior de todas as suas subunidades (ver Figura 6.20), porém apenas em grau limitado (comparar Figura 6.22A e B). Como o sítio dos benzodiazepínicos encontra-se em uma localização diferente dos sítios agonistas para o GABA (ver Figura 6.22C e D), o sítio modulador frequentemente é denominado alostérico (literalmente "outro sítio"), e os agentes que se ligam a esses sítios são "moduladores alostéricos". Como a modulação é "positiva", no sentido de que ela torna o GABA mais efetivo nos receptores de GABA$_A$, aumentando a frequência de

abertura dos canais de cloreto inibitórios (Figura 6.22D), a ação é denominada "modulação alostérica positiva". Assim, os benzodiazepínicos são denominados moduladores alostéricos positivos (PAM) de GABA$_A$. Curiosamente, o GABA precisa estar presente para que o PAM possa atuar (comparar Figura 6.22C e D). As ações dos benzodiazepínicos nos receptores de GABA$_A$ sensíveis aos benzodiazepínicos são, essencialmente, as ações de um agonista em seus sítios alostéricos positivos, visto que suas ações podem ser revertidas pelo antagonista neutro, o flumazenil (Figura 6.23). Esse também pode ser utilizado para reverter a anestesia com benzodiazepínicos ou as superdosagens de benzodiazepínicos.

Conforme assinalado anteriormente, acredita-se que os subtipos de receptores de GABA$_A$ sensíveis aos benzodiazepínicos (com subunidades γ e subunidades α$_1$ a α$_3$) sejam pós-sinápticos e

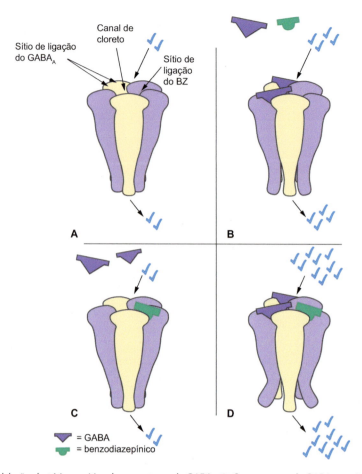

Figura 6.22 Modulação alostérica positiva dos receptores de GABA$_A$. A. Os receptores de GABA$_A$ sensíveis aos benzodiazepínicos (BZ), como mostrado aqui, consistem em cinco subunidades com um canal de cloreto central e apresentam sítios de ligação não apenas para o GABA, mas também para moduladores alostéricos positivos (p. ex., benzodiazepínicos). **B.** Quando o GABA se liga a seus sítios no receptor de GABA$_A$, ele aumenta a frequência de abertura do canal de cloreto e, portanto, possibilita a passagem de mais cloreto. **C.** Quando um modulador alostérico positivo, como um benzodiazepínico, se liga ao receptor de GABA$_A$ na ausência de GABA, ele não tem nenhum efeito sobre o canal de cloreto. **D.** Quando um modulador alostérico positivo, como um benzodiazepínico, se liga ao receptor de GABA$_A$ na presença de GABA, ele possibilita a abertura do canal com frequência ainda maior do que quando existe apenas o GABA.

possam mediar um tipo de inibição no neurônio pós-sináptico, que é fásica, ocorrendo em rajadas de inibição desencadeadas por concentrações máximas de GABA liberado sinapticamente (ver Figura 6.21). Na teoria, os benzodiazepínicos que atuam nesses receptores, em particular os subtipos $\alpha_{2/3}$ agrupados nos sítios de GABA pós-sinápticos, devem exercer um efeito ansiolítico, devido ao aumento da inibição pós-sináptica fásica. Entretanto, nem todos os receptores de GABA sensíveis aos benzodiazepínicos são iguais. Em particular, por um lado, os receptores de GABA$_A$ sensíveis aos benzodiazepínicos com subunidades α_1 podem ser mais importantes para regular o sono e constituem supostos alvos de numerosos agentes sedativos hipnóticos, incluindo PAM, tanto benzodiazepínicos quanto não benzodiazepínicos, do receptor de GABA$_A$ (ver Figura 6.21C). O subtipo α_1 de receptores de GABA$_A$ e os fármacos que se ligam a eles são discutidos de modo mais detalhado no Capítulo 10 sobre transtornos do sono. Alguns desses agentes (i. e., alguns fármacos Z que também se ligam aos receptores de GABA$_A$ sensíveis aos benzodiazepínicos; ver Capítulo 10) são seletivos apenas para o subtipo α_1 do receptor de GABA$_A$. Por outro lado, os receptores de GABA$_A$ sensíveis aos benzodiazepínicos com subunidades α_2 e/ou α_3 podem ser mais importantes para regular a ansiedade e constituem supostos alvos dos

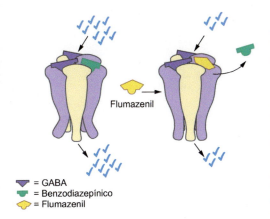

Figura 6.23 Flumazenil. O flumazenil, um antagonista do receptor de benzodiazepínico, é capaz de reverter um benzodiazepínico agonista total que atua em seu sítio no receptor de GABA$_A$. Isso pode ser útil para reverter os efeitos sedativos de benzodiazepínicos agonistas totais quando administrados como anestésicos ou quando tomados em superdosagem por um paciente.

benzodiazepínicos ansiolíticos e sedativos hipnóticos (discutidos no Capítulo 8 sobre ansiedade e no Capítulo 10) (ver Figura 6.20C). Os benzodiazepínicos atualmente disponíveis não são seletivos para os receptores de GABA$_A$ com diferentes subunidades α. A expressão anormal das subunidades γ$_2$, α$_2$ ou δ tem sido associada a diferentes tipos de epilepsia. A expressão do subtipo do receptor pode ter a sua resposta modificada à administração crônica e à retirada de um benzodiazepínico, e, teoricamente, poderia estar alterada em pacientes com vários transtornos psiquiátricos, incluindo diferentes subpopulações de depressão.

Os receptores de GABA$_A$ insensíveis aos benzodiazepínicos são aqueles que apresentam subunidades α$_4$, α$_6$, γ$_1$ ou δ (ver Figura 6.20C). Os receptores de GABA$_A$ com uma subunidade δ, em vez de uma subunidade γ, mais as subunidades α$_4$ ou α$_6$, não se ligam aos benzodiazepínicos. Em vez disso, os receptores de GABA$_A$ insensíveis aos benzodiazepínicos ligam-se aos esteroides neuroativos de ocorrência natural e, possivelmente, ao álcool e a alguns anestésicos gerais (ver Figura 6.20C). O sítio de ligação para esses moduladores não benzodiazepínicos está localizado entre as subunidades α e δ, um sítio por complexo de receptor (ver Figura 6.20C). Duas moléculas de GABA ligam-se por complexo de receptores de GABA$_A$ insensíveis aos benzodiazepínicos nos sítios de agonista de GABA (ortostéricos), localizados entre as subunidades α e β (ver Figura 6.20C), exatamente como o fazem nos receptores de GABA$_A$ sensíveis aos benzodiazepínicos.

Conforme já assinalado, acredita-se que os subtipos de receptores de GABA$_A$ insensíveis aos benzodiazepínicos (com subunidades δ e subunidades α$_4$ ou α$_6$) sejam de localização extrassináptica, onde capturam não apenas o GABA que se difunde a partir da sinapse, mas também esteroides neuroativos sintetizados e liberados pelas células gliais (ver Figura 6.21). Acredita-se que os receptores de GABA$_A$ extrassinápticos insensíveis aos benzodiazepínicos sejam capazes de mediar um tipo de inibição no neurônio pós-sináptico, que é *tônica*, diferentemente do tipo de inibição *fásica* mediada por receptores de GABA$_A$ pós-sinápticos sensíveis aos benzodiazepínicos (ver Figura 6.21). A inibição tônica pode ser regulada pelos níveis ambientais de moléculas de GABA extracelulares, que escaparam da recaptação pré-sináptica e destruição enzimática e que persistem entre as neurotransmissões, sendo impulsionada pela modulação alostérica nesses sítios.

De tal modo, acredita-se que a inibição tônica regule o tônus global e a excitabilidade do neurônio pós-sináptico, sendo importante para determinados eventos regulatórios, como a frequência de descarga neuronal em resposta a impulsos excitatórios. Como os esteroides neuroativos têm propriedades antidepressivas (ver Capítulo 7), propõe-se que alguns pacientes deprimidos podem ter uma falta de inibição tônica normal e, portanto, uma excitabilidade excessiva em alguns circuitos cerebrais. Hipoteticamente, essa excitabilidade pode ser atenuada pela administração de esteroides neuroativos, produzindo maior eficiência no processamento da informação nesses circuitos cerebrais e redução dos sintomas depressivos. É possível que os esteroides neuroativos também possam ter ações ansiolíticas importantes. Por que uma abertura mais tônica e supostamente sustentada dos canais de cloreto teria um bom efeito para a depressão? No caso da depressão pós-parto, isso pode ser potencialmente explicável com base no fato de que as mulheres grávidas apresentam níveis circulantes e, presumivelmente, cerebrais elevados de esteroides neuroativos. Por ocasião do parto, há um declínio precipitado nos níveis circulantes de esteroides neuroativos, desencadeando, hipoteticamente, o início súbito de um episódio depressivo maior quando a inibição tônica é perdida. A restauração dos níveis de esteroides neuroativos – e da inibição tônica – durante 60 h de infusão intravenosa pode ser suficiente para que a paciente responda com reversão de sua depressão e, então, disponha de algum tempo adicional para acomodar os níveis mais baixos de esteroides neuroativos no pós-parto. Esta é uma teoria razoável, porém ainda não comprovada. Pode ser um pouco mais difícil compreender por que a modulação alostérica positiva por um esteroide neuroativo trataria, até rapidamente, outras formas de depressão. Todavia, os esteroides neuroativos exercem seus efeitos antidepressivos, cujos alvos são, claramente, os sítios de GABA$_A$ extrassinápticos insensíveis aos benzodiazepínicos, visto que os benzodiazepínicos que atuam nos sítios de GABA$_A$ sinápticos sensíveis aos benzodiazepínicos não exercem ação antidepressiva consistente. Pode ser interessante observar que os esteroides neuroativos de fato atuam nos receptores de GABA$_A$ tanto sensíveis aos benzodiazepínicos quanto insensíveis aos benzodiazepínicos. Entretanto, a sua ação única é exercida nos sítios insensíveis aos benzodiazepínicos, e é esta ação que constitui o foco de grande interesse em definir como os esteroides neuroativos medeiam, hipoteticamente, suas ações antidepressivas.

Hipótese monoaminérgica da depressão

A teoria clássica sobre a etiologia biológica da depressão propõe a hipótese de que a depressão é causada por uma deficiência de neurotransmissão monoamínica. A mania pode representar o processo oposto, devido a um excesso de neurotransmissão monoamínica. Esse conceito original era uma noção bastante simplista de "desequilíbrio químico", que agora é considerada relativamente pouco sofisticada e baseada, em grande parte, em observações de que certas substâncias causadoras de depleção de monoaminas poderiam induzir depressão, e que todos os fármacos efetivos para a depressão no passado atuavam por meio da estimulação de um ou mais dos três neurotransmissores monoamínicos: a noradrenalina, a serotonina ou a dopamina. Portanto, surgiu a ideia de que a quantidade "normal" de neurotransmissores monoamínicos (Figura 6.24A) de algum modo sofria depleção por um processo mórbido desconhecido, por estresse ou por substâncias (Figura 6.24B), levando aos sintomas da depressão. Continua não havendo, em grande parte, evidências diretas para sustentar a hipótese monoaminérgica. Foram envidados muitos esforços, particularmente nas décadas de 1970 e 1980, para identificar as deficiências teoricamente previstas dos neurotransmissores monoamínicos na depressão e o seu excesso na mania. Até o momento, esses esforços infelizmente produziram resultados mistos, levando à

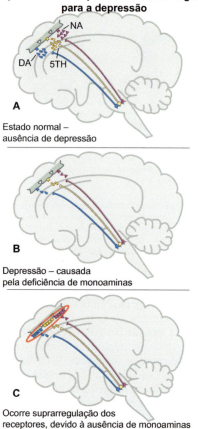

Figura 6.24 Hipótese dos receptores monoaminérgicos para a depressão. **A.** De acordo com a hipótese monoaminérgica clássica da depressão, quando há uma quantidade "normal" de atividade neurotransmissora de monoaminas, não ocorre depressão. **B.** A hipótese monoaminérgica da depressão postula que, se, por alguma razão, houver redução, depleção ou disfunção da quantidade "normal" de atividade dos neurotransmissores monoaminérgicos, pode ocorrer desenvolvimento de depressão. **C.** A hipótese dos receptores monoaminérgicos da depressão amplia a hipótese monoaminérgica clássica da depressão, postulando que a atividade deficiente dos neurotransmissores monoamínicos provoca a suprarregulação dos receptores pós-sinápticos de neurotransmissores monoamínicos, levando à depressão.

procura de melhores explicações para a etiologia dos transtornos do humor em geral e para a ligação potencial entre as monoaminas e os transtornos do humor, em particular.

Hipótese dos receptores monoaminérgicos e fatores neurotróficos

Devido a essas e outras dificuldades relacionadas com a hipótese monoaminérgica, o foco das hipóteses sobre a etiologia dos transtornos do humor foi, em seguida, deslocado dos próprios neurotransmissores monoamínicos para seus receptores e, então, para os eventos moleculares a jusante que esses receptores desencadeiam, incluindo a regulação da expressão gênica e a produção de fatores de crescimento. Atualmente, existe também um grande interesse na influência da natureza (genes) e da criação (ambiente e epigenética) sobre os circuitos cerebrais regulados pelas monoaminas. Em particular, o que ocorre quando alterações epigenéticas decorrentes de experiências estressantes da vida são combinadas com a herança de vários genes de risco, que podem tornar o indivíduo vulnerável a esses estressores ambientais.

A hipótese dos receptores de neurotransmissores para a depressão postula que uma anormalidade nos receptores de neurotransmissores monoamínicos leva à depressão (ver Figura 6.24B). Assim, se a depleção de monoaminas neurotransmissoras constitui o tema central da hipótese monoaminérgica da depressão (ver Figura 6.24B), a hipótese dos receptores de neurotransmissores para a depressão leva esse tema a um passo adiante: ou seja, de que a depleção de neurotransmissor provoca uma suprarregulação compensatória dos receptores pós-sinápticos dos neurotransmissores (ver Figura 6.24C). Em geral, faltam também evidências diretas para essa hipótese. Entretanto, estudos *post mortem* mostram, consistentemente, um aumento no número de receptores de serotonina 2 no córtex frontal de pacientes que cometem suicídio. Além disso, alguns estudos de neuroimagem identificaram anormalidades nos receptores de serotonina em pacientes deprimidos, porém essa abordagem ainda não teve sucesso na identificação de lesões moleculares consistentes e replicáveis nos receptores de monoaminas na depressão. Por conseguinte, não há evidências claras nem convincentes de que a deficiência de monoaminas seja responsável pela depressão, isto é, não há nenhum déficit "real" de monoaminas. De modo semelhante, tampouco há evidências claras e convincentes de que anormalidades nos receptores de monoaminas sejam responsáveis pela depressão, ainda que todos os fármacos clássicos usados no tratamento da depressão produzam elevação dos níveis de monoaminas. Embora a hipótese monoaminérgica seja, evidentemente, uma noção muito simplificada dos transtornos do humor, ela tem sido muito valiosa para concentrar a atenção nos três neurotransmissores monoamínicos: a noradrenalina, a dopamina e a serotonina. Isso levou

a uma melhor compreensão do funcionamento fisiológico desses três neurotransmissores, e, durante certo tempo, a mais e mais opções de tratamento farmacológico para a depressão, com muitas variantes terapêuticas sobre o tema do alvo das monoaminas. Essas numerosas abordagens terapêuticas e fármacos são discutidos de modo detalhado no Capítulo 7.

Além das monoaminas: a hipótese da neuroplasticidade e neuroprogressão da depressão

Um dos indícios de que a depressão não é causada simplesmente pela deficiência de monoaminas e que os fármacos para a depressão simplesmente restauram essas monoaminas deficientes é a observação de que os fármacos clássicos usados no tratamento da depressão aumentam quase imediatamente as monoaminas, porém a melhora clínica da depressão é adiada por várias semanas (Figura 6.25). Isso levou à investigação de eventos moleculares que se correlacionavam com o início dos efeitos antidepressivos clínicos. Algumas das primeiras descobertas mostraram que a infrarregulação tardia dos receptores de neurotransmissores após a elevação imediata das monoaminas que ocorre depois da administração de fármacos para a depressão correlaciona-se, no tempo, com o início dos efeitos clínicos antidepressivos (Figuras 6.25 e 6.26). A infrarregulação dos receptores de neurotransmissores também se correlaciona, temporalmente, com o início da tolerância a alguns dos efeitos colaterais dos fármacos usados no tratamento da depressão.

Outros eventos moleculares que se correlacionam com o tempo de início dos efeitos antidepressivos clínicos após a administração de fármacos para a depressão incluem a síntese a jusante de fatores de crescimento, como BDNF (fator neurotrófico derivado do cérebro) (Figura 6.27). Uma hipótese atual notável é que o estresse, a inflamação e outros fatores genéticos e ambientais (como adversidade no início da vida, o microbioma e doenças clínicas crônicas) levam à perda de fatores de crescimento (Figura 6.28) e que, por sua vez, levam à neuroprogressão, começando com a falta de manutenção sináptica e, em seguida, perda de sinapses e arborização dendrítica e, por fim, perda dos próprios neurônios (Figura 6.29, à esquerda), quando a neuroprogressão torna-se irreversível. O efeito da perda de fatores de crescimento na manutenção da integridade e da conectividade

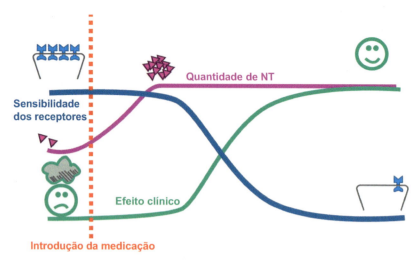

Figura 6.25 Curso temporal dos efeitos dos fármacos para depressão. Esta figura mostra os diferentes cursos temporais de três efeitos da maioria dos fármacos usados no tratamento da depressão – isto é, alterações clínicas, alterações dos neurotransmissores (NT) e alterações da sensibilidade dos receptores. Especificamente, a quantidade de neurotransmissores modifica-se de modo relativamente rápido após a introdução de um fármaco para tratamento da depressão. Entretanto, o efeito clínico é retardado, assim como a dessensibilização ou infrarregulação dos receptores de neurotransmissores. Essa correlação temporal dos efeitos clínicos com alterações na sensibilidade dos receptores deu origem à hipótese de que mudanças na sensibilidade dos receptores de neurotransmissores podem de fato mediar os efeitos clínicos dos fármacos usados na depressão. Esses efeitos clínicos incluem não apenas as ações antidepressivas e ansiolíticas, mas também o desenvolvimento de tolerância aos efeitos colaterais agudos.

Hipótese dos receptores de neurotransmissores na ação dos antidepressivos

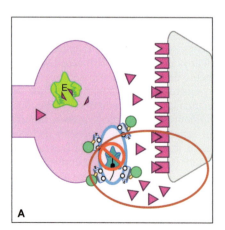
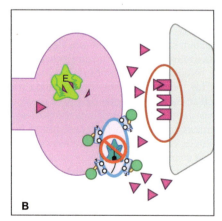

Figura 6.26 Hipótese dos receptores de neurotransmissores na ação dos antidepressivos. Embora os fármacos usados na depressão causem um aumento imediato das monoaminas, eles não exercem efeitos terapêuticos imediatos. Isso pode ser explicado pela hipótese dos receptores de monoaminas da depressão, que estabelece que ela é causada pela suprarregulação dos receptores de monoaminas. Desse modo, os efeitos antidepressivos clínicos estariam relacionados com a infrarregulação desses receptores, conforme mostrado aqui. **A.** Quando a bomba de recaptação de monoaminas é bloqueada, ocorre o acúmulo de mais neurotransmissor (nesse caso, noradrenalina) na sinapse. **B.** O aumento da disponibilidade de neurotransmissor leva, em última análise, à infrarregulação dos receptores. O curso temporal da adaptação dos receptores é consistente com os efeitos clínicos tardios dos fármacos na depressão e com o desenvolvimento de tolerância aos efeitos colaterais.

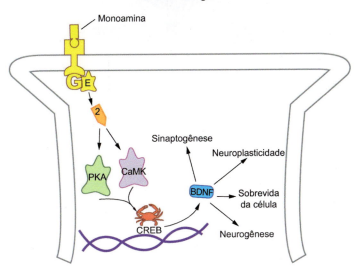

Figura 6.27 Sinalização monoaminérgica e liberação do fator neurotrófico derivado do cérebro (BDNF). De acordo com a hipótese de neuroprogressão da depressão, ela pode ser causada por uma redução na síntese de proteínas envolvidas na neurogênese e na plasticidade sináptica. O BDNF promove o crescimento e o desenvolvimento dos neurônios imaturos, incluindo os neurônios monoaminérgicos, aumenta a sobrevida e a função dos neurônios adultos e ajuda a manter as conexões sinápticas. Devido à importância do BDNF para a sobrevida neuronal, sua presença em níveis diminuídos pode contribuir para a atrofia celular. Em alguns casos, o BDNF em baixos níveis pode até mesmo causar perda celular. As monoaminas podem aumentar a disponibilidade de BDNF ao iniciar cascatas de transdução de sinais que levam à sua liberação. Por conseguinte, o aumento da disponibilidade sináptica de monoaminas por meio de inibidores da recaptação pode levar ao aumento de fatores neurotróficos a jusante, um efeito molecular que deve estar correlacionado temporalmente com os efeitos clínicos produzidos.

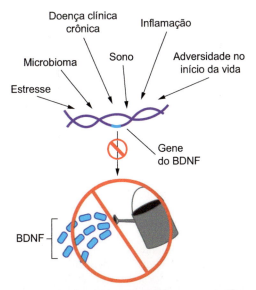

Figura 6.28 Fatores genéticos e ambientais podem levar à perda de fatores neurotróficos. Os fatores neurotróficos, como fator neurotrófico derivado do cérebro (BDNF), desempenham um papel no crescimento adequado e na manutenção dos neurônios e das conexões neuronais. Múltiplos fatores ambientais, como estresse crônico, inflamação, doença crônica, adversidade no início da vida, alterações no microbioma e alteração do sono, podem contribuir para a neuroprogressão na depressão, causando alterações epigenéticas que desativam os genes do BDNF, reduzindo potencialmente a sua produção.

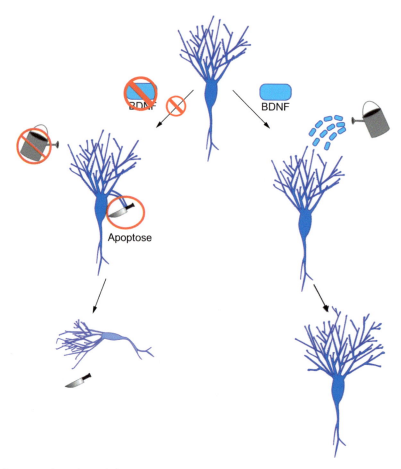

Figura 6.29 Supressão da produção de fator neurotrófico derivado do cérebro (BDNF). O BDNF desempenha uma função no crescimento adequado e na manutenção dos neurônios e das conexões neuronais (à direita). Se os genes para o BDNF forem desativados (à esquerda), a consequente diminuição do BDNF pode comprometer a capacidade do cérebro de criar e manter neurônios e suas conexões. Isso pode levar à perda de sinapses ou até mesmo de neurônios inteiros por apoptose.

sináptica é mostrado em detalhes microscópicos da Figura 6.30 (ver perda das espinhas dendríticas, indicando perda das sinapses, à direita). Como sinal nefasto, pode-se observar copiosa perda sináptica e neuronal por meio de ressonância magnética estrutural cerebral (Figura 6.30). Foram também relatadas anormalidades na conexão dos circuitos cerebrais em estudos de neuroimagem funcional na depressão.

A neurobiologia hipotética da neuroprogressão na depressão é multifatorial (Figura 6.31). Além da produção de fatores de crescimento possivelmente deficiente (Figura 6.31; ver Figuras 6.27 e 6.29), existe também a antiga teoria de desregulação do eixo hipotálamo-hipófise-suprarrenal (HHSR) na depressão, que também pode contribuir para a neurodegeneração (Figuras 6.31, 6.32A e 6.32B). Os neurônios do hipocampo e da amígdala normalmente suprimem o eixo HHSR (Figura 6.32A). Assim, se o estresse causar atrofia dos neurônios do hipocampo e da amígdala, com perda de seu impulso inibitório para o hipotálamo, isso pode levar à hiperatividade do eixo HHSR (Figura 6.32B). Na depressão, anormalidades do eixo HHSR têm sido relatadas há muito tempo, incluindo níveis elevados de glicocorticoides e insensibilidade do eixo HHSR à inibição por retroalimentação (Figura 6.32B). Algumas evidências sugerem que os glicocorticoides em altos níveis podem até mesmo ser tóxicos para os neurônios e contribuir para a sua atrofia diante do estresse crônico (Figura 6.32B). Novos tratamentos antidepressivos que estão em fase de teste têm como alvo os receptores de CRF (fator liberador de corticotrofina), receptores de vasopressina 1B

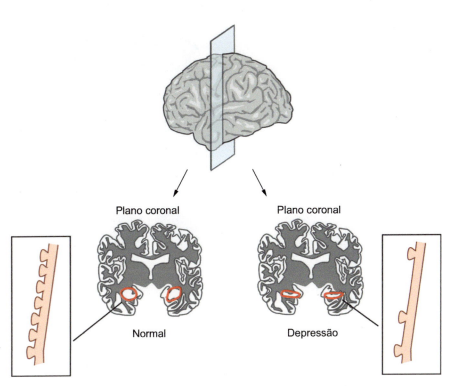

Figura 6.30 Perda das espinhas dendríticas na depressão. A redução dos fatores neurotróficos compromete a manutenção da integridade e conectividade sináptica e, em última análise, pode resultar em perda das sinapses. Esse efeito foi demonstrado em estudos de imagem do volume do hipocampo por ressonância magnética estrutural, em que pacientes com depressão apresentaram menor número de espinhas dendríticas.

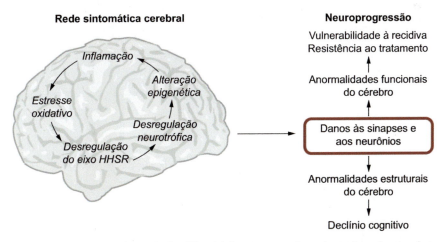

Figura 6.31 A neuroprogressão na depressão é multifatorial. A neuroprogressão na depressão pode estar relacionada com múltiplos fatores, que podem interagir entre si. A inflamação, o estresse oxidativo e a desregulação do eixo hipotálamo-hipófise-suprarrenal (HHSR) podem contribuir para a desregulação neurotrófica, capaz de levar a alterações epigenéticas, as quais podem exacerbar ainda mais a inflamação, o estresse oxidativo e a disfunção do eixo HHSR. Todos esses fatores têm o potencial de contribuir, em última análise, para o dano às sinapses e aos neurônios, o que possivelmente resulta em anormalidades cerebrais tanto funcionais quanto estruturais.

Eixo hipotálamo-hipófise-suprarrenal (HHSR)

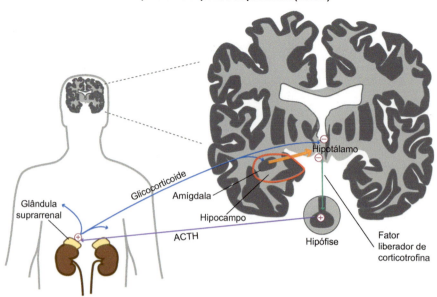

Figura 6.32A Eixo hipotálamo-hipófise-suprarrenal (HHSR). A resposta normal ao estresse envolve a ativação do hipotálamo e o consequente aumento do fator de liberação da corticotrofina (CRF), que, por sua vez, estimula a liberação do hormônio adrenocorticotrófico (ACTH) pela hipófise. O ACTH induz a liberação de glicocorticoides pela glândula suprarrenal, que retroalimenta o hipotálamo e inibe a liberação do CRF, interrompendo a resposta ao estresse. A amígdala e o hipocampo também fornecem impulsos ao hipotálamo para suprimir a ativação do eixo HHSR.

Atrofia do hipocampo e hiperatividade do eixo HHSR na depressão

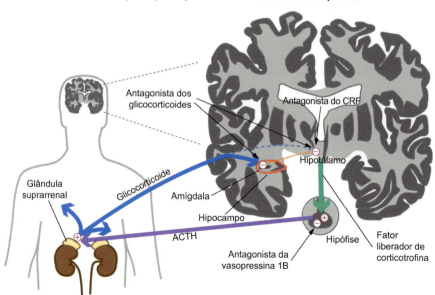

Figura 6.32B Atrofia do hipocampo e hiperatividade do eixo HHSR na depressão. Em situações de estresse crônico, a hiperatividade do eixo HHSR leva à liberação excessiva de glicocorticoides, que pode causar, em última análise, atrofia do hipocampo. Como o hipocampo inibe o eixo HHSR, a ocorrência de atrofia nessa região pode levar à atividade crônica do eixo HHSR, o que pode aumentar o risco de desenvolvimento de doença psiquiátrica. Como o eixo HHSR é central no processamento do estresse, é possível que novos alvos para o tratamento dos transtornos induzidos por estresse estejam localizados nesse eixo. Os mecanismos que estão sendo examinados envolvem o antagonismo dos receptores de glicocorticoides, receptores do fator liberador de corticotrofina (CRF) e receptores de vasopressina 1B.

e receptores de glicocorticoides (Figura 6.32B), na tentativa de deter e até mesmo reverter essas anormalidades do eixo HHSR na depressão e em outras doenças psiquiátricas relacionadas com o estresse.

Outro fator que contribui potencialmente para a neurodegeneração em pelo menos um subgrupo de pacientes com depressão é a neuroinflamação (Figura 6.33). Isto é, diversas condições e fatores contribuem para a inflamação que invade o sistema nervoso central em uma série de transtornos psiquiátricos, talvez particularmente na depressão (Figura 6.33). Esses fatores incluem não apenas o estresse crônico, mas também a obesidade, adversidade no início da vida/infância, ruptura do microbioma e numerosas doenças inflamatórias crônicas (Figura 6.33A). Nesses pacientes, foi aventada a hipótese de que esses fatores ativam a micróglia no cérebro para liberar moléculas pró-inflamatórias (Figura 6.33B), que, por sua vez, atraem células imunes, como monócitos e macrófagos (Figura 6.33C). No cérebro, elas interrompem a neurotransmissão (Figura 6.33D), causam estresse químico oxidativo, disfunção mitocondrial, disfunção do eixo HHSR, redução da disponibilidade de fator neurotrófico e alterações epigenéticas que levam a expressão gênica indesejada (ver Figura 6.31), acarretando perda sináptica e morte neuronal (Figura 6.33D; ver Figura 6.31).

Outra hipótese para a base neurobiológica, pelo menos em alguns pacientes com depressão, é a de um transtorno do ritmo circadiano que causa atraso de fase no ciclo de sono-vigília (Figura 6.34). O grau desse atraso de fase correlaciona-se com a gravidade da depressão.

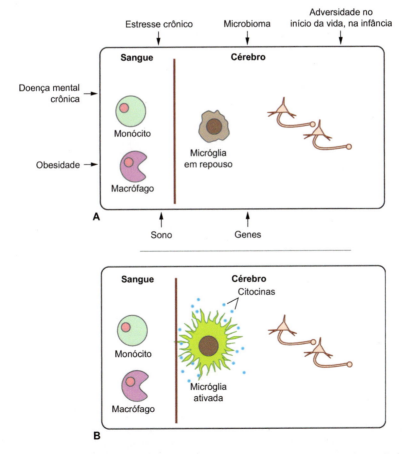

Figura 6.33 Neuroinflamação na depressão. A neurodegeneração na depressão pode estar relacionada ao desenvolvimento da neuroinflamação em algumas pacientes. **A.** Estresse crônico, obesidade, adversidade no início da vida, ruptura do microbioma, problemas crônicos do sono e doenças inflamatórias crônicas podem contribuir para o desenvolvimento de neuroinflamação. São mostrados aqui os fatores imunes no sangue e na micróglia em repouso no cérebro. **B.** Se a micróglia no cérebro for ativada devido a estresse crônico, obesidade etc., suas células podem liberar citocinas pró-inflamatórias.

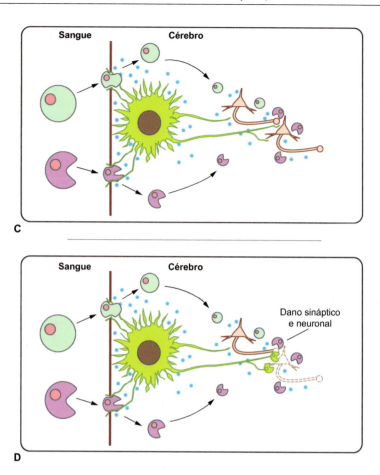

Figura 6.33 (*continuação*) **C.** As citocinas pró-inflamatórias atraem células imunes, como monócitos e macrófagos, no cérebro. **D.** Os monócitos e os macrófagos podem romper a neurotransmissão, causar estresse oxidativo e disfunção mitocondrial, afetar a função do eixo HHSR, reduzir a disponibilidade de fatores neurotróficos e levar a alterações epigenéticas, que, em última análise, podem resultar em perda sináptica e morte neuronal.

Numerosas medidas fisiológicas dos ritmos circadianos também estão alteradas na depressão, desde achatamento do ciclo diário da temperatura corporal, elevação da secreção de cortisol ao longo do dia, até redução da secreção de melatonina, que também normalmente alcança um pico à noite e no escuro (Figura 6.35). As elevações da secreção de cortisol e as anormalidades do eixo HHSR na depressão foram discutidas anteriormente (ver Figuras 6.32A e B). Outros ritmos circadianos que podem estar afetados na depressão incluem redução do BDNF e da neurogênese, também discutida anteriormente, cujo pico normal ocorre à noite. A dessincronização de processos biológicos também pode ser tão generalizada na depressão que é possível caracterizar a depressão como uma doença fundamentalmente circadiana. É possível, pelo menos em alguns pacientes, que a depressão seja causada por uma "quebra" do relógio circadiano. Numerosos genes operam de modo circadiano, são sensíveis aos ritmos de luz-escuridão e são denominados genes circadianos. Anormalidades em vários genes circadianos foram associadas a transtornos do humor, e para os pacientes que apresentam um transtorno do ritmo circadiano (Figura 6.34), os tratamentos do ritmo circadiano, como luminosidade intensa (Figura 6.36A), melatonina (Figura 6.36B), avanço de fase, atraso de fase e até mesmo privação do sono podem ter efeitos terapêuticos.

Não apenas todos esses diversos fatores desencadeados por neuroinflamação, estresse, genética e meio ambiente (ver Figuras 6.28, 6.30, 6.31 e 6.33) contribuem para a disfunção sináptica e anormalidades estruturais do cérebro com

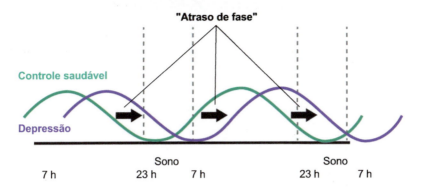

Figura 6.34 A depressão pode causar atraso de fase nos ritmos circadianos do ciclo de sono/vigília. Os ritmos circadianos descrevem eventos que ocorrem em um ciclo de 24 h. Muitos sistemas biológicos obedecem a um ritmo circadiano; em particular, os ritmos circadianos são fundamentais para a regulação do ciclo de sono/vigília. Em pacientes com depressão, o ritmo circadiano frequentemente apresenta um "atraso de fase", o que significa que, como o estado de vigília não é estimulado pela manhã, esses pacientes tendem a dormir até mais tarde. Eles também têm dificuldade em adormecer à noite, o que aumenta ainda mais a sensação de sonolência durante o dia.

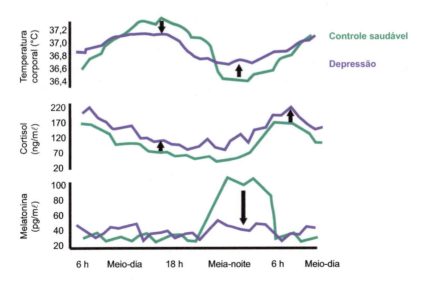

Figura 6.35 As medidas fisiológicas dos ritmos circadianos estão alteradas em alguns pacientes com depressão. Os ritmos circadianos são evidentes em diversas funções biológicas, como temperatura corporal, níveis hormonais, pressão arterial, metabolismo, regeneração celular, ciclo de sono/vigília e transcrição e tradução do DNA. A coordenação interna organizada pelo ritmo circadiano é essencial para a saúde plena. Na depressão, ocorre alteração das medidas fisiológicas dos ritmos circadianos, incluindo menor flutuação da temperatura corporal durante o ciclo de 24 h, o mesmo padrão, porém com níveis elevados de cortisol durante o período de 24 h e ausência do pico dos níveis de melatonina à noite.

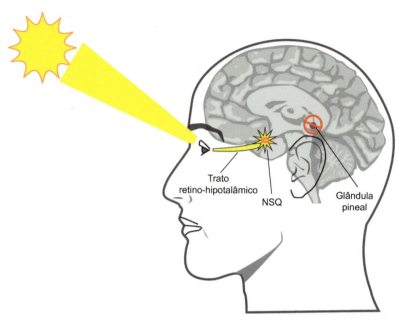

Figura 6.36A Configuração dos ritmos circadianos, parte 1. Embora vários fatores possam afetar a configuração dos ritmos circadianos, a luz é o mais poderoso sincronizador. Quando a luz atravessa o olho, ela é transferida pelo trato retino-hipotalâmico para o núcleo supraquiasmático (NSQ) dentro do hipotálamo. Por sua vez, o NSQ envia sinais à glândula pineal para interromper a produção de melatonina. Nos indivíduos com depressão que apresentam desregulação dos ritmos circadianos, a terapia com luminosidade intensa nas primeiras horas da manhã pode ajudar a reconfigurar o ritmo circadiano.

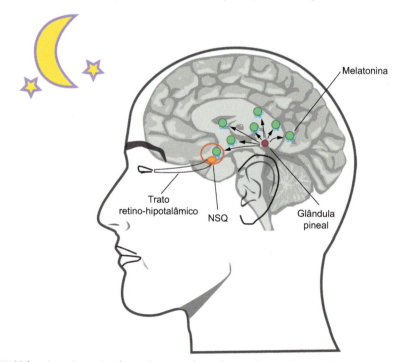

Figura 6.36B Melatonina e ritmos circadianos. Durante as horas de escuridão, não há estímulo do trato retino-hipotalâmico para o núcleo supraquiasmático (NSQ) no hipotálamo. Por conseguinte, a escuridão envia sinais à glândula pineal para produzir melatonina. Por sua vez, a melatonina pode atuar sobre o NSQ para reconfigurar os ritmos circadianos. Em indivíduos com depressão que apresentam desregulação dos ritmos circadianos, a administração de melatonina no início da noite pode ajudar a reconfigurar o ritmo circadiano.

declínio funcional, como também, teoricamente, eles acabam levando a pelo menos três desfechos clínicos muito indesejados na depressão:

- Declínio cognitivo duradouro
- Aumento da vulnerabilidade a outros episódios de depressão
- Resistência ao tratamento com fármacos monoamínicos para a depressão.

Naturalmente, os episódios depressivos maiores são reconhecidos pelos sintomas de humor, tristeza e depressão, e, com efeito, o humor triste constitui a associação mais forte com o comprometimento global do funcionamento. Entretanto, a segunda associação mais forte com comprometimento global do funcionamento consiste nos sintomas cognitivos, o que talvez seja um tanto surpreendente para uma condição denominada "transtorno do humor", e não "transtorno cognitivo". Os estudos de neuroimagem funcional sugerem que o declínio cognitivo pode se manifestar na necessidade de mais esforço para pensar, visto que os pacientes deprimidos apresentam maior ativação de regiões cerebrais envolvidas no controle cognitivo, como o córtex pré-frontal dorsolateral e o córtex cingulado anterior. O declínio hipocampal na depressão, que foi discutido anteriormente e está ilustrado na Figura 6.30, está correlacionado com a duração da depressão não tratada. Pacientes deprimidos com menores volumes hipocampais apresentam piores desfechos. Uma estatística sombria é a de que a memória se deteriora em função do número de episódios depressivos anteriores, como se esses episódios fossem prejudiciais ao cérebro, sendo o dano cumulativo. Curiosamente, essa assombrosa possibilidade é sustentada pela observação de que a disfunção cognitiva na depressão pode estar relacionada ao número de episódios anteriores na depressão e com a sua duração, e não com a gravidade dos sintomas em um episódio atual, sugerindo, mais uma vez, um dano anterior. Os sintomas cognitivos constituem um dos sintomas residuais mais comuns – senão o mais comum – entre os episódios depressivos, após recuperação da tristeza e de outros sintomas. Desse modo, os sintomas cognitivos podem durar mais do que os sintomas de humor no transtorno depressivo maior.

Qual é a gravidade da disfunção cognitiva? Estima-se que ela representa aproximadamente o mesmo grau de comprometimento que ocorre depois de uma noite de privação de sono, depois de uma intoxicação com álcool ou depois de tomar uma alta dose de benzodiazepínico ou anti-histamínico. Você pode imaginar viver o dia todo e todos os dias com esse grau de comprometimento cognitivo? Esse grau de disfunção cognitiva não é específico de pacientes com depressão, porém é muito comum em diversos transtornos psiquiátricos, desde o transtorno unipolar ao bipolar, esquizofrenia, transtornos de ansiedade e relacionados a trauma, transtornos de impulsividade, TDAH (transtorno de déficit de atenção com hiperatividade) e outros transtornos. O alívio dos sintomas cognitivos com tratamentos atuais dos transtornos psiquiátricos constitui, portanto, uma importante estratégia terapêutica, de modo que existe uma necessidade premente de melhores fármacos para a cognição. Enquanto isso, talvez a melhor chance de prevenir desfechos cognitivos e funcionais adversos na depressão seja instituir um tratamento precoce e completo, sempre que possível.

As alterações nos desfechos estruturais e funcionais na depressão de fato podem ser potencialmente reversíveis quando tratadas no estágio de perda de sinapses sem perda de neurônios. Os fármacos de ação rápida para a depressão, que atuam nos sistemas glutamatérgico e GABAérgico, são promissores para produção dessa reversão, ou seja, desencadear a formação de novas sinapses. Esses fármacos são discutidos no Capítulo 7. Aqui, mencionaremos apenas que é possível obter uma melhora a jusante da neuroplasticidade com fármacos direcionados para as monoaminas, quando esses fármacos são efetivos. Mais recentemente, foi constatado que é possível observar uma melhora em modelos animais de neuroplasticidade após estimulação da neurotransmissão glutamatérgica com novos fármacos para a depressão (Figura 6.37). É possível que isso também ocorra com os novos fármacos GABAérgicos atualmente em desenvolvimento. Em caso afirmativo, esses agentes mais novos terão potencial para promover um rápido início do efeito antidepressivo, visto que seus efeitos moleculares (Figura 6.37) podem reverter a perda sináptica e levar à formação de novas sinapses dentro de minutos a horas (a reversão da perda sináptica é mostrada na depressão na Figura 6.30; ver também Capítulo 7). Também é possível que agentes direcionados para o glutamato, GABA e outros alvos não monoaminérgicos sejam promissores para o tratamento de pacientes não responsivos à terapia monoaminérgica. A restauração das cascatas de transdução de sinais relacionadas com neurotransmissores por fármacos de qualquer mecanismo capazes de tratar com sucesso a depressão também pode, hipoteticamente, aumentar o BDNF e outros fatores tróficos e,

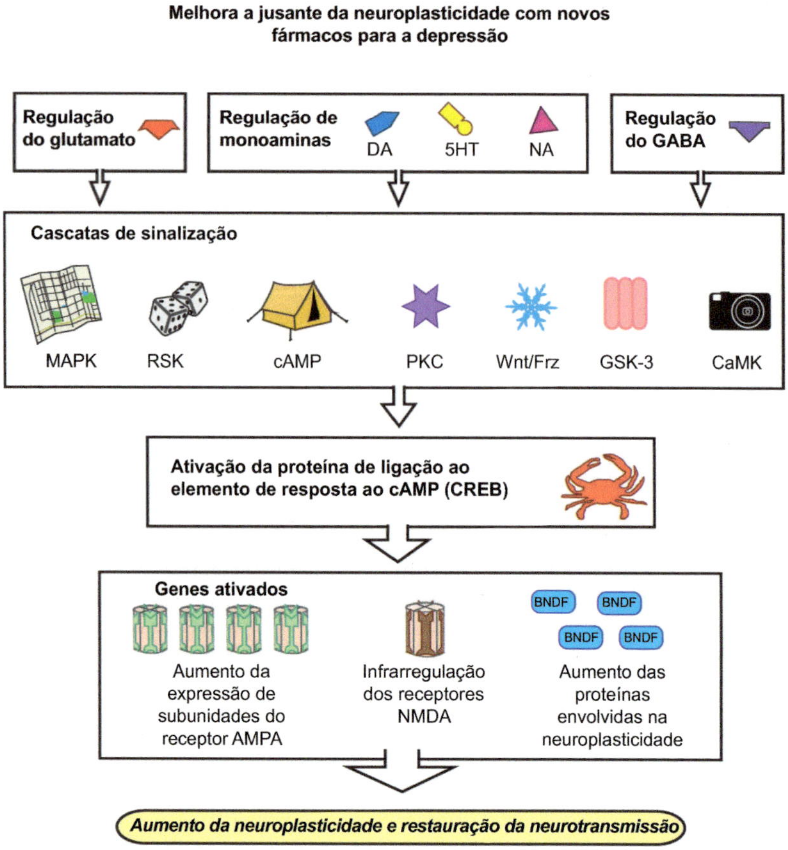

Melhora a jusante da neuroplasticidade com novos fármacos para a depressão

Figura 6.37 **Efeitos a jusante sobre a neuroplasticidade.** Na depressão, pode haver uma deficiência na transdução de sinais a jusante, levando a uma redução da síntese de proteínas envolvidas na neurogênese e na plasticidade sináptica, como o fator neurotrófico derivado do cérebro (BDNF). O tratamento com fármacos para a depressão, tanto com inibidores tradicionais da recaptação de monoaminas quanto com novos agentes que afetam o glutamato ou o GABA, pode estimular uma variedade de cascatas de sinalização. Cada uma das cascatas de sinalização descritas é capaz de ativar a proteína de ligação ao elemento de resposta ao cAMP (CREB), que pode induzir a expressão de numerosos genes envolvidos na neuroplasticidade, incluindo o BDNF. Outra forma de plasticidade sináptica, a potenciação a longo prazo (LTP), envolve o fortalecimento de sinapses por meio da modulação dos receptores de glutamato. A ativação da proteína CREB aumenta a expressão de subunidades do receptor de ácido α-amino-3-hidroxi-5-metil-4-isoxazol propiônico (AMPA) e infrarregula os receptores de N-metil-D-aspartato (NMDA). A modificação da razão entre receptores AMPA:NMDA por meio do aumento do AMPA, enquanto se reduz o impulso de NMDA, pode restaurar a homeostasia do glutamato e facilitar a neuroplasticidade no cérebro deprimido.

dessa maneira, restaurar potencialmente as sinapses perdidas. Em algumas áreas do cérebro, como o hipocampo, não apenas as sinapses podem ser potencialmente restauradas, mas também é possível que alguns neurônios perdidos possam até mesmo ser substituídos por neurogênese.

Sintomas e circuitos nos transtornos do humor

Hoje em dia, uma importante hipótese em psiquiatria sustenta que os sintomas psiquiátricos estão ligados a um processamento ineficiente da informação em circuitos cerebrais específicos, em que diferentes circuitos medeiam diferentes sintomas, de acordo com uma compreensão evolutiva da distribuição topográfica de diferentes funções em diferentes regiões do cérebro, algumas vezes denominadas nós, bem como em diferentes circuitos cerebrais, com conexões formando redes. Apesar de ser possivelmente reducionista e constituir uma simplificação excessiva, a noção teórica é associar nós específicos na rede a sintomas psiquiátricos específicos. Aqui, discutiremos como essa ideia pode se aplicar aos 9 sintomas de um episódio depressivo maior (Figura 6.1) e aos 9 sintomas de um episódio maníaco (Figura 6.2).

Por que fazer isso se nosso conhecimento ainda está incompleto e em fase de evolução sobre os domínios da psicopatologia e os circuitos subjacentes a eles? Porque isso nos ajuda a compreender melhor os sintomas dos pacientes, bem como os sintomas que persistem depois do tratamento. O objetivo dessa abordagem é dispor de uma estratégia para aliviar todos os sintomas, de modo a obter uma remissão completa. Devemos aplicar essa estratégia de forma mais racional possível, com base no entendimento atual sobre a regulação dos neurotransmissores nesses circuitos específicos no funcionamento normal e nos transtornos psiquiátricos. Tal estratégia também envolve o uso racional dos fármacos disponíveis que estão direcionados especificamente para a regulação desses mesmos transmissores e, portanto, ter como alvo a melhora dos sintomas regulados por esses neurotransmissores.

Explicaremos agora como essa estratégia funciona. Cada um dos 9 sintomas listados para o diagnóstico de um episódio depressivo maior pode ser mapeado em circuitos cerebrais, cujo processamento ineficiente de informações teoricamente medeia esses sintomas (comparar Figuras 6.1 e 6.38). Cada um dos sintomas listados para o diagnóstico de um episódio maníaco também pode ser igualmente mapeado em alguns desses mesmos circuitos cerebrais, mas também em alguns circuitos diferentes (comparar Figuras 6.2 e 6.39). Observe a inervação dessas várias áreas do cérebro pelos três sistemas de neurotransmissores monoaminérgicos (Figura 6.40). O glutamato e o GABA são onipresentes em praticamente todas as áreas do cérebro. Esse padrão de inervação de monoaminas oferece a oportunidade de usar vários neurotransmissores como alvos, de modo a melhorar a eficiência do processamento da informação nessas áreas cerebrais e, portanto, reduzir os sintomas. Cada nó nas redes que regulam os sintomas psiquiátricos apresenta neurotransmissores distribuídos em um padrão único, porém parcialmente

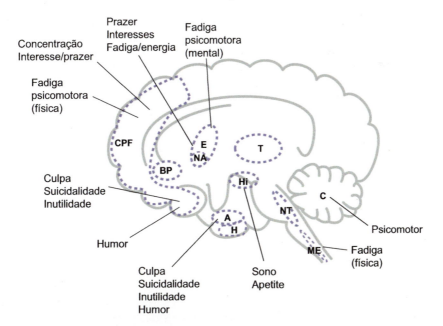

Figura 6.38 Correspondência entre os sintomas depressivos e circuitos. As alterações na atividade neuronal e na eficiência do processamento da informação em cada uma das regiões cerebrais mostradas aqui podem levar a sintomas de um episódio depressivo maior. A funcionalidade em cada região cerebral está associada, hipoteticamente, a uma constelação diferente de sintomas. CPF, córtex pré-frontal; BP, parte basal do prosencéfalo; E, estriado; NA, *nucleus accumbens*; T, tálamo; Hi, hipotálamo; A, amígdala; H, hipocampo; NT, centros neurotransmissores do tronco encefálico; ME, medula espinal; C, cerebelo.

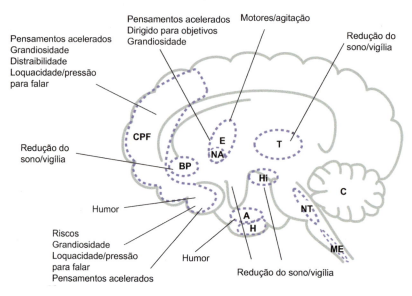

Figura 6.39 Correspondência entre sintomas maníacos e circuitos. As alterações na neurotransmissão em cada uma das regiões cerebrais mostradas aqui podem estar hipoteticamente ligadas aos vários sintomas de um episódio maníaco. A funcionalidade em cada região cerebral pode estar associada a uma diferente constelação de sintomas. CPF, córtex pré-frontal; BP, parte basal do prosencéfalo; E, estriado; NA, *nucleus accumbens*; T, tálamo; Hi, hipotálamo; A, amígdala; H, hipocampo; NT, centros neurotransmissores do tronco encefálico; ME, medula espinal; C, cerebelo.

sobreposto, que regula cada região cerebral específica hipoteticamente disfuncional (ver Figuras 6.38 a 6.40). O uso de fármacos tendo como alvo cada uma dessas regiões atuando sobre os neurotransmissores relevantes que regulam essas regiões cerebrais leva, potencialmente, à redução de cada sintoma específico. A ideia é que, sempre que o ajuste da neurotransmissão mediada por neurotransmissores específicos for capaz de aumentar a eficiência do processamento da informação nos circuitos hipoteticamente com disfunção para cada sintoma específico, ele produzirá alívio desse sintoma. Se for bem-sucedido, esse direcionamento para neurotransmissores em áreas cerebrais específicas poderá até mesmo eliminar todos os sintomas, levando à remissão de um episódio depressivo maior.

Muitos dos sintomas da depressão relacionados com o humor podem ser classificados como pouco afeto positivo ou demasiado afeto negativo (Figura 6.41). Essa ideia está ligada ao fato de que existem conexões anatômicas difusas das monoaminas por todo o cérebro, com disfunção difusa da dopamina nesse sistema. Isso determina, predominantemente, a redução do afeto positivo, enquanto a disfunção difusa da serotonina impulsiona, principalmente, o aumento do afeto negativo, estando a disfunção da noradrenalina envolvida em ambos. Assim, o afeto positivo reduzido envolve sintomas como o humor deprimido, mas também perda da felicidade, da alegria, do interesse, do prazer, da vigilância, da energia, do entusiasmo e da autoconfiança (Figura 6.41, à esquerda). O aumento da função dopaminérgica e possivelmente da função noradrenérgica pode melhorar o processamento da informação nos circuitos que medeiam esse conjunto de sintomas. Por outro lado, o aumento do afeto negativo envolve não apenas humor deprimido, mas também culpa, aversão, medo, ansiedade, hostilidade, irritabilidade e solidão (Figura 6.41, à direita). O aumento da função serotoninérgica, e talvez da função noradrenérgica, pode melhorar o processamento da informação nos circuitos que hipoteticamente medeiam esse conjunto de sintomas. Os pacientes que apresentam sintomas de ambos os conjuntos podem necessitar de tratamento de ação tríplice, capaz de estimular todas as três aminas.

O mesmo paradigma geral da regulação da eficiência do processamento da informação por neurotransmissores em circuitos cerebrais

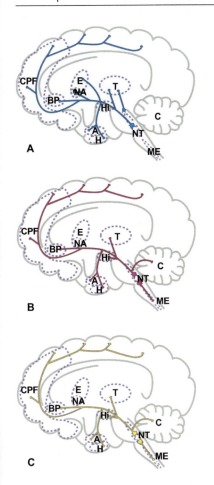

Figura 6.40 Principais projeções monoaminérgicas. **A.** A dopamina tem projeções ascendentes disseminadas que se originam predominantemente no tronco encefálico (particularmente na área tegmental ventral e na substância negra) e se estendem pelo hipotálamo até o córtex préfrontal, a parte basal do prosencéfalo, o estriado, o *nucleus accumbens* e outras regiões. A neurotransmissão dopaminérgica está associada ao movimento, ao prazer e à recompensa, à cognição, à psicose e a outras funções. Além disso, existem projeções diretas de outras áreas para o tálamo, criando o "sistema tálamo-dopaminérgico", que pode estar envolvido na vigília e no sono. **B.** A noradrenalina apresenta projeções tanto ascendentes quanto descendentes. As projeções noradrenérgicas ascendentes originam-se principalmente no *locus coeruleus* do tronco encefálico. Estendem-se para diversas regiões do cérebro, conforme ilustrado aqui, e regulam o humor, o estado de vigília, a cognição e outras funções. As projeções noradrenérgicas descendentes estendem-se pela medula espinal e regulam vias da dor. **C.** À semelhança da noradrenalina, a serotonina possui projeções tanto ascendentes quanto descendentes. As projeções serotoninérgicas ascendentes originam-se principalmente no núcleo da rafe no tronco encefálico e estendem-se para muitas das mesmas regiões das projeções noradrenérgicas. Essas projeções ascendentes podem regular o humor, a ansiedade, o sono e outras funções. As projeções serotoninérgicas descendentes estendem-se pelo tronco encefálico e pela medula espinal; podem regular a dor. CPF, córtex pré-frontal; BP, parte basal do prosencéfalo; E, estriado; NA, *nucleus accumbens*; T, tálamo; Hi, hipotálamo; A, amígdala, H, hipocampo; NT, centros neurotransmissores do tronco encefálico; ME, medula espinal; C, cerebelo.

específicos pode ser aplicado à mania e aos estados mistos, bem como à depressão. Embora uma noção simplista seja a de que o problema de circuitos na mania possa ser o oposto daquele para a depressão, ou seja, um excesso de neurotransmissão e de atividade neuronal na mania *versus* uma quantidade insuficiente de neurotransmissores e de atividade neuronal na depressão, a realidade é que o paciente pode apresentar sintomas maníacos e depressivos ao mesmo tempo e pode percorrer todo o espectro do humor, desde a completa depressão, com quantidades crescentes de mania, até alcançar a mania pura (Figura 6.7). Uma noção mais sofisticada e moderna do transtorno do humor sustenta que a transmissão neuronal em circuitos cerebrais ineficientes pode ser caótica, e não apenas muito alta ou muito baixa. As ilustrações apresentadas neste capítulo algumas vezes passam a ideia de que existe um único neurônio que se estende de um nó para outro na rede (ver exemplo na Figura 6.40), porém a realidade é que cada nó na rede está conectado por um vasto feixe de neurônios, e nem todos eles estão funcionando da mesma maneira em um transtorno do humor. Alguns podem apresentar uma neurotransmissão que talvez esteja aumentada; outros, diminuída; outros, normal; e outros ainda com atividade que oscila caoticamente entre alta e baixa. Não é de se admirar que um paciente possa ter sintomas variados de mania durante um episódio depressivo, não apenas de um episódio para o seguinte, mas até mesmo dentro de um episódio ao longo do tempo. Essa situação apresenta o desafio de encontrar tratamentos capazes de estabilizar, em vez de simplesmente aumentar ou reduzir a ação dos neurotransmissores. Os tratamentos para os transtornos do humor são discutidos de modo pormenorizado no Capítulo 7.

Seleção de tratamentos baseados nos sintomas

O psicofarmacologista neuro e biologicamente informado pode optar por uma abordagem

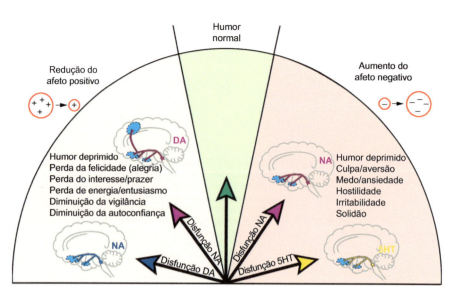

Figura 6.41 Afetos positivo e negativo. Os sintomas da depressão relacionados ao humor podem ser caracterizados por sua expressão afetiva – isto é, se causam uma redução do afeto positivo ou um aumento do afeto negativo. Os sintomas relacionados a uma redução do afeto positivo incluem humor deprimido; perda da felicidade; interesse ou prazer; perda de energia ou entusiasmo; redução da vigilância; e diminuição da autoconfiança. A redução do afeto positivo pode hipoteticamente estar relacionada à disfunção dopaminérgica, havendo também um possível papel da disfunção noradrenérgica. Os sintomas associados a um aumento do afeto negativo incluem humor deprimido, culpa, aversão, medo, ansiedade, hostilidade, irritabilidade e solidão. O aumento do afeto negativo pode estar hipoteticamente ligado à disfunção serotoninérgica e talvez à disfunção noradrenérgica.

baseada em sintomas para selecionar ou associar uma série de fármacos para o tratamento da depressão, da mania e dos estados mistos (Figuras 6.42 a 6.44). Essa estratégia leva à construção de um portfólio de múltiplos mecanismos psicofarmacológicos, de modo a tratar todos os sintomas residuais de um transtorno do humor até o paciente obter uma remissão sustentada. Os fármacos específicos e as opções de tratamento são discutidos no Capítulo 7. Aqui, consideraremos a justificativa do raciocínio em termos neurobiológicos, ou seja, a anatomia dos circuitos cerebrais que regulam os sintomas específicos (Figuras 6.38 e 6.39) e os neurotransmissores que regulam os circuitos (Figura 6.40). O propósito dessa abordagem é aplicar a compreensão de como um determinado fármaco atua sobre os neurotransmissores, de modo que o clínico possa fazer escolhas racionais quanto ao tratamento. Quando se utiliza essa abordagem, tais escolhas de tratamento baseiam-se em considerar os sintomas específicos de determinado paciente, tendo como alvo o conjunto exclusivo de circuitos cerebrais hipoteticamente disfuncionais. Essa abordagem "personalizada" procura atender às necessidades de cada paciente de maneira individual e, portanto, proporcionar

alívio dos sintomas específicos desse paciente, em vez de tratar todos os pacientes igualmente com determinado diagnóstico.

Como essa abordagem é implementada? Em primeiro lugar, os sintomas são avaliados, e um diagnóstico é construído ao reunir todos esses sintomas. Todavia, em seguida, esse diagnóstico é desconstruído em uma lista de sintomas específicos apresentados pelo paciente (Figura 6.42). Em seguida, esses sintomas são equiparados com os circuitos cerebrais que hipoteticamente os medeiam (Figura 6.43) e, então, com a regulação neurofarmacológica conhecida desses sintomas por neurotransmissores (Figura 6.44). Por fim, são escolhidas as opções de tratamento disponíveis que têm como alvo esses mecanismos neurofarmacológicos, de modo a eliminar os sintomas um por um (Figura 6.44). Quando os sintomas persistem apesar do tratamento, outro tratamento, com mecanismo de ação diferente, é acrescentado ou instituído em lugar do outro. Não há evidências que provem que esta seja uma abordagem superior, porém ela é interessante, não apenas pela intuição clínica, mas também pelo raciocínio neurobiológico e o objetivo de individualizar o tratamento psicofarmacológico, em vez de tratar todos os

Algoritmo baseado em sintomas para o tratamento da depressão, parte 1: desconstrução dos sintomas diagnósticos residuais mais comuns

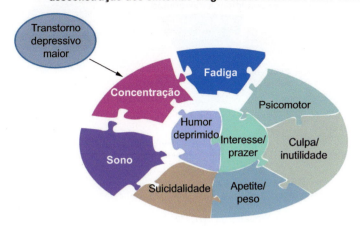

Figura 6.42 Algoritmo baseado em sintomas para o tratamento da depressão, parte 1. A figura mostra o diagnóstico do transtorno depressivo maior desconstruído em seus sintomas (conforme definição do *Manual Diagnóstico e Estatístico de Transtornos Mentais*, 5ª edição [DSM-5]). Desses sintomas, os transtornos do sono, os problemas de concentração e a fadiga constituem os sintomas residuais mais comuns.

Algoritmo baseado em sintomas para o tratamento da depressão, parte 2: correspondência dos sintomas diagnósticos residuais mais comuns com circuitos cerebrais com disfunção hipotética

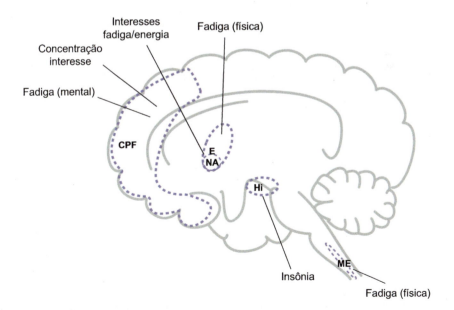

Figura 6.43 Algoritmo baseado em sintomas para o tratamento da depressão, parte 2. Nesta figura, os sintomas residuais mais comuns de depressão maior estão ligados a uma disfunção hipotética dos circuitos cerebrais. A insônia pode estar ligada ao hipotálamo (Hi); os problemas de concentração, ao córtex pré-frontal (CPF) dorsolateral; a redução do interesse, ao CPF e ao *nucleus accumbens* (NA); e a fadiga, a CPF, estriado (E), NA e medula espinal (ME).

Algoritmo baseado em sintomas para o tratamento da depressão, parte 3: neurotransmissores reguladores como alvos com mecanismos farmacológicos selecionados

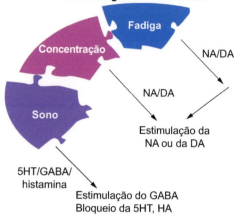

Figura 6.44 Algoritmo baseado em sintomas para o tratamento da depressão, parte 3. Os sintomas residuais da depressão podem estar ligados aos neurotransmissores que os regulam e, por sua vez, a mecanismos farmacológicos. A fadiga e a concentração são reguladas, em grande parte, pela noradrenalina (NA) e pela dopamina (DA) e, portanto, podem ser tratadas por agentes que estimulam a NA e/ou a DA. O transtorno do sono é regulado pela serotonina (5HT), pelo ácido γ-aminobutírico (GABA) e pela histamina (HA) e, portanto, pode ser tratado com agentes que estimulam o GABA ou que bloqueiam a 5HT ou a HA.

pacientes com o mesmo diagnóstico da mesma maneira, na esperança de que isso levará a um resultado melhor.

Por exemplo, para os sintomas de "problemas de concentração" e "fadiga", essa abordagem sugere ter como alvo tanto a NA quanto a DA (Figura 6.44). Isso também pode exigir a interrupção do uso de uma medicação serotoninérgica, se esta for parcialmente a causa desses sintomas. Por outro lado, para a "insônia", tal sintoma hipoteticamente está associado à disfunção de um circuito totalmente diferente, regulado por neurotransmissores diferentes (Figura 6.43); por conseguinte, os tratamentos para esse sintoma exigem uma abordagem diferente, ou seja, o uso de agentes que atuam no sistema GABAérgico ou que funcionam bloqueando, em vez de estimular, o sistema serotoninérgico ou histaminérgico (Figura 6.44). É possível que qualquer um dos sintomas mostrados na Figura 6.44 possa responder a qualquer fármaco administrado, porém essa abordagem baseada em sintomas pode personalizar o portfólio de tratamento para cada paciente em particular, encontrando, possivelmente, uma maneira mais rápida de reduzir sintomas específicos com escolhas de tratamentos mais toleráveis para aquele paciente do que uma abordagem puramente aleatória.

A abordagem baseada em sintomas para a seleção de tratamentos da depressão também pode ser aplicada ao tratamento de sintomas comumente associados à depressão, que não constituem componentes dos critérios diagnósticos formais, como ansiedade e dor. Algumas vezes, diz-se que, para um bom clínico levar o paciente à remissão, é necessário tratar pelo menos uma dúzia dos nove sintomas de um transtorno do humor!

Felizmente, os tratamentos farmacológicos psiquiátricos não respeitam os transtornos psiquiátricos. Os tratamentos direcionados para mecanismos farmacológicos em circuitos cerebrais específicos o fazem, não importa o transtorno psiquiátrico associado ao sintoma ligado a esse circuito. Assim, os sintomas de um transtorno psiquiátrico podem ser passíveis de tratamento com um agente comprovado que trata o mesmo sintoma em outro transtorno psiquiátrico. Por exemplo, a *ansiedade* pode ser reduzida em pacientes com depressão maior que não preenchem os critérios necessários para o diagnóstico de transtorno de ansiedade, utilizando os mesmos mecanismos serotoninérgicos e GABAérgicos que atuam comprovadamente nos transtornos de ansiedade (ver Capítulo 8 sobre os transtornos de ansiedade e seus tratamentos). Os *sintomas físicos dolorosos* podem ser tratados com inibidores da recaptação de serotonina-noradrenalina (IRSN) e outras abordagens (ver Capítulo 9 sobre dor crônica e seu tratamento).

Para concluir, o algoritmo baseado em sintomas para selecionar e combinar tratamentos dos transtornos do humor e seu uso para construir um portfólio de mecanismos até que cada sintoma de um transtorno do humor seja eliminado constituem a abordagem moderna do psicofarmacologista para doenças mentais em geral e para os transtornos do humor, em particular. Essa abordagem obedece às noções atuais de doença neurobiológica e mecanismos farmacológicos, em que o tratamento tem por objetivo produzir uma remissão sustentada.

Resumo

Este capítulo descreveu os transtornos do humor em todo o espectro da depressão até a mania, com muitos estados mistos entre os dois extremos. Para fins de prognóstico e tratamento, é importante não apenas diferenciar a depressão unipolar da bipolar, mas também detectar estados mistos de mania ou depressão subsindrômicas sempre que estiverem presentes. Embora os transtornos do humor sejam, de fato, transtornos que envolvem o humor, eles são muito mais do que isso, e são necessários vários sintomas diferentes, além dos sintomas de humor, para estabelecer um diagnóstico de episódio depressivo maior ou de episódio maníaco.

A hipótese monoaminérgica clássica da depressão, que sugere que a disfunção de uma ou mais das três monoaminas – dopamina, noradrenalina ou serotonina – ou seus receptores possa estar ligada a sintomas da depressão maior, foi atualizada e ampliada para incluir a noção de anormalidades em fatores neurotróficos, no sono, nos ritmos circadianos, neuroinflamação, estresse, genes e o ambiente na complexa etiologia dos transtornos do humor. Foi também discutida a noção preocupante de que os transtornos do humor possam ser progressivos, particularmente se não forem tratados de modo adequado. Por fim, cada sintoma de um transtorno do humor pode corresponder a uma disfunção hipotética de um circuito neuronal. O tratamento direcionado para um ou mais dos neurotransmissores em regiões cerebrais específicas pode melhorar a eficiência do processamento da informação nessa área e reduzir o sintoma causado pela disfunção dessa área específica. Outras regiões cerebrais associadas aos sintomas de um episódio maníaco podem ser mapeadas, de modo semelhante, em vários circuitos cerebrais hipoteticamente disfuncionais. A compreensão da localização dos sintomas em circuitos, bem como dos neurotransmissores que os regulam em diferentes regiões do cérebro, pode criar condições para a seleção e a combinação de tratamentos direcionados para cada sintoma específico de um transtorno do humor, com o objetivo de reduzir todos os sintomas e levar o paciente à remissão.

7 Tratamentos dos Transtornos do Humor: os Denominados "Antidepressivos" e "Estabilizadores do Humor"

Definições dos efeitos clínicos do tratamento na depressão, 273

Quão bem os bloqueadores clássicos da recaptação de monoaminas atuam na depressão unipolar?, 273

Redefinição de "estabilizadores do humor": uma designação modificável, 276

Fármacos utilizados na depressão unipolar, 277

Inibidores seletivos da recaptação de serotonina (ISRS), 277

Agonistas parciais e inibidores da recaptação de serotonina (APIRS), 287

Inibidores da recaptação de serotonina-noradrenalina (IRSN), 290

Inibidores da recaptação de noradrenalina-dopamina (IRND): bupropiona, 295

Agomelatina, 298

Mirtazapina, 299

Antagonista/inibidores da recaptação de serotonina (AIRS), 303

Vortioxetina, 308

Esteroides neuroativos, 311

Resistência ao tratamento na depressão unipolar, 314

Escolha do tratamento para a resistência ao tratamento na depressão com base em teste genético, 314

Como aumentar as estratégias de potencialização na depressão unipolar, 315

Monoterapias de segunda linha utilizadas para a depressão resistente ao tratamento, 327

Fármacos para o espectro do transtorno bipolar, 334

Bloqueadores da serotonina/dopamina: não apenas para a psicose e a mania psicótica, 334

Lítio, o "antimaníaco" e "estabilizador do humor" clássico, 338

Anticonvulsivantes como "estabilizadores do humor", 339

Anticonvulsivantes com eficácia comprovada no transtorno bipolar, 340

As associações constituem o padrão no tratamento do transtorno bipolar, 346

Futuros Tratamentos para Transtornos do Humor, 347

Dextrometorfano-bupropiona e dextrometorfano-quinidina, 347

Dextrometadona, 349

Psicoterapia assistida por alucinógenos, 350

Resumo, 352

Neste capítulo, analisaremos os conceitos farmacológicos subjacentes ao uso de fármacos no tratamento dos transtornos do humor, desde a depressão, passando pelos estados mistos, até a mania. Classicamente, esses agentes têm sido denominados "antidepressivos" e "estabilizadores do humor", porém essa terminologia hoje é considerada desatualizada e confusa, visto que nem todos os fármacos classicamente denominados "antidepressivos" são utilizados no tratamento de todas as formas de depressão – como na depressão bipolar e na depressão com características mistas, em que outros fármacos são mais indicados. Além disso, muitos dos intitulados "antidepressivos" clássicos também são utilizados no tratamento de uma variedade de transtornos, desde transtornos de ansiedade, transtornos alimentares, transtornos ligados ao trauma, transtorno obsessivo-compulsivo, transtornos de impulsividade até relacionados com dor e outros. Por fim, muitos fármacos usados para a psicose e discutidos extensivamente no Capítulo 5 são utilizados ainda mais comumente no tratamento da depressão (depressão unipolar, bipolar e mista), bem como da mania; contudo, eles geralmente não são classificados como "antidepressivos", embora certamente sejam "medicamentos para a depressão". Para eliminar a confusão sobre como discutir as categorias de fármacos, procuramos utilizar em todo esse livro a moderna nomenclatura baseada na neurociência, em que as substâncias são nomeadas com base no seu mecanismo farmacológico de ação, e não com base em sua indicação clínica.

Por conseguinte, os fármacos discutidos neste capítulo têm "ação antidepressiva", porém não são denominados "antidepressivos". Outros fármacos têm ação estabilizadora do humor e antimaníaca, porém não são denominados "estabilizadores do humor". O que é um "estabilizador do humor"? Originalmente, um estabilizador do humor era um medicamento que tratava a mania e evitava sua recorrência, "estabilizando", assim, o polo maníaco do transtorno bipolar. Outros empregam esse termo para se referir a um fármaco que trata a depressão e a recorrência da depressão no transtorno bipolar, estabilizando, assim, o polo deprimido do transtorno bipolar. Em vez de usar o termo para a estabilização da mania ou da depressão, empregaremos aqui termos para descrever e categorizar agentes que tratam o transtorno bipolar com base em seu suposto mecanismo de ação terapêutico.

Este capítulo analisará alguns dos agentes psicotrópicos mais extensamente prescritos na psiquiatria hoje, ou seja, aqueles que têm como alvos os transportadores de neurotransmissores, receptores e canais iônicos. Seu objetivo é familiarizar o leitor com as ideias atuais e em processo de desenvolvimento sobre como atuam os vários medicamentos utilizados no tratamento dos transtornos do humor. Explicaremos os mecanismos de ação desses fármacos a partir dos conceitos farmacológicos gerais introduzidos em capítulos anteriores. Discutiremos também conceitos sobre como utilizar esses medicamentos na prática clínica, inclusive estratégias sobre o que fazer se o tratamento inicial falhar e como combinar de maneira racional um medicamento com outro. Por fim, apresentaremos ao leitor vários novos agentes direcionados especificamente para transtornos do humor, que foram aprovados recentemente ou que estão em fase de desenvolvimento clínico.

Neste capítulo, os fármacos utilizados no tratamento dos transtornos do humor são discutidos em nível conceitual, e não pragmático. O leitor deve consultar manuais de farmacologia padrão (como o livro complementar *Stahl's Essential Psychopharmacology: the Prescriber's Guide*) para detalhes sobre as doses, os efeitos colaterais, as interações medicamentosas e outras questões relevantes para a prescrição desses fármacos na prática clínica. Discutiremos também a montagem de um "portfólio" de dois ou mais mecanismos de ação, exigindo, com frequência, mais de um fármaco, como estratégia para pacientes que não respondem a um único mecanismo farmacológico. Essa estratégia de tratamento para os transtornos do humor é muito diferente daquela utilizada para a esquizofrenia, discutida no Capítulo 5, em que os tratamentos com um único fármaco antipsicótico

são a regra, e a melhora esperada na sintomatologia pode ser uma redução dos sintomas de apenas 20 a 30%, de modo que poucos pacientes esquizofrênicos, se houver algum, tornam-se verdadeiramente assintomáticos. Em contrapartida, nos transtornos do humor, existe maior probabilidade de se alcançar um genuíno estado de remissão duradoura e assintomática, e o desafio para os que tratam desses pacientes é ajudá-los a alcançar esse melhor resultado, sempre que possível. Tal é a razão para aprender os mecanismos de ação de tantos fármacos, a complexa base biológica racional para a associação de conjuntos específicos de fármacos e as táticas práticas para ajustar um "portfólio" de tratamento farmacológico específico para as necessidades de cada paciente.

Definições dos efeitos clínicos do tratamento na depressão

Nos pacientes que apresentam um episódio depressivo maior, unipolar, bipolar ou misto, que recebem tratamento e que melhoram com uma redução dos sintomas de 50% ou mais, esse resultado é conhecido como resposta (Figura 7.1). Essa resposta costumava ser o objetivo do tratamento com fármacos usados para a depressão, ou seja, reduzir substancialmente os sintomas em pelo menos 50%. Entretanto, o paradigma para o tratamento da depressão nestes últimos anos mudou drasticamente, de modo que, hoje em dia, a meta consiste na remissão completa dos sintomas (Figura 7.2) e manutenção desse nível de melhora. Dessa forma, desejamos que o episódio depressivo maior do paciente não sofra recidiva logo após a remissão e tampouco o paciente tenha, no futuro, um episódio de recorrência (Figura 7.3). Tendo em vista os limites conhecidos da eficácia dos fármacos disponíveis para o tratamento da depressão, particularmente quando diversas opções de tratamento não são empregadas de modo agressivo e no início da evolução da doença, pode ser difícil alcançar a meta de remissão duradoura. Infelizmente, a remissão em geral não é alcançada com o primeiro agente escolhido para tratar a depressão.

Quão bem os bloqueadores clássicos da recaptação de monoaminas atuam na depressão unipolar?

O mecanismo de ação dos fármacos no tratamento da depressão unipolar consiste predominantemente na inibição da recaptação de

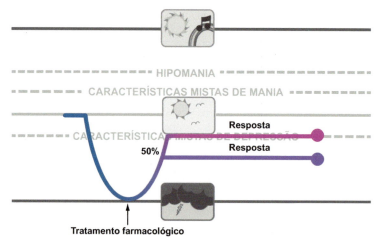

Figura 7.1 Resposta na depressão. Quando o tratamento de um episódio depressivo maior resulta em uma melhora de pelo menos 50% nos sintomas, isso é denominado resposta. Esses pacientes estão melhores, mas não estão bem. Anteriormente, isso era considerado a meta do tratamento da depressão.

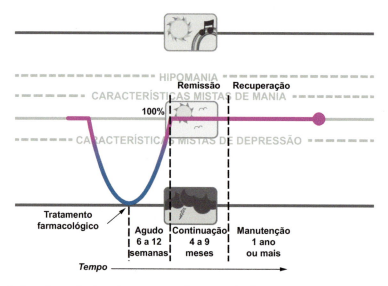

Figura 7.2 Remissão na depressão. Quando o tratamento de um episódio depressivo maior resulta na remoção de praticamente todos os sintomas, isso é denominado remissão nos primeiros meses e, em seguida, é chamado de recuperação, se a resposta for mantida por mais meses. Esses pacientes não apenas estão melhores, como também estão bem. Entretanto, eles não são curados, visto que a depressão ainda pode sofrer recorrência. A remissão e a recuperação constituem, agora, as metas quando pacientes com depressão são tratados.

monoaminas, conforme explicado de modo detalhado nas várias seções seguintes. Antes de abordar o mecanismo em questão, podemos perguntar: quão bem eles funcionam? Os ensaios clínicos no mundo real sugerem que apenas 1/3 dos pacientes com depressão unipolar obtém uma remissão em seu primeiro tratamento com um fármaco dessa classe, e até mesmo depois de cerca de 1 ano de tratamento total com uma sequência de quatro fármacos diferentes para a depressão unipolar, cada um deles administrado por 12 semanas, apenas cerca de 2/3 dos pacientes com depressão unipolar apresentam uma remissão dos sintomas (Figura 7.4).

Se não ocorre remissão completa após o tratamento, quais são os sintomas mais comuns que persistem? A resposta está na Figura 7.5, e os sintomas consistem em insônia, fadiga, numerosas queixas de dor física (embora essas queixas

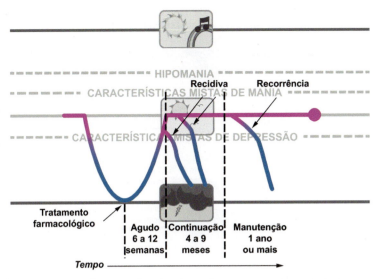

Figura 7.3 Recidiva e recorrência na depressão. Quando a depressão retorna antes da ocorrência de uma remissão completa dos sintomas ou nos primeiros meses após a remissão dos sintomas, ela é denominada recidiva. Quando a depressão retorna após o paciente ter se recuperado, ela é denominada recorrência.

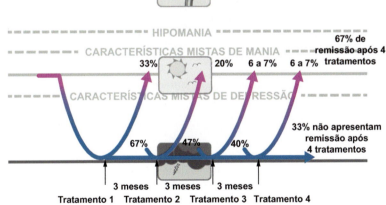

Figura 7.4 Taxas de remissão na depressão unipolar. Cerca de 1/3 dos pacientes com depressão unipolar apresentarão remissão durante o tratamento no início com qualquer fármaco. Infelizmente, para os que não sofrem remissão, a probabilidade de remissão com outra monoterapia diminui a cada tentativa sucessiva. Assim, depois de 1 ano de tratamento com quatro monoterapias sequenciais administradas por 12 semanas cada uma, apenas 2/3 dos pacientes obterão uma remissão.

não façam parte dos critérios diagnósticos formais para a depressão), problemas cognitivos, incluindo dificuldade de concentração, e falta de interesse ou de motivação. Com frequência, os fármacos utilizados na depressão bipolar parecem atuar mais adequadamente na melhora do humor deprimido, ideação suicida e retardo psicomotor (Figura 7.5).

Por que é importante saber se um paciente está em remissão de depressão maior ou se apresenta apenas alguns sintomas persistentes? Parte da resposta pode ser encontrada no Capítulo 6, na discussão da neuroprogressão, desde a persistência de sintomas até perda de sinapses e de neurônios e resistência ao tratamento (ver Figuras 6.11, 6.28 a 6.33). A outra parte da resposta

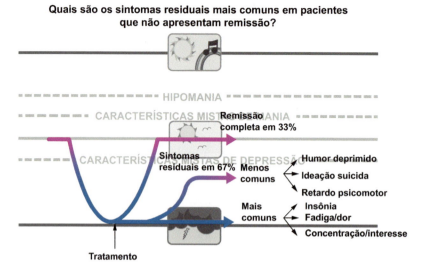

Figura 7.5 Sintomas residuais comuns. Em pacientes que não obtêm remissão, os sintomas residuais mais comuns consistem em insônia, fadiga, queixas físicas de dor, problemas de concentração e falta de interesse. Os sintomas residuais menos comuns consistem em humor deprimido, ideação suicida e retardo psicomotor.

pode ser encontrada na Figura 7.6, que ilustra a evolução da resistência ao tratamento com o passar do tempo, principalmente devido à persistência ou ao retorno dos sintomas. Por outro lado, a Figura 7.6 mostra que, se um fármaco usado na depressão unipolar levar à remissão de seu paciente, ele apresentará uma taxa de recidiva significativamente menor do que se nenhum tratamento fosse administrado. Por outro lado, a má notícia é que as recidivas continuam sendo muito frequentes em pacientes que apresentam remissão, e essas taxas de recidiva são mais frequentes e mais rápidas quanto mais tratamentos forem necessários para que o paciente obtenha uma remissão (Figura 7.6).

Dados como esses motivaram pesquisadores e médicos a tratar pacientes até obter uma remissão de todos os sintomas, sempre que possível, e a tentar intervir o quanto antes nessa doença de depressão maior unipolar, não apenas por compaixão na tentativa de aliviar o sofrimento atual causado por todos os sintomas depressivos, mas também devido à possibilidade de que o tratamento agressivo possa impedir a progressão da doença (ver Capítulo 6 e Figuras 6.11, 6.20 a 6.33). O conceito de progressão da doença nos transtornos do humor não está comprovado e é instigante, porém faz sentido intuitivamente para muitos médicos e pesquisadores. A ideia é a de que a cronicidade de um transtorno do humor, as recidivas e o desenvolvimento de resistência ao tratamento podem ser todos reduzidos, com melhor resultado global em pacientes com tratamento agressivo que leva à remissão de todos os sintomas, modificando, potencialmente, a evolução dessa doença.

Redefinição de "estabilizadores do humor": uma designação modificável

"Não existe nada que seja um estabilizador do humor."

– FDA dos EUA

"Vida longa aos estabilizadores do humor."

– Prescritores

O que é um "estabilizador do humor?" Conforme assinalado anteriormente, um estabilizador do humor era, originalmente, uma substância que tratava a mania e evitava a sua recorrência, "estabilizando", assim, o polo maníaco do transtorno bipolar. Mais recentemente, o conceito de estabilizador do humor foi definido de maneira abrangente, desde "algo que atua como o lítio" até "um anticonvulsivante utilizado no tratamento do transtorno bipolar", "um antipsicótico utilizado no transtorno bipolar" e "um estabilizador tanto da mania quanto da depressão no transtorno bipolar." Em vez de empregar o termo *estabilizadores do humor*, as autoridades reguladoras consideram que existem fármacos passíveis de tratar qualquer uma das quatro fases distintas da doença ou todas elas (Figuras 7.7 e 7.8).

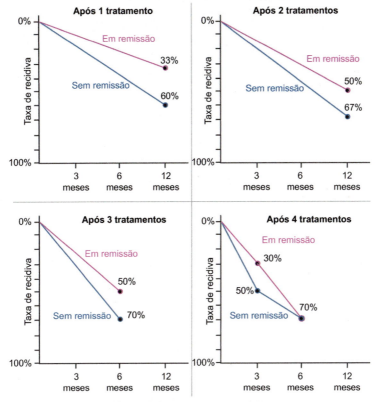

Figura 7.6 Taxas de recidiva. A taxa de recidiva da depressão maior é significativamente menor em pacientes que obtêm remissão. Entretanto, ainda existe um risco de recidiva, mesmo nos pacientes em remissão, e a probabilidade aumenta com o número de tratamentos necessários para que ele sofra remissão. Por conseguinte, a taxa de recidiva dos pacientes que não apresentam remissão varia de 60% em 12 meses após um tratamento até 70% em 6 meses depois de quatro tratamentos. Para aqueles que apresentam remissão, a taxa de recidiva varia de apenas 33% em 12 meses após um tratamento até 70% em 6 meses depois de quatro tratamentos. Em outras palavras, a natureza protetora da remissão praticamente desaparece quando são necessários quatro tratamentos para obtê-la.

Assim, um fármaco pode ser "voltado para a mania" e "tratar de cima para baixo", de modo a reduzir os sintomas da mania, e/ou "estabilizar de cima para baixo" para prevenir a recidiva e a recorrência da mania (Figura 7.7). Além disso, os fármacos podem ser "voltados para a depressão" e "tratar de baixo para cima", de modo a reduzir os sintomas da depressão bipolar, e/ou "estabilizar de baixo para cima" para prevenir a recidiva e a recorrência da depressão (Figura 7.8). Nem todos os fármacos que atuam comprovadamente no transtorno bipolar têm todas as quatro ações terapêuticas. Neste capítulo, discutiremos os agentes que exercem uma ou mais dessas ações no transtorno bipolar, porém não iremos nos referir a qualquer um deles como "estabilizadores do humor", porém consideraremos o seu suposto mecanismo de ação farmacológico.

Fármacos utilizados na depressão unipolar

Inibidores seletivos da recaptação de serotonina (ISRS)

Raramente, uma classe de fármacos transformou um campo de maneira tão radical quanto os ISRS modificaram a psicofarmacologia clínica. Alguns especialistas estimam que, somente nos EUA, as prescrições de ISRS alcançam uma frequência de 7 prescrições por segundo, ou seja, mais de 225 milhões por ano. As indicações clínicas para o uso dos ISRS variam muito além do transtorno depressivo maior unipolar até diversos transtornos de ansiedade, transtorno de estresse pós-traumático (TEPT) e transtorno obsessivo compulsivo (TOC), bem

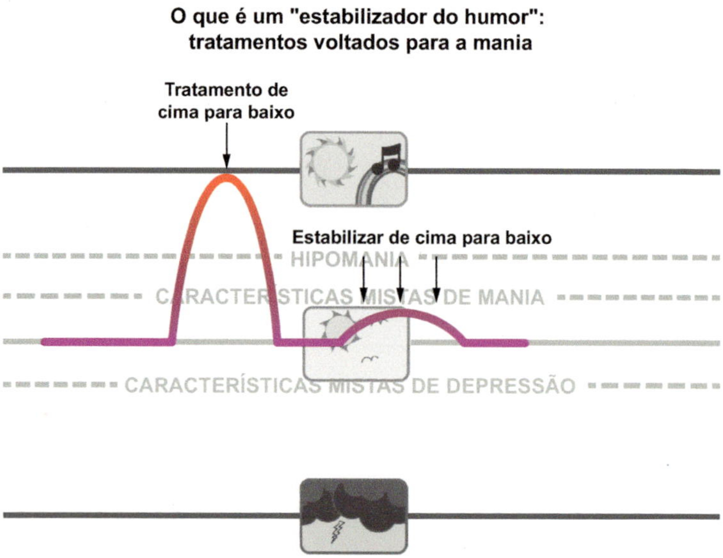

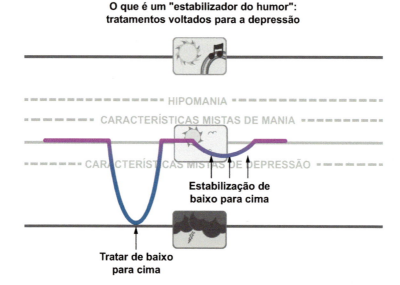

Figura 7.7 Tratamentos voltados para a mania. Embora o "estabilizador do humor" ideal deva tratar tanto a mania quanto a depressão bipolar, além de prevenir episódios de ambos os polos, na realidade diferentes agentes podem ser eficazes para fases distintas do transtorno bipolar. Alguns agentes podem ser "voltados para a mania" e, portanto, podem ser capazes de "tratar de cima para baixo" e/ou "estabilizar de cima para baixo" – em outras palavras, reduzir e/ou prevenir os sintomas da mania.

Figura 7.8 Tratamentos voltados para a depressão. Embora o "estabilizador do humor" ideal deva tratar tanto a mania quanto a depressão bipolar, além de prevenir também episódios de ambos os polos, na realidade diferentes agentes podem ser eficazes para fases distintas do transtorno bipolar. Alguns agentes podem ser "voltados para a depressão" e, portanto, podem ser capazes de "tratar de baixo para cima" e/ou "estabilizar de baixo para cima" – em outras palavras, reduzir e/ou prevenir sintomas de depressão bipolar.

como transtorno disfórico pré-menstrual, transtornos alimentares e outros transtornos. Nesse grupo, existem seis fármacos principais descritos adiante, que compartilham a propriedade comum de inibição da recaptação de serotonina. Por conseguinte, todos pertencem à mesma classe de fármacos, conhecida como ISRS. Entretanto, cada um desses seis fármacos também tem propriedades farmacológicas exclusivas, que possibilitam a sua diferenciação uns dos outros. Em primeiro lugar, discutiremos as características compartilhadas por esses seis fármacos e, em seguida, descreveremos suas propriedades individuais distintas, que permitem ao médico experiente prescrever fármacos específicos, cujos perfis correspondem aos perfis individuais dos sintomas dos pacientes.

O que os seis ISRS têm em comum?

Todos os seis ISRS compartilham a mesma característica farmacológica importante em comum: a inibição seletiva e potente da recaptação de serotonina, também conhecida como inibição do transportador de serotonina (SERT). Esse conceito simples está ilustrado nas Figuras 7.9 e 7.10. Embora a ação dos ISRS no *terminal axônico pré-sináptico* tenha sido classicamente ressaltada (Figura 7.10), atualmente parece que os eventos que ocorrem na extremidade *somatodendrítica* do neurônio serotoninérgico (próximo ao corpo celular) podem ser mais importantes para explicar as ações terapêuticas dos ISRS (Figuras 7.11 a 7.15). Isto é, no estado depressivo, a hipótese monoaminérgica da depressão sustenta que a serotonina pode estar deficiente, tanto nas áreas somatodendríticas pré-sinápticas, próximas ao corpo celular (Figura 7.11, à esquerda), quanto na própria sinapse, próximo ao terminal axônico (Figura 7.11, à direita). A hipótese dos receptores de neurotransmissores propõe que os neurorreceptores monoaminérgicos podem estar suprarregulados, como mostra a Figura 7.11, que representa o estado de depressão antes do tratamento. As frequências de descarga neuronal para esse neurônio também podem estar desreguladas na depressão, o que contribui para a ocorrência de anormalidades regionais no processamento da informação e no desenvolvimento de sintomas específicos, dependendo da região afetada, conforme discutido no Capítulo 6 e ilustrado na Figura 6.38.

Quando um ISRS é administrado de forma aguda, sabe-se muito bem que ocorre elevação da serotonina (5HT) devido ao bloqueio do

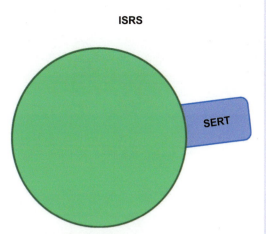

Figura 7.9 Inibidores seletivos da recaptação de serotonina. O ícone desta figura representa a característica central dos inibidores seletivos da recaptação de serotonina (ISRS), isto é, a inibição da recaptação de serotonina. Embora os agentes pertencentes a essa classe tenham perfis farmacológicos únicos, todos compartilham a propriedade comum de inibição do transportador de serotonina (SERT).

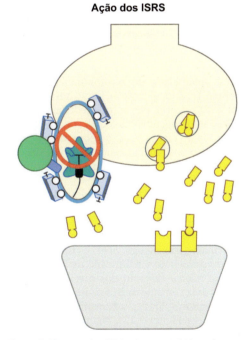

Figura 7.10 Ação dos ISRSs. A parte inibidora da recaptação de serotonina (IRS) da molécula do ISRS é mostrada inserida na bomba de recaptação de serotonina (o transportador de serotonina ou SERT), bloqueando-a e causando um aumento na disponibilidade sináptica da serotonina.

SERT. Entretanto, o fato um tanto surpreendente é que o bloqueio do SERT pré-sináptico *não* leva imediatamente ao aparecimento de uma

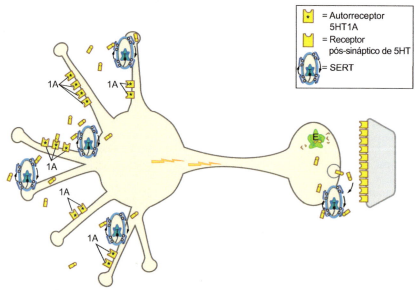

Estado depressivo: baixo nível de 5HT, suprarregulação dos receptores, baixo número de sinais no neurônio para a liberação de mais 5HT

Figura 7.11 Mecanismo de ação dos inibidores seletivos da recaptação de serotonina (ISRS), parte 1. De acordo com a hipótese monoaminérgica da depressão, existe uma deficiência relativa de serotonina (5HT) (ver os níveis de 5HT tanto na sinapse, próximo ao terminal axônico [à direita], quanto em áreas somatodendríticas [à esquerda]). De acordo com a hipótese dos receptores de neurotransmissores na depressão, o número de receptores de 5HT está suprarregulado, incluindo os autorreceptores $5HT_{1A}$ pré-sinápticos, bem como os receptores de 5HT pós-sinápticos.

grande quantidade de serotonina em muitas sinapses. De fato, quando se inicia o tratamento com ISRS, ocorre elevação imediata da 5HT na área somatodendrítica localizada na rafe do mesencéfalo (Figura 7.12, à esquerda), devido ao bloqueio dos SERTs nessa região, em vez das áreas do encéfalo, onde os axônios terminam (Figura 7.12, à direita).

Por conseguinte, o aumento inicial da 5HT ocorre na área somatodendrítica do neurônio serotoninérgico (Figura 7.12, à esquerda). Os receptores de serotonina nessa área do encéfalo apresentam farmacologia $5HT_{1A}$, conforme discutido no Capítulo 4 e ilustrado na Figura 4.39. Quando ocorre elevação dos níveis de serotonina na área somatodendrítica, isso estimula os autorreceptores $5HT_{1A}$ adjacentes (também à esquerda na Figura 7.12). Naturalmente, essas ações farmacológicas imediatas não podem explicar as ações terapêuticas tardias dos ISRS. Entretanto, essas ações imediatas podem explicar os efeitos colaterais imediatos que são causados pelos ISRS quando se inicia o tratamento.

Com o passar do tempo, os níveis aumentados de 5HT que atuam nos autorreceptores $5HT_{1A}$ somatodendríticos fazem com que eles sofram infrarregulação e dessensibilização (Figura 7.13, à esquerda). Essa dessensibilização decorre do reconhecimento do aumento da serotonina por esses receptores $5HT_{1A}$ pré-sinápticos, e essa informação é então enviada ao núcleo do neurônio serotoninérgico. A reação do genoma a essa informação consiste em fornecer instruções que causem dessensibilização desses mesmos receptores com o tempo. O tempo levado para tal processo de dessensibilização correlaciona-se com o início das ações terapêuticas dos ISRS (ver Figura 6.25).

Uma vez dessensibilizados os autorreceptores somatodendríticos de $5HT_{1A}$, a 5HT não tem mais a capacidade de desativar efetivamente a sua própria liberação. Como a 5HT não está mais inibindo a sua própria liberação, o neurônio serotoninérgico torna-se, portanto, desinibido (Figura 7.14). Isso resulta em uma enxurrada de 5HT liberada pelos axônios e em um aumento do fluxo de impulsos neuronais (mostrado como raios na Figura 7.14 e como liberação de serotonina pelo terminal axônico à direita). Esta é apenas outra maneira de dizer que a liberação de serotonina é "ativada" nos terminais axônicos. A serotonina agora é amplamente liberada das várias projeções das vias serotoninérgicas no encéfalo, é o que teoricamente medeia as diversas ações terapêuticas dos ISRS.

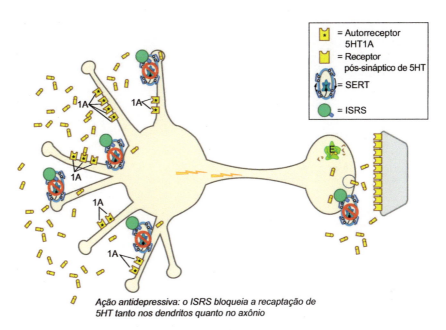

Figura 7.12 Mecanismo de ação dos inibidores seletivos da recaptação de serotonina (ISRSs), parte 2. Quando se administra um ISRS, ele bloqueia imediatamente a bomba de recaptação ou transportador de serotonina (SERT) (ver ícone de um ISRS bloqueando o SERT). Entretanto, isso provoca uma elevação inicial da serotonina (5HT) apenas na área somatodendrítica do neurônio serotoninérgico (à esquerda), porém nem tanto nas áreas do encéfalo onde terminam os axônios (à direita). Quando ocorre elevação dos níveis de 5HT na área somatodendrítica, isso estimula os autorreceptores de 5HT$_{1A}$ adjacentes.

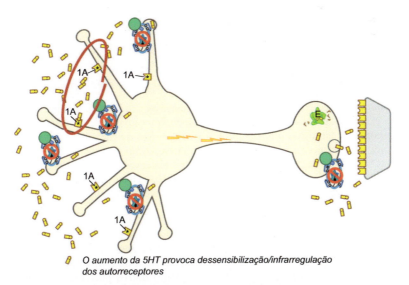

Figura 7.13 Mecanismo de ação dos inibidores seletivos da recaptação de serotonina (ISRS), parte 3. A consequência do aumento da ligação serotoninérgica nos autorreceptores 5HT$_{1A}$ somatodendríticos consiste na sua dessensibilização ou infrarregulação (círculo vermelho, comparar com Figura 7.12).

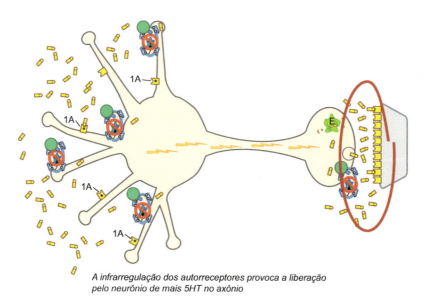

A infrarregulação dos autorreceptores provoca a liberação pelo neurônio de mais 5HT no axônio

Figura 7.14 Mecanismo de ação dos inibidores seletivos da recaptação de serotonina (ISRS), parte 4. Após a infrarregulação dos receptores 5HT$_{1A}$ somatodendríticos, não há mais inibição do fluxo de impulsos no neurônio serotoninérgico (5HT). Por conseguinte, o fluxo de impulsos neuronais é ativado. A consequência disso é a liberação de 5HT no terminal axônico (círculo vermelho). Esse aumento é tardio em comparação com a elevação da 5HT nas áreas somatodendríticas do neurônio 5HT; o atraso resulta do tempo necessário para que a 5HT somatodendrítica infrarregule os autorreceptores 5HT$_{1A}$ e ative o fluxo de impulsos neuronais no neurônio 5HT. Esse retardo pode explicar por que os ISRS não aliviam imediatamente a depressão. Constitui também a razão pela qual o mecanismo de ação dos ISRS pode estar ligado a um aumento do fluxo de impulsos neuronais nos neurônios 5HT, com elevação dos níveis de 5HT nos terminais axônicos antes que o ISRS possa exercer seus efeitos terapêuticos.

Enquanto os autorreceptores de 5HT$_{1A}$ somatodendríticos pré-sinápticos sofrem dessensibilização (ver Figura 7.13), a 5HT acumula-se nas sinapses (ver Figura 7.14) e também provoca dessensibilização dos receptores de 5HT pós-sinápticos (ver Figura 7.15, à direita). Por sua vez, esses vários receptores de 5HT pós-sinápticos enviam informações para o núcleo celular do neurônio *pós-sináptico*, que constitui o alvo da serotonina (na extrema direita da Figura 7.15). A reação do genoma no neurônio pós-sináptico também consiste em fornecer instruções para infrarregular ou também dessensibilizar alguns desses receptores. O tempo levado para esse processo de dessensibilização correlaciona-se com o início da tolerância aos efeitos colaterais dos ISRS (ver Figura 7.15).

Por conseguinte, essa teoria sugere um mecanismo farmacológico em cascata, por meio do qual os ISRS exercem suas ações terapêuticas: especificamente, desinibição potente, porém tardia da liberação de serotonina em vias essenciais por todo o encéfalo. Além disso, os efeitos colaterais são hipoteticamente causados pelas ações agudas da serotonina sobre receptores indesejáveis em vias indesejáveis. Por fim, os efeitos colaterais podem ser atenuados com o passar do tempo pela dessensibilização dos próprios receptores que os medeiam.

Propriedades singulares de cada ISRS: os inibidores nem tão seletivos da recaptação de serotonina

Embora os seis ISRS claramente compartilhem o mesmo mecanismo de ação, cada paciente geralmente reage de maneira muito diferente a um ISRS em comparação com outro. Em geral, isso não é observado em ensaios clínicos de grande porte, nos quais é muito difícil documentar diferenças médias de grupos entre dois ISRS no que concerne à sua eficácia ou efeitos colaterais. Na verdade, essas diferenças são observadas por médicos que tratam pacientes de forma individual: alguns pacientes apresentam uma resposta terapêutica a determinado ISRS, e não a outro, enquanto outros pacientes toleram um ISRS, e não outro.

Se o bloqueio do SERT explica as ações clínicas e farmacológicas compartilhadas dos ISRS, o que explica suas diferenças? Embora não exista nenhuma explicação geralmente aceitável que

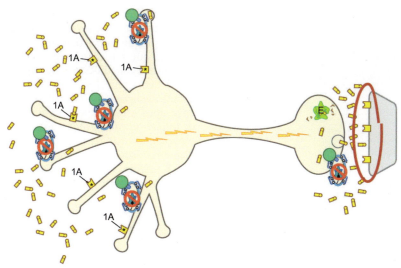

O aumento da 5HT no axônio causa dessensibilização/infrarregulação dos receptores pós-sinápticos, reduzindo os efeitos colaterais

Figura 7.15 Mecanismo de ação dos inibidores seletivos da recaptação de serotonina (ISRS), parte 5. Por fim, após os ISRS terem bloqueado a bomba de recaptação (ou transportador de serotonina [SERT]), aumentado a serotonina (5HT) somatodendrítica, dessensibilizado os autorreceptores 5HT$_{1A}$ somatodendríticos, ativado o fluxo de impulsos neuronais e aumentado a liberação de 5HT pelos terminais axônicos, a etapa final pode consistir na dessensibilização dos receptores pós-sinápticos de 5HT (círculo vermelho). Essa dessensibilização pode mediar a redução dos efeitos colaterais dos ISRS com o desenvolvimento de tolerância.

leve em consideração os fenômenos clínicos comumente observados de eficácia e tolerabilidade diferentes de vários ISRS em cada paciente individualmente, há certo sentido em considerar as características farmacológicas singulares dos seis ISRS que não são compartilhadas entre eles como formas de explicar a ampla gama de reações individuais dos pacientes aos diferentes ISRS (Figuras 7.16 a 7.21). Cada ISRS tem ações farmacológicas secundárias além do bloqueio do SERT, e não existem dois ISRS com características farmacológicas secundárias idênticas. Ainda não foi comprovado se esses perfis de ligação secundários podem explicar as diferenças na eficácia e tolerabilidade observadas em pacientes de forma individual. Entretanto, isso leva à formulação de uma hipótese interessante e fornece a base racional para que os psicofarmacologistas possam tentar mais de um desses agentes, em vez de acreditar que "eles são todos iguais". Algumas vezes, somente um ensaio clínico empírico de diferentes ISRS levará ao uso de um fármaco que seja adequado para um paciente específico.

Fluoxetina: um ISRS com propriedades antagonistas de 5HT$_{2C}$

Além da inibição da recaptação de serotonina, a fluoxetina exerce ações antagonistas do receptor 5HT$_{2C}$, que podem explicar muitas de suas propriedades clínicas singulares (Figura 7.16). O antagonismo de 5HT$_{2C}$ pode contribuir para as suas ações antidepressivas, bem como para a sua eficácia em outros transtornos, particularmente transtornos alimentares. Outros fármacos utilizados no tratamento da depressão unipolar com propriedades antagonistas de 5HT$_{2C}$ incluem trazodona, mirtazapina, agomelatina e alguns antidepressivos tricíclicos, e esses agentes serão descritos adiante. Por fim, dois antagonistas do receptor 2A de serotonina/2 de dopamina, a quetiapina (ver Figura 5.45) e a olanzapina (ver Figura 5.44), também têm potentes propriedades antagonistas de 5HT$_{2C}$. Ambos os agentes são utilizados no tratamento da psicose (ver Capítulo 5), porém também estão aprovados para intensificar a ação de outros fármacos na depressão unipolar, na depressão unipolar resistente ao tratamento e na depressão bipolar. O bloqueio da ação da serotonina nos receptores de 5HT$_{2C}$ desinibe (*i. e.*, intensifica) a liberação de noradrenalina e de dopamina, e essas ações teoricamente são benéficas para o tratamento da depressão (ver Capítulo 6 e Figura 6.24B, bem como a discussão adiante sobre agomelatina).

A boa notícia sobre o antagonismo de 5HT$_{2C}$ pode ser o fato de que ele geralmente é ativador,

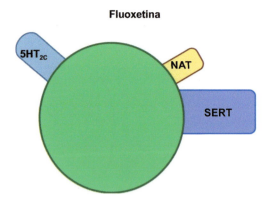

Figura 7.16 Fluoxetina. Além da inibição da recaptação de serotonina, a fluoxetina exerce inibição da recaptação de noradrenalina (IRN) e ações antagonistas do receptor de serotonina 2C ($5HT_{2C}$). O antagonismo $5HT_{2C}$ pode levar à desinibição da noradrenalina e da dopamina; essa ação pode ser responsável pelos efeitos ativadores da fluoxetina. A IRN pode ser clinicamente relevante apenas em doses muito altas.

razão pela qual muitos pacientes, até mesmo com a primeira dose, percebem que a fluoxetina tem um efeito energizante e de redução da fadiga, com melhora na concentração e na atenção. Esse mecanismo talvez seja mais apropriado para pacientes deprimidos com redução do afeto positivo (ver Figura 6.41), hipersonia, retardo psicomotor, apatia e fadiga. Em alguns países, a fluoxetina também está aprovada em associação com olanzapina no tratamento da depressão unipolar resistente ao tratamento e para a depressão bipolar. Como a olanzapina também tem ações antagonistas de $5HT_{2C}$ (ver Figura 5.44), pode ser que o acréscimo das ações antagonistas de $5HT_{2C}$ da olanzapina àquelas da fluoxetina possa, teoricamente, levar a um maior aumento da liberação de dopamina e de noradrenalina no córtex, de modo a mediar as ações antidepressivas dessa combinação. O antagonismo de $5HT_{2C}$ também pode contribuir para o efeito antibulimia de doses mais altas de fluoxetina, único ISRS aprovado para o tratamento desse transtorno alimentar. A má notícia pode ser que as ações antagonistas de $5HT_{2C}$ da fluoxetina possam contribuir para o fato de esse agente, algumas vezes, ser menos apropriado para pacientes com agitação, insônia e ansiedade, que podem apresentar ativação indesejada e até mesmo ataque de pânico se tomarem um agente que os ative ainda mais.

A fluoxetina também apresenta propriedades fracas de bloqueio da recaptação de noradrenalina (Figura 7.16), que podem se tornar clinicamente relevantes em doses muito altas. A fluoxetina tem meia-vida longa (2 a 3 dias), e o seu metabólito ativo tem meia-vida ainda mais longa (2 semanas). Essa meia-vida longa é vantajosa, visto que parece reduzir as reações de abstinência que são características da interrupção súbita de alguns ISRS, porém também significa que é necessário um longo período de tempo para a depuração do fármaco e seu metabólito ativo após a interrupção da fluoxetina e antes de iniciar outros agentes, como um inibidor da monoamina oxidase (MAO). A fluoxetina está disponível não apenas como formulação para uso 1 vez/dia, mas também como formulação oral para administração 1 vez/semana.

Sertralina: um ISRS com inibição do transportador de dopamina (DAT) e ligação σ_1

Esse ISRS tem dois mecanismos possíveis que o diferenciam: a inibição do transportador de dopamina (DAT) e a ligação ao receptor σ_1 (Figura 7.17). As ações inibitórias sobre o DAT são controversas, visto que são mais fracas do que as ações inibitórias sobre o SERT, levando alguns especialistas a sugerirem que a ocupação do DAT pela sertralina não é suficiente para ser clinicamente relevante. Entretanto, conforme discutido adiante na seção sobre inibidores da recaptação de noradrenalina-dopamina (IRND), ainda não foi esclarecido se os altos graus de ocupação do DAT são necessários ou até mesmo desejáveis para contribuir para as ações antidepressivas. Isto é, talvez apenas um

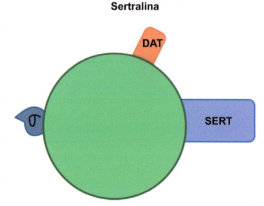

Figura 7.17 Sertralina. A sertralina exerce um efeito de inibição do transportador de dopamina (DAT) e liga-se ao receptor σ_1, além da inibição da recaptação de serotonina (IRS). A relevância clínica da inibição do DAT pela sertralina não é conhecida, porém esse fármaco pode melhorar a energia, a motivação e a concentração. Suas propriedades sigma podem contribuir para as ações ansiolíticas e também podem ser úteis em pacientes com depressão psicótica.

pequeno grau de inibição do DAT seja suficiente para produzir uma melhora na energia, na motivação e na concentração, particularmente quando acrescentada a outra ação, como inibição do SERT. De fato, a inibição do DAT de alto impacto constitui uma propriedade dos estimulantes usados como reforçadores, incluindo cocaína e metanfetamina, o que geralmente não seria desejável em um fármaco utilizado no tratamento da depressão (ver discussão dos inibidores do DAT no Capítulo 11, sobre TDAH, e no Capítulo 13, sobre impulsividade, compulsividade e adição).

Empiricamente, os médicos têm observado as ações ativadoras leves e desejáveis da sertralina em alguns pacientes com "depressão atípica", com melhora dos sintomas de hipersonia, baixa energia e reatividade do humor. Uma associação favorita de alguns médicos para pacientes deprimidos consiste em acrescentar bupropiona à sertralina, somando as propriedades inibitórias fracas de cada agente sobre o DAT. Os médicos também observaram a ocorrência de ativação excessiva em alguns pacientes com transtorno do pânico com o uso da sertralina, exigindo, portanto, uma titulação mais lenta da dose em alguns pacientes com sintomas de ansiedade. Todas essas ações da sertralina são compatíveis com suas ações inibitórias fracas sobre o DAT, o que contribui para o seu perfil clínico de ações.

As ações σ_1 da sertralina não estão bem esclarecidas, mas podem contribuir para seus efeitos ansiolíticos e, em particular, para seus efeitos na depressão psicótica e na depressão delirante, nas quais a sertralina pode exercer efeitos terapêuticos vantajosos, em comparação com alguns outros ISRS.

Paroxetina: um ISRS com ações anticolinérgicas muscarínicas e de inibição do transportador de noradrenalina (NAT)

Esse ISRS tende a ter efeitos mais tranquilizantes e, até mesmo, sedativos no início do tratamento, em comparação com as ações mais ativadoras da fluoxetina e da sertralina discutidas anteriormente. É possível que as ações anticolinérgicas leves da paroxetina contribuam para esse perfil clínico (Figura 7.18). A paroxetina também possui propriedades inibitórias fracas sobre o transportador de noradrenalina (NAT), o que pode contribuir para a sua eficácia na depressão, particularmente em altas doses. As vantagens das duplas propriedades de inibição de recaptação

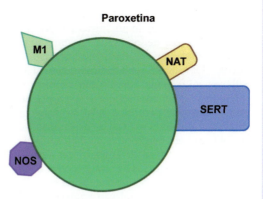

Figura 7.18 Paroxetina. Além da inibição da recaptação de serotonina, a paroxetina exerce ações anticolinérgicas (M₁) leves, que podem ser tranquilizantes ou, possivelmente, sedativas; inibição fraca do transportador de noradrenalina (NAT), o que pode contribuir para ações antidepressivas adicionais; e inibição da enzima óxido nítrico sintetase (NOS), o pode contribuir para a disfunção sexual.

de serotonina e de noradrenalina ou ações de IRSN são discutidas adiante, na seção sobre os IRSNs. É possível que a inibição fraca a moderada do NAT da paroxetina possa contribuir de modo importante para suas ações antidepressivas.

A paroxetina também inibe a enzima óxido nítrico sintase, o que, teoricamente, pode contribuir para a disfunção sexual, particularmente em homens. A paroxetina também é notória por causar reações de retirada com a sua interrupção súbita, com aparecimento de sintomas como acatisia, inquietação, sintomas gastrintestinais, tontura e formigamento, particularmente quando é interrompida de maneira súbita após tratamento a longo prazo com altas doses. Isso possivelmente decorre não apenas das propriedades de inibição do SERT, visto que todos os ISRS podem causar reações de descontinuação, mas também do rebote colinérgico quando a paroxetina é rapidamente suspensa. A paroxetina está disponível em uma formulação de liberação controlada, o que pode atenuar alguns de seus efeitos colaterais, incluindo as reações de descontinuação.

Fluvoxamina: um ISRS com propriedades de ligação aos receptores σ_1

Esse ISRS foi um dos primeiros a serem lançados mundialmente para o tratamento da depressão, porém nunca teve aprovação oficial para tal indicação nos EUA, de modo que ele tem sido considerado mais um fármaco para o tratamento do TOC nos EUA. À semelhança da sertralina, a fluvoxamina liga-se aos sítios σ_1, porém essa ação é mais potente com a fluvoxamina do que com a sertralina (Figura 7.19). A função fisiológica dos sítios σ_1 continua sendo um mistério e, portanto, é algumas vezes denominada "enigma sigma", embora tenha sido relacionada à ansiedade e à psicose. Os estudos pré-clínicos sugerem que a fluvoxamina pode atuar como agonista nos receptores σ_1, e é possível que essa propriedade possa contribuir para uma ação farmacológica adicional, ajudando a explicar as propriedades ansiolíticas bem conhecidas da fluvoxamina. A fluvoxamina também demonstrou ter atividade terapêutica na depressão tanto psicótica quanto delirante, nas quais, à semelhança da sertralina, pode ter vantagens em relação a outros ISRS.

Atualmente, a fluvoxamina está disponível como formulação de liberação controlada, o que possibilita a sua administração 1 vez/dia, diferentemente da fluvoxamina de liberação imediata, cuja meia-vida mais curta frequentemente exige a sua administração 2 vezes/dia. Além disso, ensaios clínicos recentes com a fluvoxamina de liberação controlada mostraram taxas de remissão impressionantes tanto no TOC quanto no transtorno de ansiedade social, bem como, possivelmente, menor sedação no pico da dose.

Citalopram: um ISRS com um enantiômero "bom" e outro "ruim"

Esse ISRS é constituído por dois enantiômeros, R e S, em que um deles é a imagem especular do outro (Figura 7.20). A mistura desses enantiômeros é conhecida como citalopram racêmico ou, comumente, apenas como citalopram e tem propriedades anti-histamínicas leves, que residem no enantiômero R. Em geral, o citalopram racêmico é um dos ISRS mais bem tolerados, e os achados no tratamento da depressão em idosos são favoráveis. Todavia, esse fármaco apresenta uma ação terapêutica um tanto inconsistente na menor dose, exigindo, com frequência, um aumento da dose para otimizar o tratamento. Entretanto, o aumento da dose é limitado, devido ao potencial de prolongamento do QTc em doses mais altas. Todos esses achados sugerem que não é favorável que o citalopram contenha o enantiômero R. De fato, algumas evidências farmacológicas sugerem que o enantiômero R pode ser farmacologicamente ativo nos SERTs, de modo a não inibir esses transportadores, mas interferindo na capacidade do enantiômero S ativo de inibir os SERTs. Isso pode levar a uma redução da inibição do SERT, da 5HT sináptica e, possivelmente, das ações terapêuticas finais, particularmente em doses baixas.

Escitalopram: o ISRS quintessencial

A solução para melhorar as propriedades do citalopram racêmico consiste em remover o enantiômero R indesejado. O fármaco resultante é conhecido como escitalopram, visto que é constituído apenas pelo enantiômero S ativo puro (Figura 7.21). Essa manobra parece remover as propriedades anti-histamínicas, e não há restrição quanto ao uso de doses mais altas para evitar o prolongamento de QTc. Além disso, a remoção do enantiômero R que interfere potencialmente faz com que a dose menor

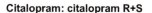

Citalopram: citalopram R+S

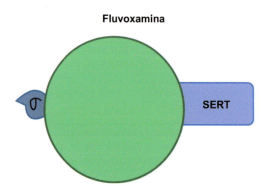

Figura 7.19 Fluvoxamina. As propriedades secundárias da fluvoxamina incluem ações nos receptores σ_1, que podem ser ansiolíticas, bem como benéficas para a depressão psicótica.

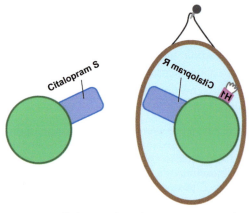

Figura 7.20 Citalopram. O citalopram consiste em dois enantiômeros, R e S. Algumas evidências farmacológicas sugerem que o enantiômero R pode ser farmacologicamente ativo nos SERTs, de maneira que não inibe os SERTs, mas que na realidade interfere na capacidade do enantiômero S ativo de inibir os SERTs. O enantiômero R também apresenta propriedades anti-histamínicas fracas.

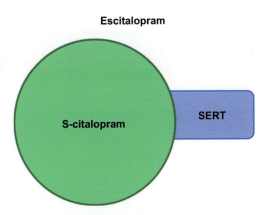

Figura 7.21 Escitalopram. Os enantiômeros R e S do citalopram são imagens especulares um do outro, porém com propriedades clínicas ligeiramente diferentes. O enantiômero R é o que tem propriedades anti-histamínicas fracas; os enantiômeros R e S também podem diferir nos seus efeitos sobre o transportador de serotonina. O enantiômero S do citalopram foi desenvolvido e comercializado como escitalopram.

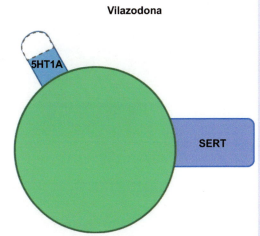

Figura 7.22 Vilazodona. A vilazodona é um agonista parcial do receptor de serotonina 1A e também inibe a recaptação de serotonina; por esse motivo, é designada como agonista parcial e inibidor da recaptação de serotonina (APIRS).

de escitalopram seja mais previsivelmente eficaz. Por conseguinte, o escitalopram é o ISRS cujas ações farmacológicas são quase todas explicadas mais provavelmente pela inibição pura dos SERTs. O escitalopram é considerado, talvez, o ISRS mais bem tolerado, com as menores interações medicamentosas mediadas pelo citocromo P450 (CYP450).

Agonistas parciais e inibidores da recaptação de serotonina (APIRS)

A vilazodona combina a inibição do SERT com agonismo parcial de $5HT_{1A}$. Por esse motivo, a vilazodona é denominada APIRS (agonista parcial e inibidor da recaptação de serotonina) (Figura 7.22). Os médicos sabem, há muito tempo, que a combinação de inibição da recaptação de serotonina com agonismo parcial de $5HT_{1A}$ intensifica as propriedades antidepressivas unipolares e a tolerabilidade dos ISRS/IRSN em alguns pacientes (p. ex., pela adição do agonista parcial de $5HT_{1A}$, a buspirona [Capítulo 8 sobre ansiedade]; dos agonistas parciais de serotonina 1A/dopamina 2, aripiprazol, brexpiprazol ou cariprazina [Capítulo 5]; ou do antagonista de serotonina/dopamina com propriedades agonistas parciais de $5HT_{1A}$, a quetiapina). Com a vilazodona esse mecanismo de combinação é obtido com apenas um fármaco, evitando, assim, as interações medicamentosas e várias ações nos receptores fora dos alvos que podem ser indesejadas com os outros fármacos listados.

Em modelos animais, a adição de um agonista parcial de $5HT_{1A}$ aos ISRS provoca elevações mais imediatas e persistentes dos níveis de 5HT no cérebro do que os ISRS isoladamente. Acredita-se que isso ocorra devido ao fato de que os agonistas parciais de $5HT_{1A}$ constituem um tipo de "serotonina artificial", que é seletivo particularmente para os autorreceptores $5HT_{1A}$ somatodendríticos pré-sinápticos, e que a ação agonista parcial de $5HT_{1A}$ ocorre imediatamente após a administração do fármaco (Figura 7.23). Por conseguinte, as ações agonistas parciais imediatas de $5HT_{1A}$ teoricamente são aditivas ou sinérgicas com a inibição simultânea do SERT (Figura 7.23), visto que isso leva a ações mais rápidas e mais intensas nos autorreceptores somatodendríticos $5HT_{1A}$ (Figura 7.24) do que com a inibição do SERT isoladamente (ver Figura 7.12), incluindo a sua infrarregulação (Figura 7.25). Hipoteticamente, isso produz uma elevação mais rápida e mais forte da 5HT sináptica (Figura 7.26) do que aquela possível com a administração isolada de ISRS (ver Figura 7.14). Ademais, o agonismo parcial de $5HT_{1A}$ por meio do mecanismo de APIRS da vilazodona ocorre imediatamente nos receptores de $5HT_{1A}$ pós-sinápticos (Figura 7.26), com ações nesses receptores que são muito mais rápidas e com um tipo diferente de estimulação, em comparação com as ações agonistas totais e tardias da própria serotonina quando aumentada pela inibição dos SERTs isoladamente (ver Figura 7.14). As ações a jusante dos receptores de $5HT_{1A}$ que levam a um aumento da liberação

288 Stahl Psicofarmacologia: Bases Neurocientíficas e Aplicações Práticas

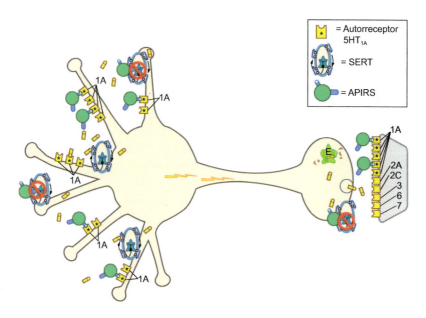

Ação dos APIRS: inicialmente, cerca da metade dos SERTs e metade dos receptores de 5HT1A são imediatamente ocupados

Figura 7.23 Mecanismo de ação dos agonistas parciais e inibidores da recaptação de serotonina (APIRS), parte 1. Quando se administra um APIRS, cerca da metade dos transportadores de serotonina (SERT) e metade dos receptores de serotonina 1A (5HT$_{1A}$) são imediatamente ocupados.

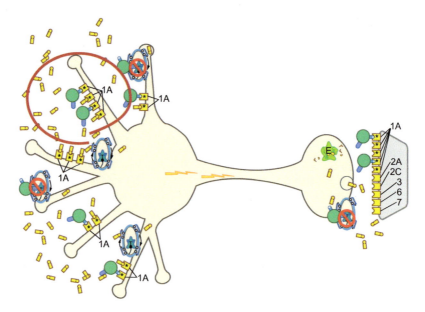

Ação dos APIRS: em segundo lugar, a 5HT aumenta nos receptores somatodendríticos de 5HT1A à esquerda

Figura 7.24 Mecanismo de ação dos agonistas parciais e inibidores da recaptação de serotonina (APIRS), parte 2. O bloqueio do transportador de serotonina (SERT) provoca aumento da serotonina inicialmente na área somatodendrítica do neurônio serotoninérgico (à esquerda).

Capítulo 7 | Tratamentos dos Transtornos do Humor... **289**

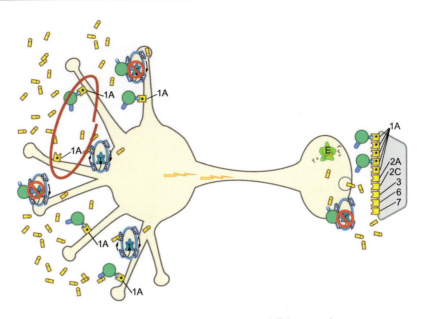

Ação dos APIRS: em terceiro lugar, as ações da 5HT à esquerda provocam dessensibilização/infrarregulação dos autorreceptores 5HT1A

Figura 7.25 Mecanismo de ação dos agonistas parciais e inibidores da recaptação de serotonina (APIRS), parte 3. O aumento da serotonina na área somatodendrítica do neurônio serotoninérgico (5HT) tem como consequência a dessensibilização ou a infrarregulação dos autorreceptores $5HT_{1A}$ somatodendríticos (círculo vermelho).

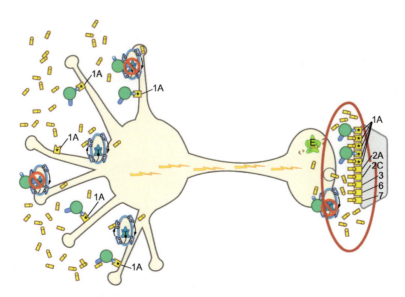

Ação dos APIRS: em quarto lugar, a descarga neuronal e a liberação de serotonina são desinibidas na sinapse à direita.

Figura 7.26 Mecanismo de ação dos agonistas parciais e inibidores da recaptação de serotonina (APIRS), parte 4. Uma vez infrarregulados os receptores somatodendríticos, não há mais inibição do fluxo de impulsos no neurônio serotoninérgico (5HT). Por conseguinte, o fluxo de impulsos neuronais é ativado. Em consequência, ocorre liberação de 5HT no terminal axônico (círculo vermelho).

de dopamina (Figura 7.27) podem ser hipoteticamente responsáveis pelos efeitos antidepressivos e pró-cognitivos intensificados (ver Capítulo 5 e Figura 5.22). A adição de ações agonistas parciais de 5HT$_{1A}$ à inibição do SERT também pode explicar a redução observada na disfunção sexual e à relativa falta de ganho de peso em pacientes tratados com vilazodona.

Inibidores da recaptação de serotonina-noradrenalina (IRSN)

Os IRSN combinam a forte inibição dos SERTs exercida pelos ISRS com vários graus de inibição do transportador de noradrenalina (NAT) (Figuras 7.28 a 7.32).

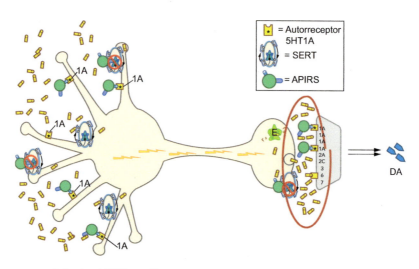

Ação dos APIRS: por fim, as ações antidepressivas começam, e o aumento da liberação de DA a jusante pode reduzir a disfunção sexual

Figura 7.27 Mecanismo de ação dos agonistas parciais e inibidores da recaptação de serotonina (APIRS), parte 5. Por fim, após os APIRS terem bloqueado o transportador de serotonina (SERT), após terem aumentado a serotonina (5HT) somatodendrítica, após terem dessensibilizado os autorreceptores 5HT$_{1A}$ somatodendríticos, ativado o fluxo de impulsos neuronais e aumentado a liberação de 5HT dos terminais axônicos, a etapa final (mostrada aqui, círculo vermelho) pode consistir na dessensibilização dos receptores de 5HT pós-sinápticos. Essa estrutura temporal correlaciona-se com a ação antidepressiva. Além disso, a adição de agonismo parcial 5HT$_{1A}$ pode levar a um aumento a jusante na liberação de dopamina (DA), o que pode reduzir a disfunção sexual.

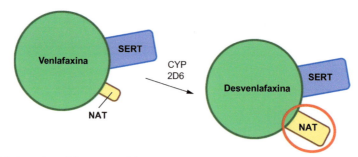

Figura 7.28 Venlafaxina e desvenlafaxina. A venlafaxina inibe tanto o transportador de serotonina (SERT) quanto o transportador de noradrenalina (NAT), combinando, assim, dois mecanismos terapêuticos em um único agente. As ações serotoninérgicas da venlafaxina ocorrem em doses baixas, enquanto suas ações noradrenérgicas são aumentadas progressivamente à medida que se aumenta a dose. A venlafaxina é convertida em seu metabólito ativo, a desvenlafaxina, pela CYP450 2D6. À semelhança da venlafaxina, a desvenlafaxina inibe a recaptação de serotonina e de noradrenalina, porém suas ações sobre o NAT são maiores do que suas ações sobre o SERT, em comparação com a venlafaxina. Em geral, a administração de venlafaxina resulta em níveis plasmáticos do fármaco que correspondem a cerca da metade dos níveis de desvenlafaxina. Entretanto, isso pode variar, dependendo dos polimorfismos genéticos da CYP450 2D6 e do uso de fármacos pelo paciente que são inibidores ou indutores da CYP450 2D6. Por conseguinte, o grau de inibição do NAT com a administração de venlafaxina pode ser imprevisível. A desvenlafaxina foi recentemente desenvolvida como fármaco separado. Exerce uma ação de inibição da recaptação de noradrenalina relativamente maior que a venlafaxina, porém é ainda mais potente sobre o SERT.

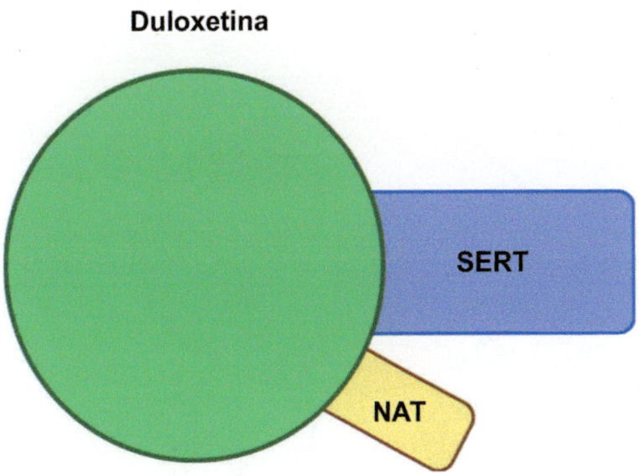

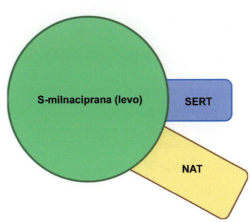

Figura 7.29 Duloxetina. A duloxetina inibe tanto o transportador de serotonina (SERT) quanto o transportador de noradrenalina (NAT). Suas ações noradrenérgicas podem contribuir para a sua eficácia nos sintomas físicos dolorosos.

Figura 7.31 Levomilnaciprana. Os enantiômeros R e S da milnaciprana são imagens especulares um do outro; o enantiômero S é o enantiômero ativo. O enantiômero S da milnaciprana foi desenvolvido e comercializado como levomilnaciprana.

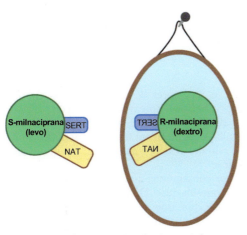

Figura 7.30 Milnaciprana. A milnaciprana inibe tanto o transportador de serotonina (SERT) quanto o transportador de noradrenalina (NAT), porém é um inibidor mais potente do NAT do que do SERT. Sua forte ação de inibição sobre o NAT pode contribuir para sua eficácia no alívio dos sintomas físicos dolorosos. A milnaciprana consiste em dois enantiômeros: S (levo) e R (dextro), sendo S o mais ativo.

Teoricamente, deve haver alguma vantagem terapêutica em acrescentar a inibição do NAT à inibição do SERT, visto que um mecanismo pode contribuir para a eficácia do outro ao amplificar o alcance desses fármacos nos sistemas de neurotransmissores serotoninérgicos e monoaminérgicos de noradrenalina em mais regiões cerebrais (ver Capítulo 6 e Figuras 6.38 e 6.40). Uma indicação prática de que os mecanismos monoaminérgicos duplos podem levar a maior eficácia é o achado de que a venlafaxina, um IRSN, frequentemente parece ter maior eficácia como antidepressivo unipolar à medida que se aumenta a dose, teoricamente devido ao recrutamento de uma inibição cada vez maior do NAT à medida que se aumenta a dose (*i. e.*, o "reforço" noradrenérgico). Médicos e especialistas atualmente discutem se as taxas de remissão são mais altas com o uso de IRSN, em comparação com os ISRSs, ou se os IRSNs são mais úteis em pacientes deprimidos que não respondem aos ISRSs, em comparação com outras opções. Uma área na qual os IRSNs, mas não os ISRS, apresentam eficácia clara e estabelecida consiste no tratamento da dor.

A inibição do NAT aumenta a dopamina no córtex pré-frontal

Embora os IRSNs sejam comumente denominados agentes de "dupla ação" sobre a serotonina e a noradrenalina, eles de fato exercem uma terceira ação sobre a dopamina (DA) no córtex pré-frontal, mas não em outras áreas do cérebro. Por conseguinte, não se trata de agentes de ação tríplice "total", visto que eles não inibem o transportador de DA (DAT), exceto em doses acima da faixa clínica, porém os IRSNs talvez possam ser considerados como agentes de "duas ações e meia", e não de apenas duas ações. Isto é, os IRSNs não apenas reforçam a serotonina e a noradrenalina (NA) em todo o encéfalo (Figura 7.32), como

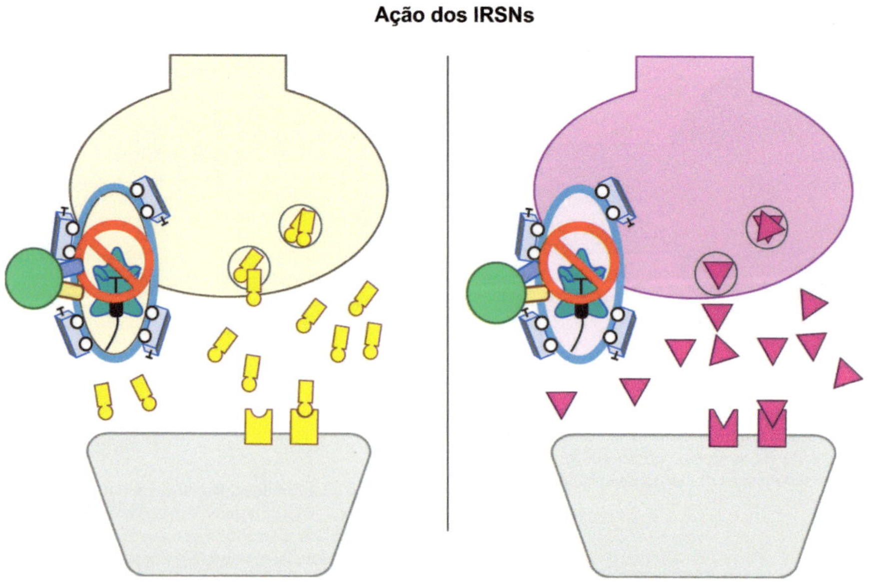

Ação dos IRSNs

Figura 7.32 Ações dos IRSNs. São mostradas as ações duplas agudas dos inibidores da recaptação de serotonina e nora-drenalina (IRSN). Tanto a parte inibidora da recaptação de serotonina da molécula de IRSN (ilustração da esquerda) quanto a parte inibidora da recaptação de noradrenalina da molécula do IRSN (ilustração da direita) estão inseridas em suas respectivas bombas de recaptação. Como consequência, ambas as bombas são bloqueadas, e ocorre aumento da serotonina e noradrenalina sinápticas.

também reforçam a DA especificamente no córtex pré-frontal (Figura 7.33). Esse terceiro mecanismo de reforço da DA em uma importante área do cérebro associada a vários sintomas de depressão deve proporcionar outra vantagem teórica para a farmacologia dos IRSNs e a sua eficácia no tratamento da depressão maior.

Como a inibição do NAT reforça a DA no córtex pré-frontal? A resposta está ilustrada na Figura 7.33. No córtex pré-frontal, tanto o SERT quanto o NAT estão presentes em quantidades abundantes nos terminais nervosos serotoninérgicos e NA, respectivamente; entretanto, existe um número muito pequeno de DAT nos terminais nervosos DA nessa parte do cérebro (Figura 7.33, ver também Capítulo 4 e Figura 4.9A). Em consequência a essa falta de DAT no córtex pré-frontal, a DA, uma vez liberada, está livre para se afastar da sinapse (Figura 7.33A). Por conseguinte, o raio de difusão da DA é maior (Figura 7.33A) do que o raio de difusão da NA no córtex pré-frontal (Figura 7.33B), visto que existe NAT na sinapse NA (Figura 7.33B), porém não há DAT na sinapse DA (Figura 7.33A). Esse arranjo pode aumentar a importância reguladora da DA no funcionamento do córtex pré-frontal, uma vez que a DA nessa parte do cérebro pode interagir

com os receptores de DA não apenas em sua própria sinapse, porém também a certa distância, aumentando, talvez, a capacidade da DA de regular a cognição em toda uma área dentro de seu raio de difusão, e não apenas em uma única sinapse.

Por conseguinte, a ação da dopamina não é interrompida pelo DAT no córtex pré-frontal, mas sim por dois outros mecanismos. A DA difunde-se a partir da sinapse DA até encontrar a enzima COMT (catecol-*O*-metiltransferase), que a degrada (ver Capítulo 4 e Figura 4.3), ou até encontrar um NAT, que a transporta para dentro do neurônio NA (Figura 7.33A). Com efeito, os NATs têm mais afinidade pela DA do que pela NA, de modo que eles bombeiam tanto a DA quanto a NA nos terminais nervosos NA, interrompendo a ação de ambas.

Um aspecto interessante é acompanhar os eventos que ocorrem quando há inibição do NAT no córtex pré-frontal. Conforme esperado, a inibição do NAT aumenta os níveis sinápticos de NA e amplia o raio de difusão da NA (Figura 7.33B). O que pode surpreender de certo modo é o fato de que a inibição do NAT também aumenta os níveis de DA e amplia o seu raio de difusão (Figura 7.33C). O resultado final é que a inibição do NAT aumenta tanto a NA quanto

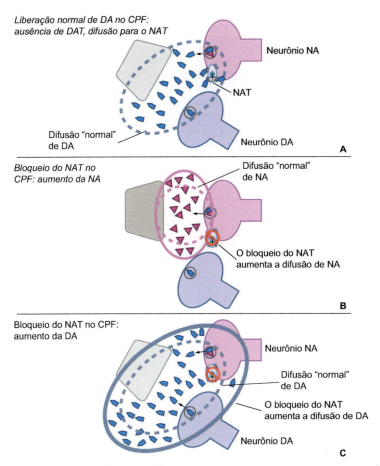

Figura 7.33 Bloqueio do transportador de noradrenalina e dopamina no córtex pré-frontal. (**A**) Embora os transportadores de serotonina (SERT) e os transportadores de noradrenalina (NAT) estejam presentes em quantidades abundantes no córtex pré-frontal (CPF), existe um número muito pequeno de transportadores de dopamina (DAT). Isso significa que a dopamina (DA) pode se difundir a partir da sinapse e, portanto, pode exercer suas ações dentro de um raio maior. As ações da dopamina cessam nos terminais axônicos noradrenérgicos (NAS), visto que ela é captada pelos NATs. (**B**) O bloqueio do NAT no CPF leva a um aumento da NA sináptica, ampliando, assim, o raio de difusão da NA. (**C**) Como o NAT capta tanto a DA quanto a NA, o seu bloqueio também leva a um aumento da DA sináptica, ampliando ainda mais o seu raio de difusão. Por conseguinte, os agentes que bloqueiam o NAT aumentam a NA em todo o cérebro e tanto a NA quanto a DA no córtex CPF.

a DA no córtex pré-frontal. Por conseguinte, os ISRNs apresentam dois mecanismos e meio: reforço da serotonina em todo o cérebro, reforço da NA em todo o cérebro e reforço da DA no córtex pré-frontal (mas não em outras áreas de projeção da DA).

Venlafaxina

Dependendo da dose, a venlafaxina apresenta diferentes graus de inibição da recaptação de serotonina (mais potente e forte até mesmo em doses baixas), em comparação com a recaptação de NA (potência moderada e forte apenas em doses mais altas) (ver Figura 7.28). Todavia, não são observadas ações significativas sobre outros receptores. Continua havendo controvérsias sobre o fato de a venlafaxina ou outros IRSNs terem maior eficácia do que os ISRS na depressão maior unipolar, em termos de aumento da taxa de remissão, remissão mais sustentada e duradoura no tratamento prolongado ou maior eficácia na depressão unipolar resistente ao tratamento, porém isso parece ser plausível, tendo em vista os dois mecanismos e o reforço das duas monoaminas. A venlafaxina também está aprovada e é amplamente utilizada no tratamento de vários transtornos de ansiedade. A adição da inibição do NAT provavelmente responde por dois efeitos colaterais da venlafaxina em alguns pacientes: a sudorese e a elevação da pressão arterial.

A venlafaxina está disponível como formulação de liberação prolongada, que não apenas possibilita a sua administração 1 vez/dia, como também reduz significativamente os efeitos colaterais, em particular as náuseas. Diferentemente de vários outros psicofármacos disponíveis em formulações de liberação controlada, a venlafaxina de liberação prolongada representa um considerável avanço em relação à formulação de liberação imediata, cujo uso declinou ou que não é mais usada, devido a náuseas e outros efeitos colaterais inaceitáveis, particularmente quando a venlafaxina de liberação imediata é iniciada ou interrompida. Entretanto, a venlafaxina mesmo na formulação de liberação controlada pode causar reações de abstinência, que algumas vezes são muito incômodas, particularmente após a interrupção súbita de tratamento prolongado em altas doses. Todavia, a formulação de liberação controlada é altamente preferível, devido à sua maior tolerabilidade.

Desvenlafaxina

A venlafaxina é um substrato da CYP450 2D6, que a converte em um metabólito ativo, a desvenlafaxina (ver Figura 7.28). A desvenlafaxina exerce maior inibição sobre o NAT do que sobre o SERT, em comparação com a venlafaxina. Normalmente, após a administração de venlafaxina, os níveis plasmáticos do fármaco correspondem a cerca de metade dos níveis de desvenlafaxina. Entretanto, isso é muito variável, dependendo de o paciente estar tomando outro fármaco que atue como inibidor da CYP450 2D6, o que desvia os níveis plasmáticos para maiores níveis de venlafaxina e níveis mais baixos de desvenlafaxina, reduzindo também a quantidade relativa de inibição do NAT. A variabilidade nos níveis plasmáticos de venlafaxina *versus* desvenlafaxina também decorre de polimorfismos genéticos da CYP450 2D6, de modo que os metabolizadores pobres (lentos) deslocarão a razão entre esses dois fármacos para níveis mais altos de venlafaxina original e menores níveis do metabólito ativo, a desvenlafaxina, reduzindo, desse modo, o grau relativo de inibição do NAT. Como resultado dessas considerações, pode ser um tanto imprevisível o grau de inibição do NAT produzido por determinada dose de venlafaxina em determinado paciente, em dado momento, enquanto isso é mais previsível para a desvenlafaxina. Os médicos experientes aprenderam a resolver esse problema com a titulação hábil da

dose de venlafaxina, porém o desenvolvimento da desvenlafaxina como fármaco separado também pode solucionar esse problema, com menor necessidade de titulação da dose e inibição mais consistente do NAT com determinada dose em todos os pacientes.

Duloxetina

Esse IRSN, caracterizado, do ponto de vista farmacológico, por uma inibição ligeiramente mais potente do SERT do que do NAT (ver Figura 7.29), transformou nossa maneira de pensar sobre a depressão e a dor. A lição clássica foi a de que a depressão causava dor psíquica (como "eu sinto sua dor") e não somática (como "ai!"), e que essa dor psíquica era secundária ao sofrimento emocional na depressão. Por conseguinte, acreditava-se que qualquer evento passível de melhorar a depressão reduziria a dor psíquica de modo inespecífico. Por conseguinte, a dor somática não foi considerada como causada pela depressão, embora supostamente a depressão pudesse agravá-la, e a dor somática classicamente não era tratada com fármacos usados na depressão.

Estudos realizados com duloxetina modificaram todas essas ideias. Esse IRSN não apenas alivia a depressão unipolar na ausência de dor, como também alivia a dor na ausência de depressão. Todos os tipos de dor são aliviados por esse IRSN, desde a dor da neuropatia periférica no diabético, até a fibromialgia e a dor musculoesquelética crônica, como aquela associada à osteoartrite e a problemas lombares. Esses achados sobre a eficácia da duloxetina em diversas síndromes dolorosas também validaram o fato de que os sintomas físicos (somáticos) dolorosos constituem um conjunto legítimo de sintomas que acompanham a depressão, e não apenas uma forma de dor emocional. O uso dos IRSNs, como a duloxetina, nas síndromes dolorosas é discutido no Capítulo 9. Assim, a duloxetina possui eficácia estabelecida não apenas na depressão unipolar e na dor crônica, como também em pacientes com sintomas físicos dolorosos crônicos da depressão unipolar. Os sintomas físicos dolorosos frequentemente são ignorados ou omitidos por pacientes e médicos no contexto da depressão maior unipolar, e, até recentemente, a ligação desses sintomas com a depressão maior não era bem reconhecida, em parte porque os sintomas físicos dolorosos não estão incluídos na lista de sintomas para critérios diagnósticos formais de depressão (ver Capítulo 6 e Figura 6.1). Entretanto, já está amplamente reconhecido, hoje em dia, que os sintomas físicos dolorosos estão frequentemente associados a um episódio depressivo maior e também constituem um dos principais sintomas residuais após tratamento inicial com fármacos utilizados na depressão (ver Figura 7.5). Parece que as duplas ações de IRSN da duloxetina e de outros IRSN são superiores às ações serotoninérgicas seletivas dos ISRSs no tratamento de condições como dor neuropática do diabetes melito e sintomas físicos dolorosos crônicos associados à depressão. O papel da inibição do NAT parece ser de importância crítica não apenas no tratamento de condições dolorosas sem depressão, mas também para sintomas físicos dolorosos associados à depressão. A duloxetina também demonstrou ter eficácia no tratamento dos sintomas cognitivos da depressão, que são proeminentes na depressão geriátrica, explorando, possivelmente, as consequências pró-noradrenérgicas e pró-dopaminérgicas da inibição do NAT no córtex pré-frontal (ver Figura 7.33).

A duloxetina pode ser administrada 1 vez/dia, porém essa posologia habitualmente só constitui uma boa ideia após o paciente ter tido a chance de se tornar tolerante ao fármaco após iniciar a sua administração 2 vezes/dia, particularmente durante a titulação para doses mais altas. A duloxetina pode ter menor incidência de hipertensão e reações de descontinuação mais leves do que a venlafaxina.

Milnaciprana

A milnaciprana foi o primeiro IRSN comercializado no Japão e em muitos países da Europa, como a França, onde atualmente é vendido como medicamento para a depressão unipolar. Nos EUA, a milnaciprana não está aprovada para a depressão unipolar, porém para a fibromialgia. Curiosamente, o contrário é válido para a Europa: a milnaciprana está aprovada para a depressão unipolar, porém não foi aprovada para uso no tratamento da fibromialgia. A milnaciprana difere ligeiramente de outros IRSNs, visto que é um inibidor relativamente mais potente do NAT do que do SERT (ver Figura 7.30), enquanto os outros são inibidores mais potentes do SERT, em comparação com o NAT (ver Figuras 7.28 e 7.29). Esse perfil farmacológico singular pode explicar o perfil clínico ligeiramente diferente da milnaciprana em comparação com outros IRSNs. Como as ações noradrenérgicas podem ser igualmente ou mais importantes para o tratamento de condições relacionadas com dor, em comparação com as ações serotoninérgicas, a inibição consistente do NAT pela milnaciprana sugere que

esse fármaco pode ser particularmente útil em condições relacionadas com dor crônica, e não apenas na fibromialgia, para a qual o seu uso está aprovado, mas possivelmente também para os sintomas físicos dolorosos associados à depressão unipolar e à dor neuropática crônica.

A potente inibição do NAT pela milnaciprana também sugere um perfil farmacológico potencialmente favorável no tratamento dos sintomas cognitivos, incluindo sintomas cognitivos da depressão unipolar, bem como aqueles frequentemente associados à fibromialgia, algumas vezes designados como *"fibro-fog"*. Outras observações clínicas possivelmente ligadas à potente inibição do NAT pela milnaciprana são as de que esse fármaco pode ser mais energizante e ativador do que outros IRSNs. Os sintomas residuais comuns após tratamento com um ISRS incluem não apenas sintomas cognitivos, mas também fadiga, falta de energia e falta de interesse, entre outros (ver Figura 7.5). A inibição do NAT pode estar relacionada com observações de que a milnaciprana pode causar mais sudorese e hesitação urinária do que alguns outros IRSNs. Para pacientes com hesitação urinária, em geral decorrente, teoricamente, das ações pró-noradrenérgicas consistentes nos receptores α_1 da bexiga, a administração de um antagonista α_1 pode reduzir esses sintomas. Em geral, a milnaciprana deve ser administrada 2 vezes/dia, em virtude de sua meia-vida mais curta.

Levomilnaciprana

A milnaciprana é, na verdade, uma mistura racêmica de dois enantiômeros (ver Figura 7.30). O enantiômero S ou levo é enantiômero ativo (ver Figura 7.31), que foi independentemente desenvolvido para o transtorno depressivo maior unipolar nos EUA, onde está, em sua maior parte, disponível. À semelhança da milnaciprana racêmica, a levomilnaciprana exerce maior inibição sobre o NAT do que sobre o SERT e pode ter como alvo a fadiga e a falta de energia como possíveis vantagens clínicas. Além disso, é apresentada em uma formulação de liberação controlada, de modo que, diferentemente da milnaciprana racêmica, pode ser administrada apenas 1 vez/dia.

Inibidores da recaptação de noradrenalina-dopamina (IRND): bupropiona

Durante muitos anos, o mecanismo de ação da bupropiona permaneceu incerto e ainda continua controverso em certos aspectos. A própria bupropiona só apresenta propriedades bloqueadoras de recaptação da dopamina (inibição do DAT) e da noradrenalina (inibição do NAT) (Figuras 7.34 e 7.35). Nenhuma outra ação farmacológica específica ou potente foi consistentemente identificada para esse agente. Entretanto, as ações da bupropiona como fármaco para a depressão unipolar e para a neurotransmissão da noradrenalina e da dopamina sempre apareceram mais poderosas do que aquelas passíveis de serem explicadas por essas propriedades fracas, levando a proposta de que a bupropiona pode atuar de maneira bastante indefinida como modulador adrenérgico de algum tipo.

A bupropiona é metabolizada a vários metabólitos ativos, alguns dos quais não apenas são inibidores mais potentes do NAT do que a própria bupropiona e inibidores igualmente potentes do DAT, como também estão concentrados no cérebro. Por conseguinte, em alguns aspectos, a bupropiona é um fármaco ativo e um precursor de outros fármacos ativos (i. e., um profármaco para múltiplos metabólitos ativos). O mais potente deles é o enantiômero + do metabólito 6-hidroxi da bupropiona, também conhecido como radafaxina.

Podem os efeitos finais da bupropiona sobre os NATs (Figura 7.36A e 7.36B) e sobre os DATs (Figura 7.36C) explicar suas ações clínicas em pacientes deprimidos quando administrada em doses terapêuticas? Se acreditarmos que seja necessária uma ocupação de 90% dos DATs e dos NATs para as ações antidepressivas dos fármacos, a resposta seria "não". A tomografia por emissão de pósitrons (PET) realizada em seres humanos sugere que apenas 10 a 15% e talvez

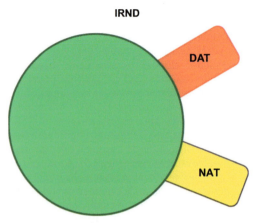

Figura 7.34 Inibidor da recaptação de noradrenalina-dopamina (IRND). A bupropiona possui propriedades bloqueadoras fracas em relação ao transportador de dopamina (DAT) e transportador de noradrenalina (NAT). Suas ações antidepressivas podem ser explicadas, em parte, pelas propriedades inibitórias mais potentes de seus metabólitos.

Ação dos IRNDs

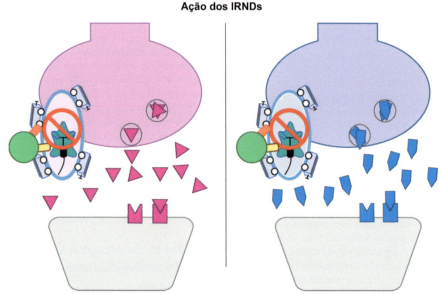

Figura 7.35 Ações dos IRNDs. A parte da molécula de IRND envolvida na inibição da recaptação de noradrenalina (ilustração à esquerda) e a parte relacionada com a inibição da recaptação de dopamina (ilustração à direita) estão inseridas em suas respectivas bombas de recaptação. Em consequência, ambas as bombas são bloqueadas, e ocorre aumento da noradrenalina e da dopamina na sinapse.

Ação dos IRNDs no córtex pré-frontal: o bloqueio dos NATs aumenta a NA e a DA

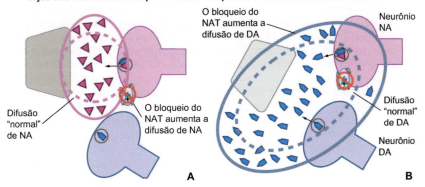

Ação dos IRNDs no estriado: o bloqueio dos DATs aumenta a DA

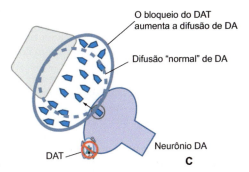

Figura 7.36 Ações dos IRNDs no córtex pré-frontal e no estriado. Os inibidores da recaptação de noradrenalina-dopamina (IRND) bloqueiam os transportadores de noradrenalina (NAT) e de dopamina (DAT). **(A)** O bloqueio do NAT no córtex pré-frontal leva a um aumento da noradrenalina (NA) sináptica, ampliando, assim, o raio de difusão da NA. **(B)** Como o córtex pré-frontal carece de DAT, e os NATs transportam tanto a dopamina (DA) quanto a NA, o bloqueio do NAT também leva a um aumento da DA sináptica no córtex pré-frontal, aumentando ainda mais o raio de difusão da DA. Por conseguinte, apesar da ausência de DAT no córtex pré-frontal, os IRNDs ainda aumentam a DA nessa região. **(C)** O DAT está presente no estriado, de modo que a sua inibição aumenta a difusão de DA nessa região.

não mais do que 20 a 30% dos DATs no estriado podem estar ocupados quando são administradas doses terapêuticas de bupropiona. É de se esperar que a ocupação dos NATs esteja na mesma faixa. Isso seria suficiente para explicar as ações antidepressivas da bupropiona?

Embora esteja claro, a partir de muitos estudos de pesquisa, que os ISRS precisam ser administrados de modo a ocupar uma fração substancial dos SERTs, talvez até 80 ou 90% desses transportadores, para que sejam efetivos para a depressão, esses dados são bem menos claros para a ocupação dos NATs ou dos DATs, particularmente no caso de fármacos com mecanismo farmacológico adicional que possa ser sinérgico com a inibição dos NATs ou dos DATs. Isto é, quando se administra a maioria dos IRSNs em doses para ocupar 80 a 90% dos SERTs, um número substancialmente menor de NAT é ocupado; contudo, há evidências de ações terapêuticas adicionais e de efeitos colaterais desses agentes mediados pela NA com possivelmente apenas 50% de ocupação dos NATs.

Além disso, parece existir um estado de "ocupação excessiva de DAT". Isto é, quando 50% ou mais dos DATs são ocupados rapidamente e por um breve período de tempo, essa ocupação pode levar a ações clínicas indesejáveis, como euforia e reforço (ver a discussão dos DATs misteriosos no Capítulo 11 sobre o tratamento do transtorno de déficit de atenção com hiperatividade [TDAH]). De fato, graus elevados, rápidos e de curta duração de ocupação dos DATs constituem a característica farmacológica dos estimulantes passíveis de abuso, como a cocaína (ver Capítulo 13 sobre uso de substâncias e recompensa). Quando 50% ou mais dos DATs são ocupados mais lentamente e de maneira mais duradoura, particularmente com o uso de formulações de liberação controlada, os inibidores dos DATs são menos passíveis de abuso e são mais úteis para o tratamento do TDAH (ver Capítulo 11). A questão a ser considerada aqui é estabelecer se um baixo nível de ocupação dos DATs de início lento e de longa duração constitui a solução desejável para que o mecanismo dos DATs seja útil como fármaco para a depressão unipolar: assim, uma inibição dos DATs não excessiva nem demasiado rápida e, portanto, passível de uso abusivo; uma inibição dos DATs não excessivamente pequena e, portanto, ineficaz, porém uma inibição dos DATs exatamente suficiente, com início lento o suficiente e duração de ação também longa o suficiente de modo que o fármaco seja efetivo para a depressão unipolar.

O fato de que a bupropiona não seja conhecida como particularmente passível de abuso, não seja uma substância controlada e, contudo, tenha eficácia comprovada no tratamento da adição de nicotina é compatível com a possibilidade de que ela ocupe os DATs no estriado e no *nucleus accumbens* de modo suficiente para reduzir o desejo insaciável, porém não o suficiente para causar abuso (ver Figura 7.36C). Esse uso da bupropiona para o abandono do tabagismo é discutido de modo mais pormenorizado no Capítulo 13 sobre uso de substâncias e recompensa. Talvez esse baixo nível de ocupação dos DATs (ver Figura 7.36C) seja também o mecanismo de atuação da bupropiona na depressão unipolar, em combinação com uma ação igualmente baixa sobre os NATs (ver Figuras 7.36A e 7.36B).

Nos EUA, a bupropiona foi originalmente comercializada apenas como formulação de liberação imediata para administração 3 vezes/dia como fármaco para a depressão unipolar. O desenvolvimento de uma formulação para administração 2 vezes/dia (bupropiona SR) e, em seguida, de uma formulação para administração 1 vez/dia (bupropiona XL) não apenas reduziu a frequência de crises convulsivas nos níveis plasmáticos máximos do fármaco, como também aumentou a conveniência e melhorou a adesão do paciente ao tratamento. Por conseguinte, o uso da bupropiona de liberação imediata foi abandonado em favor de sua administração 1 vez/dia.

Em geral, a bupropiona é ativadora ou até mesmo estimulante. A bupropiona não parece causar a disfunção sexual incômoda que frequentemente ocorre com o uso de muitos fármacos para o tratamento da depressão unipolar, que atuam por meio da inibição dos SERTs, provavelmente pelo fato de que a bupropiona carece de um componente serotoninérgico significativo em seu mecanismo de ação. Dessa maneira, a bupropiona demonstrou ser um fármaco útil no tratamento da depressão unipolar, não apenas para pacientes que não conseguem tolerar os efeitos colaterais serotoninérgicos dos ISRSs, mas também para aqueles cuja depressão não responde ao reforço serotoninérgico pelos ISRSs. De acordo com o seu perfil farmacológico, a bupropiona é particularmente específica para os sintomas da "síndrome de deficiência de dopamina" e "redução do afeto positivo" (ver Figura 6.41), incluindo melhora nos sintomas de perda do sentimento de felicidade, alegria, interesse, prazer, energia, entusiasmo, atividade e autoconfiança. Quase todos os médicos no exercício ativo da profissão sabem que os pacientes que apresentam sintomas residuais de redução do afeto positivo após tratamento com ISRS ou com IRSN ou que desenvolvem esses sintomas como efeito colateral de um ISRS ou IRSN frequentemente se beneficiam da mudança para a bupropiona ou de um reforço de seu tratamento com ISRS ou IRSN pela bupropiona. A combinação da bupropiona com um ISRS ou com IRSN tem uma justificativa teórica como estratégia para cobrir todo o espectro de sintomas, desde os sintomas de redução do afeto positivo até sintomas de aumento do afeto negativo (ver Figura 6.41). A bupropiona associada à naltrexona, um antagonista opioide μ, está aprovada para o tratamento da obesidade e é mencionada no Capítulo 13 sobre síndromes de impulsividade/compulsividade. A bupropiona associada ao antagonista NMDA (*N*-metil-D-aspartato), dextrometorfano, encontra-se em fase final em ensaios clínicos para depressão (mencionada adiante) e para a agitação na doença de Alzheimer (discutida no Capítulo 12 sobre demência).

Agomelatina

A agomelatina (Figura 7.37) está aprovada para o tratamento da depressão unipolar em muitos países fora dos EUA. Exerce ações agonistas nos receptores de melatonina 1 (MT_1) e de melatonina 2 (MT_2) e ações antagonistas nos receptores de $5HT_{2C}$ (Figura 7.37). Conforme discutido anteriormente, na seção sobre fluoxetina, as ações antagonistas de $5HT_{2C}$ constituem uma propriedade de vários fármacos utilizados no tratamento da depressão unipolar (agomelatina, fluoxetina, trazodona, mirtazapina, alguns antidepressivos tricíclicos) e depressão bipolar (olanzapina e quetiapina). Os receptores $5HT_{2C}$

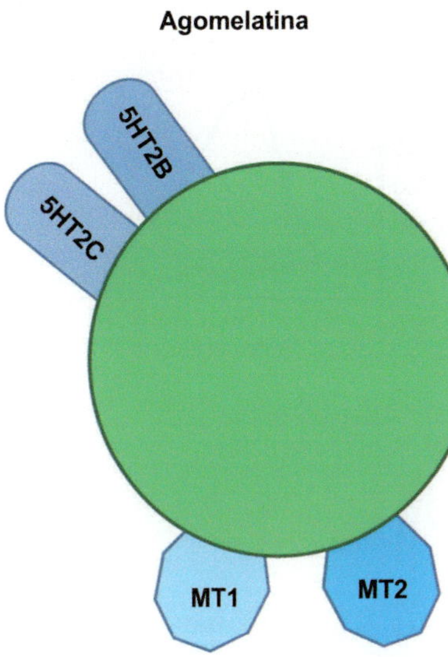

Agomelatina

Figura 7.37 Agomelatina. A melatonina endógena é secretada pela glândula pineal e atua principalmente sobre o núcleo supraquiasmático para regular os ritmos circadianos. Neste local, existem três tipos de receptores para a melatonina: os receptores 1 e 2 (MT_1 e MT_2), ambos envolvidos no sono, e o receptor 3, que, na realidade, é a enzima NRH-quinina oxidorredutase 2, que se acredita não esteja envolvida na fisiologia do sono. A agomelatina não apenas é um agonista dos receptores de melatonina 1 e 2, como também um antagonista dos receptores $5HT_{2C}$ e $5HT_{2B}$ e está disponível para tratamento da depressão em países fora dos EUA.

estão localizados na rafe do mesencéfalo e no córtex pré-frontal, onde regulam a liberação de dopamina e de noradrenalina, uma ação que se acredita que produza melhora dos sintomas depressivos (Figura 7.38). Os receptores $5HT_{2C}$ também estão localizados no núcleo supraquiasmático (NSQ) do hipotálamo, o "marca-passo" do cérebro, onde interagem com receptores de melatonina também localizados nessa região (Figura 7.39). A luz é detectada pela retina durante o dia, e essa informação alcança o NSQ por meio do trato retino-hipotalâmico (Figura 7.39; ver também Capítulo 6 e Figuras 6.36A e B), que normalmente sincroniza muitos ritmos circadianos a jusante do NSQ. Por exemplo, tanto os receptores de melatonina quanto os receptores $5HT_{2C}$ flutuam de maneira circadiana no NSQ, com alta expressão dos receptores à noite/no escuro e baixa exposição durante o dia/presença de luz. Esse ritmo faz sentido, visto que a melatonina é apenas secretada à noite, no escuro (ver Capítulo 6 e Figuras 6.35 e 6.36B). Entretanto, em alguns pacientes com depressão unipolar, os ritmos circadianos estão "fora de sincronia", incluindo baixa secreção

de melatonina à noite, entre numerosas outras alterações. Teoricamente, a agomelatina, ao estimular os receptores de melatonina no NSQ e ao bloquear simultaneamente os receptores $5HT_{2C}$ nessa mesma região, parece ressincronizar os ritmos circadianos, reverter a defasagem de fase da depressão e, portanto, exercer um efeito antidepressivo (Figura 7.39).

Mirtazapina

A mirtazapina (Figura 7.40) é comercializada em todo o mundo e, diferentemente de quase todos os outros fármacos usados no tratamento da depressão unipolar, ela não bloqueia nenhum transportador de monoaminas. Em vez disso, a mirtazapina é um fármaco multifuncional com cinco mecanismos de ação principais: antagonismo $5HT_{2C}$, $5HT_3$, α_2-adrenérgico e de histamina H_1. Dois outros antagonistas α_2 são comercializados como fármacos para a depressão em alguns países (mas não nos EUA): a mianserina (em todo o mundo, com exceção dos EUA) e a setiptilina (Japão). Diferentemente da mirtazapina, a mianserina também tem propriedades potentes como antagonista α_1, que tendem a reduzir sua capacidade de aumentar a neurotransmissão serotoninérgica, de modo que esse fármaco intensifica predominantemente a neurotransmissão noradrenérgica, porém com propriedades antagonistas $5HT_{2A}$, $5HT_{2C}$, $5HT_3$ e H_1 associadas (Figura 7.40).

As consequências clínicas do bloqueio dos receptores H_1 foram discutidas no Capítulo 5 e estão ilustradas na Figura 5.13A, mostrando que as ações antagonistas H_1 estão associadas à sedação e ao ganho de peso. As propriedades antagonistas de $5HT_{2A}$ também foram discutidas no Capítulo 5 e ilustradas nas Figuras 5.16 e 5.17, mostrando aumentos na liberação a jusante de dopamina no córtex pré-frontal, que está potencialmente associada às ações antidepressivas. O antagonismo $5HT_{2A}$ também melhora o sono, particularmente o sono de ondas lentas, o que pode ser útil em muitos pacientes deprimidos. As ações antagonistas de $5HT_{2C}$ foram explicadas na seção anterior e estão ilustradas na Figura 7.38, que mostra o aumento de liberação de noradrenalina e de dopamina no córtex pré-frontal, o que teoricamente deve melhorar a depressão. Aqui, explicaremos as outras ações da mirtazapina, notavelmente as ações antagonistas α_2 e as ações antagonistas $5HT_3$. Alguns outros fármacos para a depressão unipolar também têm ações antagonistas α_2 potentes (ver Figura 5.35), incluindo o brexpiprazol (ver Figura 5.57) e a

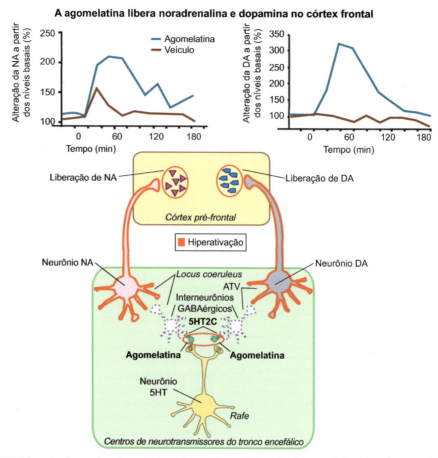

Figura 7.38 Liberação de noradrenalina e de dopamina no córtex pré-frontal pela agomelatina. Normalmente, a ligação da serotonina aos receptores 5HT$_{2C}$ nos interneurônios de ácido γ-aminobutírico (GABA) no tronco encefálico inibe a liberação de noradrenalina (NA) e de dopamina (DA) no córtex pré-frontal. Quando um antagonista 5HT$_{2C}$, como a agomelatina, liga-se aos receptores 5HT$_{2C}$ nos interneurônios GABAérgicos (círculo vermelho na parte inferior), ele impede a ligação da serotonina (5HT) e, portanto, impede a inibição da liberação de NA e de DA no córtex pré-frontal. Em outras palavras, ele desinibe a sua liberação (círculos vermelhos na parte superior).

quetiapina (ver Figura 5.45). Alguns outros fármacos para a depressão bipolar também têm ações antagonistas α$_2$, incluindo a quetiapina (ver Figura 5.45) e a lurasidona (ver Figura 5.53). A vortioxetina, discutida adiante, é outro agente utilizado no tratamento da depressão unipolar, que tem potentes propriedades de antagonista 5HT$_3$.

Ação antagonista de alfa-2

O antagonismo de α-2 constitui outra maneira de aumentar a liberação de monoaminas e de exercer uma ação antidepressiva na depressão unipolar. Convém lembrar que a noradrenalina desativa a sua própria liberação ao interagir com autorreceptores α$_2$ pré-sinápticos nos neurônios noradrenérgicos (conforme discutido no Capítulo 6 e ilustrado nas Figuras 6.14 a 6.16; ver também Figura 7.41A e B, à direita). Por conseguinte, quando se administra um antagonista α$_2$, a noradrenalina não consegue mais desativar a sua própria liberação, e, portanto, os neurônios noradrenérgicos são desinibidos de seus terminais axônicos, como os da rafe e do córtex, como mostra a Figura 7.41C, à direita.

O princípio geral de desativação da liberação de serotonina nos autorreceptores 5HT$_{1B}$ de serotonina (ver Figura 4.41 e comparar Figura 7.41A com 7.41B, à esquerda) já foi discutido e é mais uma vez ilustrado aqui. Entretanto, existem também "heterorreceptores" α$_2$ nos neurônios serotoninérgicos (Figura 7.41A a C, à esquerda). Existem muitos casos em que a liberação de neurotransmissores é controlada

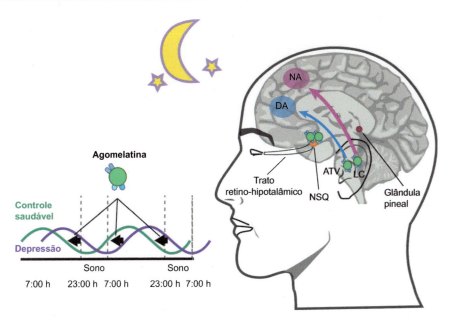

Figura 7.39 A agomelatina pode ressincronizar os ritmos circadianos. A agomelatina, que atua como agonista nos receptores de melatonina 1 e 2, pode ressincronizar os ritmos circadianos ao atuar como "substituto da melatonina". Por conseguinte, mesmo na ausência de produção de melatonina pela glândula pineal, a agomelatina pode estimular os receptores de melatonina 1 e 2 no núcleo supraquiasmático (NSQ) para reajustar os ritmos circadianos. Existem também receptores de $5HT_{2C}$ no NSQ, que são bloqueados pela agomelatina. Além disso, ao bloquear os receptores de $5HT_{2C}$ na área tegmental ventral (ATV) e no *locus coeruleus* (LC), a agomelatina promove a liberação de dopamina (DA) e de noradrenalina (NA) no córtex pré-frontal.

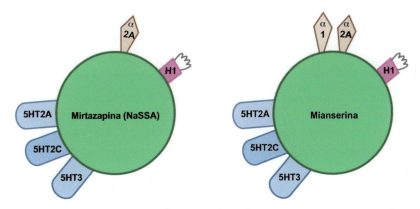

Figura 7.40 Mirtazapina e mianserina. A principal ação terapêutica da mirtazapina consiste no antagonismo α_2. A mirtazapina também bloqueia três receptores serotoninérgicos (5HT): $5HT_{2A}$, $5HT_{2C}$ e $5HT_3$. Por fim, bloqueia os receptores de histamina 1 (H_1). A mianserina também apresenta um perfil de ligação semelhante ao da mirtazapina, sendo a única diferença constituída pelos efeitos adicionais nos receptores α_1. NaSSA: antidepressivo noradrenérgico e serotoninérgico específico.

não apenas pelo seu "próprio" autorreceptor, mas também por receptores pré-sinápticos para "outro" neurotransmissor em heterorreceptores (Figura 7.41A; ver também Figura 4.45 e discussão dos heterorreceptores pré-sinápticos $5HT_{1B}$ nos neurônios noradrenérgicos, dopaminérgicos, histaminérgicos e de acetilcolina). O mesmo fenômeno é mostrado na Figura 7.41B, em que não apenas a serotonina está desativando a liberação de serotonina em seu próprio autorreceptor pré-sináptico $5HT_{1B}$ na parte esquerda do neurônio serotoninérgico, como também a noradrenalina que está migrando de um terminal noradrenérgico desativa a liberação de serotonina por meio de um heterorreceptor pré-sináptico α_2 na parte direita do neurônio serotoninérgico.

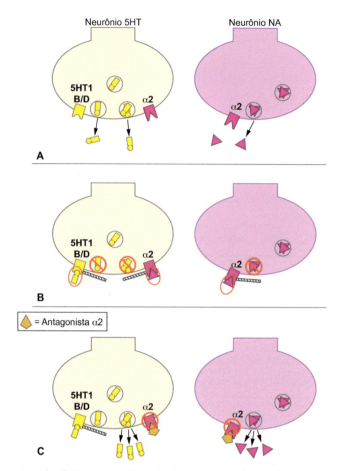

Figura 7.41 O antagonismo de alfa-2 aumenta a liberação de serotonina e de noradrenalina na rafe e no córtex. (**A**) À esquerda, a ilustração mostra um neurônio serotoninérgico com autorreceptores 5HT$_{1B/D}$ e heterorreceptores α$_2$-adrenérgicos. À direita, a ilustração mostra um neurônio noradrenérgico com autorreceptores α$_2$ pré-sinápticos. (**B**) Os autorreceptores 5HT$_{1B/D}$ e os heterorreceptores α$_2$-adrenérgicos nos neurônios serotoninérgicos funcionam como "freios" para desativar a liberação de serotonina quando ligados a seus respectivos neurotransmissores (à esquerda). De modo semelhante, quando a noradrenalina se liga a autorreceptores α$_2$ no neurônio de noradrenalina, isso desativa ainda mais a liberação de noradrenalina (à direita). (**C**) Os antagonistas α$_2$ "cortam o cabo do freio da serotonina" quando bloqueiam os heterorreceptores pré-sinápticos α$_2$, levando, assim, a um aumento da liberação de serotonina (à esquerda). Os antagonistas de α$_2$ também "cortam o cabo do freio da noradrenalina" ao bloquear os autorreceptores α$_2$ pré-sinápticos, levando ao aumento na liberação de noradrenalina (à direita).

A noradrenalina também desativa a sua própria liberação por meio de um receptor pré-sináptico α$_2$ (Figura 7.41B, à direita do neurônio noradrenérgico). Isso configura a situação em que um antagonista α$_2$ pode ter um duplo efeito, facilitando a liberação tanto de noradrenalina quanto de serotonina (Figura 7.41C). O antagonismo α$_2$ não apenas desinibe a liberação de noradrenalina (Figura 7.41C, à direita), como também desinibe a liberação de serotonina (Figura 7.41C, à esquerda). Por conseguinte, o antagonismo α$_2$ produz uma dupla ação 5HT-NA. Isso equivale mais ou menos ao mesmo resultado final de um IRSN, porém por meio de um mecanismo totalmente diferente. Em vez de bloquear os transportadores pré-sinápticos de serotonina e de noradrenalina, o antagonismo α$_2$ "corta o cabo do freio" da inibição noradrenérgica (a NA que pisa no freio para evitar a liberação de 5HT e NA, como mostra a Figura 7.41B, é bloqueada na Figura 7.41C).

Esses dois mecanismos – o bloqueio do transporte de monoaminas e o antagonismo α$_2$ – são sinérgicos, de modo que seu bloqueio simultâneo proporciona um sinal desinibitório muito mais poderoso para esses dois neurotransmissores do que se apenas um mecanismo for bloqueado. Por tal motivo, a mirtazapina, um antagonista α_2, é frequentemente associada a um IRSN para o tratamento de casos que não respondem à administração isolada de um IRSN. Essa combinação de mirtazapina com um ISRN é algumas vezes denominada "*California rocket fuel*" ("combustível de foguetes da Califórnia"), devido aos fármacos potencialmente poderosos para detonar a profunda depressão do paciente.

Ação antagonista de 5HT$_3$

Os receptores 5HT$_3$ mais conhecidos dos médicos talvez sejam: aqueles localizados na zona de gatilho quimiorreceptora do tronco encefálico, onde medeiam as náuseas e os vômitos, particularmente em resposta à quimioterapia do câncer; e os no próprio trato gastrintestinal, onde medeiam as náuseas, os vômitos e a diarreia e a motilidade intestinal quando estimulados pela serotonina, inclusive quando esse estímulo é um efeito colateral do aumento periférico da serotonina pelos ISRS/ISRN. Por conseguinte, o bloqueio desses receptores pode fornecer proteção contra a náuseas e os vômitos induzidos pela quimioterapia, bem como contra os efeitos colaterais gastrintestinais induzidos pela serotonina, que podem acompanhar os fármacos que aumentam a serotonina.

Mais importantes para o mecanismo de ação dos antagonistas 5HT$_3$ centrais, como a mirtazapina e a vortioxeína, no tratamento da depressão unipolar, são os receptores 5HT$_3$ no cérebro, que regulam a liberação de vários neurotransmissores a jusante em alguns circuitos cerebrais que medeiam os sintomas da depressão. Os receptores 5HT$_3$ no cérebro habitualmente estão localizados em interneurônios GABA (acido γ-aminobutírico) e sempre são excitatórios. Isso significa que, quando a serotonina estimula um receptor 5HT$_3$, ela faz com que o GABA iniba qualquer neurônio a jusante. Isso foi demonstrado em interações 5HT$_3$-GABA nos neurônios glutamatérgicos (ver Figura 4.49) e nos neurônios de acetilcolina e noradrenérgicos (ver Figura 4.48). O antagonismo de 5HT$_3$ constitui um poderoso desinibidor da liberação de glutamato (Figura 7.42), acetilcolina e noradrenalina (Figura 7.43), ações que, teoricamente, liberam neurotransmissores a jusante para exercer uma ação antidepressiva.

Antagonista/inibidores da recaptação de serotonina (AIRS)

O protótipo do fármaco que bloqueia os receptores serotoninérgicos 2A e 2C, bem como a recaptação de serotonina, é a trazodona, classificada como antagonista/inibidor da recaptação de serotonina (AIRS) (Figura 7.44). A nefazodona é outro AIRS com ações antagonistas de 5HT$_{2A}$ consistentes, antagonismo de 5HT$_{2C}$, e inibição do SERT mais fracos; entretanto, ela não é mais comumente utilizada, devido à ocorrência rara de hepatotoxicidade (Figura 7.44). A trazodona é um agente muito interessante, visto que atua como se fosse dois fármacos diferentes, dependendo da dose e da formulação. Uma situação muito semelhante é discutida no Capítulo 5 para a quetiapina (ver Figura 5.46).

Um quadro mais completo das propriedades de ligação da trazodona emergiu de estudos mais recentes (Figuras 7.44 e 7.45) e reflete que se trata de um antagonista da serotonina, não apenas nos receptores 5HT$_{2A}$ e 5HT$_{2C}$, mas também nos receptores 5HT$_{1D}$, 5HT$_{2B}$ e 5HT$_7$. Além disso, a trazodona tem propriedades antagonistas potentes nos receptores α_{1B}, α_{1A}, α_{2C} e α_{2B}, nos receptores de histamina H$_1$ e ações agonistas nos receptores 5HT$_{1A}$ (Figura 7.45). Como essas várias ações farmacológicas ocorrem com potências variáveis, isso significa que a trazodona atua predominantemente por meio de suas interações com receptores de maior afinidade em baixas doses e recruta suas ações em receptores de menor afinidade em doses mais altas.

Um fármaco diferente em doses diferentes e taxas diferentes de administração?

A trazodona é um fármaco famoso pela sua efetividade e utilidade em baixas doses como hipnótico (Figura 7.46). Isto é, as doses de trazodona inferiores àquelas efetivas para sua ação antidepressiva são, com frequência, usadas para o tratamento da insônia. As doses hipnóticas ocupam os receptores para os quais a trazodona tem maior atividade e, entre eles, o bloqueio hipoteticamente está ligado às ações hipnóticas (i. e., 5HT$_{2A}$, subtipos α_1 e H$_1$). O bloqueio dos receptores 5HT$_{2A}$ aumenta o sono de ondas lentas, enquanto o bloqueio dos subtipos α_1 e receptores H$_1$ interfere nos mecanismos de vigília das monoaminas (discutidos no Capítulo 5 e ilustrados nas Figuras 5.13 e 5.14). A melhor maneira de administrar um hipnótico consiste em uma formulação oral padrão de início imediato, que alcança rapidamente o seu pico e está fora do sistema pela manhã. Como a insônia é um dos sintomas residuais mais frequentes da depressão após tratamento com um ISRS/IRSN (conforme discutido anteriormente neste

A serotonina nos receptores de 5HT3 regula a liberação de glutamato e os neurotransmissores a jusante

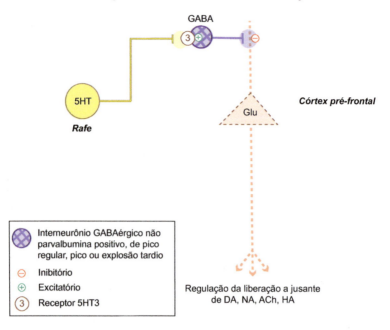

Os antagonistas de 5HT3 desinibem a liberação de glutamato e aumentam a liberação de neurotransmissores a jusante para melhorar a depressão

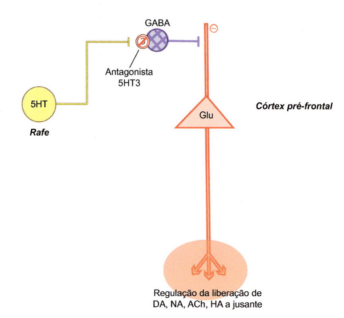

Figura 7.42 Os receptores de $5HT_3$ regulam o glutamato e os neurotransmissores a jusante. A ligação da serotonina (5HT) nos receptores de $5HT_3$ nos interneurônios GABAérgicos é estimulatória; por conseguinte, ela aumenta a liberação GABA. Por sua vez, o GABA inibe os neurônios glutamatérgicos piramidais, reduzindo o débito de glutamato. A liberação diminuída do glutamato excitatório significa que pode haver uma consequente redução na liberação de neurotransmissores a jusante, visto que os neurônios piramidais fazem sinapse com os neurônios da maioria dos outros neurotransmissores. O antagonismo no receptor de $5HT_3$ remove a inibição do GABA e, portanto, desinibe os neurônios piramidais. O aumento na neurotransmissão do glutamato pode, por sua vez, aumentar a liberação de neurotransmissores a jusante.

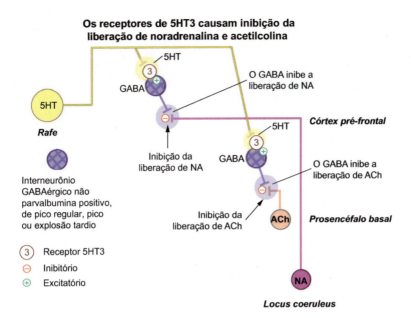

Figura 7.43 Os receptores de 5HT$_3$ regulam a liberação de noradrenalina e de acetilcolina. Uma vez liberada, a serotonina (5HT) liga-se aos receptores de 5HT$_3$ nos neurônios GABAérgicos, que liberam GABA nos neurônios noradrenérgicos e colinérgicos, reduzindo, assim, a liberação de noradrenalina (NA) e de acetilcolina (ACh), respectivamente. O antagonismo no receptor 5HT$_3$ remove a inibição do GABA e desinibe os neurônios noradrenérgicos e colinérgicos, resultando em liberação de noradrenalina e acetilcolina.

capítulo e ilustrado na Figura 7.5), o acréscimo de um hipnótico é frequentemente necessário no tratamento de pacientes que apresentam episódio depressivo maior. O acréscimo de um hipnótico não apenas pode aliviar potencialmente a própria insônia, mas também pode aumentar as taxas de remissão, devido à melhora de outros sintomas, como perda de energia e humor deprimido (ver Figura 7.5). Por conseguinte, a capacidade da trazodona, em doses baixas, de melhorar o sono em pacientes deprimidos levou a seu uso popular em baixas doses como opção adicional para a insônia residual que persiste após tratamento com ISRS/IRSN.

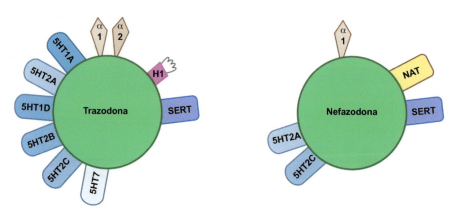

Figura 7.44 Antagonista/inibidores da recaptação de serotonina (AIRS). São apresentados aqui ícones para dois antagonistas/inibidores da recaptação de serotonina (AIRS): a trazodona e a nefazodona. Esses agentes têm ação dupla, porém os dois mecanismos diferem da dupla ação dos inibidores da recaptação de serotonina-noradrenalina (IRSN). Os AIRS atuam por meio de bloqueio poderoso dos receptores de serotonina 2A (5HT$_{2A}$), bem como pelo bloqueio dependente de dose dos receptores de serotonina 2C (5HT$_{2C}$) e do transportador de serotonina (SERT). Os AIRS também bloqueiam os receptores α_1-adrenérgicos. A trazodona tem as propriedades singulares de antagonismo do receptor de histamina 1 (H$_1$) e antagonismo em múltiplos receptores adicionais de serotonina.

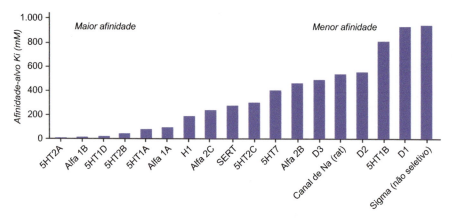

Figura 7.45 Afinidade da trazodona por diferentes receptores. A trazodona tem afinidade de ligação para numerosos subtipos de receptores, mas sua potência varia. Assim, em doses baixas, a trazodona pode atuar predominantemente por meio de suas ações em receptores de maior afinidade, porém outras propriedades só se tornam relevantes em doses mais altas.

A formulação oral original da trazodona utilizada para a depressão era de curta duração, exigia múltiplas doses diárias, mais altas do que as doses hipnóticas (Figura 7.47) e estava associada a um pico de sedação após doses diurnas, o que não representa um perfil ideal para um fármaco utilizado no tratamento da depressão unipolar. Embora as ações antidepressivas da trazodona em doses mais altas sejam indiscutíveis, assim como a ausência dos efeitos de disfunção sexual ou ganho de peso, a ocorrência de sedação diurna faz com que o uso de trazodona em doses antidepressivas na formulação oral padrão seja difícil na prática clínica. Entretanto, dispõe-se de uma formulação de liberação controlada 1 vez/dia com doses mais altas de trazodona para uso na depressão, que atenua os níveis plasmáticos máximos do fármaco para reduzir a sedação diurna. Essas doses mais altas recrutam ações adicionais conhecidas em receptores de antidepressivos, incluindo inibição da recaptação de serotonina (ver Figuras 7.10 a 7.15) e ação antagonista nos receptores de 5HT$_{1D}$, 5HT$_{2C}$, 5HT$_7$ e α_2, bem como ações agonistas 5HT$_{1A}$. A linha de base é que existem numerosos mecanismos potenciais para causar a liberação de neurotransmissores de monoaminas e ações antidepressivas em doses mais altas. Além disso, com a ação hipnótica da primeira dose, a trazodona pode exercer suas ações antidepressivas com início rápido

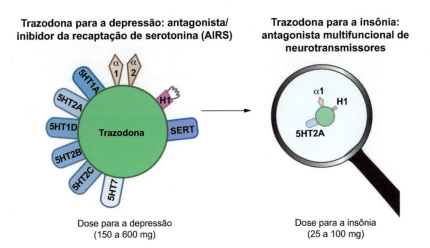

Figura 7.46 Trazodona em diferentes doses. (À esquerda) São necessárias altas doses que recrutam a saturação do transportador de serotonina (i. e., 150 a 600 mg) para que a trazodona exerça ações terapêuticas na depressão. Nessa alta dose, a trazodona é um agente serotoninérgico multifuncional, com ações antagonistas nos receptores de $5HT_{2A}$ e $5HT_{2C}$, bem como em receptores serotoninérgicos adicionais. A trazodona também é um antagonista de α_1 e de histamina 1 (H_1) nessas doses. (À direita) Em doses mais baixas (i. e., 25 a 150 mg), a trazodona não satura o transportador de serotonina; entretanto, conserva as ações antagonistas nos receptores $5HT_{2A}$, α_1 e H_1, com correspondente eficácia para a insônia.

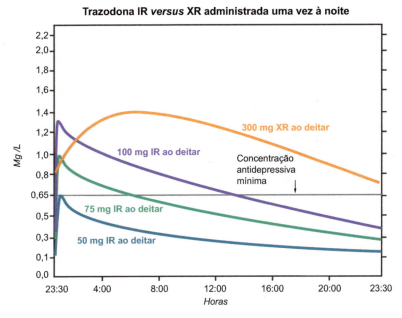

Figura 7.47 Trazodona IR versus XR administrada uma vez à noite. São mostradas aqui as estimativas dos níveis plasmáticos de trazodona no estado de equilíbrio dinâmico após uma dose hipnótica de 50, 75 ou 100 mg de trazodona de liberação imediata (IR), uma vez à noite. As concentrações máximas do fármaco são rapidamente alcançadas, com uma queda também rápida à noite. Os níveis mínimos estimados para as ações antidepressivas da trazodona são alcançados de modo transitório ou não são alcançados com o uso de doses hipnóticas. Em contrapartida, a administração de 300 mg de trazodona de liberação estendida (XR), uma vez à noite, produz níveis plasmáticos que aumentam lentamente e nunca caem abaixo das concentrações antidepressivas mínimas. Os níveis máximos de trazodona XR, na dose de 300 mg, são aproximadamente iguais aos níveis máximos de trazodona IR, na dose de 100 mg.

e maior tolerabilidade para alguns efeitos colaterais, em comparação com os ISRS/IRSN. Isto é, os ISRS/IRSN elevam os níveis de serotonina para atuar em todos os receptores de serotonina, estimulando os receptores 5HT$_{1A}$ para ações terapêuticas, enquanto estimulam concomitantemente receptores 5HT$_{2A}$ e receptores 5HT$_{2C}$, que teoricamente provocam os efeitos colaterais dos ISRS, incluindo disfunção sexual, insônia e ativação/ansiedade (Figura 7.48A). Entretanto, a trazodona bloqueia as ações da serotonina nos receptores 5HT$_{2A}$ e 5HT$_{2C}$, o que explica o seu perfil de ausência de disfunção sexual e redução da ansiedade e da insônia.

Vortioxetina

A vortioxetina é um fármaco aprovado para o tratamento da depressão unipolar, que causa inibição do SERT, além de exercer ações antagonistas nos receptores 5HT$_3$ e 5HT$_7$, com ações agonistas nos receptores 5HT$_{1A}$ e ações agonistas parciais fracas a antagonistas nos receptores 5HT$_{1B/D}$ (Figura 7.49). Essa combinação singular de ações farmacológicas leva à liberação de muitos neurotransmissores diferentes a jusante, como será explicado aqui, e essas ações hipoteticamente levam aos efeitos antidepressivos na depressão unipolar, que se caracterizam por ações pró-cognitivas consistentes, melhorando particularmente a velocidade do processamento. A importância dos sintomas cognitivos na depressão unipolar é discutida no Capítulo 6 como possível consequência clínica da perda de fatores neurotróficos, sinapses e neurônios (ver Figuras 6.27 a 6.31).

O que é velocidade de processamento cognitivo e qual poderia ser o mecanismo utilizado pela vortioxetina para melhorar esse processamento mais do que outros antidepressivos? A "cognição" não é uma função cerebral única e simples, e a "disfunção cognitiva" tampouco é um sintoma único e simples. O comprometimento cognitivo, que pode ser medido como parte do perfil de sintomas de um transtorno psiquiátrico e que pode constituir o alvo de ação do tratamento farmacológico, constitui o tipo de cognição mais relevante para a psicofarmacologia. As deficiências intelectuais, medidas pelo QI, não são particularmente passíveis de melhora com o tratamento medicamentoso e, com exceção da esquizofrenia, geralmente não

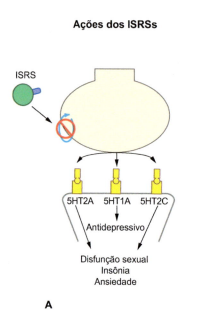

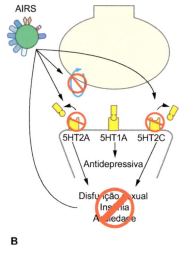

Figura 7.48 ISRS versus AIRS. (A) A inibição do transportador de serotonina (SERT) por um inibidor seletivo da recaptação de serotonina (ISRS) no neurônio pré-sináptico aumenta a serotonina em todos os receptores, com ações antidepressivas mediadas por 5HT$_{1A}$, bem como disfunção sexual, insônia e ansiedade mediadas por 5HT$_{2A}$ e 5HT$_{2C}$. **(B)** A inibição do SERT por um antagonista/inibidor da recaptação de serotonina 2A (AIRS) no neurônio pré-sináptico aumenta a serotonina nos receptores 5HT$_{1A}$, resultando em ações antidepressivas. Entretanto, a ação dos AIRS também bloqueia as ações da serotonina nos receptores 5HT$_{2A}$ e 5HT$_{2C}$, com consequente ausência de disfunção sexual, insônia ou ansiedade. De fato, essas ações bloqueadoras nos receptores 5HT$_{2A}$ e 5HT$_{2C}$ podem melhorar a insônia e a ansiedade e, teoricamente, podem exercer ações antidepressivas próprias.

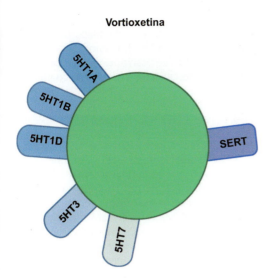

Figura 7.49 Vortioxetina. A vortioxetina é um inibidor da recaptação de serotonina, que também exerce ações em vários receptores serotoninérgicos, incluindo $5HT_{1A}$, $5HT_{1B}$, $5HT_{1D}$, $5HT_3$ e $5HT_7$.

modo que tratamentos efetivos para a depressão possam desencadear a liberação de fatores de crescimento e restaurar a sinaptogênese (ver Figuras 6.27 a 6.31), antes que haja perda de neurônios e antes que as alterações se tornem irreversíveis. Por conseguinte, o reconhecimento e o tratamento dos sintomas cognitivos estão se tornando mais importantes à medida que novos tratamentos emergem.

Mas como podemos reconhecer e monitorar os sintomas cognitivos em psicofarmacologia? Uma maneira simples, porém um tanto singular, de categorizar a disfunção cognitiva e compreender o papel da melhora dos domínios individuais da cognição aplicável à psicofarmacologia é ilustrada na Figura 7.50 como os *"Fab Four"* ("quatro famosos") da cognição. Lembra-se do *Fab Four* original, os Beatles? Cada músico também pode representar um dos *Fab Four* da cognição. John, seguramente o líder, queria toda a atenção, de modo que ele representa a "atenção",

estão associadas a transtornos psiquiátricos tratados na psicofarmacologia. Por outro lado, "problemas de concentração" e "dificuldades de atenção" são observados em muitos transtornos psiquiátricos e são passíveis de tratamento em uma variedade de condições, incluindo transtornos do humor (ver Capítulo 6), transtornos de ansiedade (ver Capítulo 8), esquizofrenia e transtornos psicóticos (ver Capítulo 4), TDAH (ver Capítulo 11), transtornos do sono (ver Capítulo 10) e outros. Esses sintomas cognitivos constituem um ótimo exemplo de um domínio da psicopatologia que permeia numerosos transtornos psiquiátricos e implica o comprometimento dos mesmos circuitos e redes neuronais em todos esses transtornos. Implica também que os mesmos tratamentos podem atuar para melhorar a cognição em todos esses diversos transtornos. As "dificuldades de memória" constituem a marca registrada da demência e são discutidas no Capítulo 12. As "dificuldades de memória" nos transtornos do humor são discutidas no Capítulo 6 e podem ser um componente da depressão crônica e do TEPT, quando ocorre perda de sinapses e de neurônios em um importante nó da rede neuronal de memória, isto é, o hipocampo. Se a perda precoce de fatores neurotróficos nos transtornos do humor hipoteticamente provoca uma perda de sinapses potencialmente reversível, é importante tratar os sintomas cognitivos na depressão logo após o seu aparecimento, de

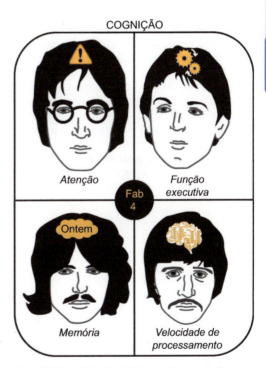

Figura 7.50 Os *"Fab Four"* ("quatro famosos") da cognição. A cognição não é uma função cerebral única e simples. Na verdade, existem quatro domínios cognitivos principais, representados aqui pelos quatro membros dos Beatles: atenção ou concentração (John), função executiva ou resolução de problemas (Paul), memória (George) e velocidade de processamento (Ringo). Todos os quatro domínios atuam em conjunto para manter o funcionamento da cognição em seu nível máximo; se houver disfunção em qualquer um desses domínios, pode ocorrer comprometimento cognitivo.

que alguns também chamam de concentração. Paul, talvez o cérebro da operação e o escritor de muitas das músicas, representa a "função executiva", também denominada "solução de problemas". O tranquilo porta-voz da cultura do grupo, George, representa a memória, da qual existem muitos tipos, como memória a curto prazo, a longo prazo, verbal e muitos outros tipos. Por fim, o baterista Ringo representa a velocidade de processamento ou ritmo. Você pode imaginar que, se qualquer um desses quatro componentes estivesse fora de sincronia com os outros três, a música seria um desastre. Todos os quatro podem estar potencialmente comprometidos nos transtornos psiquiátricos. No caso da depressão, o DSST (teste de substituição de símbolos por dígitos) é um teste que mede um pouco todas essas dimensões da cognição, porém sem dúvida alguma mede de forma mais proeminente a velocidade de processamento. Quando a velocidade de processamento é lenta, exatamente como um baterista fora do ritmo em uma banda, o funcionamento cognitivo global também pode parecer um desastre para um paciente deprimido, com atraso no desempenho cognitivo, esgotamento do esforço mental e acentuada redução da produtividade, causando grande frustração. Esse DSST simples e rápido pode ser útil para calibrar o declínio objetivo do desempenho cognitivo de pacientes com queixas cognitivas subjetivas e para acompanhar a sua melhora com o tratamento. A vortioxetina produz uma melhora mais acentuada da cognição do que outros antidepressivos na depressão maior unipolar, conforme demonstrado pelo melhor desempenho na velocidade de processamento medida no DSST. Como a vortioxetina atua como antidepressivo e, especificamente, como ela exerce seus efeitos pró-cognitivos superiores?

Inibição do SERT e agonismo 5HT$_{1A}$

Para começar, a vortioxetina é um inibidor do SERT e um agonista 5HT$_{1A}$, combinando, assim, as ações já discutidas para os ISRS (ver Figuras 7.10 a 7.15) e por combinar a inibição do SERT com agonistas 5HT$_{1A}$ (ver Capítulo 5 e Figuras 7.23 a 7.27). Esses mecanismos por si são suficientes para uma ação antidepressiva, visto que eles elevam os níveis de serotonina (inibição do SERT), bem como os níveis dos neurotransmissores pró-cognitivos, a dopamina, a acetilcolina e a noradrenalina (agonismo 5HT$_{1A}$) (ver também discussão no Capítulo 4, Figura 4.44).

Inibição do SERT e antagonismo 5HT$_{1B/D}$ pré-sináptico

Uma ação adicional dos receptores, que teoricamente eleva os níveis de serotonina ainda mais do que a inibição do SERT por si só, é a inibição do autorreceptor 5HT$_{1B/D}$ pré-sináptico (Figura 7.51). Isto é, quando o SERT é inibido, a quantidade de serotonina sináptica que se acumula é reduzida, visto que o acúmulo de serotonina estimula os autorreceptores 5HT$_{1B/D}$ pré-sinápticos, o que desativa a liberação

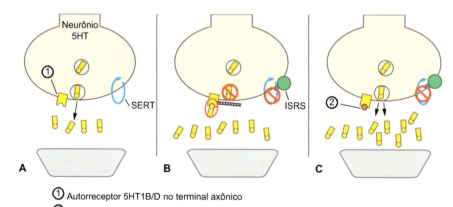

① Autorreceptor 5HT1B/D no terminal axônico
② Antagonista de 5HT1B/D

Figura 7.51 Inibição do SERT e antagonismo pré-sináptico de 5HT$_{1B/D}$. (**A**) Autorreceptores 5HT$_{1B/D}$ e transportadores de serotonina (SERT) são encontrados no terminal axônico de um neurônio serotoninérgico (5HT). (**B**) Quando o SERT é inibido, ocorre aumento na disponibilidade sináptica de serotonina. Entretanto, a ligação da serotonina ao receptor 5HT$_{1B/D}$ impede a sua liberação adicional. (**C**) Quando ocorre bloqueio dos SERTs e dos receptores 5HT$_{1B/D}$, o aumento da serotonina sináptica por meio da inibição do SERT combina-se com a liberação contínua de serotonina por meio de antagonismo 5HT$_{1B/D}$, aumentando ainda mais a disponibilidade da serotonina na sinapse.

adicional de serotonina (comparar Figura 7.51A e B). Entretanto, quando ocorre inibição simultânea dos autorreceptores $5HT_{1B/D}$ pré-sinápticos, não pode haver retroalimentação negativa para a liberação de serotonina, de modo que ela aumenta ainda mais (ver Figura 7.51C).

Agonismo parcial/antagonismo de $5HT_{1B}$ nos heterorreceptores

Outro suposto mecanismo das ações antidepressivas e pró-cognitivas da vortioxetina consiste em suas ações como antagonista/agonista parcial nos receptores de $5HT_{1B}$ localizados nos terminais nervosos pré-sinápticos dos neurônios colinérgicos, dopaminérgicos, histaminérgicos e noradrenérgicos do córtex pré-frontal. Esses receptores, que foram discutidos anteriormente no Capítulo 4 e ilustrados na Figura 4.45, mostram como a serotonina, que atua nesses receptores, inibe a liberação de acetilcolina, histamina, dopamina e noradrenalina. Esses receptores são novamente mostrados na Figura 7.52A; quando bloqueados por um agonista parcial/antagonista de $5HT_{1B}$, ocorre aumento da liberação dos neurotransmissores antidepressivos e pró-cognitivos, dopamina, noradrenalina, histamina e acetilcolina (Figura 7.52B).

Inibição do $5HT_3$ e antagonismo de SERT

Outro mecanismo pelo qual os antagonistas de $5HT_3$ aumentam a liberação dos neurotransmissores pró-cognitivos, acetilcolina, dopamina e noradrenalina é ilustrado na discussão anterior do antagonismo $5HT_3$ (ver Figura 7.43) e constitui uma das mais potentes das várias ações farmacológicas da vortioxetina.

Inibição do $5HT_7$ e antagonismo de SERT

A serotonina inibe a própria liberação por meio de ações nos receptores $5HT_7$ (comparar Figura 7.53A e B). Por conseguinte, o antagonismo nos receptores $5HT_7$ aumenta a liberação de serotonina, particularmente na presença de inibição do SERT (Figura 7.53C). O bloqueio dos receptores $5HT_7$ nos neurônios GABAérgicos na rafe do tronco encefálico impede a inibição a jusante da liberação de serotonina pelo GABA, particularmente na presença de inibição do SERT, e leva a um aumento na liberação de serotonina a jusante (Figura 7.53C). Os receptores $5HT_7$ também regulam a liberação de glutamato a jusante no córtex pré-frontal (Figura 7.54A). O bloqueio desses receptores

$5HT_7$ em interneurônios GABAérgicos aumenta a liberação de glutamato e de neurotransmissores de monoaminas a jusante (comparar Figura 7.54A e B), que podem ter ações tanto antidepressivas quanto pró-cognitivas. Na verdade, em animais experimentais, os antagonistas $5HT_7$ seletivos têm ações pró-cognitivas e antidepressivas. Além disso, numerosos agentes com antagonismo $5HT_7$ são fármacos efetivos para a depressão e, possivelmente, para melhorar a cognição, incluindo não apenas a vortioxetina, mas também a trazodona (ver Figuras 7.44 e 7.45), a quetiapina, o brexpiprazol, o aripiprazol e a lurasidona (ver Capítulo 5 e Figura 5.39).

Em seu conjunto, o mecanismo de ação farmacológico da vortioxetina é multimodal, com numerosos mecanismos sinérgicos que não apenas levam à liberação de serotonina e à potencialização da liberação de serotonina (i. e., por meio de bloqueio do SERT, de $5HT_{1B/D}$ pré-sináptica e de $5HT_7$), mas também induzem a liberação de mais quatro neurotransmissores antidepressivos e pró-cognitivos, ou seja, a dopamina, a noradrenalina, a acetilcolina e a histamina (i. e., por meio de agonismo da $5HT_{1A}$, agonismo parcial/antagonismo dos heterorreceptores $5HT_{1B}$ e antagonismo de $5HT_3$). Essa combinação singular de mecanismos pode ser responsável pelas ações pró-cognitivas características da vortioxetina na depressão maior unipolar.

Esteroides neuroativos

Outro tratamento para transtornos do humor de início rápido é o esteroide neuroativo, a brexanolona, uma formulação intravenosa à base de ciclodextrina do esteroide neuroativo de ocorrência natural, a alopregnanolona (Figura 7.55). Administrada por infusão intravenosa de 60 horas de duração para a depressão pós-parto, a brexanolona tem ação de início rápido e efeito antidepressivo sustentado. Conforme assinalado de maneira sucinta no Capítulo 6, as mulheres grávidas apresentam níveis circulantes e, presumivelmente, níveis cerebrais elevados de alopregnanolona de ocorrência natural. Após o parto, há um declínio abrupto dos níveis circulantes e, presumivelmente, dos níveis cerebrais de esteroides neuroativos, o que hipoteticamente desencadeia o início súbito de um episódio depressivo maior em mulheres vulneráveis. O rápido restabelecimento dos níveis de esteroides neuroativos no decorrer de um período de 60 horas de infusão intravenosa contínua com brexanolona reverte rapidamente a depressão,

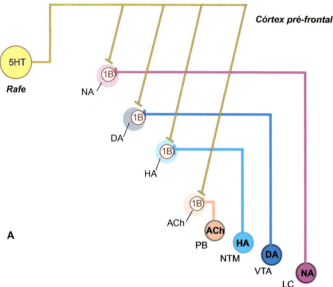

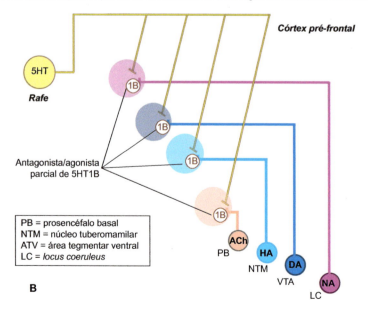

Figura 7.52 Os heterorreceptores 5HT$_{1B}$ regulam a liberação de neurotransmissores. (**A**) Os receptores 5HT$_{1B}$ nos terminais nervosos pré-sinápticos de neurônios noradrenérgicos (NA), dopaminérgicos (DA), colinérgicos (ACh) e histaminérgicos (HA) teoricamente podem regular a liberação desses neurotransmissores. A serotonina (5HT), ao atuar nesses receptores, seria inibitória. **B.** O antagonismo ou agonismo parcial dos heterorreceptores 5HT$_{1B}$ nos neurônios ACh, HA, DA e NA impediriam a serotonina de exercer seus efeitos inibitórios, aumentando potencialmente a liberação desses neurotransmissores.

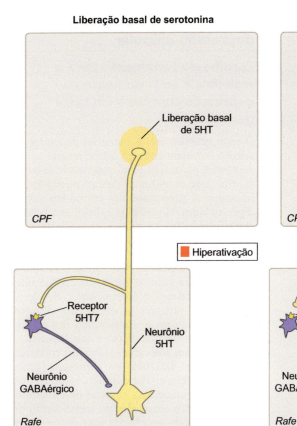

Figura 7.53A Os receptores 5HT₇ regulam a liberação de serotonina, parte 1. Os receptores 5HT₇ estão localizados em interneurônios GABAérgicos no núcleo da rafe. Em condições basais, quando esses receptores não estão ativados, a serotonina é liberada no córtex pré-frontal.

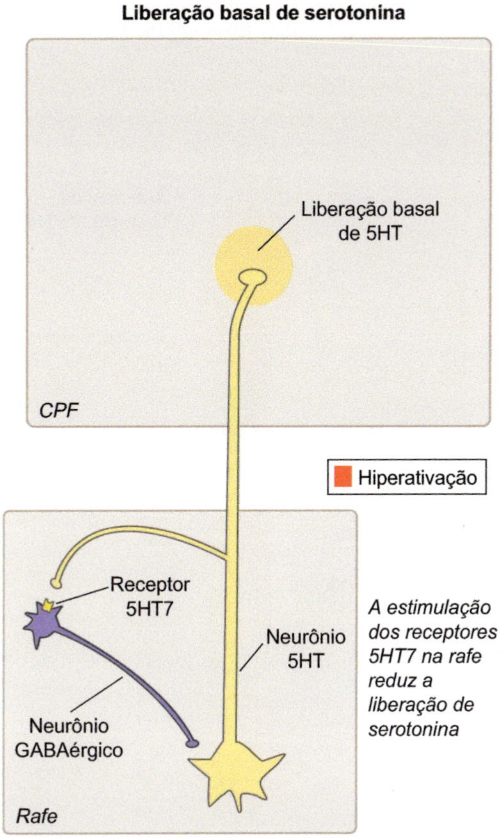

Figura 7.53B Os receptores 5HT₇ regulam a liberação de serotonina, parte 2. Quando a serotonina se liga a receptores 5HT₇ nos interneurônios GABAérgicos no núcleo da rafe, isso estimula a liberação de GABA. Por sua vez, o GABA inibe a liberação de serotonina no córtex pré-frontal.

e a duração de administração de 60 horas pode proporcionar o tempo necessário para que pacientes no pós-parto possam se adaptar aos níveis mais baixos de esteroides neuroativos, sem ocorrer recidiva após a infusão.

Os esteroides neuroativos ligam-se aos receptores GABA_A em um sítio alostérico específico, denominado sítio de esteroide neuroativo, o que aumenta a ação inibitória do GABA nos receptores GABA_A (Figura 7.56; ver também discussão no Capítulo 6 e nas Figuras 6.20 e 6.21). Os esteroides neuroativos têm como alvo os receptores de GABA_A sensíveis aos benzodiazepínicos, exatamente como os próprios benzodiazepínicos (Figura 7.56A), mas também os receptores de GABA_A insensíveis aos benzodiazepínicos, diferentemente dos benzodiazepínicos (Figura 7.56B). Certos anestésicos gerais (p. ex., propofol, etomidato, alfaxolona, alfadalona) também se ligam aos mesmos sítios que os esteroides neuroativos, porém em doses muito mais altas. Como os benzodiazepínicos não têm ação antidepressiva, são os receptores de GABA_A insensíveis aos benzodiazepínicos (Figura 7.56B) usados como alvo que se acredita que sejam o principal mecanismo de ação antidepressiva dos esteroides neuroativos.

Os receptores de GABA_A insensíveis aos benzodiazepínicos são extrassinápticos e medeiam a inibição tônica (ver discussão no Capítulo 6 e na Figura 6.20). O modo pelo qual a ocupação de seus sítios de esteroides neuroativos alostéricos resulta em tratamento rápido e, possivelmente, duradouro da depressão maior permanece desconhecido. Indícios sobre a razão pela qual a estimulação da ação do GABA pode ser efetiva para uma nova abordagem ao tratamento da depressão provêm de observações de que os níveis de GABA

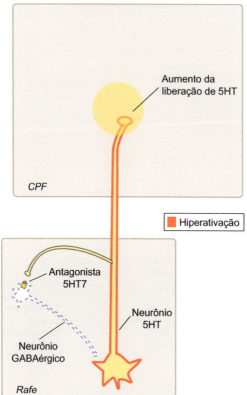

Figura 7.53C Os receptores 5HT₇ regulam a liberação de serotonina, parte 3. O antagonismo nos receptores 5HT₇ dos interneurônios GABAérgicos no núcleo da rafe desativa a liberação de GABA. Isso impede a inibição a jusante da liberação de serotonina pelo GABA, aumentando, assim, a serotonina no córtex pré-frontal.

estão reduzidos no plasma, no líquido cerebrospinal e no cérebro de pacientes deprimidos; de que os interneurônios GABAérgicos estão diminuídos no cérebro de pacientes deprimidos; e, por fim, de que os níveis de mRNA para as subunidades específicas do receptor de GABA$_A$ que codificam os subtipos de receptores de GABA$_A$ insensíveis a benzodiazepínicos também estão deficientes no cérebro de pacientes deprimidos que morreram por suicídio. Talvez os esteroides neuroativos compensem esses defeitos relacionados ao GABA, e assim é como eles medeiam suas ações antidepressivas de início rápido.

O SAGE-217 (Figura 7.57) é um análogo sintético da alopregnanolona ativo por via oral em testes clínicos como agente antidepressivo de início rápido para o transtorno depressivo maior, com alguns resultados preliminares promissores.

Resistência ao tratamento na depressão unipolar

Escolha do tratamento para a resistência ao tratamento na depressão com base em teste genético

O teste genético tem o potencial de ajudar na seleção do tratamento com psicofármacos para a depressão, particularmente quando vários tratamentos de primeira linha falharam ou não foram tolerados. A genotipagem já entrou em outras especialidades da medicina e, hoje, está prestes a ser introduzida na prática da saúde mental. Em um futuro não muito distante, os especialistas já preveem que a maioria dos pacientes terá todo o seu genoma estabelecido como parte de seu registro médico eletrônico permanente. Nesse meio tempo, é possível obter, de vários laboratórios, variantes genéticas para diversos genes que regulam o metabolismo dos fármacos (genes farmacocinéticos) e que, hipoteticamente, regulam a eficácia e os efeitos colaterais dos fármacos utilizados na depressão (genes farmacodinâmicos). Por exemplo, várias formas genéticas de numerosas enzimas do citocromo P450 (CYP450) envolvidas no metabolismo de fármacos podem ser obtidas para prever níveis elevados ou baixos de fármacos e, portanto, a ausência de eficácia (baixos níveis do fármaco) ou efeitos colaterais (níveis elevados do fármaco). Esses achados também podem ser combinados com a fenotipagem, ou seja, a obtenção dos níveis plasmáticos efetivos do fármaco. Juntos, os genótipos CYP450 e os níveis plasmáticos efetivos dos fármacos podem, portanto, ajudar possivelmente a explicar os efeitos colaterais e a falta de efeitos terapêuticos em alguns pacientes.

As respostas ao tratamento não constituem fenômenos do tipo "tudo ou nada", e, com toda probabilidade, os marcadores genéticos em psicofarmacologia poderão explicar uma maior ou menor possibilidade de resposta, ausência de resposta ou ocorrência de efeitos colaterais; entretanto, não ajudarão o clínico a prescrever com certeza um tipo de fármaco para um paciente específico, de modo a garantir uma resposta clínica ou evitar um efeito colateral. Até agora e em um futuro previsível, na prática da psicofarmacologia, a informação obtida a partir da farmacogenômica provavelmente dirá se o paciente tem "tendência" a responder ou não, a apresentar ou não tolerância e, juntamente com a resposta ao tratamento anterior, ajudará o clínico a fazer

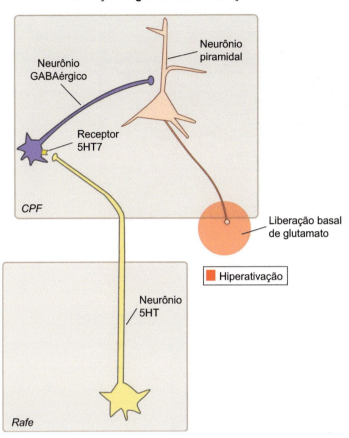

Figura 7.54A Os receptores 5HT₇ regulam a liberação de glutamato, parte 1. Os receptores 5HT₇ estão localizados em interneurônios GABAérgicos no córtex pré-frontal, que fazem sinapse com neurônios glutamatérgicos. Em condições basais, quando esses receptores não estão ativados, ocorre liberação de glutamato.

uma futura recomendação quanto ao tratamento que tenha maior probabilidade de sucesso, porém sem garantia de ser efetivo e tolerado. Alguns especialistas referem-se a esse processo como o "peso das evidências", enquanto outros o descrevem como "equilíbrio", em que a informação genética irá enriquecer a decisão de prescrição, mas não necessariamente determinar uma única escolha convincente. O teste genético faz com que o médico que prescreve pense e desenvolva hipóteses viáveis com bases neurobiológicas para as próximas escolhas de tratamento, em vez de fazer uma mera seleção aleatória entre tratamentos que ainda não foram tentados.

Como aumentar as estratégias de potencialização na depressão unipolar

Conforme discutido anteriormente e ilustrado nas Figuras 7.4 e 7.6, há uma redução do retorno de eficácia na depressão unipolar à medida que mais fármacos são tentados para a depressão. Isso levou ao uso mais precoce de combinações de antidepressivos para pacientes que não respondem de modo adequado a um único agente, em uma tentativa de reunir mecanismos sinérgicos passíveis de ajudar o paciente a obter uma remissão.

Antagonistas/agonistas parciais da serotonina/dopamina como agentes de potencialização para a depressão unipolar resistente ao tratamento

Os agentes bloqueadores da serotonina/dopamina originalmente desenvolvidos para a psicose constituem, agora, alguns dos tratamentos adjuvantes mais comuns dos ISRS/IRSN para pacientes com depressão unipolar que não conseguem responder adequadamente a uma ou

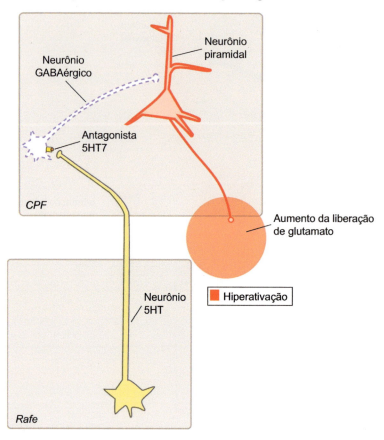

Figura 7.54B Os receptores 5HT$_7$ regulam a liberação de glutamato, parte 2. O antagonismo nos receptores 5HT$_7$ dos interneurônios GABAérgicos no córtex pré-frontal desativa a liberação de GABA. Isso impede a inibição da liberação de glutamato pelo GABA, aumentando, assim, o glutamato a jusante.

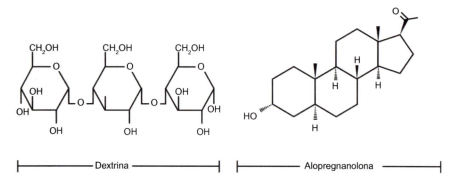

Figura 7.55 Brexanolona. A brexanolona é uma formulação intravenosa à base de ciclodextrina do esteroide neuroativo de ocorrência natural, a alopregnanolona.

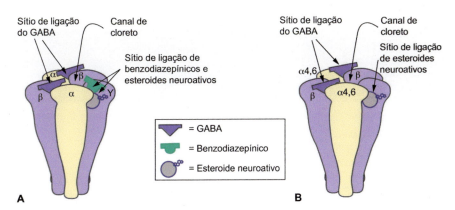

Figura 7.56 Sítio de ligação dos esteroides neuroativos nos neurônios GABA$_A$. Os esteroides neuroativos ligam-se aos receptores GABA$_A$ em um sítio alostérico específico, denominado sítio de esteroides neuroativos, aumentando a ação inibitória do GABA nesses receptores. Os esteroides neuroativos ligam-se aos receptores tanto sensíveis aos benzodiazepínicos (**A**) quanto insensíveis aos benzodiazepínicos (**B**).

Esteroide neuroativo
Análogo da alopregnanolona
SAGE-217

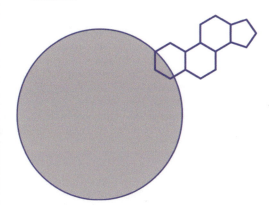

Figura 7.57 SAGE-217. O SAGE-217 é um análogo sintético da alopregnanolona ativo por via oral em teste clínico como antidepressivo de início rápido para o transtorno depressivo maior.

mais tentativas dos vários agentes monoaminérgicos de primeira linha discutidos até agora neste capítulo.

Combinação de olanzapina-fluoxetina

As ações antagonistas do receptor de dopamina 2 (D$_2$) provavelmente são responsáveis pela aprovação da olanzapina na esquizofrenia, na mania bipolar e na manutenção bipolar. As ações antagonistas de 5HT$_{2A}$ provavelmente são responsáveis por parte da capacidade da olanzapina de melhorar os sintomas da depressão (as ações da 5HT$_{2A}$ sobre o humor são discutidas no Capítulo 5 e ilustradas na Figura 5.17C). Entretanto, o fato de a olanzapina atuar muito melhor na depressão unipolar (ou bipolar) quando combinada com a fluoxetina sugere que não apenas as propriedades de bloqueio da recaptação de serotonina constituem um componente do efeito antidepressivo da terapia de combinação com olanzapina-fluoxetina, mas também as ações antagonistas de 5HT$_{2C}$ (ver Figura 7.38). Tanto a olanzapina quanto a fluoxetina são antagonistas da 5HT$_{2C}$, e, em combinação, o antagonismo 5HT$_{2C}$ final é maior do que aquele de qualquer fármaco isoladamente. Por conseguinte, essa combinação de olanzapina-fluoxetina para a depressão pode ser considerada como potente inibidor do SERT/5HT$_{2C}$. Embora seja altamente eficaz na depressão unipolar resistente ao tratamento (Tabela 7.1), a combinação de olanzapina com fluoxetina frequentemente está associada a um ganho de peso inaceitável e a distúrbios metabólicos. A combinação de olanzapina-fluoxetina também foi aprovada para a depressão bipolar e é discutida na seção sobre depressão bipolar, adiante.

Quetiapina

A quetiapina (ver Capítulo 5 e Figura 5.45) foi aprovada para esquizofrenia, mania bipolar aguda e manutenção bipolar, provavelmente devido às suas ações antagonistas de D$_2$. Sua eficácia como agente potencializador de ISRS/IRSN para a depressão provavelmente está ligada às ações combinadas da quetiapina e o seu metabólito ativo, a norquetiapina, nos receptores 5HT$_{2C}$ (ver Figura 7.38) e no transportador de noradrenalina (NAT) (ver Figura 5.34;

Tabela 7.1 Bloqueadores de serotonina/dopamina para o espectro bipolar.

	Evidência de eficácia em características mistas	Aprovado pela FDA para depressão bipolar	Aprovado pela FDA para mania bipolar	Aprovado pela FDA para manutenção bipolar	Aprovado pela FDA para transtorno depressivo maior
Aripiprazol			Sim	Sim	Sim (adjuvante)
Asenapina	Sim, MCM		Sim	Sim	
Brexpiprazol					Sim (adjuvante)
Cariprazina	Sim, MCM, DCM	Sim	Sim		
Lurasidona	Sim, DCM*	Sim			
Olanzapina	Sim, MCM	Sim (com fluoxetina)	Sim	Sim	Sim (com fluoxetina)
Quetiapina	Sim, MCM	Sim	Sim	Sim	Sim (adjuvante)
Risperidona			Sim	Sim	
Ziprasidona	Sim, MCM		Sim	Sim	

MCM, mania com características mistas; DCM, depressão com características mistas.
*depressão unipolar e bipolar.

também descritas no Capítulo 5 e ilustradas na Figura 5.45). Além disso, a quetiapina atua em outros receptores candidatos para a sua eficácia como antidepressivo, como antagonista nos receptores $5HT_{2A}$ (ver Capítulo 5 e Figura 5.17C), $5HT_7$ (Figura 7.53C) e α_{2A} (ver Figura 5.35), bem como agonista nos receptores $5HT_{1A}$ (ver Capítulo 5 e Figura 5.22). Todas essas ações nos receptores estão hipoteticamente associadas à sua eficácia como antidepressivo e, em conjunto, podem resultar em sinergismo teoricamente poderoso dos mecanismos antidepressivos (Tabela 7.1). Entretanto, a quetiapina pode provocar acentuada sedação, ganho de peso e distúrbio metabólico moderados, em virtude de suas outras ações nos receptores. A quetiapina também é aprovada para tratamento da depressão bipolar e é discutida adiante, na seção sobre depressão bipolar.

Aripiprazol

Esse agonista parcial de $D_2/5HT_{1A}$ (ver Capítulo 5 e Figura 5.56) foi aprovado para a esquizofrenia, mania bipolar aguda e manutenção bipolar e constitui um dos agentes potencializadores mais extensamente prescritos dos ISRS e IRSNs na depressão maior unipolar (nos EUA) (Tabela 7.1). O aripiprazol provavelmente atua na esquizofrenia e na mania bipolar como agonista parcial D_2, enquanto suas ações proeminentes como agonista parcial de $5HT_{1A}$ (ver

Capítulo 5 e Figura 5.22) provavelmente contribuem para as suas ações antidepressivas. As propriedades secundárias com ação antidepressiva potencial também podem contribuir, incluindo ações antagonistas de D_3, $5HT_7$, $5HT_{2C}$ e α_2. O aripiprazol geralmente é bem tolerado, com pouco ganho de peso; entretanto, alguns pacientes apresentam acatisia. O aripiprazol não está aprovado para o tratamento da depressão bipolar.

Brexpiprazol

Outro agonista parcial de $D_2/5HT_{1A}$ (ver Capítulo 5 e Figura 5.57) foi aprovado para a esquizofrenia e também para tratamento adjuvante na depressão unipolar (Tabela 7.1). O brexpiprazol não está aprovado para o tratamento da depressão bipolar. Conforme assinalado anteriormente na discussão do uso do brexpiprazol para a psicose, no Capítulo 5 há indicação de redução da acatisia com o brexpiprazol em comparação com o aripiprazol, porém isso não foi comprovado em ensaios clínicos comparativos diretos. A redução da acatisia é consistente com o perfil de ligação do brexpiprazol que apresenta ligação aumentada ao $5HT_{2A}$ (ver Capítulo 5, Figura 5.17B), $5HT_{1A}$ (ver Capítulo 5, Figura 5.22A) e α_1 (Figura 7.58A), em comparação com o aripiprazol (comparar as tiras de ligação do aripiprazol na Figura 5.56 com as do brexpiprazol na Figura 5.57). Como é possível constatar a partir dessas figuras, o brexpiprazol também apresenta uma ligação mais potente do que o aripiprazol como antagonista de α_2, antagonista de $5HT_7$ e agonista parcial de D_3. Essas várias diferenças observadas nos perfis de ligação aos receptores podem, teoricamente, contribuir para diferentes mecanismos de ação terapêutica e efeitos colaterais do brexpiprazol, em comparação com o aripiprazol.

As ações antagonistas alfa-1 foram discutidas no Capítulo 5 e ilustradas na Figura 5.13B, que mostra como o antagonismo α_1, em particular no tálamo, pode contribuir para a sedação quando associado ao bloqueio simultâneo dos receptores muscarínicos colinérgicos e de histamina no sistema de ativação reticular (ver Capítulo 5, Figuras 5.13A e 5.8). Entretanto, particularmente sem antagonismo muscarínico e histamínico simultâneo, a ação antagonista α_1 no córtex pré-frontal também pode contribuir hipoteticamente para a redução dos efeitos colaterais motores e os efeitos antidepressivos conhecidos que são observados com antagonistas α_1 potentes, particularmente aqueles com propriedades antagonistas simultâneas de $5HT_{2A}$. As ações antagonistas α_1 do brexpiprazol também podem contribuir potencialmente para as evidências de sua eficácia no alívio da agitação na doença de Alzheimer e no TEPT (assim como o aumento da sertralina).

Como isso ocorre e quais são os circuitos que regulam a ação antagonista de α_1? A resposta é a de que o leitor já está familiarizado com os circuitos para explicar as ações dos antagonistas de α_1, visto que é o mesmo circuito já discutido para os receptores $5HT_{2A}$ e ilustrado no Capítulo 5, nas Figuras 5.16 e 5.17. Sabe-se agora que os receptores α_1 (ilustrados aqui na Figura 7.58) estão localizados nos mesmos neurônios piramidais com os receptores $5HT_{2A}$ (discutidos no Capítulo 5 e ilustrados nas Figuras 5.16 e 5.17). Como tanto os receptores α_1 quanto os receptores $5HT_{2A}$ são excitatórios e pós-sinápticos, a noradrenalina e a serotonina, atuando em conjunto, exercem um controle excitatório mais poderoso da função do córtex pré-frontal por meio de sua ação simultânea, em comparação com qualquer um desses dois neurotransmissores atuando isoladamente.

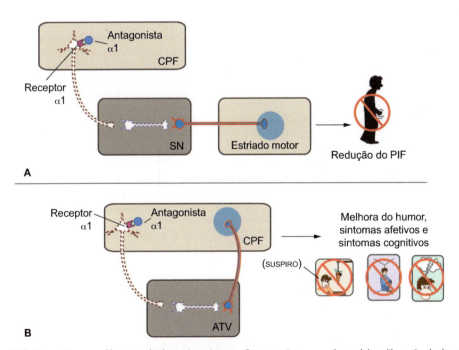

Figura 7.58 Antagonismo α_1 e liberação de dopamina a jusante. O antagonismo α_1 pode modular a liberação de dopamina a jusante por meio de duas vias fundamentais. (**A**) O antagonismo α_1 diminui o débito glutamatérgico na substância negra (SN), levando a uma redução da atividade do interneurônio GABAérgico e, portanto, desinibição da via dopaminérgica nigroestriatal. O aumento da liberação de dopamina no estriado motor pode reduzir os efeitos colaterais motores causados pelo antagonismo D_2, visto que há maior quantidade de dopamina para competir com o antagonista D_2. (**B**) O antagonismo α_1 reduz o débito glutamatérgico na área tegmental ventral (ATV), levando a uma redução da atividade do interneurônio GABAérgico e, portanto, desinibição da via dopaminérgica mesocortical. O aumento da liberação de dopamina no córtex pré-frontal (CPF) pode melhorar potencialmente o humor e reduzir os sintomas afetivos e cognitivos.

Além disso, espera-se que as ações de um antagonista α_1 tenham os mesmos efeitos funcionais que as de um antagonista $5HT_{2A}$, atuando as duas ações em conjunto para exercer um controle inibitório a jusante mais poderoso dos impulsos do córtex pré-frontal do que o bloqueio de qualquer um desses receptores isoladamente. A Figura 7.58A mostra os receptores α_1 nos neurônios piramidais específicos que se projetam para a substância negra (os mesmos neurônios piramidais e circuitos mostrados no Capítulo 5, na Figura 5.17B). Quando esse neurônio glutamatérgico é inibido por um antagonista α_1, sua inervação da substância negra reduz o tônus GABAérgico, possibilitando a desinibição da liberação de dopamina no estriado motor e a redução do parkinsonismo induzido por fármacos (ver Figura 7.58A; exatamente como mostrado no Capítulo 5 e na Figura 5.17B). Por conseguinte, o parkinsonismo induzido por fármacos, causado por bloqueadores D_2, será reduzido ao máximo por bloqueadores D_2 que têm ações antagonistas $5HT_{2A}$ e α_1. Com efeito, a menor frequência e gravidade do parkinsonismo induzido por bloqueadores da dopamina aplicam-se aos que também exercem ações antagonistas robustas de α_1 e $5HT_{2A}$, ou seja, brexpiprazol, quetiapina, clozapina e iloperidona.

Teoricamente, o sinergismo do antagonismo de α_1 com o antagonismo de $5HT_{2A}$ também pode aumentar a ação antidepressiva, desta vez no circuito de neurônios piramidais que inervam os neurônios dopaminérgicos da área tegmental ventral que se projetam para o córtex pré-frontal (ver Figura 7.58B e Capítulo 5, Figura 5.17C). Isso significa que os antagonistas α_1 teoricamente devem ter o mesmo efeito que os antagonistas $5HT_{2A}$ nesse circuito; os dois atuando em conjunto exerceriam um controle mais poderoso do córtex pré-frontal e de suas projeções a jusante, de modo a facilitar ainda mais a liberação de dopamina no córtex pré-frontal e produzir a ação antidepressiva. Com efeito, esse sinergismo tende a ser um importante componente do mecanismo de ação antidepressiva dos agentes que são antagonistas tanto de α_1 quanto de $5HT_{2A}$, incluindo o brexpiprazol, a quetiapina e a trazodona. O aumento da liberação de dopamina no córtex pré-frontal pelo bloqueio simultâneo de α_1 e $5HT_{2A}$ teoricamente também pode contribuir para melhorar o controle "de cima para baixo" da agitação na doença de Alzheimer e dos sintomas do TEPT, que são observados em estudos em andamento do brexpiprazol.

Cariprazina

A cariprazina (ver Capítulo 5 e Figura 5.58) é um agonista parcial de $D_3/D_2/5HT_{1A}$, bem como antagonista de $5HT_{2A}/\alpha_1/\alpha_2$, que foi aprovada para o tratamento da mania bipolar aguda e depressão bipolar; há também evidências de sua eficácia como adjuvante para ISRS/IRSN na depressão unipolar (ver Tabela 7.1). O mecanismo da ação antidepressiva da cariprazina é discutido adiante, na seção sobre tratamento da depressão bipolar.

Cetamina

As observações de que a infusão intravenosa de doses subanestésicas de cetamina pode melhorar rapidamente a depressão em pacientes que respondem inadequadamente aos fármacos direcionados para monoaminas revolucionaram, de certo modo, o tratamento da depressão. A cetamina é um anestésico aprovado, porém utilizado sem indicação terapêutica formal para a depressão resistente ao tratamento. Enquanto os bloqueadores da serotonina/dopamina tendem a ser utilizados após apenas um ou dois fracassos do tratamento com ISRS/IRSN, a cetamina tende a ser administrada a pacientes com diversos fracassos de vários medicamentos usados para a depressão. A cetamina intravenosa é uma mistura racêmica de R- e S-cetamina, e cada uma delas apresenta propriedades de ligação sobrepostas no subtipo NMDA do receptor de glutamato – o seu suposto mecanismo de ação antidepressiva – e no receptor α_1 (Figura 7.59). As ações em outros locais, incluindo sítios de opioide μ e de outros neurotransmissores, foram sugeridas, porém são contestadas, particularmente em relação à possibilidade de que as ações antidepressivas da cetamina possam estar ligadas, de alguma maneira, à ação de opioide μ, bem como a de NMDA. Por conseguinte, existe uma polêmica sobre o modo pelo qual a cetamina exerce seus efeitos antidepressivos de ação rápida; entretanto, o antagonismo NMDA – especificamente no sítio de canais abertos da fenciclidina (PCP) (ver discussão no Capítulo 4 e na Figura 4.30) – constitui o principal alvo hipotético para explicar os efeitos antidepressivos da cetamina. O aspecto singular sobre as infusões de cetamina é o início rápido e quase imediato dos efeitos antidepressivos, algumas vezes acompanhados de efeitos específicos contra ideação suicida, em pacientes que parecem ter depressão "não monoaminérgica", visto que não responderam a numerosas terapias antidepressivas padronizadas direcionadas

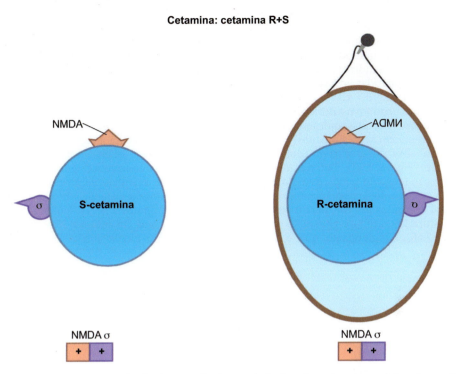

Figura 7.59 Cetamina. A cetamina é utilizada sem indicação terapêutica formal e está sendo estudada pela sua utilidade terapêutica potencial na depressão resistente ao tratamento. A cetamina é um antagonista dos receptores NMDA (N-metil-D-aspartato), com ações adicionais fracas nos receptores σ_1, no transportador de noradrenalina (NAT), nos receptores de opioides μ e no transportador de serotonina (SERT). A cetamina consiste em dois enantiômeros, R e S.

para as monoaminas. Infelizmente, os efeitos antidepressivos da cetamina habitualmente não são duradouros, porém desaparecem em geral no decorrer de poucos dias. Em alguns casos, os efeitos antidepressivos podem ser reativados por meio de infusões repetidas ao longo do tempo ou intensificados por tratamentos antidepressivos monoaminérgicos após as infusões.

Talvez o mais interessante seja a possibilidade de que a cetamina produza uma melhora imediata na plasticidade neuronal como mecanismo a jusante para a melhora imediata da depressão. A perda de fatores neurotróficos na depressão é discutida no Capítulo 6 e ilustrada nas Figuras 6.27 a 6.33. Lembre-se de que a hipótese neurotrófica da depressão e da resposta a antidepressivos baseia-se em evidências de que deficiências de fatores neurotróficos, como o BDNF (fator neutrófico derivado do cérebro) e, possivelmente, outros fatores de crescimento, como o VEGF (fator de crescimento do endotélio vascular), ocorrem na presença de estresse crônico e depressão maior e que, quando fármacos monoaminérgicos para a depressão são efetivos,

eles restauram esses fatores do crescimento, com um atraso de algumas semanas após a administração do fármaco. Por outro lado, quando os fármacos monoaminérgicos para a depressão não são efetivos, acredita-se que, por motivos desconhecidos, as monoaminas são incapazes de restaurar os fatores de crescimento necessários. A perda do BDNF e do VEGF está ligada à atrofia neuronal em regiões do cérebro, como o córtex pré-frontal e o hipocampo, em modelos de estresse crônico em animais, bem como no transtorno depressivo maior unipolar. Acredita-se também que o estresse crônico e a depressão diminuam os receptores para BDNF e VEGF, ou seja, TrkB (tirosinoquinase 2) e FLK1 (quinase 1 de fígado fetal), respectivamente. A cetamina aumenta esses dois fatores de crescimento.

Assim, como a cetamina induz a sua rápida resposta antidepressiva e a rápida reversão da atrofia sináptica na depressão? Acredita-se que isso ocorra pelo fato de a cetamina causar uma explosão imediata de liberação de glutamato a jusante após bloqueio dos receptores NMDA (processo discutido no Capítulo 4 e ilustrado na Figura 4.33; ver também Figura 7.60). As ações da cetamina nos receptores NMDA não diferem do que se supõe ocorrer devido a anormalidades do neurodesenvolvimento nas sinapses NMDA de indivíduos com esquizofrenia (também discutidas no Capítulo 4 e ilustradas nas Figuras 4.29B e 4.31 a 4.33). Isso não é surpreendente, tendo em vista que a cetamina é capaz de produzir uma síndrome semelhante à esquizofrenia em seres humanos, particularmente em altas doses e com administração aguda (ver Figura 4.33). Entretanto, quando infundida ao longo do tempo e em doses subanestésicas no estudo de pacientes deprimidos, a cetamina não induz psicose, porém acredita-se que produza liberação de glutamato a jusante (Figura 7.60). O glutamato que é liberado nessa explosão estimula os receptores AMPA, enquanto a cetamina está bloqueando os receptores NMDA (Figuras 7.61 e 7.62). Uma hipótese para explicar por que a cetamina tem ações antidepressivas propõe que essa estimulação dos receptores AMPA ativa inicialmente a cascata de transdução de sinais ERK, AKT (Figura 7.61A). Isso desencadeia então a via da mTOR (alvo da rapamicina em mamíferos) (Figura 7.61) e causa a expressão de proteínas sinápticas, levando a um aumento na densidade das espinhas dendríticas (Figura 7.61B). A proliferação de espinhas dendríticas, indicando nova sinaptogênese, pode ser observada nos primeiros minutos a horas após a administração de cetamina em animais. Hipoteticamente, esse aumento nas espinhas dendríticas e na

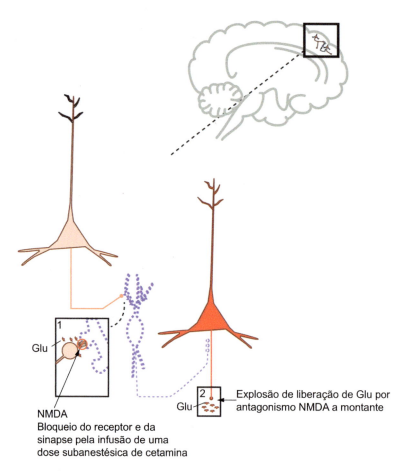

Figura 7.60 Mecanismo de ação da cetamina. São mostrados aqui dois neurônios piramidais glutamatérgicos corticais e um interneurônio GABAérgico. (1) Se um receptor de *N*-metil-D-aspartato (NMDA) no interneurônio GABAérgico for bloqueado pela cetamina, esse bloqueio impede as ações excitatórias do glutamato (Glu). Dessa maneira, o neurônio GABAérgico é inativado e não libera GABA (indicado pelo contorno tracejado do neurônio). (2) A ligação do GABA no segundo neurônio piramidal glutamatérgico cortical normalmente inibe a liberação de glutamato; por conseguinte, a ausência de GABA nesse local significa que o neurônio está desinibido, e a liberação de glutamato está aumentada.

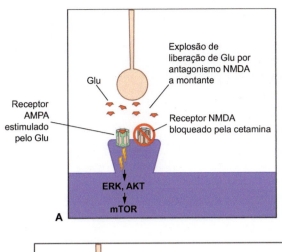

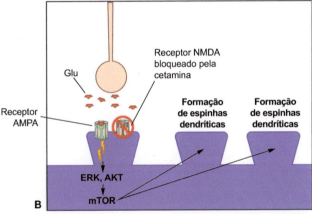

Figura 7.61 Cetamina, receptores AMPA e mTOR. A atividade do glutamato modula intensamente a potenciação sináptica; esse processo é modulado especificamente por meio dos receptores NMDA (N-metil-D-aspartato) e AMPA (ácido α-amino-3-hidroxi-5-metil-4-isoxazol-propiônico). A cetamina é um antagonista do receptor NMDA; entretanto, o seu rápido efeito antidepressivo também pode estar relacionado com efeitos indiretos na sinalização dos receptores AMPA. (**A**) Uma hipótese é a de que o bloqueio do receptor NMDA leva à rápida ativação do AMPA, o que desencadeia a cascata de transdução de sinais ERK, AKT, que, então, desencadeia a via do alvo da rapamicina em mamíferos (mTOR). (**B**) Isso, por sua vez, deve levar à rápida potenciação sináptica mediada pelo AMPA e ao aumento na formação de espinhas dendríticas. Os antidepressivos tradicionais também causam potenciação sináptica; entretanto, eles o fazem por meio de alterações a jusante na sinalização intracelular. Por conseguinte, isso pode explicar a diferença no início da ação antidepressiva entre a cetamina e os antidepressivos tradicionais.

sinaptogênese é que causa o efeito antidepressivo de início rápido. Outra hipótese sobre as ações antidepressivas da cetamina propõe que a estimulação dos receptores AMPA pela explosão da liberação de glutamato (Figura 7.62A) ativa outra via de transdução de sinal, isto é, os canais de cálcio sensíveis à voltagem, o que possibilita o influxo de cálcio que, por sua vez, ativa a liberação do BDNF e do VEGF para induzir a formação de sinapses (Figura 7.62B). Por conseguinte, a hipótese é a de que a cetamina reverte a atrofia causada pela depressão, o que ocorre em questão de minutos.

Escetamina

O enantiômero S da cetamina está aprovado para a depressão resistente ao tratamento em uma formulação intranasal para administração e é denominado escetamina (Figura 7.63). A farmacologia exata da R- *versus* S-cetamina e seus metabólitos ativos ainda está sendo determinada em termos de suas ações neurotróficas. Entretanto, a escetamina é, de fato, ativa como antidepressivo agudo de início rápido e é administrada por via intranasal e rapidamente, de modo que não há necessidade de infusões intravenosas de duração mais

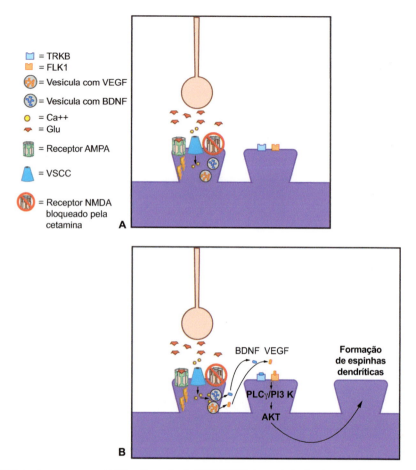

Figura 7.62 Cetamina, receptores AMPA e liberação de BDNF/VEGF. A atividade do glutamato modula intensamente a potenciação sináptica; isso é modulado, especificamente, por meio dos receptores NMDA (N-metil-D-aspartato) e AMPA (ácido α-amino-3-hidroxi-5-metil-4-isoxazol-propiônico). A cetamina é um antagonista do receptor NMDA; todavia, seu efeito antidepressivo rápido também pode estar relacionado com efeitos indiretos sobre a sinalização do receptor AMPA. (A) Uma segunda hipótese é a de que o bloqueio do receptor NMDA leva à rápida ativação do AMPA, que ativa os canais de cálcio sensíveis à voltagem (VSCC) para possibilitar o influxo de cálcio. (B) Isso, por sua vez, deve levar à ativação da liberação do fator neurotrófico derivado do cérebro (BDNF) e do VEGF (fator de crescimento do endotélio vascular), que se ligam aos receptores TrkB e FLK1, respectivamente, desencadeando cascatas que induzem a formação de espinhas dendríticas.

longa. Após sua administração inicial 2 vezes/semana, a escetamina pode ser administrada por via intranasal em dosagem semanal ou quinzenal como agente potencializador de fármacos padrão para a depressão. Em um estudo a longo prazo de até 1 ano de administração de escetamina por *spray* nasal, com mudança para um antidepressivo monoaminérgico oral não anteriormente tentado, foi constatada uma melhora sustentada na depressão e segurança aceitável.

Outras combinações de fármacos para a depressão resistente ao tratamento

Outras opções para potencializar tratamentos monoaminérgicos para a depressão unipolar incluem agentes que não exercem ações antidepressivas consistentes como monoterapias, mas que podem melhorar a ação de tratamentos monoaminérgicos (p. ex., lítio, buspirona e hormônios tireoidianos), bem como a estratégia muito popular e frequentemente efetiva de combinar dois fármacos monoaminérgicos, cada um deles aprovado para a depressão unipolar, de modo a criar sinergismo farmacológico. Entretanto, nenhuma dessas estratégias está especificamente aprovada.

Lítio

O lítio será discutido mais à frente como tratamento para a mania, porém tem sido utilizado

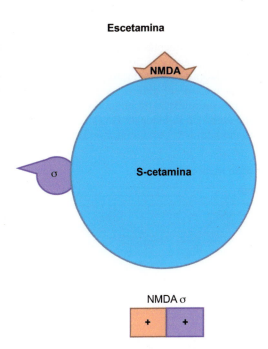

Figura 7.63 Escetamina. Os enantiômeros R e S da cetamina são imagens especulares um do outro; a farmacologia exata dos enantiômeros R e S e seus metabólitos ativos ainda estão sendo determinados. O enantiômero S da cetamina foi desenvolvido e comercializado como escetamina.

também em pacientes com depressão unipolar que não respondem ao tratamento. A potencialização dos inibidores da recaptação de monoamina pelo lítio, particularmente os antidepressivos tricíclicos clássicos também discutidos adiante, tem sido utilizada no passado para reforçar a resposta ao tratamento na depressão unipolar. Como potencializador para a depressão unipolar resistente ao tratamento, o lítio é administrado em doses menores do que aquelas utilizadas para a mania, porém seu uso foi diminuído nos últimos anos.

Buspirona

A buspirona é um agonista parcial de $5HT_{1A}$, de modo que sua associação a um ISRS/IRSN é muito semelhante ao uso de vilazodona (ver Figuras 7.22 e 7.27) ou vortioxetina (ver Figura 7.49), discutidas anteriormente. De fato, a maioria dos agentes serotoninérgicos/dopaminérgicos utilizados para potencializar os antidepressivos monoaminérgicos tem propriedades $5HT_{1A}$ (p. ex., quetiapina, aripiprazol, brexpiprazol e cariprazina). A administração de fármacos que exercem ações agonistas $5HT_{1A}$ é uma abordagem preferida para potencializar os ISRS/IRSN, porém o uso da buspirona para esse propósito é hoje menos comum do que o uso de outros agentes com propriedades de $5HT_{1A}$.

Hormônios tireoidianos

Os hormônios tireoidianos atuam por meio de sua ligação com receptores nucleares para formar um fator de transcrição ativado por ligante nuclear. As anormalidades nos níveis de hormônios tireoidianos têm sido associadas, há muito tempo, com a depressão, e várias formas e doses de hormônios tireoidianos têm sido utilizadas durante muitos anos como agentes potencializadores de fármacos para a depressão, para reforçar sua eficácia em pacientes com resposta inadequada ou para acelerar o seu início de ação. A capacidade bem conhecida da tireoide de regular a organização neuronal, a arborização e a formação de sinapses pode ter como consequência a jusante de reforçar os neurotransmissores monoaminérgicos, e isso pode explicar como os hormônios tireoidianos potencializam a ação antidepressiva em alguns pacientes. Nestes últimos anos, a potencialização de tratamentos para a depressão unipolar ou bipolar com hormônios tireoidianos deixou de ser utilizada.

Combinação de ação tríplice: ISRS/IRSN + IRND

Se o reforço de um neurotransmissor é bom e o de dois é melhor, talvez estimular três neurotransmissores seja ainda melhor (Figura 7.64). Os fármacos de ação tríplice (i. e., serotonina, dopamina e noradrenalina) para a terapia antidepressiva com modulação de todas as três monoaminas seriam previstos pela combinação de um ISRS com um IRND ou pela combinação de um IRSN com um IRND, proporcionando uma ação ainda mais noradrenérgica e dopaminérgica (Figura 7.64). Essas talvez sejam algumas das combinações de dois fármacos mais populares para depressão nos EUA.

Combustível de foguete da Califórnia: IRSN e mirtazapina

Essa combinação potencialmente poderosa explora o sinergismo farmacológico obtido pela adição da liberação aumentada de serotonina e noradrenalina, como resultado da inibição da recaptação de serotonina e de noradrenalina por um IRSN, à desinibição da liberação de serotonina e de noradrenalina pelas ações antagonistas

α_2 da mirtazapina (Figura 7.65). É até mesmo possível que outras ações pró-dopaminérgicas resultem da combinação do bloqueio da recaptação de noradrenalina no córtex pré-frontal, devido aos IRSNs com as ações de $5HT_{2C}$ da mirtazapina, desinibindo a liberação de dopamina. Essa associação pode proporcionar uma ação antidepressiva muito poderosa em alguns pacientes com episódios depressivos maiores unipolares.

Combinações com estimulantes

As queixas frequentes de fadiga residual; perda de energia, de motivação e de interesse sexual; e dificuldades de concentração/problemas de vigilância podem ser abordadas pela combinação de um estimulante (inibidor do transporte da dopamina ou inibidor de DAT) com um IRSN ou modafinila (outro inibidor do DAT) com um

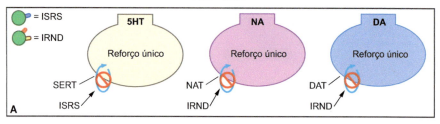

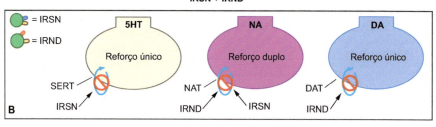

Figura 7.64 Combinação de ação tríplice: ISRS/IRSN mais IRND. (A) Um inibidor seletivo da recaptação de serotonina (ISRS) mais um inibidor da recaptação de noradrenalina-dopamina (IRND) leva a um reforço único para a serotonina (5HT), a noradrenalina (NA) e a dopamina (DA). **(B)** Um inibidor da recaptação de serotonina-noradrenalina (IRSN) mais um inibidor da recaptação de noradrenalina-dopamina (IRND) leva a um reforço único para a serotonina (5HT), um reforço duplo para noradrenalina (NA) e um reforço único para a dopamina (DA).

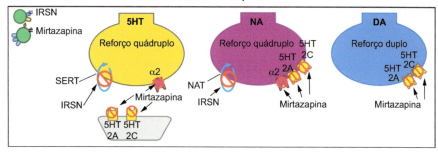

Figura 7.65 Combustível de foguete da Califórnia: IRSN mais mirtazapina. A combinação de um inibidor da recaptação de serotonina-noradrenalina (IRSN) com mirtazapina forma uma combinação que apresenta alto grau de sinergismo teórico: reforço quádruplo da serotonina (5HT) (com bloqueio da recaptação, antagonismo α_2, antagonismo de $5HT_{2A}$ e antagonismo de $5HT_{2C}$), reforço quádruplo da noradrenalina (NA) (com bloqueio da recaptação, antagonismo α_2, antagonismo de $5HT_{2A}$ e antagonismo de $5HT_{2C}$), podendo haver até mesmo um reforço duplo da dopamina (DA) (com antagonismo $5HT_{2A}$ e antagonismo de $5HT_{2C}$).

IRSN (Figura 7.66) para recrutar a ação das três monoaminas e, em particular, a potencialização da dopamina.

Monoterapias de segunda linha utilizadas para a depressão resistente ao tratamento

Antidepressivos tricíclicos

Os antidepressivos tricíclicos (ATC) (Tabela 7.2; Figura 7.67) foram assim designados em virtude de sua estrutura química, que contém três anéis. Os ATCs foram sintetizados aproximadamente na mesma época em que foi demonstrado que outras moléculas fenotiazínicas de três anéis atuavam como tranquilizantes efetivos na esquizofrenia (i. e., os primeiros antagonistas D_2, como a clorpromazina); todavia, houve uma decepção quando esses agentes foram testados como fármacos para a psicose. Contudo, durante os testes para esquizofrenia, sua eficácia na depressão unipolar foi descoberta de modo incidental. Os antidepressivos tricíclicos não são meramente fármacos para a depressão, visto que um deles (a clomipramina) exerce efeitos no transtorno obsessivo-compulsivo; muitos deles têm efeito antipânico em doses antidepressivas e mostram-se eficazes para alívio da dor neuropática e da dor lombar em doses baixas.

Muito tempo depois da observação de suas propriedades antidepressivas, descobriu-se que os ATCs bloqueiam as bombas de recaptação de noradrenalina (i. e., NAT) ou de noradrenalina e

Tabela 7.2 Alguns antidepressivos tricíclicos ainda em uso.

Nome genérico
Clomipramina
Imipramina
Amitriptilina
Nortriptilina
Protriptilina
Maprotilina
Amoxapina
Doxepina
Desipramina
Trimipramina
Dosulepina
Lofepramina
Tianeptina

Combinações de ativação

IRSN + estimulante

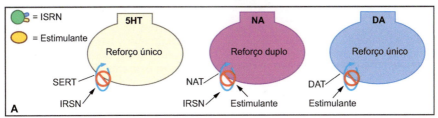

IRSN + modafinila

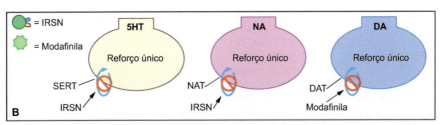

Figura 7.66 Combinação de ativação: IRSN mais estimulante/modafinila. (A) Reforço único da serotonina (5HT) e da dopamina (DA) e reforço duplo da noradrenalina (NA) quando um inibidor da recaptação de serotonina-noradrenalina (IRSN) é combinado com um estimulante. (B) Reforço único da serotonina (5HT) e da noradrenalina (NA) pelo inibidor da recaptação de serotonina-noradrenalina (IRSN), com reforço único da dopamina (DA) pela modafinila.

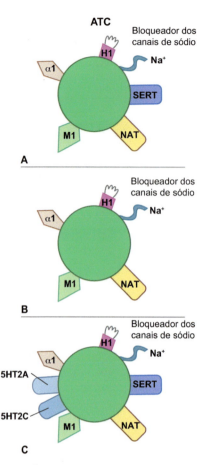

Figura 7.67 Ícones dos antidepressivos tricíclicos (ATC). Todos os antidepressivos tricíclicos bloqueiam a recaptação de noradrenalina e são antagonistas nos receptores de histamina 1 (H₁), α₁-adrenérgicos e colinérgicos muscarínicos; bloqueiam também os canais de sódio sensíveis à voltagem (**A**, **B** e **C**). Alguns ATC também são potentes inibidores da bomba de recaptação de serotonina (**A**, **C**), enquanto outros também podem ser antagonistas nos receptores de serotonina 2A e 2C (**C**).

A principal limitação dos ATCs nunca envolveu sua eficácia: trata-se de agentes muito efetivos. O problema com fármacos dessa classe reside no fato de que todos compartilham pelo menos quatro outras ações farmacológicas indesejáveis, isto é, bloqueio dos receptores colinérgicos muscarínicos, dos receptores de histamina H_1, dos receptores $α_1$-adrenérgicos e dos canais de sódio sensíveis à voltagem (Figura 7.67). Conforme já discutido, o bloqueio dos receptores H_1 provoca sedação e pode causar ganho de peso (ver Capítulo 5 e Figura 5.13A). O bloqueio dos receptores colinérgicos muscarínicos, também conhecido como ação anticolinérgica, provoca boca seca, visão turva, retenção urinária e constipação intestinal (ver Figura 5.8). O bloqueio dos receptores $α_1$-adrenérgicos pode ser terapêutico, mas também causa hipotensão ortostática e tontura (ver Figura 5.13B). Os antidepressivos tricíclicos também bloqueiam fracamente os canais de sódio sensíveis à voltagem no coração e no cérebro quando administrados em doses terapêuticas. Em superdosagem, acredita-se que essa ação seja a causa de coma e crises convulsivas em decorrência de suas ações sobre o sistema nervoso central, bem como arritmias cardíacas, parada cardíaca e morte, devido às ações cardíacas periféricas (Figura 7.68). A dose letal de um ATC é de apenas aproximadamente um suprimento de 30 dias do fármaco. Por essa razão, diz-se que, toda vez que você fornece ao paciente uma prescrição de 1 mês de um ATC, você está lhe entregando uma arma carregada. Obviamente, isso muitas vezes não é uma boa ideia no tratamento de um transtorno associado a tantos casos de suicídio; por conseguinte, os ATCs em grande parte deixaram de ser prescritos, exceto para pacientes que não respondem aos vários fármacos de primeira linha para a depressão discutidos até agora neste capítulo.

Inibidores da monoamina oxidase (IMAO)

Os primeiros fármacos clinicamente efetivos para a depressão já descobertos foram inibidores da enzima monoamina oxidase (MAO). Foram descobertos acidentalmente, quando foi constatado que um fármaco antituberculose ajudava a aliviar a depressão concomitante observada em alguns dos pacientes portadores de tuberculose. Foi constatado, por fim, que esse fármaco antituberculose, a iproniazida, atuava na depressão por meio da inibição da enzima MAO. Entretanto, a inibição da MAO não estava relacionada com suas ações antituberculose. Embora mais bem conhecidos

serotonina (*i. e.*, SERT) (Figura 7.67A). Alguns antidepressivos tricíclicos apresentam potência igual ou maior para inibição do SERT (p. ex., clomipramina), enquanto outros são mais seletivos para a inibição do NAT (p. ex., desipramina, maprotilina, nortriptilina, protriptilina) (Figura 7.67B). Todavia, a maioria bloqueia, em certo grau, tanto a recaptação de serotonina quanto a da noradrenalina (Figura 7.67A). Além disso, alguns ATC exercem ações antagonistas nos receptores $5HT_{2A}$ e $5HT_{2C}$, o que pode contribuir para o perfil terapêutico desses agentes que apresentam tais ações farmacológicas (Figura 7.67C).

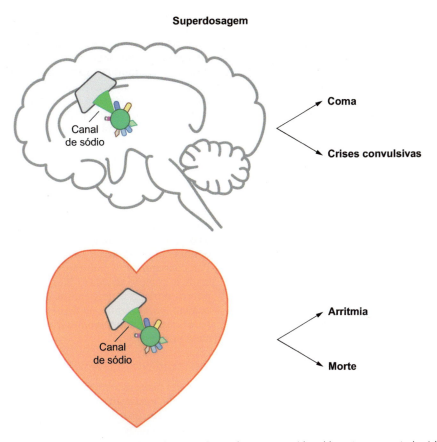

Figura 7.68 Antidepressivos tricíclicos e superdosagem. Os antidepressivos tricíclicos bloqueiam os canais de sódio sensíveis à voltagem no cérebro (parte superior) e no coração (parte inferior). Em superdosagem, essa ação pode levar ao coma, a crises convulsivas, arritmias e, até mesmo, à morte.

como poderosos fármacos para o tratamento de depressão, os inibidores da monoamina oxidase (IMAO) também são agentes terapêuticos altamente efetivos para determinados transtornos de ansiedade, como o transtorno de pânico e o transtorno de ansiedade social. Hoje, os IMAOs são pouco prescritos. Apenas cerca de uma em cada 3 a 5 mil prescrições de um medicamento para tratamento da depressão é um IMAO e apenas algumas centenas de especialistas prescrevem IMAO entre as centenas de milhares que prescrevem outros medicamentos para a depressão nos EUA. A prescrição de IMAO está começando a se tornar uma arte perdida na psicofarmacologia, visto que muitos profissionais familiarizados com eles aprenderam a utilizá-los antes da década de 1990, quando os ISRS foram introduzidos e substituíram, em grande parte, os IMAOs. A maior parte desses médicos que prescreviam IMAO está aposentada atualmente. Entretanto, os IMAOs constituem uma classe de fármacos extremamente poderosa para a depressão unipolar, e aqueles que os prescrevem viram muitos pacientes que não tinham respondido a nenhum outro medicamento apresentar uma melhora com o uso de IMAO. O leitor que está em um nível avançado em psicofarmacologia deve adquirir familiaridade e experiência com esses agentes, de modo que possam ser prescritos a pacientes que ainda precisam deles. O leitor deve consultar revisões específicas sobre os IMAOs, incluindo algumas do autor, para ajudar a dominar as restrições dietéticas e as interações medicamentosas.

Os IMAOs fenelzina, tranilcipromina, isocarboxazida e selegilina são todos inibidores irreversíveis da enzima, de modo que a atividade enzimática só retorna após a síntese de novas enzimas em cerca de 2 a 3 semanas. A anfetamina também é um IMAO fraco, porém reversível; alguns IMAO têm propriedades relacionadas com a anfetamina. Por exemplo, a tranilcipromina tem uma estrutura química modelada na anfetamina; por conseguinte, além das propriedades de IMAO, esse fármaco também apresenta propriedades de liberação da dopamina semelhantes às da anfetamina. A selegilina por si só não tem propriedades semelhantes às da anfetamina, porém é metabolizada em l-anfetamina e l-metanfetamina. Por conseguinte, existe uma estreita ligação quanto ao mecanismo entre alguns IMAOs e ações adicionais de liberação da dopamina semelhantes às da anfetamina.

Subtipos de MAO

Existem dois subtipos de MAO, A e B. A forma A metaboliza de preferência as monoaminas mais estreitamente ligadas à depressão (*i. e.*, serotonina e noradrenalina), enquanto a forma B metaboliza preferencialmente oligoaminas, como a fenetilamina (ver Capítulo 5 e Figuras 5.64 a 5.66 para uma discussão mais pormenorizada das oligoaminas). Tanto a MAO-A quanto a MAO-B metabolizam a dopamina e a tiramina, outra oligoamina. Tanto a MAO-A quanto a MAO-B são encontradas no cérebro. Acredita-se que os neurônios noradrenérgicos (ver Figura 6.13) e os neurônios dopaminérgicos (ver Figura 4.3) contenham tanto MAO-A quanto MAO-B, talvez com predomínio da atividade da MAO-A, enquanto se acredita que os neurônios serotoninérgicos contenham apenas MAO-B (ver Figura 4.37). A MAO-A é a principal forma dessa enzima fora do cérebro, com exceção das plaquetas e dos linfócitos, que contêm MAO-B.

A MAO-A no cérebro precisa ser substancialmente inibida para que ocorra eficácia antidepressiva (Figura 7.69). Isso não é surpreendente, visto que é a forma como MAO metaboliza preferencialmente a serotonina e a noradrenalina, duas das três monoaminas ligadas à depressão e às ações dos antidepressivos, ambas as quais exibem níveis cerebrais aumentados após a inibição da MAO-A (Figura 7.69). A MAO-A, juntamente com a MAO-B, também metaboliza a dopamina, porém a inibição da MAO-A por si só não parece levar a aumentos consistentes nos níveis cerebrais de dopamina, visto que a MAO-B ainda pode metabolizar a dopamina (Figura 7.69).

A inibição da MAO-B não é tão efetiva como ação antidepressiva, visto que não há nenhum efeito direto sobre o metabolismo da serotonina ou da noradrenalina, e ocorre pouco ou nenhum acúmulo de dopamina, devido à ação continuada da MAO-A (Figura 7.70). Qual é então o valor

terapêutico da inibição da MAO-B? Quando essa enzima é seletivamente inibida, isso pode reforçar a ação da levodopa administrada concomitantemente na doença de Parkinson e reduzir as flutuações motoras de liga/desliga. Três inibidores da MAO-B, a selegilina, a rasagilina e a safinamida, estão aprovados para uso em pacientes com doença de Parkinson, porém não são efetivos em doses seletivas para a MAO-B no tratamento da depressão.

Quando a MAO-B é inibida simultaneamente com a MAO-A, ocorre elevação consistente da dopamina, bem como da serotonina e da noradrenalina (Figura 7.71). Teoricamente, isso deve proporcionar maior eficácia antidepressiva em toda a gama de sintomas depressivos, desde a diminuição do afeto positivo até o aumento do afeto negativo (ver Figura 6.41). Por conseguinte, a inibição da MAO-A associada à inibição da MAO-B constitui uma das poucas estratégias terapêuticas disponíveis para aumentar a dopamina na depressão e, portanto, para tratar os sintomas refratários de redução do afeto positivo.

Interação com a tiramina da dieta

Uma das maiores barreiras ao uso de IMAO tem sido tradicionalmente a preocupação de que um paciente em uso de IMAO possa desenvolver uma crise hipertensiva após a ingestão alimentar de tiramina, classicamente de queijo. Em condições normais, a liberação de noradrenalina pela tiramina não tem nenhuma consequência, visto que a MAO-A destrói com segurança essa noradrenalina liberada. Entretanto, a tiramina na presença de inibição da MAO-A pode elevar a pressão arterial, visto que não há destruição segura da noradrenalina. Todos os profissionais de saúde que prescrevem IMAO devem fornecer aconselhamento dietético aos pacientes em uso de IMAO clássicos e devem se manter atualizados sobre o conteúdo de tiramina dos alimentos que seus pacientes desejam consumir.

Interações medicamentosas com IMAO

Embora os IMAOs sejam famosos pelas suas reações com a tiramina, as interações medicamentosas são potencialmente mais importantes na prática clínica. As interações medicamentosas não apenas podem ser mais comuns do que as interações dietéticas com a tiramina, como também algumas delas podem ser perigosas ou até mesmo letais. Com frequência, as interações medicamentosas com IMAO são pouco compreendidas por muitos médicos. Como a maioria

Capítulo 7 | Tratamentos dos Transtornos do Humor... **331**

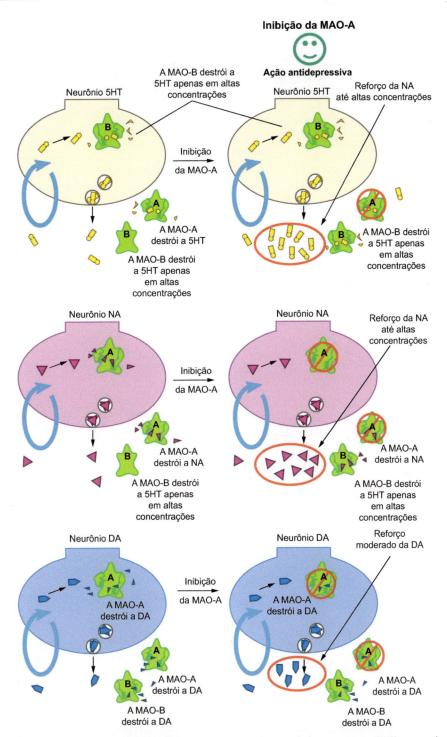

Figura 7.69 Inibição da monoamina oxidase A (MAO-A). A enzima MAO-A metaboliza a serotonina (5HT) e a noradrenalina (NA), bem como a dopamina (DA) (ilustrações à esquerda). A monoamina oxidase B (MAO-B) também metaboliza a DA, porém só metaboliza a 5HT e a NA em altas concentrações (ilustrações à esquerda). Isso significa que a inibição da MAO-A aumenta a 5HT, a NA e a DA (ilustrações à direita), enquanto o aumento da DA não é tão pronunciado quanto o da 5HT e da NA, visto que a MAO-B pode continuar destruindo a DA (ilustração inferior à direita). A inibição da MAO-A constitui uma estratégia antidepressiva eficaz.

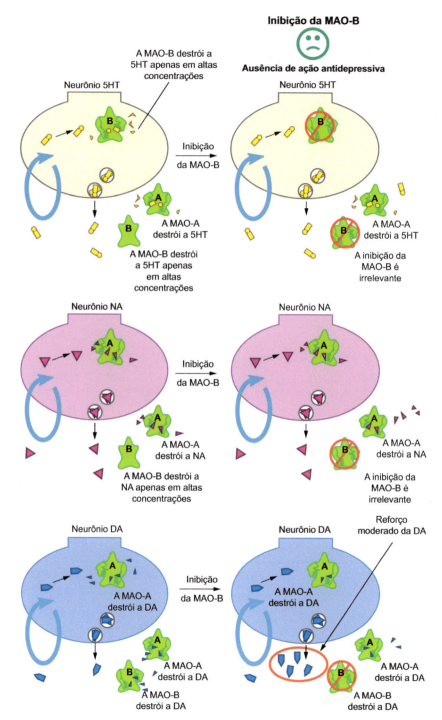

Figura 7.70 Inibição da monoamina oxidase B (MAO-B). Os inibidores seletivos da MAO-B não têm eficácia antidepressiva. Isso se deve ao fato de que a MAO-B metaboliza a serotonina (5HT) e a noradrenalina (NA) apenas em altas concentrações (parte superior, duas ilustrações à esquerda). Como o papel da MAO-B na destruição da 5HT e da NA é pequeno, sua inibição provavelmente não é relevante para as concentrações desses neurotransmissores (parte superior, duas ilustrações à direita). A inibição seletiva da MAO-B também tem efeitos um tanto limitados sobre as concentrações de dopamina (DA), visto que a MAO-A continua destruindo a DA. Entretanto, a inibição da MAO-B aumenta a DA em certo grau, o que pode ser terapêutico em outros estados mórbidos, como a doença de Parkinson.

Capítulo 7 | Tratamentos dos Transtornos do Humor... 333

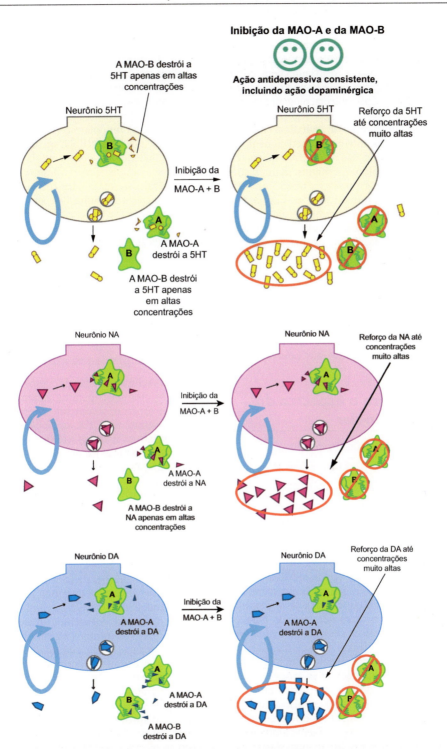

Figura 7.71 Inibição combinada da monoamina oxidase A (MAO-A) e da monoamina oxidase B (MAO-B). A inibição combinada da MAO-A e da MAO-B pode ter ações antidepressivos consistentes, devido a aumentos não apenas da serotonina (5HT) e da noradrenalina (NA), mas também da dopamina (DA). A inibição da MAO-A, que metaboliza a 5HT, a NA e a DA, e da MAO-B, que metaboliza principalmente a DA (ilustrações à esquerda), leva a aumentos mais pronunciados em cada um desses neurotransmissores do que a inibição de uma das enzimas isoladamente (ilustrações à direita).

dos candidatos a tratamento com IMAO irá necessitar de tratamento com muitos fármacos concomitantes no decorrer do tempo, incluindo tratamento para tosse e resfriado, bem como para alívio da dor, isso pode impedir a prescrição de IMAO por psicofarmacologistas se não souberem quais os fármacos seguros e quais aqueles que precisam ser evitados. Existem dois tipos gerais de interações medicamentosas potencialmente perigosas com IMAO que precisam ser compreendidos e evitados: as interações passíveis de elevar a pressão arterial por meio de ações simpaticomiméticas e as que podem causar uma síndrome serotoninérgica potencialmente fatal por meio de inibição da recaptação de serotonina. Todos os que prescrevem IMAO devem aconselhar os pacientes em uso de IMAO clássicos sobre as interações medicamentosas e manter-se atualizados com as mais recentes advertências sobre interações medicamentosas com IMAO com medicamentos concomitantemente prescritos. Dispõe-se de várias revisões sobre esses detalhes, incluindo algumas do autor, que estão listadas nas referências no fim do livro.

Fármacos para o espectro do transtorno bipolar

Bloqueadores da serotonina/dopamina: não apenas para a psicose e a mania psicótica

Quando os bloqueadores D_2 foram aprovados para uso na esquizofrenia, não era surpreendente que esses agentes pudessem atuar sobre os sintomas psicóticos associados à mania, visto que as ações antagonistas de D_2 fornecem uma previsão da eficácia para a psicose em geral (discutida no Capítulo 5). Entretanto, foi um tanto surpreendente quando esses bloqueadores de serotonina/dopamina demonstraram ser efetivos para os sintomas não psicóticos centrais da mania (ver Figura 6.2) e para o tratamento de manutenção na prevenção da recorrência da mania. Estas últimas ações assemelham-se às ações terapêuticas antimaníacas do lítio e a vários bloqueadores de canais iônicos anticonvulsivantes, que atuam por mecanismos muito diferentes (descritos adiante). Mais surpreendente ainda é que alguns desses mesmos antagonistas/agonistas parciais da serotonina/dopamina mostram-se efetivos para a depressão bipolar, embora por mecanismos provavelmente distintos do antagonismo/agonismo parcial de D_2. As questões que

surgem são como os antagonistas do receptor de serotonina 2/dopamina 2 e agonistas parciais do receptor de dopamina 2/serotonina 1A atuam em ambos os polos maníaco e depressivo do transtorno bipolar. Mais recentemente, alguns desses mesmos fármacos serotoninérgicos/dopaminérgicos forneceram evidências de eficácia na depressão unipolar como agentes potencializadores dos ISRS/IRSN quando há uma resposta inadequada, conforme já discutido. Além disso, alguns desses mesmos fármacos serotoninérgicos/dopaminérgicos agora forneceram evidências adicionais de sua eficácia na depressão unipolar e bipolar, com características mistas de mania. Esses fármacos atuam pelos mesmos mecanismos em todo o espectro bipolar (ver Figura 6.7)? Trata-se de um efeito de classe desses fármacos ou existem fármacos específicos que atuam em algumas partes do espectro bipolar, mas não em todas elas?

Mecanismo farmacológico suposto dos antagonistas/agonistas parciais da serotonina/dopamina na mania

A resposta sucinta à questão de como os bloqueadores da serotonina/dopamina atuam na mania é que não sabemos realmente a resposta. Por um lado, exames de PET Scan de pacientes com mania revelam os mesmos níveis pré-sinápticos excessivos e liberação de dopamina nos neurônios dopaminérgicos mesoestriatais na mania bipolar aguda em comparação com a psicose aguda na esquizofrenia, descrita extensamente no Capítulo 4 e ilustrada nas Figuras 4.15, 4.16 e 5.2. Por conseguinte, o bloqueio da dopamina excessiva nos receptores D_2 deve exercer tanto efeito antimaníaco na mania bipolar quanto o seu efeito antipsicótico na esquizofrenia. De fato, a mania bipolar aguda é tratada com bloqueadores de serotonina/dopamina de modo muito semelhante ao tratamento da psicose aguda na esquizofrenia, incluindo dosagem e início de ação esperado dentro de minutos a horas. Entretanto, nem todos os agentes da classe dos bloqueadores de serotonina/dopamina aprovados para o tratamento da esquizofrenia também estão aprovados para tratar a mania bipolar aguda, e nem todos aqueles aprovados para a mania bipolar aguda estão aprovados para manutenção bipolar (ver Tabela 7.1). Diferenças nos perfis de ligação ao receptor podem explicar a razão pela qual alguns agentes são aprovados na mania, enquanto outros não. Além disso, considerações comerciais também poderiam explicar por que alguns agentes não são aprovados na mania.

Para aumentar a resposta antimaníaca e para prevenir a recidiva em outro episódio de mania, o lítio e o valproato são comumente utilizados em associação com os bloqueadores de dopamina/serotonina aprovados para o tratamento da mania, porém essa abordagem não é usada no tratamento da esquizofrenia, visto que o lítio e o valproato não potencializam claramente a eficácia dos bloqueadores de serotonina/dopamina na esquizofrenia.

Antagonistas/agonistas parciais da serotonina/dopamina ao longo do espectro da depressão: depressão bipolar, depressão com características mistas e como adjuvantes dos ISRS/IRSN na depressão maior unipolar

Os antagonistas/agonistas parciais da serotonina/dopamina provaram ser muito versáteis como terapia, desde a esquizofrenia e mania até como adjuvantes dos ISRS/IRSN na depressão unipolar, conforme discutido neste capítulo até agora. Aqui, consideramos a extensão do uso terapêutico de pelo menos alguns dos agentes dessa classe no tratamento da depressão bipolar e do estado estreitamente relacionado dos episódios depressivos maiores, com características mistas de mania.

Uma grande mudança de paradigma está em curso no tratamento da depressão bipolar e da depressão com características mistas. Costumávamos perguntar: "não tratamos todas as formas de depressão com os denominados antidepressivos, isto é, fármacos que inibem a recaptação de monoaminas?" Embora a maioria dos pacientes com depressão, inclusive os com depressão bipolar e depressão com características mistas, receba fármacos inibidores da recaptação de monoaminas, a resposta atual a essa pergunta está se tornando cada vez mais um "**não!!**" retumbante. As diretrizes práticas e as aprovações da FDA dos EUA estão abandonando o tratamento da depressão bipolar ou da depressão com características mistas com os agentes padrão inibidores da recaptação de monoaminas que são tão comumente utilizados no tratamento da depressão unipolar. Os inibidores da recaptação são cada vez mais reservados para o tratamento de pacientes com depressão unipolar somente se não tiverem características mistas. São reservados para pacientes com depressão bipolar apenas como agentes de segunda linha para potencializar outros fármacos. Estão sendo desenvolvidas boas práticas para a depressão bipolar ou a depressão com características mistas, de modo que o tratamento de primeira linha atual consiste em um dos bloqueadores de serotonina/dopamina especificamente aprovados, e não um inibidor da recaptação de monoaminas. Entretanto, há muita controvérsia sobre essa recomendação, visto que muitos profissionais que prescrevem medicamentos e alguns especialistas ainda defendem o uso de inibidores da recaptação de monoaminas em alguns pacientes com depressão bipolar. Todavia, mais e mais estudos estão mostrando a incapacidade dos inibidores da recaptação de monoaminas de atuar de maneira consistente na depressão bipolar ou nas características mistas. Além disso, os inibidores da recaptação de monoaminas podem induzir efeitos colaterais de ativação intoleráveis e até mesmo episódios maníacos e suicidalidade em pacientes com depressão bipolar/mista. Outros estudos demonstram algum benefício dos bloqueadores da recaptação de monoaminas na depressão bipolar, e, de fato, a fluoxetina associada à olanzapina está aprovada para a depressão bipolar (ver Tabela 7.1). Entretanto, nenhum agente foi aprovado para a depressão com características mistas. Os estudos realizados sugerem respostas fracas das características mistas aos inibidores da recaptação de monoaminas bem conhecidos e uma base de evidências cada vez maiores para o uso de determinados bloqueadores da serotonina/dopamina, em particular aqueles já aprovados para a depressão bipolar, como tratamento preferido para as características mistas também (ver Tabela 7.1).

Não sabemos se todos os fármacos com propriedades bloqueadoras da serotonina/dopamina que são normalmente usados no tratamento da psicose seriam efetivos para a depressão bipolar, visto que alguns não foram estudados e outros falharam em ensaios clínicos. Tampouco temos certeza do mecanismo de ação antidepressiva dos fármacos aprovados. Entretanto, cada um dos agentes bloqueadores da serotonina/dopamina atualmente aprovados para o tratamento da depressão bipolar foi originalmente desenvolvido para o tratamento da psicose. Seu mecanismo proposto de ação terapêutica antidepressiva na depressão bipolar e na depressão com características mistas é apresentado nas seções seguintes.

Olanzapina-fluoxetina

Conforme anteriormente assinalado, a combinação olanzapina-fluoxetina (ver Figuras 5.44 e 7.16) está aprovada para a esquizofrenia, a mania bipolar, a depressão unipolar resistente ao tratamento e a depressão bipolar. Análises *post hoc* da mania com características mistas de depressão também sugerem a eficácia da olanzapina para a mania com características mistas de depressão, embora o correspondente dessa condição no outro extremo do espectro, a depressão com características mistas de mania (ver Figuras 6.3 a 6.7), não tenha sido estudado (ver Tabela 7.1).

As ações dos antagonistas de $5HT_{2A}$ combinadas com antagonismo de $5HT_{2C}$ desses agentes fazem com que sejam prováveis candidatos a serem ligados à ação antidepressiva na depressão bipolar ("tratamento de baixo para cima"; ver Figura 7.8). Teoricamente, o antagonismo D_2 pode ajudar a manter o limite sobre o tratamento de baixo para cima, de modo a não repercutir em ativação e mania.

Quetiapina

Conforme assinalado anteriormente, a quetiapina (ver Figura 5.45) está aprovada para a esquizofrenia, a mania bipolar e para a potencialização dos ISRS/IRSN na depressão unipolar resistente ao tratamento. Esse fármaco também está aprovado para a depressão bipolar. À semelhança da olanzapina, análises *post hoc* do tratamento da mania com características mistas de depressão com quetiapina também sugerem a sua eficácia, porém ainda não foi estudada a depressão com características mistas de mania (ver Tabela 7.1).

As ações antagonistas de $5HT_{2A}$ combinadas com antagonismo de $5HT_{2C}$ e α_2, bem como as ações agonistas nos receptores $5HT_{1A}$, são prováveis candidatos a serem ligados à ação antidepressiva na depressão bipolar (tratamento de baixo para cima). À semelhança da olanzapina, o antagonismo D_2 pela quetiapina teoricamente pode ajudar a manter o limite sobre o tratamento de baixo para cima, de modo a não repercutir em ativação e mania.

Lurasidona

Apesar de sua aprovação no tratamento da esquizofrenia, a lurasidona (ver Figura 5.53) nunca foi testada nem aprovada para o tratamento da mania (ver Tabela 7.1). A lurasidona tem várias propriedades antidepressivas hipotéticas de ligação a receptores: bloqueio dos receptores $5HT_{2A}$ (ver Figura 5.17C), $5HT_7$ (ver Figura 7.53C) e α_2 (ver Figura 7.41), com ações agonistas nos receptores $5HT_{1A}$ (ver Figura 5.22). Trata-se de um dos únicos agentes que demonstraram, em análise *post hoc* da depressão bipolar, que os

pacientes com depressão bipolar e características mistas respondem tão bem à lurasidona quanto aqueles com depressão bipolar sem características mistas. Talvez mais importante seja o fato de que a lurasidona é o único agente a ser estudado em um grande ensaio clínico multicêntrico randomizado de depressão unipolar com características mistas, que demonstrou, nesse grupo, uma eficácia antidepressiva consistente sem indução de mania. A lurasidona é prescrita para a depressão bipolar e para as características mistas em doses mais baixas do que aquelas geralmente usadas para o tratamento da psicose na esquizofrenia. Em geral, é bem tolerada, com pouca propensão para ganho de peso ou distúrbios metabólicos e constitui um dos agentes mais amplamente prescritos para a depressão bipolar.

Cariprazina

A cariprazina (ver Figura 5.58) é um agonista parcial de $D_3/D_2/5HT_{1A}$ aprovado para o tratamento da mania bipolar aguda e da depressão bipolar. Existem ensaios clínicos em andamento da cariprazina como adjuvante dos ISRS/IRSN na depressão unipolar (ver Tabela 7.1). A cariprazina possui ações agonistas parciais de $5HT_{1A}$, bem como ações antagonistas α_1 (ver Figura 7.58) e α_2 (ver Figura 7.41), cada uma delas com possíveis mecanismos antidepressivos. O que diferencia a cariprazina de outros agentes nesse grupo de antagonistas/agonistas parciais da serotonina/dopamina é a sua ação única e altamente potente nos receptores de dopamina D_3 como agonista parcial. A cariprazina é o mais potente de todos os agentes disponíveis e é muito mais potente do que a própria dopamina no receptor D_3. De que maneira o antagonismo/agonismo parcial de D_3 está ligado à eficácia terapêutica na depressão bipolar com ou sem características mistas?

No Capítulo 5, discutimos de modo pormenorizado os fármacos que atuam como antagonistas ou agonistas parciais nos receptores D_2 e como são usados no tratamento de doenças psicóticas. Esses mesmos agentes também atuam nos receptores D_3; porém, em doses clínicas, apenas dois deles – a cariprazina e a blonanserina (ver Capítulo 5, Figura 5.62) – podem competir com grande sucesso com a própria dopamina pelo receptor D_3 (Figura 7.72). Ou seja, no cérebro, os fármacos competem com a própria dopamina pelo receptor D_3, e apenas os fármacos com afinidade para o receptor D_3 significativamente maior do que a afinidade da dopamina para esse mesmo receptor bloqueiam efetivamente o receptor D_3. Vários agentes apresentam uma atividade ligeiramente maior para o receptor D_3 em comparação com a dopamina e podem ter algum efeito efetivo no bloqueio do receptor D_3. Todavia, a cariprazina claramente é o fármaco que exerce ação mais potente no receptor D_3, de modo que se espera que ela possa bloquear substancialmente os receptores D_3 na dosagem clínica (Figura 7.72).

O que acontece quando você bloqueia um receptor D_3? Lembre-se de que a dopamina tem cinco subtipos de receptores (ver discussão no Capítulo 4 e na Figura 4.5) em dois grupos diferentes (Figura 4.4). Os receptores D_3 podem ser pré-sinápticos e pós-sinápticos (ver Figuras 4.4 a 4.9). O bloqueio pós-sináptico dos receptores D_3 em regiões límbicas pode contribuir para as ações antipsicóticas, porém são as ações pré-sinápticas de antagonismo/agonismo parcial de D_3 na área tegmental ventral (ATV) que têm maior interesse para explicar as ações antidepressivas da cariprazina (Figura 7.73).

Dessa maneira, qual é a consequência do bloqueio dos receptores D_3 na ATV e por que isso pode contribuir para as ações antidepressivas da cariprazina? Lembre-se também que a entrada de dopamina no córtex é considerada deficiente nos sintomas de humor, motivação e cognitivos da depressão, bem como nos sintomas negativos da esquizofrenia, devido, em parte, à liberação hipoteticamente deficiente de dopamina dos neurônios dopaminérgicos mesocorticais. Esses neurônios estão ilustrados na Figura 7.73A e mostram os autorreceptores pré-sinápticos na ATV nos corpos celulares dopaminérgicos para uma população de neurônios mesocorticais. A função desses receptores D_3 consiste em detectar a dopamina e em inibir a liberação de mais dopamina (Figura 7.73A). Entretanto, esses mesmos neurônios que se projetam para o córtex pré-frontal não têm autorreceptores pré-sinápticos em seus terminais axônicos (ver discussão no Capítulo 4 e Figura 4.9; ver também

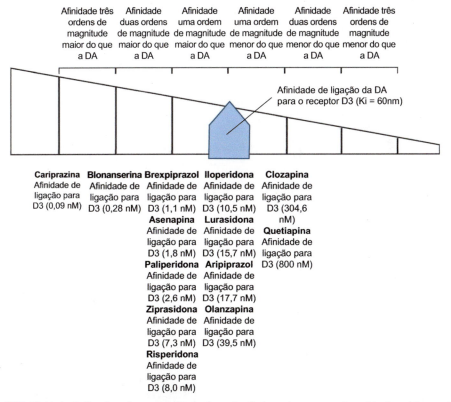

Figura 7.72 Afinidade de ligação pelos receptores de dopamina 3: dopamina *versus* antagonistas/agonistas parciais da serotonina/dopamina. O antagonismo/agonismo parcial dos receptores de dopamina 3 pode proporcionar um benefício terapêutico na depressão bipolar, com ou sem características mistas. Embora muitos agentes possam se ligar ao receptor D_3, apenas dois – a cariprazina e a blonanserina – apresentam uma afinidade pelo receptor D_3 várias ordens de magnitude maior do que a própria dopamina (DA), razão pela qual são capazes de competir com sucesso com a dopamina pela ocupação do receptor.

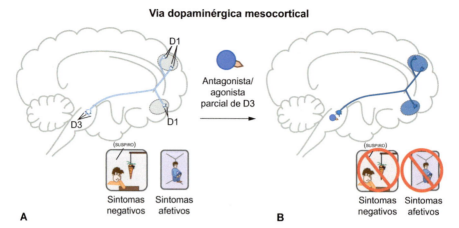

Figura 7.73 Antagonismo/agonismo parcial dos receptores de dopamina 3 na área tegmental ventral (ATV). (**A**) Os receptores D_3 pré-sinápticos detectam a dopamina e inibem sua liberação adicional. Esses receptores são encontrados na ATV, porém não estão presentes no córtex pré-frontal. Entretanto, existem receptores D_2 pós-sinápticos no córtex pré-frontal que são estimulados pela dopamina. Esta figura mostra a via dopaminérgica mesocortical, em que a estimulação dos receptores D_3 resulta em diminuição da liberação de dopamina no córtex pré-frontal. Foi formulada a hipótese de que os baixos níveis de dopamina no córtex pré-frontal contribuem para o humor deprimido, a redução da motivação e os sintomas cognitivos que ocorrem nos transtornos do humor, bem como para os sintomas negativos na esquizofrenia. (**B**) O antagonismo/agonismo parcial dos receptores D_3 na ATV podem aumentar a liberação de dopamina no córtex pré-frontal. Como não há receptores D_3 no córtex pré-frontal, os antagonistas/agonistas parcial de D_3 não exercem nenhum efeito nessa região. A dopamina está livre para estimular os receptores D_1, o que hipoteticamente melhora os sintomas da depressão.

Figura 7.73). Os antagonistas D_3 não exercem nenhum efeito sobre o córtex pré-frontal, visto que existem poucos receptores D_3 nessa região. No Capítulo 4, discutimos como os receptores de dopamina no córtex pré-frontal são, em sua maioria, pós-sinápticos e D_1 (ver Figura 4.9). Isso significa que, quando os antagonistas/agonistas parciais de D_3 atuam na ATV para bloqueá-los, isso desinibe os neurônios dopaminérgicos que se projetam para o córtex pré-frontal, com liberação de dopamina nos receptores D_1 (Figura 7.73B). Hipoteticamente, essa ação melhora os sintomas da depressão e fornece uma explicação para as ações antidepressivas da cariprazina e também a razão pela qual esse fármaco produz uma melhora mais consistente dos sintomas negativos da esquizofrenia em comparação com outros fármacos para psicose. Observa-se a ocorrência de uma melhora na energia, motivação e "animação" após antagonismo de D_3 em pacientes com transtornos do humor e esquizofrenia, e os modelos animais demonstram ações pró-cognitivas, bem como melhora no abuso de substâncias.

A cariprazina está aprovada para a mania bipolar aguda e para a depressão bipolar aguda (ver Tabela 7.1). Análises *post hoc* mostram uma melhora clínica significativa tanto na mania com características mistas de depressão quanto na depressão bipolar com características mistas de mania. Estudos com a cariprazina como tratamento adjuvante para pacientes com depressão unipolar em uso de ISRS/IRSN fornecem indicações precoces de eficácia. Assim, a cariprazina está entre os fármacos com eficácia mais consistente e de amplo alcance em todo o espectro bipolar (ver Figura 6.7).

Lítio, o "antimaníaco" e "estabilizador do humor" clássico

Classicamente, a mania bipolar vem sendo tratada com lítio há mais de 50 anos. O lítio é um íon cujo mecanismo de ação ainda não está bem definido. Os possíveis mecanismos de ação consistem em vários locais de transdução de sinais além dos receptores de neurotransmissores (Figura 7.74). Isso inclui segundos mensageiros, como o sistema de fosfatidilinositol, em que o lítio inibe a enzima inositol monofosfatase; a modulação das proteínas G e, mais recentemente, a regulação da expressão gênica para fatores de crescimento e plasticidade neuronal por meio de interação com cascatas de transdução de sinais a jusante, com inibição da GSK-3 (glicogênio sintase quinase 3) e proteinoquinase C (Figura 7.74).

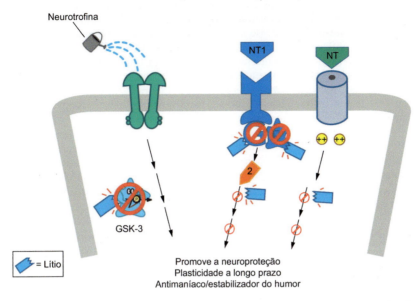

Figura 7.74 Mecanismo de ação do lítio. Embora o lítio seja o tratamento mais antigo para o transtorno bipolar, seu mecanismo de ação ainda não está bem elucidado. Existem vários mecanismos possíveis, que são mostrados aqui. O lítio pode atuar ao afetar a transdução de sinais, talvez por meio da inibição de enzimas de segundos mensageiros, como a inositol monofosfatase (à direita), da modulação das proteínas G (no meio) ou da interação em vários locais em cascatas de transdução de sinais a jusante, como a glicogênio sintase quinase 3 (GSK-3) (à esquerda).

Qualquer que seja o modo de atuação do lítio, ele é comprovadamente efetivo nos episódios maníacos e na manutenção da remissão, particularmente dos episódios maníacos e, talvez em menor grau, dos episódios depressivos. O lítio está bem estabelecido como fármaco que ajuda na prevenção do suicídio em pacientes com transtornos do humor. É também utilizado no tratamento de episódios depressivos no transtorno bipolar e como agente potencializador de fármacos para a depressão na depressão unipolar resistente ao tratamento, porém não está formalmente aprovado para esses usos.

Diversos fatores levaram ao declínio lamentável do uso do lítio nestes últimos anos, como a introdução de múltiplas opções de novos tratamentos no arsenal terapêutico do transtorno bipolar, os efeitos colaterais do lítio e o trabalho adicional associado ao monitoramento de seu nível sérico, que faz parte de sua prescrição. O uso moderno do lítio por especialistas difere de seu uso clássico como monoterapia em alta dose para a mania eufórica. Hoje em dia, o lítio é frequentemente utilizado como membro de um portfólio de tratamentos, o que possibilita frequentemente a sua administração 1 vez/dia e em doses mais baixas quando combinado com outros estabilizadores do humor.

Os efeitos colaterais bem conhecidos do lítio consistem em sintomas gastrintestinais, como dispepsia, náuseas, vômitos e diarreia, bem como ganho de peso, queda dos cabelos, acne, tremor, sedação, diminuição da cognição e falta de coordenação. Há também efeitos adversos potenciais a longo prazo sobre a tireoide e o rim. O lítio possui uma janela terapêutica estreita, o que exige o monitoramento de seus níveis plasmáticos.

Anticonvulsivantes como "estabilizadores do humor"

Com base em teorias segundo as quais a mania pode "estimular" outros episódios de mania, foi traçado um paralelo lógico com os distúrbios convulsivos, visto que as convulsões podem "estimular" a ocorrência de mais convulsões. Vários anticonvulsivantes (Tabela 7.3) são classificados com base na sua ação "voltada para a mania", ou seja, no tratamento e na estabilização de cima para baixo (ver Figura 7.7), na sua ação "voltada para a depressão", ou seja, em seu tratamento e estabilização de baixo para cima (ver Figura 7.8); ou em ambas as ações. Como os anticonvulsivantes conhecidos, isto é, a carbamazepina e o valproato, demonstraram ser efetivos no tratamento da fase maníaca do transtorno bipolar, isso levou à ideia de que qualquer anticonvulsivante poderia ser um estabilizador do humor, particularmente para a mania, o que, entretanto, não se mostrou verdadeiro (Tabela 7.3), visto que nem todos os anticonvulsivantes atuam pelos mesmos mecanismos farmacológicos, conforme discutido adiante. Esses agentes para a mania ou para a depressão bipolar são mais bem classificados com base no seu mecanismo farmacológico de ação nos canais iônicos, em vez de "estabilizadores do humor" ou "anticonvulsivantes". Numerosos estabilizadores do humor que também são anticonvulsivantes são discutidos adiante, incluindo não apenas aqueles com eficácia comprovada em diferentes fases do transtorno bipolar, mas também aqueles com eficácia duvidosa no tratamento desse transtorno (Tabela 7.3).

Anticonvulsivantes com eficácia comprovada no transtorno bipolar

Ácido valproico (valproato, divalproato de sódio)

À semelhança de todos os anticonvulsivantes, o mecanismo exato de ação do ácido valproico (também conhecido como divalproato de sódio, valproato) permanece incerto. Todavia, sabe-se

ainda menos sobre o mecanismo do valproato em comparação com outros anticonvulsivantes. Várias hipóteses são discutidas aqui e resumidas nas Figuras 7.75 a 7.78. Existem pelo menos três possibilidades para o modo de atuação do ácido valproico: inibição dos canais de sódio sensíveis à voltagem (Figura 7.76), reforço das ações do neurotransmissor GABA (ácido γ-aminobutírico) (Figura 7.77) e regulação das cascatas de transdução de sinais a jusante (Figura 7.78). Não se sabe se esses efeitos explicam as ações estabilizadoras do humor, as ações anticonvulsivantes, as ações antienxaqueca ou os efeitos colaterais do ácido valproico. Evidentemente, essa molécula simples exerce diversos efeitos clínicos complexos, e as pesquisas procuram determinar qual das várias possibilidades pode explicar os efeitos antimaníacos "estabilizadores do humor" do ácido valproico. Assim, podem ser desenvolvidos novos agentes com maior eficácia e menos efeitos colaterais, tendo como alvo o mecanismo farmacológico relevante para o transtorno bipolar.

Uma das hipóteses para explicar as ações antimaníacas estabilizadoras do humor consiste na possibilidade de que o valproato atue ao diminuir a neurotransmissão excessiva, reduzindo o fluxo de íons pelos canais de sódio sensíveis à voltagem (VSSC) (Figura 7.76). Os VSSCs são discutidos no Capítulo 3 e estão ilustrados nas Figuras 3.19 a 3.21. Não foi identificado nenhum sítio molecular específico de ação para o valproato, porém é possível que esse fármaco possa modificar a sensibilidade dos canais de sódio ao

Tabela 7.3 Anticonvulsivantes como estabilizadores do humor.

| | | Ações clínicas supostas | | | |
| | | Voltadas para a mania | | Voltadas para a depressão | |
Agente	Epilepsia	Tratamento de cima para baixo	Estabilização de cima para baixo	Tratamento de baixo para cima	Estabilização de baixo para cima
Valproato	++++	++++	++	+	+/-
Carbamazepina	++++	++++	++	+	+/-
Lamotrigina	++++	+/-	++++	+++	++++
Oxcarbazepina/ licarbazepina	++++	++	+	+/-	+/-
Riluzol	+			+	+/-
Topiramato	++++	+/-	+/-		
Gabapentina	++++	+/-	+/-		
Pregabalina	++++	+/-	+/-		

alterar a sua fosforilação, por meio de sua ligação direta ao VSSC ou às suas unidades reguladoras, ou por meio de inibição das enzimas de fosforilação (Figura 7.76). Se uma quantidade menor de sódio for capaz de entrar nos neurônios, isso pode levar a uma diminuição da liberação de glutamato e, portanto, a um menor nível de neurotransmissão excitatória, porém isso é apenas uma teoria. O valproato pode exercer efeitos adicionais sobre outros canais iônicos sensíveis à voltagem, porém são pouco caracterizados e podem estar relacionados tanto com os efeitos colaterais quanto com os efeitos terapêuticos.

Outra ideia é a de que o valproato tenha capacidade de potencializar as ações do GABA, por meio de aumento de sua liberação, diminuição de sua recaptação ou retardo de sua inativação metabólica (Figura 7.77). O local de ação direta do valproato que leva à potencialização do GABA permanece desconhecido, porém há evidências sólidas de que o efeito do valproato a jusante finalmente resulte em mais atividade do GABA e, portanto, maior nível de neurotransmissão inibitória, o que possivelmente explica suas ações antimaníacas.

Por fim, foram descritas diversas ações a jusante sobre complexas cascatas de transdução de sinais (Figura 7.78). À semelhança do lítio, o valproato pode inibir a GSK-3, mas também pode ter como alvo muitos outros locais a jusante, desde bloqueio da fosfoquinase (PKC) e do MARCKS (substrato da quinase C rico em alanina miristoilada) até ativação de vários sinais que promovem neuroproteção e plasticidade a longo prazo, como ERK (quinase regulada por

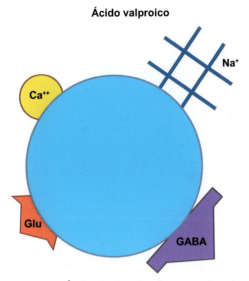

Figura 7.75 Ácido valproico. Esta figura mostra um ícone das ações farmacológicas do ácido valproico, um anticonvulsivante utilizado no tratamento do transtorno bipolar. O ácido valproico (também denominado valproato) pode atuar ao interferir nos canais de sódio sensíveis à voltagem, potencializando as ações inibitórias do ácido γ-aminobutírico (GABA) e regulando cascatas de transdução de sinais a jusante, embora não se tenha esclarecido qual dessas ações possa estar relacionada com a estabilização do humor. O valproato também pode interagir com outros canais iônicos, como os canais de cálcio sensíveis à voltagem, e também bloquear indiretamente as ações do glutamato (Glu).

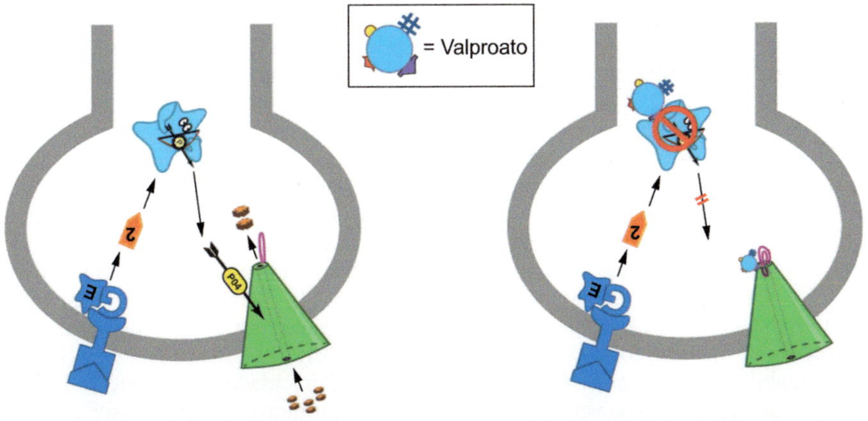

Figura 7.76 Possíveis locais de ação do valproato sobre os canais de sódio sensíveis à voltagem (VSSC). O valproato pode exercer efeitos antimaníacos ao alterar a sensibilidade dos VSSC, talvez pela sua ligação direta às subunidades do canal ou pela inibição das enzimas de fosforilação que regulam a sensibilidade desses canais iônicos. A inibição dos VSSC levaria a uma redução do influxo de sódio e, por sua vez, causaria potencialmente uma redução da neurotransmissão excitatória glutamatérgica, que constitui um possível mecanismo para a sua eficácia na mania.

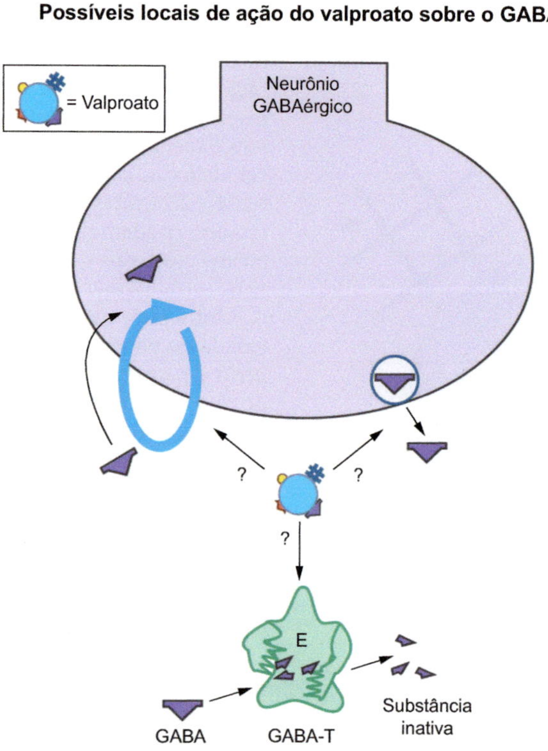

Possíveis locais de ação do valproato sobre o GABA

Figura 7.77 Possíveis locais de ação do valproato sobre o ácido γ-aminobutírico (GABA). Os efeitos antimaníacos do valproato podem ser decorrentes da potencialização da neurotransmissão GABAérgica, talvez ao inibir a recaptação do GABA, ao aumentar a sua liberação ou ao interferir no seu metabolismo pela GABA-T (GABA transaminase).

sinal extracelular), *BCL2* (gene da proteína citoprotetora do linfoma de células B/leucemia-2), GAP43 (proteína associada ao crescimento 43) e outros (Figura 7.78). Os efeitos dessas cascatas de transdução de sinais estão sendo esclarecidos somente agora, porém ainda não foi elucidado qual desses possíveis efeitos do valproato poderia ser relevante para as ações estabilizadoras do humor.

O valproato é comprovadamente efetivo para a fase maníaca aguda do transtorno bipolar e é comumente utilizado a longo prazo para prevenir a recorrência da mania, embora seus efeitos profiláticos não tenham sido tão bem estabelecidos quanto seus efeitos agudos na mania (ver Tabela 7.3). As ações antidepressivas do valproato também não foram bem estabelecidas, nem foi demonstrado de maneira convincente que ele é capaz de estabilizar contra episódios depressivos recorrentes. Entretanto, o valproato pode exibir alguma eficácia na fase de depressão do transtorno bipolar em alguns pacientes. Alguns especialistas acreditam que o ácido valproico seja mais efetivo do que o lítio para ciclagem rápida e

para os episódios mistos de mania. Na realidade, é muito difícil tratar esses episódios, e indica-se habitualmente o uso de combinações de dois ou mais estabilizadores do humor, como o lítio mais valproato, juntamente com bloqueadores da serotonina/dopamina. Para uma eficácia ótima, pode ser ideal aumentar a dose de valproato, porém nenhum fármaco funciona se o paciente se recusar a tomá-lo. Além disso, o ácido valproico frequentemente apresenta efeitos colaterais inaceitáveis, como queda de cabelo, ganho de peso e sedação. É possível evitar alguns problemas ao reduzir a dose, porém isso geralmente diminui a eficácia, e, portanto, pode ser necessário combinar o valproato com outros estabilizadores do humor, particularmente quando administrado em doses mais baixas. Alguns efeitos colaterais podem estar relacionados mais com a cronicidade da exposição do que com a dose e, portanto, podem não ser evitados com a redução da dose. Isso envolve advertências sobre efeitos tóxicos sobre a medula óssea, o fígado e o pâncreas e toxicidades fetais, como defeitos do tubo neural, bem como preocupações acerca

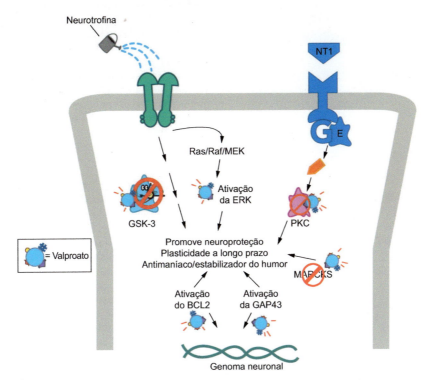

Figura 7.78 Possíveis locais de ação do valproato sobre as cascatas de transdução de sinais a jusante. Foi constatado que o valproato exerce múltiplos efeitos a jusante sobre cascatas de transdução de sinais, que podem estar envolvidos em seus efeitos antimaníacos. O valproato inibe a glicogênio sintase quinase 3 (GSK-3), a fosfoquinase C (PKC) e o substrato da quinase C rico em alanina miristoilado (MARCKS). Além disso, o valproato ativa sinais que promovem neuroproteção e plasticidade a longo prazo, como a quinase regulada por sinal extracelular (ERK), o gene da proteína citoprotetora do linfoma de células B/leucemia-2 (BCL2) e a proteína associada ao crescimento 43 (GAP43).

de ganho de peso, complicações metabólicas e possível risco de amenorreia e de ovários policísticos em mulheres com potencial de engravidar. Nessas mulheres, o tratamento com ácido valproico pode estar associado a uma síndrome de distúrbios menstruais, ovários policísticos, hiperandrogenismo, obesidade e resistência à insulina.

Carbamazepina

A carbamazepina (Figura 7.79) foi, na realidade, o primeiro a demonstrar ser efetivo na fase maníaca do transtorno bipolar. Entretanto, só recentemente recebeu a aprovação da FDA dos EUA como formulação de liberação controlada para administração 1 vez/dia. Embora tanto a carbamazepina quanto o valproato atuem efetivamente na fase maníaca do transtorno bipolar (ver Tabela 7.3), elas parecem ter diferentes mecanismos de ação farmacológica, com perfis distintos de efeitos colaterais. Assim, foi formulada a hipótese de que a carbamazepina atua ao bloquear os canais de sódio sensíveis à voltagem (VSSC) (Figura 7.80), talvez em um sítio dentro do próprio canal, também conhecido como subunidade α dos VSSCs. Conforme assinalado anteriormente, os VSSCs são discutidos no Capítulo 3 e estão ilustrados nas Figuras 3.19 a 3.21. A ação hipotética da carbamazepina sobre a subunidade α dos VSSCs (Figura 7.80) é diferente das ações hipotéticas do valproato sobre esses canais de sódio (ver Figura 7.76), mas pode ser semelhante ao mecanismo de ação dos anticonvulsivantes oxcarbazepina e seu metabólito ativo, a eslicarbazepina.

Embora tanto a carbamazepina quanto o valproato sejam anticonvulsivantes e ambos tratem a mania de cima para baixo, existem diferenças entre esses dois "anticonvulsivantes" além

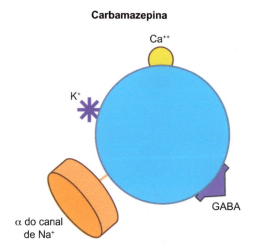

Figura 7.79 Carbamazepina. Esta figura mostra um ícone das ações farmacológicas da carbamazepina, um anticonvulsivante utilizado no tratamento do transtorno bipolar. A carbamazepina pode atuar por meio de sua ligação à subunidade α dos canais de sódio sensíveis à voltagem (VSSC) e talvez possa exercer ações em outros canais iônicos de cálcio e de potássio. Ao interferir nos canais sensíveis à voltagem, a carbamazepina pode potencializar as ações inibitórias do ácido γ-aminobutírico (GABA).

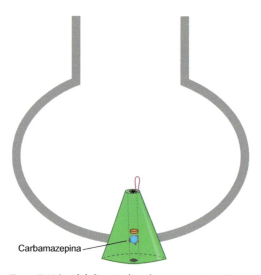

Figura 7.80 Local de ligação da carbamazepina. Acredita-se que a carbamazepina se ligue a um sítio localizado dentro da conformação de canal aberto do canal de sódio sensível à voltagem (VSSC), a subunidade α.

de seus mecanismos farmacológicos supostos de ação terapêutica na mania. Por exemplo, o valproato é comprovadamente eficaz na enxaqueca, enquanto a carbamazepina tem eficácia comprovada na dor neuropática. Além disso, a carbamazepina tem um perfil de efeitos colaterais diferente daquele do valproato, incluindo efeitos supressores imediatos e mais profundos sobre a medula óssea, o que exige monitoramento inicial das contagens de células sanguíneas (as contagens hematológicas, incluindo plaquetas, também devem ser monitoradas de modo periódico com o uso do valproato) e notável indução da enzima 3A4 do citocromo P450. Tanto a carbamazepina quanto o valproato são sedativos e podem causar toxicidade fetal, como defeitos do tubo neural.

Lamotrigina

A lamotrigina (Figura 7.81) está aprovada como "estabilizador do humor" para indicações clínicas totalmente diferentes dos anticonvulsivantes estabilizadores do humor, o valproato e a carbamazepina, reforçando o fato de que *nem* todos os anticonvulsivantes possuem as mesmas ações terapêuticas no transtorno bipolar. A lamotrigina não foi aprovada para o tratamento da mania ou da depressão no transtorno bipolar, porém está aprovada para prevenir a recorrência tanto da mania quanto da depressão no transtorno bipolar. Existem muitos aspectos curiosos sobre a lamotrigina como "estabilizadora do humor". Em primeiro lugar, a FDA dos EUA não aprovou o seu uso para a depressão bipolar aguda; contudo, a maioria dos especialistas acredita que ela seja efetiva para a depressão bipolar. Um segundo aspecto interessante acerca da lamotrigina é que, embora tenha alguns mecanismos de ação que se sobrepõem aos da carbamazepina, isto é, ligação à conformação de canal aberto dos VSSCs (Figura 7.82), ela não está aprovada para tratamento da mania bipolar. Talvez as ações farmacológicas da lamotrigina não sejam potentes o suficiente nos canais de sódio, ou talvez o longo período de titulação necessário quando se inicia a administração desse fármaco dificulte a demonstração de qualquer eficácia útil na mania, que geralmente exige tratamento com fármacos capazes de atuar rapidamente. Um terceiro aspecto da lamotrigina é que ela geralmente é bem tolerada, com uma exceção gritante: sua propensão a causar exantemas, inclusive (raramente) a síndrome de Stevens-Johnson (necrólise epidérmica tóxica) potencialmente fatal. Os exantemas causados pela lamotrigina podem ser minimizados por meio de titulação muito lenta do fármaco no início do tratamento, evitando ou controlando as interações medicamentosas, como aquelas com o valproato, que elevam os níveis de lamotrigina, e sabendo como identificar e controlar exantemas graves, incluindo a capacidade de distingui-los dos exantemas benignos (ver discussão da lamotrigina em *Stahl's Essential Psychopharmacology: the Prescriber's Guide*). Por fim, a lamotrigina parece ter alguns aspectos singulares no que concerne a seu mecanismo de ação (ver Figura 7.72), isto é, redução da liberação do neurotransmissor excitatório, o glutamato. Não foi esclarecido se essa ação é secundária ao bloqueio da ativação dos VSSCs (Figura 7.82) ou a alguma ação sináptica adicional. A redução da neurotransmissão glutamatérgica excitatória, em particular quando excessiva na depressão bipolar, pode constituir um mecanismo de ação singular da lamotrigina e explicar por que ela apresenta esse perfil clínico diferente como tratamento de baixo para cima e como estabilizador de baixo para cima na depressão bipolar.

Anticonvulsivantes com eficácia incerta ou duvidosa no transtorno bipolar

Oxcarbazepina/eslicarbazepina

A oxcarbazepina está estruturalmente relacionada com a carbamazepina, porém não é um metabólito desta última. Na verdade, a oxcarbazepina não é a forma ativa do fármaco, mas um profármaco que imediatamente é convertido em um derivado 10-hidroxi, também denominado derivado mono-hidroxi, que mais recentemente foi designado como licarbazepina. A forma ativa da licarbazepina é o enantiômero S, conhecido como eslicarbazepina. Por conseguinte, a oxcarbazepina atua realmente por meio de sua conversão em eslicarbazepina, que está atualmente disponível como anticonvulsivante.

A oxcarbazepina tem um suposto mecanismo de ação anticonvulsivante igual ao da carbamazepina, ou seja, ligação à conformação de canal

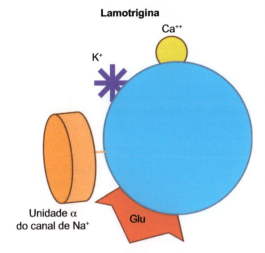

Figura 7.81 Lamotrigina. Esta figura mostra um ícone das ações farmacológicas da lamotrigina, um anticonvulsivante utilizado no tratamento do transtorno bipolar. A lamotrigina pode atuar por meio de bloqueio da subunidade alfa dos canais de sódio sensíveis à voltagem (VSSC), e talvez possa também exercer ações em outros canais iônicos de cálcio e de potássio. Acredita-se também que a lamotrigina reduza a liberação do neurotransmissor excitatório, o glutamato.

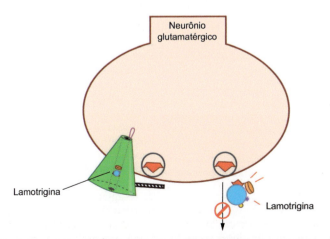

Figura 7.82 Possível local de ação da lamotrigina sobre a liberação de glutamato. É possível que a lamotrigina reduza a liberação de glutamato por meio de seu bloqueio dos canais de sódio sensíveis à voltagem (VSSC). Como alternativa, a lamotrigina pode exercer esse efeito por meio de uma ação sináptica adicional que ainda não foi identificada.

aberto do VSSC em um sítio dentro do próprio canal, na subunidade α (como na Figura 7.80). Entretanto, a oxcarbazepina parece ter algumas diferenças importantes em relação à carbamazepina, como ser menos sedativa, exibir menos toxicidade sobre a medula óssea e ter menos interações com a CYP450 3A4, o que a torna um fármaco mais tolerável e mais fácil de administrar. Por outro lado, nunca foi comprovada a atuação da oxcarbazepina na mania bipolar aguda ou na depressão. Todavia, em virtude de um mecanismo de ação supostamente semelhante, porém com melhor perfil de tolerabilidade, a oxcarbazepina e, mais recentemente, a eslicarbazepina têm sido utilizadas "sem indicação na bula" por muitos médicos, particularmente para a fase maníaca do transtorno bipolar.

Topiramato

O topiramato é outro composto aprovado como anticonvulsivante e para a enxaqueca. Recentemente, foi aprovado em associação à bupropiona para perda de peso na obesidade. O topiramato foi testado no transtorno bipolar, porém com resultados ambíguos (ver Tabela 7.3). Parece estar associado efetivamente à perda de peso e, algumas vezes, é administrado como adjuvante de fármacos para a psicose ou estabilizadores do humor que causam ganho de peso; todavia, pode causar sedação inaceitável em alguns pacientes. O topiramato está sendo testado em vários transtornos de uso de substâncias, incluindo uso de estimulantes e alcoolismo. Todavia, o topiramato não é claramente efetivo como estabilizador do humor, com base em ensaios clínicos controlados, randomizados e baseados em evidências (que não são consistentemente positivos) ou com base na prática clínica.

Gabapentina e pregabalina

Esses anticonvulsivantes parecem exercer pouca ou nenhuma ação como estabilizadores do humor. Todavia, constituem tratamentos consistentes para várias condições dolorosas, desde dor neuropática até fibromialgia, bem como em vários transtornos de ansiedade. Esses fármacos são discutidos de modo mais detalhado no Capítulo 8 sobre ansiedade e no Capítulo 9 sobre dor.

Bloqueadores dos canais de cálcio (tipo L)

Existem vários tipos de canais de cálcio, e não apenas os canais N ou P/Q ligados à secreção de neurotransmissores, que atuam como alvos de ligantes $\alpha_2\delta$ discutidos no Capítulo 3 (ver Figuras 3.23 e 3.24), mas também os canais L localizados no músculo liso vascular e que atuam como alvos de vários fármacos anti-hipertensivos e antiarrítmicos, comumente designados como "bloqueadores dos canais de cálcio". Os canais tipo L estão localizados em neurônios, cuja função continua sendo discutida. Algumas evidências não científicas sugerem que os bloqueadores dos canais de cálcio, em particular os bloqueadores dos canais de cálcio do tipo di-hidropiridina, possam ser úteis para alguns pacientes com transtorno bipolar.

Riluzol

O riluzol gera ações anticonvulsivantes em modelos pré-clínicos, porém foi desenvolvido para retardar a progressão da esclerose lateral amiotrófica (ELA ou doença de Lou Gehrig). Teoricamente, o riluzol liga-se aos VSSCs e impede a liberação do glutamato, em uma ação semelhante àquela postulada para a lamotrigina (ver Figura 7.82). A ideia é a de que a diminuição da liberação de glutamato na ELA deve impedir a excitotoxicidade postulada, que pode causar a morte dos neurônios motores na ELA. A atividade excessiva do glutamato pode ocorrer não apenas na ELA, mas também na depressão bipolar, embora não seja necessariamente tão grave a ponto de causar perda neuronal disseminada.

As associações constituem o padrão no tratamento do transtorno bipolar

Tendo em vista o número frustrante de pacientes que obtêm uma resposta satisfatória do transtorno bipolar com o uso de monoterapia, é mais a regra do que a exceção de que os pacientes bipolares recebam tratamentos combinados. Embora o tratamento de primeira linha possa ser um dos agentes serotoninérgicos/dopaminérgicos, se essa abordagem não conseguir controlar adequadamente a mania, pode-se acrescentar outro tratamento para a mania, como valproato ou lítio (Figura 7.83). Por outro lado, se os agentes serotoninérgicos/dopaminérgicos não conseguirem controlar adequadamente a depressão, pode-se acrescentar a lamotrigina ou, apesar das controvérsias, pode-se utilizar um inibidor da recaptação de monoaminas (Figura 7.83). O objetivo são quatro tratamentos para a remissão completa dos sintomas: tratamento de cima para baixo e estabilização de cima para baixo (ver Figura 7.7) e tratamento de baixo para cima e estabilização de baixo para cima (ver Figura 7.8).

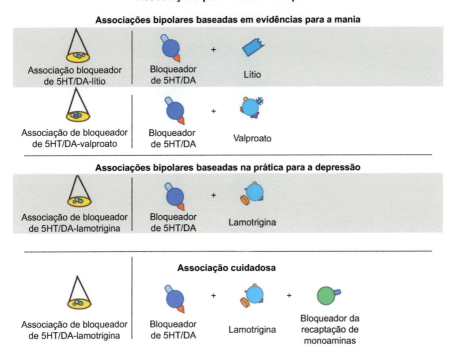

Figura 7.83 Associações para o transtorno bipolar. A maioria dos pacientes com transtorno bipolar necessita de tratamento com dois ou mais agentes. As associações com maior evidência para a mania incluem a adição de um antagonista da serotonina/dopamina ao lítio ou valproato. As associações que não foram bem estudadas em ensaios clínicos controlados, mas que apresentam algumas evidências baseadas na prática para a depressão, incluem um antagonista da serotonina/dopamina mais lamotrigina. Apesar das controvérsias, alguns médicos acrescentam um inibidor da recaptação de monoaminas a um antagonista da serotonina/dopamina para a depressão bipolar.

Futuros Tratamentos para Transtornos do Humor

Dextrometorfano-bupropiona e dextrometorfano-quinidina

Conforme discutido anteriormente, um dos avanços mais interessantes no tratamento da depressão unipolar resistente nos últimos anos foi a observação de que infusões de doses subanestésicas de cetamina ou administração intranasal de escetamina podem exercer um efeito antidepressivo imediato e podem, com frequência, reduzir imediatamente os pensamentos suicidas. Como os efeitos muitas vezes não duram mais do que alguns dias, os pesquisadores procuraram agentes orais semelhantes à cetamina, que podem ter início rápido, eficácia sustentada, maior facilidade de administração e melhor tolerabilidade em pacientes com doença resistente ao tratamento. Várias dessas possibilidades estão em fase de desenvolvimento, isto é, vários antagonistas de NMDA com propriedades farmacológicas adicionais. Um agente combina o antagonista de NMDA, o dextrometorfano, com o inibidor de CYP450 2D6 e IRND, a bupropiona (também conhecida como AXS-05), enquanto o outro combina o dextrometorfano com o inibidor de CYP450 2D6, a quinidina (Figura 7.84). Esta última associação já foi aprovada para tratamento do riso e do choro patológicos no afeto pseudobulbar. Uma versão mais recente desta última associação procedeu à deuteração (um solvente deuterado é uma substância química pertencente a um grupo de compostos no qual um ou mais átomos de hidrogênio são substituídos pelo seu isótopo, deutério) da molécula de dextrometorfano e alterou a dose de quinidina (Figura 7.85). A deuteração estende a meia-vida de um composto e possibilita uma nova patente para desenvolvimento comercial (a deuteração da tetrabenzamina foi anteriormente discutida no Capítulo 5, na seção sobre tratamento da discinesia tardia, e

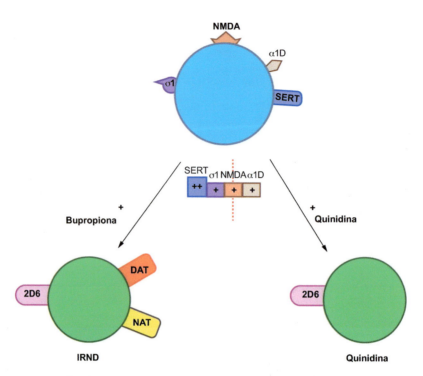

Figura 7.84 Dextrometorfano-bupropiona e dextrometorfano-quinidina. O dextrometorfano é um antagonista fraco do receptor de N-metil-D-aspartato (NMDA), com afinidade de ligação mais forte para o transportador de serotonina (SERT) e os receptores σ_1. É rapidamente metabolizado pela CYP450 2D6, o que dificulta a obtenção de níveis sanguíneos terapêuticos sem a administração concomitante de um inibidor do CYP450 2D6. O dextrometorfano está sendo estudado em associação com a bupropiona, um inibidor da recaptação de noradrenalina-dopamina (IRND), que também inibe a CYP450 2D6, e em associação com a quinidina, um inibidor de CYP450 2D6.

ilustrada na Figura 5.11B). Embora esteja claro que o dextrometorfano tenha uma afinidade clinicamente relevante para o receptor NMDA, outras propriedades de ligação são menos bem caracterizadas, como a ligação ao receptor σ_1, a inibição ao SERT e a ligação fraca de opioides μ (Figura 7.84). À semelhança de todos os antagonistas dos receptores NMDA estudados para a depressão resistente ao tratamento, não se sabe ao certo quais os tipos de receptores NMDA ocupados pelo dextrometorfano, quais são os mais importantes e qual o papel desempenhado pela ligação de σ_1 ou de opioides μ na ação antidepressiva rápida.

O dextrometorfano é rapidamente metabolizado pela CYP450 2D6, o que dificulta a obtenção de níveis sanguíneos terapêuticos após administração oral, sem uso concomitante de um inibidor de CYP450 2D6. Cada produto da associação acrescenta um inibidor 2D6 (Figura 7.84).

A quinidina é um inibidor 2D6 em doses abaixo de suas ações cardiovasculares, e a bupropiona é não apenas um IRND (ver Figuras 7.34 e 7.35), como também um inibidor de 2D6. Conforme discutido anteriormente e ilustrado nas Figuras 7.34 e 7.35, no caso da bupropiona, além da inibição de 2D6, existe o mecanismo antidepressivo associado a monoaminas dos IRNDs (Figura 7.84), com o potencial de sinergismo com o mecanismo antagonista de NMDA do dextrometorfano. Ambos os produtos de associação estão em fase de ensaios clínicos para a depressão resistente ao tratamento, com alguns resultados iniciais promissores, em particular a associação dextrometorfano-bupropiona, que foi reconhecida pela FDA dos EUA como terapia inovadora para o transtorno depressivo maior e recebeu a designação de terapia acelerada para a depressão resistente ao tratamento. Ambos os produtos da associação também são objeto de

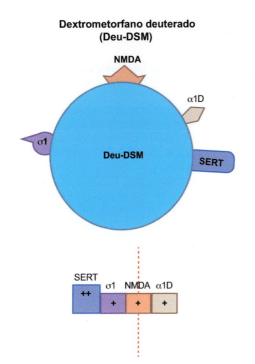

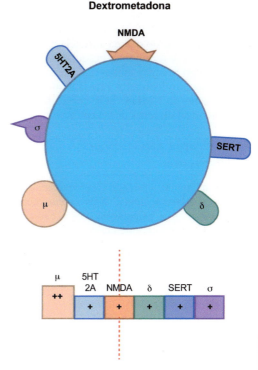

Figura 7.85 Dextrometorfano deuterado. Uma formulação deuterada de dextrometorfano em associação com quinidina está em fase de desenvolvimento. A deuteração estende a meia-vida do dextrometorfano, o que, por sua vez, afeta a dose necessária de quinidina.

Figura 7.86 Dextrometadona. A metadona consiste em dois enantiômeros, dextro e levo. O enantiômero levo é um potente agonista do receptor de opioides μ, enquanto o enantiômero dextro apresenta ação agonista opioide μ menos potente e também atua como antagonista nos receptores de N-metil-D-aspartato (NMDA). O enantiômero dextro da metadona, a dextrometadona, está em fase de desenvolvimento clínico como tratamento de início rápido para o transtorno depressivo maior.

ensaios clínicos para a agitação na doença de Alzheimer e forneceram alguns resultados iniciais promissores, particularmente no caso da associação dextrometorfano-bupropiona, que recebeu a designação de terapia acelerada pela FDA. O tratamento da agitação na demência com dextrometorfano-bupropiona é discutido de modo mais detalhado no Capítulo 12, sobre demência.

Dextrometadona

A metadona é uma mistura racêmica de dextro- e levometadona, que é administrada por via oral como agonista de opioides μ para o tratamento assistido por medicação do transtorno de uso de opioides. A atividade opioide μ reside principalmente no enantiômero levo, enquanto o enantiômero dextro apresenta uma atividade antagonista de NMDA relativamente mais potente, sem atividade agonista de opioides μ tão potente. O enantiômero dextro (Figura 7.86) está em fase de desenvolvimento clínico como tratamento de início rápido da depressão maior, com alguns resultados clínicos iniciais promissores. Assim como todos os antagonistas de NMDA usados na depressão resistente ao tratamento (i. e., cetamina, escetamina e dextrometorfano), a importância relativa do antagonismo de NMDA, os receptores NMDA específicos usados como alvo e as consequências a jusante do antagonismo do NMDA estão sendo esclarecidos somente agora, inclusive as diferenças potenciais entre esses vários antagonistas. Além disso, as propriedades de ligação adicionais de cada um desses agentes, incluindo a dextrometadona, são menos bem caracterizadas, como a ligação ao receptor σ_1, a inibição do SERT e a ligação fraca a opioides μ (Figura 7.86). É possível que esses agentes não atuem simplesmente como antagonistas do NMDA, mas que algum grau de atividade agonista opioide μ possa direcionar dímeros de NMDA e receptores μ ao explorar suas ações naturais de oposição, de modo a criar um maior efeito de NMDA na presença de estimulação μ do que na ausência dela. Este é um assunto de muito mais pesquisa, à medida que o campo procura esclarecer o mecanismo de resposta antidepressiva rápida associada ao antagonismo de NMDA, bem como definir o portfólio ideal de ações do receptor.

Psicoterapia assistida por alucinógenos

Tradicionalmente, a psicoterapia tem competido com a psicofarmacologia. Mais recentemente, a psicoterapia e a psicofarmacologia passaram a ser vistas como complementares, e a maioria dos bons prescritores de saúde mental também pratica a psicoterapia. Sabe-se, há muito tempo, que o uso tanto da psicoterapia quanto de medicamentos pode ser sinérgico para muitos pacientes em termos de eficácia terapêutica e resultados favoráveis a longo prazo, talvez pelo fato de compartilhar algumas ligações neurobiológicas comuns, visto que ambos são capazes de modificar os circuitos cerebrais. Pesquisas pré-clínicas documentam cada vez mais que a psicoterapia constitui uma forma de aprendizagem capaz de induzir mudanças epigenéticas nos circuitos cerebrais, o que pode aumentar a eficiência do processamento da informação em neurônios disfuncionais para melhorar os sintomas de transtornos psiquiátricos, exatamente como fazem os fármacos. Uma exploração clínica recente da associação da psicoterapia com a psicofarmacologia é o ressurgimento do uso de alucinógenos para induzir um estado de dissociação, em que o paciente pode ficar mais acessível à abordagem psicoterapêutica. Uma ideia é fornecer mais discernimento e clareza das memórias subjacentes suprimidas. Outra ideia é utilizar a revivência de memórias guiada pela psicoterapia, associada a técnicas para interferir na reconsolidação de memórias traumáticas, de modo que sejam "esquecidas". Estudos realizados em animais mostram que as memórias são inicialmente consolidadas em arquivos de memória relativamente permanentes, porém tornam-se lábeis quando reativadas e podem ser teoricamente apagadas, se não forem reconsolidadas após apresentar essa memória ou modificá-la. Este é o objetivo de alguns tipos de psicoterapias assistidas por alucinógenos: evitar a reconsolidação de memórias traumáticas dolorosas. Numerosos agentes foram testados nesse paradigma de psicoterapia associada por dissociação, desde a cetamina até os alucinógenos MDMA e psilocibina, descritos adiante.

3,4-metileno-dioximetanfetamina (MDMA)

A 3,4-metileno-dioximetanfetamina (MDMA) (Figura 7.87) é um derivado da anfetamina, que transforma a própria anfetamina de um inibidor da recaptação de noradrenalina-dopamina predominantemente, com inibição do transportador vesicular de monoamina 2 (VMAT2), causando maior liberação de dopamina (ver Capítulo 11 e Figuras 11.30 a 11.32) em um inibidor da recaptação de serotonina mais poderoso com inibição do VMAT2, causando também um aumento da liberação de serotonina. A serotonina liberada fica livre para atuar em todos os receptores de serotonina, porém parece ter ações profundas na estimulação do receptor 5HT$_{2A}$, o que não difere de outros alucinógenos.

A razão pela qual o MDMA pode ser útil em psicoterapia reside na sua capacidade de produzir sensações de maior energia, prazer e calor emocional, além de ser capaz de promover confiança e proximidade. Entretanto, provoca distorções e alucinações de percepção sensorial e temporal. O MDMA, também conhecido como *ecstasy* ou *molly* (gíria para molecular), já foi popular na cena noturna e em *raves* (festas dançantes de longa duração). Suas ações agonistas nos receptores de MDMA podem ser

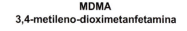

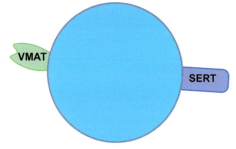

Figura 7.87 3,4-metileno-dioximetanfetamina (MDMA). O MDMA é um derivado da anfetamina. A anfetamina é um inibidor da recaptação de noradrenalina-dopamina (IRND) com inibição adicional do VMAT2, o que provoca aumento da liberação de dopamina. O MDMA é um inibidor da serotonina, com inibição adicional do VMAT2, causando aumento na liberação de serotonina. O MDMA é interessante para uso no TEPT, na ansiedade e na depressão resistente ao tratamento.

responsáveis pela elevação da temperatura corporal que pode ocorrer após tomar MDMA, com lesão de órgãos e até mesmo morte, particularmente quando o indivíduo dança a noite toda e quando fica desidratado. O MDMA obtido na rua é frequentemente contaminado com "sais de banho" (catinonas sintéticas), metanfetamina, dextrometorfano, cetamina e/ou cocaína e, com frequência, é tomado com maconha e álcool. O MDMA puro certamente é a forma estudada na psicoterapia assistida por alucinógenos. O uso de MDMA está em fase de testes para o TEPT, a ansiedade e o sofrimento existencial de pacientes terminais, para a ansiedade social no autismo, a depressão refratária ao tratamento, o abuso de substâncias e muitos mais.

Psilocibina

A psilocibina (4-fosforiloxi-*N,N*-dimetiltriptamina) (Figura 7.88), também conhecida como alucinógeno em "cogumelos mágicos", tem uma estrutura semelhante ao LSD (dietilamida do ácido lisérgico) e tem sido utilizada de modo abusivo pela sua capacidade de provocar "viagens" alucinógenas, psicodélicas e eufóricas. A psilocibina é rapidamente convertida em seu metabólito ativo, a psilocina (*N,N*-dimetiltriptamina ou DMT) por desfosforilação. Ambos os agentes se ligam a vários dos subtipos de receptores de serotonina ($5HT_{1A}$, $5HT_{2A}$, $5HT_{2C}$ e outros), porém as ações alucinógenas de ambos os agentes estão ligadas mais estreitamente às ações agonistas nos receptores $5HT_{2A}$ (Figura 7.88), visto que os antagonistas $5HT_{2A}$ (mas não os antagonistas seletivos do receptor de dopamina D_2) revertem os efeitos da psilocibina em seres humanos. A psicose estimulada por $5HT_{2A}$ mediada por alucinógeno foi discutida no Capítulo 4 como uma das três principais teorias da psicose e está ilustrada na Figura 4.52B. A psilocibina foi designada como

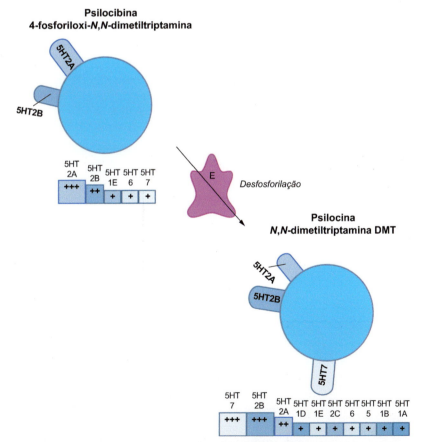

Figura 7.88 Psilocibina. O alucinógeno psilocibina é predominantemente um agonista de $5HT_{2A}$, com ações em alguns receptores adicionais de serotonina. É rapidamente convertido por desfosforilação em seu metabólito ativo, a psilocina. A psilocibina está sendo estudada na depressão, na ansiedade e no TEPT.

terapia inovadora pela FDA dos EUA para o tratamento da depressão. A psilocibina também está sendo amplamente investigada para a ansiedade e o sofrimento existencial em pacientes terminais, para uso de substâncias, TEPT e várias outras condições.

Resumo

Neste extenso capítulo, resumimos os mecanismos farmacológicos das ações dos numerosos agentes usados no tratamento da depressão maior unipolar, particularmente os que atuam em sistemas monoaminérgicos. Mais recentemente, foram introduzidos agentes que atuam fora do sistema monoaminérgico, isto é, sobre a neurotransmissão glutamatérgica e GABAérgica. Foi também discutida a associação de fármacos para a resistência ao tratamento na depressão unipolar. Não apenas o tratamento da depressão unipolar foi apresentado, mas também foi comparado com o tratamento do transtorno bipolar, desde a mania, passando pela depressão bipolar, até a depressão com características mistas. Foram discutidos os agentes específicos para essas condições, que diferem principalmente daqueles usados no tratamento da depressão unipolar. Muitos desses mesmos fármacos são utilizados no tratamento da psicose e esse uso é discutido no Capítulo 5. O capítulo também apresenta uma breve sinopse de futuros tratamentos para os transtornos do humor.

8 Ansiedade, Trauma e Tratamento

Dimensões dos sintomas nos transtornos de ansiedade, 354
Quando a ansiedade é um transtorno de ansiedade?, 354
Sobreposição dos sintomas da depressão maior e dos transtornos de ansiedade, 356
Sobreposição dos sintomas de diferentes transtornos de ansiedade, 358
Amígdala e neurobiologia do medo, 358
Alças corticoestriadotalamo-corticais e a neurobiologia da preocupação, 361
Benzodiazepínicos como fármacos para a ansiedade, 361

Ligantes alfa$_2$-δ como ansiolíticos, 363
Serotonina e ansiedade, 364
Hiperatividade noradrenérgica na ansiedade, 365
Condicionamento *versus* extinção do medo, 366
Novas abordagens para o tratamento dos transtornos de ansiedade, 368
Tratamentos para os subtipos de transtornos de ansiedade, 372
Transtornos de ansiedade generalizada, 372
Transtorno de pânico, 373
Transtorno de ansiedade social, 373
TEPT, 373
Resumo, 373

Este capítulo fornece uma visão geral e sucinta dos transtornos de ansiedade, dos transtornos relacionados a traumas e seus sintomas e tratamentos. Descreve, ainda, como os sintomas dos transtornos de ansiedade se sobrepõem uns aos outros e também aos sintomas do transtorno depressivo maior e sintomas dos transtornos relacionados a traumas e a estressores. As descrições clínicas e os critérios diagnósticos formais são mencionados aqui apenas de modo superficial. O leitor deve consultar fontes de referências para esse tipo de material. A discussão aqui ressalta como o funcionamento de vários circuitos cerebrais e neurotransmissores – particularmente aqueles centrados na amígdala – geram impacto em nossa compreensão dos sintomas de medo e preocupação, bem como memórias traumáticas.

O objetivo deste capítulo é familiarizar o leitor com ideias sobre os aspectos clínicos e biológicos dos sintomas de ansiedade/trauma, de modo a compreender os mecanismos de ação dos diversos tratamentos. Muitos dos tratamentos psicofarmacológicos são extensamente discutidos em outros capítulos. Para mais detalhes sobre os mecanismos dos numerosos agentes utilizados no tratamento da ansiedade, que também são administrados no tratamento da depressão unipolar (inibidores da recaptação de monoaminas), o leitor deve consultar o Capítulo 7, que fala sobre os transtornos do humor e seus tratamentos. Para os agentes utilizados no tratamento da ansiedade e dos transtornos relacionados a traumas, que também são utilizados no alívio da dor crônica (i. e., alguns anticonvulsivantes inibidores dos canais iônicos), o leitor deve consultar o Capítulo 9, que fala sobre dor crônica e seu tratamento. Embora todos os transtornos psiquiátricos possam se beneficiar da psicoterapia, os transtornos de ansiedade relacionados a trauma podem ser tratados de forma particularmente efetiva com psicoterapia. Em muitos casos, a psicoterapia para transtornos de ansiedade pode ser até mesmo mais efetiva do que o tratamento farmacológico ou pode intensificar a eficácia dos agentes ansiolíticos. Novas psicoterapias com o objetivo de prevenir ou reverter o condicionamento do medo e sua reconsolidação são mencionadas aqui de maneira sucinta; entretanto, para mais detalhes da psicoterapia na ansiedade, o leitor pode consultar textos de psiquiatria geral e psicologia clínica, bem como livros do autor, que tratam tanto da psicofarmacologia quanto da psicoterapia (ver lista de referências). A discussão da ansiedade e seus transtornos neste capítulo enfatiza a neurobiologia da ansiedade e o mecanismo de ação dos fármacos usados no tratamento da ansiedade. Para detalhes de doses, efeitos colaterais, interações medicamentosas e outras questões relevantes para a prescrição desses fármacos na prática clínica, o leitor deve consultar manuais de farmacologia padrão (como o *Stahl's Essential Psycopharmacology: the Prescriber's Guide*).

Dimensões dos sintomas nos transtornos de ansiedade

Quando a ansiedade é um transtorno de ansiedade?

A ansiedade é uma emoção normal em circunstâncias de ameaça, e acredita-se que constitua parte da relação evolutiva de "luta ou fuga" para a sobrevivência. Enquanto pode ser normal ou até mesmo adaptativo ficar ansioso ao ser atacado por um tigre dente-de-sabre (ou seu equivalente atual), existem muitas circunstâncias em que a ocorrência de ansiedade é mal adaptativa ou excessiva, constituindo um transtorno psiquiátrico. A ideia de ansiedade como transtorno psiquiátrico está evoluindo rapidamente e caracteriza-se pelo conceito de sintomas centrais de medo e preocupação excessivos (sintomas no centro dos transtornos de ansiedade na Figura 8.1), em comparação com a depressão maior, que se caracteriza por sintomas centrais de humor deprimido ou perda de interesse (sintomas no centro do transtorno depressivo maior na Figura 8.1). Alguns transtornos associados aos sintomas da ansiedade, como o transtorno obsessivo-compulsivo (TOC), não são mais classificados como transtornos de ansiedade em alguns manuais diagnósticos, e o TOC, neste livro, é discutido no Capítulo 13, que trata dos transtornos impulsivos e compulsivos. Outros transtornos associados aos sintomas de ansiedade, como o transtorno de estresse pós-traumático (TEPT), também não são mais classificados como transtornos de ansiedade em certos manuais diagnósticos, porém são discutidos aqui neste capítulo.

Os transtornos de ansiedade apresentam considerável sobreposição de sintomas com a depressão maior (ver sintomas que circundam as características centrais na Figura 8.1), particularmente transtorno do sono, problemas de concentração, fadiga e sintomas psicomotores/de excitabilidade. Cada transtorno de ansiedade também apresenta acentuado grau de sobreposição de sintomas com outros transtornos de ansiedade (Figuras 8.2 a 8.5; ver também Figura 13.30). Os transtornos de ansiedade também apresentam extensa comorbidade, não apenas com a depressão maior, mas também uns com os outros, visto que muitos pacientes demonstram ter, com o passar do tempo, um segundo ou até mesmo um terceiro transtorno de ansiedade concomitante (Figuras 8.2 a 8.5). Por fim, os transtornos de ansiedade frequentemente são comórbidos com muitas outras condições, como uso abusivo de substâncias, transtorno de déficit de atenção com hiperatividade (TDAH), transtorno bipolar, transtornos dolorosos, transtorno do sono e outros.

Sendo assim, o que é um transtorno de ansiedade? Todos esses transtornos parecem manter as características centrais de alguma forma de ansiedade ou medo associada a algum tipo de preocupação; entretanto, sua história natural ao longo do tempo mostra que eles se transformam

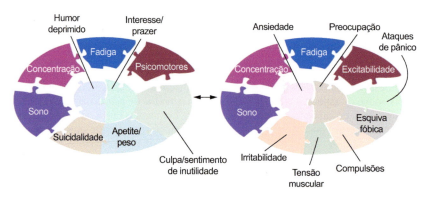

Figura 8.1 Sobreposição do transtorno depressivo maior e dos transtornos de ansiedade. Embora os sintomas centrais dos transtornos de ansiedade (ansiedade e preocupação) sejam diferentes dos sintomas centrais da depressão maior (perda de interesse e humor deprimido), existe uma considerável sobreposição entre os demais sintomas associados a esses transtornos (comparar o quebra-cabeça dos "transtornos de ansiedade" à direita com o quebra-cabeça do "transtorno depressivo maior" à esquerda). Por exemplo, a fadiga, as dificuldades de sono, os problemas de concentração e os sintomas psicomotores/de excitabilidade são comuns em ambos os tipos de transtornos.

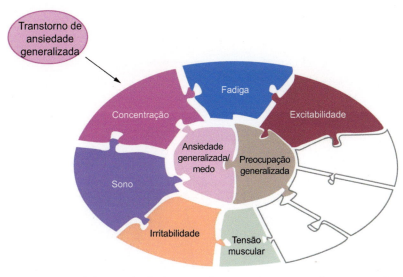

Figura 8.2 Transtorno de ansiedade generalizada. São mostrados aqui os sintomas normalmente associados ao transtorno de ansiedade generalizada. Incluem sintomas centrais de ansiedade generalizada e preocupação, bem como aumento da excitabilidade, fadiga, dificuldade de concentração, problemas com o sono, irritabilidade e tensão muscular. Muitos desses sintomas, inclusive os sintomas centrais, também são encontrados em outros transtornos de ansiedade.

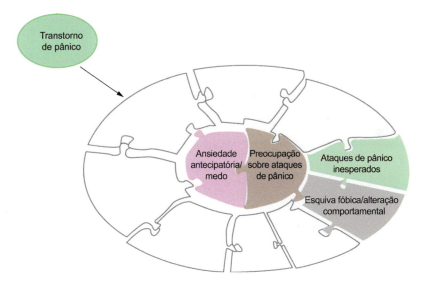

Figura 8.3 Transtorno de pânico. São mostrados aqui os sintomas característicos do transtorno de pânico, que incluem os sintomas centrais da ansiedade antecipatória, bem como a preocupação sobre ataques de pânico. Os sintomas associados consistem nos próprios ataques de pânicos inesperados e esquiva fóbica ou outras alterações comportamentais associadas à preocupação sobre ataques de pânico.

uns nos outros, evoluem para a expressão de uma síndrome completa de sintomas de transtorno de ansiedade (ver Figura 8.1) e, em seguida, retornam a níveis subsindrômicos de sintomas, para reaparecerem outra vez como o transtorno de ansiedade original, como um transtorno de ansiedade diferente (Figuras 8.2 a 8.5) ou como depressão maior (ver Figura 8.1). Se todos os transtornos de ansiedade compartilham sintomas centrais de medo e preocupação (Figura 8.6; ver Figura 8.1) – e, como veremos mais adiante neste capítulo, se todos são basicamente tratados com os mesmos fármacos, incluindo muitos daqueles utilizados no tratamento da depressão

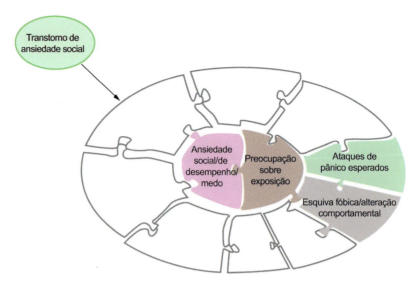

Figura 8.4 Transtorno de ansiedade social. Os sintomas do transtorno de ansiedade social mostrados aqui incluem os sintomas centrais de ansiedade ou medo sobre o desempenho social, além de preocupação sobre exposição social. Os sintomas associados consistem em ataques de pânico, que são previsíveis e esperados em determinadas situações sociais, bem como esquiva fóbica dessas situações.

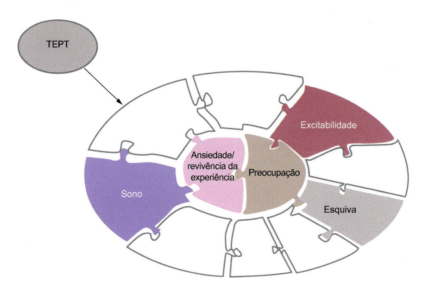

Figura 8.5 Transtorno de estresse pós-traumático (TEPT). São mostrados aqui os sintomas característicos do TEPT. Incluem os sintomas centrais de ansiedade enquanto o evento traumático é novamente revivenciado, bem como preocupação sobre os outros sintomas do TEPT, como aumento das respostas de excitação e sobressalto, dificuldades de sono, incluindo pesadelos, e comportamentos de esquiva. O TEPT é atualmente classificado como transtorno relacionado a estresse em vez de transtorno de ansiedade e é considerado como um transtorno de hiperexcitação.

maior, surge a questão de saber qual é a diferença entre um transtorno de ansiedade e outro. Além disso, poderíamos perguntar qual é a diferença entre a depressão maior e os transtornos de ansiedade. Todas essas entidades são realmente transtornos diferentes ou constituem, na verdade, aspectos distintos da mesma doença?

Sobreposição dos sintomas da depressão maior e dos transtornos de ansiedade

Embora os sintomas centrais da depressão maior (humor deprimido ou perda de interesse) sejam diferentes daqueles dos transtornos de ansiedade

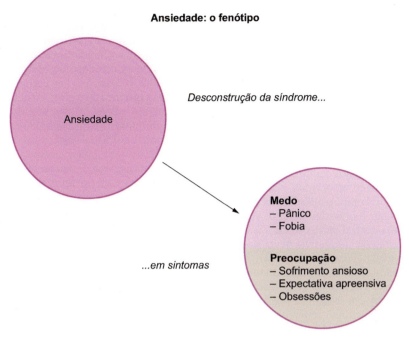

Figura 8.6 Ansiedade: o fenótipo. A ansiedade pode ser desconstruída ou decomposta nos dois sintomas centrais de medo e preocupação. Esses sintomas são encontrados em todos os transtornos de ansiedade, porém o que os desencadeia pode diferir de um transtorno para outro.

(medo e preocupação), existe um acentuado grau de sobreposição com outros sintomas considerados diagnósticos, tanto para um episódio de depressão maior quanto para vários transtornos de ansiedade diferentes (ver Figura 8.1). Esses sintomas sobrepostos incluem problemas de sono, concentração e fadiga, bem como sintomas psicomotores/de excitabilidade (ver Figura 8.1). Assim, é fácil perceber como a aquisição ou a perda de apenas alguns sintomas adicionais podem transformar um episódio depressivo maior em um transtorno de ansiedade (ver Figura 8.1) ou um transtorno de ansiedade em outro (ver Figuras 8.2 a 8.5).

Do ponto de vista terapêutico, pode fazer pouca diferença definir o diagnóstico específico ao longo desse espectro de transtornos (ver Figuras 8.1 a 8.5). Isto é, os tratamentos psicofarmacológicos podem não ser muito diferentes para um paciente que, no momento, preenche os requisitos de um episódio depressivo maior mais o sintoma de ansiedade (mas não um transtorno de ansiedade), em comparação com um paciente que, no momento, preenche os critérios de um episódio depressivo maior com transtorno de ansiedade comórbido. Embora possa ser útil estabelecer um diagnóstico específico para o acompanhamento de pacientes ao longo do tempo e para documentar a evolução dos sintomas, a ênfase, do ponto de vista psicofarmacológico, consiste cada vez mais em utilizar uma estratégia terapêutica baseada em sintomas para pacientes com qualquer um desses transtornos, visto que o cérebro não está organizado de acordo com o DSM, mas de acordo com circuitos cerebrais, com localização topográfica das funções. Isto é, os tratamentos específicos podem ser personalizados para cada paciente em particular, desconstruindo o transtorno do paciente em uma lista de sintomas específicos que ele está manifestando (ver Figuras 8.2 a 8.5). Em seguida, esses sintomas são correlacionados com circuitos cerebrais hipoteticamente disfuncionais, regulados por neurotransmissores específicos, de modo a selecionar e combinar de maneira racional os tratamentos psicofarmacológicos com o objetivo de eliminar os sintomas, aumentando a eficiência do processamento da informação nos circuitos cerebrais disfuncionais, de modo que o paciente obtenha a remissão. Isso foi discutido extensamente no Capítulo 6, sobre os transtornos do humor, e ilustrado nas Figuras 6.42 a 6.44.

Sobreposição dos sintomas de diferentes transtornos de ansiedade

Embora haja critérios diagnósticos diferentes para os diferentes transtornos de ansiedade (ver Figuras 8.2 a 8.5), eles constantemente são modificados, e muitos especialistas não consideram mais o TOC ou o TEPT como transtornos de ansiedade (o TOC é discutido no Capítulo 13, sobre impulsividade). Todos os transtornos de ansiedade apresentam sintomas sobrepostos de ansiedade/medo associados à preocupação (ver Figura 8.6). Foram realizados notáveis progressos na compreensão dos circuitos subjacentes ao sintoma central de ansiedade/medo, com base em inúmeras pesquisas neurobiológicas sobre a amígdala (Figuras 8.7 a 8.14). As ligações entre a amígdala, os circuitos do medo e os tratamentos para o sintoma de ansiedade/medo ao longo do espectro dos transtornos de ansiedade e transtornos relacionados a trauma e a estressores são discutidas no restante deste capítulo.

A preocupação é o segundo sintoma central compartilhado por todo o espectro dos transtornos de ansiedade (Figura 8.7). Hipoteticamente, esse sintoma está ligado ao funcionamento das alças corticoestriadotalamocorticais (CETCs). As ligações entre as "alças de preocupação" CETCs e os tratamentos para o sintoma da preocupação em todo o espectro dos transtornos de ansiedade são discutidas mais adiante,

neste capítulo (ver também Figuras 8.15 a 8.20). Veremos que o diferencia um transtorno de ansiedade de outro pode não ser a localização anatômica ou os neurotransmissores que regulam o medo e a preocupação em cada um desses transtornos (Figura 8.7; ver Figura 8.6), mas a natureza específica da disfunção nesses mesmos circuitos em vários transtornos de ansiedade. Isto é, no transtorno de ansiedade generalizada, a disfunção na amígdala e nas alças de preocupação CETCs pode hipoteticamente ser persistente e ininterrupta, apesar de não ser grave (ver Figura 8.2), ao passo que, no transtorno de pânico, a disfunção pode ser teoricamente intermitente, porém catastrófica de maneira inesperada (ver Figura 8.3), ou de modo esperado na ansiedade social (ver Figura 8.4). A disfunção dos circuitos pode ser de origem traumática e condicionada no TEPT (ver Figura 8.5).

Amígdala e neurobiologia do medo

A amígdala, um centro cerebral com formato de amêndoa localizado próximo ao hipocampo, faz conexões anatômicas importantes, que possibilitam a integração das informações sensoriais e cognitivas, determinando, em seguida, se haverá ou não uma resposta de medo. Especificamente, o afeto ou sentimento de medo pode ser regulado pelas conexões recíprocas que a amígdala compartilha com áreas essenciais do

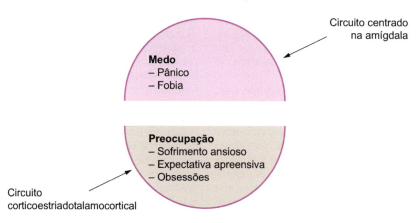

Figura 8.7 Ligação dos sintomas de ansiedade com circuitos. Os sintomas de ansiedade e de medo (p. ex., pânico, fobias) são regulados por um circuito centrado na amígdala. Por outro lado, a preocupação é regulada por um circuito corticoestriadotalamocortical (CETC). Esses circuitos podem estar envolvidos em todos os transtornos de ansiedade, nos quais os diferentes fenótipos não refletem circuitos únicos, porém disfunções divergentes dentro desses circuitos.

córtex pré-frontal, que regulam as emoções, isto é, o córtex orbitofrontal e o córtex cingulado anterior (Figura 8.8). Entretanto, o medo não é apenas um sentimento. A resposta ao medo também pode incluir respostas motoras. Dependendo das circunstâncias e do temperamento do indivíduo, essas respostas motoras podem ser de fuga, luta ou paralisação. As respostas motoras de medo são reguladas, em parte, por conexões entre a amígdala e a área cinzenta periaquedutal do tronco encefálico (Figura 8.9).

Existem também reações endócrinas que acompanham o medo, devido, em parte, às conexões existentes entre a amígdala e o hipotálamo, o que provoca alterações do eixo HHSR (hipotálamo-hipófise-suprarrenal, também chamado de eixo HPA [hipotálamo-pituitária-adrenal]) e, portanto, dos níveis de cortisol. Uma rápida elevação do cortisol pode aumentar a sobrevida quando o indivíduo se defronta com uma ameaça real de curta duração. Entretanto, a ativação crônica e persistente desse aspecto da resposta de medo pode levar a um aumento de comorbidades médicas, incluindo aumento na taxa de doença arterial coronariana, diabetes melito tipo 2 e acidente vascular encefálico (Figura 8.10), e também potencialmente à atrofia do hipocampo, conforme discutido no Capítulo 6 e ilustrado na Figura 6.30. A respiração também pode se modificar durante a resposta de medo, regulada,

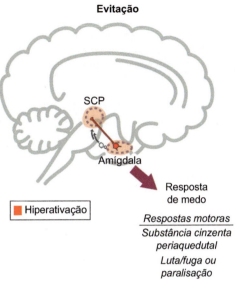

Figura 8.9 Respostas motoras do medo. Os sentimentos de medo podem ser expressos por meio de comportamentos, como a evitação, que é regulada, em partes, por conexões recíprocas entre a amígdala e a substância cinzenta periaquedutal (SCP). Nesse sentido, a evitação é uma resposta motora e pode ser análoga à paralisação sob ameaça. Outras respostas motoras consistem em lutar ou correr (fugir) para sobreviver às ameaças do ambiente.

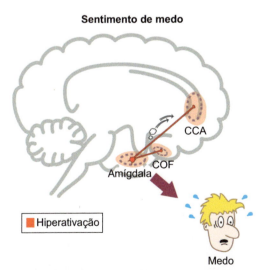

Figura 8.8 Sentimento de medo. Os sentimentos de medo são regulados por conexões recíprocas entre a amígdala e o córtex cingulado anterior (CCA) e entre a amígdala e o córtex orbitofrontal (COF). Especificamente, é possível que a hiperativação desses circuitos produza sentimentos de medo.

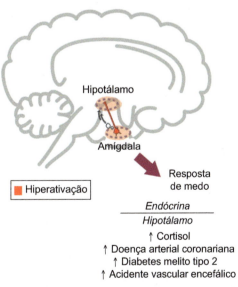

Figura 8.10 Resposta endócrina ao medo. A resposta do medo pode se caracterizar, em parte, por efeitos endócrinos, como aumentos do cortisol, que ocorrem devido à ativação do eixo hipotálamo-hipófise-suprarrenal (HHSR) pela amígdala. A ativação prolongada do eixo HHSR e a liberação de cortisol podem ter implicações significativas para a saúde, como aumento do risco de doença arterial coronariana, diabetes melito tipo 2 e acidente vascular encefálico.

em partes, pelas conexões entre a amígdala e o núcleo parabraquial no tronco encefálico (Figura 8.11). Uma resposta adaptativa ao medo consiste em acelerar a frequência respiratória quando uma reação de luta/fuga é desencadeada para aumentar a probabilidade de sobrevivência; todavia, em excesso, isso pode levar a sintomas indesejados de dispneia, exacerbação da asma ou falsa sensação de asfixia (Figura 8.11). Todos esses sintomas são comuns durante a ansiedade e, em particular, durante crises de ansiedade, como os ataques de pânico.

O sistema nervoso autônomo é sintonizado com o medo e tem a capacidade de desencadear respostas do sistema cardiovascular, como aumento do pulso e da pressão arterial para as reações de luta/fuga e sobrevivência durante ameaças reais. Essas respostas autonômicas e cardiovasculares são mediadas por conexões entre a amígdala e o *locus coeruleus*, o "lar" dos corpos celulares noradrenérgicos (Figura 8.12; os neurônios noradrenérgicos são discutidos no Capítulo 6, enquanto as vias e neurônios noradrenérgicos estão ilustrados nas Figuras 6.12 a 6.16). Quando as respostas autonômicas são repetitivas e desencadeadas de modo inadequado ou cronicamente como parte de um transtorno de ansiedade, isso pode levar a um aumento de aterosclerose, isquemia cardíaca, hipertensão, infarto do miocárdio e até mesmo à morte súbita (Figura 8.12). "Morrer de susto" pode nem sempre ser um exagero ou uma figura de linguagem! Por fim, a ansiedade pode ser desencadeada internamente por memórias traumáticas armazenadas no hipocampo e ativadas por conexões com a amígdala (Figura 8.13), particularmente em condições como o TEPT.

O processamento da resposta de medo é regulado por numerosas conexões neuronais que fluem para dentro e para fora da amígdala. Cada conexão utiliza neurotransmissores específicos, que atuam em receptores também específicos (Figura 8.14). Em relação a essas conexões, sabemos não apenas que vários neurotransmissores estão envolvidos na produção de sintomas de ansiedade na amígdala, mas também que numerosos agentes ansiolíticos exercem ações sobre esses sistemas de neurotransmissores específicos para aliviar os sintomas de ansiedade e medo (Figura 8.14). Os reguladores neurobiológicos da

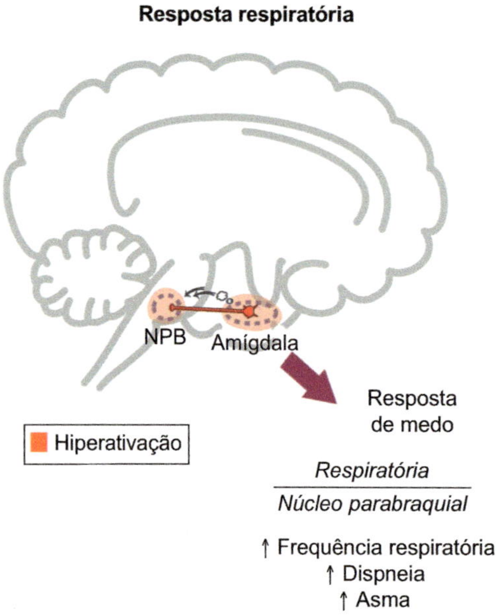

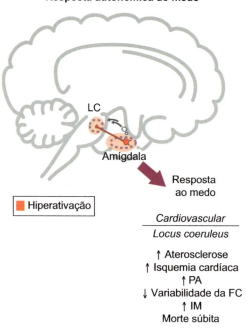

Figura 8.11 Resposta respiratória. Podem ocorrer alterações na respiração durante a resposta de medo; essas alterações são reguladas pela ativação do núcleo parabraquial (NPB) por meio da amígdala. A ativação inapropriada ou excessiva do NPB pode levar não apenas a aumentos da frequência respiratória, mas também a sintomas como dispneia, exacerbação da asma ou sensação de asfixia.

Figura 8.12 Resposta autonômica ao medo. Normalmente, as respostas autonômicas estão associadas a sentimentos de medo. Essas respostas incluem aumentos da frequência cardíaca (FC) e da pressão arterial (PA), que são reguladas por conexões recíprocas entre a amígdala e o *locus coeruleus* (LC). A ativação desse circuito a longo prazo pode levar a um aumento do risco de aterosclerose, isquemia cardíaca, alteração da PA, diminuição da variabilidade da FC, infarto do miocárdio (IM) ou até mesmo à morte súbita.

amígdala incluem os neurotransmissores GABA, serotonina e noradrenalina, bem como os canais de cálcio regulados por voltagem. Não é de surpreender que os ansiolíticos conhecidos atuem sobre esses mesmos neurotransmissores hipoteticamente para mediar suas ações terapêuticas.

Alças corticoestriadotalamocorticais e a neurobiologia da preocupação

O segundo sintoma central dos transtornos de ansiedade, a preocupação, envolve, hipoteticamente, outro circuito singular (Figura 8.15). A preocupação, que pode envolver sofrimento ansioso, expectativas apreensivas, pensamento catastrófico e obsessões, está hipoteticamente ligada a alças de retroalimentação CETCs do córtex pré-frontal (Figuras 8.15 e 8.16). Alguns especialistas formularam a teoria de que alças semelhantes de retroalimentação CETCs regulam os sintomas relacionados de ruminação, obsessões e delírios, que são tipos de pensamentos recorrentes. Sabe-se que vários neurotransmissores e reguladores modulam esses circuitos, incluindo a serotonina, o GABA, a dopamina, a noradrenalina, o glutamato e os canais iônicos regulados por voltagem (Figura 8.15), com acentuada sobreposição com muitos dos mesmos neurotransmissores e reguladores que modulam a amígdala (Figura 8.14).

O Hipocampo: o negociador do medo interno

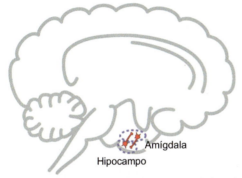

Figura 8.13 O hipocampo e a revivência. A ansiedade pode ser desencadeada não apenas por um estímulo externo, mas também pelas memórias do indivíduo. As memórias traumáticas armazenadas no hipocampo podem ativar a amígdala, fazendo com que ela, por sua vez, ative outras regiões cerebrais e provoque uma resposta de medo. Isso é conhecido como revivência e constitui uma característica particular do transtorno de estresse pós-traumático.

Benzodiazepínicos como fármacos para a ansiedade

A Figura 8.18 mostra uma noção simplificada de como os benzodiazepínicos podem modular a atividade excessiva da amígdala durante as respostas de medo nos transtornos de ansiedade. A atividade excessiva da amígdala (mostrada nas Figuras 8.8 a 8.12 e na Figura 8.17A) é teoricamente reduzida pelos benzodiazepínicos. Esses agentes aumentam a inibição fásica do GABA (ácido γ-aminobutírico) pela modulação alostérica positiva dos receptores de $GABA_A$ pós-sinápticos (ver Capítulo 6 para uma explicação da modulação alostérica positiva pelos benzodiazepínicos nos receptores $GABA_A$, bem como Figuras 6.20 a 6.23).

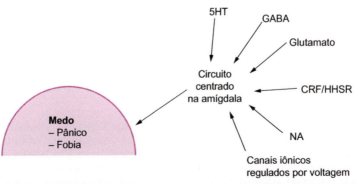

Figura 8.14 Ligação dos sintomas de ansiedade a circuitos e neurotransmissores. Os sintomas de ansiedade/medo estão associados a uma disfunção dos circuitos centrados na amígdala. Os neurotransmissores que regulam esses circuitos incluem a serotonina (5HT), o ácido γ-aminobutírico (GABA), o glutamato, o fator de liberação da corticotrofina (CRF) e a noradrenalina (NA), entre outros. Além disso, os canais iônicos regulados por voltagem estão envolvidos na neurotransmissão desses circuitos.

Sintomas associados a regiões cerebrais, circuitos e neurotransmissores que os regulam

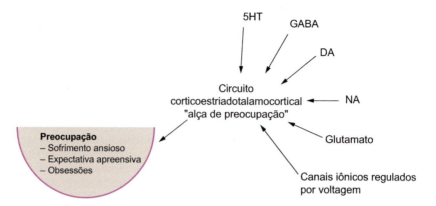

Figura 8.15 Ligação dos sintomas de preocupação a circuitos e neurotransmissores. Os sintomas de preocupação, como sofrimento ansioso, expectativas apreensivas, pensamento catastrófico e obsessões, estão associados a uma disfunção de alças corticoestriadotalamocorticais, que são reguladas pela serotonina (5HT), pelo ácido γ-aminobutírico (GABA), pela dopamina (DA), pela noradrenalina (NA), pelo glutamato e pelos canais iônicos regulados por voltagem.

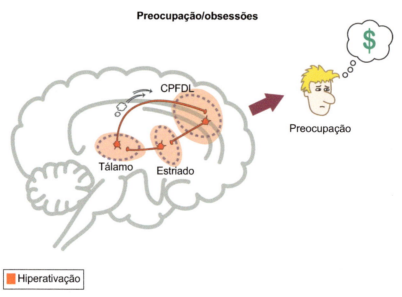

Figura 8.16 Circuito de preocupação/obsessões. A figura mostra uma alça corticoestriadotalamocortical que se origina e termina no córtex pré-frontal dorsolateral (CPFDL). A hiperativação desse circuito pode levar à preocupação ou a obsessões.

As ações ansiolíticas dos benzodiazepínicos são hipoteticamente exercidas nos receptores $GABA_A$ localizados na amígdala, onde se acredita que os benzodiazepínicos possam atenuar os estímulos associados ao medo, reduzindo, assim, os sintomas de medo (Figura 8.17B). Os benzodiazepínicos que interagem em subtipos de receptores $GABA_A$ são discutidos no Capítulo 6 e ilustrados nas Figuras 6.19 a 6.23. Teoricamente, os benzodiazepínicos também modulam a atividade excessiva das alças de preocupação (Figura 8.18A), aumentando as ações dos interneurônios inibitórios nos circuitos CETCs (Figura 8.18B), com consequente redução do sintoma de preocupação.

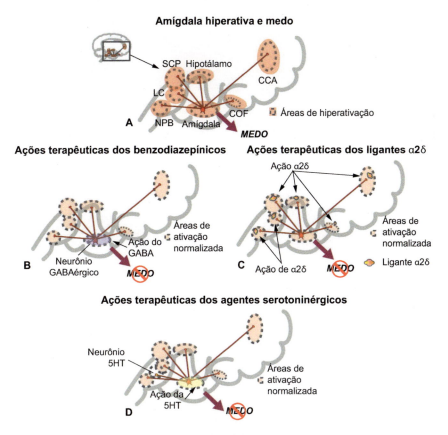

Figura 8.17 Ações terapêuticas potenciais de medicamentos sobre a ansiedade/medo. **A.** A ansiedade e o medo patológicos podem ser causados pela hiperativação dos circuitos da amígdala. **B.** Os agentes GABAérgicos, como os benzodiazepínicos, podem aliviar a ansiedade e o medo ao aumentar as ações inibitórias fásicas nos receptores de GABA$_A$ pós-sinápticos na amígdala. **C.** Os agentes que se ligam à subunidade $\alpha_2\delta$ dos canais de cálcio sensíveis a voltagem N e P/Q pré-sinápticos podem bloquear a liberação excessiva de glutamato na amígdala e, assim, reduzir os sintomas de ansiedade. **D.** A amígdala recebe impulsos dos neurônios serotoninérgicos, que podem ter um efeito inibitório sobre alguns de seus impulsos. Por conseguinte, os agentes serotoninérgicos podem aliviar a ansiedade e o medo, ao aumentar a entrada de serotonina na amígdala.

Ligantes alfa$_2$-δ como ansiolíticos

No Capítulo 3, foram discutidos os canais de cálcio sensíveis à voltagem (VSCC) e ilustrados os subtipos N e P/Q pré-sinápticos de VSCC e seu papel na liberação de neurotransmissores excitatórios (ver Figuras 3.18 e 3.22 a 3.24). A gabapentina e a pregabalina, também conhecidas como ligantes $\alpha_2\delta$, em virtude de sua ligação à subunidade $\alpha_2\delta$ dos VSCC N e P/Q pré-sinápticos, bloqueiam a liberação de neurotransmissores excitatórios, como glutamato, que ocorre quando a neurotransmissão é excessiva, que na amígdala supostamente causa medo (Figura 8.17A), e nos circuitos CETCs, causa preocupação (Figura 8.18A). Hipoteticamente, os ligantes $\alpha_2\delta$ ligam-se aos VSCC abertos e totalmente ativos na amígdala (Figura 8.17C) para reduzir o medo, bem como nos circuitos CETCs (Figura 8.18C) para reduzir a preocupação. Os ligantes $\alpha_2\delta$ pregabalina e gabapentina demonstraram exercer ações ansiolíticas no transtorno de ansiedade social e no transtorno de pânico, foram aprovados para o tratamento da ansiedade em alguns países e também demonstraram ser efetivos no tratamento da epilepsia e de certas condições dolorosas, incluindo dor neuropática e a fibromialgia. As ações dos ligantes $\alpha_2\delta$ sobre os VSCC são discutidas e ilustradas no Capítulo 9 sobre dor. Os ligantes $\alpha_2\delta$ claramente têm diferentes mecanismos de ação, em comparação com os inibidores seletivos da recaptação de serotonina (ISRS) ou os benzodiazepínicos e, portanto, podem ser úteis para pacientes

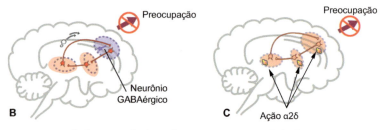

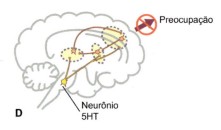

Figura 8.18 Ações terapêuticas potenciais de medicamentos sobre a preocupação. **A.** A preocupação patológica pode ser causada pela hiperativação dos circuitos corticoestriadotalamocorticais (CETCs). **B.** Os agentes GABAérgicos, como os benzodiazepínicos, podem aliviar a preocupação ao potencializar as ações dos interneurônios GABAérgicos inibitórios no córtex pré-frontal. **C.** Os agentes que se ligam à subunidade $\alpha_2\delta$ dos canais de cálcio sensíveis à voltagem N e P/Q pré-sinápticos podem bloquear a liberação excessiva de glutamato nos circuitos CETCs e, dessa maneira, reduzir os sintomas de preocupação. **D.** O córtex pré-frontal, o estriado e o tálamo recebem impulsos de neurônios serotoninérgicos, que podem exercer um efeito inibitório sobre a atividade. Por conseguinte, os agentes serotoninérgicos podem aliviar a preocupação ao aumentar o impulso serotoninérgico (5HT) nos circuitos CETCs.

que não respondem adequadamente aos ISRS/IRSN (inibidores da recaptação de serotonina-noradrenalina) ou aos benzodiazepínicos. Além disso, os ligantes $\alpha_2\delta$ podem ser úteis em combinação com ISRS/IRSN ou benzodiazepínicos para pacientes que apresentam respostas parciais e que não estão em remissão.

Serotonina e ansiedade

Tendo em vista a extensa sobreposição dos sintomas, circuitos e neurotransmissores ligados aos transtornos de ansiedade com os do transtorno depressivo maior (ver Figura 8.1), não é surpreendente que muitos fármacos desenvolvidos como medicamentos para a depressão tenham demonstrado ser tratamentos efetivos para os transtornos de ansiedade. Com efeito, os principais tratamentos para os transtornos de ansiedade no momento são, cada vez mais, fármacos que foram originalmente desenvolvidos como medicamentos para a depressão. A serotonina é um neurotransmissor-chave, que inerva a amígdala, bem como todos os elementos dos circuitos CETCs, isto é, o córtex pré-frontal, o estriado e o tálamo, de modo que ela está envolvida na regulação dos sintomas de medo e preocupação (as vias serotoninérgicas são discutidas nos Capítulos 5 e 6 e ilustradas na Figura 6.40). Os fármacos utilizados para a depressão, que são capazes de aumentar os estímulos serotoninérgicos por meio do bloqueio do transportador de serotonina (SERT), também são, em sua maioria, efetivos na redução dos sintomas de ansiedade e medo em um ou outro dos transtornos de ansiedade e transtornos relacionados a traumas, ilustrados nas Figuras 8.2 a 8.5, ou seja, transtorno de ansiedade generalizada, transtorno de pânico, transtorno de ansiedade social e TEPT (bem como o TOC na Figura 13.30). Esses agentes incluem os ISRS bem conhecidos (discutidos no Capítulo 7, com seu mecanismo de ação ilustrado nas Figuras 7.11 a 7.15) e os ISRN (inibidores da recaptação de serotonina-noradrenalina; também discutidos no Capítulo 7, com o seu mecanismo de ação ilustrado nas Figuras 7.11 a 7.15 e 7.32).

A buspirona, um agonista parcial do receptor de serotonina 1A ($5HT_{1A}$), é reconhecida como fármaco usado no transtorno de ansiedade generalizada, mas não para o tratamento dos outros subtipos de transtornos de ansiedade/transtorno relacionado a traumas. Os agonistas parciais de $5HT_{1A}$, como agentes potencializadores de fármacos usados para a depressão, também são mencionados no Capítulo 7, bem como os fármacos para a depressão que combinam o agonismo parcial de $5HT_{1A}$ com a inibição da recaptação de serotonina (*i. e.*, agonistas parciais/inibidores da recaptação de serotonina [APIRS, em português, ou SPARIs, em inglês] e vilazodona; ver Figuras 7.23 a 7.27), que teoricamente têm ações ansiolíticas, bem como ação antidepressiva. As propriedades agonistas parciais de $5HT_{1A}$ de numerosos fármacos para a psicose também são discutidas no Capítulo 5 e ilustradas nas Figuras 5.22 e 5.23, enquanto as ações a jusante da estimulação dos receptores $5HT_{1A}$ são discutidas no Capítulo 4 e ilustradas na Figura 4.44.

As ações ansiolíticas potenciais da buspirona teoricamente podem resultar de ações agonistas parciais de $5HT_{1A}$ nos receptores $5HT_{1A}$ tanto pré-sinápticos quanto pós-sinápticos (ver Figuras 7.23 a 7.27), com ações em ambos os sítios que resultam em aumento da atividade serotoninérgica nas projeções para a amígdala (ver Figura 8.17D), o córtex pré-frontal, o estriado e o tálamo (ver Figura 8.18D), reduzindo, assim, o medo e a preocupação, bem como outros sintomas de transtorno de ansiedade generalizada e depressão maior (ver Figura 8.1). Teoricamente, os ISRS e os IRSN têm os mesmos efeitos (ver Figuras 8.17D e 8.18D). Como o início da ação ansiolítica da buspirona é tardio, exatamente como no caso de fármacos para a depressão, isso levou à suposição de que os agonistas de $5HT_{1A}$ exercem seus efeitos terapêuticos em virtude de eventos neuronais adaptativos e eventos

nos receptores (ver Figuras 7.10 a 7.15 e 7.23 a 7.27), em vez de ser simplesmente pela ocupação aguda dos receptores $5HT_{1A}$. Dessa maneira, o suposto mecanismo de ação dos agonistas parciais de $5HT_{1A}$ é análogo ao de vários fármacos usados na depressão, incluindo ISRS e IRSN. O tempo de ocorrência dessas ações é bastante diferente em comparação ao uso de benzodiazepínicos para a ansiedade – visto que estes últimos atuam agudamente pela ocupação dos receptores de benzodiazepínicos, e não com um tempo de atraso devido à adaptação dos receptores.

Hiperatividade noradrenérgica na ansiedade

A noradrenalina é outro neurotransmissor com importante atividade reguladora na amígdala (Figura 8.19A), bem como no córtex pré-frontal e no tálamo nos circuitos CETCs (Figura 8.20A). A estimulação noradrenérgica excessiva a partir do *locus coeruleus* pode não apenas resultar em numerosas manifestações periféricas de estimulação autonômica excessiva, conforme discutido anteriormente e ilustrado nas Figuras 8.8 a 8.12, mas também desencadear numerosos sintomas centrais de ansiedade e medo, como pesadelos, estados de hiperexcitação, *flashbacks* e ataques de pânico (Figura 8.19A). A atividade noradrenérgica excessiva também pode reduzir a eficiência do processamento da informação no córtex pré-frontal e, portanto, nos circuitos CETCs, causando teoricamente preocupação (Figura 8.20A). Hipoteticamente, esses sintomas podem ser mediados, em parte, pela estimulação noradrenérgica excessiva dos receptores α_1 e β_1-adrenérgicos pós-sinápticos na amígdala (Figura 8.19A) ou no córtex pré-frontal (Figura 8.20A). Em alguns pacientes, os sintomas de hiperexcitabilidade, como pesadelos, podem ser reduzidos com bloqueadores α_1-adrenérgicos, como a prazosina (Figura 8.19B); enquanto os sintomas de medo (Figura 8.19C) e de preocupação (Figura 8.20B) podem ser reduzidos por inibidores da recaptação de noradrenalina (também denominados inibidores do transportador de noradrenalina [NAT]). Os efeitos clínicos dos inibidores do NAT podem ser confusos, dada a possibilidade de ocorrer, na verdade, um agravamento transitório dos sintomas de ansiedade imediatamente após o início da administração de um IRSN ou de um inibidor seletivo do NAT, quando a atividade noradrenérgica está inicialmente aumentada, porém os receptores pós-sinápticos ainda não estão adaptados. Todavia,

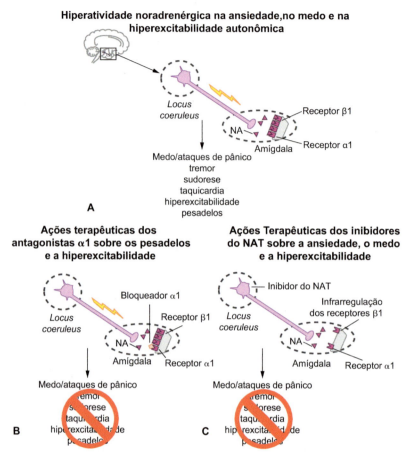

Figura 8.19 Hiperatividade noradrenérgica na ansiedade/medo. A. A noradrenalina estimula não apenas a amígdala, mas também muitas regiões para as quais a amígdala se projeta; por conseguinte, desempenha importante papel na resposta do medo. A hiperativação noradrenérgica pode levar à ansiedade, a ataques de pânico, a tremores, sudorese, taquicardia, hiperexcitabilidade e pesadelos. Os receptores α_1 e β_1 adrenérgicos podem estar especificamente envolvidos nessas reações. **B.** A hiperatividade noradrenérgica pode ser bloqueada pela administração de antagonistas α_1-adrenérgicos, que podem levar ao alívio da ansiedade e de outros sintomas relacionados com o estresse. **C.** A hiperatividade noradrenérgica também pode ser bloqueada pela administração de um inibidor do transportador de noradrenalina (NAT), que pode exercer o efeito a jusante de infrarregulação dos receptores β_1-adrenérgicos. Por conseguinte, a estimulação reduzida por meio dos receptores β_1-adrenérgicos pode levar ao alívio da ansiedade e dos sintomas relacionados com o estresse.

essas mesmas ações inibitórias do NAT, se forem sustentadas ao longo do tempo, irão infrarregular e dessensibilizar os receptores de noradrenalina pós-sinápticos, como os receptores β_1, e levar hipoteticamente à redução tardia dos sintomas de medo e preocupação a longo prazo (Figura 8.20B).

Condicionamento *versus* extinção do medo

O condicionamento do medo é um conceito tão antigo quanto os cães de Pavlov. Se um estímulo aversivo, como choque nas patas do animal, for associado a um estímulo neutro, como uma campainha, o animal aprende a associar os dois e apresentará medo quando ouvir uma campainha. Nos seres humanos, o medo pode ser "aprendido" durante experiências estressantes associadas a trauma emocional, e é influenciado pela predisposição genética do indivíduo, bem como pela exposição prévia a estressores ambientais passíveis de causar sensibilização dos circuitos cerebrais ao estresse (p. ex., abuso infantil; ver Capítulo 6 e Figuras 6.28 a 6.33). Com frequência, situações amedrontadoras são controladas com sucesso e, em seguida, esquecidas. Alguns medos são cruciais para a sobrevivência, como o medo diante de situações perigosas, de modo que o mecanismo do medo

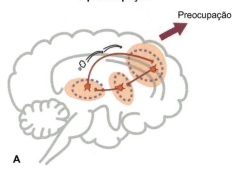

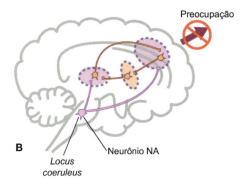

Figura 8.20 Hiperatividade noradrenérgica na preocupação. (A) A preocupação patológica pode ser causada pela hiperativação dos circuitos corticoestriadotalamocorticais (CETCs). Especificamente, a atividade noradrenérgica excessiva dentro desses circuitos pode reduzir a eficiência do processamento da informação e, teoricamente, causar preocupação. (B) A hiperatividade noradrenérgica nos circuitos CETCs pode ser bloqueada pela administração de um inibidor do NAT, que pode exercer o efeito a jusante de infrarregulação dos receptores β_1-adrenérgicos. Por conseguinte, a redução da estimulação por meio dos receptores β_1-adrenérgicos pode levar ao alívio da preocupação.

aprendido, denominado condicionamento do medo, foi extremamente bem conservado nas espécies, inclusive os seres humanos. Entretanto, outros medos "aprendidos", se não forem "esquecidos", podem hipoteticamente evoluir para transtornos de ansiedade ou para um episódio depressivo maior. Isso representa um grande problema, visto que quase 30% da população irá desenvolver um transtorno de ansiedade, devido, em grande parte, a ambientes estressantes, incluindo exposição a eventos amedrontadores durante atividades normais em nossa sociedade do século XXI, e particularmente durante a infância, se a criança sofrer maus tratos ou adversidades no início da vida, bem como durante guerras, desastres naturais e relações abusivas de adultos.

A repetição de uma experiência sensorial associada a uma exposição anterior a um evento amedrontador, como ouvir ou ver uma explosão, sentir o cheiro de borracha queimando, ver a foto de um civil ferido e ver ou ouvir enchentes, pode desencadear uma revivência traumática, bem como hiperexcitabilidade generalizada e medo, em pacientes emocionalmente traumatizados com TEPT. O pânico associado a situações sociais irá "ensinar" o paciente a sentir pânico em situações sociais no transtorno de ansiedade social. O pânico aleatoriamente associado a um ataque que ocorre em uma multidão, em uma ponte ou em um *shopping* também irá desencadear outro ataque de pânico quando o indivíduo com transtorno de pânico se deparar com o mesmo ambiente. Esses e outros sintomas dos transtornos de ansiedade constituem formas de aprendizagem, conhecidas como condicionamento do medo (Figura 8.21).

Teoricamente, a amígdala está envolvida na "lembrança" dos vários estímulos associados a determinada situação amedrontadora. Hipoteticamente, a amígdala exerce esse efeito ao aumentar a eficiência da neurotransmissão nas sinapses glutamatérgicas da amígdala lateral, visto que o impulso sensorial relacionado a tais estímulos provém do tálamo ou do córtex sensorial (Figura 8.21). Em seguida, esse impulso é retransmitido à amígdala central, onde o condicionamento do medo também melhora a eficiência da neurotransmissão em outra sinapse glutamatérgica (Figura 8.21). Ambas as sinapses são hipoteticamente restruturadas, e uma aprendizagem potencialmente permanente é introduzida nesse circuito pelos receptores NMDA, desencadeando uma potencialização a longo prazo e plasticidade sináptica. Em consequência, o impulso subsequente do córtex sensorial e do tálamo é processado de maneira muito eficiente para desencadear a mesma resposta de medo causada pela experiência original, visto que o impulso ocorre a partir da amígdala central toda vez que houver a repetição da experiência do mesmo estímulo sensorial associado ao evento original que provocou medo (Figura 8.21; ver também Figuras 8.8 a 8.13).

Os impulsos para a amígdala lateral são modulados pelo córtex pré-frontal, particularmente pelo córtex pré-frontal ventromedial (CPFVM) e pelo hipocampo. Se o CPFVM for incapaz de suprimir a resposta de medo antes

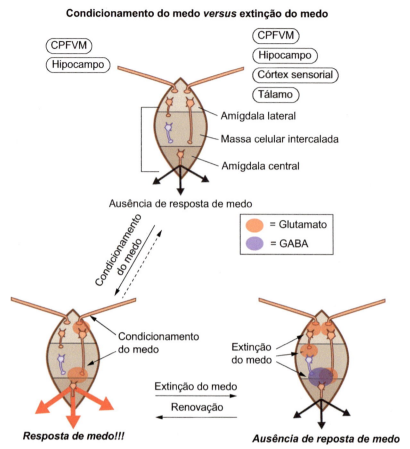

Figura 8.21 Condicionamento do medo *versus* extinção do medo. Quando um indivíduo depara-se com uma experiência estressante ou assustadora, a estimulação sensorial é retransmitida para a amígdala, onde é integrada com a estimulação do córtex pré-frontal ventromedial (CPFVM) e do hipocampo, de modo que uma resposta de medo possa ser gerada ou suprimida. A amígdala pode "recordar" estímulos associados a essa experiência, aumentando a eficiência da neurotransmissão glutamatérgica, de modo que, em caso de exposição futura a estímulos, uma resposta de medo seja desencadeada de modo mais eficiente. Se isso não for contrabalançado por um estímulo do CPFVM para suprimir a resposta de medo, o condicionamento do medo prossegue. O condicionamento de medo não é facilmente revertido, mas pode ser inibido por meio de nova aprendizagem. Essa nova aprendizagem é denominada extinção do medo e consiste na redução progressiva da resposta a um estímulo amedrontador, que é repetidamente apresentada sem consequências adversas. Por conseguinte, o CPFVM e o hipocampo aprendem um novo contexto para o estímulo amedrontador e enviam impulsos para a amígdala para suprimir a resposta de medo. Entretanto, a "memória" do medo condicionado ainda está presente.

que alcance a amígdala, acredita-se que ocorra o condicionamento do medo. Hipoteticamente, o hipocampo "lembra-se" do contexto do condicionamento do medo e assegura que o medo seja desencadeado quando o indivíduo encontrar novamente o estímulo gerador de medo e todos os seus estímulos associados. Em sua maior parte, os tratamentos psicofarmacológicos atuais para a ansiedade e o medo atuam ao suprimir os impulsos de medo da amígdala (ver Figura 8.17) e, portanto, não proporcionam uma cura, visto que a aprendizagem neuronal fundamental subjacente ao condicionamento do medo nesses pacientes permanece inalterada. Por outro lado, as abordagens de psicoterapia, talvez potencializadas por fármacos direcionados para a "desaprendizagem" do condicionamento do medo, representam a esperança para uma solução mais duradoura dos sintomas de ansiedade.

Novas abordagens para o tratamento dos transtornos de ansiedade

Uma vez estabelecido o condicionamento do medo, pode ser muito difícil revertê-lo.

Entretanto, pode haver duas maneiras de neutralizá-lo: facilitar um processo denominado extinção ou bloquear um processo denominado reconsolidação. As pesquisas sobre a extinção e a reconsolidação estão na frente na busca de novos tratamentos mais consistentes e mais duradouros para os sintomas de ansiedade, particularmente em pacientes que não respondem ao tratamento padrão com agentes serotoninérgicos, benzodiazepínicos e fármacos $\alpha_2\delta$ ou a psicoterapias padrão, como tratamento de exposição ou terapia cognitivo-comportamental. A prevenção ou a redução ao máximo do "estresse" – particularmente adversidades no início da vida em crianças pequenas, e estresse crônico e estresse catastrófico em adultos – também estão em fase de pesquisa, porém a sua implementação é difícil.

Extinção do medo

A extinção do medo refere-se à redução progressiva da resposta a um estímulo amedrontador e ocorre quando o estímulo é repetidamente apresentado sem qualquer consequência adversa. Quando ocorre extinção do medo, parece que seu condicionamento original não é realmente "esquecido", embora a resposta ao medo possa ser profundamente reduzida com o passar do tempo, pelo processo ativo de extinção. Em vez de reverter as alterações sinápticas descritas anteriormente para o condicionamento do medo, as principais teorias propõem a ocorrência de uma nova forma de aprendizagem, com alterações sinápticas adicionais na amígdala, no processo de extinção do medo. Hipoteticamente, essas alterações suprimem os sintomas de ansiedade e medo ao inibir a aprendizagem original, porém sem removê-la (ver Figura 8.21). Especificamente, se ocorrer ativação da amígdala pelo CPFVM repetidamente, sem desencadear qualquer medo, como durante a terapia de exposição, o hipocampo hipoteticamente começa a "lembrar" esse novo contexto, em que o estímulo temido não produziu qualquer consequência adversa, e o medo não é mais ativado (ver Figura 8.21). Com o passar do tempo, o estímulo original não ativa mais o medo, devido a esse processo de dessensibilização progressiva, denominado extinção do medo. Hipoteticamente, a extinção do medo ocorre quando impulsos do CPFVM e do hipocampo agora "aprendem" a ativar os neurônios glutamatérgicos na amígdala lateral, que fazem sinapse com interneurônios GABAérgicos inibitórios, localizados dentro da massa celular intercalada da amígdala (ver Figura 8.21). De

acordo com tal teoria, essa ação estabelece uma comporta na amígdala central, com ocorrência do impulso de medo se houver predomínio do circuito de condicionamento do medo, enquanto não ocorre nenhum impulso de medo se o circuito de extinção do medo predominar.

Assim, as pesquisas modernas sugerem que, teoricamente, a extinção do medo predomina sobre o seu condicionamento quando o fortalecimento sináptico e a potencialização a longo prazo no novo circuito são capazes de produzir um impulso GABAérgico inibitório, que é capaz de superar a estimulação glutamatérgica excitatória produzida pelo circuito preexistente de condicionamento do medo (ver Figura 8.21). Quando a extinção do medo existe simultaneamente com o seu condicionamento, existe a memória de ambos, porém o resultado depende, hipoteticamente, de qual desses sistemas é "mais forte" e "mais recordado" e qual deles apresenta a eficiência sináptica mais consistente. Esses fatores irão determinar hipoteticamente que comporta estará aberta, a da resposta do medo ou a que mantém a resposta do medo sob controle. Infelizmente, com o passar do tempo, o condicionamento do medo em modelos experimentais e na prática clínica pode predominar sobre a sua extinção. A extinção do medo parece ser mais lábil do que o condicionamento do medo e tende a reverter com o passar do tempo. Além disso, o condicionamento do medo pode retornar se o medo antigo for apresentado em um contexto diferente daquele "aprendido" para suprimi-lo durante a sua extinção – um processo denominado "renovação".

Facilitação terapêutica da extinção do medo

Uma nova abordagem ao tratamento para reduzir os sintomas de ansiedade consiste em facilitar a extinção do medo com uma associação de psicoterapia e fármacos direcionados para facilitar a formação de sinapses. Essa abordagem contrasta com o mecanismo de ação dos atuais ansiolíticos efetivos, isto é, por meio de supressão farmacológica da resposta do medo (ver Figuras 8.17 a 8.20). Entre as psicoterapias atualmente efetivas para a ansiedade usadas na prática clínica atual, as terapias cognitivo-comportamentais que empregam técnicas de exposição e que exigem que o paciente enfrente os estímulos causadores de medo em um ambiente seguro podem ser mais bem-sucedidas para facilitar a extensão do medo, hipoteticamente porque, quando essas terapias são efetivas, elas são capazes de desencadear a aprendizagem da extinção do medo na amígdala (ver Figura 8.21). Infelizmente, como o hipocampo "lembra-se" do contexto dessa extinção, essas terapias frequentemente são específicas para o contexto e nem sempre se generalizam quando o paciente está fora do ambiente terapêutico seguro do consultório do terapeuta, de modo que o medo e a preocupação podem ser "renovados" no mundo real. A pesquisa atual em psicoterapia investiga como é possível utilizar pistas contextuais para fortalecer a aprendizagem da extinção, de modo que a aprendizagem terapêutica possa se generalizar para outros ambientes. A pesquisa atual em psicofarmacologia está investigando como fármacos específicos também poderiam fortalecer a aprendizagem da extinção por meio do fortalecimento farmacológico das sinapses no lado responsável pela extinção do medo da comporta da amígdala, desproporcionalmente às sinapses no lado do condicionamento do medo da comporta da amígdala. Como isso poderia ser feito?

Com base em experimentos bem-sucedidos de aprendizagem de extinção em animais, uma ideia que é mostrada na Figura 8.22 consiste no reforço farmacológico da ativação dos receptores de N-metil-D-aspartato (NMDA) toda vez que um paciente for submetido à exposição sistemática de estímulos amedrontadores durante seções de terapia cognitivo-comportamental. A ideia é que, com o progresso da psicoterapia, ocorrerá aprendizagem, visto que a liberação de glutamato é provocada na amígdala lateral e na massa celular intercalada dos neurônios GABAérgicos inibitórios pela psicoterapia. Uma vez que há reforço farmacológico dos receptores NMDA nessas duas sinapses glutamatérgicas, é possível desencadear uma potencialização a longo prazo desproporcionalmente robusta e plasticidade sináptica. Se tal efeito for planejado para ocorrer no exato momento da aprendizagem e da seção de terapia, exatamente quando essas sinapses são seletivamente ativadas, isso pode resultar no predomínio da via de extinção

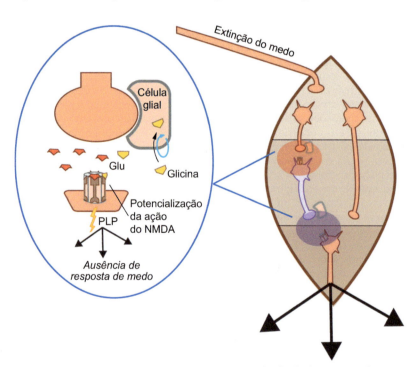

Ausência de resposta de medo

Figura 8.22 Facilitação da extinção do medo com ativação dos receptores NMDA. O fortalecimento das sinapses envolvidas na extinção do medo pode ajudar a melhorar o desenvolvimento da aprendizagem da extinção do medo na amígdala e a reduzir os sintomas dos transtornos de ansiedade. A administração de um agente capaz de potencializar a ação do N-metil-D-aspartato (NMDA) enquanto o indivíduo é submetido à terapia de exposição pode aumentar a eficiência da neurotransmissão glutamatérgica (Glu) nas sinapses envolvidas na extinção do medo. Se isso levar à potencialização a longo prazo (PLP) e à plasticidade sináptica enquanto as sinapses são ativadas por meio de terapia de exposição, podem ocorrer alterações estruturais na amígdala associadas à via de extinção do medo e, portanto, ao predomínio da via de extinção sobre a via de condicionamento.

sobre a via de condicionamento, em teoria. Os estudos realizados em animais sustentam essa possibilidade, e os primeiros estudos clínicos são alentadores, porém nem sempre substanciais ou consistentes até o momento. Nesse meio tempo, os psicofarmacologistas prudentes estão cada vez mais potencializando o seu atual portfólio de agentes ansiolíticos com psicoterapia concomitante, visto que muitos pacientes já obtiveram maior benefício terapêutico com essa combinação.

Bloqueio do condicionamento do medo e das memórias de medo

O bloqueio da *consolidação* ou *reconsolidação* das memórias de medo constitui outra abordagem para o desenvolvimento de novos tratamentos para alívio dos sintomas de ansiedade. Quando o medo é inicialmente condicionado, essa memória é considerada "consolidada" por um processo molecular, que alguns acreditam que seja essencialmente permanente. As sugestões quanto ao mecanismo da consolidação inicial do condicionamento do medo provêm de observações de que tanto os betabloqueadores quanto os opioides são capazes de diminuir potencialmente o condicionamento da memória traumática original, mesmo em seres humanos. Alguns estudos mostram que esses agentes são capazes de reduzir potencialmente a probabilidade de desenvolver TEPT após um evento traumático (Figura 8.23). Essa abordagem terapêutica consiste em tratar o paciente submetido à exposição aguda

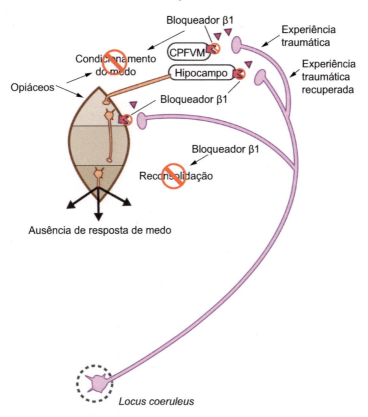

Figura 8.23 Bloqueio e recondicionamento do medo. Quando o medo é inicialmente condicionado, a memória é considerada "consolidada" por meio de um processo molecular, que antigamente se acreditava que fosse permanente. Entretanto, algumas pesquisas sugerem que a administração de bloqueadores beta-adrenérgicos ou de opiáceos pode atenuar potencialmente o condicionamento da memória traumática original. Além disso, as pesquisas também mostram atualmente que, até mesmo quando memórias emocionais foram consolidadas como condicionamento de medo, elas podem ser modificadas quando recuperadas. A reconsolidação refere-se ao estado em que a reativação de uma memória de medo consolidada se torna lábil. Isso exige a síntese de proteína para manter a memória intacta e, à semelhança do condicionamento do medo, também pode ser interrompida por betabloqueadores.

imediatamente após a experiência traumática, de modo a bloquear o medo inicial, impedindo seu condicionamento ou consolidação.

Embora, classicamente, se acreditasse que as memórias emocionais de "medo condicionado" durassem para sempre, experimentos recentes realizados em animais mostram que as memórias emocionais podem, de fato, ser esquecidas ou até mesmo apagadas no momento em que são reexperimentadas. As teorias atuais sugerem que, no momento em que as memórias emocionais são reexperimentadas, elas se encontram em um estado lábil capaz de ser modificado. Em seguida, quando a revivência da memória e qualquer modificação dela estão completas, a memória é restaurada ou "reconsolidada" com essas modificações. A reconsolidação é o estado em que a reativação de uma memória de medo consolidado a torna lábil e exige a síntese de proteína para manter essa memória intacta.

Se as memórias emocionais consolidadas como condicionamento de medo não são permanentes, como sugerem os experimentos em animais, e podem ser modificadas quando são recuperadas, a ideia é utilizar as abordagens tanto psicoterápicas quanto psicofarmacológicas para bloquear a reconsolidação da memória de medo. Hipoteticamente, o bloqueio da reconsolidação pode permitir ao paciente "esquecer" sua memória emocional.

Os primeiros estudos dos betabloqueadores sugerem que esses fármacos também podem interromper a reconsolidação de memórias de medo, bem como a formação do condicionamento do medo (ver Figura 8.23). Mais recentemente, alucinógenos, dissociativos e entactógenos, como psilocibina, MDMA (3,4-metileno-dioximetanfetamina) e cetamina, têm sido empregados na tentativa de bloquear a reconsolidação de memórias ativadas durante sessões de psicoterapia. Esses agentes são discutidos de modo mais detalhado no Capítulo 13, sobre abuso de substâncias; a psilocibina e a MDMA são discutidas de modo sucinto no Capítulo 7 e ilustradas nas Figuras 7.87 e 7.88. A cetamina também é discutida mais extensamente no Capítulo 7. Há uma evidente necessidade da determinação de melhores práticas para utilizar a psicoterapia associada com o uso de agente farmacológicos com ação psicotomimética para produzir um estado dissociativo no qual é possível provocar e reativar memórias emocionais e, por meio da dissociação produzida, interromper a reconsolidação dessas memórias emocionais. Teoricamente, com o uso de substâncias como cetamina, psilocibina ou MDMA

nesse momento, seria possível aliviar os sintomas de ansiedade, trauma, revivência e outras memórias emocionais do TEPT e transtorno de ansiedade e sofrimento existencial de pacientes com doença terminal. Esses são os primeiros passos em termos da aplicação desse conceito no contexto clínico, porém tal noção sustenta a ideia crescente de que a psicoterapia e a psicofarmacologia podem ser sinérgicas. Entretanto, é necessário aprender muito mais para saber como explorar esse sinergismo teórico.

Tratamentos para os subtipos de transtornos de ansiedade

Transtornos de ansiedade generalizada

Os tratamentos psicofarmacológicos para o transtorno de ansiedade generalizada apresentam uma acentuada sobreposição com os de outros transtornos de ansiedade e da depressão. Os tratamentos psicofarmacológicos consistem em ISRS, IRSN, benzodiazepínicos, buspirona e ligantes $\alpha_2\delta$, como pregabalina e gabapentina. Enquanto os benzodiazepínicos não devem ser prescritos a um paciente com transtorno de ansiedade generalizada que faz uso abusivo de outras substâncias, particularmente álcool, esses fármacos podem ser úteis em pacientes que não apresentam uso abusivo de substâncias por um curto período. O uso pode ser feito, por exemplo, quando se inicia o tratamento com um ISRS ou IRSN, visto que esses agentes serotoninérgicos frequentemente são ativadores, difíceis de tolerar no início da dosagem e apresentam início de ação tardio. Em outros pacientes, os benzodiazepínicos podem ser úteis para "complementar" um ISRS ou IRSN para pacientes que apresentaram alívio apenas parcial dos sintomas e estão estabilizados com terapia com ISRS/IRSN. Os benzodiazepínicos também podem ser úteis para uso intermitente ocasional, quando os sintomas se exacerbam e há necessidade de alívio imediato. Os ligantes $\alpha_2\delta$ constituem uma boa alternativa para os benzodiazepínicos em alguns pacientes. Esses ligantes estão aprovados para o tratamento da ansiedade na Europa e em outros países, mas não nos EUA; contudo, podem ser úteis como agentes potencializadores "sem indicação formal de bula".

Outros tratamentos "sem indicação formal de bula" para a ansiedade podem incluir mirtazapina, trazodona, vilazodona, antidepressivos tricíclicos ou até mesmo anti-histamínicos sedativos, como hidroxizina.

Transtorno de pânico

Os ataques de pânico ocorrem em muitas condições, e não apenas no transtorno de pânico. Frequentemente é comórbido com outros transtornos de ansiedade e com a depressão maior. Por conseguinte, não é surpreendente que os tratamentos atuais do transtorno de pânico tenham uma sobreposição significativa com os de outros transtornos de ansiedade e com aqueles para depressão maior. Os tratamentos consistem em ISRS e IRSN, bem como em benzodiazepínicos e ligantes $\alpha_2\delta$. Os tratamentos "sem indicação formal de bula" dos ataques de pânico nos transtornos de ansiedade também podem incluir a mirtazapina e a trazodona. Os inibidores da monoamina oxidase (IMAO), discutidos no Capítulo 7, são muito desprezados na psicofarmacologia em geral e, em particular, no tratamento do transtorno de pânico resistente ao tratamento. Todavia, os IMAOs podem ter grande eficácia no pânico, e o seu uso deve ser considerado quando outros agentes não têm sucesso. A terapia cognitivo-comportamental constitui uma alternativa ou um potencializador das abordagens psicofarmacológicas e pode modificar distorções cognitivas e, por meio de exposição, diminuir os comportamentos de evitação fóbica.

Transtorno de ansiedade social

As opções de tratamento para esse transtorno de ansiedade são muito semelhantes àquelas do transtorno de pânico, com algumas diferenças notáveis. Os ISRS e os IRSN e ligantes $\alpha_2\delta$ constituem tratamentos úteis, porém a utilidade dos benzodiazepínicos não é tão amplamente aceita quanto no transtorno de ansiedade generalizada e o transtorno de pânico. Há também menos evidências sobre a utilidade de fármacos mais antigos para a depressão para uso no transtorno de ansiedade social. Os betabloqueadores, algumas vezes com benzodiazepínicos, podem ser úteis em alguns pacientes com tipos muito distintos de ansiedade social, como a ansiedade de desempenho. Uma substância que (infelizmente) é muito efetiva, mas que obviamente não deve ser usada, é o álcool para o tratamento dos sintomas de ansiedade social. Naturalmente, muitos pacientes estão cientes desse efeito e fazem uso abusivo de álcool antes de procurar um tratamento mais seguro e mais efetivo. A terapia cognitivo-comportamental pode constituir uma poderosa intervenção, algumas vezes superior aos fármacos para determinados pacientes e, com frequência, útil em combinação com fármacos.

TEPT

Embora alguns tratamentos, como certos ISRS, sejam aprovados para o TEPT, os tratamentos psicofarmacológicos para esse transtorno não são tão efetivos quanto nos transtornos de ansiedade. Além disso, o TEPT é tão altamente comórbido que muitos tratamentos psicofarmacológicos são mais efetivamente direcionados para as comorbidades, como depressão, insônia, uso de substâncias e dor, do que para os sintomas centrais do TEPT. Com frequência, os ISRS deixam o paciente com sintomas residuais, incluindo problemas de sono. Por esse motivo, a maioria dos pacientes com TEPT não faz uso de monoterapia. Os benzodiazepínicos devem ser utilizados com cautela, não apenas devido às evidências limitadas de sua eficácia no TEPT em ensaios clínicos, mas também em decorrência do uso abusivo de álcool e de outras substâncias por muitos pacientes com TEPT. Um tratamento específico para o TEPT consiste na administração de antagonistas α_1 à noite para prevenir pesadelos. Há uma grande necessidade de tratamentos farmacológicos muito mais efetivos para o TEPT. Grande parte dos avanços no tratamento do TEPT tem sido o uso de fármacos para o tratamento das comorbidades e psicoterapias para o tratamento dos sintomas centrais. A terapia de exposição é, talvez, a mais efetiva entre as psicoterapias, porém muitas formas de terapia cognitivo-comportamental estão sendo investigadas e usadas na prática clínica, dependendo do treinamento do terapeuta e das necessidades específicas do paciente. O uso de técnicas para bloquear a reconsolidação das memórias emocionais com a combinação de psicoterapia e fármacos (particularmente MDMA) está sendo testado agora para o TEPT. O brexpiprazol, discutido no Capítulo 5 como fármaco para a psicose, está sendo testado, juntamente com o ISRS sertralina, para o TEPT, com resultados iniciais promissores.

Resumo

Os transtornos de ansiedade e os transtornos relacionados a trauma apresentam características centrais de medo e preocupação, que se estendem por todo o espectro dos subtipos de transtornos de ansiedade, desde o transtorno de ansiedade generalizada até o transtorno de pânico, o transtorno de ansiedade social e o transenstorno de estresse pós-traumático. Hipoteticamente, a amígdala desempenha um papel central na resposta de medo nessas condições, e acredita-se que os circuitos corticoestriadotalamocorticais (CETCs) possam desempenhar um papel fundamental na mediação da preocupação. Numerosos neurotransmissores estão envolvidos na regulação dos circuitos subjacentes aos transtornos de ansiedade. A serotonina, a noradrenalina, os ligantes $\alpha_2\delta$ e o GABA são moduladores-chave dos circuitos de medo e preocupação hipotéticos. Todos os tratamentos farmacológicos efetivos são direcionados para esses neurotransmissores. O conceito de ações opostas do condicionamento do medo *versus* extinção do medo nos circuitos da amígdala está hipoteticamente ligado à produção e à manutenção dos sintomas no transtorno de ansiedade e proporciona um substrato para novas terapias potenciais, combinando a psicoterapia com fármacos. O conceito de interrupção da reconsolidação das memórias de medo está sendo testado no momento como nova abordagem terapêutica para os sintomas da ansiedade.

9 Dor Crônica e seu Tratamento

O que é dor?, 375
Dor "normal" e a ativação das fibras nervosas
  nociceptivas, 377
Via nociceptiva para a medula espinal, 378
Via nociceptiva da medula espinal para
  o cérebro, 378
Dor Neuropática, 380
Mecanismos periféricos na dor neuropática, 380
Mecanismos centrais na dor neuropática, 380
O espectro dos transtornos do humor e de
  ansiedade com transtornos dolorosos, 381

Fibromialgia, 382
Diminuição da substância cinzenta nas síndromes
  de dor crônica?, 384
**Sinapses espinais descendentes no corno dorsal
  e tratamento da dor crônica, 386**
**Circuitos sensibilizados como alvos em
  condições dolorosas crônicas, 391**
**Sintomas auxiliares como alvos no tratamento
  da fibromialgia, 395**
Resumo, 396

Este capítulo fornece uma visão geral e sucinta das condições dolorosas crônicas associadas a diferentes transtornos psiquiátricos, as quais são tratadas com agentes psicotrópicos. Estão incluídas aqui discussões sobre a sobreposição sintomática e fisiopatológica entre transtornos dolorosos e muitos outros transtornos tratados em psicofarmacologia, particularmente a depressão e a ansiedade. As descrições clínicas e os critérios formais para estabelecer o diagnóstico das condições dolorosas são mencionados aqui apenas de passagem. O leitor deve consultar fontes de referência padrão para esse material. Nossa discussão enfatiza como as descobertas sobre o funcionamento de diversos circuitos cerebrais e neurotransmissores – em particular os que atuam sobre o processamento central da dor – influenciaram tanto a compreensão da fisiopatologia quanto o tratamento de numerosas condições dolorosas que podem ocorrer associadas ou não a vários transtornos psiquiátricos. Este capítulo tem por objetivo levar ao conhecimento do leitor ideias a respeito dos aspectos clínicos e biológicos do sintoma da dor. Ou seja, como ela pode ser hipoteticamente causada por alterações em seu processamento no sistema nervoso central, como ela pode estar associada a muitos sintomas de depressão e de ansiedade e, por fim, como ela pode ser tratada com os mesmos fármacos usados no tratamento da depressão e da ansiedade. A discussão neste capítulo se dá em nível conceitual, e não em nível pragmático. Aconselhamos o leitor a consultar manuais de farmacologia (como o *Stahl's*

Essencial Psychopharmacology: the Prescriber's Guide) para detalhes das doses, dos efeitos colaterais, das interações medicamentosas e de outras questões relevantes à prescrição desses fármacos na prática clínica.

O que é dor?

Nenhuma experiência rivaliza com a dor em sua capacidade de prender nossa atenção, focalizar nossas ações e causar sofrimento (Tabela 9.1, sobre algumas definições úteis de dor). A poderosa experiência da dor, particularmente da dor aguda, pode desempenhar uma função vital – nos tornar cientes de um dano ao nosso corpo e fazer a parte lesionada permanecer imóvel até que tenha se recuperado. Quando a dor aguda é de origem *periférica* (i. e., com origem fora do sistema nervoso central), mas continua como dor crônica, ela pode causar alterações nos mecanismos de dor do sistema nervoso central, que intensificam ou perpetuam a dor periférica original. Por exemplo, a osteoartrite, a dor lombar e a dor neuropática periférica do diabetes começam como dores periféricas. Entretanto, com o passar do tempo, essas condições podem desencadear mecanismos centrais de dor, que amplificam a dor periférica e geram mais dor centralmente. Isso pode explicar por que recentemente as pesquisas mostraram que as condições dolorosas crônicas de origem periférica podem ser aliviadas com sucesso mediante o uso de psicofármacos que atuam sobre os mecanismos centrais de dor.

Tabela 9.1 Dor: algumas definições úteis.

Dor	Experiência sensorial e emocional desagradável associada a um dano tecidual real ou potencial ou descrita em termos desse dano
Dor aguda	Dor de curta duração e que regride; em geral, diretamente relacionada à resolução ou à cura do dano tecidual
Dor crônica	Dor que persiste por mais tempo do que o esperado; um limiar artificial para a cronicidade (p. ex., 1 mês) não é apropriado
Dor neuropática	Dor que surge de dano ou disfunção de qualquer parte do sistema nervoso periférico ou central
Nocicepção	Processo pelo qual estímulos nocivos produzem atividade nas vias sensoriais que transmitem a informação "dolorosa"
Alodinia	Dor causada por um estímulo que normalmente não provoca dor
Hiperalgesia	Resposta aumentada a um estímulo que normalmente não é doloroso
Analgesia	Qualquer processo capaz de reduzir a sensação de dor e, ao mesmo tempo, não afetar o tato normal
Anestesia local	Bloqueio de todas as sensações (inócuas e dolorosas) de uma área localizada
Estímulo nocivo	Estímulo que inflige ou potencialmente infligiria danos aos tecidos do corpo
Neurônio aferente primário (NAP)	O primeiro neurônio da via somatossensorial; detecta estímulos mecânicos, térmicos ou químicos em seus terminais periféricos e transmite potenciais de ação a seus terminais centrais na medula espinal; todos os NAPs têm o corpo celular localizado no gânglio da raiz dorsal
Nociceptor	Neurônio aferente primário (sensitivo) que é apenas ativado por um estímulo nocivo
Nocicepção	Processo pelo qual um nociceptor detecta um estímulo nocivo e gera um sinal (potencial de ação), que se propaga para os centros superiores da via nociceptiva
Gânglio da raiz dorsal (GRD)	Contém os corpos celulares dos NAPs; as proteínas, incluindo transmissores, receptores e proteínas estruturais, são sintetizadas aqui e transportadas até os terminais periféricos e centrais
Interneurônio	Neurônio com seu corpo celular, axônio e dendritos dentro da medula espinal; pode ser excitatório (p. ex., contendo glutamato) ou inibitório (p. ex., contendo GABA)
Neurônios de projeção	Neurônio no corno dorsal, que recebe estímulos dos NAPs e/ou dos interneurônios e que se projeta da medula espinal para os centros superiores de processamento
Trato espinotalâmico	Trato de neurônios que se projeta da medula espinal para o tálamo
Tratos espinobulbares	Vários tratos diferentes de neurônios que se projetam da medula espinal para os núcleos do tronco encefálico
Córtex somatossensorial	Região do córtex cerebral que recebe estímulos aferentes, principalmente de nervos sensitivos cutâneos; o córtex apresenta uma disposição topográfica, em que áreas adjacentes recebem estímulos de regiões corporais adjacentes; a estimulação do córtex somatossensorial cria sensações da parte do corpo que se projeta para ele

Muitas outras condições de dor crônica podem começar *centralmente*, não tendo nenhuma causa periférica, particularmente as condições associadas a múltiplos sintomas físicos dolorosos não explicados, como depressão, ansiedade e fibromialgia. Como essas condições dolorosas mediadas centralmente estão associadas a sintomas emocionais, esse tipo de dor com frequência não era até recentemente considerado "real", mas sim uma consequência inespecífica de conflitos psicológicos não resolvidos que deveria melhorar com a melhora do transtorno psiquiátrico associado. Assim, não havia necessidade de considerar o tratamento desse tipo de dor. Todavia, muitas condições dolorosas sem lesões periféricas identificáveis que antes eram ligadas apenas a transtornos psiquiátricos são, hoje em dia, consideradas hipoteticamente como formas de síndromes de dor neuropática crônica. Elas podem ser tratadas com sucesso com os mesmos fármacos que tratam as síndromes de dor neuropática não associadas a transtornos psiquiátricos. Esses tratamentos incluem os IRSNs (inibidores da recaptação de serotonina e de noradrenalina, discutidos no Capítulo 7 sobre tratamento dos transtornos do humor [ver Figuras 7.28 a 7.33]) e os ligantes $\alpha_2\delta$ (anticonvulsivantes que bloqueiam os canais de cálcio sensíveis à voltagem ou VSCC, discutidos no Capítulo 8 sobre transtornos de ansiedade [ver Figuras 8.17 e 8.18]). Outros agentes psicotrópicos de ação central em vários outros locais também são usados para tratar uma variedade de condições dolorosas crônicas e serão mencionados mais adiante. Muitos outros fármacos também estão sendo testados como novos tratamentos potenciais para a dor.

Como a dor está claramente associada a alguns transtornos psiquiátricos, e os psicofármacos que os tratam também são efetivos para uma ampla variedade de condições dolorosas, a detecção, a quantificação e o tratamento da dor estão rapidamente se tornando partes fundamentais da avaliação psiquiátrica. Os psicofarmacologistas modernos consideram cada vez mais a dor como um "sinal vital" psiquiátrico, exigindo, assim, uma avaliação de rotina e tratamento sintomático. De fato, a eliminação da dor está sendo cada vez mais reconhecida como necessária para obter uma remissão sintomática completa, não apenas das condições dolorosas crônicas, mas também de muitos transtornos psiquiátricos.

Dor "normal" e a ativação das fibras nervosas nociceptivas

A via da dor nociceptiva consiste na série de neurônios que começa pela detecção de um estímulo nocivo e termina com a percepção subjetiva da dor. Essa denominada "via nociceptiva" começa na periferia, entra na medula espinal e projeta-se para o cérebro (ver Figura 9.1). É importante compreender os processos

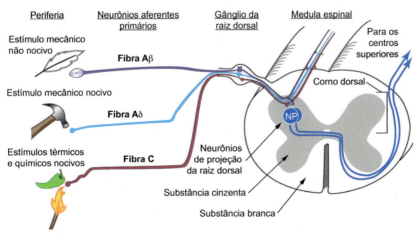

Figura 9.1 Ativação das fibras nervosas nociceptivas. A detecção de um estímulo nocivo ocorre nos terminais periféricos dos neurônios aferentes primários e leva à produção de potenciais de ação que se propagam ao longo do axônio até os terminais centrais. As fibras Aβ respondem apenas a estímulos não nocivos, as fibras Aδ respondem a estímulos mecânicos nocivos e a estímulos térmicos subnocivos, enquanto as fibras C respondem apenas a estímulos mecânicos, térmicos e químicos nocivos. Os neurônios aferentes primários têm o seu corpo celular no gânglio da raiz dorsal e enviam terminais para aquele segmento da medula espinal. Eles também enviam colaterais ascendentes menos densos pela medula espinal por uma curta distância. Os neurônios aferentes primários fazem sinapse em várias classes diferentes de neurônios de projeção (NPs) no corno dorsal, que se projetam para os centros superiores por meio de tratos diferentes.

que modulam a informação, de modo a aumentar ou diminuir a percepção da dor associada a determinado estímulo. Isso porque esses processos podem explicar não apenas o motivo do surgimento de estados dolorosos não adaptativos, mas também o motivo pelos quais os fármacos que atuam em transtornos psiquiátricos, como a depressão e a ansiedade, também podem ser efetivos na redução da dor.

Via nociceptiva para a medula espinal

Os neurônios aferentes primários detectam estímulos sensoriais, incluindo dor (ver Figura 9.1). Esses neurônios têm os seus corpos celulares nos gânglios da raiz dorsal localizados ao longo da medula espinal, fora do sistema nervoso central, e, portanto, são considerados neurônios periféricos e não centrais (ver Figura 9.1). A nocicepção começa pela transdução – o processo pelo qual proteínas especializadas da membrana localizadas nas projeções periféricas desses neurônios detectam um estímulo e geram uma mudança de voltagem nas membranas neuronais periféricas. Um estímulo forte o suficiente irá baixar a voltagem na membrana (i. e., irá despolarizar a membrana) o suficiente para ativar os canais de sódio sensíveis à voltagem (VSCCs) e deflagrar um potencial de ação que irá se propagar em toda a extensão do neurônio até os terminais centrais do neurônio na medula espinal (ver Figura 9.1). Os VSSCs foram discutidos no Capítulo 3 e estão ilustrados nas Figuras 3.19 e 3.20. O fluxo de impulsos nociceptivos a partir dos neurônios aferentes primários para o sistema nervoso central pode ser reduzido ou interrompido quando os VSSCs são bloqueados pela administração periférica de anestésicos locais, como a lidocaína.

As características das respostas específicas dos neurônios aferentes primários são determinadas pelos receptores e canais específicos expressos por esses neurônios na periferia (ver Figura 9.1). Por exemplo, os neurônios aferentes primários que expressam um canal iônico ativado por estiramento são mecanossensíveis. Os que expressam o canal iônico do receptor vaninoide 1 (VR1) são ativados pela capsaicina, o principal ingrediente da pimenta-malagueta, bem como pelo calor nocivo, levando à sensação de ardência evocada por ambos os estímulos. Essas propriedades de resposta funcional são utilizadas para classificar os neurônios aferentes primários em três tipos: neurônios de fibras Aβ, Aδ e C (ver Figura 9.1). As fibras Aβ detectam pequenos movimentos, toque leve, movimento

dos cabelos e vibrações, enquanto os terminais periféricos das fibras C são terminações nervosas desnudas, que são ativadas apenas por estímulos mecânicos, térmicos ou químicos nocivos. Por fim, as fibras Aδ situam-se em algum ponto entre a percepção de estímulos mecânicos nocivos e estímulos térmicos subnocivos (ver Figura 9.1). Assim, os estímulos nociceptivos e a dor podem ser causados pela ativação dos neurônios aferentes primários periféricos, como entorse do tornozelo ou extração de dente. Os agentes anti-inflamatórios não esteroides (AINEs) podem reduzir os estímulos dolorosos desses neurônios aferentes primários, presumivelmente por meio de suas ações periféricas. Os opioides também podem reduzir essa dor, porém a partir de ações centrais, conforme explicado mais adiante.

Via nociceptiva da medula espinal para o cérebro

Os terminais centrais dos neurônios nociceptivos periféricos fazem sinapse no corno dorsal da medula espinal, nas células próximas da via – os neurônios do corno dorsal, que recebem estímulos de muitos neurônios aferentes primários e, em seguida, se projetam para os centros superiores (Figuras 9.2 e 9.3). Por esse motivo, eles também são designados, algumas vezes, como neurônios de projeção (NPs; Figuras 9.1 a 9.3) do corno dorsal. Desse modo, os neurônios do corno dorsal são os primeiros neurônios da via nociceptiva totalmente localizados no sistema nervoso central, constituindo, assim, um local fundamental para a modulação da atividade neuronal nociceptiva à medida que chega ao sistema nervoso central. Foram identificados inúmeros neurotransmissores no corno dorsal, alguns dos quais são mostrados na Figura 9.2.

Os neurotransmissores no corno dorsal são sintetizados não apenas por neurônios aferentes primários, mas também pelos outros neurônios localizados no corno dorsal, incluindo neurônios descendentes e diversos interneurônios (Figura 9.2). Alguns sistemas de neurotransmissores do corno dorsal constituem alvos eficazes de fármacos para alívio da dor, particularmente opioides, IRSN para reforço da serotonina e noradrenalina e ligantes $\alpha_2\delta$, que atuam nos VSCC. Todos os sistemas de neurotransmissores que atuam no corno dorsal representam alvos potenciais para novos fármacos que aliviam a dor (Figura 9.2). Uma plétora desses novos agentes está atualmente em fase de desenvolvimento clínico e pré-clínico.

Existem várias classes de neurônios no corno dorsal: alguns deles recebem estímulos

Múltiplos neurotransmissores modulam o processamento da dor na medula espinal

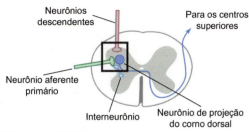

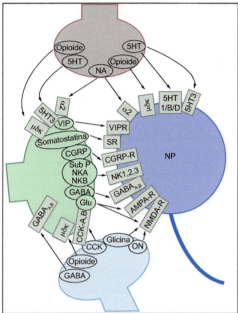

Figura 9.2 Múltiplos neurotransmissores modulam o processamento da dor na medula espinal. Existem muitos neurotransmissores e seus receptores correspondentes no corno dorsal. Esses neurotransmissores no corno dorsal podem ser liberados por neurônios aferentes primários, por neurônios descendentes reguladores, por neurônios de projeção (NPs) do corno dorsal e por interneurônios. Os neurotransmissores presentes no corno dorsal que foram mais bem estudados em termos de transmissão da dor incluem a substância P (receptores NK1, 2 e 3), as endorfinas (receptores opioides μ), a noradrenalina (receptores α_2-adrenérgicos) e a serotonina (receptores $5HT_{1B/D}$ e $5HT_3$). Vários outros neurotransmissores também estão representados, incluindo a proteína inibidora da vasopressina (VIP) e o seu receptor VIPR; a somatostatina e seu receptor SR; o peptídeo relacionado com o gene da calcitonina (CGRP) e seu receptor CGRP-R; o GABA e seus receptores $GABA_A$ e $GABA_B$; o glutamato e seus receptores AMPA-R (receptor de ácido α-amino-3-hidroxi-5-metil-4-isoxazol propiônico) e NMDA-R (receptor de N-metil-D-aspartato); o óxido nítrico (ON); a colecistocinina (CCK) e seus receptores CCK-A e CCK-B; e a glicina e seu receptor NMDA-R.

diretamente dos neurônios sensitivos primários, enquanto alguns são interneurônios e outros se projetam da medula espinal para os centros superiores (Figura 9.3). Existem diversos tratos diferentes pelos quais esses neurônios de projeção podem ascender, os quais podem ser divididos, *grosso modo*, em duas funções: a via sensorial/discriminativa e a via emocional/motivacional (Figura 9.3).

Na via sensorial/discriminativa, os neurônios do corno dorsal ascendem pelo trato espinotalâmico; em seguida, os neurônios talâmicos projetam-se para o córtex somatossensorial primário (Figura 9.3). Acredita-se que essa via de dor específica transmita a localização precisa do estímulo nociceptivo e sua intensidade. Na via emocional/motivacional, outros neurônios do corno dorsal projetam-se dos núcleos do tronco encefálico e, a partir destes, para regiões límbicas (Figura 9.3). Acredita-se que essa segunda via de dor transmita o componente afetivo evocado pelos estímulos nociceptivos. Somente quando esses dois aspectos de discriminação sensorial e de

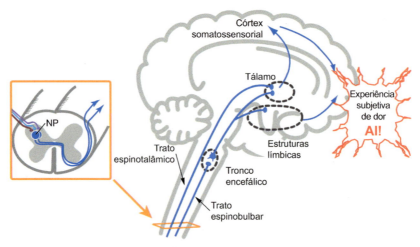

Figura 9.3 Da nocicepção à dor. Os neurônios do corno dorsal no trato espinotalâmico projetam-se para o tálamo e, em seguida, para o córtex somatossensorial primário. Essa via leva a informação sobre a intensidade e a localização dos estímulos dolorosos e é denominada via discriminativa/sensorial. Os neurônios que ascendem pelo trato espinobulbar projetam-se para os núcleos do tronco encefálico e, em seguida, para o tálamo e estruturas límbicas. Essas vias transmitem os aspectos emocionais e motivacionais da experiência de dor. Somente quando as informações das vias discriminativa/sensorial (talamocortical) e emocional/motivacional (límbica) se combinam é que se forma a experiência subjetiva humana de dor ("ai!").

emoção se unem, e a percepção subjetiva final da dor é criada, é que podemos usar o termo *dor* para descrever a modalidade ("ai!"; Figura 9.3). Antes desse ponto, estamos discutindo apenas a atividade nas vias neurais, que deve ser descrita como atividade neuronal evocada por estímulos nocivos ou nociceptiva, mas não necessariamente como dor.

Dor neuropática

A expressão *dor neuropática* descreve a dor que surge em decorrência de dano ou de disfunção em qualquer parte do sistema nervoso periférico ou central. Enquanto isso, a dor "normal" (denominada dor nociceptiva, discutida anteriormente) é causada pela ativação das fibras nervosas nociceptivas.

Mecanismos periféricos na dor neuropática

A transdução e a condução normais nos neurônios aferentes periféricos podem ser retidas em determinados estados de dor neuropática para manter a sinalização nociceptiva na ausência de um estímulo nocivo relevante. Danos neuronais causados por doença ou por traumatismo podem alterar a atividade elétrica dos neurônios, possibilitar a comunicação cruzada entre neurônios e iniciar processos inflamatórios que provocam "sensibilização periférica". Neste capítulo, não iremos enfatizar os distúrbios e mecanismos de sensibilização periférica, mas sim os distúrbios e mecanismos de sensibilização central.

Mecanismos centrais na dor neuropática

Em cada ponto de retransmissão importante na via da dor (Figura 9.3), o sinal doloroso nociceptivo é suscetível à modulação por processos endógenos, a fim de amortecer o sinal ou amplificá-lo. Isso acontece não apenas perifericamente nos neurônios aferentes primários, conforme acabamos de discutir, mas também em neurônios centrais do corno dorsal da medula espinal e em numerosas regiões cerebrais. Os eventos no corno dorsal da medula espinal estão mais bem elucidados do que os nas regiões cerebrais das vias nociceptivas, porém o processamento da dor no cérebro pode fornecer a chave para compreender a geração e a amplificação da dor central em distúrbios dolorosos crônicos periféricos, como osteoartrite, dor lombar e dor neuropática periférica do diabetes. Também, podendo ser igualmente útil, para compreensão dos sintomas físicos dolorosos nos transtornos afetivos e de ansiedade e na fibromialgia.

A sensibilização central "segmentar" é um processo que se acredita ser causado quando ocorrem alterações plásticas no corno dorsal, classicamente em condições como dor fantasma após amputação de membro. Especificamente, esse tipo de plasticidade neuronal no corno dorsal é denominado dependente de atividade ou dependente de uso, visto que requer uma descarga constante da via de dor no corno dorsal. A consequência desse estímulo doloroso constante causa finalmente respostas exageradas (hiperalgésicas) ou prolongadas a qualquer estímulo nocivo – um fenômeno algumas vezes denominado *wind-up* –, bem como respostas dolorosas a estímulos normalmente inócuos (processo denominado alodinia). A fosforilação de receptores e canais essenciais da membrana no corno dorsal parece aumentar a eficiência sináptica e, portanto, ativar uma chave geral, abrindo a comporta da via de dor e ativando a sensibilização central que atua para amplificar ou criar a percepção da dor. Isso ocorre mesmo se não houver nenhum estímulo doloroso proveniente da periferia. A comporta também pode se fechar, conforme conceitualizado na "teoria da comporta" clássica para a dor, a fim de explicar como estímulos inócuos (p. ex., acupuntura, vibração, esfregar) distantes do local de uma lesão podem fechar a comporta e reduzir a percepção da dor.

Na sensibilização central segmentar, uma lesão periférica definida (Figura 9.4A) combina-se com a sensibilização central no segmento da medula espinal que recebe o estímulo nociceptivo proveniente da área lesionada do corpo (Figura 9.4B). As síndromes de sensibilização central segmentar são, portanto, estados "mistos", nos quais a lesão da alteração central segmentar (Figura 9.4B) junta-se a lesões periféricas, como dor lombar, dor neuropática periférica diabética e erupções cutâneas dolorosas do herpes-zóster (Figura 9.4A).

A sensibilização central "suprassegmentar" está hipoteticamente ligada a alterações plásticas que ocorrem em locais do cérebro dentro da via nociceptiva, particularmente o tálamo e o córtex, na presença de causas periféricas conhecidas (Figura 9.5A) ou até mesmo na ausência de eventos deflagradores identificáveis (Figura 9.5B). No caso da sensibilização central suprassegmentar ativada perifericamente, acredita-se que o cérebro "aprenda" a partir de sua experiência de dor e decida não apenas manter o processo ativo, mas também intensificá-lo e torná-lo permanente. No caso da dor de origem central sem estímulo periférico, é como se o cérebro tivesse descoberto como ativar espontaneamente suas vias de dor. Interromper esse processo de vias cerebrais sensibilizadas para a dor e fazer com que o sistema nervoso central "esqueça" suas memórias moleculares pode constituir uma das maiores oportunidades terapêuticas da psicofarmacologia nos dias atuais. Isso não apenas porque possivelmente são estratégias terapêuticas para diversas condições de dor neuropática crônica, conforme discutido aqui, mas também porque pode ser uma abordagem viável para o tratamento das alterações moleculares hipotéticas que possivelmente estão na base da progressão da doença em uma ampla variedade de transtornos, desde esquizofrenia até transtornos de ansiedade induzidos por estresse, transtornos afetivos e transtornos de adição. As condições hipoteticamente causadas por síndromes de sensibilização central suprassegmentar de dor que se originam no cérebro sem estímulo doloroso periférico incluem a fibromialgia, a síndrome de dor disseminada crônica e sintomas físicos dolorosos da depressão e dos transtornos de ansiedade, particularmente o transtorno de estresse pós-traumático (TEPT) (Figura 9.5B).

O espectro dos transtornos do humor e de ansiedade com transtornos dolorosos

Um grande grupo de transtornos sobrepostos pode apresentar sintomas emocionais, sintomas físicos dolorosos ou ambos (Figura 9.6). Embora a dor na ausência de sintomas emocionais tenha sido considerada, há muito tempo, como distúrbio neurológico, e a dor na presença de sintomas emocionais, como transtorno psiquiátrico, hoje em dia está claro que a dor é um sintoma que pode ser mapeado como processamento ineficiente da informação do circuito da dor. Ela é, em grande parte, considerada o mesmo sintoma, com tratamentos iguais, independentemente de sua ocorrência isolada ou como parte de determinada síndrome (Figura 9.6). Assim, a dor (Figura 9.6, à direita) pode ocorrer não apenas por si, mas também concomitantemente com os sintomas emocionais de humor deprimido e ansiedade (Figura 9.6, à esquerda) e com os sintomas físicos de fadiga, insônia e dificuldades de concentração (Figura 9.6, no meio). Independentemente de a dor ocorrer por si ou com outros sintomas emocionais ou físicos concomitantes, ou na presença de transtornos psiquiátricos com síndrome completa, como transtorno depressivo maior, transtorno de ansiedade generalizada ou TEPT (Figura 9.6, à esquerda), ela precisa ser tratada, e os tratamentos são todos iguais em todo o espectro (Figura 9.6), ou seja, IRSN e ligantes $\alpha_2\delta$, conforme explicado adiante.

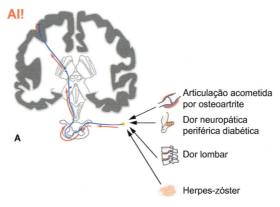
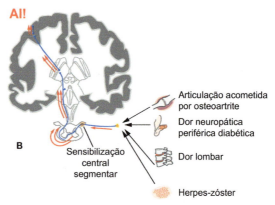

Figura 9.4 Dor aguda e desenvolvimento da sensibilização central segmentar. **A.** Quando ocorre lesão periférica, o fluxo de impulsos nociceptivos dos neurônios aferentes primários é transmitido por meio dos neurônios do corno dorsal aos centros cerebrais superiores, onde pode ser finalmente interpretado como dor (representado pelo "ai!"). **B.** Em alguns casos, a lesão ou a doença que afetam diretamente o sistema nervoso podem resultar em alterações plásticas, que levam à sensibilização do sistema nervoso central, de modo que a experiência de dor persiste mesmo após resolução do dano tecidual. Os impulsos podem ser gerados em locais anormais, seja espontaneamente ou por forças mecânicas. Na medula espinal, esse processo é denominado sensibilização central segmentar. Tal mecanismo encontra-se na base de várias condições, como dor neuropática periférica do diabetes e herpes-zóster.

Fibromialgia

A fibromialgia emergiu como uma síndrome dolorosa diagnosticável e passível de tratamento, com hipersensibilidade, porém sem nenhuma patologia estrutural nos músculos, ligamentos ou articulações. A fibromialgia é reconhecida como uma síndrome dolorosa crônica generalizada associada à fadiga e ao sono não restaurador. É diagnosticada com base no número de áreas do corpo em que o paciente apresenta dor (índice de dor generalizada ou IDG) combinada com a gravidade dos sintomas associados (fadiga, sono não reparador, sintomas cognitivos e outros sintomas somáticos) (Figura 9.7). Trata-se do segundo diagnóstico mais comum em clínicas de reumatologia, que pode acometer 2 a 4% da população geral. Embora sejam crônicos e debilitantes, os sintomas da fibromialgia não são necessariamente progressivos. Não há nenhuma causa conhecida e nenhuma patologia conhecida identificável nos músculos ou nas articulações. Essa síndrome pode ser desconstruída em seus sintomas componentes (Figura 9.8) e, em seguida, pode efetuar uma correspondência com circuitos cerebrais hipoteticamente disfuncionais (Figura 9.9).

Dor crônica com sensibilização central suprassegmentar devido à lesão periférica

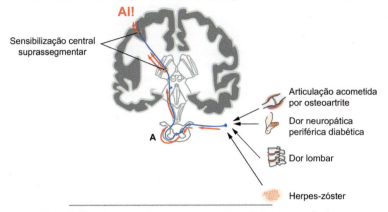

Sensibilização central suprassegmentar originada no cérebro

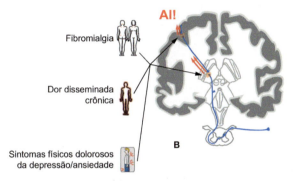

Figura 9.5 Sensibilização central suprassegmentar. Alterações plásticas em locais do cérebro na via nociceptiva, em particular no tálamo e no córtex sensorial, podem causar sensibilização. Esse processo no cérebro é denominado sensibilização central suprassegmentar e pode ocorrer após lesão periférica (**A**) ou até mesmo na ausência de eventos deflagradores identificáveis (**B**). Acredita-se que esse mecanismo esteja subjacente a condições como fibromialgia, dor crônica generalizada e sintomas dolorosos na depressão e nos transtornos de ansiedade.

O espectro que se estende desde os transtornos do humor e de ansiedade até as síndromes de dor neuropática crônica

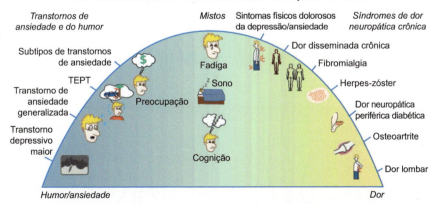

Figura 9.6 O espectro que se estende desde os transtornos do humor e de ansiedade até as síndromes de dor neuropática crônica. A dor, apesar de não ser um critério diagnóstico formal da depressão ou dos transtornos de ansiedade, está, entretanto, frequentemente presente em pacientes com esses transtornos. De modo semelhante, o humor deprimido, a ansiedade e outros sintomas identificados como parte da depressão e dos transtornos de ansiedade são atualmente reconhecidos como sintomas comuns nos distúrbios dolorosos.

Diminuição da substância cinzenta nas síndromes de dor crônica?

Alguns relatos preliminares muito preocupantes sugerem que a dor crônica pode até mesmo "encolher o cérebro" no CPFDL (córtex pré-frontal dorsolateral) (Figura 9.9) e, assim, contribuir para a disfunção cognitiva observada em certos estados dolorosos, como a fibromialgia (Figura 9.8) e a dor lombar. A atrofia cerebral é discutida em relação ao estresse e aos transtornos de ansiedade no Capítulo 6 e está ilustrada na Figura 6.30. Não seria surpreendente se as condições estressantes que provocam dor, bem como a dor que causa sofrimento, estivessem todas envolvidas como causadoras de atrofia cerebral e/ou disfunção cognitiva na fibromialgia e/ou em outros estados dolorosos crônicos. Por exemplo, foi também relatada uma associação da dor lombar crônica com uma diminuição da densidade da substância cinzenta pré-frontal e talâmica (Figura 9.10). Alguns especialistas aventaram a hipótese de que, na fibromialgia e em outras síndromes de dor neuropática crônica, a percepção persistente de dor pode levar ao uso excessivo de neurônios do CPFDL, à morte celular excitotóxica nessa região cerebral e à redução do "freio" corticotalâmico sobre as vias nociceptivas. Essas consequências poderiam causar não apenas um aumento da percepção da dor, mas também uma redução da função executiva, algumas vezes designada como "*fibro-fog*" na fibromialgia. No Capítulo 6, foi discutido como anormalidades no eixo HHSR (hipotálamo-hipófise-suprarrenal) relacionado ao estresse na regulação do CRH-ACTH-cortisol podem estar ligadas à atrofia do hipocampo (ver Figura 6.32) possivelmente associada a uma redução na disponibilidade de fatores de crescimento (ver Figuras 6.27 e 6.29). Alterações nos fatores de crescimento podem estar ligadas aos relatos de redução de volume da substância cinzenta na síndrome de dor crônica (fibromialgia e dor

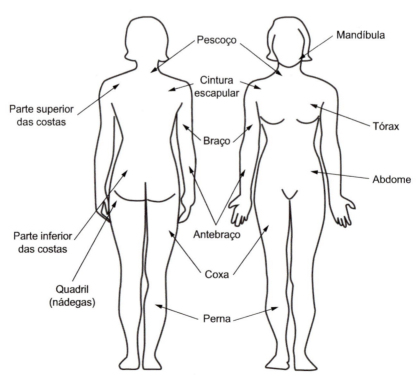

Figura 9.7 Índice de dor generalizada (IDG). A fibromialgia é uma síndrome de dor generalizada crônica, formalmente diagnosticada com base no número de áreas do corpo onde o paciente sente dor (índice de dor generalizada ou IDG), combinado com a gravidade dos sintomas associados (fadiga, sono não reparador, sintomas cognitivos e outros sintomas somáticos).

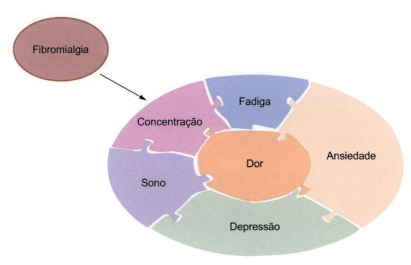

Figura 9.8 Sintomas de fibromialgia. Além da dor como característica central da fibromialgia, muitos pacientes apresentam fadiga, ansiedade, depressão, transtorno do sono e dificuldades de concentração.

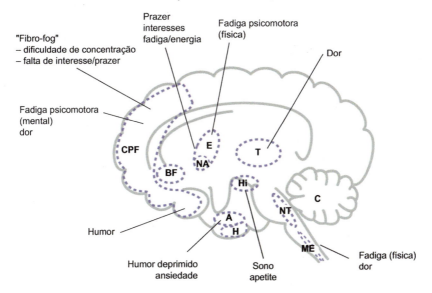

Figura 9.9 Algoritmo para fibromialgia com base nos sintomas. Uma abordagem baseada em sintomas para a escolha do tratamento para fibromialgia segue a teoria de que é possível fazer corresponder cada um dos sintomas do paciente a circuitos cerebrais disfuncionais e neurotransmissores que hipoteticamente mediam esses sintomas. Essa informação é, então, usada para selecionar um mecanismo farmacológico correspondente para tratamento. A dor está ligada à transmissão de informações pelo tálamo (T), enquanto a fadiga física está ligada ao estriado (E) e à medula espinal (ME). As dificuldades de concentração e a falta de interesse (denominadas *fibro-fog*), bem como a fadiga mental, estão ligadas ao córtex pré-frontal (CPF), especificamente ao CPF dorsolateral. A fadiga, o baixo nível de energia e a falta de interesse também podem estar relacionados com o *nucleus accumbens* (NA). Os transtornos do sono e do apetite estão associados ao hipotálamo (Hi), o humor deprimido, à amígdala (A) e ao córtex orbitofrontal, e a ansiedade, à amígdala.

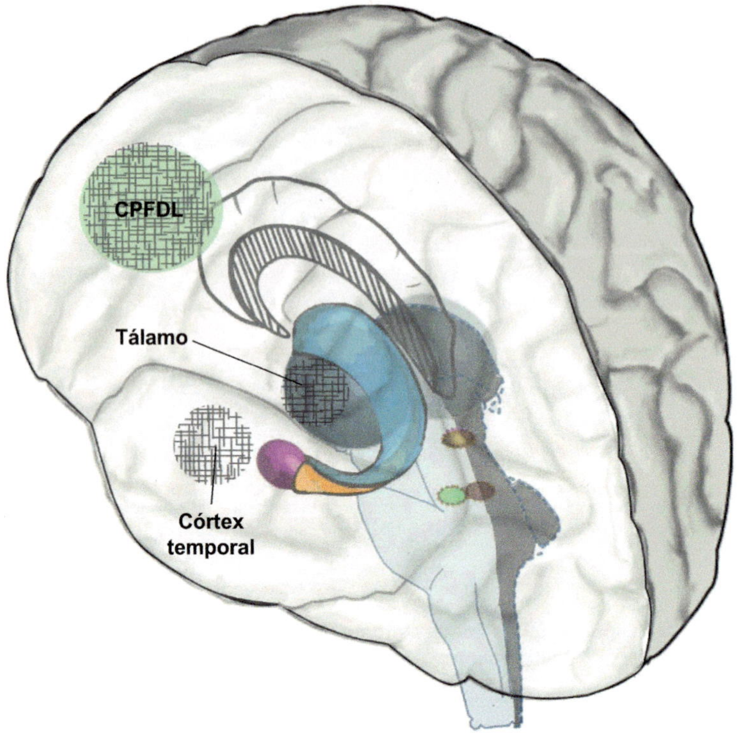

Perda da substância cinzenta na dor crônica

Figura 9.10 Perda da substância cinzenta na dor crônica. As pesquisas sugerem que a dor crônica, à semelhança da ansiedade e dos transtornos relacionados ao estresse, pode levar à atrofia cerebral. Especificamente, dispõe-se de dados que mostram a perda de substância cinzenta no córtex pré-frontal dorsolateral (CPFDL), no tálamo e no córtex temporal de pacientes com condições dolorosas crônicas.

lombar), porém em regiões cerebrais diferentes (CPFDL, córtex temporal e tálamo) (Figura 9.10) das relatadas para a depressão (Figura 9.13A; ver Figura 9.12A). A substância cinzenta pode, na realidade, estar aumentada em outras regiões cerebrais na dor crônica.

Embora ainda sejam preliminares, esses achados sugerem uma possível consequência estrutural na sensibilização central suprassegmentar (Figura 9.10), que não difere daquela suspeita para a depressão e o estresse (ver Figura 6.30). O processamento anormal da dor, as respostas exageradas à dor e a dor contínua podem estar ligados a deficiências no circuito do CPFDL e sua regulação pela dopamina, o que fornece uma possível explicação para as dificuldades cognitivas associadas à dor crônica, particularmente a denominada *"fibro-fog"* na fibromialgia (ver Figura 9.8). As anormalidades talâmicas também podem estar ligadas a transtornos do sono, bem como ao sono não reparador observado nas síndromes de dor crônica (ver Figura 9.8).

Por conseguinte, as síndromes de dor crônica não apenas causam dor, mas também problemas relacionados com fadiga, concentração mental, sono, depressão e ansiedade (ver Figura 9.8). As anormalidades cerebrais estruturais associadas ao processamento ineficiente da informação em áreas cerebrais que medeiam esses sintomas (ver Figura 9.9) podem explicar por que essas diversas síndromes (ver Figura 9.8) estão frequentemente associadas a síndromes de dor crônica.

Sinapses espinais descendentes no corno dorsal e tratamento da dor crônica

A substância cinzenta periaquedutal é o local de origem e de regulação de grande parte da inibição descendente, que se projeta pela medula espinal até o corno dorsal (ver Figura 9.2). A substância cinzenta periaquedutal foi discutida em relação às suas conexões com a amígdala e com o componente motor da resposta de medo no Capítulo 8 e está ilustrada na Figura 8.9. A substância cinzenta periaquedutal também integra estímulos de vias nociceptivas e estruturas límbicas, como a amígdala e o córtex límbico, e envia estímulos para os núcleos do tronco encefálico e a medula rostroventromedial para impulsionar as vias inibitórias descendentes. Algumas dessas vias descendentes liberam endorfinas, que atuam principalmente por meio de receptores opioides μ-pré-sinápticos, inibindo a neurotransmissão de neurônios aferentes primários nociceptivos (ver Figura 9.2). Os receptores opioides μ-espinais constituem alvos dos analgésicos opioides, assim como os receptores opioides μ na própria substância cinzenta periaquedutal (Figura 9.11). É interessante assinalar que, como as fibras Aβ (ver Figura 9.1) não expressam receptores opioides μ, isso pode explicar por que os analgésicos opioides poupam os estímulos sensoriais normais. As encefalinas, que também atuam por meio dos receptores opioides δ, são antinociceptivas, enquanto as dinorfinas, que atuam nos receptores opioides κ, podem ser antinociceptivas ou pró-nociceptivas. É interessante observar também que, em geral, os opioides não são mais efetivos do que os IRSN ou os ligantes $\alpha_2\delta$ para estados de dor neuropática crônica. Todavia, em muitos casos, como na fibromialgia, os opioides não demonstram ser efetivos.

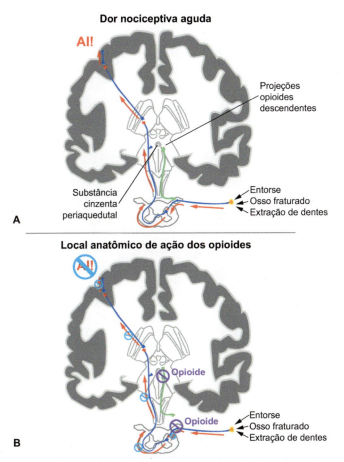

Figura 9.11 Dor nociceptiva aguda e opioide. A substância cinzenta periaquedutal integra impulsos provenientes de vias nociceptivas e estruturas límbicas, além de enviar estímulos para impulsionar vias inibitórias descendentes, incluindo projeções opioides descendentes. **A.** Aqui, são mostrados estímulos nociceptivos provenientes de uma lesão periférica transmitidos ao cérebro e interpretados como dor. A projeção opioide descendente não é ativada e, portanto, não está inibindo o estímulo nociceptivo. **B.** A liberação de opioides endógenos na projeção opioide descendente ou a administração exógena de um opioide pode causar inibição da neurotransmissão nociceptiva no corno dorsal ou na substância cinzenta periaquedutal e, assim, impedir ou reduzir a experiência da dor.

388 Stahl Psicofarmacologia: Bases Neurocientíficas e Aplicações Práticas

Duas outras vias inibitórias descendentes importantes também são mostradas na Figura 9.2. Uma delas é a via noradrenérgica (NA) espinal descendente (Figura 9.12A), que se origina no *locus coeruleus* (LC) e, particularmente, nos corpos celulares noradrenérgicos das partes inferiores (caudais) do centro neurotransmissor do tronco encefálico (sistema celular noradrenérgico segmentar lateral). A outra via descendente importante é a via serotoninérgica espinal descendente (Figura 9.13A), que se origina no núcleo da rafe magna da medula rostroventromedial e, particularmente, nos núcleos serotoninérgicos inferiores (caudais)

(rafe magna, rafe pálida e rafe obscura). Os neurônios noradrenérgicos descendentes inibem a liberação de neurotransmissores dos aferentes primários diretamente por meio dos receptores α_2-adrenérgicos inibitórios (ver Figura 9.2), o que explica o motivo pelo qual os agonistas α_2 de ação direta, como a clonidina, podem ser úteis para aliviar a dor em alguns pacientes. A serotonina inibe os terminais aferentes primários por meio dos receptores $5HT_{1B/D}$ pós-sinápticos (ver Figura 9.2). Esses receptores inibitórios estão acoplados às proteínas G e influenciam indiretamente os canais iônicos, hiperpolarizando o terminal nervoso

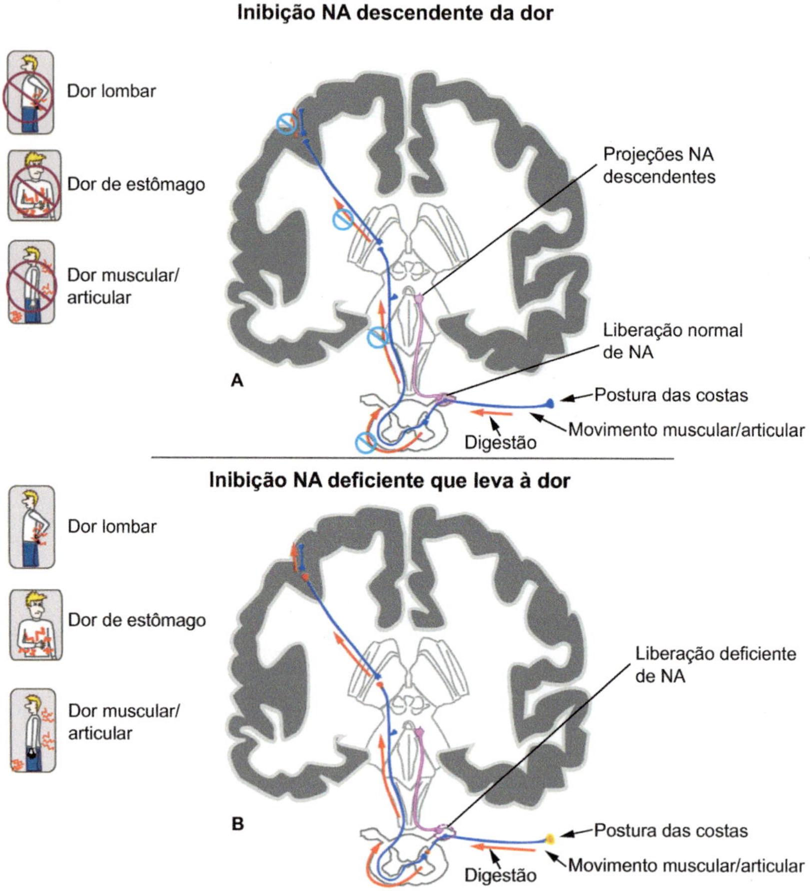

Inibição NA descendente da dor

Inibição NA deficiente que leva à dor

Figura 9.12 A e B Neurônios noradrenérgicos descendentes e dor. **A.** A via noradrenérgica (NA) espinal descendente origina-se no *locus coeruleus*. Os neurônios NA descendentes inibem a liberação de neurotransmissores pelos neurônios aferentes primários por meio dos receptores α_2-adrenérgicos pré-sinápticos e também inibem a atividade dos neurônios do corno dorsal por meio dos receptores α_2-adrenérgicos pós-sinápticos. Isso suprime os estímulos corporais (p. ex., relacionados com músculos/articulações ou digestão), impedindo-os de alcançar o cérebro e, portanto, de ser interpretados como dolorosos. **B.** Se a inibição NA descendente for deficiente, ela pode então não ser suficiente para mascarar estímulos nociceptivos irrelevantes, levando potencialmente à percepção de dor causada por estímulos que normalmente são ignorados. Isso pode constituir um fator que contribui para os sintomas somáticos dolorosos observados na fibromialgia, na depressão, na síndrome do intestino irritável e nos transtornos de ansiedade.

e inibindo a liberação de neurotransmissores nociceptivos. Todavia, a serotonina também é um importante transmissor nas vias *facilitadoras* descendentes para a medula espinal. A serotonina liberada em alguns terminais de neurônios aferentes primários em determinadas áreas do corno dorsal atua predominantemente por meio dos receptores $5HT_3$ excitatórios, o que potencializa a liberação de neurotransmissores por esses neurônios aferentes primários (ver Figura 9.2). A combinação de ambas as ações inibitórias e facilitadoras da serotonina pode explicar por que os ISRS (inibidores seletivos da recaptação de serotonina), com ações que aumentam unicamente os níveis de serotonina, não são tão úteis no tratamento da dor, enquanto os IRSNs, com ações tanto sobre a serotonina quanto sobre a noradrenalina, foram comprovados, atualmente, como efetivos em diversos estados de dor neuropática, incluindo a dor neuropática periférica diabética e a fibromialgia.

A inibição descendente, principalmente pelas vias serotoninérgica e noradrenérgica, normalmente está ativa em repouso. Desse modo, acredita-se que ela atue fisiologicamente, mascarando a percepção de estímulos nociceptivos irrelevantes (p. ex., da digestão, do movimento articular etc.) (Figura 9.13A; ver Figura 9.12A). Uma hipótese para explicar o motivo pelo qual pacientes com depressão, com fibromialgia ou com transtornos dolorosos crônicos relacionados percebem dor quando não há nenhum sinal evidente de traumatismo periférico é que a inibição descendente pode não estar atuando de modo adequado para mascarar estímulos nociceptivos irrelevantes. Isso leva à percepção de dor causada, na realidade, por um estímulo normal que habitualmente é ignorado (Figura 9.13B; ver Figura 9.12B). Se essa inibição monoaminérgica descendente for potencializada por um IRSN, os estímulos nociceptivos irrelevantes das articulações, dos músculos e das costas na fibromialgia e na depressão, bem como da digestão e do trato gastrintestinal na síndrome do intestino irritável, na depressão e nos transtornos de ansiedade, são mais uma vez ignorados. Portanto, não são mais percebidos como dolorosos (Figura 9.13C; ver Figura 9.12C). Os IRSNs incluem a duloxetina, o milnaciprano, o levomilnaciprano, a venlafaxina, a desvenlafaxina e alguns antidepressivos tricíclicos (ATCs, também conhecidos como ADTs). Os IRSNs e os ATCs são discutidos de modo pormenorizado no Capítulo 7.

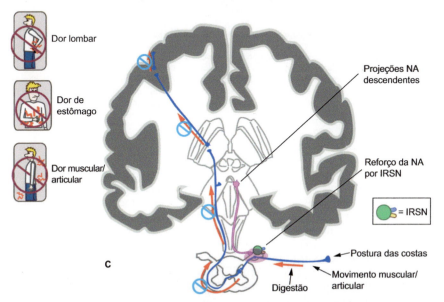

Figura 9.12C Aumento da inibição noradrenérgica descendente. Um inibidor da recaptação de serotonina e de noradrenalina (IRSN) pode aumentar a neurotransmissão noradrenérgica na via espinal descendente para o corno dorsal. Assim, pode potencializar a inibição de estímulos corporais, de modo que eles não alcancem o cérebro e não sejam interpretados como dor.

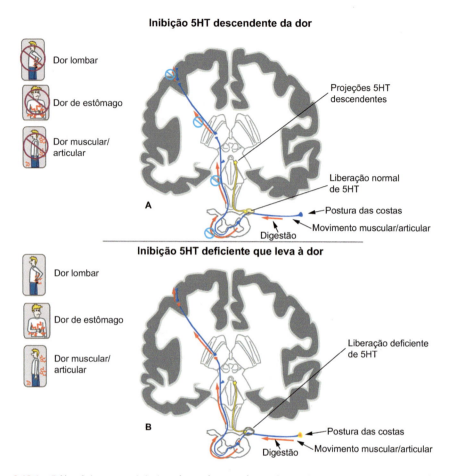

Figura 9.13 A e B Neurônios serotoninérgicos descendentes e dor. **A.** Os neurônios serotoninérgicos (5HT) descendentes inibem diretamente a atividade dos neurônios do corno dorsal, predominantemente por meio dos receptores $5HT_{1B/D}$. Isso suprime os estímulos corporais (p. ex., relacionados com os músculos/as articulações ou a digestão), o que impede que alcancem o cérebro e, assim, que sejam interpretados como dolorosos. **B.** Se a inibição 5HT descendente for deficiente, ela pode não ser suficiente para mascarar estímulos nociceptivos irrelevantes, o que leva potencialmente à percepção de dor causada por estímulos que normalmente são ignorados. Isso pode contribuir para os sintomas somáticos dolorosos na fibromialgia, na depressão, na síndrome do intestino irritável e nos transtornos de ansiedade.

A inibição descendente também é ativada durante lesões graves por estímulos nociceptivos aferentes, bem como em situações de "conflito" perigosas por meio das estruturas límbicas, causando a liberação de peptídeos opioides endógenos (ver Figura 9.11B), serotonina (Figura 9.13A) e noradrenalina (ver Figura 9.12A). Quando acontece, isso reduz não apenas a liberação de neurotransmissores nociceptivos no corno dorsal (ver Figura 9.2), mas também a transmissão de impulsos nociceptivos pela medula espinal até o cérebro (Figura 9.3A e B). Há, portanto, uma redução na percepção da dor, amortecendo-a para possibilitar a fuga da situação, sem que a lesão comprometa o desempenho físico a curto prazo (redução do "ai!"; ver Figura 9.3). Após retornar à situação de segurança, a facilitação descendente substitui a inibição para restabelecer o equilíbrio, aumentar a consciência da lesão e forçar o repouso da parte lesionada (muitos "ais"; ver Figura 9.3).

O poder desse sistema pode ser visto quando seres humanos perseveram em esportes e em campos de batalha, apesar de lesões graves. O efeito placebo também pode envolver a liberação de opioides endógenos por esses neurônios inibitórios descendentes (ver Figura 9.11B), visto que a ativação de uma resposta placebo à dor é reversível com o antagonista opioide μ, a

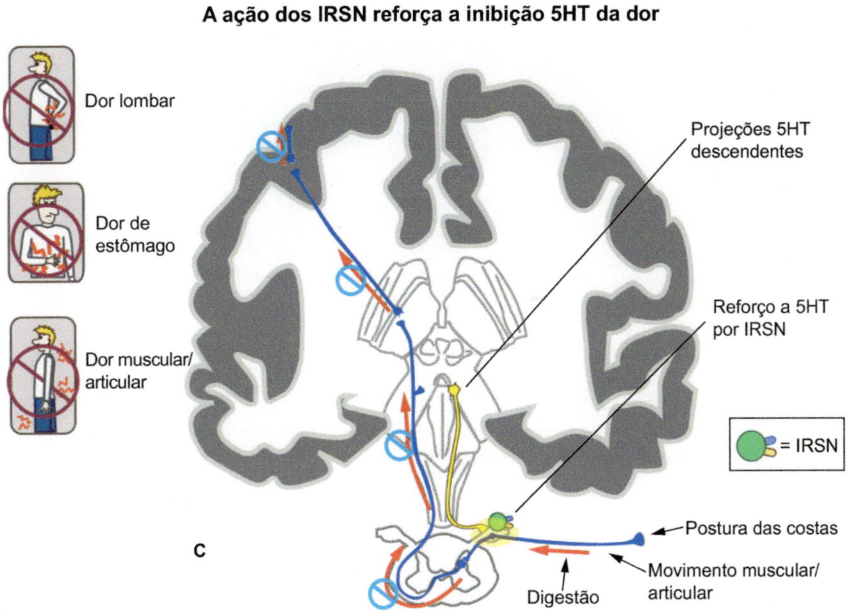

A ação dos IRSN reforça a inibição 5HT da dor

Figura 9.13C Aumento da inibição serotoninérgica descendente. Um inibidor da recaptação de serotonina e de noradrenalina (IRSN) pode aumentar a neurotransmissão serotoninérgica na via espinal descendente para o corno dorsal e, assim, pode potencializar a inibição dos estímulos corporais, de modo que não alcancem o cérebro e não sejam interpretados como dor. Todavia, os efeitos noradrenérgicos dos IRSNs podem ser mais relevantes para a supressão de estímulos nociceptivos.

naloxona. São alterações adaptativas nas vias de dor que facilitam a sobrevivência e potencializam o funcionamento do indivíduo. Entretanto, alterações não adaptativas também podem se apoderar desses mesmos mecanismos para manter inapropriadamente a dor sem lesão tecidual relevante, como pode ocorrer em diversas formas de dor neuropática, desde o diabetes melito até a fibromialgia e outras condições.

Circuitos sensibilizados como alvos em condições dolorosas crônicas

A dor crônica perpetuada como marcador de um processo de sensibilização irreversível no sistema nervoso central já foi discutida como transtorno desencadeado por alterações moleculares progressivas, devido a uma atividade neuronal anormal na via de dor, algumas vezes denominada sensibilização central. Quando isso ocorre em nível espinal ou segmentar, está provavelmente ligado aos múltiplos neurotransmissores eferentes liberados nessas regiões, em que cada mecanismo de liberação de neurotransmissor exige despolarização pré-sináptica e ativação dos canais de cálcio sensíveis à voltagem (VSCC;

Figura 9.14) de tipo N e tipo P/Q, que frequentemente está acoplada à liberação de glutamato, mas também de aspartato, substância P (SP), peptídeo relacionado com o gene da calcitonina (CGRP) e outros neurotransmissores (ver Figura 9.2). Quando isso ocorre em níveis suprassegmentares no tálamo e no córtex, provavelmente está ligado à liberação de glutamato por meio dos mesmos VSCCs do tipo N e tipo P/Q (Figuras 9.14 e 9.15). A ideia é que a baixa liberação de neurotransmissor não cria nenhuma resposta de dor, visto que a liberação de neurotransmissor é insuficiente para estimular os receptores pós-sinápticos (Figura 9.14A). Entretanto, a liberação de neurotransmissores em quantidades normais provoca uma resposta de dor nociceptiva completa e dor aguda (Figura 9.14B). Hipoteticamente, em estados de sensibilização central, há uma atividade nociceptiva contínua, excessiva e desnecessária que causa dor neuropática (Figura 9.15A). O bloqueio dos VSCCs com os ligantes $\alpha_2\delta$ gabapentina ou pregabalina (Figuras 9.15B e 9.16) inibe a liberação de vários neurotransmissores no corno dorsal (Figuras 9.15B e 9.17A; ver Figura 9.2) ou no tálamo e no córtex (Figuras 9.15B e 9.17B) e demonstrou ser um tratamento efetivo para vários transtornos que causam dor neuropática. A gabapentina

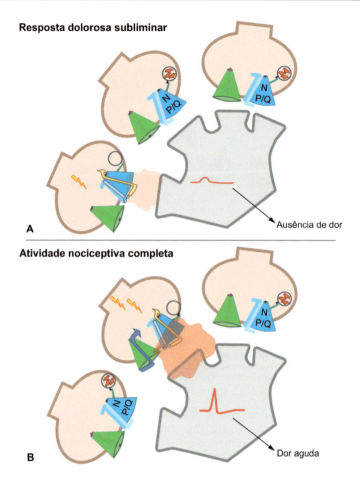

Figura 9.14 Nocicepção dependente da atividade nas vias de dor, parte 1: dor aguda. O grau de atividade neuronal nociceptiva nas vias da dor determina se o indivíduo experimentará dor aguda. Um potencial de ação no neurônio pré-sináptico desencadeia o influxo de sódio, que, por sua vez, leva ao influxo de cálcio e, por fim, à liberação do neurotransmissor. **A.** Em alguns casos, o potencial de ação gerado no neurônio pré-sináptico provoca liberação mínima de neurotransmissores. Dessa maneira, o neurônio pós-sináptico não é notavelmente estimulado, e o estímulo nociceptivo não alcança o cérebro (em outras palavras, não ocorre dor). **B.** Em outros casos, um potencial de ação mais forte no neurônio pré-sináptico pode fazer com que os canais de cálcio sensíveis à voltagem (VSCC) permaneçam abertos por mais tempo. Isso possibilita maior liberação do neurotransmissor e maior estimulação do neurônio pós-sináptico. Assim, o impulso nociceptivo é transmitido ao cérebro, e ocorre dor aguda.

e pregabalina (Figura 9.16) podem ligar-se mais seletivamente à conformação de "canal aberto" dos VSCCs (Figuras 9.17 e 9.18). Portanto, esses dois fármacos são particularmente efetivos no bloqueio desses canais que estão mais ativos, com uma forma de inibição "dependente do uso" (Figuras 9.17B e 9.18B). Essa ação molecular indica maior afinidade pelos VSCCs sensibilizados centralmente, que conduzem ativamente impulsos neuronais na via da dor. Assim, exercem uma ação seletiva sobre os VSCCs que causam dor neuropática, ignorando outros VSCCs que não estejam abertos, e não interferindo na neurotransmissão normal dos neurônios centrais que não estão envolvidos na mediação do estado doloroso patológico.

O tratamento da dor, incluindo condições de dor neuropática, pode custar menos quando se "paga" por ela de antemão ou, pelo menos, no início do jogo. A esperança é que o tratamento precoce da dor possa interferir no desenvolvimento de condições dolorosas persistentes crônicas ao bloquear a capacidade das experiências dolorosas de serem impressas no sistema nervoso central ao impedir a deflagração da sensibilização central. Assim, os mecanismos pelos quais o sofrimento sintomático da dor neuropática crônica é aliviado, como por meio da administração

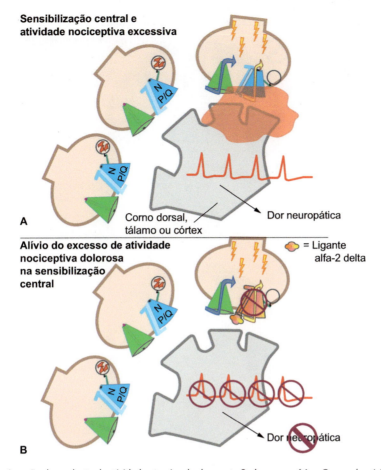

Figura 9.15 Nocicepção dependente da atividade nas vias de dor, parte 2: dor neuropática. O grau de atividade neuronal nociceptiva nas vias de dor determina se o indivíduo experimentará dor aguda. Um potencial de ação no neurônio pré-sináptico desencadeia o influxo de sódio, que, por sua vez, leva ao influxo de cálcio e, por fim, à liberação do neurotransmissor. **A.** Potenciais de ação fortes ou repetitivos podem causar abertura prolongada dos canais de cálcio, o que pode levar à liberação excessiva de neurotransmissores na fenda sináptica e, consequentemente, à estimulação excessiva dos neurônios pós-sinápticos. Por fim, isso pode induzir alterações moleculares, sinápticas e estruturais, incluindo brotamento, que são os substratos teóricos das síndromes de sensibilização central. Em outras palavras, isso pode causar dor neuropática. **B.** Os ligantes $\alpha_2\delta$, como a gabapentina ou a pregabalina, ligam-se à subunidade $\alpha_2\delta$ dos canais de cálcio sensíveis à voltagem (VSCC), modificando a sua conformação de modo a diminuir o influxo de cálcio e, portanto, reduzir a estimulação excessiva dos receptores pós-sinápticos.

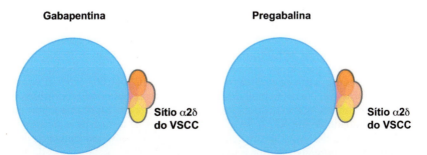

Figura 9.16 Gabapentina e pregabalina. Aqui são mostrados os ícones das ações farmacológicas da gabapentina e da pregabalina. Esses agentes ligam-se à subunidade $\alpha 2\delta$ dos canais de cálcio sensíveis à voltagem (VSCCs).

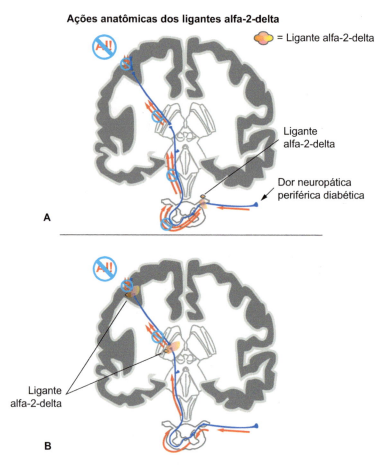

Figura 9.17 Ações anatômicas dos ligantes $\alpha_2\delta$. A. Os ligantes $\alpha_2\delta$ podem se ligar aos canais de cálcio sensíveis à voltagem no corno dorsal para reduzir a neurotransmissão excitatória e aliviar a dor. **B.** Os ligantes $\alpha_2\delta$ também podem se ligar aos canais de cálcio sensíveis à voltagem no tálamo e no córtex para reduzir a neurotransmissão excitatória e aliviar a dor.

de IRSN ou de ligantes $\alpha_2\delta$, também podem ser os mesmos mecanismos passiveis de impedir a evolução da doença para estados de dor persistente crônica. Essa noção exige um tratamento agressivo dos sintomas dolorosos nessas condições, que teoricamente têm origem no sistema nervoso central. Isso "intercepta" o processo de sensibilização central antes que ele seja impresso de modo duradouro em circuitos raivosos. Dessa maneira, a depressão maior, os transtornos de ansiedade e a fibromialgia podem ser tratados com ISRN e/ou ligantes $\alpha_2\delta$, a fim de eliminar os sintomas físicos dolorosos e, portanto, melhorar as chances de se obter uma remissão sintomática completa. A oportunidade de impedir o desenvolvimento de síndromes dolorosas permanentes ou o agravamento progressivo da dor é um dos motivos pelos quais a dor está sendo cada vez mais considerada como um "sinal vital" psiquiátrico; por isso, deve ser pesquisada rotineiramente na avaliação e no tratamento dos transtornos psiquiátricos pelos psicofarmacologistas. Testes de agentes capazes de reduzir a dor futuramente deverão ser feitos para determinar se a eliminação dos sintomas dolorosos no início da evolução de doenças somáticas funcionais e psiquiátricas irá melhorar os desfechos, incluindo a prevenção de recaídas sintomáticas, o desenvolvimento de resistência ao tratamento ou até mesmo a atrofia cerebral em consequência de estresse nos estados dolorosos (ver Figura 9.9) e atrofia do hipocampo por estresse nos transtornos de ansiedade e afetivos (ver Figura 6.30). O tratamento preventivo da dor antes que ela ocorra, ou ao menos capaz de atuar sobre a dor centralmente mediada e sensibilizante ao

Ação molecular dos ligantes alfa-2-delta

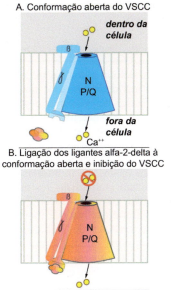

Figura 9.18 Ligação dos ligantes $\alpha_2\delta$. **A.** Ocorre influxo de cálcio quando os canais de cálcio sensíveis à voltagem (VSCCs) encontram-se na conformação de canal aberto. **B.** Os ligantes $\alpha_2\delta$, como a gabapentina e a pregabalina, têm maior afinidade pela conformação de canal aberto e, assim, bloqueiam os canais que são mais ativos. **C.** Quando os VSCCs estão na conformação fechada, os ligantes $\alpha_2\delta$ não se ligam e, portanto, não perturbam a neurotransmissão normal.

interceptá-la antes que se torne permanente, pode representar algumas das aplicações terapêuticas mais promissoras dos inibidores de recaptação duplos e dos ligantes $\alpha_2\delta$; portanto, merece cuidadosa avaliação clínica.

Sintomas auxiliares como alvos no tratamento da fibromialgia

Mencionamos repetidamente a utilidade comprovada dos ligantes $\alpha_2\delta$, a gabapentina e a pregabalina, bem como dos IRSNs, a duloxetina, o milnaciprano, a venlafaxina e a desvenlafaxina, no tratamento dos sintomas dolorosos da fibromialgia, embora essas duas classes de fármacos não tenham sido extensamente estudadas em associação. Todavia, são frequentemente usadas juntas na prática clínica com base empírica. Além disso, em relatos informais, foi constatada uma melhora adicional no alívio da dor. Cada classe de fármacos também pode ajudar a aliviar diferentes sintomas auxiliares na fibromialgia, de modo que a associação de ligantes $\alpha_2\delta$ com IRSN pode levar a um maior alívio sintomático do que o uso de cada classe isoladamente, ainda que ambas sejam efetivas para o alívio da dor na fibromialgia. Isto é, os ligantes $\alpha_2\delta$ podem reduzir os sintomas de ansiedade na fibromialgia (ver discussão sobre os ligantes $\alpha_2\delta$ na ansiedade no Capítulo 9, ilustrados nas Figuras 8.17C e 8.18C) e na melhora do transtorno do sono de ondas lentas da fibromialgia (os transtornos do sono e seus tratamentos são discutidos de modo mais detalhado no Capítulo 10). Os IRSNs podem ser úteis para reduzir os sintomas de depressão e de ansiedade na fibromialgia (ver Capítulo 7 sobre o tratamento dos transtornos do humor) e para o tratamento da fadiga e dos sintomas cognitivos associados à fibromialgia, algumas vezes designados como *fibro-fog* (ver Figuras 9.8 e 9.9). Os problemas de funcionamento executivo em uma ampla variedade de condições clínicas geralmente estão ligados ao processamento ineficiente da informação no córtex pré-frontal dorsolateral (CPFDL), cuja neurotransmissão dopaminérgica é importante para a regulação dos circuitos cerebrais (ver Capítulo 4 sobre cognição na esquizofrenia e Figura 4.17). Esse conceito de regulação dopaminérgica da cognição no CPFDL e o papel do reforço da neurotransmissão dopaminérgica para melhorar disfunção executiva também estão discutidos no Capítulo 11, que trata do transtorno de déficit de atenção com hiperatividade. Como os IRSNs aumentam as concentrações de dopamina no CPFDL (ver Figura 7.33C), esses fármacos também podem melhorar potencialmente os sintomas de *fibro-fog* em pacientes com fibromialgia. Isso pode ser particularmente o caso do milnaciprano e do levomilnaciprano, que apresentam propriedades potentes de ligação da recaptação de noradrenalina em todas as doses clinicamente efetivas (ver Figuras 7.30 e 7.31) ou para doses mais altas dos IRSNs, duloxetina (ver Figura 7.29), venlafaxina e desvenlafaxina (ver Figura 7.28), aumentando as propriedades de bloqueio da recaptação de noradrenalina desses agentes e, portanto, aumentando as concentrações de dopamina no CPFDL (ver Figura 7.33C). Outras estratégias para melhorar o *fibro-fog* em pacientes com fibromialgia incluem as mesmas utilizadas no tratamento da disfunção cognitiva da depressão, incluindo modafinila, armodafinila, inibidores seletivos da recaptação de noradrenalina (IRNs), como a atomoxetina, inibidores da recaptação de noradrenalina-dopamina (IRNDs), como a bupropiona e, com cautela, estimulantes. Os IRSNs, algumas vezes potencializados pela modafinila, por estimulantes ou pela bupropiona, também podem ser úteis para sintomas tanto de fadiga física quanto de fadiga mental em pacientes com fibromialgia.

Os tratamentos de segunda linha para a dor na fibromialgia podem incluir sedativos para a depressão, como a mirtazapina, e antidepressivos tricíclicos, bem como o relaxante muscular tricíclico, a ciclobenzaprina. Outros indutores do sono, como os benzodiazepínicos, os hipnóticos e a trazodona, podem ser úteis para aliviar o transtorno do sono na fibromialgia. Há também evidências cumulativas sobre a eficácia do γ-hidroxibutirato (GHB ou oxibato de sódio) na fibromialgia (que deve ser utilizado com extrema cautela, devido ao potencial de uso abusivo). O GHB, que foi aprovado para a narcolepsia, aumenta o sono de ondas lentas e é discutido no Capítulo 10, sobre sono (ver Figuras 10.67 e 10.68). Em casos extremos, pode-se justificar o uso do GHB por especialistas no tratamento de casos de fibromialgia graves e resistentes ao tratamento. Vários anticonvulsivantes diferentes dos ligantes $\alpha_2\delta$ (ver Figura 9.16) também são usados como segunda linha para estados de dor neuropática crônica, incluindo a fibromialgia. Acredita-se que esses agentes tenham como alvo os canais de sódio controlados por voltagem, e não os canais de cálcio controlados por voltagem. Desse modo, parecem ter um mecanismo

de ação diferente dos ligantes $\alpha_2\delta$ e podem ser efetivos para pacientes com resposta inadequada aos ligantes $\alpha_2\delta$.

Resumo

Este capítulo definiu a dor e explicou o processamento da atividade neuronal nociceptiva na percepção da dor por vias que levam à medula espinal, e desta ao cérebro. A dor neuropática é discutida de modo detalhado, incluindo os mecanismos tanto centrais quanto periféricos, bem como o conceito de sensibilização central. O papel essencial das vias inibitórias descendentes que reduzem a atividade dos neurônios da dor nociceptiva com a liberação de serotonina e noradrenalina é explicado e mostrado como sendo a base das ações dos inibidores da recaptação de serotonina e de noradrenalina (IRSNs) enquanto agentes capazes de reduzir a percepção da dor em condições que vão desde depressão maior e fibromialgia até dor da neuropatia periférica diabética, dor lombar, osteoartrite e condições relacionadas. Foi também explicado o papel fundamental dos canais de cálcio sensíveis à voltagem (VSCC), fornecendo a base para as ações dos ligantes $\alpha_2\delta$ como fármacos que também reduzem a percepção da dor na neuropatia periférica diabética na fibromialgia, nos sintomas físicos dolorosos da depressão e transtornos de ansiedade, no herpes-zóster e em outras condições de dor neuropática. Por fim, este capítulo introduziu o espectro de condições desde os transtornos afetivos até os transtornos de dor neuropática crônica, com ênfase na fibromialgia e seus tratamentos psicofarmacológicos recentemente desenvolvidos.

10 Transtornos do Sono e da Vigília e seu Tratamento: Redes de Neurotransmissores para Histamina e Orexina

Neurobiologia do sono e da vigília, 398
Espectro de ativação, 398
Histamina, 398
Orexinas/hipocretinas, 403
Vias de ativação e sono para o ciclo do sono/vigília, 406
Ciclos ultradianos, 410
Neurotransmissores e ciclo do sono ultradiano, 410
Por que dormimos? Não posso estar dormindo quando morrer?, 413
Insônia, 414
O que é insônia?, 414
Diagnóstico e comorbidades, 415
Tratamento da insônia: fármacos com ações hipnóticas, 418
Benzodiazepínicos (moduladores alostéricos positivos de $GABA_A$), 418
Fármacos Z (moduladores alostéricos positivos de $GABA_A$), 419
Antagonistas duais dos receptores de orexina (DORA), 420

Hipnóticos serotoninérgicos, 422
Antagonistas do receptor de histamina 1 como hipnóticos, 423
Anticonvulsivantes como hipnóticos, 425
Ações hipnóticas e farmacocinéticas: o seu sono está à mercê dos níveis de seus medicamentos!, 425
Tratamentos comportamentais da insônia, 428
Sonolência diurna excessiva, 430
O que é sonolência?, 430
Causas de hipersonia, 432
Transtornos do ritmo circadiano, 436
Agentes promotores de vigília e tratamento da sonolência diurna excessiva, 439
Cafeína, 439
Anfetamina e metilfenidato, 440
Modafinila/armodafinila, 441
Solrianfetol, um IRND promotor da vigília, 445
Pitolisanto, antagonista de H_3 pré-sináptico, 445
Oxibato de sódio e narcolepsia/cataplexia, 445
Resumo, 447

Este capítulo fornece uma visão geral e sucinta da psicofarmacologia dos transtornos do sono e da vigília. Aqui estão incluídas discussões breves sobre os sintomas, os critérios diagnósticos e os tratamentos dos transtornos que causam insônia, sonolência diurna excessiva ou ambas. As descrições clínicas e os critérios formais para o estabelecimento do diagnóstico dos transtornos do sono são apenas mencionadas aqui de maneira sucinta. O leitor deve consultar fontes de referência padrão sobre esse material. A discussão neste capítulo irá ressaltar as ligações de vários circuitos cerebrais e seus neurotransmissores com os transtornos que causam insônia ou sonolência. O objetivo é levar ao conhecimento do leitor ideias a respeito dos aspectos clínicos e biológicos do sono e da vigília, de como vários transtornos podem alterar o sono e a vigília e de como muitos tratamentos novos e em fase de desenvolvimento podem aliviar os sintomas de insônia e sonolência.

A detecção, a avaliação e o tratamento dos transtornos do sono/vigília estão rapidamente se tornando partes padronizadas da avaliação psiquiátrica. Os psicofarmacologistas modernos consideram cada vez mais o sono como um "sinal vital" psiquiátrico, que exige, portanto, uma avaliação de rotina e tratamento sintomático sempre que for detectado. Isso lembra a discussão anterior no Capítulo 9, em que a dor também está sendo cada vez mais considerada como outro "sinal vital" psiquiátrico. Isto é, os transtornos do sono (e da dor) são tão importantes, tão disseminados e comuns a muitos transtornos psiquiátricos que a eliminação desses sintomas – qualquer que seja o transtorno psiquiátrico presente – está sendo cada vez mais reconhecida como medida necessária para a obtenção de uma remissão sintomática e funcional completa do paciente.

Muitos tratamentos discutidos neste capítulo são abordados em capítulos anteriores. O leitor deve consultar o Capítulo 7 para mais detalhes sobre os mecanismos dos tratamentos da insônia, que também são utilizados no tratamento da depressão. Para os tratamentos da insônia que consistem em benzodiazepínicos, o leitor também deve consultar o Capítulo 7. Para os vários tratamentos da hipersonia, particularmente estimulantes, o leitor pode consultar o Capítulo 11, sobre o transtorno de déficit de atenção com hiperatividade (TDAH), e o Capítulo 13, para impulsividade, compulsividade e adição para informações adicionais. Neste capítulo, a discussão segue em nível conceitual, e não pragmático. O leitor deve consultar manuais de farmacologia padrão (como o *Stahl's Essential Psychopharmacology: the Prescriber's Guide*) para mais detalhes sobre doses, efeitos colaterais, interações medicamentosas e outras questões relevantes para a prescrição desses fármacos na prática clínica.

Neurobiologia do sono e da vigília

Espectro de ativação

Embora muitos especialistas tratem a insônia e a sonolência ao enfatizar os *distúrbios* separados e distintos que as causam, diversos psicofarmacologistas pragmáticos consideram a insônia ou a sonolência diurna excessiva como *sintomas* importantes comuns a muitas condições e que ocorrem ao longo de um espectro, desde ativação deficiente até ativação excessiva (Figura 10.1). Nessa conceituação, um indivíduo acordado, alerta, criativo e com capacidade de resolução de problemas encontra-se no equilíbrio correto entre ativação excessiva e insuficiente (funcionamento cerebral basal na parte média do espectro na Figura 10.1). À medida que a ativação aumenta além do normal, durante o dia, ocorre hipervigilância (Figura 10.1); se o aumento da ativação ocorre à noite, surge insônia (Figura 10.1, hiperativação do cérebro). No que concerne ao tratamento, a insônia pode ser conceituada como um transtorno de ativação excessiva, e os fármacos que exercem ações hipnóticas fazem com que o paciente passe de uma ativação excessiva para o sono (fármacos específicos com ações hipnóticas, discutidos adiante).

Por outro lado, à medida que a ativação diminui, os sintomas vão crescendo, desde simples falta de atenção a formas mais graves de prejuízo cognitivo, até o ponto em que o paciente apresenta sonolência diurna excessiva, com ataques de sono (Figura 10.1, hipoativação do cérebro). No que concerne ao tratamento, a sonolência pode ser conceituada como um transtorno de ativação deficiente, em que os fármacos promotores da vigília fazem com que o paciente passe de uma ativação deficiente para o estado de vigília com lucidez normal (os agentes específicos promotores de vigília são discutidos adiante).

Na Figura 10.1, observe que o prejuízo cognitivo representa o produto de uma ativação tanto insuficiente quanto excessiva, compatível com a necessidade dos neurônios piramidais corticais serem idealmente "sintonizados", visto que tanto a atividade excessiva quanto a insuficiente fazem com que eles fiquem fora de sintonia. Observe também na Figura 10.1 que o espectro de ativação está ligado às ações de vários neurotransmissores, que serão explicados de maneira detalhada nos parágrafos seguintes (*i. e.*, histamina, orexina, dopamina, noradrenalina, serotonina, acetilcolina e ácido γ-aminobutírico [GABA]). Vários desses circuitos de neurotransmissores como grupo são designados como sistema reticular ativador ascendente, visto que sabemos que eles atuam em conjunto para regular a ativação. Isso foi discutido no Capítulo 5 e está ilustrado na Figura 5.14 para a histamina, a dopamina e a noradrenalina. Esse mesmo sistema neurotransmissor ascendente é bloqueado em vários locais por muitos agentes que produzem sedação (ver Capítulo 5 e Figuras 5.8 e 5.13). A Figura 10.1 também mostra que a ativação excessiva pode se estender além da insônia para o pânico, as alucinações e em todo o percurso até a psicose franca (lado da extrema direita do espectro).

Histamina

A histamina é um dos neurotransmissores essenciais na regulação da vigília e constitui o alvo final de muitos fármacos promotores de vigília (por meio de aumento da liberação de histamina) e fármacos promotores do sono (anti-histamínicos que bloqueiam a histamina nos receptores H_1). A histamina é produzida a partir do aminoácido histidina, que é captado pelos neurônios histaminérgicos e convertido em histamina pela enzima histidina descarboxilase (Figura 10.2). A ação da histamina termina com a presença de duas enzimas que atuam em sequência: a histamina *N*-metiltransferase, que converte a histamina em *N*-metil-histamina, e a

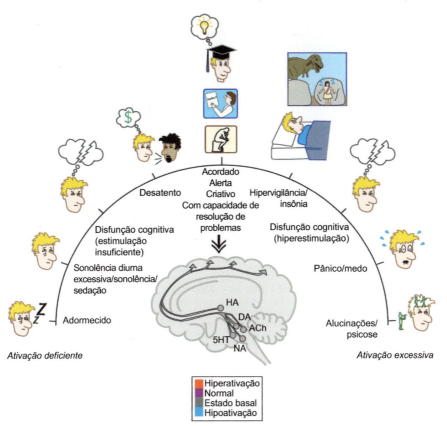

Figura 10.1 Espectro de ativação do sono e da vigília. O estado de ativação de um indivíduo é mais complicado do que simplesmente estar "acordado" ou "dormindo". Com efeito, a ativação existe como se fosse um interruptor com regulador de intensidade, apresentando muitas fases ao longo do espectro. O ponto do espectro onde se encontra o indivíduo é influenciado por vários neurotransmissores essenciais: histamina (HA), dopamina (DA), noradrenalina (NA), serotonina (5HT) e acetilcolina (ACh) (todos mostrados), bem como GABA (ácido γ-aminobutírico) e orexina (não mostrada). Quando existe um bom equilíbrio entre ativação excessiva e ativação insuficiente – representada pela cor cinza (estado basal) do cérebro –, o indivíduo está acordado, alerta e capaz de funcionar bem. Conforme o botão gira para a direita, ocorre ativação excessiva, o que pode causar hipervigilância e, em consequência, insônia à noite. À medida que a ativação aumenta ainda mais, isso pode causar disfunção cognitiva, pânico e, nos casos extremos, até alucinações. Por outro lado, à medida que a ativação diminui, o indivíduo pode apresentar desatenção, disfunção cognitiva, sonolência e, por fim, sono.

monoamina oxidase B (MAO-B), que converte a N-metil-histamina em N-MIAA (ácido metilindolacético), uma substância inativa (Figura 10.3). Outras enzimas, como a diamino-oxidase, também podem interromper a ação da histamina fora do cérebro. Observe que não existe aparentemente nenhuma bomba de recaptação para a histamina. Por conseguinte, a histamina tende a se difundir amplamente para longe de sua sinapse, exatamente como faz a dopamina no córtex pré-frontal.

Existem diversos receptores de histamina (Figuras 10.4 a 10.7). O mais conhecido é o receptor de histamina 1 (H_1) pós-sináptico (Figura 10.5), visto que ele constitui o alvo dos "anti-histamínicos" (i. e., antagonistas de H_1) (ver adiante). Quando a própria histamina atua nos receptores H_1, ela ativa um sistema de segundos mensageiros ligados à proteína G, que ativa o fosfatidilinositol e o fator de transcrição cFOS, resultando em vigília, estado de alerta normal e ações pró-cognitivas (Figura 10.5). Quando esses receptores H_1 são bloqueados no cérebro, isso interfere nas ações promotoras de vigília da histamina e, portanto, pode causar sedação, sonolência ou sono (ver adiante).

Existem também no cérebro receptores de histamina 2 (H_2), mais bem conhecidos por

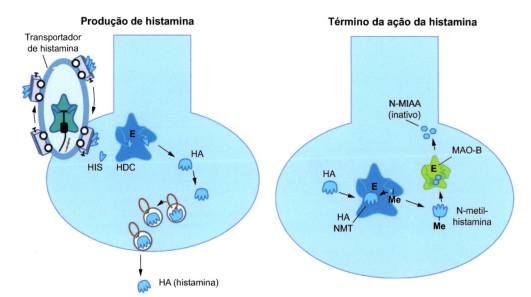

Figura 10.2 Produção de histamina. A histidina (HIS), um precursor da histamina, é captada nos terminais nervosos histaminérgicos por meio de um transportador de histidina e convertida em histamina pela enzima histidina descarboxilase (HDC). Após a sua síntese, a histamina (HA) é acondicionada em vesículas sinápticas e armazenada até a sua liberação na sinapse durante a neurotransmissão.

Figura 10.3 Término da ação da histamina. A histamina pode ser decomposta intracelularmente por duas enzimas. A histamina N-metiltransferase (HA NMT) converte a histamina em N-metil-histamina, que, em seguida, é convertida pela monoamina oxidase B (MAO-B) na substância inativa, o ácido N-metilindolacético (N-MIAA). Observe que não há aparentemente nenhum transportador para a recaptação de histamina; por conseguinte, a histamina que é liberada na sinapse pode se difundir amplamente.

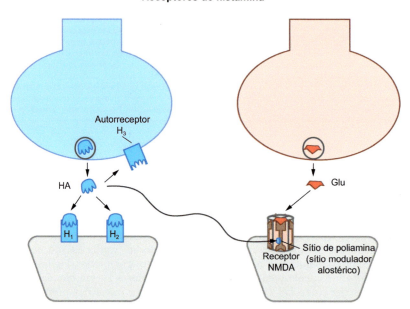

Figura 10.4 Receptores de histamina. Aqui são mostrados os receptores de histamina que regulam a sua neurotransmissão. Os receptores de histamina 1 e de histamina 2 são pós-sinápticos, enquanto os receptores de histamina 3 são autorreceptores pré-sinápticos. Existe também um sítio de ligação para a histamina nos receptores NMDA (N-metil-D-aspartato) glutamatérgicos – que pode atuar no sítio poliamina, que é um sítio modulador alostérico.

Capítulo 10 | Transtornos do Sono e da Vigília e seu Tratamento... 401

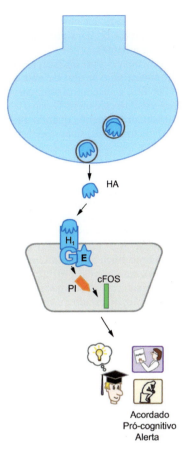

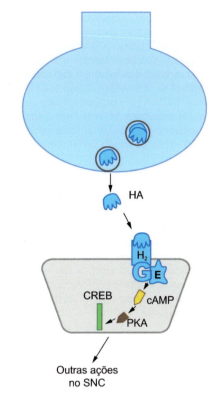

Figura 10.5 Receptores de histamina 1. Quando a histamina se liga aos receptores de histamina 1 (H_1) pós-sinápticos, ela ativa um sistema de segundos mensageiros ligados à proteína G, que ativa o fosfatidilinositol (PI) e o fator de transcrição cFOS. Isso resulta em estado de vigília e de alerta normal.

Figura 10.6 Receptores de histamina 2. Existem receptores de histamina 2 (H_2) tanto no corpo quanto no cérebro. Quando a histamina se liga aos receptores H_2 pós-sinápticos, ela ativa um sistema de segundos mensageiros ligados à proteína G, com monofosfato de adenosina cíclico (cAMP), fosfoquinase A (PKA) e o produto gênico CREB. A função dos receptores H_2 no cérebro ainda não foi elucidada, mas não parece estar diretamente ligada ao estado de vigília.

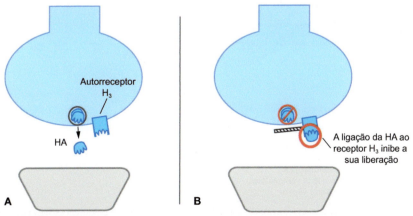

Figura 10.7 Receptores de histamina 3. Os receptores de histamina 3 (H_3) são autorreceptores pré-sinápticos, que atuam como guardiões da histamina. (**A**) Quando os receptores H_3 não estão ligados à histamina, a comporta molecular é aberta e possibilita a liberação de histamina. (**B**) Quando a histamina se liga ao receptor H_3, a comporta molecular se fecha e impede a liberação de histamina.

suas ações sobre a secreção de ácido gástrico e por constituírem o alvo de vários fármacos antiúlcera (ver Figura 10.6). Esses receptores pós-sinápticos também ativam um sistema de segundos mensageiros ligados à proteína G, com monofosfato de adenosina cíclico (cAMP), fosfoquinase A (PKA) e o produto gênico CREB. A função dos receptores H_2 no cérebro ainda está sendo esclarecida, porém aparentemente não está relacionada de modo direto com o estado de vigília.

Existe um terceiro receptor de histamina no cérebro, o receptor H_3 (ver Figura 10.7). Os receptores de histamina H_3 são pré-sinápticos (ver Figura 10.7A) e atuam como autorreceptores (ver Figura 10.7B). Isto é, quando a histamina se liga a esses receptores, ela desativa a sua própria liberação subsequente (ver Figura 10.7B). Uma nova abordagem com os novos fármacos promotores de vigília e pró-cognitivos consiste em bloquear esses receptores, facilitando, assim, a liberação de histamina e possibilitando que ela atue nos receptores H_1 para produzir os efeitos desejados (ver adiante).

Existe um quarto tipo de receptor de histamina, H_4, porém sabe-se que ele não ocorre no cérebro. Por fim, a histamina também atua nos receptores NMDA (N-metil-D-aspartato) (ver Figura 10.4). Curiosamente, quando a histamina se difunde para fora de sua sinapse até uma sinapse glutamatérgica que contém receptores NMDA, ela pode atuar em um sítio modulador alostérico, denominado sítio de poliamina, de modo a alterar as ações do glutamato nos receptores NMDA (ver Figura 10.4). O papel da histamina e a função dessa ação não estão bem esclarecidos.

Todos os neurônios histaminérgicos surgem de uma única área pequena do hipotálamo, conhecida como núcleo tuberomamilar (NTM) (Figura 10.8), que regula a ativação. Por conseguinte, a histamina desempenha importante papel na ativação, no estado de vigília e no sono.

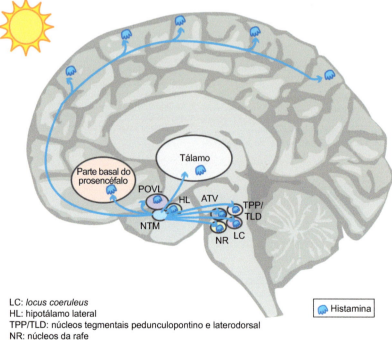

Figura 10.8 **Projeções histaminérgicas e estado de vigília.** No cérebro, a histamina é produzida exclusivamente por células do núcleo tuberomamilar (NTM) do hipotálamo. A partir do NTM, os neurônios histaminérgicos projetam-se para a maioria das regiões cerebrais; aquelas relevantes para o estado de vigília incluem o córtex pré-frontal, a parte basal do prosencéfalo, o tálamo e os centros neurotransmissores do tronco encefálico, bem como a área pré-óptica ventrolateral e a parte lateral do hipotálamo.

O NTM é um pequeno núcleo bilateral, que fornece estimulação histaminérgica para a maior parte das regiões cerebrais e para a medula espinal (ver Figura 10.8).

Orexinas/hipocretinas

Trata-se de neurotransmissores peptídicos com dois nomes, visto que foram descobertos simultaneamente por dois grupos diferentes de cientistas, que lhes deram nomes diferentes. Um grupo relatou a descoberta de neurotransmissores no hipotálamo lateral, que eram estranhamente semelhantes ao hormônio intestinal, a secretina, um membro da família das incretinas, motivo pelo qual lhe deram o nome de *hipocretina* para referir-se a um membro hipotalâmico da família das incretinas. Ao mesmo tempo, outro grupo relatou a descoberta das "orexinas", um termo empregado para refletir a atividade orexígena (simuladora do apetite) desses peptídeos neurotransmissores. Em pouco tempo, foi constatado que essas duas substâncias eram os mesmos neurotransmissores: neuropeptídios excitatórios com identidade de sequência de aproximadamente 50%, produzidos por clivagem de uma única proteína precursora para formar a orexina A, com 33 aminoácidos, e a orexina B, com 28 aminoácidos. Essa nomenclatura certamente pode ser confusa, porém muitos atualmente reconhecem a história da descoberta da hipocretina ao utilizar o termo *hipocretina* para referir-se ao gene ou produtos genéticos e *orexinas* para referir-se aos próprios neurotransmissores peptídicos. O uso de ambos os termos continua sendo uma necessidade prática, visto que o "HCRT" é o símbolo do gene padrão em bases de dados, enquanto se utiliza "OX" para referir-se à farmacologia do sistema peptídico pelas sociedades internacionais.

Os neurônios orexininérgicos/hipocretininérgicos estão localizados exclusivamente em determinadas áreas do hipotálamo (área lateral do hipotálamo, área perifornical e parte posterior do hipotálamo) (Figura 10.9). Esses neurônios hipotalâmicos degeneram em uma condição

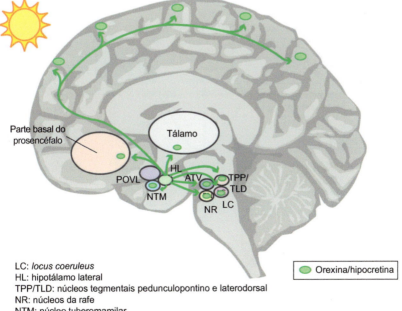

LC: *locus coeruleus*
HL: hipotálamo lateral
TPP/TLD: núcleos tegmentais pedunculopontino e laterodorsal
NR: núcleos da rafe
NTM: núcleo tuberomamilar
POVL: área pré-óptica ventrolateral
ATV: área tegmentar ventral

Figura 10.9 Projeções orexininérgicas/hipocretininérgicas e vigília. O neurotransmissor orexina (também denominado hipocretina) é sintetizado por células localizadas no hipotálamo, especificamente na área hipotalâmica lateral, bem como no hipotálamo perifornical e posterior. A partir do hipotálamo, os neurônios orexininérgicos projetam-se para várias áreas do cérebro, incluindo o núcleo tuberomamilar (NTM) do hipotálamo, a parte basal do prosencéfalo, o tálamo e os centros neurotransmissores do tronco encefálico.

denominada narcolepsia, que se caracteriza pela incapacidade de estabilizar o estado de vigília e, portanto, por ataques de sono durante o dia. A perda desses neurônios leva à incapacidade de produzir e liberar a orexina a jusante nos centros neurotransmissores promotores da vigília e, portanto, à falta de estabilização do estado de vigília. O tratamento da narcolepsia é discutido adiante.

Os neurônios orexininérgicos/hipocretininérgicos no hipotálamo produzem dois neurotransmissores: a orexina A e a orexina B, que são liberadas de suas projeções neuronais por todo o cérebro (Figura 10.10; ver Figura 10.9), porém particularmente nos centros de neurotransmissores monoamínicos no tronco encefálico (ver Figura 10.9). As ações pós-sinápticas das orexinas são mediadas por dois receptores, denominados receptores de orexina 1 e de orexina 2 (Figura 10.11). A orexina A é capaz de interagir com ambos os receptores, enquanto o neurotransmissor orexina B liga-se seletivamente ao receptor de orexina 2 (Figura 10.11). A ligação da orexina A ao receptor de orexina 1 leva a um aumento do cálcio intracelular, bem como à ativação da bomba de sódio/cálcio (Figura 10.11). A ligação da orexina A ou da orexina B aos receptores de orexina 2 leva a um aumento da expressão dos receptores *N*-metil-D-aspartato (NMDA) de glutamato, bem como à inativação dos canais de potássio de retificação interna regulados por proteína G (GIRK) (Figura 10.11).

Além de seu papel na estabilização do estado de vigília, acredita-se também que as orexinas sejam capazes de regular o comportamento alimentar, a recompensa e outros comportamentos (Figura 10.12). Durante períodos de vigília, os neurônios orexininérgicos/hipocretininérgicos são ativos e disparam com frequência tônica para manter a ativação. Entretanto, quando recebem um estímulo – seja ele externo, como um estressor evitável, ou interno, como níveis sanguíneos elevados de CO_2 –, os neurônios orexininérgicos exibem um padrão de disparo fásico mais rápido (Figura 10.12). Essa excitação

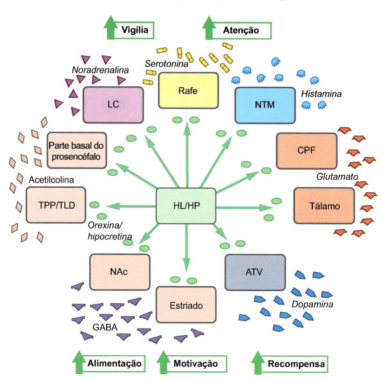

Figura 10.10 As projeções orexininérgicas/hipocretininérgicas interagem com neurotransmissores de ativação. A orexina/hipocretina é amplamente liberada no cérebro e interage com todos os neurotransmissores de ativação para estabilizar o estado de vigília e regular a atenção. A orexina também está envolvida em outros comportamentos, como alimentação, motivação e recompensa. HL/HP, hipotálamo lateral/hipotálamo posterior; TPP/TLD, núcleos tegmentais pedunculopontino e laterodorsal; LC: *locus coeruleus*; NTM, núcleo tuberomamilar; CPF, córtex pré-frontal; ATV, área tegmentar ventral; NAc, *nucleus accumbens*.

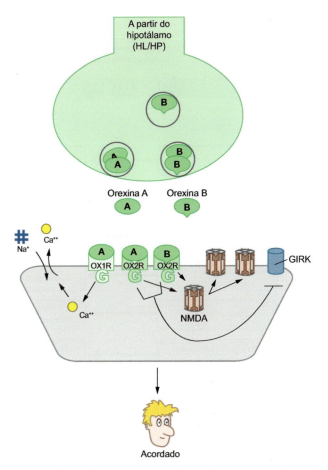

Figura 10.11 Orexina/hipocretina. Os neurônios orexininérgicos/hipocretininérgicos sintetizam dois neurotransmissores: a orexina A e a orexina B. A neurotransmissão orexininérgica é mediada por dois tipos de receptores pós-sinápticos acoplados à proteína G, o receptor de orexina 1 (OX1R) e o receptor de orexina 2 (OX2R). A orexina A é capaz de interagir com OX1R e o OX2R, enquanto a orexina B liga-se seletivamente ao OX2R. A ligação da orexina A ao OX1R leva a um aumento do cálcio intracelular, bem como à ativação da bomba de sódio/cálcio. A ligação das orexinas A e B ao OX2R leva a um aumento na expressão dos receptores de glutamato NMDA (*N*-metil-D-aspartato), bem como à inativação dos canais de potássio retificadores internos regulados pela proteína G (GIRK). Os OX1R estão particularmente expressos no *locus coeruleus* noradrenérgico, enquanto os OX2R têm uma alta expressão no núcleo tuberomamilar (NRM) histaminérgico.

dos neurônios hipocretininérgicos/orexininérgicos leva a um aumento da ativação, não apenas da orexina, mas também de todas as outras áreas cerebrais estimuladas pela orexina, o que hipoteticamente leva, por sua vez, à execução de respostas comportamentais adequadas, como a busca da recompensa ou a evitação de um perigo potencial. Dessa maneira, o sistema hipocretininérgico/orexininérgico não apenas medeia o estado de vigília, mas também possibilita a facilitação de comportamentos motivados dirigidos para metas, inclusive aumento da ingestão de alimento em resposta à fome (Figura 10.12).

Os receptores de orexina 1 estão altamente expressos no *locus coeruleus* noradrenérgico, enquanto os receptores de orexina 2 estão altamente expressos no núcleo tuberomamilar (NTM) histaminérgico. Acredita-se que o efeito da orexina/hipocretina sobre o estado de vigília seja mediado, em grande parte, pela ativação dos neurônios histaminérgicos do NTM que expressam receptores de orexina 2. Entretanto, os receptores de orexina e as projeções orexininérgicas para todos os centros neurotransmissores de ativação fazem com que as orexinas estejam idealmente situadas para regular de modo indireto o estado de vigília por meio de seus efeitos sobre uma grande variedade de neurotransmissores de ativação (Figuras 10.13 a 10.16). Portanto, as orexinas podem não ser neurotransmissores de

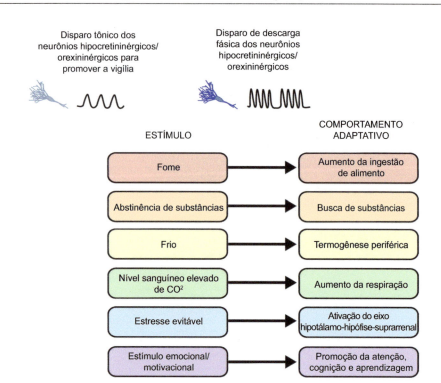

Figura 10.12 Regulação do comportamento adaptativo pela orexina/hipocretina. Durante os períodos de vigília, os neurônios orexinérgicos/hipocretininérgicos disparam com frequência tônica para manter a ativação. Quando recebem um estímulo, seja ele interno (p. ex., fome) ou externo (p. ex., um estressor evitável), os neurônios orexinérgicos exibem um padrão fásico de disparo, o que leva não apenas a um aumento do neurotransmissor orexina, mas também a um aumento da ativação em áreas do cérebro estimuladas pela orexina. Portanto, a orexina não apenas media o estado de vigília, mas também possibilita a facilitação de comportamentos dirigidos para metas.

ativação em si para *causar* a vigília, mas podem servir para *estabilizá-la* ao interagir com todos os neurotransmissores de ativação (Figuras 10.13 a 10.16; ver Figura 10.10). Por exemplo, as ações da orexina para manter a vigília e a atenção podem ser mediadas pela estimulação da *acetilcolina* da parte basal do prosencéfalo e núcleos tegmentais pedunculopontinos e laterodorsais (TPP/TLD) (Figura 10.13); pela liberação de *dopamina* da área tegmental ventral (ATV) (Figura 10.14); pela liberação de *noradrenalina* do *locus coeruleus* (LC) (Figura 10.15); pela liberação de *serotonina* dos núcleos da rafe (NR) (Figura 10.16); e pela liberação de *histamina* do núcleo tuberomamilar (NTM) (ver Figura 10.8). Impressionante!

Quando os impulsos circadianos, os impulsos homeostáticos e a escuridão atuam todos em conjunto no final do dia e na escuridão, os níveis de orexina estão baixos, a vigília não é mais estabilizada e o sono é promovido a partir da área pré-óptica ventrolateral (POVL) com aumento da neurotransmissão GABAérgica (ácido γ-aminobutírico) (Figura 10.17), com consequente inibição de *todos* os centros neurotransmissores promotores da vigília (Figuras 10.13 a 10.16; ver Figura 10.8).

Vias de ativação e sono para o ciclo do sono/vigília

Assinalamos o fato de que inúmeros neurotransmissores estão envolvidos na regulação da ativação, e suas vias estão ilustradas nas Figuras 10.8, 10.9 e 10.13 a 10.17. Essa regulação resulta em um ciclo diário de sono e vigília, que é mediado por dois impulsos opostos: o *impulso homeostático do sono* e o *impulso circadiano da vigília* (Figura 10.18). O impulso homeostático do sono acumula-se ao longo dos períodos de vigília e luz e opõe-se ao impulso circadiano da vigília.

Quanto mais tempo um indivíduo permanece acordado, maior o impulso homeostático para o sono. O impulso homeostático do sono depende do acúmulo de adenosina, que aumenta à medida que a pessoa se cansa ao longo do dia e, por fim, leva à desinibição do núcleo pré-óptico

Circuito de vigília: acetilcolina

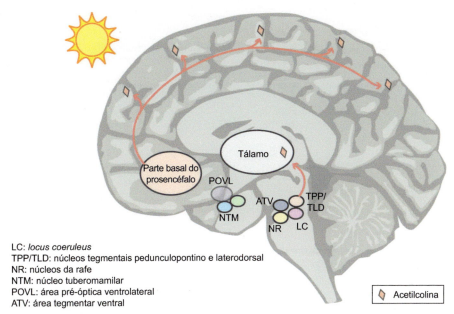

LC: *locus coeruleus*
TPP/TLD: núcleos tegmentais pedunculopontino e laterodorsal
NR: núcleos da rafe
NTM: núcleo tuberomamilar
POVL: área pré-óptica ventrolateral
ATV: área tegmentar ventral

Figura 10.13 Projeções colinérgicas e estado de vigília. A liberação de acetilcolina da parte basal do prosencéfalo para áreas corticais e dos núcleos tegmentais pedunculopontino e laterodorsal (TPP/TLD) no tálamo está associada ao estado de vigília. Portanto, a orexina/hipocretina pode estabilizar a vigília por meio da regulação da acetilcolina (e de outros neurotransmissores de ativação).

Circuito de vigília: dopamina

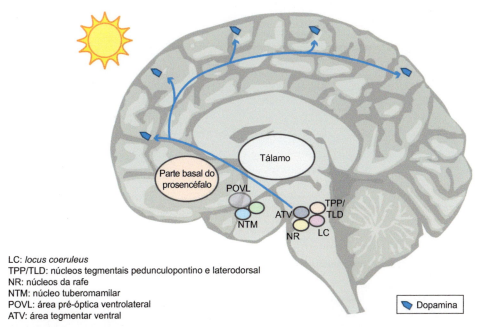

LC: *locus coeruleus*
TPP/TLD: núcleos tegmentais pedunculopontino e laterodorsal
NR: núcleos da rafe
NTM: núcleo tuberomamilar
POVL: área pré-óptica ventrolateral
ATV: área tegmentar ventral

Figura 10.14 Projeções dopaminérgicas e estado de vigília. A liberação de dopamina da área tegmental ventral (ATV) para áreas corticais está associada ao estado de vigília. Portanto, a orexina/hipocretina pode estabilizar o estado de vigília por meio da regulação de dopamina (e de outros neurotransmissores de ativação).

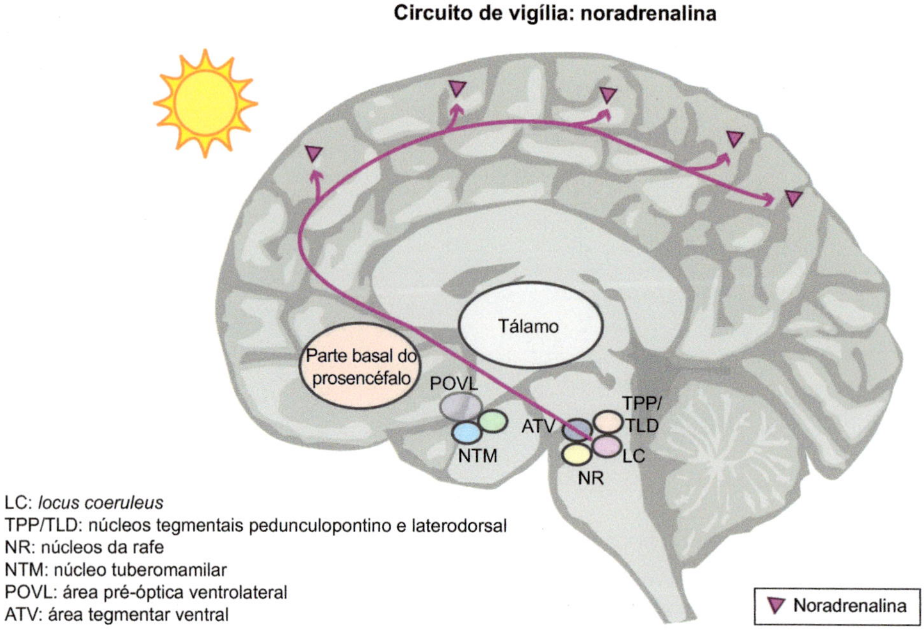

408 Stahl Psicofarmacologia: Bases Neurocientíficas e Aplicações Práticas

Circuito de vigília: noradrenalina

LC: *locus coeruleus*
TPP/TLD: núcleos tegmentais pedunculopontino e laterodorsal
NR: núcleos da rafe
NTM: núcleo tuberomamilar
POVL: área pré-óptica ventrolateral
ATV: área tegmentar ventral

▼ Noradrenalina

Figura 10.15 Projeções noradrenérgicas e estado de vigília. A liberação de noradrenalina do *locus coeruleus* (LC) para áreas corticais está associada ao estado de vigília. Portanto, a orexina/hipocretina pode estabilizar o estado de vigília por meio da regulação da noradrenalina (e de outros neurotransmissores de ativação).

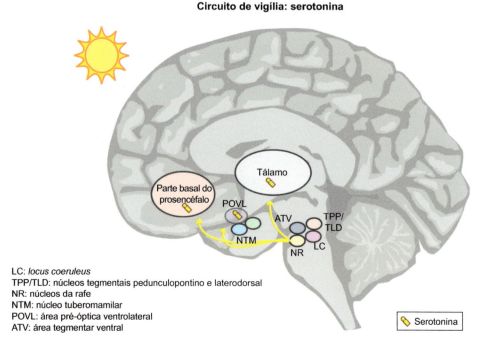

Circuito de vigília: serotonina

LC: *locus coeruleus*
TPP/TLD: núcleos tegmentais pedunculopontino e laterodorsal
NR: núcleos da rafe
NTM: núcleo tuberomamilar
POVL: área pré-óptica ventrolateral
ATV: área tegmentar ventral

🔋 Serotonina

Figura 10.16 Projeções serotoninérgicas e estado de vigília. A liberação de serotonina do núcleo da rafe (NR) para a parte basal do prosencéfalo e o tálamo está associada ao estado de vigília. Portanto, a orexina/hipocretina pode estabilizar o estado de vigília por meio da regulação da serotonina (e de outros neurotransmissores de ativação).

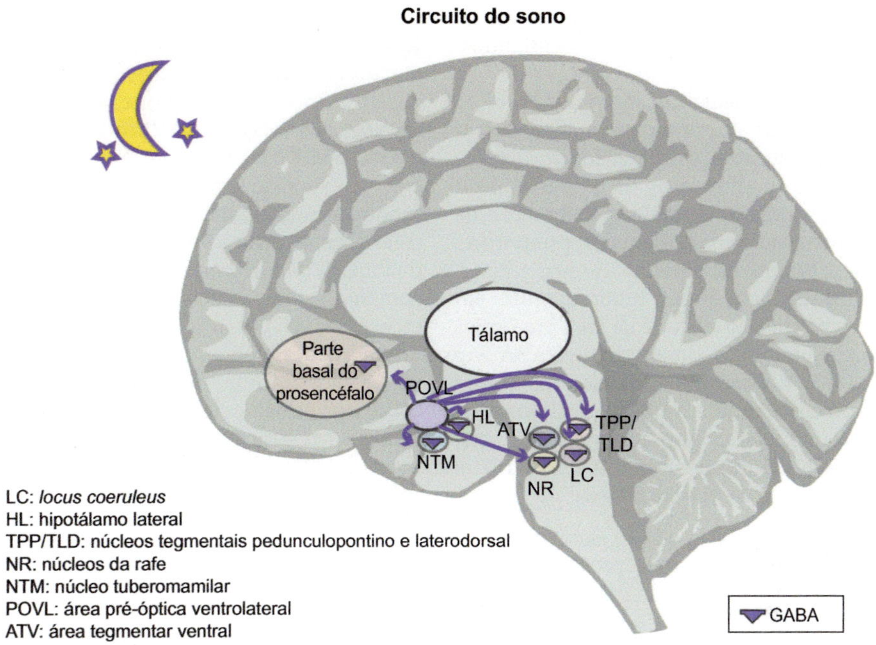

Capítulo 10 | Transtornos do Sono e da Vigília e seu Tratamento... **409**

Circuito do sono

LC: *locus coeruleus*
HL: hipotálamo lateral
TPP/TLD: núcleos tegmentais pedunculopontino e laterodorsal
NR: núcleos da rafe
NTM: núcleo tuberomamilar
POVL: área pré-óptica ventrolateral
ATV: área tegmentar ventral

▼ GABA

Figura 10.17 Projeções GABAérgicas e sono. O GABA (ácido γ-aminobutírico) é liberado pelo núcleo pré-óptico ventrolateral (POVL) do hipotálamo no núcleo tuberomamilar (NTM), hipotálamo lateral (HL), parte basal do prosencéfalo e centros neurotransmissores. Ao inibir a atividade nessas regiões cerebrais promotoras da vigília, o GABA pode induzir sono.

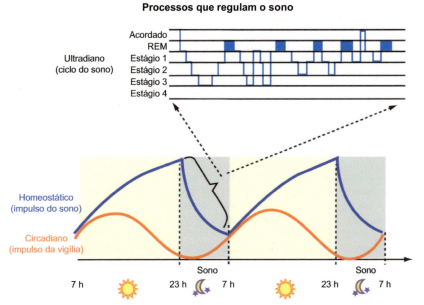

Figura 10.18 Processos que regulam o sono. O ciclo do sono/vigília é mediado por dois impulsos opostos: o impulso homeostático do sono e o impulso circadiano da vigília. O impulso circadiano da vigília resulta de estímulos (luz, melatonina, atividade) para o núcleo supraquiasmático do hipotálamo, o que estimula a liberação de orexina para estabilizar a vigília. O impulso homeostático do sono depende do acúmulo de adenosina, que aumenta quanto mais tempo o indivíduo estiver acordado e que diminui com o sono. A adenosina acumulada leva à desinibição do núcleo pré-óptico ventrolateral e, portanto, à liberação de GABA no núcleo tuberomamilar para inibir o estado de vigília. Conforme o dia avança, o impulso circadiano da vigília diminui, enquanto o impulso homeostático do sono aumenta até alcançar um ponto crítico. O próprio sono consiste em múltiplas fases, que se repetem de maneira cíclica. Esse processo é conhecido como ciclo ultradiano e é representado na parte superior desta figura.

ventrolateral (POVL) e à liberação de GABA no circuito do sono (ver Figura 10.17), facilitando o início do sono.

O impulso circadiano da vigília, que é mediado pela luz que atua no núcleo supra-quiasmático, estimula a liberação de orexina como parte do circuito de vigília para estabilizar o estado de vigília ao aumentar a liberação de vários outros neurotransmissores promotores da vigília. Durante os períodos de luz, a hista-mina é liberada pelo núcleo tuberomamilar em neurônios por todo o córtex e na área pré-óptica ventrolateral, inibindo a liberação de GABA (ver Figura 10.8). A histamina do núcleo tuberoma-milar também estimula a liberação de orexina do hipotálamo lateral, bem como da área peri-fornical e hipotálamo posterior. A orexina tem, portanto, diversos efeitos em cadeia:

- A orexina induz a liberação de acetilcolina a partir da parte basal do prosencéfalo em áreas corticais e a partir dos núcleos teg-mentais pedunculopontino e laterodorsal no tálamo (ver Figura 10.13)
- A orexina também causa a liberação de dopa-mina da área tegmental ventral em áreas cor-ticais (ver Figura 10.14)
- A orexina estimula a liberação de noradrena-lina do *locus coeruleus* em áreas corticais (ver Figura 10.15)
- Por fim, a orexina também estimula a libera-ção de serotonina dos núcleos da rafe para a parte basal do prosencéfalo e o tálamo (ver Figura 10.16).

Em seguida, à medida que a luz diminui, a noradrenalina do *locus coeruleus* e a serotonina dos núcleos da rafe acumulam-se e são liberadas em neurônios no hipotálamo lateral, com con-sequente retroalimentação negativa para *inibir a liberação de orexina*. Sem orexina, o estado de vigília não é mais estabilizado, e o núcleo POVL e o GABA assumem o comando e supri-mem todos os neurotransmissores de ativação (ver Figura 10.17). Assim, o sono é facilitado, e a melatonina é secretada à noite, no escuro. Em seguida, o ciclo se repete conforme o repouso restaura o impulso homeostático do sono e a luz inicia os neurotransmissores da vigília.

Ciclos ultradianos

Além do ciclo de sono/vigília diário (ver Figura 10.18), existe também um ciclo ultradiano do sono (ver detalhe da Figura 10.18; esse ciclo ocorre mais rapidamente [ultra] do que 1 dia [dian] e, portanto, é denominado ultradiano).

Um ciclo de sono ultradiano completo (não REM [movimento rápido dos olhos] e REM) tem duração aproximada de 90 minutos e ocorre quatro a cinco vezes por noite (ver Figura 10.18, detalhe). Os estágios 1 e 2 do sono constituem o sono não REM, enquanto os estágios 3 e 4 do ciclo do sono fazem parte do sono mais pro-fundo de ondas lentas. Durante o período de sono normal, a duração do sono não REM é gra-dualmente reduzida durante a noite, enquanto aumenta a duração do sono REM. O sono REM caracteriza-se por uma atividade mais rápida no eletroencefalograma (EEG), semelhante ao observado durante períodos de vigília, bem como por movimentos oculares distintos, para-lisia dos músculos periféricos e perda do tônus muscular, denominada atonia. É durante o sono REM que ocorrem os sonhos, e estu-dos com tomografia por emissão de pósitrons (PET) mostraram uma ativação do tálamo, do córtex visual e de regiões límbicas, acompa-nhada de redução do metabolismo em outras regiões, como córtex pré-frontal dorsolateral e córtex parietal durante o sono REM. Em con-trapartida, ocorre redução global da atividade cerebral durante o sono não REM.

Neurotransmissores e ciclo do sono ultradiano

Os neurotransmissores (ver Figuras 10.8, 10.9 e 10.13 a 10.17) não apenas desempenham um papel na regulação do ciclo de sono/vigília diá-rio (ver Figura 10.18), mas também na regula-ção das várias fases do sono com o ciclo de sono ultradiano (ver detalhe da Figura 10.18). Assim, os neurotransmissores flutuam não apenas em uma base circadiana (24 horas), mas também ao longo das várias fases do ciclo do sono a cada noite (Figuras 10.19 a 10.22). De forma não surpreen-dente, o GABA está "ativo" durante toda a noite: aumenta constantemente durante as primeiras horas de sono, alcança um platô, e, em seguida, declina também de maneira constante antes de o indivíduo acordar (Figura 10.19). Além disso, também de forma não surpreendente, o padrão da orexina é exatamente o oposto: ou seja, os níveis de orexina diminuem constantemente durante as primeiras horas de sono, alcançam um platô e, em seguida, aumentam de modo constante antes de o indivíduo acordar (Figura 10.20). O padrão dos outros neurotransmissores depende da fase do sono (Figuras 10.21 e 10.22). Assim, os níveis de acetilcolina flutuam durante todo o ciclo do sono, alcançam seus níveis mais baixos durante o estágio 4 do sono e exibem um

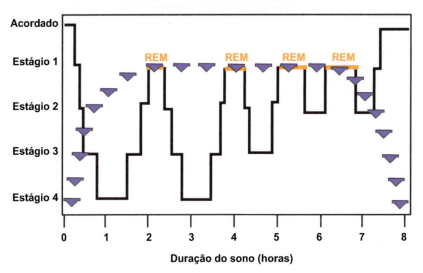

Figura 10.19 Níveis de GABA durante todo o ciclo do sono. Os níveis do neurotransmissor flutuam durante todo o ciclo do sono. Os níveis de GABA aumentam constantemente durante as primeiras duas horas de sono, alcançam um platô e, em seguida, declinam também de modo constante antes de o indivíduo acordar.

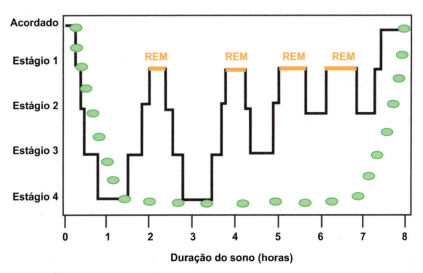

Figura 10.20 Níveis de orexina/hipocretina durante todo o ciclo do sono. Os níveis de neurotransmissores flutuam durante o ciclo do sono. Os níveis de orexina/hipocretina caem durante a primeira hora do sono, alcançam um platô e, em seguida, aumentam constantemente antes de o indivíduo acordar.

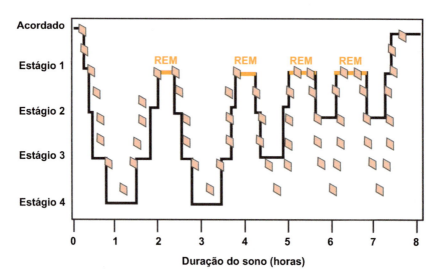

Figura 10.21 Níveis de acetilcolina durante todo o ciclo do sono. Os níveis de neurotransmissores flutuam durante o ciclo do sono. Os níveis de acetilcolina dependem da fase do sono: estão mais baixos durante o estágio 4 do sono e alcançam o seu pico durante o sono REM (movimento rápido dos olhos).

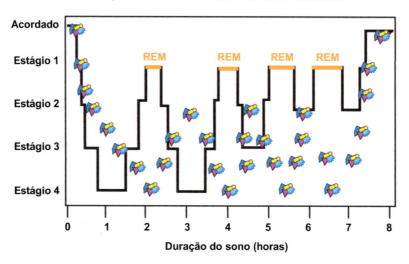

Figura 10.22 Níveis de monoaminas durante todo o ciclo do sono. Os níveis de neurotransmissores flutuam durante o ciclo do sono. As monoaminas dopamina, noradrenalina, serotonina e histamina apresentam níveis mais baixos durante o sono REM (movimento rápido dos olhos) e alcançam um pico no estágio 2 do sono.

pico durante o sono REM, com altos e baixos entre o estágio 4 e o REM a cada ciclo (ver Figura 10.21). Por outro lado, os níveis de dopamina, de noradrenalina, de serotonina e de histamina demonstram uma tendência diferente. Todos atuam em conjunto para alcançar o seu pico durante o estágio 2 do sono e apresentam níveis mais baixos durante o sono REM (ver Figura 10.22).

Por que dormimos? Não posso estar dormindo quando morrer?

Ainda existe muita controvérsia sobre o propósito do sono. Alguns propõem que o sono é essencial para o crescimento sináptico, enquanto outros argumentam que ele é necessário para a poda das sinapses (Figura 10.23). Independentemente de qual hipótese – ou uma combinação das duas – for mais acurada, tornou-se cada vez mais evidente que as perturbações do ciclo do sono/vigília têm efeitos prejudiciais em inúmeras funções fisiológicas e psiquiátricas. Além dos custos econômicos dos transtornos do sono/vigília, há um aumento no risco de doença cardiometabólica, câncer e doença mental e uma pior qualidade de vida quando o ciclo do sono/vigília está afetado (Figura 10.23). Os transtornos no ciclo de sono/vigília podem ter efeitos profundos sobre o funcionamento cognitivo, incluindo prejuízos na atenção, déficit de memória e incapacidade de processamento de novas informações (Figura 10.24). Com efeito, uma privação do sono de 24 horas ou uma curta duração crônica do sono (*i. e.*, 4 a 5 horas por noite) resulta em prejuízos cognitivos equivalentes aos observados com intoxicação legal por álcool. Tanto o sono REM quanto o sono não REM parecem ser essenciais para o funcionamento cognitivo ideal. O sono REM modula a consolidação da memória afetiva, enquanto o sono não REM é de importância crítica para a memória declarativa e processual. No nível neurobiológico, há evidências de que a ruptura do ciclo de sono/vigília compromete a neurogênese hipocampal, o que pode explicar, em parte, os efeitos comportamentais dos transtornos do ciclo de sono/vigília sobre a cognição.

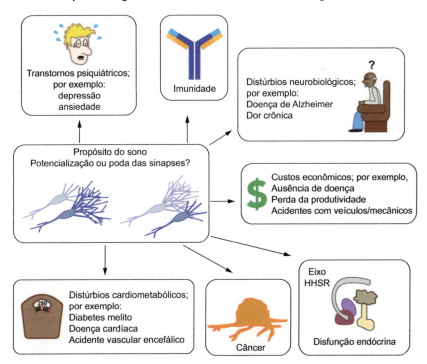

Figura 10.23 Custos dos transtornos do sono/vigília. As perturbações no ciclo de sono/vigília podem ter influências profundas sobre a saúde tanto física quanto mental. Dentro de uma perspectiva neuropatológica, a perturbação do sono pode afetar a potencialização e/ou a poda sináptica. O transtorno crônico do sono pode aumentar o risco de doença mental, doenças cardiometabólicas e câncer, bem como afetar a função imune e endócrina. Eixo HHSR: eixo hipotálamo-hipófise-suprarrenal.

Nestes últimos anos, houve muito interesse na relação existente entre o sono e os problemas cardiometabólicos, como diabetes melito tipo 2 e obesidade (Figura 10.25). Embora muitos aspectos permaneçam desconhecidos, foi constatado que o comprometimento do ciclo de sono/vigília afeta os níveis circulantes tanto do hormônio anorexígeno (inibidor do apetite) a leptina, quanto do hormônio orexígeno (estimulador do apetite), a grelina (Figura 10.25). Tais alterações resultam em disfunção do metabolismo da insulina, da glicose e dos lipídios; por sua vez, isso pode aumentar o risco de obesidade, diabetes melito tipo 2 e doença cardiovascular. Além disso, foi constatado que a alteração do ciclo de sono/vigília perturba as flutuações naturais observadas na microbiota intestinal, talvez promovendo ainda mais a intolerância à glicose e a obesidade.

Insônia

O que é insônia?

Uma forma de conceituar a insônia é a ocorrência de hiperativação à noite (Figura 10.26). Ainda não está bem estabelecido por que alguns indivíduos que apresentam insônia têm hiperativação à noite, nem como ela é mediada. Entretanto, as evidências mais recentes obtidas de estudos de neuroimagem em seres humanos sugerem que, na insônia, não há tanto uma incapacidade do cérebro de ativar circuitos relacionados com o

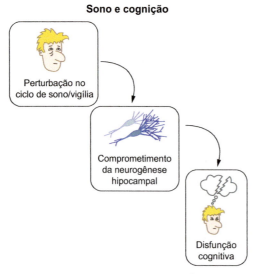

Figura 10.24 Sono e cognição. Foi constatado que a ocorrência de perturbações no ciclo de sono/vigília compromete a neurogênese hipocampal, o que pode explicar, em parte, os efeitos profundos da privação de sono sobre o funcionamento cognitivo, inclusive problemas de atenção, déficit de memória e incapacidade de processar novas informações.

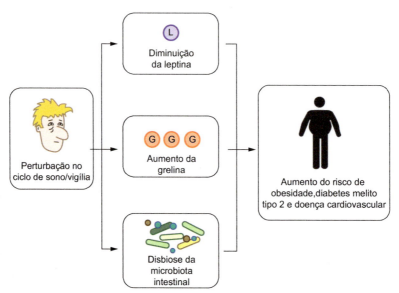

Figura 10.25 Sono e obesidade. As perturbações no ciclo de sono/vigília podem diminuir os níveis circulantes do hormônio inibidor do apetite, a leptina, e aumentar os níveis circulantes do hormônio estimulador do apetite, a grelina, além de contribuir para a disbiose da microbiota intestinal. Essas alterações podem resultar em aumento do risco de obesidade, diabetes melito tipo 2 e doença cardiovascular.

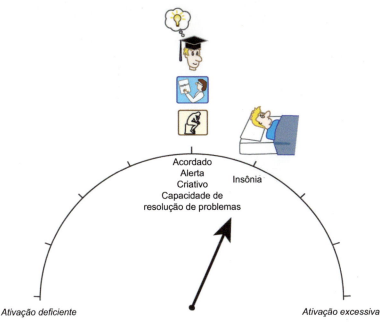

Figura 10.26 Insônia: ativação noturna excessiva? A insônia é conceituada como uma condição relacionada com hiperativação à noite. Dados recentes de neuroimagem sugerem que a insônia resulta de uma incapacidade de desativação dos circuitos relacionados com a ativação, e não de uma incapacidade de ativar os circuitos relacionados ao sono. Alguns pacientes com insônia também apresentam hiperativação durante o dia.

sono da área POVL (mostrado na Figura 10.17), mas sim uma incapacidade de desativar os circuitos relacionados com a ativação (mostrados nas Figuras 10.8, 10.9, 10.13 a 10.16). Alguns pacientes com insônia à noite também apresentam hiperativação e até mesmo ansiedade durante o dia e, apesar do sono insuficiente, não se sentem necessariamente sonolentos durante as horas do dia. Qualquer que seja a causa dessa hiperativação, seja ela uma hiperatividade cortical que impede os neurotransmissores de ativação promotores da vigília de diminuir à noite ou até mesmo um excesso de orexina estabilizadora da vigília mantendo-os acordados, ainda está em fase de investigação ativa.

Diagnóstico e comorbidades

Nos EUA, cerca de 40 milhões de pessoas sofrem de insônia crônica, e mais 20 milhões sofrem de insônia episódica. Entretanto, até 70% dos indivíduos com insônia podem não relatá-la a seu médico. Muitas condições estão associadas à insônia, incluindo higiene inadequada do sono; doença clínica; outros transtornos do sono/vigília, inclusive distúrbios do ritmo circadiano, síndrome das pernas inquietas e apneia do sono; efeitos de medicamentos ou de substâncias de uso abusivo; e transtornos psiquiátricos (Figura 10.27). A insônia pode ser autoperpetuante, na medida em que episódios repetidos de vigília na cama podem estar associados com ansiedade e falta de sono. Vários fatores biológicos têm sido associados com a insônia, incluindo aumento da ativação do sistema nervoso autônomo, metabolismo anormal da glicose, diminuição dos níveis de GABA, redução da secreção noturna de melatonina, inflamação sistêmica e redução do volume cerebral (Figura 10.28). Existem também vários fatores genéticos que têm sido associados a um risco aumentado de insônia (Figura 10.28). A insônia pode constituir um fator de risco ou um sintoma prodrômico de vários transtornos psiquiátricos, como depressão, ansiedade e transtornos de uso de substâncias (Figura 10.29). Além disso, a insônia decorrente de doença psiquiátrica, particularmente a depressão, pode ter mais tendência a persistir do que a insônia que resulta de outras causas. Por outro lado, pacientes com depressão que

Condições associadas com a insônia

Condições médicas

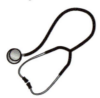

Uso de substâncias

Transtornos psiquiátricos

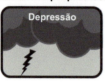

Causas comportamentais /psicológicas

Efeitos colaterais de medicamentos

Transtornos do sono/vigília

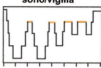

Figura 10.27 Condições associadas à insônia. Numerosas condições estão associadas com a insônia, como condições médicas, transtornos psiquiátricos, outros transtornos do sono/vigília e uso de substâncias. A insônia também pode estar relacionada aos efeitos colaterais de medicamentos.

Biologia da insônia

Anormalidades neuroatômicas
- Redução da substância cinzenta no córtex orbitofrontal esquerdo e hipocampo

Anormalidades neurobiológicas
- Diminuição dos níveis de GABA no córtex occipital e córtex cingulado anterior
- Redução da secreção noturna de melatonina
- Aumento do metabolismo da glicose
- Redução atenuada do metabolismo da glicose relacionada com o sono em regiões promotoras da vigília
- Diminuição do nível sérico de BDNF

Anormalidades do sistema nervoso autônomo
- Elevações e variabilidade da frequência cardíaca
- Aumento da taxa metabólica
- Aumento da temperatura corporal
- Ativação do eixo HHSR
- Aumento da NA

Inflamação sistêmica

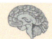

Fatores genéticos
- Polimorfismos dos genes circadianos
- Polimorfismos do gene do receptor de GABA-A
- Polimorfismos do gene do transportador de recaptação da serotonina (SERT)
- Polimorfismos dos genes de antígeno leucocitário humano (HLA)
- Modificações epigenéticas que afetam genes envolvidos na resposta ao estresse

Figura 10.28 Biologia da insônia. Numerosas anormalidades neuroanatômicas, neurobiológicas e autonômicas têm sido associadas com a insônia. Existem também vários fatores genéticos relacionados com um aumento do risco de insônia.

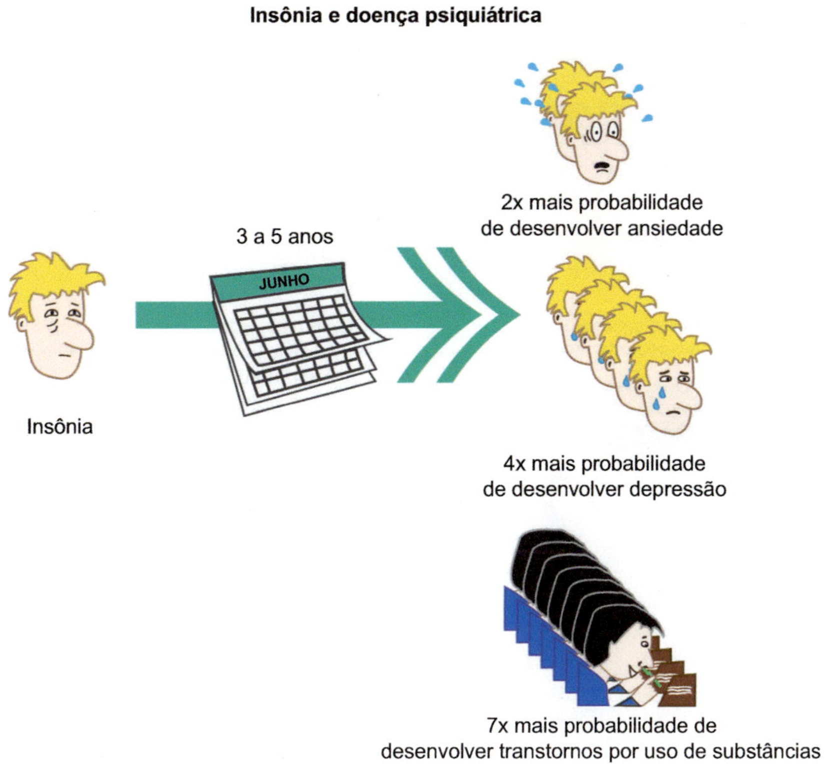

Insônia e doença psiquiátrica

Figura 10.29 Insônia e doença psiquiátrica. Os indivíduos com insônia correm risco aumentado de desenvolver ansiedade, depressão e transtornos por uso de substâncias. Não se sabe se isso reflete a insônia como fator de risco ou como sintoma prodrômico.

se queixam de insônia (aproximadamente 70% dos indivíduos com depressão) apresentam uma pior resposta ao tratamento, aumento dos episódios depressivos e agravamento do resultado geral a longo prazo.

A insônia tem sido tradicionalmente classificada como "secundária" (*i. e.*, um sintoma de uma doença psiquiátrica ou médica) ou "primária" (*i. e.*, não associada com a doença psiquiátrica ou médica, nem com o resultado de uso ou de abstinência de substâncias) (Figura 10.30). Entretanto, agora é mais bem compreendido que a insônia constitui, com frequência, uma comorbidade, e não um sintoma de doenças psiquiátricas e médicas. Os critérios diagnósticos revisados mais recentes do DSM-5 para insônia procuram eliminar os conceitos de insônia secundária e primária e, em vez disso, reconhecer a complexa relação perpetuante de mão dupla entre insônia e transtornos psiquiátricos e condições médicas (Figura 10.30). Os pacientes com insônia frequentemente se queixam de má qualidade ou duração insuficiente do sono, dificuldade em adormecer, despertares noturnos ou horário de acordar mais cedo do que o desejado (Figura 10.31). Muitos pacientes também relatam pouca restauração de seu sono e, consequentemente, fadiga diurna, prejuízo cognitivo e transtornos do humor.

Em geral, a polissonografia não está indicada para o diagnóstico de insônia, mas pode ser útil para descartar a possibilidade de narcolepsia, síndrome das pernas inquietas (SPI) ou apneia obstrutiva do sono (AOS). Embora as medidas subjetivas de duração do sono frequentemente não se correlacionem com medidas objetivas, as avaliações subjetivas do sono são, entretanto, importantes, visto que as queixas de curta duração do sono estão fortemente associadas com a insônia persistente, que pode ser muito difícil de tratar (Figura 10.31). Assim, a insônia pode ser tratada tanto como sintoma subjetivo quanto como transtorno objetivo da ativação para melhores resultados, assim como satisfação do paciente.

Critérios diagnósticos do DSM-5 para insônia

Critérios diagnósticos antigos: "insônia secundária"

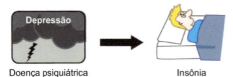

Doença psiquiátrica → Insônia

Novos critérios diagnósticos: insônia como comorbidade

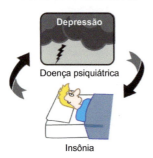

Doença psiquiátrica ⇄ Insônia

Figura 10.30 Critérios do DSM-5 para insônia. A insônia era anteriormente conceituada como primária (não relacionada com outra condição) ou secundária (um sintoma de outra condição). Entretanto, a insônia com mais frequência pode ser comórbida, em vez de um sintoma de outro distúrbio, um conceito reconhecido no DSM-5.

Tratamento da insônia: fármacos com ações hipnóticas

Os agentes que tratam a insônia pertencem a duas categorias. A primeira categoria é constituída por fármacos que reduzem a ativação do cérebro ao *aumentar o impulso de sono* por meio da ativação do GABA no centro hipotalâmico do sono (o núcleo POVL, ilustrado na Figura 10.17). Todos os fármacos que pertencem a essa categoria são moduladores alostéricos positivos (PAM) dos receptores de GABA$_A$ (GABA$_A$ PAM), isto é, os benzodiazepínicos e os "fármacos Z".

Se a insônia resulta de um impulso de ativação excessivo, em vez de um impulso de sono insuficiente, podemos nos perguntar se a melhora do impulso de sono com os benzodiazepínicos populares e os fármacos Z constituem a melhor maneira de tratamento da insônia. Portanto, pode-se também tratar a insônia ao *reduzir a ativação*. Os fármacos que atuam dessa maneira formam a segunda categoria de agentes usados no tratamento da insônia. A ativação pode ser reduzida por muitos mecanismos com fármacos pertencentes a essa categoria: ou seja,

Diagnóstico de insônia

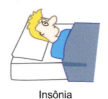

Insônia

Critérios sugeridos para definição da insônia:
A latência média do sono > 30 minutos
Acordar após o início do sono > 30 minutos
Eficiência do sono < 85%
Duração total do sono < 6,5 horas

Figura 10.31 Critérios sugeridos para a identificação da insônia. Mais frequentemente, a insônia é diagnosticada com o uso de medidas subjetivas. Isso pode refletir uma dificuldade em adormecer (latência do sono), vigília após o início do sono, qualidade precária do sono e redução global da duração do sono.

por meio de bloqueio das orexinas (com antagonistas duais dos receptores de orexina ou DORA [*dual orexin receptor antagonists*]), por meio de bloqueio da histamina (com antagonistas H$_1$, bloqueio da serotonina (com antagonistas 5HT$_{2A}$) e bloqueio da noradrenalina (com antagonistas α$_1$). Independentemente da estratégia adotada para tratar a insônia, a ideia é mudar o estado de ativação anormal e indesejado, ao deitar, de hiperativo para adormecido (Figura 10.32).

Benzodiazepínicos (moduladores alostéricos positivos de GABA$_A$)

Existem pelo menos cinco benzodiazepínicos aprovados especificamente para a insônia nos EUA (Figura 10.33), embora vários outros tenham sido aprovados em diferentes países. Vários benzodiazepínicos aprovados para o tratamento dos transtornos de ansiedade também são utilizados com frequência para tratar a insônia. O uso dos benzodiazepínicos no tratamento da ansiedade é discutido no Capítulo 8, sobre transtornos de ansiedade. O mecanismo de ação dos benzodiazepínicos nos receptores de GABA$_A$ como moduladores alostéricos positivos (PAM) é discutido no Capítulo 6 e está ilustrado nas Figuras 6.17 a 6.23. Esses fármacos presumivelmente atuam no tratamento da insônia ao facilitar a neurotransmissão GABAérgica em circuitos inibitórios do sono que surgem do núcleo POVL hipotalâmico (ver Figura 10.17).

Os benzodiazepínicos ligam-se a apenas alguns receptores de GABA$_A$. Os receptores de GABA$_A$

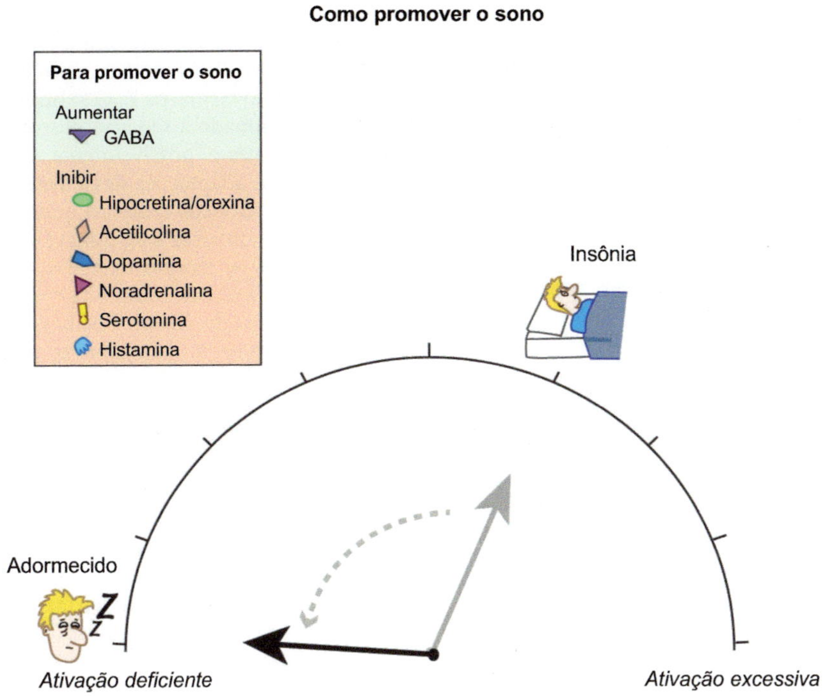

Como promover o sono

Para promover o sono

Aumentar
▼ GABA

Inibir
● Hipocretina/orexina
◇ Acetilcolina
◣ Dopamina
▷ Noradrenalina
⊍ Serotonina
◉ Histamina

Insônia

Adormecido

Ativação deficiente

Ativação excessiva

Figura 10.32 Como promover o sono. Para tratar a insônia, podem se administrar medicamentos que aumentam o impulso de sono, como benzodiazepínicos GABAérgicos ou fármacos Z. Como alternativa, podem ser administrados medicamentos que reduzem a ativação ao inibir a neurotransmissão envolvida na vigília, notavelmente com antagonistas dos receptores de orexina, histamina, serotonina ou noradrenalina.

são classificados pelas subunidades de isoformas específicas que contêm, pela sua sensibilidade ou falta de sensibilidade aos benzodiazepínicos, pela sua capacidade ou não de mediar a neurotransmissão inibitória tônica ou fásica e por serem sinápticos ou extrassinápticos (ver Capítulo 6 e Figuras 6.17 a 6.23). Os benzodiazepínicos, bem como os fármacos Z relacionados discutidos adiante, têm como alvo os receptores de GABA$_A$ que contêm uma subunidade γ, estão localizados em áreas pós-sinápticas e medeiam a neurotransmissão inibitória fásica. Para que um receptor de GABA$_A$ seja sensível aos benzodiazepínicos ou a um fármaco Z, é necessária a presença de duas unidades β mais uma unidade γ do subtipo γ$_2$ ou γ$_3$, mais duas unidades α do subtipo α$_1$, α$_2$ ou α$_3$ (ver Capítulo 6 e Figura 6.20C). Os benzodiazepínicos e os fármacos Z ligam-se a um sítio molecular no receptor de GABA$_A$, que é diferente do local de ligação do próprio GABA (portanto, alostérico ou de "outro sítio"). Os benzodiazepínicos atualmente disponíveis não são seletivos para os receptores de GABA$_A$ com diferentes subunidades α (Figura 10.33). Conforme discutido no Capítulo 6, os receptores de GABA$_A$ que contêm

uma subunidade δ são extrassinápticos, medeiam a neurotransmissão tônica e não são sensíveis aos benzodiazepínicos e aos fármacos Z.

Como os benzodiazepínicos podem causar problemas a longo prazo, como perda da eficácia com o passar do tempo (tolerância) e efeitos de abstinência, incluindo insônia de rebote em alguns pacientes, que é mais grave do que a insônia original, eles geralmente são considerados agentes de segunda linha para uso como fármacos hipnóticos. Entretanto, quando os agentes hipnóticos de primeira linha (fármacos Z ou bloqueadores de vários outros receptores de neurotransmissores) não funcionam, os benzodiazepínicos continuam tendo um lugar no tratamento da insônia, particularmente para a insônia grave e resistente ao tratamento associada a várias doenças psiquiátricas e médicas.

Fármacos Z (moduladores alostéricos positivos de GABA$_A$)

Outro grupo de fármacos moduladores alostéricos positivos de GABA$_A$, algumas vezes

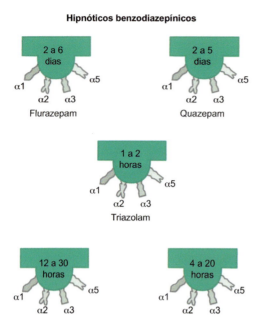

Figura 10.33 Hipnóticos benzodiazepínicos. Aqui são mostrados cinco benzodiazepínicos aprovados nos EUA para tratamento da insônia. Incluem o flurazepam e o quazepam, que apresentam meias-vidas ultralongas; o triazolam, que apresenta meia-vida ultracurta; e o estazolam e temazepam, com meias-vidas moderadas. Esses benzodiazepínicos não são seletivos para receptor de $GABA_A$ com diferentes subunidades α.

denominados "fármacos Z" (uma vez que todos começam com a letra Z: zaleplona, zolpidem, zopiclona), também são prescritos pelos seus efeitos hipnóticos (Figura 10.34). Há controvérsia sobre a ligação dos fármacos Z a um sítio alostérico diferente daquele dos benzodiazepínicos ou a sua ligação ao mesmo sítio, porém talvez de maneira molecular diferente, passível de produzir menos tolerância e dependência. Independentemente de a ligação dos fármacos Z ser diferente da ligação dos benzodiazepínicos no sítio alostérico dos denominados receptores de $GABA_A$ sensíveis aos benzodiazepínicos, alguns fármacos Z ligam-se de modo seletivo às subunidades $α_1$ dos receptores de $GABA_A$ sensíveis aos benzodiazepínicos (p. ex., zaleplona e zolpidem) (Figura 10.34). Em contrapartida, os benzodiazepínicos (e a zopiclona/eszopiclona) ligam-se a quatro subunidades α ($α_1$, $α_2$, $α_3$ e $α_5$) (Figuras 10.33 e 10.34). A importância funcional da seletividade $α_1$ ainda não está elucidada, mas pode contribuir para um menor risco de tolerância e dependência. Sabe-se que o subtipo $α_1$ é de importância crítica para produzir sedação e, portanto, constitui o alvo de cada hipnótico $GABA_A$ PAM efetivo, tanto benzodiazepínicos quanto fármacos Z. O subtipo $α_1$ também está relacionado à sedação diurna, a ações anticonvulsivantes e, possivelmente, à amnésia. Acredita-se que adaptações desse receptor com tratamentos hipnóticos crônicos que o utilizam como alvo possam levar à tolerância e abstinência. Os subtipos de receptores $α_2$ e $α_3$ estão ligados a ações ansiolíticas, relaxantes musculares e potencializadoras do álcool. Por fim, o subtipo $α_5$, principalmente no hipocampo, pode estar ligado à cognição e a outras funções.

Dispõe-se de múltiplas versões de dois dos fármacos Z, o zolpidem e a zopiclona, para uso clínico. No caso do zolpidem, existe uma formulação de liberação controlada, conhecida como zolpidem CR (Figura 10.34), que amplia a duração de ação do fármaco de liberação imediata de cerca de 2 a 4 horas para uma duração mais otimizada de 6 a 8 horas, melhorando a manutenção do sono. Dispõe-se também de uma formulação alternativa do zolpidem para administração sublingual, de início mais rápido e administrada em uma fração da dose noturna habitual, para administração no meio da noite a pacientes que apresentam insônia nessa fase do sono. No caso da zopiclona, existe uma mistura racêmica de zopiclona R e S disponível fora dos EUA, e dispõe-se nos EUA o enantiômero S, a eszopiclona (Figura 10.34). As diferenças clinicamente significativas entre o enantiômero ativo e a mistura racêmica são controvertidas.

Antagonistas duais dos receptores de orexina (DORA)

As orexinas/hipocretinas, seus receptores e suas vias foram discutidos anteriormente e estão ilustrados nas Figuras 10.9 a 10.12. O bloqueio farmacológico dos receptores de orexina tem ações hipnóticas, mas não pelo aumento da ação inibitória do GABA no centro promotor do sono (POVL), como o fazem os benzodiazepínicos e os fármacos Z (ver Figura 10.17). Em vez disso, os antagonistas duais dos receptores de orexina (DORA) (nos receptores tanto de orexina 1 quanto de orexina 2) bloqueiam os efeitos estabilizadores de vigília das orexinas, particularmente nos receptores de orexina 2 (Figuras 10.35 e 10.36). Os DORA inibem a capacidade das orexinas de ocorrência natural de promover a liberação de outros neurotransmissores promotores de vigília, como a histamina, a acetilcolina, a noradrenalina, a dopamina e a serotonina (conforme mostrado na Figura 10.37). Após a administração de um DORA, a ativação não é mais intensificada, e o estado de vigília não é mais estabilizado pelas orexinas, de modo que o paciente adormece. Tanto o suvorexant quanto o lemborexant (Figura 10.35) melhoram não apenas a iniciação, como também a manutenção do sono e o fazem sem os efeitos colaterais esperados de um benzodiazepínico ou de um hipnótico do grupo dos fármacos Z, ou seja, sem dependência, abstinência, rebote, marcha instável, quedas, confusão, amnésia ou depressão respiratória.

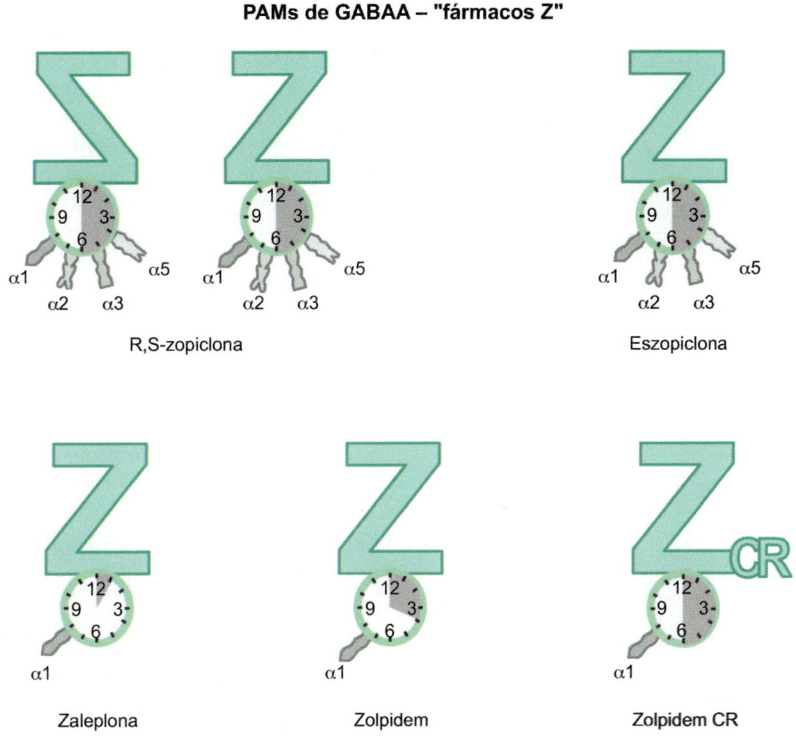

Figura 10.34 Fármacos Z: moduladores alostéricos positivos (PAM) de $GABA_A$. São mostrados aqui vários fármacos Z. Incluem a zopiclona racêmica (não disponível nos EUA), a eszopiclona, a zaleplona, o zolpidem e o zolpidem CR. A zaleplona, o zolpidem e o zolpidem CR são seletivos para os receptores de $GABA_A$ que contêm a subunidade α_1. Entretanto, a zopiclona ou a eszopiclona não parecem ter essa mesma seletividade.

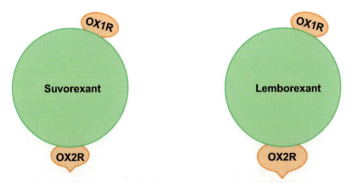

Figura 10.35 Antagonistas dos receptores de orexina. Aqui são mostrados os antagonistas duais dos receptores de orexina, o suvorexant e o lemborexant. O suvorexant tem afinidade comparável pelos receptores de orexina 1 (OX1R) e de orexina 2 (OX2R), enquanto o lemborexant tem maior afinidade pelo OX2R do que pelo OX1R.

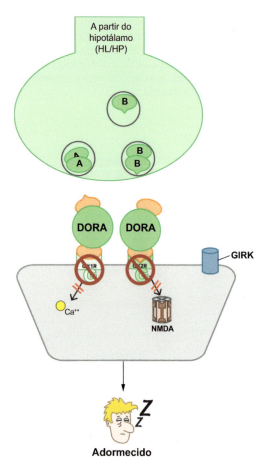

Figura 10.36 Bloqueio dos receptores de orexina. A neurotransmissão orexininérgica é mediada por dois tipos de receptores pós-sinápticos acoplados à proteína G: os receptores de orexina 1 (OX1R) e de orexina 2 (OX2R). Os OX1R são particularmente expressos no *locus coeruleus* noradrenérgico, enquanto os OX2R estão particularmente expressos no núcleo tuberomamilar (NTM) histaminérgico. O bloqueio dos receptores de orexina por antagonistas duais dos receptores de orexina (DORA) impede os efeitos excitatórios dos neurotransmissores orexinas. Em particular, o bloqueio do OX2R leva a uma diminuição na expressão dos receptores de glutamato NMDA (N-metil-D-aspartato) e impede a inativação dos canais de potássio de retificação interna regulados pela proteína G (GIRK). HL/HP: hipotálamo lateral/hipotálamo posterior.

Tanto o suvorexant quanto o lemborexant (Figura 10.35) são inibidores reversíveis, o que significa que, à medida que as orexinas endógenas acumulam-se pela manhã, a ação inibitória dos DORA é revertida. Portanto, à noite, os DORA exercem mais efeito, visto que há maior razão entre fármaco e orexina. À medida que a luz do dia surge, os níveis de orexina aumentam, assim como os níveis de DORA declinam, e há menor quantidade de fármaco em relação à quantidade de orexina presente (*i. e.*, menor razão entre fármaco e orexina). Quando um limiar de bloqueio dos receptores de orexina não está mais presente, o paciente acorda. O suvorexant tem afinidade comparável pelos receptores de orexina 1 e de orexina 2, enquanto o lemborexant tem maior afinidade pelos receptores de orexina 2 do que pelos receptores de orexina 1 (Figura 10.35). Foi relatado que o lemborexant exibe uma cinética de associação e dissociação mais rápida nos receptores de orexina 2 do que o suvorexant. A importância clínica disso permanece incerta, mas pode implicar uma reversibilidade mais rápida do lemborexant do que do suvorexant pela manhã, à medida que os níveis de orexina endógena aumentam para competir pela sua ligação aos receptores de orexina. Outros DORA (como o daridorexant) e também antagonistas seletivos dos receptores de orexina 2 e de orexina 1 estão atualmente em fase de desenvolvimento. A competição do neurotransmissor endógeno com o fármaco pelo mesmo receptor é um conceito também discutido no Capítulo 7, sobre os antagonistas/agonistas parciais de D_3 e a própria dopamina no receptor D_3 (ver Figura 7.72).

Hipnóticos serotoninérgicos

Um dos hipnóticos mais populares é o antagonista de $5HT_{2A}/\alpha_1/H_1$, a trazodona (ver Figura 7.46), embora esse agente não esteja especificamente aprovado para o tratamento da insônia (ver no Capítulo 7 a discussão do uso da trazodona na depressão, bem como as Figuras 7.45 a 7.47). À semelhança dos DORA, a trazodona é outro agente que atua para reduzir a ativação na insônia em vez de aumentar o impulso de sono. O mecanismo hipnótico da trazodona ocorre por meio de bloqueio dos neurotransmissores de ativação, a serotonina, a noradrenalina e a histamina (ver Figura 7.46). O bloqueio das vias α_1-adrenérgica e H_1 histaminérgica é discutido como efeito colateral de alguns fármacos usados no tratamento da psicose no Capítulo 5 e está ilustrado nas Figuras 5.13 e 5.14. Com efeito, não se deseja o bloqueio de todos esses neurotransmissores de ativação durante o dia. Entretanto, quando o bloqueio α_1 é combinado com bloqueio H_1 (descrito mais adiante e ilustrado nas Figuras 10.38 a 10.40), e essas ações também estão combinadas com antagonismo de $5HT_{2A}$, obtém-se um poderoso efeito hipnótico. O antagonismo de $5HT_{2A}$ (ver Figuras 7.45 e 7.46) aumenta especificamente o sono de ondas lentas/sono profundo, o que pode ter

Ações hipotéticas dos DORA

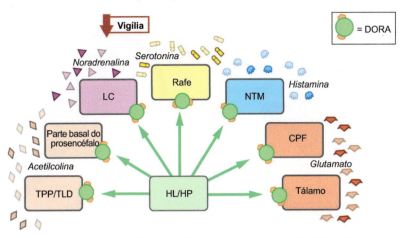

Figura 10.37 Ações hipotéticas dos antagonistas duais dos receptores de orexina (DORA). Ao bloquear os receptores de orexina, em particular os receptores de orexina 2, os DORA impedem que a orexina promova a liberação de outros neurotransmissores promotores da vigília.

Qual é o mecanismo da difenidramina como hipnótico?

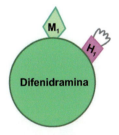

Figura 10.38 Difenidramina. A difenidramina é um antagonista do receptor de histamina 1 (H_1) comumente usado como hipnótico. Entretanto, esse agente não é seletivo para os receptores H_1 e, portanto, também pode exercer efeitos adicionais. Especificamente, a difenidramina também é um antagonista dos receptores muscarínicos 1 (M_1) e, portanto, pode ter efeitos anticolinérgicos (visão turva, constipação intestinal, problemas de memória, boca seca).

correlação com o sono restaurador e até mesmo uma melhora da dor e da fadiga durante o dia.

A trazodona foi inicialmente estudada para a depressão em altas doses, que também bloqueiam a recaptação de serotonina (ver Figura 7.45), e é administrada em uma formulação de liberação imediata de ação curta, 2 ou 3 vezes/dia. Apesar de efetiva como antidepressivo, ela também provoca sedação diurna. Foi descoberto por acaso que a redução da dose de trazodona de liberação imediata e sua administração à noite resultavam em um hipnótico muito efetivo, cuja ação desaparecia antes da manhã. Assim, nasceu um novo agente hipnótico, que continuou sendo o fármaco mais comumente prescrito para o sono no mundo. Para que a trazodona tenha ações antidepressivas ideais, a dose precisa ser aumentada, e, para que seja tolerada, é preciso administrá-la em uma formulação de liberação controlada, 1 vez/dia, que produza níveis sanguíneos acima daqueles necessários para a ação antidepressiva, porém abaixo daqueles necessários para uma ação hipnótica sedativa (ver Figura 7.47). A trazodona não tem sido associada com tolerância, abstinência, dependência ou rebote.

Antagonistas do receptor de histamina 1 como hipnóticos

É amplamente reconhecido que os anti-histamínicos são sedativos. Os anti-histamínicos são populares como soníferos de venda livre (particularmente os que contêm difenidramina ou doxilamina) (Figura 10.38). Como os anti-histamínicos vêm sendo largamente usados há muitos anos não apenas como agentes hipnóticos, mas também para o tratamento de alergias, existe o conceito comum e equivocado de que as propriedades dos agentes clássicos, como a difenidramina, aplicam-se a qualquer fármaco com propriedades anti-histamínicas. Isso inclui a ideia de que todos os anti-histamínicos apresentam efeitos colaterais "anticolinérgicos", como visão turva, constipação intestinal, problemas de memória e boca seca; de que eles provocam efeitos de ressaca no dia seguinte quando utilizados

Qual é o mecanismo de ação da doxepina como hipnótico?

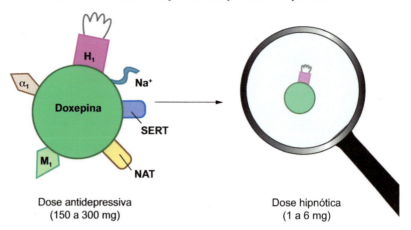

Figura 10.39 Doxepina. A doxepina é um antidepressivo tricíclico (ATC, também conhecido como ADT) que, em doses antidepressivas (150 a 300 mg/dia), inibe a recaptação de serotonina e de noradrenalina e atua como antagonista dos receptores de histamina 1 (H_1), muscarínicos 1 (M_1) e α_1-adrenérgicos. Entretanto, em doses baixas (1 a 6 mg/dia), a doxepina é muito seletiva para os receptores H_1 e, portanto, pode ser utilizada como hipnótico.

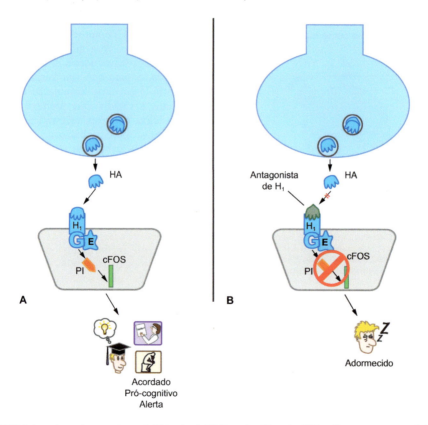

Figura 10.40 Antagonismo dos receptores de histamina 1. (A) Quando a histamina (HA) se liga aos receptores de histamina 1 (H_1) pós-sinápticos, ela ativa um sistema de segundos mensageiros ligados à proteína G, o que ativa o fosfatidilinositol (PI) e o fator de transcrição cFOS. Isso resulta em estado de vigília e de alerta normal. (B) Os antagonistas de H_1 impedem a ativação desse segundo mensageiro e, portanto, podem causar sonolência.

como hipnóticos à noite; de que o indivíduo desenvolve tolerância às suas ações hipnóticas; e de que eles provocam ganho de peso. Atualmente, parece que algumas dessas ideias acerca dos anti-histamínicos devem-se ao fato de que a maioria dos agentes com propriedades anti-histamínicas potentes também apresenta ações anticolinérgicas (ver Figuras 10.38 e 10.39). Isso se aplica não apenas aos anti-histamínicos usados para a alergia, mas também aos fármacos aprovados para uso na psicose (p. ex., clorpromazina; ver Figura 5.27, e quetiapina; ver Figura 5.45) e na depressão (como a doxepina; ver Figura 10.39 e outros antidepressivos tricíclicos; ver Figura 7.67), também usados em baixas doses como agentes hipnóticos.

O antidepressivo tricíclico doxepina é um caso interessante em virtude de sua afinidade muito alta pelo receptor H_1. Em doses baixas a muito baixas, bem mais baixas do que as necessárias para o tratamento da depressão, trata-se de um antagonista de H_1 relativamente seletivo (ver Figura 10.39), sem propriedades anticolinérgicas indesejadas ou sem as propriedades de bloqueio de recaptação de serotonina e noradrenalina que tornam a doxepina um fármaco para depressão em altas doses (ver Figura 10.39). De fato, a doxepina é tão seletiva em doses baixas que está sendo até mesmo usada como ligante na PET para marcar seletivamente os receptores H_1 no sistema nervoso central. Em doses clínicas muito menores do que as necessárias para suas ações antidepressivas, a doxepina ocupa um número substancial de receptores H_1 no sistema nervoso central (ver Figuras 10.39 e 10.40) e tem ações hipnóticas comprovadas. O bloqueio de um dos neurotransmissores de ativação mais importantes, a histamina, e suas ações nos receptores H_1 constituem claramente uma maneira efetiva de induzir o sono.

Os antagonistas de H_1 foram associados sem base científica somente à tolerância, mas não à abstinência, à dependência ou ao rebote.

Anticonvulsivantes como hipnóticos

Os anticonvulsivantes não estão aprovados para o tratamento da insônia, porém alguns são prescritos sem indicação terapêutica formal para promover o sono, em particular a gabapentina e a pregabalina. O mecanismo de ação desses agentes como inibidores dos canais iônicos abertos regulados por voltagem N e P/Q, também denominados ligantes $\alpha_2\delta$, é explicado no Capítulo 9, sobre dor, e está ilustrado nas Figuras 9.15 a 9.18. Esses ligantes $\alpha_2\delta$ estão aprovados não apenas para a dor e a epilepsia, mas também, em alguns países, para a ansiedade, e suas ações ansiolíticas são explicadas no Capítulo 8, sobre ansiedade, e estão ilustradas nas Figuras 8.17 e 8.18. Embora não sejam particularmente sedativos, os ligantes $\alpha_2\delta$ pregabalina e gabapentina podem aumentar o sono de ondas lentas, o sono restaurador e auxiliar no alívio da dor.

Ações hipnóticas e farmacocinéticas: o seu sono está à mercê dos níveis de seus medicamentos!

Até agora, discutimos as propriedades farmacodinâmicas dos fármacos usados no tratamento da insônia, isto é, seu mecanismo farmacológico de ação. Muitas áreas da psicofarmacologia envolvem fármacos classificados pelas suas ações moleculares imediatas, mas que apresentam importantes eventos moleculares tardios que estão mais claramente ligados a seus efeitos terapêuticos, os quais também são, com frequência, tardios. Isso não é bem o caso dos fármacos com ações hipnóticas. Para os agentes indutores do sono, sua ação farmacológica imediata produz ações terapêuticas imediatas. Com efeito, a indução de seu sono teoricamente "está à mercê" de seu medicamento estar acima de um limiar crítico de ocupação dos receptores! Para os fármacos $GABA_A$, esse limiar baseado em estudos pré-clínicos situa-se em torno de uma ocupação de 25 a 30% dos receptores (Figura 10.41A). No caso dos DORA, é de cerca de 65% (Figura 10.41). Para antagonistas dos receptores de serotonina e de histamina, o limiar não está tão bem investigado, porém é provável que esteja situado em torno de 80% para um único receptor bloqueado ou menos se houver bloqueio simultâneo de mais de um tipo de receptor. Quaisquer que sejam os limiares exatos, o conceito é claro: assim que um fármaco hipnótico aumenta acima de seu limiar de indução do sono, o indivíduo vai dormir, e assim que o fármaco cair abaixo desse limiar, o indivíduo acorda. Na prática, esses efeitos podem não ser imediatos, e estar próximo ao limiar pode significar um estado de sonolência, mas não de sono. Todavia, trata-se de um conceito relevante, visto que não é tanto a meia-vida farmacocinética que é importante para um fármaco hipnótico (i. e., a duração até o desaparecimento de metade do fármaco), mas sim a sua duração acima do limiar do sono. Esses conceitos estão ilustrados na Figura 10.41A a D. O perfil ideal para um hipnótico é mostrado na Figura 10.41A: duração nem curta demais acima do limiar, nem longa demais, porém "no ponto certo": a solução de *Cachinhos Dourados* (*Goldilocks*). Nas Figuras 10.41B e 10.41C, mostra-se o conceito de meia-vida longa demais, porém, o que é mais importante, longa demais acima do limiar: "quente demais", e o resultado consiste em efeitos residuais no dia seguinte. Por fim, mostra-se também o conceito de meia-vida curta demais, porém, o que é mais importante, não longa o suficiente acima do limiar (Figura 10.41D): "fria

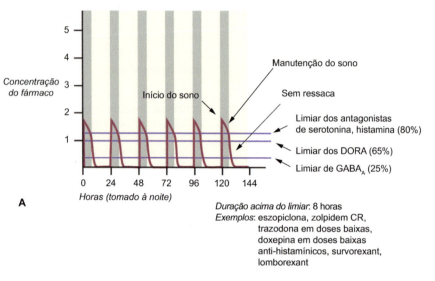

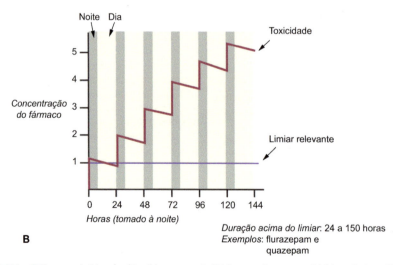

Figura 10.41A e B Farmacocinética dos hipnóticos, parte 1. (**A**) Para medicamentos $GABA_A$, o limiar crítico de ocupação dos receptores para o início dos efeitos hipnóticos é de 25% a 30%; para os antagonistas duais dos receptores de orexina (DORA), é de 65%; e, para antagonistas do receptor de serotonina e de histamina, acredita-se que seja de 80%. Tanto o início para alcançar o limiar quanto a duração do tempo acima do limiar do sono são importantes para a eficácia do fármaco. O agente hipnótico ideal deve ter uma duração acima do limiar de aproximadamente 8 horas. (**B**) Os hipnóticos com meias-vidas ultralongas (superiores a 24 horas; p. ex., flurazepam e quazepam) podem provocar acúmulo do fármaco com uso crônico. Isso pode resultar em uma duração longa demais acima do limiar do sono e pode causar danos, que têm sido associados a aumento no risco de quedas, particularmente em indivíduos idosos.

demais", e o resultado consiste em despertar muito cedo pela manhã, antes da hora desejada. Esses mesmos conceitos sobre a necessidade de um fármaco de atravessar um limiar e de manter seu nível acima desse limiar para ser efetivo aplica-se a outra área da psicofarmacologia: isto é, o uso de estimulantes para o tratamento do TDAH (transtorno de déficit de atenção com hiperatividade). Isso será discutido no Capítulo 11 sobre TDAH.

A razão pela qual esses conceitos são importantes para o prescritor não é tanto a precisão

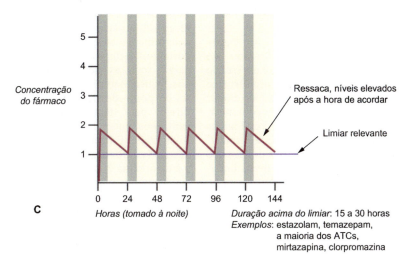

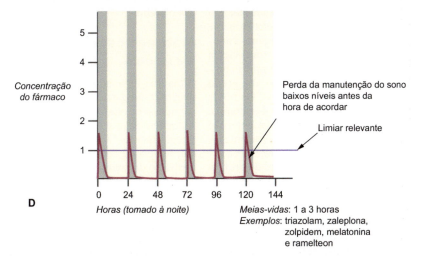

Figura 10.41C e D Farmacocinética dos hipnóticos, parte 2. (C) No caso de hipnóticos com meias-vidas moderadamente longas (15 a 30 horas), a ocupação dos receptores acima do limiar do sono pode não ser desativada até depois de o indivíduo ter que acordar, levando potencialmente a efeitos de "ressaca" (sedação, problemas de memória). **(D)** No caso de hipnóticos com meias-vidas ultracurtas (1 a 3 horas), a ocupação dos receptores acima do limiar do sono pode não durar o suficiente, causando perda da manutenção do sono.

das estimativas dos limiares, visto que estes podem variar de paciente para paciente. Em vez disso, tais conceitos orientam o prescritor sobre o que fazer para obter a solução de *Cachinhos Dourados* (*Goldilocks*) para cada paciente individualmente. Se o paciente não consegue adormecer rápido o bastante, em tese ele não alcança o limiar rápido o suficiente, de modo que ele deve tomar o medicamento mais cedo à noite ou não tomá-lo com alimentos (o alimento pode retardar a absorção de alguns agentes), ou ele deve aumentar a dose ou modificar o mecanismo. Se o paciente não estiver dormindo por tempo suficiente (ver Figura 10.41D), teoricamente os níveis limiares são perdidos muito cedo, de modo que é necessário aumentar a dose ou mudar para um fármaco com maior duração de ação acima do limiar (em geral, isso consiste em fármacos com meia-vida farmacocinética mais longa; ver Figuras 10.41A e 10.41C). Se o paciente está "grogue" pela manhã, teoricamente os níveis do fármaco continuam próximo ou acima dos níveis limiares quando está na hora de acordar, de modo que é necessário diminuir a dose, tomar o medicamento mais cedo à noite ou passar para um fármaco com duração de ação mais curta (em geral, isso deve consistir em fármacos com meia-vida farmacocinética mais curta; ver Figuras 10.41A e 10.41D).

Uma última palavra se faz necessária sobre como tudo isso se aplica aos DORA. Lembre-se de que a inibição do receptor GABA$_A$, do receptor de serotonina, do receptor noradrenérgico e do receptor de histamina não é efetivamente competitiva. Não existe nenhum ligante endógeno conhecido ligado ao ciclo de sono-vigília que atue no sítio de GABA PAM e possa competir ciclicamente com hipnóticos do grupo dos fármacos Z e benzodiazepínicos. Os níveis endógenos dos neurotransmissores serotonina, noradrenalina e histamina provavelmente não estão na faixa para reverter a ligação de antagonistas por fármacos hipnóticos. Entretanto, a afinidade da orexina A pelos receptores de orexina 1 e orexina 2 encontra-se na mesma faixa que a afinidade dos DORA suvorexant e lemborexant por esses mesmos receptores. O que isso significa é que, durante o meio da noite, quando os níveis de orexina estão baixos, uma determinada concentração de DORA terá maior efeito de bloqueio dos receptores de orexina do que mais tarde, durante a noite e pela manhã, quando os níveis de orexina aumentam e competem com os DORA pelos receptores de orexina e revertem o seu bloqueio no momento em que os níveis de DORA diminuem. A maneira como isso se aplica na prática pode depender da presença de níveis de orexina anormalmente elevados em certos casos de insônia ou condições comórbidas, caso em que seria necessária uma dose mais alta de DORA. Além disso, maior dose de DORA possivelmente seria necessária se o paciente despertar cedo pela manhã. Por outro lado, pode haver necessidade de uma dose menor de DORA se o paciente tiver um efeito de transição na manhã seguinte, o que algumas vezes tem sido observado na prática clínica. Com as variáveis dos níveis do fármaco e dos níveis de orexina que determinam o bloqueio efetivo dos receptores e, portanto, o tempo de duração acima do limiar para o sono, as meias-vidas farmacocinéticas dos DORA não são particularmente relevantes do ponto de vista clínico. Não há estudos diretos para demonstrar definitivamente as vantagens potenciais do lemborexant *versus* suvorexant. Entretanto, as características de ligação (afinidades pelos receptores de orexina 1 e de orexina 2, cinética de associação/dissociação, níveis plasmáticos do fármaco e, portanto, bloqueio dos receptores de orexina nas primeiras 8 horas após a ingestão e, particularmente, durante as primeiras horas críticas da manhã) são diferentes o suficiente entre o lemborexant e o suvorexant para sugerir que, se determinado paciente não tiver uma resposta ideal a um desses agentes, o outro poderá ser melhor. Nenhum dos agentes está associado a tolerância, abstinência, dependência ou rebote.

Tratamentos comportamentais da insônia

Uma boa higiene do sono (Figura 10.42) pode permitir ao paciente com insônia evitar por completo o tratamento medicamentoso. Outros tratamentos para a insônia que evitam o uso de medicamentos incluem relaxamento muscular, terapia de controle de estímulos, terapia de restrição do sono, reeducação intensiva do sono e terapia cognitivo-comportamental (Figura 10.43). Essas várias intervenções demonstraram ter efeitos benéficos sobre vários parâmetros do sono, incluindo eficiência e qualidade do sono, e podem ser muito efetivas, de modo que, com frequência, devem ser consideradas antes do uso de agentes hipnóticos. Além disso, as abordagens comportamentais podem constituir tratamentos adjuvantes úteis com agentes hipnóticos para pacientes que não respondem adequadamente apenas aos medicamentos.

Capítulo 10 | Transtornos do Sono e da Vigília e seu Tratamento... **429**

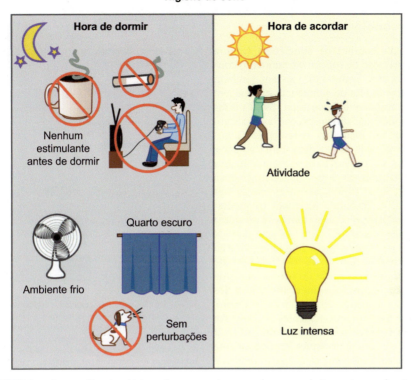

Figura 10.42 Higiene do sono. Uma boa higiene do sono envolve o uso da cama exclusivamente para dormir, e não para atividades como ler ou assistir televisão; evitar o consumo de estimulantes, como álcool, cafeína e nicotina, bem como a realização de exercícios vigorosos antes de deitar; limitar o tempo que passa acordado na cama (se não adormecer nos primeiros 20 minutos, o indivíduo deve levantar e voltar para a cama quando estiver com sono); não olhar para o relógio; adotar hábitos regulares de sono; e evitar luz à noite.

Tratamentos não farmacológicos da insônia

TREINAMENTO DE RELAXAMENTO
Destinado a reduzir a tensão somática e pensamentos intrusivos que interferem no sono

TERAPIA DE CONTROLE DE ESTÍMULOS
Sair da cama se não estiver com sono; usar a cama somente para dormir; sem cochilos

TERAPIA DE RESTRIÇÃO DO SONO
Limitar o tempo que passa na cama para produzir uma leve privação do sono; resulta em sono mais consolidado

REEDUCAÇÃO INTENSIVA DO SONO
Período de privação do sono de 25 horas, em que o paciente tem 50 tentativas de iniciar o sono, porém é acordado depois de 3 minutos de sono

TERAPIA COGNITIVO-COMPORTAMENTAL
Reduzir as atitudes negativas e os conceitos equívocos sobre o sono

Figura 10.43 Tratamentos não farmacológicos da insônia. As opções de tratamento não farmacológico para pacientes com insônia incluem treinamento de relaxamento, terapia de controle de estímulos, terapia de restrição do sono, reeducação intensiva do sono e terapia cognitivo-comportamental.

Sonolência diurna excessiva

O que é sonolência?

A causa mais comum de sonolência (Figura 10.44) é a privação de sono, e o tratamento consiste em dormir. Entretanto, existem também muitas outras causas de sonolência que exigem avaliação e tratamento específico. Essas outras causas de sonolência diurna excessiva consistem em hipersonias, incluindo narcolepsia (Figuras 10.45 a 10.48), vários distúrbios médicos, como apneia obstrutiva do sono (Figuras 10.45 e 10.49), transtornos do ritmo circadiano (Figura 10.45 e 10.50 a 10.55) e outras condições (Figura 10.45). Embora a sociedade frequentemente desvalorize o sono e muitas vezes possa insinuar que apenas os fracos se queixam de sonolência, é evidente que a sonolência diurna excessiva não é benigna e, de fato, pode ser até mesmo letal. Isto é, a perda do sono causa uma redução do desempenho equivalente àquela dos níveis legais de intoxicação alcoólica e, portanto, não surpreendentemente, acidentes de trânsito e mortes. Por conseguinte, é importante avaliar a sonolência, embora os pacientes frequentemente não se queixem dela. Uma avaliação abrangente

Hipersonia

Transtornos centrais de hipersonolência

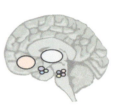

– Hipersonia idiopática
– Hipersonia recorrente
– Narcolepsia com cataplexia
– Narcolepsia sem cataplexia

Outras causas de hipersonia

– Condições médicas

– Efeitos colaterais de medicamentos

– Uso de substâncias

– Transtornos psiquiátricos

Figura 10.45 Condições associadas à hipersonia. Os transtornos centrais de hipersonia incluem a hipersonia idiopática, a hipersonia recorrente e a narcolepsia com ou sem cataplexia. Outras causas de hipersonia podem incluir condições médicas, efeitos colaterais de medicamentos, uso de substâncias e transtornos psiquiátricos.

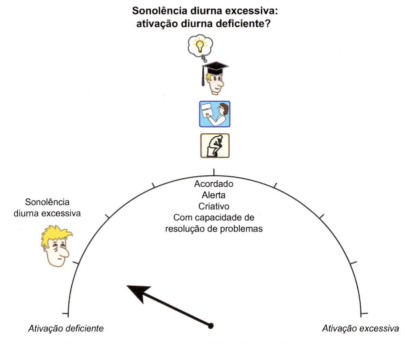

Figura 10.44 Sonolência diurna excessiva: ativação diurna deficiente? A sonolência diurna excessiva é conceituada como relacionada a uma hipoativação durante o dia e constitui um sintoma não apenas de privação do sono, mas também de narcolepsia, apneia obstrutiva do sono e transtornos do ritmo circadiano.

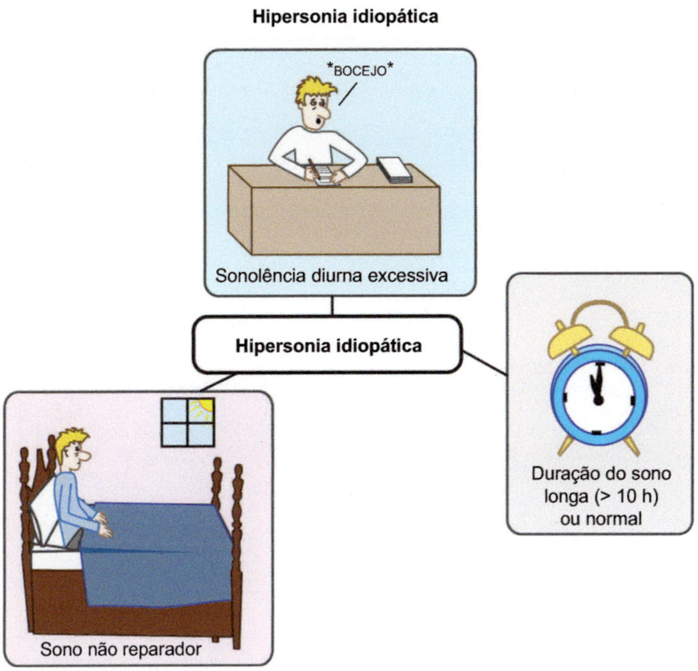

Capítulo 10 | Transtornos do Sono e da Vigília e seu Tratamento... **431**

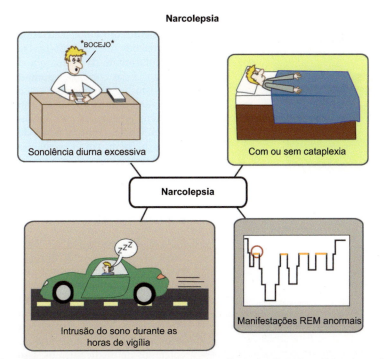

Figura 10.46 Hipersonia idiopática. A hipersonia idiopática é um transtorno de hipersonolência de origem central – isto é, acredita-se que surja como consequência de neuropatologia no circuito de sono/vigília do cérebro. Caracteriza-se por uma duração longa ou normal do sono, acompanhada de sonolência diurna excessiva e queixas de sono não reparador.

Figura 10.47 Narcolepsia. A narcolepsia é um transtorno de hipersonolência de origem central – isto é, acredita-se que surja como consequência de neuropatologia no circuito do sono/vigília do cérebro. Caracteriza-se por sonolência diurna excessiva, intrusão do sono durante as horas de vigília e movimento rápido dos olhos (REM) anormal, incluindo períodos REM de início do sono. A narcolepsia pode ocorrer com ou sem cataplexia (perda do tônus muscular desencadeada por emoção).

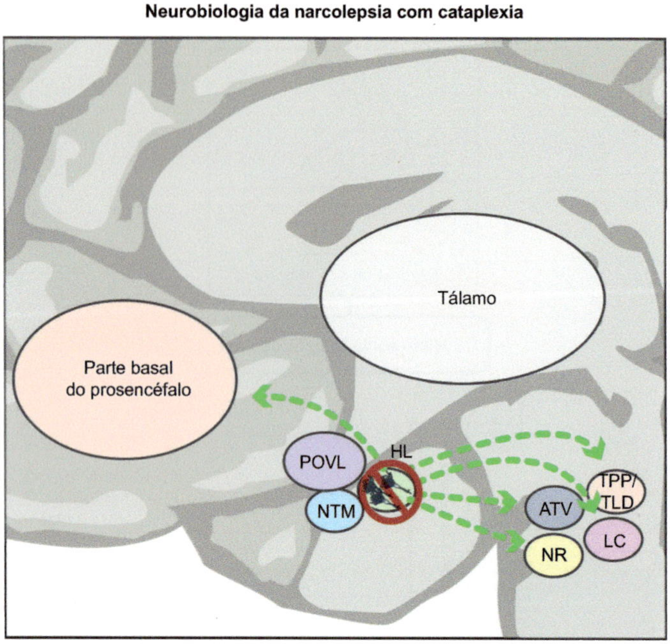

Neurobiologia da narcolepsia com cataplexia

Figura 10.48 Neurobiologia da narcolepsia com cataplexia. Além de seu papel na vigília e nos comportamentos motivados, a orexina também está envolvida na estabilização dos movimentos motores, possibilitando o movimento normal durante o dia (quando os níveis de orexina estão altos) e facilitando a inibição dos movimentos motores à noite (quando os níveis de orexina estão baixos). Quando os níveis de orexina estão baixos em decorrência de degeneração dos neurônios orexininérgicos, isso possibilita a intrusão de inibição motora e perda do tônus muscular durante a vigília, uma condição conhecida como cataplexia.

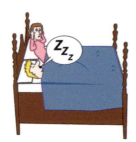

Apneia obstrutiva do sono

Manifestações clínicas
- Ronco alto
- Obesidade
- Hipertensão
- Pescoço > 17"
- Aumento das tonsilas
- Perda de interesse
- Sonolência diurna excessiva
- Fadiga
- Depressão

Fisiopatologia
- Colapso parcial/total das vias respiratórias superiores
- Pode ocorrer estreitamento em diferentes níveis
- Tônus muscular, reflexos das vias respiratórias
- Anormalidades metabólicas na substância branca do lobo frontal e hipocampo

Figura 10.49 Apneia obstrutiva do sono. A apneia obstrutiva do sono constitui uma causa comum de hipersonia. Caracteriza-se por episódios de obstrução completa (apneia) ou parcial (hipopneia) das vias respiratórias superiores, que resultam em diminuição da saturação de oxigênio do sangue.

do paciente com sonolência requer a obtenção de informações adicionais do parceiro do paciente, particularmente da pessoa que dorme com ele. A maioria das condições pode ser avaliada por entrevistas com o paciente e o parceiro. Entretanto, algumas vezes, essas entrevistas devem ser complementadas com avaliações subjetivas de sonolência, como a escala de sonolência de Epworth, bem como avaliações objetivas da sonolência, como polissonografia noturna, teste de latência múltipla do sono no dia seguinte e/ou teste de manutenção da vigília.

Causas de hipersonia

Ocorre hipersonia em até 6% da população; cerca de 25% dos indivíduos com hipersonia podem apresentar um transtorno do humor. Ao tratar as várias causas de hipersonia, é importante eliminar e tratar em primeiro lugar as causas secundárias de hipersonia (ver Figura 10.45), como apneia obstrutiva do sono (AOS) (Figura 10.49), doenças psiquiátricas e efeitos colaterais de medicamentos. Isso pode ser feito com a realização inicial de uma entrevista clínica completa e coleta de dados em um diário de sono/vigília. Se necessário, essas informações

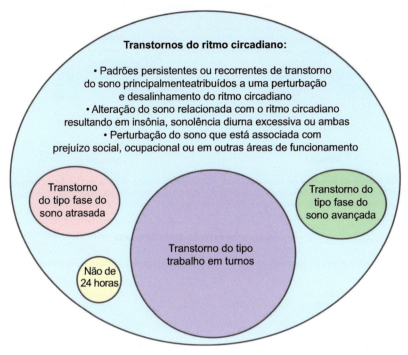

Figura 10.50 Transtornos do ritmo circadiano. Ocorrem transtornos do ritmo circadiano quando o relógio circadiano interno está fora de sincronia com sinais externos que sinalizam as horas do dia e da noite. O transtorno do tipo de trabalho em turnos, o transtorno do tipo fase do sono avançada, o transtorno do tipo fase do sono atrasada e o transtorno do tipo sono-vigília não de 24 horas são transtornos do ritmo circadiano.

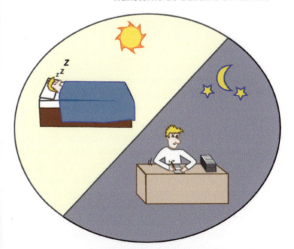

- Insônia ou sonolência excessiva temporariamente associadas a um horário de trabalho recorrente que se sobrepõe ao horário habitual de sono
- Presença de sintomas associados ao horário de trabalho em turnos durante pelo menos 1 mês
- O registro do sono ou o monitoramento por actigrafia (com diários do sono) durante pelo menos 7 dias demonstram uma perturbação do sono (insônia) e desalinhamento circadiano e do horário do sono
- A perturbação do sono não é causada por outro transtorno do sono atual, distúrbio médico, transtorno mental, transtorno por uso de substâncias ou uso de medicamentos

Figura 10.51 Transtorno do tipo trabalho em turnos. O trabalho em turnos é definido como o trabalho que ocorre entre 18 e 7 horas. Os horários de sono/vigília dos trabalhadores em turnos frequentemente estão fora de sincronia com seus ritmos circadianos endógenos. Portanto, alguns trabalhadores em turno desenvolvem transtorno do tipo trabalho em turnos, em que a insônia ou a sonolência excessiva estão temporariamente associadas a seu horário de trabalho recorrente, que se sobrepõe ao horário habitual de sono.

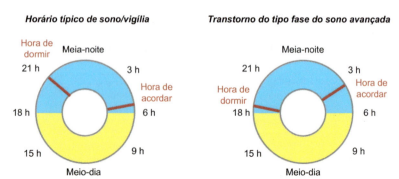

Figura 10.52 Transtorno do tipo fase do sono avançada. Os pacientes com transtorno do tipo fase do sono avançada tornam-se sonolentos e, portanto, vão deitar mais cedo do que o desejado, e também acordam mais cedo do que o desejado. Esses indivíduos apresentam uma duração total e qualidade do sono adequadas.

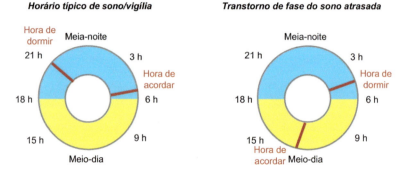

Figura 10.53 Transtorno do tipo fase do sono atrasada. Os pacientes com transtorno do tipo fase do sono atrasadas são incapazes de adormecer até as primeiras horas da madrugada e têm dificuldade em acordar até o fim da manhã/início da tarde. Esses indivíduos apresentam uma duração total e qualidade do sono adequadas. Entretanto, a mudança no horário do sono frequentemente pode interferir nas atividades diárias.

podem ser suplementadas com 1 a 2 semanas de actigrafia, polissonografia (EEG do sono) e administração do teste de latência múltipla do sono (MSLT). Uma das causas secundárias mais comuns de hipersonia é a AOS (ver Figura 10.49). Aproximadamente 1 em cada 15 adultos sofre de AOS moderada, e até 75% dos indivíduos com insônia apresentam um distúrbio respiratório relacionado com o sono. Assim, a AOS pode causar insônia à noite e hipersonia durante o dia. A AOS pode quase duplicar os gastos médicos gerais, principalmente devido à sua associação com doença cardiovascular. A AOS caracteriza-se por episódios de obstrução completa (apneia) ou parcial (hipopneia) das vias respiratórias superiores, que resultam em diminuição da saturação de oxigênio do sangue. Esses episódios são interrompidos pela ativação.

Existem também vários distúrbios de hipersonia que se acredita surjam como consequência primária de neuropatologia no circuito de sono/vigília do cérebro (ver Figuras 10.45 a 10.47). Esses transtornos são conhecidos como "transtornos de hipersonolência de origem central" e incluem a hipersonia idiopática (ver Figura 10.46), a hipersonia recorrente e a narcolepsia (ver Figura 10.47). Com exceção da narcolepsia com cataplexia devido a uma perda profunda dos neurônios orexininérgicos/hipocretininérgicos no hipotálamo lateral (ver Figura 10.48), a neuropatologia subjacente dos transtornos de hipersonolência de origem central é, em grande parte, desconhecida.

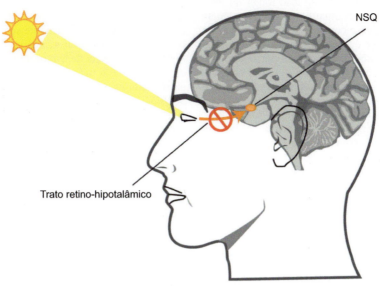

Figura 10.54 Transtorno do tipo sono-vigília não de 24 horas. Os indivíduos com deficiência visual são incapazes de relacionar o relógio circadiano interno com a luz que atua sobre o núcleo supraquiasmático (NSQ) por meio do trato retino-hipotalâmico. Esse relógio interno de funcionamento livre pode causar transtorno do tipo sono-vigília não de 24 horas, que se caracteriza por padrões irregulares de sono/vigília e, potencialmente, tanto insônia quanto sonolência diurna excessiva.

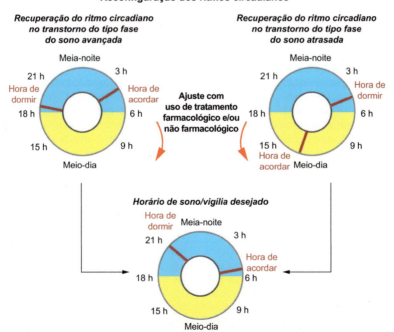

Figura 10.55 Reconfiguração dos ritmos circadianos. Os tratamentos circadianos, como luz brilhante e agentes melatoninérgicos, podem ser utilizados para reconfigurar os ritmos circadianos nos transtornos tanto de fase do sono avançada quanto de fase do sono atrasada. No transtorno do tipo fase do sono avançada, a luz brilhante no início da noite e a melatonina no início da manhã podem ser úteis. No transtorno do tipo fase do sono atrasada, a luz brilhante pela manhã e a melatonina à noite podem ser úteis.

A hipersonia idiopática (ver Figura 10.46) caracteriza-se por uma duração longa ou normal do sono, acompanhada de sonolência diurna excessiva e constante, latência curta de início do sono e queixas de sono não reparador. Os pacientes com hipersonia idiopática também podem relatar embriaguez do sono e sonolência após o sono, bem como déficits de memória e atenção, problemas relacionados com o sistema digestório, depressão e ansiedade. O diagnóstico de hipersonia idiopática inclui sonolência diurna excessiva com duração de pelo menos 3 meses; latência do sono curta e menos de dois períodos de REM que ocorrem no início do sono (SOREMP; períodos REM do início do sono) na polissonografia. Os níveis de histamina no líquido cerebrospinal (LCS) podem estar baixos, porém os níveis de orexina do LCS normalmente não são afetados.

A narcolepsia (ver Figura 10.47) caracteriza-se por sonolência diurna excessiva, intrusão do sono durante períodos de vigília e sono REM anormal, incluindo SOREMP. A cataplexia, ou perda do tônus muscular desencadeada por emoções, também pode estar presente (ver Figura 10.48). As alucinações hipnagógicas, que ocorrem ao acordar, também estão presentes com frequência. Conforme já assinalado, foi identificado um substrato neuropatológico claro na narcolepsia com cataplexia, ou seja, perda profunda de neurônios orexininérgicos no hipotálamo lateral. Já discutimos de modo detalhado como os neurônios orexininérgicos estão envolvidos na estabilização do estado de vigília por meio da estimulação da liberação de neurotransmissores promotores da vigília (serotonina, noradrenalina, dopamina, acetilcolina e histamina). Assim, não é surpreendente que, quando ocorre perda dos neurônios orexininérgicos na narcolepsia, a vigília não seja mais estabilizada, e o paciente sofra intrusão do sono durante os períodos de vigília.

A orexina também estabiliza os movimentos motores, possibilitando o movimento normal durante o dia, quando os níveis de orexina estão elevados, e facilitando a inibição dos movimentos motores à noite, em particular durante o sono REM, quando os níveis de orexina estão baixos. Quando os níveis de orexina estão baixos durante o dia devido à perda dos neurônios orexininérgicos (ver Figura 10.48), isso desestabiliza os movimentos motores durante o dia, possibilitando intrusões de inibição motora e perda do tônus muscular, uma condição conhecida como cataplexia, durante os períodos de vigília.

Para indivíduos com suspeita de narcolepsia ou de narcolepsia com cataplexia, um nível de orexina no LCS de < 110 pg/mℓ é diagnóstico de narcolepsia. Entretanto, os níveis de orexina frequentemente estão dentro da faixa normal na narcolepsia, particularmente sem cataplexia, bem como na hipersonia idiopática e recorrente. Mesmo na ausência de baixos níveis de orexina, os pacientes com narcolepsia com ou sem cataplexia demonstram ≤ 2 SOREMP no MSLT ou 1 SOREMP na polissonografia, bem como latência do sono curta (≤ 8 minutos) no MSLT. Por conseguinte, essas medidas também são consideradas diagnósticas para a narcolepsia. Além disso, os pacientes com narcolepsia, em particular os que apresentam cataplexia, são, em sua maioria (90%), positivos para o polimorfismo de *HLA DQB1-0602,* em comparação com apenas 20% da população geral.

Transtornos do ritmo circadiano

Os transtornos do ritmo circadiano (ver Figura 10.50) surgem quando há dissincronia entre o relógio circadiano interno e os sinais externos que sinalizam o "dia" e a "noite". Essa dissincronia leva a uma dificuldade em manter um ciclo de sono/vigília dentro do período típico de 24 horas. Existem vários transtornos do ritmo circadiano, incluindo o transtorno do trabalho em turnos (ver Figura 10.51), o transtorno de fase do sono avançada (ver Figura 10.52), o transtorno de fase do sono atrasado (ver Figura 10.53) e o transtorno de sono-vigília não de 24 horas (ver Figura 10.54).

O trabalho em turnos é definido como o trabalho que ocorre entre 18 h e 7 h (fora do horário normal de trabalho diurno). As pessoas que trabalham em turnos incluem as que trabalham em turnos à noite, turnos à tarde ou turnos com revezamento e constituem cerca de 15 a 25% da força de trabalho nos EUA. Os horários de sono/vigília dos indivíduos que trabalham em turnos frequentemente estão fora de sincronia com seus ritmos circadianos endógenos, e muitos (mas nem todos) que trabalham em horários não padronizados ou com revezamento desenvolvem transtorno do tipo trabalho em turnos. De fato, estima-se que até 10 a 30% dos trabalhadores em turnos desenvolvem transtorno do tipo trabalho em turnos, e até 9,1% deles apresentam uma forma grave do transtorno. Uma idade mais jovem e um relógio biológico natural mais alinhado a um "estilo noturno" podem proporcionar alguma proteção contra o desenvolvimento do transtorno do tipo trabalho em turnos. Entretanto, para que os desenvolvem esse transtorno, pode haver consequências físicas e psiquiátricas que se estendem muito além das perturbações do sono/vigília, como sonolência excessiva durante o trabalho em turno e insônia durante os períodos de sono. Os indivíduos com transtorno do tipo trabalho em turnos apresentam um acentuado aumento no risco de problemas cardiometabólicos, câncer, doenças gastrintestinais e transtornos do humor.

Os pacientes com transtorno do tipo fase do sono avançada (TFSA) (ver Figura 10.52) deitam mais cedo e acordam também mais cedo do que o desejado, frequentemente com antecipação de 6 horas em relação ao ciclo de sono/vigília típico, embora tenham um sono total e uma qualidade do sono adequados. Polimorfismos no gene *PER2* (um componente essencial do relógio molecular) foram associados ao transtorno TFSA. Com efeito, existe uma forma autossômica dominante do transtorno, denominada síndrome da fase do sono avançada familiar (SFSAF), na qual ocorre mutação do *PER2*. Além de descartar a possibilidade de outros transtornos do sono/vigília, como insônia, o diagnóstico de TFSA pode incluir o uso de um diário do sono e/ou actigrafia durante pelo menos 1 semana e o questionário de matutinidade-vespertinidade (MEQ). Com frequência, os indivíduos idosos normais apresentam uma forma leve ou moderada de TFSA.

No transtorno do tipo fase do sono atrasada (ver Figura 10.53), os indivíduos são incapazes de adormecer até as primeiras horas da madrugada e acordam no final da manhã/início da tarde. O transtorno do tipo fase do sono atrasada é o mais comum dos transtornos do ritmo circadiano e tem sido associado a polimorfismos no gene *CLOCK* (outro elemento essencial do relógio molecular). À semelhança do transtorno do tipo fase do sono avançada, tanto a duração quanto a qualidade do sono são normais. Entretanto, a mudança no horário de sono/vigília interfere no funcionamento diário. Muitos adolescentes normais apresentam uma forma leve a moderada de transtornos do tipo fase do sono atrasada, assim como muitos pacientes com depressão.

O transtorno do tipo sono-vigília não de 24 horas (ver Figura 10.54) é um transtorno do ritmo circadiano que afeta principalmente indivíduos cegos. Os indivíduos visualmente deficientes carecem da capacidade de estabelecer o relógio circadiano interno com a luz que atua no núcleo supraquiasmático por meio do trato retino-hipotalâmico. Esse relógio interno de funcionamento livre resulta em padrões de sono/vigília irregulares, que podem causar tanto insônia quanto sonolência diurna excessiva.

Tratamentos circadianos

Os tratamentos circadianos podem ser úteis para reconfigurar os ritmos circadianos deslocados do transtorno de fase do sono avançado e do transtorno de fase do sono atrasado (ver Figura 10.55). Isso inclui tanto a luz brilhante (Figura 10.56) quando o uso de agentes melatonérgicos (Figura 10.57). Esses mesmos tratamentos circadianos podem ser utilizados como adjuvantes de fármacos para a depressão no tratamento de transtornos do humor ou como adjuvantes da modafinila/armodafinila para o transtorno do tipo trabalho em turnos.

A luz pela manhã e a melatonina à noite podem ajudar no alívio da depressão, do transtorno do tipo fase do sono atrasada e transtorno do tipo trabalho em turnos. Por outro lado, a luz no início da noite e a melatonina no início da manhã podem ajudar no transtorno do tipo fase do sono avançada. O transtorno do tipo sono-vigília não de 24 horas beneficia-se da sincronização dos ritmos circadianos pelo poderoso agente melatoninérgico, o tasimelteon (Figura 10.57). Esses vários tratamentos circadianos também podem ser benéficos na reconfiguração do relógio biológico em indivíduos idosos normais (melatonina pela manhã e luz à noite) e adolescentes normais (luz pela manhã e melatonina à noite). Os pais já reconhecem há muito tempo os benefícios de deixar a luz do sol entrar

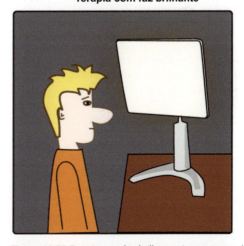

Figura 10.56 Terapia com luz brilhante. A terapia com luz brilhante é um tratamento circadiano. A luz brilhante pela manhã pode ser usada para pacientes com transtorno do tipo fase do sono atrasada e pode ser benéfica para pacientes com transtorno do tipo trabalho em turnos. A terapia com luz brilhante também é utilizada como tratamento para a depressão.

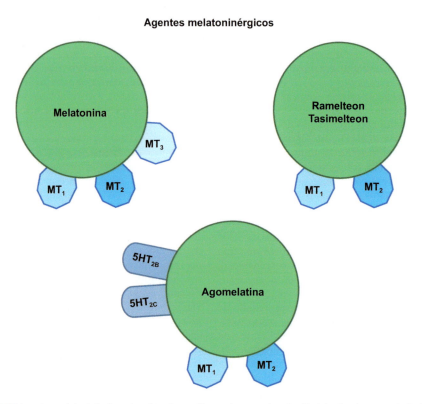

Figura 10.57 Agentes melatoninérgicos. A melatonina endógena é secretada pela glândula pineal e atua principalmente no núcleo supraquiasmático para regular os ritmos circadianos. Existem três tipos de receptores para a melatonina: os receptores MT_1 e MT_2, ambos envolvidos no sono, e o receptor MT_3, que, na verdade, é a enzima NRH-quinina oxidorredutase 2, que não se acredita esteja envolvida na fisiologia do sono. Existem vários agentes diferentes que atuam nos receptores de melatonina. A própria melatonina, disponível para venda livre, atua nos receptores MT_1 e MT_2, bem como no sítio de MT_3. Tanto o ramelteon quanto o tasimelteon são agonistas dos receptores MT_1 e MT_2 e parecem proporcionar o início do sono, embora não necessariamente a sua manutenção. A agomelatina não apenas é um agonista dos receptores MT_1 e MT_2, mas também um antagonista dos receptores de serotonina $5HT_{2C}$ e $5HT_{2B}$, disponível como antidepressivo fora dos EUA.

cedo pela manhã ao abrir as cortinas para que os adolescentes que hibernam levantem e cheguem à escola na hora.

Hipnóticos melatoninérgicos

A melatonina é o neurotransmissor secretado pela glândula pineal, que atua principalmente no núcleo supraquiasmático para regular os ritmos circadianos (discutidos no Capítulo 6 e ilustrados nas Figuras 6.34 e 6.36). A melatonina desloca os ritmos circadianos, particularmente em indivíduos com fase do sono atrasada, quando tomada na hora de dormir apropriada e desejada, não apenas para pacientes deprimidos, para os que apresentam transtorno de fase do sono atrasada e para muitos adolescentes normais, mas também para muitos indivíduos que sofrem de dissincronose (*jet lag*), devido a mudanças dos ritmos circadianos induzidas por viagens. Em todos os casos, a melatonina pode facilitar o início do sono.

A melatonina atua em três locais diferentes, não apenas nos receptores de melatonina 1 (MT_1) e de melatonina 2 (MT_2), mas também em um terceiro local, algumas vezes denominado sítio de melatonina 3, que hoje se sabe ser a enzima NRH-quinona oxidorredutase 2, que provavelmente não está envolvida na fisiologia do sono (Figura 10.57). A inibição de neurônios mediada por MT_1 no núcleo supraquiasmático (NSQ) pode ajudar a promover o sono ao diminuir as ações promotoras de vigília do "relógio" ou "marca-passo" circadiano que funciona nesse local, talvez ao atenuar os sinais de alerta do NSQ, o que possibilita o predomínio dos sinais de sono e, portanto, a indução do sono. Acredita-se que a mudança de fase e os efeitos do ritmo circadiano sobre o ciclo de sono/vigília normal sejam principalmente mediados pelos receptores MT_2, que transmitem esses sinais no NSQ.

O ramelteon é um agonista de MT_1/MT_2 comercializado para a insônia, enquanto o tasimelteon, outro agonista de MT_1/MT_2, é comercializado para o transtorno do tipo sono-vigília não de 24 horas (ver Figura 10.57). Esses agentes melhoram o início do sono e, algumas vezes, são melhores quando utilizados durante vários dias consecutivos. Não se sabe se eles ajudam na manutenção do sono, porém induzem um sono natural em indivíduos que sofrem principalmente de insônia inicial. Acredita-se que as ações do tasimelteon nos receptores MT_2 sejam a base de sua eficácia no retreinamento do relógio circadiano.

Agentes promotores de vigília e tratamento da sonolência diurna excessiva

Por que tratar a sonolência? Se a causa mais comum de sonolência é a privação do sono, não podemos tratar a sonolência com sono, e não com fármacos? A resposta direta é: infelizmente, não. Aqui, discutiremos o tratamento da sonolência diurna excessiva com vários agentes promotores de vigília, como cafeína, estimulantes, modafinila/armodafinila e outros, bem como alguns agentes mais novos, incluindo um IRND (inibidor da recaptação de noradrenalina-dopamina) e um antagonista de H_3. São também apresentados os tratamentos não farmacológicos.

Se os transtornos caracterizados por sonolência diurna excessiva podem ser conceituados como uma ativação diurna deficiente (ver Figura 10.44), então os tratamentos promotores de vigília podem ser vistos como agentes que aumentam a ativação do cérebro (Figura 10.58). Existem diversas maneiras para obter esse efeito, porém a maioria envolve o aumento da liberação dos neurotransmissores promotores de vigília, particularmente a dopamina e a histamina.

Cafeína

A cafeína é a substância psicoativa mais amplamente consumida no mundo. Como ela funciona? A resposta é que a cafeína é um antagonista do neurotransmissor adenosina (Figura 10.59). A adenosina foi mencionada pela primeira vez neste capítulo como a substância química ligada ao impulso homeostático do sono (ilustrado na Figura 10.18). Como a adenosina acumula-se conforme o indivíduo se cansa, ela

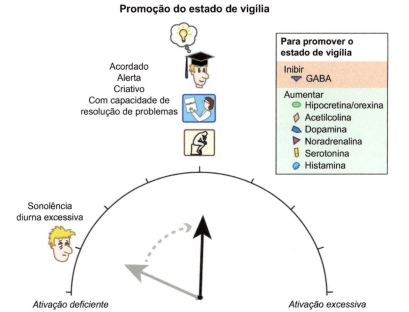

Figura 10.58 Promoção do estado de vigília. Para tratar a sonolência diurna excessiva, é possível administrar medicamentos que promovem a ativação ao aumentar a neurotransmissão envolvida no estado de vigília; de maneira mais notável, pelo aumento da neurotransmissão dopaminérgica e histaminérgica.

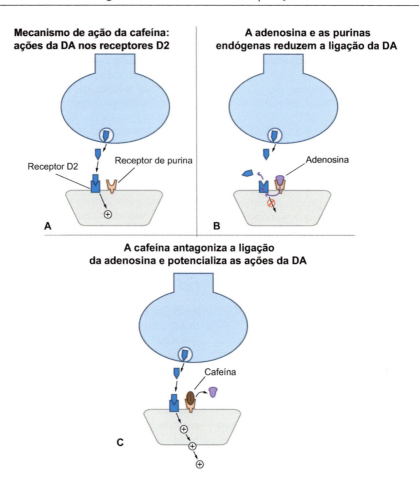

Figura 10.59 Cafeína. A cafeína é um antagonista dos receptores de purinas e, em particular, dos receptores de adenosina. (**A**) Esses receptores estão funcionalmente acoplados a certos receptores de dopamina (DA) pós-sinápticos, como os receptores de dopamina D_2, aos quais a dopamina se liga e exerce um efeito estimulante. (**B**) Quando a adenosina se liga a seus receptores, provoca uma redução da sensibilidade dos receptores D_2. (**C**) O antagonismo dos receptores de adenosina pela cafeína impede a ligação da adenosina e, portanto, pode potencializar as ações dopaminérgicas.

essencialmente leva em consideração o impulso homeostático, e alguns dizem que atua como o "contador", ou "contador de grãos" da fadiga, documentando e quantificando o impulso homeostático para o sono. Curiosamente, uma forma de fazer um depósito nessa "conta" homeostática para reduzir esse impulso e diminuir a fadiga é usar um grão de café! Isto é, a cafeína, seja do café ou de outras fontes, promove o estado de vigília, reduz a fadiga e diminui o impulso homeostático do sono. Como ela faz isso? A cafeína é um antagonista da adenosina e, portanto, pode bloquear alguns dos efeitos do acúmulo de adenosina, tanto em nível molecular quanto em nível comportamental (Figura 10.59).

Os receptores de dopamina 2 (D_2) nativos ligam-se à dopamina com alta afinidade (Figura 10.59A); entretanto, na presença de adenosina, os receptores D_2 podem acoplar-se (*i. e.*, heterodimerizar) com receptores de adenosina, diminuindo a afinidade do receptor D_2 pela dopamina (Figura 10.59B). Entretanto, a cafeína bloqueia a ligação da adenosina ao receptor de adenosina e restaura a afinidade do receptor D_2 pela dopamina, mesmo na presença de adenosina (Figura 10.59C). Quando a cafeína exerce esse efeito, a ação da dopamina é potencializada, o que promove a vigília e diminui a fadiga (Figura 10.59C).

Anfetamina e metilfenidato

A promoção da vigília ao potencializar os neurotransmissores promotores de vigília, a dopamina e a noradrenalina, é classicamente efetuada com anfetaminas e metilfenidato (Figura 10.60). Como são ativadores, promovem o estado de vigília e reduzem a fadiga, os efeitos das anfetaminas e do metilfenidato são estimulantes, de modo que esses fármacos classicamente têm sido denominados estimulantes. Aqui, consideramos esses agentes pelas suas propriedades de inibidores da recaptação de noradrenalina-dopamina e, no caso das anfetaminas, como liberadores de dopamina e também inibidores competitivos do VMAT2. A inibição do VMAT2 foi discutida no Capítulo 5 e ilustrada nas Figuras 5.10A e 10B. A inibição da recaptação de noradrenalina-dopamina como mecanismo antidepressivo foi discutida no Capítulo 7 e ilustrada nas Figuras 7.34 a 7.36. A D-anfetamina, a DL-anfetamina e o metilfenidato estão todos aprovados para uso especificamente como agentes promotores de vigília no tratamento da narcolepsia, mas não na apneia obstrutiva do sono, nem no transtorno do tipo trabalho em turnos, embora frequentemente sejam usados "sem indicação formal na bula" para essas condições. Muitas formulações de anfetamina e de metilfenidato estão atualmente disponíveis para o tratamento do TDAH e são revistas de modo detalhado no Capítulo 11 (ver Figuras 11.9, 11.10, 11.33, 11.35 e 11.36) e no Capítulo 13 sobre uso de substâncias (ver Figura 13.8).

A anfetamina e o metilfenidato podem ser administrados em doses para tratamento da sonolência na narcolepsia, de modo a aumentar a disponibilidade sináptica dos neurotransmissores promotores de vigília e de ativação, a dopamina e a noradrenalina, e, desse modo, melhorar a vigília na narcolepsia sem causar reforço significativo (Figura 10.60). Entretanto, a anfetamina e o metilfenidato são substâncias controladas, devido ao alto potencial de abuso e desvio, bem como à possibilidade de induzir psicose, mania, pressão arterial elevada e outros efeitos colaterais, particularmente em doses mais altas do que aquelas administradas no tratamento da sonolência ou do TDAH (discutido nos Capítulos 11 e 13). Entretanto, são agentes altamente efetivos para promover o estado de vigília na narcolepsia.

Modafinila/armodafinila

Mecanismo de ação

A modafinila racêmica e seu enantiômero R, a armodafinila (Figura 10.61), são agentes promotores da vigília não apenas aprovados para o tratamento da narcolepsia, mas também como tratamento adjuvante para a apneia obstrutiva do sono e o transtorno do tipo trabalho em turnos. Acredita-se que esses agentes atuem predominantemente como inibidores do transportador de dopamina (DAT) ou bomba de recaptação de dopamina (DA) (Figura 10.62). Embora a modafinila seja um inibidor fraco do DAT, as concentrações do fármaco alcançadas após doses orais são muito altas e suficientes para exercer uma

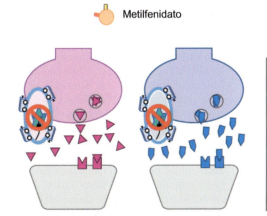
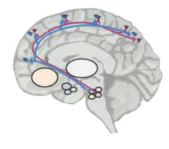

Figura 10.60 Anfetamina e metilfenidato. A anfetamina e o metilfenidato são inibidores da recaptação de noradrenalina (à esquerda) e da dopamina (à direita). A anfetamina tem a propriedade adicional de inibir o transportador vesicular de monoaminas 2 (VMAT2), o que pode levar à liberação de dopamina. O aumento desses neurotransmissores no circuito do sono/vigília (extrema direita) pode promover a vigília e reduzir a fadiga. Assim, ambos estão aprovados para a sonolência diurna excessiva na narcolepsia e são usados sem indicação formal em outras condições associadas à hipersonia.

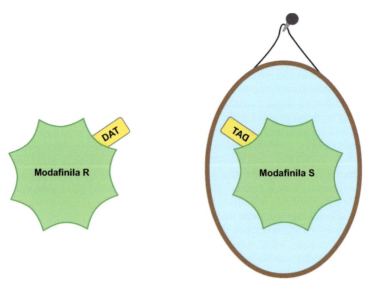

Figura 10.61 Modafinila e armodafinila. A modafinila consiste em dois enantiômeros: R e S. O enantiômero R foi desenvolvido e comercializado como armodafinila. Acredita-se que tanto a modafinila quanto a armodafinila atuem predominantemente como inibidores do transportador de dopamina (DAT).

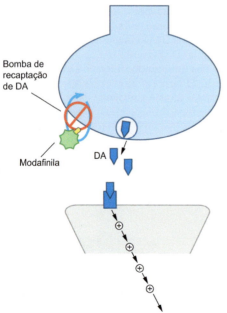

Figura 10.62 Mecanismo de ação da modafinila/armodafinila. A modafinila e a armodafinila ligam-se com afinidade fraca ao transportador de dopamina (DAT). Entretanto, seus níveis plasmáticos são elevados, e isso compensa a baixa ligação. O aumento da dopamina (DA) sináptica após bloqueio do DAT leva a um aumento de descarga tônica e efeitos a jusante sobre os neurotransmissores envolvidos no estado de vigília, incluindo a histamina (HA) e a orexina/hipocretina.

ação substancial sobre os DATs. Com efeito, a farmacocinética da modafinila sugere que esse fármaco atua por meio de elevação lenta dos níveis plasmáticos, níveis plasmáticos sustentados por 6 a 8 horas e ocupação incompleta dos DATs – propriedades que podem ser todas ideais para aumentar a atividade tônica da dopamina, de modo a promover o estado de vigília (Figura 10.63), em vez de uma atividade fásica da dopamina para promover reforço e abuso (ver Capítulo 11 sobre TDAH e Figuras 11.9, 11.10, 11.33, 11.35 e 11.36), bem como Capítulo 13 sobre uso de substâncias e Figura 13.8). Uma vez ativada a liberação de dopamina pela modafinila, e com a ativação do córtex, isso pode aparentemente levar à liberação de histamina a jusante a partir do núcleo tuberomamilar (NTM) e, em seguida, ativação adicional do hipotálamo lateral, com liberação de orexina para estabilizar a vigília (Figura 10.63). Entretanto, a ativação do hipotálamo lateral e a liberação de orexina não parecem ser necessárias para a ação da modafinila, visto que esse fármaco ainda promove a vigília em pacientes que apresentam perda dos neurônios orexininérgicos hipotalâmicos na narcolepsia. A ativação do NTM e dos neurônios do hipotálamo lateral pode ser uma ação secundária a jusante resultante dos efeitos da modafinila sobre os neurônios dopaminérgicos.

Um agente promotor da vigília relacionado é o enantiômero R da modafinila, denominado

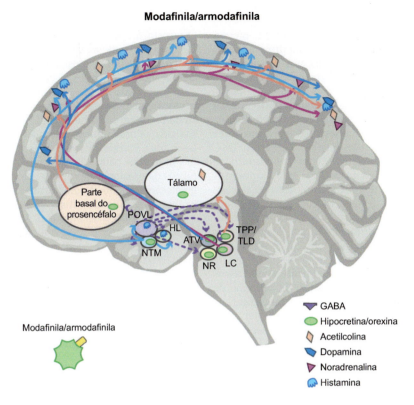

Figura 10.63 Modafinila/armodafinila nos circuitos de vigília. O bloqueio do transportador de dopamina (DAT) pela modafinila/armodafinila leva a um aumento da descarga dopaminérgica tônica e a efeitos a jusante nos neurotransmissores promotores de vigília. Especificamente, ocorre aumento na liberação cortical de neurotransmissores promotores da vigília, o que leva à liberação a jusante de histamina do núcleo tuberomamilar (NTM) e a maior ativação do hipotálamo lateral (HL), com liberação correspondente de orexina, que estabiliza o estado de vigília.

armodafinila (ver Figura 10.61). A armodafinila leva mais tempo para alcançar os níveis máximos, apresenta meia-vida mais longa e tem níveis plasmáticos mais elevados 6 a 14 horas após a sua administração oral, em comparação com a modafinila racêmica. As propriedades farmacocinéticas da armodafinila teoricamente podem melhorar o perfil clínico da modafinila, com maior ativação da descarga fásica da dopamina, eliminando possivelmente a necessidade de uma segunda dose diária, que é frequentemente necessária quando se utiliza a modafinila racêmica.

Narcolepsia

A modafinila e a armodafinila são tratamentos efetivos para a sonolência na narcolepsia, embora possivelmente não sejam tão poderosas quanto a anfetamina e o metilfenidato. Entretanto, não foram conduzidos ensaios clínicos comparativos. Além disso, o potencial de abuso da modafinila/armodafinila é muito reduzido em comparação com o da anfetamina e do metilfenidato, e os efeitos colaterais não são tão graves. Além disso, tanto a modafinila quanto a armodafinila estão aprovadas para o tratamento de dois outros transtornos para os quais a anfetamina e o metilfenidato não foram aprovados: o transtorno do tipo trabalho em turnos e como tratamento adjuvante da apneia obstrutiva do sono (AOS).

Apneia obstrutiva do sono

O tratamento de primeira linha para a AOS (ver Figura 10.49) consiste em pressão positiva contínua nas vias respiratórias (CPAP) (Figura 10.64). Embora o tratamento com CPAP seja muito efetivo e tenha demonstrado reduzir as taxas de hospitalização e os custos de saúde, as taxas de adesão são baixas (54%). Para os pacientes que consideram a CPAP intolerável, existem outras opções de tratamento que podem ser consideradas, incluindo pressão positiva bifásica nas vias respiratórias (BPAP), pressão positiva nas vias respiratórias com titulação automática (APAP), dispositivos orais destinados a estabilizar a mandíbula e/ou a língua durante o sono e várias cirurgias com objetivo de corrigir aspectos físicos passíveis de contribuir para a AOS. Além disso, várias intervenções comportamentais podem ser úteis para melhorar a AOS, como perda de peso (para um IMC < 25), exercício físico, evitar o consumo de álcool e sedativos ao deitar e terapia posicional (*i. e.*, o uso de mochila ou outro objeto que impeça que o paciente durma em decúbito dorsal). A modafinila e a armodafinila estão aprovadas especificamente como adjuvantes do tratamento padrão da obstrução subjacente das vias respiratórias, que é frequentemente inadequado para tratar a hipersonia associada à AOS. Tendo em vista as baixas taxas de adesão à CPAP, a modafinila/armodafinila é, algumas vezes, usada "sem indicação terapêutica formal" para a AOS como monoterapia em pacientes que não toleram a CPAP.

Transtorno do tipo trabalho em turnos

O transtorno do tipo trabalho em turnos (ver Figura 10.51) pode ser complicado de tratar, particularmente quando o paciente tem um horário de trabalho em turnos em constante mudança e instável. Basta dizer que os trabalhadores em turno frequentemente estão sonolentos, mas ainda precisam trabalhar, dirigir e funcionar na sua vida. A modafinila e a armodafinila podem fazer uma grande diferença na capacidade de um indivíduo com transtorno do trabalho em turnos de funcionar de maneira alerta. A suplementação da modafinila/armodafinila com terapia adjuvante do ritmo circadiano é frequentemente útil (ver Figura 10.55). Isso inclui tentar reconfigurar o relógio biológico com luz pela manhã (ver Figura 10.56), particularmente quando há necessidade de funcionar durante o dia quando o indivíduo está sonolento. A exposição à luz altera os ritmos circadianos e suprime a liberação de melatonina. O tratamento com 10.000 lux de luz brilhante, luz azul durante 30 minutos por dia, pode ser utilizado para reconfigurar os ritmos circadianos (ver Figura 10.56). É

Tratamento da apneia obstrutiva do sono

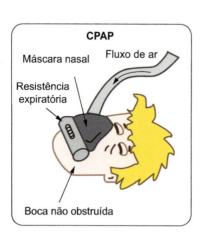

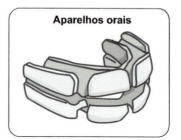

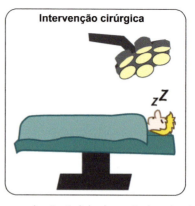

Figura 10.64 Tratamento da apneia obstrutiva do sono. O tratamento de primeira linha da apneia obstrutiva do sono (AOS) consiste em pressão positiva contínua nas vias respiratórias (CPAP). Outras opções de tratamento também estão disponíveis, incluindo aparelhos orais e intervenções cirúrgicas. Podem-se utilizar medicamentos como adjuvantes para tratar a sonolência diurna excessiva associada à AOS.

importante ressaltar que a administração de terapia com luz brilhante precisa ser adequadamente cronometrada de acordo com a fase circadiana de secreção de melatonina do paciente, devendo a administração de luz ser feita aproximadamente 8 horas após a secreção de melatonina à noite (possivelmente amplificada por dosagem oral com um agente melatoninérgico; ver Figura 10.57), ou de acordo com uma curva de fase de luz brilhante predeterminada. Uma forma de terapia de luz brilhante, a terapia de simulação do amanhecer, aplica um lento sinal de luz incremental no final do ciclo do sono. Os dados obtidos mostram que é possível melhorar o desempenho, o estado de alerta e o humor dos trabalhadores durante o turno da noite com o uso de restabelecimento dos ritmos circadianos com luz brilhante.

Solrianfetol, um IRND promotor da vigília

O solrianfetol é um agente recém-aprovado para uso na sonolência diurna, tanto em pacientes com narcolepsia quanto como adjuvante dos tratamentos mecânicos da obstrução das vias respiratórias em pacientes com AOS. Esse fármaco atua por meio de inibição da recaptação de noradrenalina e dopamina (ver Capítulo 7 e Figuras 7.34 a 7.36) e parece ser mais potente do que a bupropiona nesse aspecto. É menos potente, porém mais tolerável e com menos tendência a abuso do que as anfetaminas e o metilfenidato. Sua meia-vida curta é compatível com a sua dose matinal, que desaparece na hora de dormir.

Pitolisanto, antagonista de H_3 pré-sináptico

O pitolisanto (Figura 10.65) é um fármaco com novo mecanismo de ação para melhorar o estado de vigília na narcolepsia ao bloquear a ação normal dos autorreceptores H_3 pré-sinápticos (Figura 10.66A e B), de modo a inibir a liberação de histamina. A inibição do receptor H_3 pré-sináptico causa desinibição (i. e., liberação) de histamina pré-sináptica (Figura 10.66C), que promove a vigília. O pitolisanto, um antagonista dos autorreceptores H_3 pré-sinápticos (Figuras 10.65 e 10.66C), está aprovado para o tratamento da narcolepsia, e há observações não científicas de que esse fármaco também pode ser efetivo na cataplexia. O pitolisanto não é uma substância controlada e não tem potencial de abuso conhecido. Encontra-se em fase de testes para melhorar a sonolência diurna excessiva na AOS.

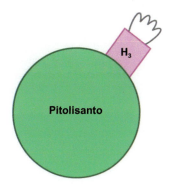

Figura 10.65 Pitolisanto. O pitolisanto é um antagonista dos autorreceptores de histamina 3 (H_3) pré-sinápticos. Está aprovado para o tratamento da sonolência diurna excessiva em pacientes com narcolepsia.

O pitolisanto pode ser acentuadamente ativador, causando ansiedade e insônia. Os estudos realizados sugerem que ele pode ser aproximadamente tão efetivo quanto a modafinila, porém talvez não tão efetivo quanto a anfetamina/metilfenidato na melhora da sonolência diurna excessiva.

Oxibato de sódio e narcolepsia/cataplexia

O oxibato de sódio (Figura 10.67), também conhecido como γ-hidroxibutirato (GHB), atua como agonista total nos receptores GHB e como agonista parcial nos receptores $GABA_B$ (Figura 10.68). Como agonista parcial de $GABA_B$, o oxibato de sódio atua como antagonista quando os níveis de GABA estão elevados e como agonista quando esses níveis estão baixos. O GHB é, na verdade, um produto natural presente no cérebro, com seus próprios receptores de GHB sobre os quais atua (Figura 10.68). O GHB é formado a partir do neurotransmissor GABA. Foi formulada a hipótese de que o oxibato de sódio aumenta o sono de ondas lentas e melhora a cataplexia por meio dessas ações nos receptores $GABA_B$.

O oxibato de sódio foi aprovado para uso tanto na cataplexia quanto na sonolência excessiva e parece aumentar o sono de ondas lentas, além de reduzir as alucinações hipnagógicas e a paralisia do sono. Portanto, em vez de melhorar os neurotransmissores promotores da vigília como fazem os outros tratamentos para a sonolência diurna excessiva, o oxibato de sódio supostamente faz o indivíduo dormir tão bem à noite, com restauração do sono de ondas lentas, que ele não apresenta sonolência durante o dia.

Devido ao seu potencial de abuso e a seu histórico pitoresco, o oxibato de sódio é classificado

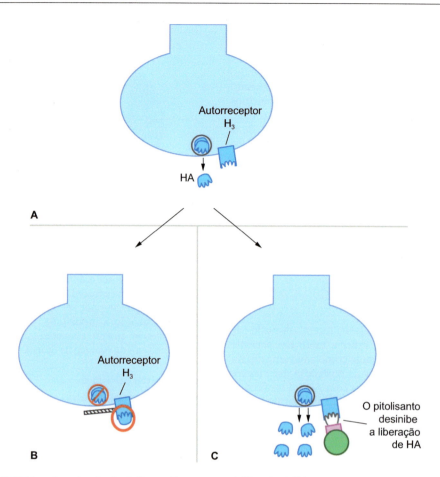

Figura 10.66 Mecanismo de ação do pitolisanto. Os receptores de histamina 3 (H_3) são autorreceptores pré-sinápticos, que atuam como guardiões da histamina (HA). **(A)** Quando os receptores H_3 não estão ocupados pela histamina, a comporta molecular fica aberta e possibilita a liberação de histamina. **(B)** Quando a histamina se liga ao receptor H_3, a comporta molecular se fecha e impede a liberação de histamina. **(C)** Quando o pitolisanto bloqueia o receptor H_3, isso desinibe ou ativa a liberação de histamina.

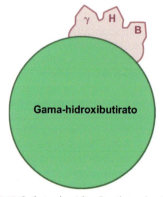

Figura 10.67 Oxibato de sódio. O oxibato de sódio, também conhecido como γ-hidroxibutirato (GHB), atua como agonista pleno nos receptores GHB e como agonista parcial nos receptores $GABA_B$. Está aprovado para uso tanto na cataplexia quanto na sonolência excessiva e parece aumentar o sono de ondas lentas.

como substância controlada, e seus suprimentos são rigorosamente regulados por uma farmácia central nos EUA. Foi rotulado como "substância de estupro" ("*date rape*") pela imprensa, visto que pode ser utilizado com álcool para esse propósito, "nocauteando" e causando amnésia por certo período de tempo enquanto a pessoa está involuntariamente intoxicada. Como ele aumenta profundamente o sono de ondas lentas e o pico de hormônio do crescimento que acompanha o sono de ondas lentas, foi também usado (de modo abusivo) por atletas como substância potencializadora do desempenho, em particular na década de 1980, quando era vendido sem receita médica em lojas de produtos naturais. O GHB é utilizado em alguns países da Europa como tratamento para o alcoolismo. Devido ao aumento observado do sono de ondas lentas, o

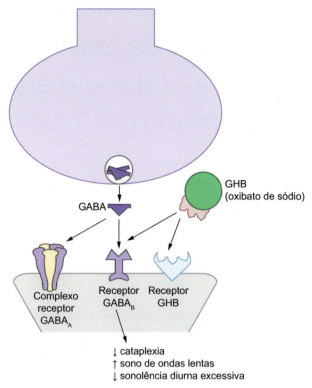

Figura 10.68 Mecanismo de ação do oxibato de sódio. O oxibato de sódio liga-se como agonista pleno aos receptores de γ-hidroxibutirato (GHB) e como agonista parcial aos receptores de GABA$_B$. Acredita-se que suas ações nos receptores GABA$_B$ sejam responsáveis pelos seus efeitos clínicos de melhora do sono de ondas lentas e redução da cataplexia. Como agonista parcial, o oxibato de sódio causa menos estimulação dos receptores GABA$_B$ do que o próprio GABA, porém mais do que na ausência de GABA. Portanto, pode reduzir a estimulação do GABA$_B$ quando os níveis de GABA estão elevados e aumentá-la quando os níveis de GABA estão baixos.

GHB foi testado com sucesso no tratamento da fibromialgia (ver Capítulo 9 para uma discussão das síndromes dolorosas, como fibromialgia) e, em certas ocasiões, é usado "sem indicação formal" para o tratamento dos casos refratários.

Resumo

A neurobiologia da vigília está ligada a um sistema de ativação que utiliza cinco neurotransmissores – histamina, dopamina, noradrenalina, acetilcolina e serotonina – e os neurotransmissores estabilizadores da vigília, as orexinas, como componentes do sistema reticular ativador ascendente. O sono e a vigília também são regulados por um interruptor de sono/vigília do hipotálamo, com neurônios promotores de vigília no núcleo tuberomamilar, que utilizam a histamina como neurotransmissor, e com neurônios promotores do sono no núcleo pré-óptico ventrolateral, que utilizam o GABA como neurotransmissor. A síntese, o metabolismo, os receptores e as vias dos neurotransmissores histamina e orexina são revisados neste capítulo. A insônia e seu tratamento são discutidos, assim como os mecanismos de ação de vários agentes hipnóticos clássicos, incluindo os benzodiazepínicos e os "fármacos Z" populares, que atuam como moduladores alostéricos positivos (PAM) para os receptores GABA$_A$. Outros hipnóticos analisados incluem a trazodona, os hipnóticos melatoninérgicos e os anti-histamínicos, bem como os novos antagonistas duais dos receptores de orexina (DORA). A sonolência diurna excessiva também é descrita, assim como os mecanismos de ação dos agentes promotores de vigília, a modafinila, a cafeína e os estimulantes. São também analisadas as ações do γ-hidroxibutirato (GHB) e de vários novos fármacos promotores do sono e da vigília.

11 Transtorno de Déficit de Atenção com Hiperatividade e seu Tratamento

Sintomas e circuitos: o TDAH como transtorno
do córtex pré-frontal, 448
TDAH como transtorno de "sintonização"
ineficiente do córtex pré-frontal pela
dopamina e pela noradrenalina, 451
Neurodesenvolvimento e TDAH, 463
Tratamentos para o TDAH, 466

Quais sintomas devem ser tratados em primeiro
lugar?, 466
Tratamento do TDAH com estimulantes, 467
Tratamento do TDAH com agentes
noradrenérgicos, 480
Tratamentos futuros para o TDAH, 486
Resumo, 486

O transtorno de déficit de atenção com hiperatividade (TDAH) não é apenas um transtorno de "atenção", tampouco precisa incluir "hiperatividade". As mudanças de paradigma estão modificando o cenário das opções de tratamento em toda a gama de sintomas do TDAH. Isso engloba desde a desatenção até a impulsividade e a hiperatividade, bem como todas as horas de vigília e ao longo da vida, desde crianças pequenas até a idade adulta. Este capítulo fornece uma visão geral da psicofarmacologia do TDAH, com apenas uma breve discussão dos sintomas do transtorno. O mecanismo de ação dos tratamentos classicamente denominados estimulantes e não estimulantes para o TDAH também será enfatizado. As informações sobre descrições clínicas completas e sobre os critérios formais para estabelecer o diagnóstico e a frequência do TDAH e seus sintomas devem ser obtidas por meio de consultas de fontes de referência padrão. A discussão aqui destaca as relações entre vários circuitos cerebrais e seus neurotransmissores com os vários sintomas e as comorbidades do TDAH, e também como essas relações estão ligadas a tratamentos psicofarmacológicos efetivos. O objetivo deste capítulo é levar ao conhecimento do leitor as ideias acerca dos aspectos clínicos e biológicos da atenção, da impulsividade e da hiperatividade. Para detalhes sobre doses, efeitos colaterais, interações medicamentosas e outras questões pertinentes à prescrição de fármacos para o tratamento do TDAH na prática clínica, o leitor deve consultar manuais padrão de farmacologia (como o *Stahl's Essential Psychopharmacology: the Prescriber's Guide*).

Sintomas e circuitos: o TDAH como transtorno do córtex pré-frontal

O TDAH distingue-se por uma tríade de sintomas: desatenção, hiperatividade e impulsividade (Figura 11.1). A hipótese atual sustenta que todos esses sintomas se originam do processamento ineficiente da informação em vários circuitos que envolvem o córtex pré-frontal (Figuras 11.2 a 11.8). Especificamente, o sintoma proeminente de "desatenção" no TDAH também pode ser descrito com mais precisão como "disfunção executiva" e incapacidade de *manter* a atenção por um tempo suficiente para a resolução de problemas. A disfunção executiva está hipoteticamente ligada ao processamento ineficiente da informação no córtex pré-frontal dorsolateral (CPFDL) (Figuras 11.2, 11.3 e 11.7). O CPFDL é ativado por uma tarefa cognitiva, conhecida como teste *n*-back, que pode ser monitorada em pacientes enquanto estão sendo submetidos a uma ressonância magnética funcional (Figura 11.3). A dificuldade na ativação eficiente dessa parte do cérebro é encontrada em muitos transtornos psiquiátricos, que compartilham os sintomas de disfunção executiva. Tais características são encontradas não apenas no TDAH, mas

TDAH: desconstrução da síndrome em sintomas diagnósticos

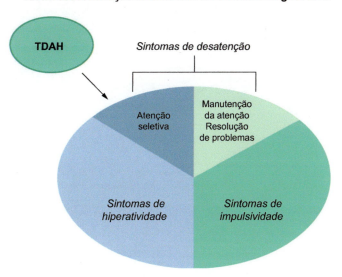

Figura 11.1 Sintomas do TDAH. Três categorias principais de sintomas associadas ao transtorno de déficit de atenção com hiperatividade (TDAH): desatenção, hiperatividade e impulsividade. A desatenção, por sua vez, pode ser dividida em dificuldade de atenção seletiva e dificuldade de atenção sustentada e resolução de problemas.

TDAH: sintomas centrais hipoteticamente relacionados com a disfunção do córtex pré-frontal

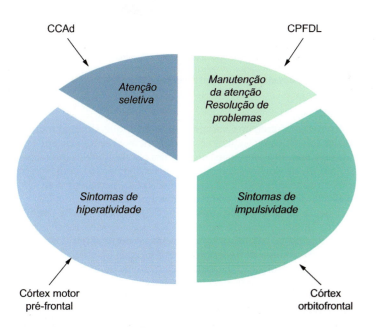

Figura 11.2 Correlação entre os sintomas de TDAH e os circuitos. Acredita-se que os problemas relacionados à atenção seletiva estejam ligados ao processamento ineficiente da informação no córtex cingulado anterior dorsal (CCAd), enquanto os problemas de manutenção da atenção estão associados ao processamento ineficiente da informação no córtex pré-frontal dorsolateral (CPFDL). A hiperatividade pode ser modulada pelo córtex motor pré-frontal, e a impulsividade, pelo córtex orbitofrontal.

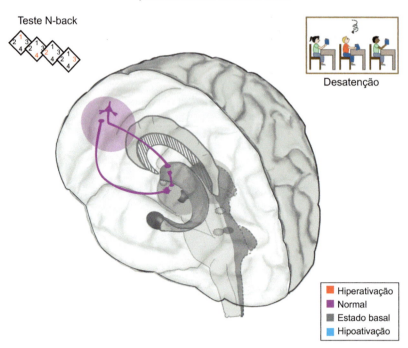

Figura 11.3 Manutenção da atenção e resolução de problemas: o teste *n-back*. A manutenção da atenção é hipoteticamente modulada por uma alça corticoestriado talamocortical, que envolve o córtex pré-frontal dorsolateral (CPFDL), que se projeta para o complexo do estriado. A ativação ineficiente do CPFDL pode resultar em dificuldades na realização ou conclusão de tarefas, em desorganização e em dificuldade na manutenção do esforço mental. Tarefas como o teste *n-back* são utilizadas para medir a manutenção da atenção e a capacidade de resolução de problemas. Na variante *0-back* do teste *n-back*, um participante olha para um número que aparece na tela e pressiona um botão para indicar qual é o número. Na variante *1-back*, o participante olha apenas para o primeiro número e, quando aparece o segundo número, ele pressiona um botão correspondente ao primeiro número. Os valores "n" mais altos estão correlacionados com um aumento na dificuldade do teste.

também na esquizofrenia (discutida no Capítulo 4), na depressão maior (discutida no Capítulo 6), na mania (discutida no Capítulo 6), na ansiedade (discutida no Capítulo 8), na dor (ver Capítulo 9) e nos transtornos do sono e da vigília (discutidos no Capítulo 10). Pode-se perceber como o processamento ineficiente da informação nesse circuito particular do CPFDL, particularmente quando submetido a uma "carga" cognitiva, pode estar associado ao mesmo sintoma de disfunção executiva e dificuldade na manutenção da atenção e resolução de problemas em muitos transtornos psiquiátricos diferentes. Esse é o motivo pelo qual o diagnóstico em psiquiatria está agora deixando progressivamente de descrever síndromes *categóricas*, que misturam muitos sintomas para estabelecer um diagnóstico (como no DSM e no CID), para a caracterização de *dimensões* ou *domínios de sintomas únicos*, como a disfunção executiva, que abrange muitos transtornos psiquiátricos. A tendência em grande parte da pesquisa neurobiológica é enfatizar os sintomas, em vez do diagnóstico, com o objetivo de identificar melhores correlações com a neuroimagem, os biomarcadores e a genética.

Outra dimensão da disfunção executiva no TDAH é a desatenção *seletiva* ou incapacidade de *focar*, o que difere, portanto, do problema de *manutenção* da atenção descrito anteriormente. O sintoma de dificuldade de focar/desatenção seletiva está hipoteticamente relacionado ao processamento ineficiente da informação em uma área diferente do cérebro, especificamente o córtex cingulado anterior dorsal (CCAd) (Figuras 11.2, 11.4 e 11.7). O CCAd pode ser ativado por testes de atenção seletiva, como o teste de Stroop (explicado na Figura 11.4). Os pacientes com TDAH podem não ser capazes de ativar

Capítulo 11 | Transtorno de Déficit de Atenção com Hiperatividade e seu Tratamento   451

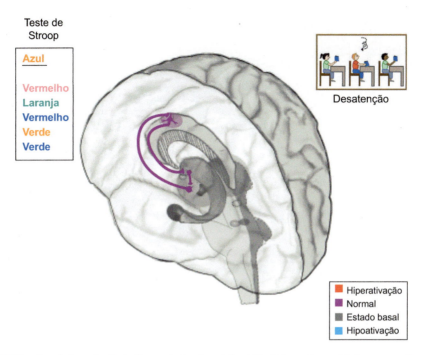

Figura 11.4 Atenção seletiva: a tarefa de Stroop. A atenção seletiva é hipoteticamente modulada por uma alça corticoestriado talamocortical que se origina no córtex cingulado anterior dorsal (CCAd) e que se projeta para o complexo estriado, em seguida para o tálamo e de volta ao CCAd. A ativação ineficiente do CCAd pode resultar em sintomas, como ter pouca atenção aos detalhes, cometer erros por descuido, não escutar, perder objetos, ser distraído e esquecer coisas. Um exemplo de teste que envolve a atenção seletiva e, portanto, deve ativar o CCAd é a tarefa de Stroop. No teste de Stroop, o participante deve dizer a cor de uma palavra escrita, em vez de dizer a própria palavra. Por exemplo, se a palavra *azul* estiver escrita em laranja, a resposta correta é, portanto, *laranja*, enquanto *azul* é a escolha incorreta.

o CCAd quando precisam focar a atenção ou podem ativar essa parte do cérebro de modo muito ineficiente, e apenas com grande esforço e fatigabilidade fácil.

Outras áreas do córtex pré-frontal que hipoteticamente podem funcionar de modo ineficiente no TDAH são o córtex orbitofrontal (COF), relacionado com os sintomas de impulsividade (Figuras 11.2, 11.5 e 11.7), e a área motora suplementar, ligada aos sintomas de hiperatividade motora (Figuras 11.2, 11.6 e 11.7). Hipoteticamente, o COF está associado a uma ampla variedade de sintomas que são encontrados em diversos transtornos psiquiátricos, como impulsividade no TDAH (Figuras 11.2, 11.5 e 11.7), impulsividade e violência na esquizofrenia (discutida no Capítulo 4), suicidalidade na depressão (discutida no Capítulo 6), impulsividade na mania (discutida no Capítulo 6) e impulsividade/compulsividade no uso de substâncias e transtornos relacionados (discutidos no Capítulo 13). Os sintomas impulsivos em outros transtornos psiquiátricos frequentemente comórbidos com o TDAH também estão relacionados, hipoteticamente, com o COF, como transtorno da conduta, transtorno de oposição desafiante e transtorno bipolar (Figura 11.8). Ver Capítulo 13 para uma discussão mais detalhada da impulsividade e compulsividade em uma variedade de transtornos psiquiátricos, como uso de substâncias, transtornos alimentares, transtorno obsessivo-compulsivo (TOC) e outros.

TDAH como transtorno de "sintonização" ineficiente do córtex pré-frontal pela dopamina e pela noradrenalina

Hipoteticamente, os pacientes portadores de TDAH não ativam de modo adequado as áreas do córtex pré-frontal em resposta a tarefas cognitivas de atenção e resolução de problemas

A impulsividade é modulada pelo córtex orbitofrontal

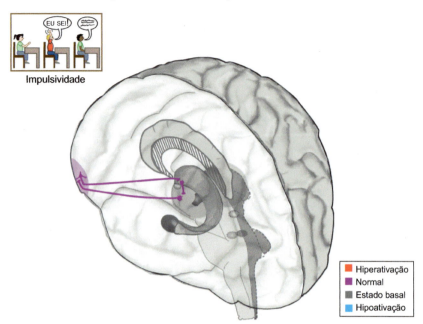

Figura 11.5 Impulsividade. A impulsividade está associada a uma alça corticoestriado talamocortical, que envolve o córtex orbitofrontal (COF), o complexo do estriado e o tálamo. Exemplos de sintomas de impulsividade no TDAH incluem falar excessivamente, falar sem pensar, não esperar a sua vez e interromper os outros.

A hiperatividade motora é modulada pelo córtex pré-frontal

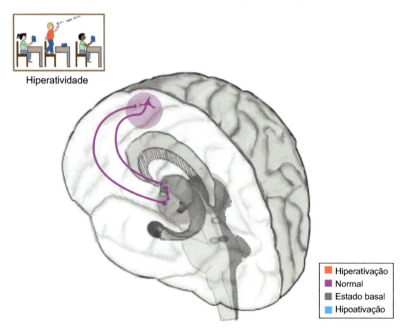

Figura 11.6 Hiperatividade. A atividade motora, à semelhança da hiperatividade e da agitação ou retardo psicomotores, pode ser modulada por uma alça corticoestriado talamocortical que se projeta do córtex motor pré-frontal para o putâmen (estriado lateral), o tálamo e de volta ao córtex motor pré-frontal. Os sintomas comuns de hiperatividade em crianças com TDAH consistem em inquietação, levantar-se da cadeira, correr/subir, estar em constante movimento e ter dificuldade em brincar tranquilamente.

Capítulo 11 | Transtorno de Déficit de Atenção com Hiperatividade e seu Tratamento

Sintomas centrais de TDAH: problemas regionais de "sintonização" do CPF

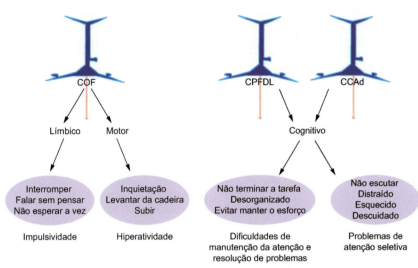

Figura 11.7 Sintomas centrais do TDAH: problemas regionais de sintonização do CPF. Os sintomas de TDAH podem resultar da incapacidade dos pacientes de ativar adequadamente áreas corticais pré-frontais em resposta a tarefas cognitivas. Foi formulada a hipótese de que a ocorrência de alterações no córtex orbitofrontal (COF) leva a problemas de impulsividade ou de hiperatividade. A sintonização inadequada do córtex pré-frontal dorsolateral (CPFDL) ou do córtex cingulado anterior dorsal (CCAd) pode, respectivamente, levar a sintomas de atenção sustentada ou seletiva.

Sintomas comórbidos no TDAH: outros problemas relacionados com o CPF

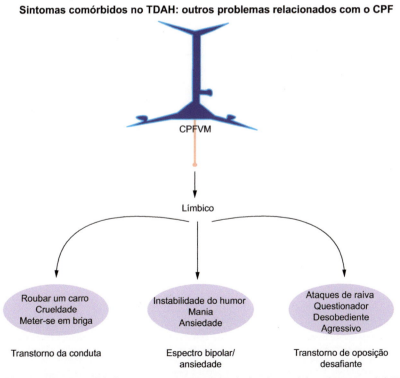

Figura 11.8 **TDAH e sintomas comórbidos.** A sintonização inadequada do córtex pré-frontal ventromedial (CPFVM) pode estar associada a sintomas comórbidos frequentemente observados em pacientes com TDAH, como transtorno da conduta ou transtorno de oposição desafiante, bem como instabilidade do humor e ansiedade.

(função executiva) (Figuras 11.7 a 11.21). Isso pode ocorrer devido aos atrasos observados no neurodesenvolvimento das conexões sinápticas do córtex pré-frontal no TDAH (ver Figuras 11.22 e 11.23), causando uma "sintonização" ineficiente do processamento da informação em circuitos pré-frontais regulados pela neurotransmissão noradrenérgica (NA) e dopaminérgica (DA) (Figuras 11.9 e 11.10). Essa é a mesma rede de ativação que foi discutida no Capítulo 10 sobre o sono e está ilustrada nas Figuras 10.1 e 10.44.

Se a descarga de neurônios noradrenérgicos que inervam o córtex pré-frontal for muito baixa no TDAH (Figuras 11.11 e 11.12), deve haver uma estimulação noradrenérgica "tônica" inadequada para regular, ajustando o "tônus" basal da neurotransmissão noradrenérgica em um nível muito baixo. Hipoteticamente, o baixo tônus NA contribui para a disfunção cognitiva no TDAH (Figura 11.11) e estimula preferencialmente os receptores noradrenérgicos mais sensíveis nos neurônios pós-sinápticos (Figura 11.12). Também hipoteticamente, o aumento modesto dos níveis de NA melhoraria a função do córtex pré-frontal ao estimular os receptores α_{2A} pós-sinápticos mais sensíveis (Figura 11.12). Entretanto, o aumento excessivo da NA – como pode ocorrer em situações estressantes ou em várias condições comórbidas, como ansiedade, uso de substâncias e mania – pode levar ao comprometimento da memória de trabalho quando os receptores α_1 e β_1 menos sensíveis também são recrutados (Figuras 11.13 a 11.15). Por conseguinte, a neurotransmissão noradrenérgica deve ocorrer em um "ponto ideal" que não seja muito

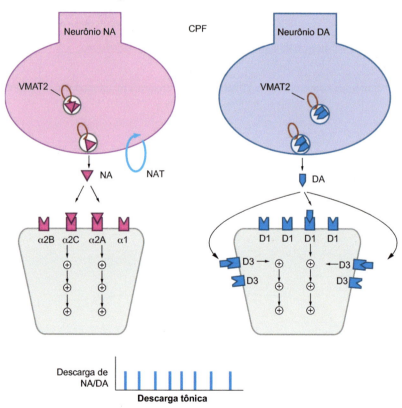

Figura 11.9 Descarga tônica basal de noradrenalina e de dopamina. A modulação da função do córtex pré-frontal e, portanto, da regulação da atenção e do comportamento depende da liberação ótima de noradrenalina (NA) e de dopamina (DA). Em condições normais, a NA e a DA no córtex pré-frontal (CPF) estimulam alguns receptores nos neurônios pós-sinápticos, o que possibilita níveis ótimos de transmissão de sinais e descarga neuronal. Na presença de níveis modestos, a NA pode melhorar a função do córtex pré-frontal ao estimular os receptores α_{2A} pós-sinápticos. De modo semelhante, a DA em níveis modestos estimula os receptores de dopamina 1 e 3 (D_1 e D_3) e é benéfica no funcionamento do córtex pré-frontal. No caso de ambos os sistemas, noradrenérgico e dopaminérgico, a moderação é, certamente, o aspecto fundamental.

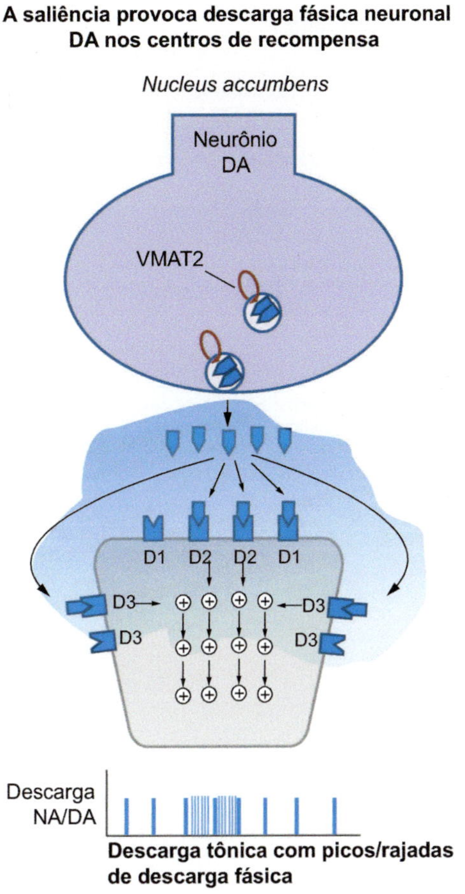

Capítulo 11 | Transtorno de Déficit de Atenção com Hiperatividade e seu Tratamento

A saliência provoca descarga fásica neuronal DA nos centros de recompensa

Nucleus accumbens

Figura 11.10 Descarga fásica de dopamina provocada por saliência. Enquanto a descarga tônica, conforme observado no córtex pré-frontal, é frequentemente preferida nos sistemas neuronais, um pouco de descarga fásica dos neurônios dopaminérgicos (DA) no *nucleus accumbens* pode ser algo bom. A descarga fásica leva a picos/rajadas de liberação de DA; quando isso ocorre de maneira controlada, pode reforçar a aprendizagem e o condicionamento da recompensa, o que pode proporcionar a motivação necessária para buscar experiências naturalmente gratificantes (p. ex., educação, desenvolvimento da carreira etc.). Entretanto, quando esse sistema está fora dos limites, ele pode induzir descarga descontrolada de DA, o que reforça a recompensa da busca de substâncias de uso abusivo, por exemplo. Nesse caso, em que o circuito de recompensa pode ser sequestrado, os impulsos podem ser seguidos de desenvolvimento de compulsões descontroladas na busca de substâncias.

alto nem muito baixo (Figura 11.15), de modo a otimizar a função cognitiva.

De forma semelhante, se a descarga dos neurônios noradrenérgicos que inervam o córtex pré-frontal também for muito baixa no TDAH, haverá hipoteticamente uma estimulação dopaminérgica "tônica" inadequada, ajudando o "tônus" basal da sinapse dopaminérgica

muito baixo em repouso (Figuras 11.11 e 11.12). A baixa liberação de DA estimula preferencialmente os receptores de DA mais sensíveis nos neurônios pós-sinápticos (*i. e.*, receptores D_3; Figura 11.9; ver também Capítulo 4 e Figura 4.9), porém estimula inadequadamente os receptores D_1 menos sensíveis (Figuras 11.11, 11.12, 11.15 e 11.16). Isso resultaria em sinalização neuronal inadequada a jusante e disfunção cognitiva. O aumento modesto dos níveis de DA poderia melhorar a função do córtex pré-frontal, em parte ao reforçar inicialmente a sinalização tônica nos receptores D_3, em seguida os receptores D_2 moderadamente sensíveis e, por fim, os receptores D_1 menos sensíveis (Figuras 11.9, 11.11 a 11.13, 11.15 e 11.16; ver também Capítulo 4 e Figura 4.9).

Os neurônios dopaminérgicos também exibem picos/rajada de descarga, denominados estimulação dopaminérgica *fásica* (Figura 11.10), com uma liberação abundante de dopamina que recruta todos os três subtipos de receptores de DA. Acredita-se que a liberação fásica de DA reforce a aprendizagem e o condicionamento de recompensa, proporcionando a motivação para buscar experiências naturalmente gratificantes. O sistema dopaminérgico está programado de modo adaptativo a produzir descarga de maneira *fásica* quando há estímulos sensoriais pertinentes e notáveis, como aqueles associados a educação, reconhecimento, desenvolvimento de uma carreira, enriquecimento social, relações familiares etc. O aumento modesto da sinalização dopaminérgica fásica, de modo que as tarefas cognitivas possam ser realizadas de forma eficiente, constitui, hipoteticamente, o objetivo terapêutico no tratamento do TDAH. Entretanto, quando o sistema fásico dopaminérgico é excessivamente ativado por estresse ou por condições comórbidas, como ansiedade, uso de substâncias ou mania, ele agrava o funcionamento cognitivo com ativação excessiva (Figuras 11.13 a 11.16). O sistema fásico da DA pode ser até mesmo "sequestrado" por substâncias, o que provoca descarga descontrolada de DA, reforçando a recompensa da substância e levando ao seu uso compulsivo (discutido de modo pormenorizado no Capítulo 13). Portanto, acredita-se que níveis moderados de estimulação dos receptores D_1, porém não elevados nem baixos, sejam benéficos para ajustar o tônus ótimo e otimizar a função do córtex pré-frontal (Figuras 11.15 e 11.16). Os receptores D_1 pós-sinápticos predominam no córtex pré-frontal, e o melhor resultado funcional ocorre quando eles estão "sintonizados", e não estimulados de modo

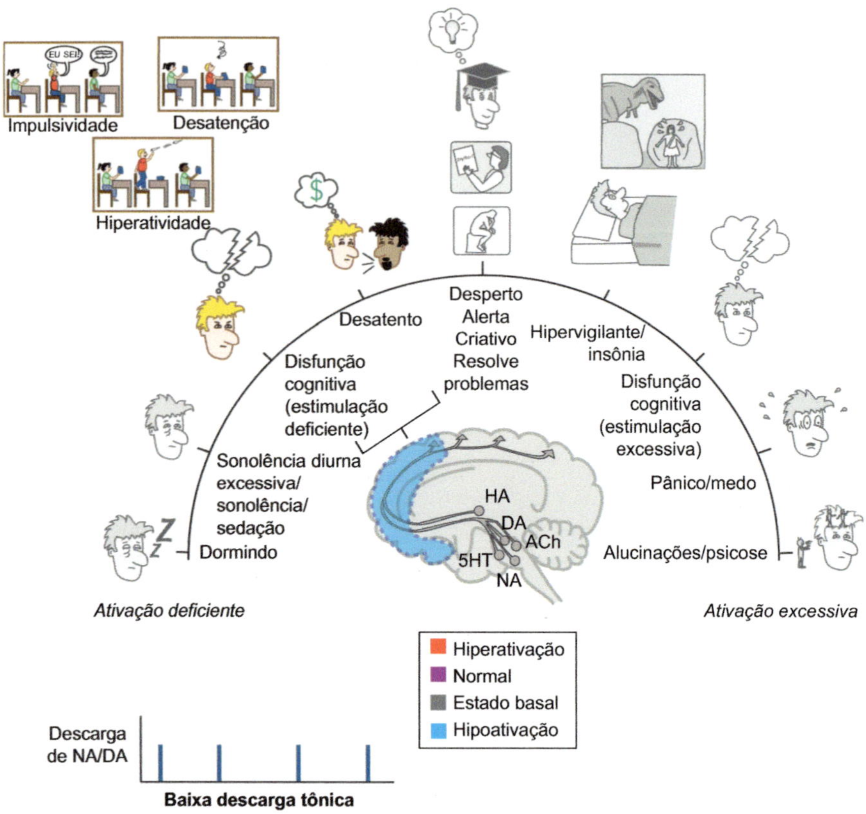

Função cognitiva no TDAH: ela é deficiente?

Figura 11.11 Função cognitiva no TDAH: ela é deficiente? A ativação ocorre como se fosse um interruptor com regulador de luminosidade (um interruptor com *dimmer*), com muitas fases ao longo do espectro. O local onde o indivíduo se encontra no espectro é influenciado por vários neurotransmissores fundamentais e promotores do estado de vigília, incluindo a histamina (HA), a dopamina (DA), a noradrenalina (NA), a serotonina (5HT) e a acetilcolina (ACh). Quando a neurotransmissão está equilibrada, o indivíduo está acordado, alerta e capaz de funcionar de modo adequado. Alterações no funcionamento desses neurotransmissores fundamentais, seja para um excesso ou para uma deficiência, podem causar disfunção cognitiva. A disfunção cognitiva no TDAH pode ser o resultado de uma baixa descarga noradrenérgica e dopaminérgica tônica.

insuficiente, tampouco hiperestimulados (Figuras 11.15 e 11.16).

No córtex pré-frontal, os receptores α_{2A} e D_1 frequentemente estão localizados nas espinhas dos neurônios piramidais corticais e, portanto, podem controlar a chegada de sinais (Figuras 11.17 a 11.21). Os receptores alfa-2A estão ligados à molécula de monofosfato de adenosina cíclico (cAMP) por meio da proteína G inibitória (Gi) (Figura 11.17). Por outro lado, os receptores D_1 estão ligados ao sistema de sinalização do cAMP por meio da proteína G estimuladora (Gs) (Figura 11.17). Em ambos os casos, a molécula de cAMP liga os receptores aos canais catiônicos regulados por nucleotídeos cíclicos ativados por hiperpolarização (HCN). O canal,

uma vez aberto, resulta em baixa resistência da membrana, o que desvia as entradas para fora da espinha. Na presença de um canal aberto, ocorre extravasamento do sinal e, consequentemente, sua perda. Entretanto, quando esses canais estão fechados, o sinal que chega sobrevive e pode ser direcionado até o neurônio para reforçar a conexão da rede de neurônios semelhantes, resultando em sinal e resposta adequados.

Quando a NA ou um agonista noradrenérgico ligam-se a um receptor α_{2A}, o sistema ligado à Gi ativado inibe o cAMP, com consequente fechamento do canal HCN (Figura 11.18). O fechamento do canal possibilita a passagem do sinal pela espinha e ao longo do neurônio, reforçando, assim, a conectividade da rede com neurônios

TDAH e ativação deficiente: sinais NA e DA fracos

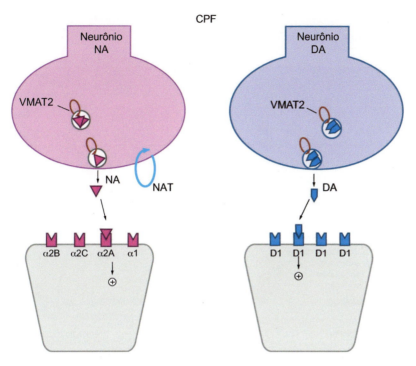

Figura 11.12 TDAH e ativação deficiente. Além de desempenhar um papel fundamental nas vias de ativação, o córtex pré-frontal (CPF) também é a principal área do cérebro em que hipoteticamente ocorrem desequilíbrios nos sistemas noradrenérgico (NA) e dopaminérgico (DA). A sinalização deficiente nas vias NA e DA do córtex pré-frontal reflete-se na redução da estimulação dos receptores pós-sinápticos. Especificamente, os receptores D_1, que são relevantes na função cognitiva, não são muito sensíveis à dopamina; em consequência, não são estimulados quando os níveis de DA estão baixos. O aumento dos níveis de NA e DA deveria melhorar a função do córtex pré-frontal por meio de aumento da estimulação dos receptores α_{2A} pós-sinápticos e dos receptores D_1.

semelhantes (Figura 11.18). Assim, em geral, a estimulação dos receptores α_{2A} no córtex pré-frontal fortalece o sinal de entrada.

Em contrapartida, a estimulação dos receptores D_1 leva ao enfraquecimento do sinal (Figura 11.19). Isto é, quando a DA ou um agonista de DA ligam-se a um receptor D_1, o sistema ligado à Gs ativado leva a um aumento da estimulação – ou abertura – dos canais HCN. A abertura dos canais HCN, particularmente quando excessiva, leva ao extravasamento do sinal, desviando, assim, qualquer entrada para fora da espinha. Dessa maneira, diferentemente da estimulação dos receptores α_{2A}, a estimulação excessiva dos receptores D_1 resulta da dissipação e/ou enfraquecimento do sinal. O mecanismo de ação dos receptores α_{2A} (Figura 11.18) e D_1 (Figura 11.19) explica, em geral, o motivo pelo qual a estimulação moderada de ambos os tipos de receptores

(Figura 11.17) é preferida para fortalecer a razão sinal-ruído nos neurônios do córtex pré-frontal (Figura 11.20).

O que acontece após a estimulação concomitante dos receptores α_{2A} e D_1 pela NA e DA, respectivamente (Figura 11.20)? Embora a localização exata e a densidade dos receptores α_{2A} e D_1 dentro de várias áreas corticais ainda estejam em fase de investigação intensa, é possível imaginar que o mesmo neurônio piramidal receba um impulso NA do *locus coeruleus* (LC) em uma espinha e um impulso DA da área tegmental ventral (ATV) da outra espinha. Se os sistemas estiverem adequadamente "sintonizados", a estimulação dos receptores D_1 pode reduzir o ruído, e a estimulação dos receptores α_{2A} pode aumentar o sinal, resultando em funcionamento adequado do córtex pré-frontal (Figura 11.20). Teoricamente, isso deverá resultar em atenção

Função cognitiva no TDAH: ela é excessiva?

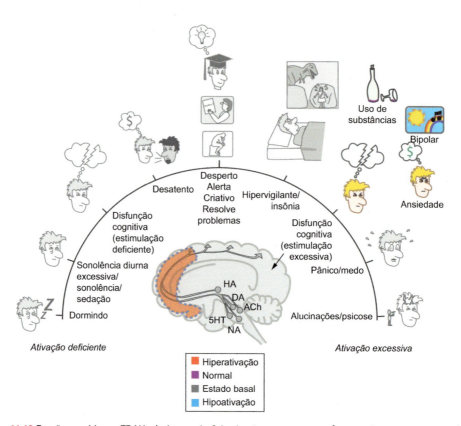

Figura 11.13 Função cognitiva no TDAH: ela é excessiva? A ativação ocorre como se fosse um interruptor com regulador de luminosidade (um interruptor com *dimmer*), com muitas fases ao longo do espectro. O local onde o indivíduo se encontra no espectro é influenciado por vários neurotransmissores fundamentais promotores do estado de vigília, incluindo a histamina (HA), a dopamina (DA), a noradrenalina (NA), a serotonina (5HT) e a acetilcolina (ACh). Quando a neurotransmissão está equilibrada, o indivíduo está acordado, alerta e capaz de funcionar de modo adequado. Alterações no funcionamento desses neurotransmissores fundamentais, seja para um excesso ou para uma deficiência, podem causar disfunção cognitiva. O aumento excessivo de noradrenalina ou de dopamina pode levar a uma estimulação excessiva dos receptores pós-sinápticos e causar disfunção cognitiva.

guiada adequada (Figuras 11.15 e 11.16), foco em uma tarefa específica e controle adequado das emoções e dos impulsos.

Entretanto, o que acontece quando ocorre baixa liberação tanto de DA quanto de NA e, portanto, baixa estimulação de ambos os receptores D_1 e α_{2A} nas espinhas desses neurônios piramidais (Figura 11.21)? A deficiência de impulsos DA e NA teoricamente deve levar a um aumento do ruído e diminuição do sinal, respectivamente, o que impede, portanto, o envio de um sinal coerente (Figura 11.21). Hipoteticamente, isso pode provocar hiperatividade, desatenção, impulsividade ou alguma combinação de sintomas, dependendo da localização do neurônio piramidal mal sintonizado no córtex pré-frontal (ver Figuras 11.3 a 11.8). Além disso, se um neurotransmissor estiver baixo, enquanto estiver elevado, o indivíduo pode exibir todo um conjunto diferente de sintomas. Se tanto os níveis de neurotransmissão dopaminérgica e noradrenérgica quanto a área específica dos possíveis distúrbios forem conhecidos, será possível, algum dia, prever o grau e o tipo de sintomas de determinado paciente. Tendo em vista esses aspectos, as Figuras 11.7 e 11.8 mostram como os neurônios piramidais em diferentes áreas do cérebro podem ser responsáveis pelas diferentes apresentações sintomáticas do TDAH.

Capítulo 11 | Transtorno de Déficit de Atenção com Hiperatividade e seu Tratamento

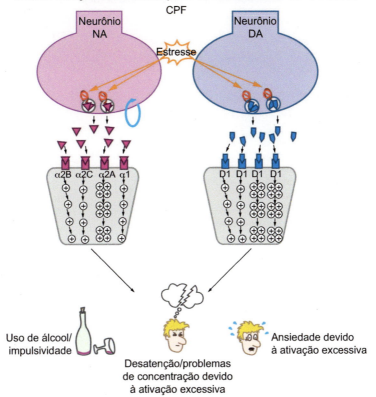

Figura 11.14 TDAH e ativação excessiva. Quando há uma sintonização ideal da neurotransmissão noradrenérgica (NA) e dopaminérgica (DA) no córtex pré-frontal (CPF), a estimulação modesta dos receptores α_{2A} pós-sinápticos e receptores D_1 possibilita um funcionamento cognitivo eficiente. Se a neurotransmissão NA ou DA estiver excessiva, como em situações de estresse ou condições comórbidas, como ansiedade ou uso de substâncias, isso pode levar à hiperestimulação dos receptores pós-sinápticos e, portanto, à disfunção cognitiva e a outros sintomas. Especificamente, a neurotransmissão noradrenérgica excessiva pode levar ao comprometimento da memória de trabalho, devido à estimulação dos receptores α_1 (e β_1). A neurotransmissão dopaminérgica excessiva pode levar à hiperestimulação dos receptores D_1 no córtex pré-frontal.

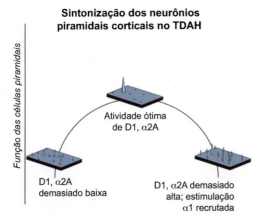

Figura 11.15 TDAH e razão sinal-ruído mal adaptativa. Para que o córtex pré-frontal atue de modo adequado, é necessário haver estimulação moderada dos receptores α_{2A} pela noradrenalina (NA) e dos receptores D_1 pela dopamina (DA). Teoricamente, o papel da NA consiste em aumentar o sinal de entrada ao possibilitar um aumento da conectividade das redes pré-frontais, enquanto a função da DA consiste em diminuir o ruído ao impedir a ocorrência de conexões inapropriadas. No ápice da curva em formato de U invertido mostrada aqui, a estimulação de ambos os receptores α_{2A} e de D_1 é moderada, e a função das células piramidais encontra-se em nível ideal. Se a estimulação dos receptores α_{2A} e D_1 for muito baixa (à esquerda), todos os sinais de entrada são iguais, de modo que o indivíduo tem dificuldade de focar uma única tarefa (atenção não guiada). Se a estimulação for excessivamente alta (à direita), os sinais de entrada tornam-se confusos, visto que são recrutados receptores adicionais, resultando em direcionamento incorreto da atenção.

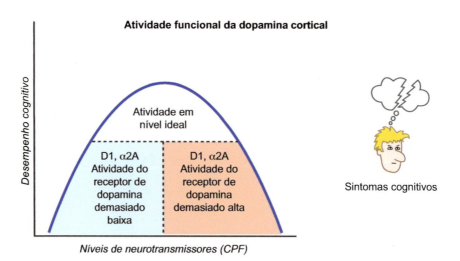

Figura 11.16 Atividade funcional da dopamina cortical. Para que o córtex pré-frontal (CPF) possa atuar de maneira adequada e para que o desempenho cognitivo seja otimizado, é necessária uma estimulação moderada dos receptores α_{2A} pela noradrenalina (NA) e dos receptores D_1 pela dopamina (DA). Se a estimulação nos receptores α_{2A} e D_1 for demasiadamente baixa ou alta, pode ocorrer disfunção cognitiva.

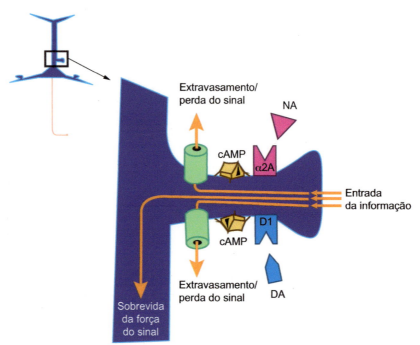

Figura 11.17 Distribuição do sinal em uma espinha dendrítica. A localização dos receptores α_{2A} e D_1 nas espinhas dendríticas dos neurônios piramidais corticais no córtex pré-frontal faz com que eles sejam capazes de controlar os sinais de entrada. Ambos os receptores, α_{2A} e D_1, estão ligados à molécula de monofosfato de adenosina cíclico (cAMP). Os efeitos da ligação da noradrenalina (NA) e da dopamina (DA) a seus respectivos receptores sobre o cAMP são opostos (efeito inibitório no caso da NA e efeito excitatório no caso da DA). Em ambos os casos, a molécula de cAMP liga os receptores aos canais de cátions controlados por nucleotídeo cíclico ativado por hiperpolarização (HCN). Quando os canais HCN se abrem, os sinais que chegam extravasam antes que possam ser transmitidos. Entretanto, quando esses canais estão fechados, o sinal de entrada sobrevive e pode ser direcionado ao longo do neurônio.

As ações da NA nos receptores alfa-2A fortalecem o sinal

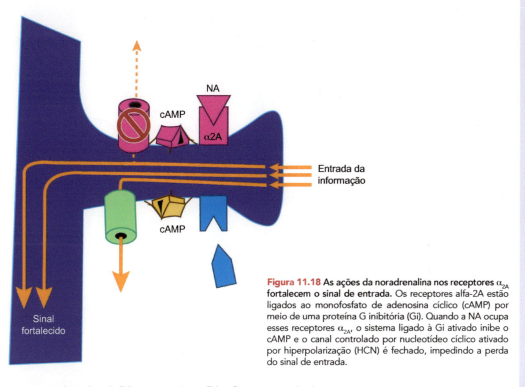

Figura 11.18 As ações da noradrenalina nos receptores α_{2A} fortalecem o sinal de entrada. Os receptores alfa-2A estão ligados ao monofosfato de adenosina cíclico (cAMP) por meio de uma proteína G inibitória (Gi). Quando a NA ocupa esses receptores α_{2A}, o sistema ligado à Gi ativado inibe o cAMP e o canal controlado por nucleotídeo cíclico ativado por hiperpolarização (HCN) é fechado, impedindo a perda do sinal de entrada.

As ações da DA nos receptores D1 enfraquecem o sinal

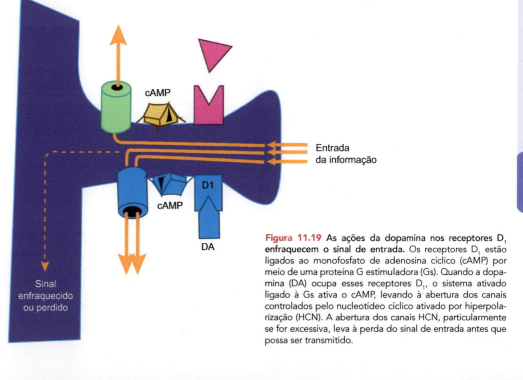

Figura 11.19 As ações da dopamina nos receptores D_1 enfraquecem o sinal de entrada. Os receptores D_1 estão ligados ao monofosfato de adenosina cíclico (cAMP) por meio de uma proteína G estimuladora (Gs). Quando a dopamina (DA) ocupa esses receptores D_1, o sistema ativado ligado à Gs ativa o cAMP, levando à abertura dos canais controlados pelo nucleotídeo cíclico ativado por hiperpolarização (HCN). A abertura dos canais HCN, particularmente se for excessiva, leva à perda do sinal de entrada antes que possa ser transmitido.

Como a DA e a NA hipoteticamente "sintonizam" o CPF: aumento do sinal e redução do ruído

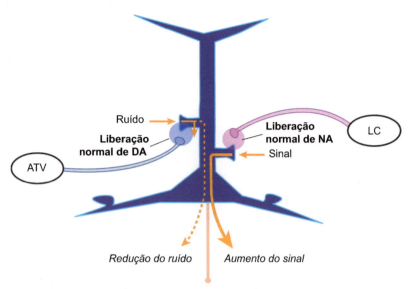

Figura 11.20 A dopamina e a noradrenalina "sintonizam" o córtex pré-frontal (CPF). O mesmo neurônio piramidal pode receber estímulos da noradrenalina (NA), proveniente do *locus coeruleus* (LC), em uma espinha e estímulos da dopamina (DA), proveniente da área tegmentar ventral (ATV), em outra espinha. Quando adequadamente "sintonizada", a estimulação do receptor D_1 reduzirá o ruído, enquanto a estimulação do receptor α_{2A} aumentará o sinal, resultando em funcionamento apropriado do córtex pré-frontal, atenção guiada, foco em uma tarefa específica e controle das emoções e dos impulsos.

Como a DA e a NA hipoteticamente "sintonizam" o CPF: NA e DA baixas: TDAH com redução dos sinais e aumento do ruído

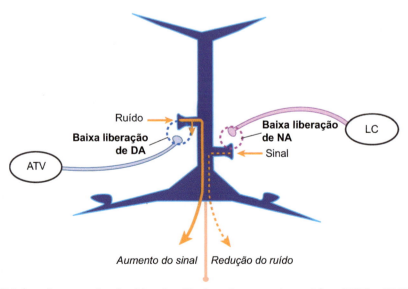

Figura 11.21 A dopamina e a noradrenalina "sintonizam" inadequadamente o córtex pré-frontal (CPF) no TDAH. O mesmo neurônio piramidal pode receber estímulo da noradrenalina (NA) proveniente do *locus coeruleus* (LC) em uma espinha e estímulo da dopamina (DA) proveniente da área tegmental ventral (ATV) da outra espinha. Teoricamente, a estimulação deficiente de DA leva a um aumento do ruído, enquanto a estimulação deficiente de NA provoca diminuição do sinal de entrada. Hipoteticamente, essa sintonização inadequada do CPF pela DA e pela NA pode levar a hiperatividade, desatenção ou ambas.

Neurodesenvolvimento e TDAH

Tradicionalmente, o TDAH tem sido considerado um transtorno da infância, porém o conceito sobre esse transtorno evoluiu, e o TDAH passou a ser considerado um transtorno de início na infância, mas que frequentemente persiste na vida adulta. De fato, os transtornos psiquiátricos, em sua maioria, têm início na infância e em adultos jovens e, em seguida, persistem na idade adulta (Figuras 11.22 e 11.23). O motivo pode ser que o desenvolvimento na infância e no adulto jovem é o momento em que o cérebro está sofrendo maturação crítica (Figuras 11.22A e 11.23).

O desenvolvimento do cérebro é dirigido por influências genéticas e ambientais (discutidas nos transtornos psicóticos no Capítulo 4 e ilustradas nas Figuras 4.61 e 4.62). O TDAH tem um dos mais fortes componentes genéticos na psiquiatria, em cerca de 75%. Diversos genes estão implicados no TDAH, e a causa genética é complexa e multifatorial, como em qualquer transtorno mental. Uma formulação unificadora do TDAH é que o transtorno é causado pelo retardo na maturação dos circuitos do córtex

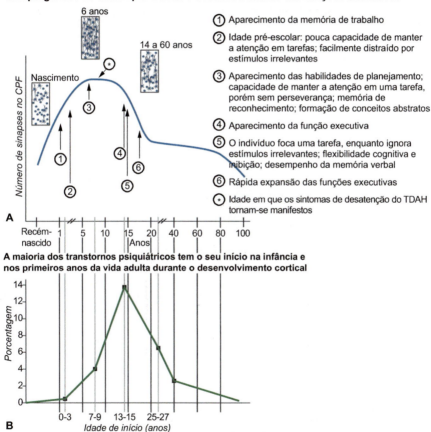

Figura 11.22 Desenvolvimento cortical e TDAH. A sinaptogênese no córtex pré-frontal (CPF) pode ser responsável por conexões alteradas, passíveis de preparar o cérebro para o TDAH. Especificamente, a função executiva desenvolve-se durante toda a adolescência. **A.** Com 1 ano de idade, surge a memória de trabalho. Em torno dos 3 a 4 anos, as crianças ainda não têm a capacidade de manter a atenção por longos períodos de tempo e podem ser facilmente distraídas. Por volta dos 6 a 7 anos, isso se modifica. A atenção pode ser mantida, e pode ocorrer planejamento. Essa idade também se caracteriza pela "poda sináptica", um processo durante o qual as sinapses produzidas em excesso ou "fracas" são "arrancadas", o que possibilita, assim, o amadurecimento da inteligência cognitiva da criança. A ocorrência de erros nesse processo pode afetar o desenvolvimento da função executiva e constituir uma das causas de TDAH. Essa linha do tempo também mostra quando os sintomas de TDAH frequentemente se tornam manifestos, o que ocorre em torno dos 6 anos de idade. **B.** A maior parte dos transtornos psiquiátricos tem o seu início na infância ou nos primeiros anos da vida adulta e, em seguida, persiste durante a vida adulta, coincidindo com o desenvolvimento cortical crítico.

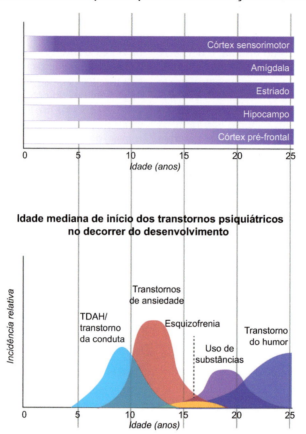

Figura 11.23 Desenvolvimento temporal no processo de maturação do cérebro e início dos transtornos psiquiátricos. No desenvolvimento do cérebro ao longo do tempo, o córtex sensorimotor e as regiões límbicas são os primeiros a se desenvolver, enquanto o córtex pré-frontal desenvolve-se mais tarde. No TDAH, observa-se esse mesmo padrão; entretanto, o desenvolvimento cortical é tardio. Isso pode explicar o início do TDAH na infância e o motivo pelo qual, embora o TDAH possa continuar na idade adulta, seu início não ocorre na vida adulta. Em contrapartida, outros transtornos também podem começar na infância, porém são normalmente diagnosticados mais tarde do que o TDAH, e o seu início continua na idade adulta.

pré-frontal, que se manifesta em sintomas de TDAH pelo menos até os 12 anos de idade. As sinapses aumentam rapidamente no córtex pré-frontal por volta dos 6 anos de idade e, em seguida, metade delas é rapidamente eliminada na adolescência (Figura 11.22 A; ver também Capítulo 4 e Figuras 4.63 e 4.64). O momento de início do TDAH sugere que a formação de sinapses e, talvez o mais importante, a seleção das sinapses a serem removidas no córtex pré-frontal durante a infância podem contribuir para o início e a fisiopatologia dessa condição durante toda a vida (Figuras 11.22 e 11.23). Os indivíduos capazes de compensar essas anormalidades do córtex pré-frontal por meio da formação de novas sinapses depois dos 12 anos e no início da vida adulta podem ser os que irão "se livrar do TDAH", e isso é o possível motivo pelo qual a prevalência do TDAH em adultos é apenas metade daquela em crianças e adolescentes.

O que causa esses problemas nos circuitos do córtex pré-frontal no TDAH? Atualmente, as principais hipóteses sugerem a ocorrência de anormalidades do neurodesenvolvimento nos circuitos do córtex pré-frontal em indivíduos com TDAH (ver Figuras 11.2 a 11.8). Muitas ideias acerca da base da esquizofrenia em termos de neurodesenvolvimento, como formação anormal de sinapses e neurotransmissão sináptica anormal, também servem como base conceitual e modelo neurobiológico para o TDAH. Essas ideias são discutidas no Capítulo 4. O impacto do neurodesenvolvimento sobre os padrões de sintomas específicos do TDAH é mostrado na Figura 11.24. Os sintomas de desatenção podem ocorrer, porém não são facilmente identificados em crianças de idade pré-escolar com TDAH, talvez pelo fato de que elas não tenham um córtex pré-frontal maduro o suficiente para manifestar esse sintoma de maneira anormal, em comparação ao desenvolvimento normal. O TDAH pré-escolar e seu tratamento constituem um conceito atual controvertido na área, visto que a maior parte dos estudos sobre estimulantes envolve crianças com mais de 6 anos de idade. Quando a desatenção passa a constituir um sintoma proeminente do TDAH, ela permanece durante toda a vida (Figura 11.24). Entretanto, a impulsividade e a hiperatividade declinam de maneira notável durante a adolescência e o início da vida adulta, enquanto a frequência de comorbidades reconhecidas dispara quando pacientes com TDAH alcançam a idade adulta (Figura 11.24).

Mais recentemente, os critérios diagnósticos mudaram. Os critérios diagnósticos passados do DSM-IV exigiam um início antes dos 7 anos de idade, enquanto o DSM-5 agora estabelece um início do transtorno antes dos 12 anos. Existe até mesmo controvérsia sobre a existência ou não de um transtorno como TDAH de início no adulto (ou pelo menos identificado pela primeira vez em um indivíduo adulto, com início incerto). A prevalência do TDAH em adultos pode ser apenas cerca da metade daquela em crianças, porém sua presença não é reconhecida com tanta frequência quanto em crianças, possivelmente por ser muito difícil diagnosticar e pelo fato de que seus sintomas não são, com muita frequência, tratados. Embora se acredite que 50% de todas

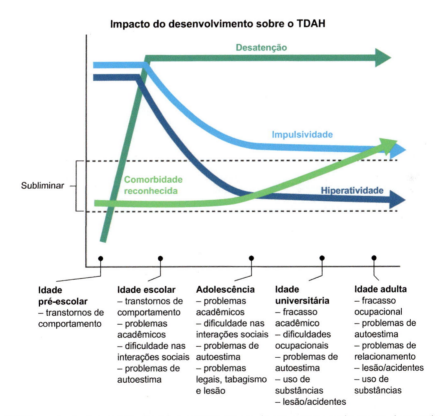

Figura 11.24 Impacto do desenvolvimento sobre o TDAH. De acordo com o nosso conhecimento do neurodesenvolvimento, a evolução dos sintomas no TDAH mostra que a desatenção geralmente não é identificada na idade pré-escolar, porém torna-se prevalente à medida que o paciente cresce e prossegue na vida adulta. A hiperatividade e a impulsividade são sintomas fundamentais na infância, porém têm menos probabilidade de se manifestar francamente na vida adulta, embora possam ser simplesmente expressos de modo diferente. As taxas de comorbidades aumentam com o decorrer do tempo. Isso pode ocorrer devido ao fato de que as comorbidades passam despercebidas em crianças com TDAH ou ao fato de que elas verdadeiramente se desenvolvem mais tarde, de modo consistente com dados que mostram o início mais tardio de outros transtornos psiquiátricos, em comparação ao TDAH.

as crianças ou adolescentes com TDAH sejam diagnosticados e tratados, menos de 1 em cada 5 adultos com TDAH é diagnosticado e tratado. Os motivos são muitos, começando pelo critério diagnóstico de que os sintomas de TDAH precisam começar em torno dos 12 anos de idade. Com frequência, é difícil estabelecer um diagnóstico retrospectivo acurado em adultos, particularmente se o transtorno não tiver sido identificado e tratado quando crianças. Além disso, muitos especialistas atualmente questionam se é adequado descartar a possibilidade de diagnóstico de TDAH em adultos cujos sintomas começaram depois dos 12 anos, constituindo o denominado TDAH de início tardio. Alguns casos podem até começar aos 45 anos de idade. Esses pacientes têm TDAH? Ou sua disfunção executiva é um sintoma de um transtorno comórbido, como depressão, ansiedade ou transtorno do sono? O importante é proceder a um rastreamento dos sintomas cognitivos e tratá-los, seja como parte de um transtorno de TDAH ou uma comorbidade.

Tratamentos para o TDAH

Quais sintomas devem ser tratados em primeiro lugar?

No manejo do TDAH, pode ser útil priorizar os sintomas que devem constituir os primeiros alvos dos tratamentos psicofarmacológicos, mesmo às custas do atraso do tratamento de algumas condições ou até mesmo do agravamento transitório de algumas dessas condições comórbidas, quando outros sintomas são inicialmente selecionados para obter uma melhora (Figura 11.25). Embora não existam estudos definitivos sobre essa abordagem, a experiência clínica de muitos especialistas sugere que, nos

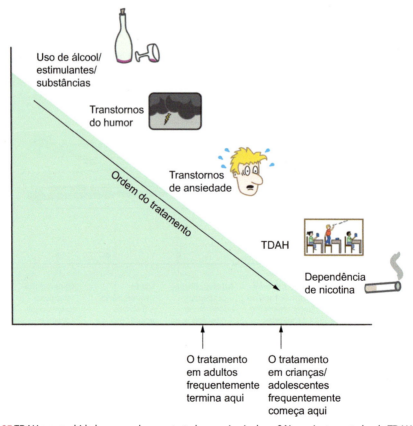

Figura 11.25 TDAH e comorbidades: o que deve ser tratado em primeiro lugar? No paciente portador de TDAH com transtornos comórbidos, é fundamental tratar adequadamente todos os transtornos, de acordo com o maior grau de prejuízo. Isso pode significar que, em determinado paciente, talvez seja necessário estabilizar em primeiro lugar o uso de álcool, ao passo que, em outro paciente, os sintomas do TDAH podem causar maior prejuízo do que o transtorno de ansiedade subjacente. Além disso, alguns medicamentos utilizados no tratamento desses transtornos podem exacerbar a comorbidade. Por conseguinte, é necessário ter cuidado ao escolher o tratamento adequado. Deve-se estabelecer um plano de tratamento individualizado para cada paciente, baseado em seu portfólio de sintomas.

Capítulo 11 | Transtorno de Déficit de Atenção com Hiperatividade e seu Tratamento

casos complexos, pode ser muito difícil realizar qualquer progresso terapêutico se o paciente continuar a fazer uso de álcool ou de estimulantes. Por conseguinte, os problemas relacionados ao uso de substâncias precisam estar no topo da lista para tratamento (Figura 11.25). Para tratar o TDAH, também pode ser necessário aguardar uma melhora dos transtornos do humor e de ansiedade; nesse caso, os sintomas cognitivos do TDAH são considerados mais um ajuste fino de sintonização no portfólio geral de sintomas do paciente (Figura 11.25).

Todavia, existem problemas com essa abordagem de estabelecer prioridades sobre os sintomas e transtornos a serem tratados em primeiro lugar. Por exemplo, muitas crianças são inicialmente tratadas para o TDAH sem avaliação adequada das possíveis comorbidades existentes, até que deixem de responder de maneira consistente ao tratamento com estimulantes. Nos adultos, pode ser tão difícil tratar o uso de substâncias, os transtornos do humor e os transtornos de ansiedade que o foco da atenção terapêutica nunca chega ao TDAH e, certamente, à dependência de nicotina. Isto é, o TDAH pode ser considerado uma mera possibilidade posterior a ser abordada em adultos se os sintomas cognitivos não sofrerem remissão após o tratamento do foco primário de intervenção terapêutica, ou seja, o transtorno do humor ou o transtorno de ansiedade. É interessante constatar que, com frequência, o TDAH não constitui o foco de tratamento em adultos, a não ser que se manifeste sem condições comórbidas. Como a ausência de comorbidades é rara em adultos com TDAH, isso pode explicar por que os adultos portadores de TDAH, em sua maioria, não são tratados.

O psicofarmacologista moderno e experiente mantém elevado grau de suspeita quanto à presença de TDAH nos transtornos do humor, de ansiedade e de uso de substâncias, particularmente em adultos, tendo sempre como objetivo a remissão sintomática completa dos pacientes em tratamento. Na prática, isso significa explorar o uso dos tratamentos do TDAH como agentes potencializadores dos tratamentos de primeira linha dos transtornos do humor, de ansiedade e de uso de substâncias, e não o inverso. Isso também significa que, no tratamento a longo prazo do TDAH, deve-se considerar finalmente o tratamento da dependência de nicotina, uma vez controlados os sintomas cognitivos do TDAH (Figura 11.25). Os adultos e adolescentes com TDAH fumam tão frequentemente quanto os adultos e adolescentes com esquizofrenia, ou seja, cerca do dobro da frequência da população

normal nos EUA. Isso pode decorrer do fato de que a nicotina produz uma melhora subjetiva dos sintomas do TDAH, particularmente em pacientes cujo transtorno não é tratado. A nicotina aumenta a liberação e a ativação de dopamina, de modo que não é surpreendente que ela possa ser subjetivamente efetiva para os sintomas do TDAH. A dependência de nicotina e os tratamentos psicofarmacológicos para o abandono do tabagismo são discutidos de modo mais detalhado no Capítulo 13, sobre impulsividade, compulsividade e adição.

Tratamento do TDAH com estimulantes

Princípios gerais

Conforme discutido anteriormente e ilustrado nas Figuras 11.11 e 11.12, quando a DA e a NA estão demasiadamente baixas, a força de impulso do sinal no córtex pré-frontal também está excessivamente baixa, o que leva a uma redução do sinal e aumento do ruído (Figura 11.26A; ver também Figuras 11.15, 11.16 e 11.21). Em termos comportamentais, isso pode se traduzir por uma pessoa incapaz de permanecer sentada, uma pessoa agitada e que desvia a atenção, respectivamente (Figura 11.26A). Para tratar esses sintomas, é necessário aumentar a força do sinal ao aumentar a liberação tanto de DA quanto de NA, até alcançar níveis ideais (Figura 11.26B). Isso pode ser obtido por meio de estimulantes bloqueadores da recaptação de noradrenalina e dopamina e por alguns agentes noradrenérgicos, conforme discutido adiante. Foi sustentada a hipótese de que o fortalecimento do impulso cortical pré-frontal seja benéfico na restauração da capacidade do paciente de reconhecer sinais importantes e distingui-los dos não importantes, e conseguir sentar-se quieto e focar.

O que ocorre se os sinais de NA e DA forem excessivos? A ativação excessiva, bem como a deficiente, de NA e de DA no córtex pré-frontal pode levar ao TDAH, conforme discutido anteriormente, ou seja, com aumento do ruído e redução do sinal (ver Figuras 11.13 a 11.16). A teoria sustenta que, em primeiro lugar e em alguns pacientes, o estresse adicional de sofrer de TDAH, somado a outros estressores do ambiente, pode aumentar mais o ruído e reduzir o sinal, o que resulta em liberação elevada de NA e de DA, causando redução dos sinais e processamento ineficiente da informação (Figura 11.27A). Entretanto, conforme o estresse se torna crônico, os níveis de NA e

Importância dos níveis de NA e de DA no CPF no TDAH

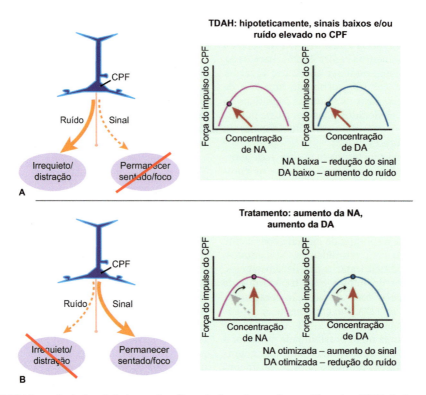

Figura 11.26 A importância dos níveis de noradrenalina e de dopamina no córtex pré-frontal no TDAH. **A.** Quando tanto a noradrenalina (NA) quanto a dopamina (DA) estão demasiadamente baixas (à esquerda, na curva em formato de U invertido), a força do impulso no córtex pré-frontal (CPF) é muito baixa, levando a uma redução do sinal e a um aumento do ruído. A incapacidade de permanecer sentado e de focar, juntamente com inquietação e distração, constituem manifestações clínicas frequentes dessa razão sinal-ruído desequilibrada. **B.** Para tratar esses sintomas, é necessário aumentar a força do impulso ao elevar as concentrações, tanto de NA quanto de DA, até alcançar a dose ideal (parte superior da curva em formato de U invertido).

de DA acabam caindo acentuadamente, em virtude de sua depleção com o passar do tempo, porém sem alívio em termos de impulsos de sinais deficientes (Figura 11.27B). Em última análise, o tratamento adequado consiste em aumentar as concentrações de NA e de DA para possibilitar a normalização do comportamento (Figura 11.27C, ocorre redução do ruído e aumento do sinal).

Médicos experientes sabem muito bem que pode ser difícil tratar pacientes com DA e NA em excesso (situação representada na Figura 11.27A), com DA e NA em quantidades insuficientes (situação representada na Figura 11.27B) ou com uma combinação de ambas em diferentes vias. Por exemplo, nas crianças, a combinação de tiques, que geralmente representam uma suposta ativação *excessiva* de DA no estriado motor, que exige tratamento com bloqueio, pode ser muito difícil de tratar simultaneamente em pacientes portadores de TDAH que apresentam ativação hipoteticamente *deficiente* de DA no córtex, exigindo estimulantes potencializadores de DA. Os estimulantes podem aliviar os sintomas do TDAH, porém agravam os tiques. Crianças e adolescentes que apresentam transtorno da conduta, transtorno de oposição desafiante, transtorno explosivo intermitente, transtorno do comportamento disruptivo, transtornos psicóticos e/ou mania bipolar ou condições mistas (teoricamente associados a uma ativação excessiva da DA em alguns circuitos pré-frontais) (ver Figura 11.8), que infelizmente têm TDAH comórbido (teoricamente associado a uma deficiência de ativação da DA em diferentes circuitos pré-frontais) (ver Figura 11.7), estão entre os pacientes que representam maior desafio para os médicos.

Capítulo 11 | Transtorno de Déficit de Atenção com Hiperatividade e seu Tratamento   469

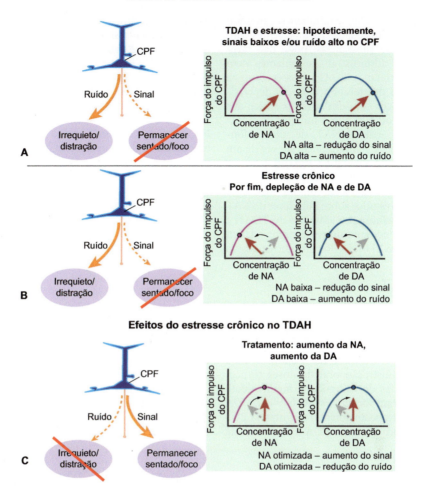

Figura 11.27 Estresse crônico no TDAH. A ativação excessiva da noradrenalina (NA) e da dopamina (DA) no córtex pré-frontal (CPF) pode levar ao TDAH por meio de aumento do ruído e diminuição do sinal. **A.** Em primeiro lugar, o estresse adicional de sofrer do transtorno pode elevar ainda mais o ruído e reduzir o sinal (concentrações elevadas de NA e de DA, levando a uma diminuição do impulso). **B.** Com a estabilização do estresse crônico, os níveis de NA e de DA caem rapidamente (baixas concentrações de NA e de DA que também resultam em diminuição do impulso), porém sem alívio em termos de impulso do sinal. **C.** Os tratamentos que aumentam as concentrações de NA e de DA podem reduzir os sintomas por meio do aumento da força do impulso (redução do ruído e aumento do sinal).

Assim, as condições associadas hipoteticamente a uma ativação excessiva da DA sugerem tratamento com agentes bloqueadores da dopamina (ver Capítulo 5); contudo, o TDAH como comorbidade sugere tratamento com um estimulante. Os bloqueadores da dopamina e os estimulantes podem ser associados? De fato, em casos extremos, os estimulantes podem ser combinados com antagonistas da serotonina-dopamina. A justificativa para essa combinação explora o fato de que os bloqueadores da serotonina-dopamina hipoteticamente liberam DA no córtex pré-frontal, de modo que eles estimulam os receptores D_1 pós-sinápticos (ver Figura 5.17C), enquanto bloqueiam simultaneamente os receptores D_2 em áreas límbicas, de modo a reduzir a atividade da DA nos receptores D_2. Essa abordagem é controversa e é melhor deixá-la para especialistas que tratam pacientes difíceis que não conseguem melhorar adequadamente com monoterapia. Esse mecanismo de ação dos bloqueadores de dopamina-serotonina e suas ações em diferentes áreas do cérebro são discutidos de modo detalhado no Capítulo 5.

Para pacientes com TDAH e ansiedade, pode ser difícil ou até mesmo um desafio tentar melhorar o TDAH com estimulantes, causando agravamento da ansiedade. Para pacientes com TDAH e uso de substâncias, pode não fazer muito sentido administrar estimulantes com o objetivo de tratar o TDAH. Nesses casos, a potencialização das terapias com antidepressivos ou ansiolíticos com um ativador tônico dos sistemas DA e/ou NA, como inibidor do transporte de noradrenalina (NAT) de ação prolongada ou agonista α_{2A}-adrenérgico, em vez de um estimulante, pode constituir uma abordagem efetiva a longo prazo para a ansiedade, a depressão ou o uso de substâncias comórbidos com o TDAH. Alguns estudos sobre inibidores do NAT relatam uma melhora dos sintomas do TDAH e da ansiedade, enquanto outros estudos relatam uma melhora do TDAH e do consumo excessivo de álcool.

Metilfenidato

O mecanismo de ação dos denominados estimulantes – talvez mais bem designados como bloqueadores da recaptação de noradrenalina e dopamina – é mostrado nas Figuras 11.28 a 11.37. A administração oral de doses clinicamente aprovadas do estimulante metilfenidato bloqueia os transportadores de NA e de DA (NAT e DAT, respectivamente) (Figuras 11.28 a 11.29A-C). Normalmente, a DA é liberada (seta 1 na Figura 11.29A) e, em seguida, captada de volta ao neurônio dopaminérgico pelo DAT (setas 2 na Figura 11.29A); por fim, é armazenada na vesícula sináptica por VMAT (setas 3 na Figura 11.29A). O metilfenidato bloqueia os DATs e NATs de modo alostérico, interrompendo a recaptação de DA pelos DATs (Figura 11.29B) e de NA pelos NATs (Figura 11.29C) sem nenhuma ação sobre o VMAT2 (Figuras 11.29B e 11.29C). O metilfenidato bloqueia os NATs e DATs de modo muito semelhante aos bloqueadores de recaptação utilizados no tratamento da depressão (ver discussão no Capítulo 7 e Figura 7.36), ou seja, por meio de sua ligação aos NATs e aos DATs em sítios distintos dos sítios de ligação das monoaminas aos NATs e DATs, isto é, alostericamente. Por conseguinte, o metilfenidato interrompe as bombas de recaptação, de modo que o fármaco não seja transportado para dentro do neurônio pré-sináptico (Figuras 112.9B e 11.29C).

O metilfenidato tem um isômero D e um isômero L (Figura 11.28), sendo o isômero D muito mais potente do que o isômero L em sua ligação ao NAT e ao DAT.

O metilfenidato também está disponível como enantiômero único, D-metilfenidato, em preparações de liberação imediata e de liberação controlada. A Tabela 11.1 fornece uma lista da ampla variedade de preparações de D,L-metilfenidato, enquanto a Tabela 11.2 fornece uma lista das preparações de D-metilfenidato.

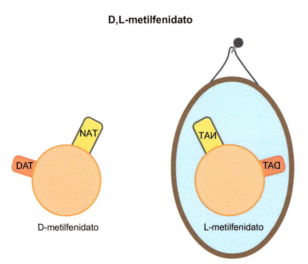

Figura 11.28 D, L-metilfenidato. O metilfenidato consiste em dois enantiômeros, D e L; tanto o D,L-metilfenidato racêmico quanto o D-metilfenidato estão disponíveis como opções terapêuticas. O D,L-metilfenidato e o D-metilfenidato bloqueiam o transportador de noradrenalina (NAT) e o transportador de dopamina (DAT). O D-metilfenidato tem maior potência contra ambos os transportadores do que o L enantiômero.

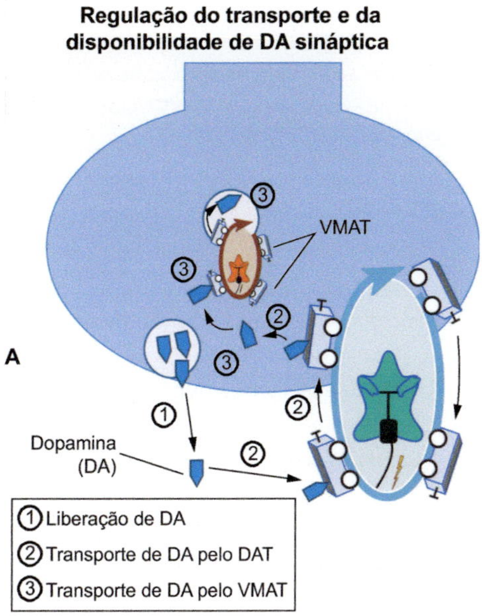

Capítulo 11 | Transtorno de Déficit de Atenção com Hiperatividade e seu Tratamento

Regulação do transporte e da disponibilidade de DA sináptica

Mecanismo de ação do metilfenidato

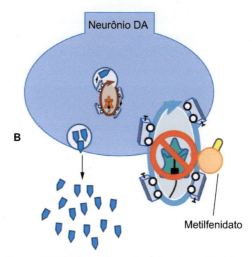

① Liberação de DA
② Transporte de DA pelo DAT
③ Transporte de DA pelo VMAT

Figura 11.29A. Regulação do transporte e disponibilidade da dopamina sináptica. A regulação da dopamina (DA) sináptica depende do funcionamento adequado de dois transportadores: o transportador de dopamina (DAT) e o transportador vesicular de monoaminas (VMAT). Após sua liberação (1), a DA pode atuar nos receptores pós-sinápticos ou pode ser transportada de volta ao terminal por meio do DAT (2). Uma vez no interior do terminal, a DA é "encapsulada" em vesículas por meio do VMAT (3). Em seguida, essas vesículas preenchidas de DA podem se fundir com a membrana, levando à maior liberação de DA. Esse mecanismo primorosamente sintonizado assegura que os níveis de DA nunca alcancem níveis tóxicos na sinapse, nem no terminal DA. Ao "incorporar" a DA em vesículas, é possível que o neurônio DA assegure a viabilidade da DA.

Figura 11.29B. Mecanismo de ação do metilfenidato nos neurônios dopaminérgicos. O metilfenidato bloqueia a recaptação de dopamina (DA) no terminal por meio de sua ligação a um sítio alostérico (i. e., diferente do sítio de ligação da DA). O metilfenidato basicamente interrompe o transportador, impedindo a recaptação de DA e, portanto, levando a um aumento de sua disponibilidade sináptica.

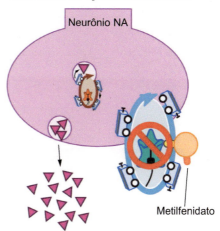

Figura 11.29C. Mecanismo de ação do metilfenidato nos neurônios noradrenérgicos. O metilfenidato bloqueia a recaptação de noradrenalina (NA) no terminal por meio de sua ligação a um sítio alostérico (i. e., diferente do sítio de ligação da NA). O metilfenidato basicamente interrompe o transportador, impedindo a recaptação de NA e, portanto, levando a um aumento de sua disponibilidade sináptica.

Anfetamina

A administração oral de doses clinicamente aprovadas do estimulante anfetamina, à semelhança do metilfenidato, também bloqueia os transportadores de NA e de DA (NAT e DAT), porém de maneira diferente (Figuras 11.30 a 11.32). Diferentemente do metilfenidato e dos fármacos bloqueadores da recaptação utilizados na depressão, a anfetamina é um inibidor *competitivo* e um pseudossubstrato do NAT e do DAT (Figura 11.32, parte superior à esquerda) e liga-se ao *mesmo* sítio de ligação das monoaminas aos transportadores, com consequente inibição da recaptação de NA e de DA (Figura 11.32, parte superior à esquerda). Nas doses de anfetamina administradas no tratamento do TDAH, as diferenças clínicas nas ações da anfetamina em comparação com as do metilfenidato podem ser relativamente pequenas. Entretanto, nas altas doses de anfetamina utilizadas por adictos de estimulantes, são desencadeadas outras ações farmacológicas da anfetamina. Após inibição competitiva do DAT (Figura 11.32, parte

472 Stahl Psicofarmacologia: Bases Neurocientíficas e Aplicações Práticas

Tabela 11.1 Formulações de D,L-metilfenidato.

Formulação	Duração	Posologia	Aprovação
Comprimido de liberação imediata	Pico precoce, duração de 3 a 4 h	Segunda dose no almoço	6 a 12 anos e adultos
Solução oral de liberação imediata	Pico precoce, duração de 3 a 4 h	Segunda dose no almoço	6 a 12 anos
Comprimido de liberação prolongada	Pico precoce, duração de 3 a 8 h	Pode ser necessária uma dose no almoço	A partir de 6 anos
Comprimido de liberação prolongada	Pequeno pico precoce, duração de 12 h	1 vez/dia pela manhã	A partir de 6 anos
Comprimido mastigável de liberação prolongada	Pico em 5 h, duração de 8 h	1 vez/dia pela manhã	A partir de 6 anos
Cápsula de liberação prolongada	Pico precoce acentuado, duração de 8 h	1 vez/dia pela manhã	6 a 17 anos
Cápsula de liberação prolongada	Dois picos acentuados (precoce e em 4 h), duração de 6 a 8 h	1 vez/dia pela manhã	6 a 12 anos
Cápsula de liberação prolongada	Duração de até 12 h	1 vez/dia pela manhã	A partir de 6 anos
Suspensão oral de liberação prolongada	Pico em 5 h, duração de 12 h	1 vez/dia pela manhã	A partir de 6 anos
Adesivo transdérmico de liberação prolongada	Pico em 7 a 10 h, duração de 12 h	1 vez/dia pela manhã	6 a 17 anos
Comprimido de desintegração oral	Duração de 12 h	1 vez/dia pela manhã	6 a 17 anos
Cápsula de liberação prolongada	Absorção inicial retardada em 10 h, pico único em 14 h	1 vez/dia à noite	A partir de 6 anos
Cápsula de liberação prolongada	Dois picos (em 1,5 e 12 h)	1 vez/dia pela manhã	A partir de 6 anos

Tabela 11.2 Formulações de D-metilfenidato.

Formulação	Duração	Posologia	Aprovação
Comprimido de liberação imediata	Pico precoce, duração de 4 a 6 h	Segunda dose no almoço	6 a 17 anos
Cápsula de liberação prolongada	Dois picos (após 1,5 e 6,5 h), duração de 8 a 10 h	1 vez/dia pela manhã	6 a 17 anos e adultos

superior à esquerda), a anfetamina é, na verdade, transportada "de carona" até o terminal DA présináptico, uma ação não compartilhada pelo metilfenidato ou pelos fármacos bloqueadores da recaptação utilizados na depressão (Figura 11.32, parte superior à esquerda). Quando presente em quantidades suficientes, como as que ocorrem com doses de abuso, a anfetamina também é um inibidor competitivo do transportador

vesicular (VMAT2) da DA e da NA (Figura 11.32, parte superior à direita). Ao pegar outra carona nas vesículas sinápticas, a anfetamina desloca a DA, causando uma inundação de liberação de DA (Figura 11.32, parte inferior à esquerda). À medida que se acumula no citoplasma do neurônio pré-sináptico, a DA provoca uma inversão na direção do DAT, liberando DA intracelular na sinapse e abrindo também os

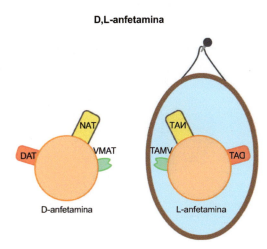

Figura 11.30 D,L-anfetamina. A anfetamina consiste em dois enantiômeros D e L, tanto a D,L-anfetamina racêmica quanto a D-anfetamina estão disponíveis como opções terapêuticas. Tanto a D,L-anfetamina quanto a D-anfetamina são inibidores competitivos dos transportadores de noradrenalina (NATs), dos transportadores de dopamina (DAT) e dos transportadores vesiculares de monoaminas (VMAT). A D-anfetamina tem maior potência para a ligação do DAT do que o enantiômero L, enquanto os enantiômeros D e L são equipotentes para a ligação do NAT.

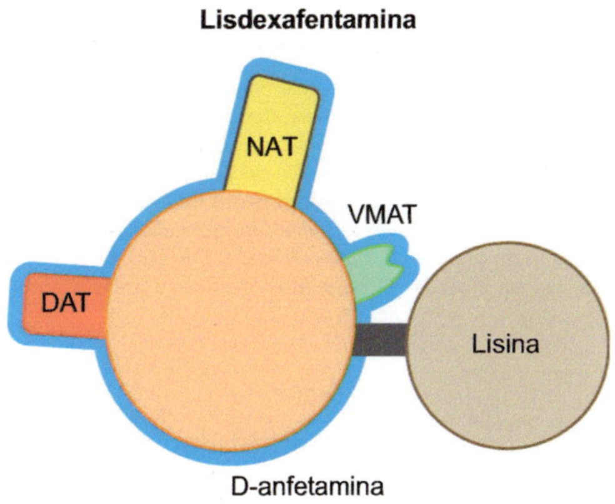

Figura 11.31 Lisdexanfetamina. A lisdexanfetamina é o profármaco da D-anfetamina, ligada ao aminoácido lisina. Só tem atividade central como D-anfetamina após sua clivagem no estômago nos compostos ativos D-anfetamina e L-lisina livre.

canais pré-sinápticos para a liberação adicional de DA, com inundação da sinapse (Figura 11.32, parte inferior à direita). Essas ações farmacológicas da anfetamina em altas doses não estão ligadas à sua ação terapêutica no TDAH, porém ao reforço, à recompensa e à euforia no uso abusivo de anfetamina. As ações da anfetamina, da metanfetamina e da cocaína (outro inibidor dos DATs) em altas doses, administradas por via oral em formulações de liberação imediata ou por via intranasal, intravenosa ou fumada, são discutidas de modo mais detalhado no Capítulo 13, sobre uso de substâncias.

A anfetamina tem um isômero D e um isômero L (Figura 11.30). O isômero D da anfetamina é mais potente do que o isômero L para sua ligação ao DAT, porém ambos os isômeros são igualmente mais potentes em suas ações sobre a ligação do NAT. Por conseguinte, as preparações de D-anfetamina exercem uma ação relativamente maior sobre os DATs do que sobre os NATs. Os sais mistos de D-anfetamina e L-anfetamina exercem uma ação relativamente maior sobre os NATs do que a D-anfetamina; entretanto, de modo geral, exercem uma ação ainda maior sobre os DATs do que sobre os NATs (Figura 11.33). Esses mecanismos farmacológicos de ação dos estimulantes atuam particularmente em doses terapêuticas mais baixas utilizadas no tratamento do TDAH. A D-anfetamina também está disponível em uma formulação ligada ao aminoácido lisina (lisdexanfetamina; Figura 11.31), que não é absorvida até ser lentamente clivada em D-anfetamina ativa no estômago, com absorção lenta em vez de rápida. A Tabela 11.3 fornece uma lista da ampla variedade de preparações de D,L-anfetamina, enquanto a Tabela 11.4 fornece uma lista das preparações de D-anfetamina.

O misterioso DAT

O uso do transportador de dopamina (DAT) como alvo é diferente de ter qualquer outro local em psicofarmacologia como alvo. Há, no mínimo, três partes para resolver o mistério da obtenção de tantos resultados diferentes quando se utiliza o mesmo DAT como alvo, dependendo simplesmente de como esse transportador é abordado. O uso dos DATs como alvo pode resultar em ações terapêuticas imediatas (no TDAH e na sonolência diurna), ações terapêuticas tardias (na depressão), abuso imediato (euforia, "barato") e adição tardia, dependendo, todas elas, de como o DAT é ocupado: com que rapidez, por quanto tempo e a quantidade envolvida. Compreender a neurobiologia dos DATs e da dopamina não apenas poderá desvendar esse mistério e resolver o enigma das curiosas propriedades desse sítio, mas também capacitar o prescritor a utilizar melhor esse alvo para obter os melhores resultados, independentemente da aplicação clínica desejada.

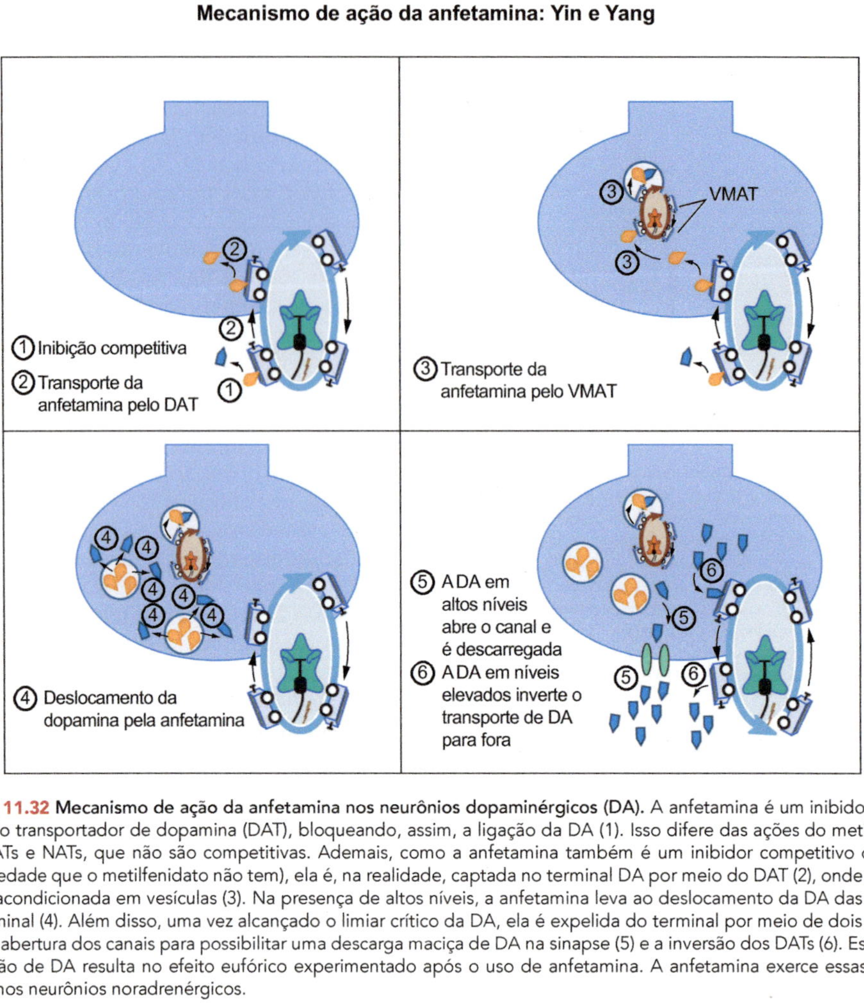

Mecanismo de ação da anfetamina: Yin e Yang

Figura 11.32 Mecanismo de ação da anfetamina nos neurônios dopaminérgicos (DA). A anfetamina é um inibidor competitivo do transportador de dopamina (DAT), bloqueando, assim, a ligação da DA (1). Isso difere das ações do metilfenidato nos DATs e NATs, que não são competitivas. Ademais, como a anfetamina também é um inibidor competitivo do VMAT (propriedade que o metilfenidato não tem), ela é, na realidade, captada no terminal DA por meio do DAT (2), onde pode ser então acondicionada em vesículas (3). Na presença de altos níveis, a anfetamina leva ao deslocamento da DA das vesículas no terminal (4). Além disso, uma vez alcançado o limiar crítico da DA, ela é expelida do terminal por meio de dois mecanismos: a abertura dos canais para possibilitar uma descarga maciça de DA na sinapse (5) e a inversão dos DATs (6). Essa rápida liberação de DA resulta no efeito eufórico experimentado após o uso de anfetamina. A anfetamina exerce essas mesmas ações nos neurônios noradrenérgicos.

Em primeiro lugar, discutimos como a ocupação dos transportadores de neurotransmissores monoaminas leva a ações terapêuticas tardias na depressão, hipoteticamente relacionadas a eventos moleculares a jusante, como a produção do fator neurotrófico (discutido no Capítulo 6 e ilustrado na Figura 6.27, bem como no Capítulo 7 e na Figura 7.62). A elevação imediata dos níveis de dopamina (frequentemente acompanhada de aumento dos níveis de noradrenalina devido ao bloqueio simultâneo do NAT) não está associada a efeitos antidepressivos. Em vez disso, os DATs (e os NATs) precisam ser ocupados em níveis terapêuticos mais ou menos continuamente, durante as 24 horas, de modo que os níveis sinápticos do neurotransmissor sejam consistentes e sustentados o suficiente para desencadear eventos moleculares tardios a jusante, que habitualmente levam algumas semanas. De forma semelhante, essas ações terapêuticas podem estar ligadas a uma melhora da neurotransmissão dopaminérgica tônica, que teoricamente está deficiente na depressão.

Em segundo lugar, a ocupação desse mesmo DAT pode produzir um início imediato dos efeitos terapêuticos no TDAH e na sonolência diurna ao alcançar níveis de ocupação acima de um limiar crítico, com término imediato da ação terapêutica assim que a ocupação do DAT cair abaixo desse limiar (Figura 11.34A). Essa noção de limiar para o início imediato e o término da ação terapêutica também é observada em outra

Capítulo 11 | Transtorno de Déficit de Atenção com Hiperatividade e seu Tratamento

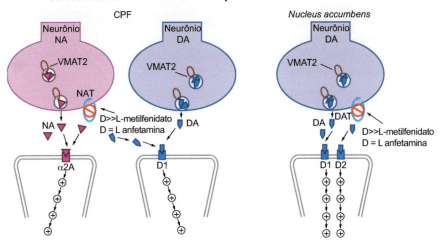

Estimulantes de dose lenta
OROS – metilfenidato, LA – metilfenidato, XR – D-metilfenidato, metilfenidato transdérmico, spansules de D-anfetamina, XR – sais mistos de D,L-anfetamina, profármaco da D-anfetamina (lisdexanfetamina)

Figura 11.33 Estimulantes de doses lentas amplificam os sinais noradrenérgicos (NA) e dopaminérgicos (DA) tônicos. Hipoteticamente, o potencial de abuso ou não de uma substância depende do modo pelo qual ela afeta a via DA. Em outras palavras, as propriedades farmacodinâmicas e farmacocinéticas dos estimulantes afetam seu perfil terapêutico, bem como seu perfil de abuso potencial. As formulações de liberação prolongada dos estimulantes orais, o adesivo transdérmico de metilfenidato e a lisdexafentamina, um profármaco, são considerados como estimulantes de "dose lenta" e podem amplificar os sinais NA e DA tônicos, que se acredita estarem baixos no TDAH. Esses agentes bloqueiam os transportadores de noradrenalina (NATs) no córtex pré-frontal e os transportadores de DA (DAT) no *nucleus accumbens*. Hipoteticamente, os estimulantes de "dose lenta" ocupam os NATs no córtex pré-frontal (CPF) com início lento e duração longa suficientes para potencializar a sinalização NA e DA tônica, por meio dos receptores α_{2A} e D_1 pós-sinápticos, respectivamente. Entretanto, eles não ocupam os DATs com rapidez e de modo extenso suficiente no *nucleus accumbens* para aumentar a sinalização fásica por meio dos receptores D_2. Isso hipoteticamente sugere uma redução do potencial de abuso.

Tabela 11.3 Formulações de D,L-anfetamina.

Formulação	Duração	Posologia	Aprovação
Comprimido de liberação imediata	4 a 6 h	Segunda dose no almoço	A partir de 3 anos
Comprimido de liberação imediata	6 h	Segunda dose no almoço	A partir de 3 anos
Comprimidos de desintegração oral de liberação prolongada	8 a 12 h, pico em 5 h	1 vez/dia pela manhã	A partir de 6 anos
Suspensão oral de liberação prolongada	10 a 12 h, pico em 4 h	1 vez/dia pela manhã	6 a 17 anos
Cápsula de liberação prolongada	8 a 12 h, pico em 6 a 8 h	1 vez/dia pela manhã	A partir de 6 anos
Cápsula de liberação prolongada	Até 16 h	1 vez/dia pela manhã	A partir de 13 anos
Suspensão oral de liberação prolongada	Não publicada	1 vez/dia pela manhã	A partir de 6 anos

Tabela 11.4 Formulações de D-anfetamina.

Formulação	Duração	Posologia	Aprovação
Comprimido de liberação imediata	4 a 5 h	Segunda dose no almoço	3 a 16 anos
Solução oral de liberação imediata	4 a 6 h	Segunda dose no almoço	3 a 16 anos
Cápsula de liberação prolongada	6 a 8 h	1 vez/dia pela manhã	6 a 16 anos
Cápsula de dimesilato de lisdexanfetamina	Até 12 h, pico em 3,5 h	1 vez/dia pela manhã	6 a 17 anos e adultos

área da psicofarmacologia, ou seja, nos tratamentos da insônia discutidos no Capítulo 10 e ilustrados na Figura 10.41A. Uma ideia semelhante é ilustrada aqui, com limiar mínimo para a ação terapêutica no TDAH, provavelmente com uma ocupação do DAT de cerca de 50 a 60% (Figura 11.34).

Essa propriedade do DAT como alvo no TDAH acima de um limiar crítico é tão notável que gerou toda uma indústria de tecnologias na tentativa de capturar a melhor maneira de alcançar, sustentar e diminuir até níveis abaixo do limiar exatamente da maneira desejada. Existem mais de duas dúzias de versões das duas moléculas estimulantes de metilfenidato e anfetamina agora disponíveis para uso clínico (ver Tabelas 11.1 a 11.4) e várias outras também estão em fase de desenvolvimento. Cada versão procura capturar o fornecimento do fármaco ideal para a ocupação ideal do DAT para determinado tipo de paciente (p. ex., Figura 11.34B). Isso habitualmente assume a forma de alcançar rapidamente níveis acima do limiar ao acordar pela manhã, permanecer nesse nível de ocupação do DAT pelo tempo necessário para ter 1 dia produtivo e obter níveis abaixo do limiar ao deitar. E obter tudo isso com uma dose única ao dia. Fazer isso muito tarde significa a presença de sintomas matinais (Figura 11.34B); fazer isso com duração muito curta significa a ocorrência de sintomas no final da tarde e à noite (Figura 11.34B); fazer isso com duração muito longa significa a ocorrência de efeitos colaterais no final da tarde e à noite e insônia (Figura 11.34C). Há também um fenômeno de rebote, em que os níveis séricos à noite caem muito precocemente, com consequente hiperatividade e insônia. Exatamente como foi discutido para as ações hipnóticas, a meta não é "muito quente" (muito longo, muito alto, muito rápido), nem "muito frio" (muito baixo, muito curto), porém "na medida certa"

(Figura 11.34A), a solução ideal de "Cachinhos Dourados", mais uma meta do que uma realidade perfeitamente executada.

Não existe nenhum perfil de "tamanho único" de fornecimento de estimulante que se adapte a cada paciente todos os dias, tampouco uma única tecnologia ideal para todos os pacientes. Por esse motivo, pode ser prudente pesquisar entre as muitas opções disponíveis o melhor ajuste disponível para cada paciente individualmente (ver Tabelas 11.1 a 11.4). Você quer que o efeito tenha uma duração de 6 h ou 16 h? Você deseja um maior ou menor efeito nas horas da noite antes de dormir? A parte da manhã pode ser difícil para muitos indivíduos portadores de TDAH, de modo que você deseja obter um rápido início pela manhã ou até mesmo acordar com um nível terapêutico acima do limiar? Todas essas possibilidades são atualmente alcançáveis com as formulações disponíveis (ver Tabelas 11.1 a 11.4). Pacientes diferentes têm diferentes respostas, e o mesmo paciente pode desejar obter respostas diferentes em diferentes dias para se adaptar a um estilo de vida flexível. E tudo isso devido ao misterioso DAT e a seu limiar para eficácia terapêutica no TDAH (e na sonolência diurna excessiva). É provável que essas ações terapêuticas possam estar ligadas a um aumento criterioso e controlado da neurotransmissão dopaminérgica fásica, juntamente com um reforço na neurotransmissão dopaminérgica tônica, ambas as quais podem, teoricamente, estar deficientes no TDAH e na sonolência.

A última peça do quebra-cabeça: como o DAT utilizado como alvo, que é imediatamente terapêutico para o TDAH e a sonolência e com efeito tardio na depressão, pode levar ao abuso problemático de substância, em vez de seu uso terapêutico? Isso só faz sentido se você souber que o DAT funciona de maneira muito diferente, dependendo de quão rápido, quão completo

Capítulo 11 | Transtorno de Déficit de Atenção com Hiperatividade e seu Tratamento

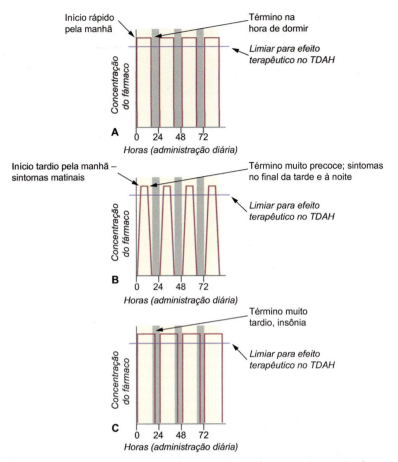

Figura 11.34 Níveis de ocupação do transportador de dopamina (DAT) e efeitos terapêuticos. Os efeitos terapêuticos do bloqueio do DAT dependem dos níveis de ocupação alcançados acima de um limiar terapêutico crítico, com término da ação terapêutica tão logo ocorra declínio da ocupação abaixo desse limiar. O limiar crítico de ocupação dos receptores para o início das ações terapêuticas no TDAH situa-se, provavelmente, entre 50% e 60%. Tanto o início até alcançar o limiar quanto a duração acima do limiar são importantes para a eficácia e a tolerabilidade. **A.** Em condições ideais, o início da ocupação terapêutica dos DATs deve ocorrer imediatamente ao acordar, com manutenção dos níveis dentro do limiar crítico durante o dia e queda abaixo do limiar no momento de dormir. **B.** O início tardio do bloqueio dos DATs no limiar crítico pode levar ao aparecimento de sintomas pela manhã, enquanto a duração inadequada do bloqueio pode causar sintomas à noite. **C.** Se o bloqueio dos DATs permanecer dentro do limiar crítico por muito tempo, isso pode resultar em efeitos colaterais à noite, notavelmente insônia.

e por quanto tempo ele é ocupado (compare a ação pulsátil na Figura 11.35 com a ação sustentada na Figura 11.33). Ou seja, a ocupação rápida e em alto grau do DAT provoca euforia e leva ao abuso e à adição (Figura 11.35; ver também Capítulo 13 e Figura 13.7). De fato, quanto mais rápida e completamente os DATs forem bloqueados, maiores o reforço e a possibilidade de abuso de uma substância. Isso se aplica não apenas ao metilfenidato, à modafilina e à anfetamina como bloqueadores do DAT, mas também à metanfetamina e à cocaína, que também são bloqueadores do DAT. A ingestão oral pode levar um inibidor do DAT até o cérebro, mas não tão rapidamente quanto a sua inalação nasal e não tão rapidamente quanto IV e, certamente, não tão rapidamente quanto fumar. Uma alta dosagem, em particular por essas outras vias de administração, produz bloqueio completo, catastrófico e súbito dos DATs. O rápido acúmulo de dopamina sináptica (Figura 11.35) não é nada parecido com o que se observa com níveis mais graduais, sustentados e mais baixos de ocupação dos DATs (ver Figura 11.33). De fato, os níveis de dopamina podem alcançar níveis tão elevados a ponto de os DATs serem revertidos,

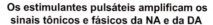
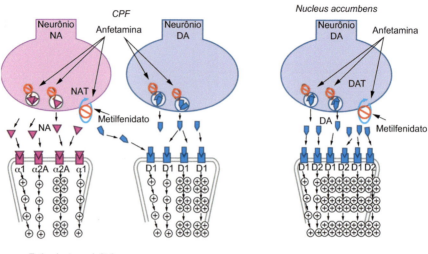

Figura 11.35 Os estimulantes pulsáteis amplificam os sinais tônicos e fásicos da noradrenalina (NA) e da dopamina (DA). Hipoteticamente, o potencial de abuso ou não de um fármaco depende da maneira pela qual ele afeta a via DA. Em outras palavras, as propriedades farmacodinâmicas e farmacocinéticas dos estimulantes afetam seu perfil terapêutico, bem como seu perfil de potencial de abuso. Os estimulantes orais de liberação imediata – à semelhança dos estimulantes intravenosos, fumados ou inalados (que são considerados estimulantes pulsáteis) – levam a um rápido aumento dos níveis de NA e DA por meio de bloqueio dos transportadores de noradrenalina (NATs) no córtex pré-frontal (CPF) e dos transportadores de DA (DATs) no *nucleus accumbens*. A rápida amplificação da descarga neuronal fásica de DA no *nucleus accumbens* está associada a euforia e abuso. O potencial de abuso das formulações de metilfenidato de liberação imediata e da anfetamina pode ser devido ao aumento da sinalização fásica e tônica da DA.

transportando a dopamina para fora do terminal sináptico e contribuindo para a liberação maciça de dopamina como resultado do bloqueio súbito, completo e catastrófico dos DATs (discutido anteriormente neste capítulo e ilustrado na Figura 11.32, parte inferior, à direita). Assim, compreender como a administração mais cuidadosa e prudente de inibição dos DATs pode ser terapêutica, enquanto o mesmo fármaco pode ser desastroso e permitir a administração mais criteriosa de um inibidor de DAT. Tenha cuidado e não se comporte de maneira incorreta com o seu DAT! Mistério resolvido.

Estimulantes de liberação lenta versus de liberação rápida

Com base no mistério já desvendado do DAT, muitos sistemas de fornecimento de fármacos não apenas são planejados para controlar o grau de inibição dos DATs, e por determinado período de tempo, como também oferecem rapidez para que os DATs sejam inibidos, tendo como objetivo maximizar os efeitos terapêuticos no TDAH e minimizar o abuso e os efeitos colaterais (Figura 11.36; ver Tabelas 11.1 a 11.4). O objetivo é aumentar a neurotransmissão DA fásica, com fornecimento baixo a moderado e contínuo do fármaco (Figura 11.36, parte superior), procurando aumentar principalmente a descarga tônica de DA de modo criterioso para aumentar a descarga DA fásica, tendo em mente que você pode estar brincando com fogo. Para não se queimar, como acontece com o uso pulsátil em situações de abuso de substâncias (ver Figura 11.36, parte inferior), a fim de uma melhora prudente e terapêutica da neurotransmissão DA tônica e fásica sem aumentos desastrosos na neurotransmissão DA fásica, levando ao abuso e à adição, o que se quer é um fornecimento sustentado do fármaco. Por isso, as preparações de estimulantes de liberação controlada resultam em níveis do fármaco de elevação lenta, constantes e em equilíbrio dinâmico (ver Figuras 11.33, 11.34A;

11.35, parte superior). Nessas circunstâncias, o padrão de descarga de DA teoricamente será, em grande parte, tônico, regular e não sujeito a níveis flutuantes de DA. Alguma descarga pulsátil é adequada, em particular quando envolvida no reforço da aprendizagem e saliência (ver Figura 11.10). Entretanto, conforme observado nas Figuras 11.15 e 11.16, a estimulação da DA segue uma curva em forma de U invertido, de modo que a DA em excesso irá simular as ações da DA no estresse (ver Figura 11.14) e, em doses muito mais altas, simular o abuso de substâncias (Figura 11.36B). Por isso, a administração pulsátil do fármaco para produzir uma liberação imediata de DA, diferentemente das preparações de liberação controlada, pode levar potencialmente aos efeitos prazerosos altamente reforçadores do abuso de substâncias, particularmente com doses altas o suficiente e com sua administração rápida o suficiente. Por esse motivo, o uso de estimulantes de liberação imediata, particularmente em adolescentes e adultos, está sendo cada vez mais evitado.

Igualmente importante é o fato de que os estimulantes de "dose lenta", mostrados na Figura 11.33, não apenas otimizam a frequência, a quantidade e a duração de ocupação do estimulante nos DATs para uso terapêutico no TDAH, como também exploram a ocupação em doses lentas dos NATs para ações terapêuticas no TDAH. O melhor uso farmacológico dos estimulantes no TDAH (e na sonolência) tem como alvo tanto os NATs quanto os DATs, em vez de aumentar a dose para obter efeitos predominantemente nos DATs, muitos dos quais são indesejados. A otimização para o TDAH significa não apenas usar os DATs como alvo, mas também ter como alvo os NATs e ocupar o suficiente esses NATs no córtex pré-frontal, com início lento o suficiente e duração de ação longa o suficiente para aumentar a sinalização NA tônica por meio dos receptores α_{2A} (ver discussão no Capítulo 7 e na Figura 7.33 para constatar como a inibição dos NATs leva a um aumento da ação NA). A inibição dos NATs também pode aumentar a sinalização DA tônica no córtex pré-frontal por meio

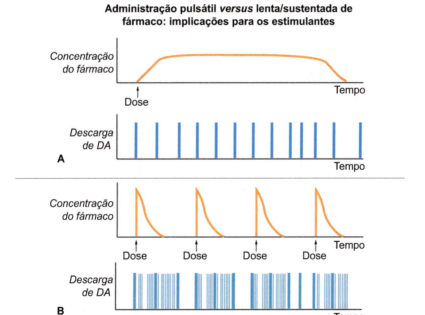

Figura 11.36 Administração pulsátil *versus* lenta e sustentada do fármaco. A diferença entre estimulantes como tratamento e estimulantes como substâncias de abuso reside menos no seu mecanismo de ação e mais na sua via de administração e dose e, portanto, no início e duração do bloqueio dos transportadores de dopamina (DAT). **A.** Quando os estimulantes são utilizados no tratamento de um paciente, pode ser preferível obter um nível do fármaco de elevação lenta, constante e em equilíbrio dinâmico. Nessas circunstâncias, o padrão de descarga de DA será tônico, regular e não sujeito a níveis flutuantes de DA. **B.** Embora alguma descarga pulsátil possa ser benéfica, particularmente quando envolvida no reforço da aprendizagem e na saliência, doses mais altas de DA irão simular as ações da DA no estresse e, nas doses ainda mais altas, simular o abuso de substância. Diferentemente da administração constante de DA, sua administração pulsátil pode levar aos efeitos prazerosos altamente reforçadores das substâncias de abuso e ao uso compulsivo e adição.

dos receptores D_1, conforme explicado no Capítulo 7 e ilustrado na Figura 7.33. Isso permite a obtenção de efeitos terapêuticos satisfatórios no TDAH, enquanto se ocupa cuidadosamente um menor número de alvos de DAT misteriosos, particularmente no *nucleus accumbens*, de modo a não aumentar a sinalização fásica por meio dos receptores D_2 (ver Figuras 11.35 e 11.36).

Em resumo, parece que os pacientes portadores de TDAH obtêm uma melhora terapêutica com estimulantes, dependendo da rapidez, da quantidade e da duração da ocupação dos NATs e dos DATs pelos estimulantes. Quando essa ocupação é feita de maneira ideal, com início lento, níveis consistentes, porém abaixo da saturação, do bloqueio dos transportadores, juntamente com longa duração de ação antes do declínio e desaparecimento, o paciente, em condições iniciais, obtém benefícios, com melhora dos sintomas do TDAH, horas de alívio e ausência de euforia (ver Figuras 11.34 e 11.36).

Tratamento do TDAH com agentes noradrenérgicos

Atomoxetina

A atomoxetina (Figura 11.37) é um inibidor seletivo da recaptação de noradrenalina (IRN). Os IRNs seletivos, algumas vezes denominados inibidores do NAT, têm propriedades antidepressivas conhecidas (discutidas no Capítulo 7). Quanto a seu mecanismo de ação terapêutica no TDAH, é o mesmo discutido aqui, no Capítulo 11, para os estimulantes que atuam nos NATs, e, conforme já discutido, para fármacos utilizados no tratamento da depressão no Capítulo 7 e ilustrados na Figura 7.33. O bloqueio dos NATs no córtex pré-frontal aumenta tanto a DA quanto a NA no córtex pré-frontal (Figura 11.38) e é o motivo pelo qual se acredita que os inibidores do NAT atuam no TDAH. Entretanto, como existem poucos neurônios NA e NAT no *nucleus accumbens*, a inibição dos NATs não leva a um aumento da NA ou da DA nessa região (Figura 11.38), e é razão pela qual se acredita que os inibidores do NAT não tenham potencial de reforço, abuso ou adição.

A bupropiona é um IRN fraco e também é um inibidor fraco do DAT, conhecido como inibidor da recaptação de noradrenalina-dopamina (IRND). Foi anteriormente discutida no tratamento da depressão no Capítulo 4 e ilustrada nas Figuras 7.34 a 7.36; ver também Figura 7.37. Vários antidepressivos tricíclicos (ATCs, também conhecidos como ADTs) têm ações

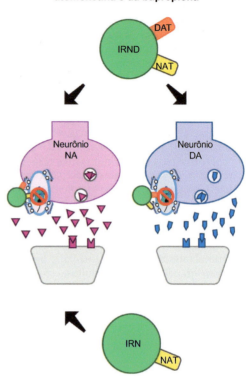

Comparação das ações moleculares da atomoxetina e da bupropiona

Figura 11.37 Comparação das ações moleculares da atomoxetina e da bupropiona. A atomoxetina é um inibidor seletivo da recaptação de noradrenalina (IRN), enquanto a bupropiona é um inibidor da recaptação de noradrenalina-dopamina (IRND). Ambos os agentes bloqueiam os transportadores de noradrenalina (NATs) no córtex pré-frontal, o que leva a um aumento da noradrenalina (NA) e da dopamina (DA) nessa região (visto que os NATs também transportam a dopamina). Os IRNDs também bloqueiam os transportadores de dopamina (DATs), que não estão presentes no córtex pré-frontal, mas que ocorrem no *nucleus accumbens*.

notáveis de IRN, como a desipramina e a nortriptilina. Todos esses fármacos com propriedades de IRN foram utilizados no tratamento do TDAH, com graus variáveis de sucesso, porém apenas a atomoxetina foi bem investigada e aprovada para esse uso em crianças e adultos.

As ações hipotéticas da atomoxetina em pacientes portadores de TDAH com estresse e estados comórbidos, presumivelmente associados à liberação fásica e excessiva de DA e de NA, são mostradas do ponto de vida conceitual, comparando os estados não tratados nas Figuras 11.11 e 11.12 com as alterações que teoricamente ocorrem após tratamento crônico com atomoxetina na Figura 11.39. Isto é, o TDAH

Capítulo 11 | Transtorno de Déficit de Atenção com Hiperatividade e seu Tratamento 481

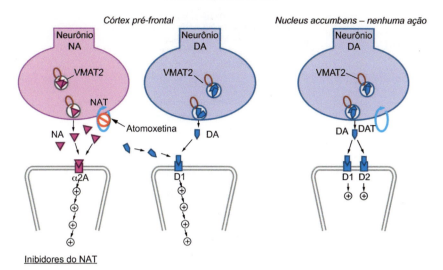

Figura 11.38 Atomoxetina no TDAH com sinais pré-frontais fracos de noradrenalina (NA) e de dopamina (DA). Por meio de seu bloqueio dos transportadores de noradrenalina (NATs), a atomoxetina provoca aumento dos níveis de NA e de DA no córtex pré-frontal, cuja inativação de ambos os neurotransmissores se deve, em grande parte, aos NATs (à esquerda). Ao mesmo tempo, a ausência relativa de NAT no *nucleus accumbens* impede que a atomoxetina aumente os níveis de NA ou de DA nessa área do cérebro, reduzindo, assim, o risco de abuso (à direita). O esperado é que outros inibidores dos NATs exerçam os mesmos efeitos.

ligado a condições associadas a estresse crônico e a comorbidades é teoricamente causado por circuitos NA e DA francamente ativos no córtex pré-frontal, resultando em excesso de atividade fásica de NA e DA (ver Figura 11.13). Quando ocorre inibição do NAT de início lento, de longa duração e essencialmente persistente no córtex pré-frontal devido à atomoxetina, essa ação teoricamente restaura a sinalização pós-sináptica tônica de D_1 e α_{2A}-adrenérgica, infrarregula as ações fásicas da NA e da DA e dessensibiliza os receptores pós-sinápticos de NA e DA (Figura 11.39). A possível consequência disso consiste em reduzir o estresse à medida que ocorre melhora dos sintomas do TDAH. Se isso ocorrer, a redução dos sintomas do TDAH potencialmente pode ser acompanhada de diminuição da ansiedade, da depressão e do consumo excessivo de álcool. Diferentemente do uso de estimulantes, cujas ações terapêuticas dependem dos níveis plasmáticos do fármaco e da ocupação momentânea dos NATs/DATs, as ações dos IRNs a longo prazo proporcionam alívio dos sintomas durante as 24 horas do dia, de modo muito semelhante aos inibidores seletivos da recaptação de serotonina (ISRSs) e inibidores da recaptação se serotonina-noradrenalina (IRSNs) no tratamento da depressão e da ansiedade. Em geral, os IRNs seletivos exercem efeito de menor grau na redução dos sintomas do TDAH em comparação com estimulantes em ensaios clínicos a curto prazo, particularmente em pacientes sem comorbidade. Entretanto, os IRNs não são necessariamente inferiores em pacientes portadores de TDAH que foram anteriormente tratados com estimulantes, e tampouco em pacientes com TDAH que receberam tratamento a longo prazo (mais de 8 a 11 semanas). Os IRNs podem ser, na verdade, preferidos aos estimulantes para pacientes que apresentam comorbidades complexas, efeitos colaterais ou ausência de resposta aos estimulantes.

Agonistas alfa-2A-adrenérgicos

Os receptores de noradrenalina são discutidos no Capítulo 6 e estão ilustrados nas Figuras 6.14 a 6.16. Existem numerosos subtipos de receptores alfa-adrenérgicos, desde

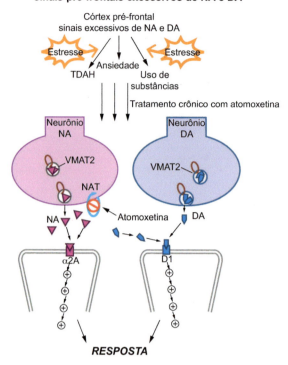

Figura 11.39 Tratamento crônico com atomoxetina no TDAH com sinais excessivos. O TDAH ligado a condições associadas a estresse crônico e comorbidades teoricamente é causado por circuitos excessivamente ativos de NA e DA. O bloqueio contínuo dos NATs pode restaurar a sinalização D_1 e $α_{2A}$-adrenérgica pós-sináptica tônica, infrarregular as ações fásicas da NA e da DA e dessensibilizar os receptores pós-sinápticos de NA e de DA.

autorreceptores pré-sinápticos, geralmente do subtipo $α_{2A}$ (Figura 6.14) até os subtipos pós-sinápticos $α_{2A}$, $α_{2B}$, $α_{2C}$ e $α_1$, $α_{1A}$, $α_{1B}$ e $α_{1D}$ (ver Figuras 6.14 a 6.16). Os receptores alfa-2A estão amplamente distribuídos por todo o sistema nervoso central, com altos níveis no córtex e no *locus coeruleus*. Acredita-se que esses receptores sejam os principais mediadores dos efeitos da NA no córtex pré-frontal, regulando os sintomas de desatenção, hiperatividade e impulsividade no TDAH. Os receptores alfa-2B são encontrados em altas concentrações no tálamo e podem ser importantes na mediação das ações sedativas da NA, enquanto os receptores $α_{2C}$ são mais densos no estriado. Em geral, os receptores $α_1$ exercem ações opostas às dos receptores $α_2$, com predomínio dos mecanismos $α_2$ quando a liberação de NA é baixa ou moderada (i. e., na atenção normal), porém com predomínio dos mecanismos $α_1$ nas sinapses NA, quando a liberação de NA é alta (p. ex., associada ao estresse e à comorbidade) e contribui para o prejuízo cognitivo. Dessa maneira, os IRNs seletivos, quando administrados em doses baixas, aumentam primeiro a atividade nos receptores $α_{2A}$ pós-sinápticos, aumentando o desempenho cognitivo. Todavia, em altas doses, podem inundar a sinapse com uma quantidade excessiva de NA e causar sedação, prejuízo cognitivo ou ambos. Os pacientes que apresentam essas respostas aos IRNs seletivos podem se beneficiar de uma redução da dose. Os receptores $α_2$-adrenérgicos são encontrados em altas concentrações no córtex pré-frontal, porém apenas em baixas concentrações no *nucleus accumbens*.

Existem dois agonistas de ação direta para os receptores $α_2$ utilizados no tratamento do TDAH: a guanfacina (Figura 11.40) e a clonidina (Figura 11.41). A guanfacina é relativamente mais seletiva para os receptores $α_{2A}$ (Figura 11.40). Foi formulada como produto de liberação controlada, na forma de guanfacina ER, que possibilita sua administração 1 vez/dia, e apresenta menos efeitos colaterais com dose máxima do que a guanfacina de liberação imediata. Apenas a forma da guanfacina de liberação controlada está aprovada para o tratamento do TDAH. A clonidina é um agonista relativamente não seletivo nos receptores α_2, com ações nos receptores α_{2A}, α_{2B} e α_{2C} (Figura 11.41). Além disso, a clonidina executa ações sobre os receptores de imidazolina, que se acredita sejam responsáveis por algumas das ações sedativas e hipotensoras do fármaco (Figura 11.41). Embora as ações da clonidina nos receptores α_{2A} tenham potencial terapêutico para o TDAH, suas ações em outros receptores podem aumentar os efeitos colaterais. A clonidina está aprovada para o tratamento da hipertensão, porém apenas a formulação da clonidina de liberação controlada foi aprovada para o tratamento do TDAH. Tanto a clonidina quanto a guanfacina, particularmente nas formulações de liberação controlada, são utilizadas "sem indicação formal na bula" para o tratamento do transtorno de conduta, transtorno de oposição desafiante e síndrome de Tourette. Diferentemente da clonidina, a guanfacina é 15 a 60 vezes mais seletiva para os receptores α_{2A} do que para os receptores α_{2B} e α_{2C}. Além disso, a guanfacina é 10 vezes mais fraca do que a clonidina na indução de sedação e redução da pressão arterial. Entretanto, é 25 vezes mais potente na potencialização da função do córtex pré-frontal. Os efeitos terapêuticos tanto da clonidina quanto da guanfacina estão hipoteticamente relacionados aos efeitos diretos sobre os receptores pós-sinápticos no córtex pré-frontal, que leva ao fortalecimento das redes de impulsos e a uma melhora comportamental, conforme ilustrado nas Figuras 11.42 e 11.43.

Quais são os melhores candidatos à monoterapia com agonista α_2? Hipoteticamente, os sintomas de TDAH podem ser causados, em alguns pacientes, por baixos níveis de NA no córtex pré-frontal, sem prejuízos adicionais na neurotransmissão DA (Figura 11.43A). Isso levaria à perda de sinais no ruído de fundo, o que pode se manifestar, em nível comportamental, como hiperatividade, impulsividade e desatenção (Figura 11.43A). Nesse caso, o tratamento com um agonista α_{2A} seletivo levaria a um aumento do sinal por meio da estimulação direta dos receptores pós-sinápticos, o que seria traduzido na capacidade do paciente de focar, permanecer quieto e comportar-se de maneira adequada (Figura 11.43B). No momento atual, não existe nenhuma forma de identificar previamente esses pacientes, a não ser por tentativa terapêutica empírica com guanfacina ER.

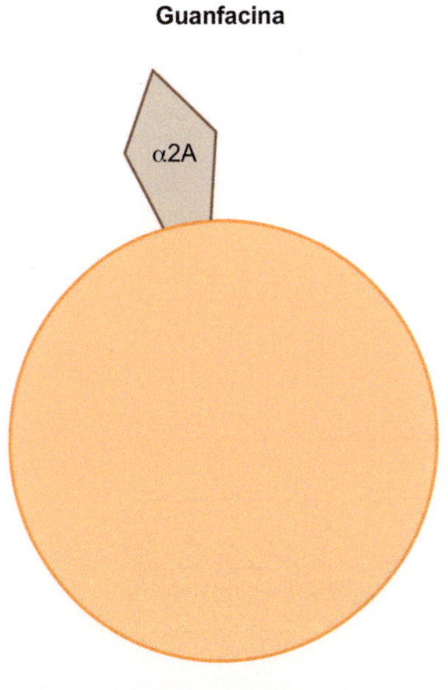

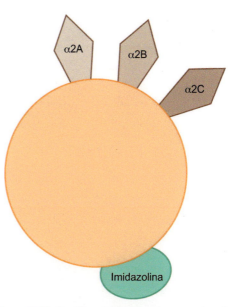

Figura 11.40 Guanfacina. A guanfacina é um agonista seletivo do receptor α_{2A}. Especificamente, a guanfacina é 15 a 60 vezes mais seletiva para os receptores α_{2A} do que para os receptores α_{2B} e α_{2C}.

Figura 11.41 Clonidina. A clonidina é um agonista dos receptores α_2. Não é seletiva e, portanto, liga-se aos receptores α_{2A}, α_{2B} e α_{2C}. A clonidina liga-se também aos receptores de imidazolina, o que contribui para seus efeitos sedativos e hipotensores.

Mecanismo de ação da clonidina e da guanfacina e como ambas afetam os três receptores alfa-2

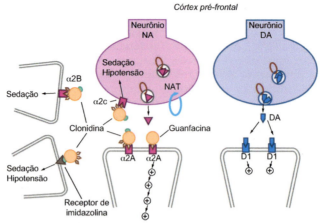

Figura 11.42 Mecanismo de ação da clonidina e da guanfacina. Os receptores α_2-adrenérgicos estão presentes em altas concentrações no córtex pré-frontal, porém apenas em baixas concentrações no *nucleus accumbens*. Existem três tipos de receptores α_2: α_{2A}, α_{2B} e α_{2C}. O subtipo mais prevalente no córtex pré-frontal é o receptor α_{2A}. Os receptores α_{2B} estão principalmente localizados no tálamo e estão associados a efeitos sedativos. Os receptores α_{2C} estão localizados no *locus coeruleus*, com pequeno número no córtex pré-frontal. Além de estarem associados a efeitos hipotensores, eles também executam ações sedativas. No TDAH, a clonidina e a guanfacina – ao estimular os receptores pós-sinápticos – podem aumentar a sinalização NA para níveis normais. A falta de ação nos receptores de DA pós-sinápticos acompanha a ausência de potencial de abuso.

Efeitos de um agonista α2A no TDAH

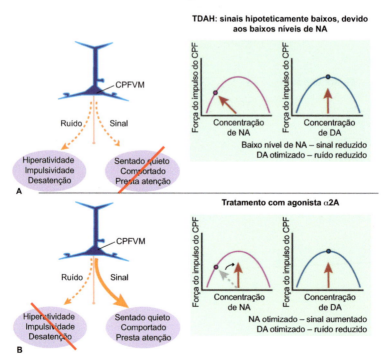

Figura 11.43 Efeitos de um agonista α_{2A} no TDAH. A. Os sintomas de TDAH hipoteticamente podem ser decorrentes dos baixos níveis de noradrenalina (NA) no córtex pré-frontal (CPF), sem prejuízo adicional na neurotransmissão dopaminérgica (DA). Os consequentes sinais misturados podem se manifestar na forma de hiperatividade, impulsividade e desatenção. **B.** O tratamento com um agonista α_{2A} seletivo deve levar a um aumento do sinal por meio da estimulação direta dos receptores pós-sinápticos, resultando em aumento da capacidade de permanecer sentado e de focar. CPFVM: córtex pré-frontal ventromedial.

Os pacientes que sofrem de TDAH e de sintomas de oposição podem ser questionadores, desobedientes e agressivos e ter acessos de raiva (Figura 11.44A; ver Figura 11.8). Esses comportamentos estão associados, hipoteticamente, a níveis muito baixos de NA e a baixos níveis de DA no córtex pré-frontal ventromedial (CPFVM), levando, assim, a uma acentuada redução do sinal e aumento do ruído (Figura 11.44A). Embora o tratamento com um estimulante produza melhora da situação ao reduzir o ruído, ele não tem nenhum efeito sobre as deficiências hipotéticas pronunciadas de NA (Figura 11.44B), melhorando apenas parcialmente o comportamento. A potencialização de um estimulante com um agonista α_{2A} (Figura 11.44C) hipoteticamente resolveria o problema ao otimizar os níveis de NA, aumentando, assim, o sinal na presença de um impulso de DA já otimizado. Em nível comportamental, isso pode resultar, hipoteticamente, na cooperação e no comportamento adequado do paciente. A guanfacina

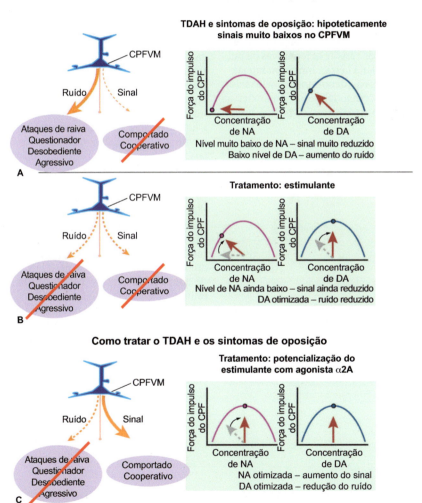

Figura 11.44 Como tratar o TDAH e os sintomas de oposição. Os pacientes que sofrem de TDAH e que apresentam sintomas de oposição frequentemente exibem comportamentos questionadores, desobedientes e agressivos. **A.** Teoricamente, esses comportamentos podem resultar de níveis muito baixos de noradrenalina (NA) e baixos níveis de dopamina (DA) no córtex pré-frontal ventromedial (CPFVM), levando a uma acentuada redução de sinal e aumento do ruído. **B.** Embora o tratamento com estimulante possa reduzir o ruído, ele não soluciona as deficiências pronunciadas de NA, de modo que ele só melhora parcialmente o comportamento. **C.** A potencialização de um estimulante com um agonista α_{2A} pode otimizar os níveis de NA, melhorando, assim, o sinal na presença de um impulso de DA já otimizado.

ER foi aprovada como agente potencializador para pacientes que respondem de maneira inadequada aos estimulantes, e seu uso pode ser particularmente útil em pacientes com sintomas de oposição.

Tratamentos futuros para o TDAH

Existem novas tecnologias em constante evolução para a administração de anfetamina e metilfenidato, e outros fármacos estão em fase de desenvolvimento, em parte pelo fato de que eles possibilitam a personalização da duração da ação terapêutica desejada e, em parte, por serem patenteáveis e passíveis de comercialização. Um aspecto mais recente das formulações de liberação controlada é o potencial de produzi-las em uma matriz capaz de resistir às tentativas de pulverização para inalar, cheirar, fumar ou injetar.

Um IRN seletivo, denominado viloxazina (Figura 11.45), comercializado no exterior para o tratamento da depressão, porém nunca comercializado nos EUA, foi reaproveitado em uma formulação de liberação controlada para uso no TDAH e agora encontra-se em desenvolvimento clínico de estágio final para o TDAH.

O inibidor de DAT, o mazindol, outrora aprovado para supressão do apetite, está em fase de teste, assim como um inibidor de recaptação tríplice (5HT-NA-DA), a centanafadina.

Resumo

O TDAH apresenta os sintomas centrais de desatenção, impulsividade e hiperatividade, ligados, teoricamente, a uma disfunção de circuitos neuronais específicos no córtex pré-frontal. O TDAH também pode ser conceituado como um transtorno de desregulação da noradrenalina e da dopamina no córtex pré-frontal, envolvendo alguns pacientes com deficiência de noradrenalina e de dopamina e outros com excesso de noradrenalina e dopamina. Teoricamente, os tratamentos fazem com que os pacientes voltem a adquirir uma eficiência normal do processamento da informação nos circuitos pré-frontais. Existem diferenças entre crianças e adultos com TDAH, e existem considerações especiais sobre a maneira de tratar essas duas populações de pacientes. São discutidos detalhadamente os mecanismos de ação, tanto farmacodinâmicos quanto farmacocinéticos, para o tratamento do TDAH com estimulantes. O objetivo é amplificar as ações tônicas, mas não fásicas, da noradrenalina e da dopamina no TDAH por meio de controle da taxa de liberação dos fármacos estimulantes, o grau de ocupação dos transportadores e a duração dessa ocupação. São também discutidos os mecanismos teóricos de ação dos inibidores seletivos da recaptação de noradrenalina, como a atomoxetina, e suas possíveis vantagens em adultos com estresse crônico e comorbidades. Além disso, são descritas as ações de agonistas α_{2A}-adrenérgicos.

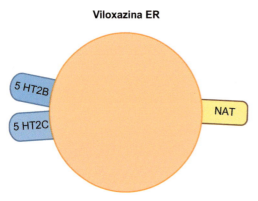

Figura 11.45 Viloxazina ER. A viloxazina é um inibidor do transportador de noradrenalina (NAT), que também exerce ações sobre os receptores de serotonina 2B ($5HT_{2B}$) e $5HT_{2C}$. Uma formulação de liberação controlada está em desenvolvimento clínico de fase final para o tratamento do TDAH.

12 Demência: Causas, Tratamentos Sintomáticos e a Rede Neurotransmissora de Acetilcolina

Demência: diagnóstico e causas, 488

O que é demência?, 488

O que é comprometimento cognitivo
leve (MCI)?, 488

As quatro principais causas de demência, 489

**Pesquisa de terapias modificadoras da doença
direcionadas para o Aβ na doença de
Alzheimer, 498**

Hipótese da cascata amiloide, 498

Situação atual da hipótese da cascata amiloide e
tratamentos direcionados para o Aβ, 501

**Diagnóstico da doença de Alzheimer antes que
seja tarde demais, 502**

Estágio 1 pré-sintomático, 502

Estágio MCI 2, 502

Estágio 3: demência, 506

**Visão geral dos tratamentos sintomáticos
para a demência, 506**

**Utilização da acetilcolina como alvo para o
tratamento sintomático da memória e da
cognição na doença de Alzheimer, 508**

Acetilcolina: síntese, metabolismo, receptores e
vias, 508

Tratamento sintomático da memória e da cognição
na doença de Alzheimer por meio da inibição da
acetilcolinesterase, 512

**Glutamato como alvo para o tratamento
sintomático da memória e da cognição na
doença de Alzheimer, 519**

Memantina, 519

**Sintomas comportamentais da demência
utilizados como alvo, 524**

Definição de agitação e psicose na doença de
Alzheimer, 525

**Tratamento farmacológico da psicose e da
agitação na demência, 527**

A serotonina como alvo para o tratamento
sintomático da psicose relacionada com a
demência, 528

Redes neuronais da agitação na doença de
Alzheimer, 531

Uso de neurotransmissores multimodais
(noradrenalina, serotonina e dopamina) como
alvo para o tratamento sintomático da agitação
da doença de Alzheimer, 535

Glutamato como alvo para o tratamento
sintomático da agitação na doença
de Alzheimer, 536

Tratamento da depressão na demência, 538

Afeto pseudobulbar (riso e choro patológicos), 540

Apatia, 541

Outros tratamentos para os sintomas
comportamentais da demência, 542

Resumo, 542

Este capítulo oferece uma visão geral e sucinta das várias causas da demência e suas patologias, bem como os critérios diagnósticos mais recentes e como biomarcadores estão começando a ser integrados na prática clínica, em particular na doença de Alzheimer (DA). As descrições clínicas e patológicas completas e os critérios formais para o diagnóstico das numerosas demências conhecidas podem ser encontrados em fontes de referência padrão. A discussão aqui enfatiza o modo pelo qual vários mecanismos patológicos em diferentes demências alteram os circuitos cerebrais e seus neurotransmissores.

Também será mostrado como a ruptura desses circuitos cerebrais está ligada aos vários sintomas da demência e como fármacos direcionados para esses circuitos cerebrais e seus neurotransmissores levam a uma melhora sintomática, com ênfase na memória, na psicose e na agitação. Este capítulo tem por objetivo levar ao conhecimento do leitor as ideias a respeito dos aspectos clínicos e biológicos da demência e o seu tratamento atual com diversos fármacos aprovados, bem como novos fármacos que estão surgindo. Embora a esperança do desenvolvimento precoce de tratamentos modificadores da doença

Stahl Psicofarmacologia: Bases Neurocientíficas e Aplicações Práticas

passíveis de retardar, interromper ou reverter os processos patológicos subjacentes à demência tenha se desvanecido, vários novos tratamentos são capazes de melhorar os sintomas comportamentais da demência, como a psicose e a agitação, que estão se tornando mais problemáticos à medida que aumenta o número de pacientes com demência. Portanto, a ênfase aqui é na base biológica dos sintomas da demência e de seu alívio com agentes psicofarmacológicos, bem como no mecanismo de ação dos fármacos que tratam esses sintomas. Para mais detalhes sobre doses, efeitos colaterais, interações medicamentosas e outras questões pertinentes à prescrição desses fármacos na prática clínica, o leitor deve consultar manuais-padrão de farmacologia (como o *Stahl's Essential Psychopharmacology: the Prescriber's Guide*).

Demência: diagnóstico e causas

O que é demência?

O termo *demência* descreve sintomas cognitivos e neuropsiquiátricos graves o suficiente para interferir na capacidade de realizar as atividades habituais, causando declínio definitivo dos níveis de funcionamento anteriores (Tabela 12.1). Esses sintomas consistem em disfunção cognitiva, perda da memória, prejuízo do raciocínio, comprometimento visuoespacial, problemas de linguagem e de comunicação e sintomas comportamentais, como psicose e agitação (Tabela 12.1).

Tabela 12.1 Diagnóstico de demência de todas as causas.

Demência de todas as causas
• Sintomas cognitivos/neuropsiquiátricos que interferem na capacidade de realizar as atividades habituais
• Declínio dos níveis de funcionamento anteriores
• Não atribuível a *delirium* ou a um transtorno psiquiátrico maior
• Prejuízo cognitivo diagnosticado por meio de teste neuropsicológico ou informante do paciente
• O prejuízo cognitivo envolve dois dos seguintes: ◦ Comprometimento da capacidade de adquirir/reter novas informações   ◦ Prejuízo do raciocínio   ◦ Comprometimento visuoespacial   ◦ Alterações na personalidade ou no comportamento

O que é comprometimento cognitivo leve (MCI)?

O comprometimento cognitivo leve (MCI, do inglês *mild cognitive impairment*) é muitas vezes confundido com demência e, frequentemente, constitui um precursor dessa doença, embora o MCI em si não seja demência (Figura 12.1 e Tabela 12.2). Em vez disso, o MCI representa apenas um comprometimento cognitivo leve que (ainda) não afeta significativamente a capacidade de realizar atividades da vida diária. Nem todos os pacientes com MCI desenvolverão demência. De fato, há muita controvérsia acerca da definição de MCI *versus* "envelhecimento normal". Esperamos que o estudo dos biomarcadores e de neuroimagem seja capaz de resolver isso no futuro. Dentro de uma perspectiva puramente clínica, mais da metade dos idosos residentes na comunidade apresenta quatro queixas subjetivas de memória (QSM) comuns. Em comparação com o seu funcionamento de 5 ou 10 anos atrás, esses indivíduos apresentam diminuição da capacidade de: (1) lembrar-se de nomes; (2) encontrar a palavra correta; (3) lembrar onde os objetos estão localizados; e (4) concentrar-se. Quando essas queixas surgem na ausência de demência manifesta, depressão, transtorno de ansiedade, transtorno de sono/vigília, distúrbio de dor ou transtorno de déficit de atenção com hiperatividade (TDAH), elas são designadas como MCI por muitos especialistas. Outros reservam o termo *MCI* apenas para se referir aos que se encontram nos estágios mais iniciais da DA ("DA pré-demência", "MCI devido à DA" ou "DA prodrômica"); porém, neste momento, não é possível determinar os indivíduos com QSM que são destinados a progredir para a DA e aqueles que não o são. Dessa maneira, o termo *MCI* tende a ser usado como uma expressão geral para abranger todas as causas de queixas subjetivas de memória. Há tentativas de utilizar biomarcadores para diferenciar os indivíduos com envelhecimento normal daqueles com condições reversíveis, como depressão, e daqueles destinados a progredir para a DA ou outra demência. Em bases clínicas, apenas, e sem biomarcadores, os estudos mostram que entre 6 e 15% dos pacientes com MCI convertem para um diagnóstico de demência a cada ano. Depois de 5 anos, cerca de metade preenche os critérios para demência; depois de 10 anos ou na necropsia, até 80% demonstram ter DA. Por conseguinte, o MCI nem sempre é um pródromo de demência, embora frequentemente o seja. As causas reversíveis e

Capítulo 12 | Demência: Causas, Tratamentos Sintomáticos e a Rede Neurotransmissora... **489**

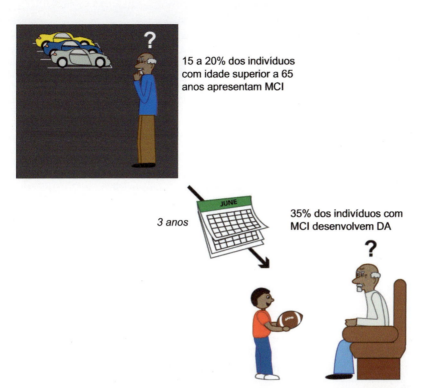

Figura 12.1 Comprometimento cognitivo leve (MCI). Muitos indivíduos idosos apresentam queixas subjetivas de memória. Um subgrupo desses adultos tem MCI, que não afeta significativamente a capacidade de realizar as atividades da vida diária e não alcança o limiar para demência. Embora o MCI seja evidente nos estágios prodrômicos iniciais da DA, nem todos os pacientes com MCI desenvolverão DA. De fato, muitos indivíduos com prejuízo cognitivo na verdade podem ter um transtorno psiquiátrico (p. ex., depressão) ou um transtorno do sono. No decorrer de 3 anos, cerca de 35% dos indivíduos com MCI desenvolvem DA.

passíveis de tratamento do MCI devem ser investigadas vigorosamente, diagnosticadas de modo adequado e tratadas, sempre que possível.

As quatro principais causas de demência

Mais de 35 milhões de indivíduos em todo o mundo apresentam alguma forma de demência, e esse número cresce rapidamente. Existem numerosas causas de demência, com muitas origens patológicas diferentes, porém todas têm características clínicas (Tabela 12.2) e de neuroimagem (Tabela 12.3) tanto sobrepostas quanto distintas. As quatro principais causas são a DA, a demência vascular, a doença com corpos de Lewy (DCL) e a demência frontotemporal (DFT) (Tabelas 12.2 e 12.3).

Doença de Alzheimer (DA)

A DA constitui a causa mais comum de demência e, sem dúvida, o transtorno mais devastador relacionado com a idade, com profundas consequências para os pacientes, os familiares, os cuidadores e a economia. De acordo com as estimativas, 5,4 milhões de norte-americanos atualmente apresentam DA, e, na ausência de qualquer tratamento modificador da doença, os casos irão mais do que duplicar, alcançando 14 milhões em 2050. As três características patológicas fundamentais da DA observadas no cérebro durante a necropsia são: (1) beta-amiloide (Aβ), agregado em placas; (2) emaranhados neurofibrilares compostos da proteína tau hiperfosforilada; e (3) perda substancial de células neuronais (Figura 12.2). A perda de neurônios

490 Stahl Psicofarmacologia: Bases Neurocientíficas e Aplicações Práticas

Tabela 12.2 Diagnóstico diferencial: apresentação clínica.

Comprometimento cognitivo leve (MCI)	Doença de Alzheimer (DA)	Demência vascular	Demências com corpos de Lewy (DCL)	Degeneração frontotemporal (DFT)
Redução da velocidade do processamento mental e do tempo de reação de escolha Esquecimento benigno, que é leve, inconsistente e não associado a prejuízo funcional	Perda da memória de curto prazo Comprometimento da função executiva Dificuldade nas atividades de vida diária Desorientação temporal e espacial Comprometimento da linguagem, alterações da personalidade	Comprometimento do pensamento abstrato, flexibilidade mental, velocidade de processamento e memória de trabalho A memória verbal é mais bem preservada Declínio cognitivo mais lento A demência ocorre vários meses após um acidente vascular encefálico	Alucinações visuais Parkinsonismo espontâneo Flutuações cognitivas Os déficits visuoespaciais, de atenção e da função executiva são mais graves O comprometimento da memória não é tão grave Apresentação mais precoce da psicose e alterações da personalidade Transtornos do sono com movimento rápido dos olhos (REM, do inglês *rapid eye moviment*)	Alterações progressivas do comportamento e da personalidade que prejudicam a conduta social (apatia, desinibição etc.) Comprometimento da linguagem Memória episódica possivelmente preservada

Tabela 12.3 Diagnóstico diferencial: exame de imagem neural.

	Doença de Alzheimer (DA)	Demência vascular	Demência com corpos de Lewy (DCL)	Degeneração frontotemporal (DFT)
RM	Atrofia da parte medial do lobo temporal	Atrofia da parte medial do lobo temporal; anormalidades da substância branca	Atrofia da parte medial do lobo temporal	Atrofia da parte medial do lobo temporal
PET com FDG	Córtex temporoparietal	Redes frontossubcorticais	Córtex parieto-occipital e córtex temporoparietal	Córtex frontotemporal

é, com frequência, tão profunda que pode ser vista a olho nu ao exame *post mortem* do cérebro (Figura 12.3).

A perda neuronal na DA pode ser detectada em pacientes vivos por meio da medição da utilização da glicose cerebral, utilizando a tomografia por emissão de pósitrons com fluorodesoxiglicose (PET com FDG) (Figura 12.4). O cérebro de controles normais e saudáveis demonstra um metabolismo consistente da glicose em todo o cérebro. Entretanto, no MCI, pode haver redução do metabolismo da glicose do cérebro em regiões cerebrais mais posteriores, como o córtex temporoparietal (Figura 12.4). À medida que a doença progride para a DA completa, o hipometabolismo da glicose

cerebral em áreas posteriores torna-se cada vez mais evidente na PET com FDG (Figura 12.4). Acredita-se que o agravamento do metabolismo da glicose com a progressão da DA possa refletir a neurodegeneração acumulada, particularmente em áreas essenciais do cérebro, como os córtices temporoparietais.

A ressonância magnética (RM) também pode detectar a ocorrência de perda de neurônios em pacientes vivos com DA, particularmente na parte medial dos lobos temporais (Figura 12.5). Até mesmo pacientes com DA leve podem apresentar uma perda de 20 a 30% do volume do córtex entorrinal e perda de 15 a 25% do volume do hipocampo, bem como aumento ventricular (Figura 12.5). Quando o paciente começa

Capítulo 12 | Demência: Causas, Tratamentos Sintomáticos e a Rede Neurotransmissora... **491**

Patologia da doença de Alzheimer

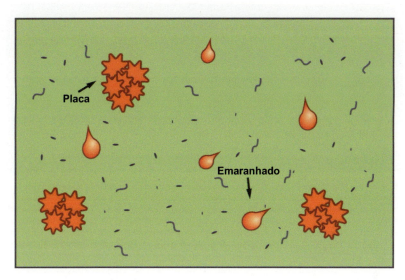

Figura 12.2 Patologia da doença de Alzheimer. Duas das principais características patológicas observadas no cérebro de pacientes com doença de Alzheimer na necropsia são as placas compostas de Aβ e os emaranhados neurofibrilares compostos de proteína tau hiperfosforilada.

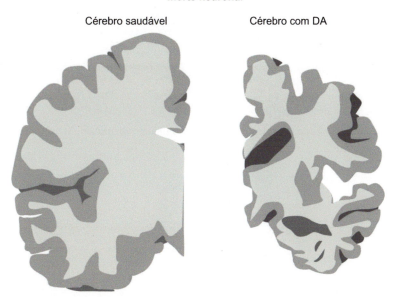

Figura 12.3 Patologia da doença de Alzheimer: morte neuronal. A terceira marca patológica principal observada no cérebro de pacientes com DA na necropsia é a perda de células neuronais. Com frequência, essa perda é tão profunda que pode ser vista a olho nu no exame *post mortem*. A perda de neurônios ocorre nas regiões límbica e cortical e afeta acentuadamente os neurônios colinérgicos, embora outros sistemas de neurotransmissores também sejam acometidos.

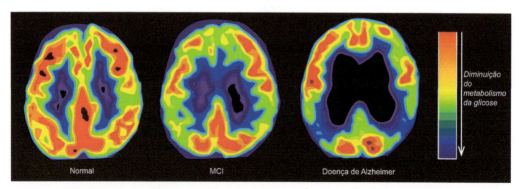

Figura 12.4 PET com FDG. No cérebro vivo, a perda neuronal na doença de Alzheimer pode ser detectada com o uso da tomografia por emissão de pósitrons com ^{18}F-2-fluoro-2-desoxi-D-glicose (PET FDG), que mede o metabolismo da glicose no cérebro. No cérebro normal, o metabolismo da glicose é consistente. No MCI, reduções no metabolismo da glicose são evidentes em regiões mais posteriores do cérebro, como o córtex temporoparietal. Na DA, o hipometabolismo da glicose nas regiões posteriores torna-se ainda mais evidente. Acredita-se que as anormalidades da PET com FDG observadas em pacientes com DA sejam um reflexo de neurodegeneração acumulada. Os resultados da PET com FDG podem ser informativos, porém não são diagnósticos de DA.

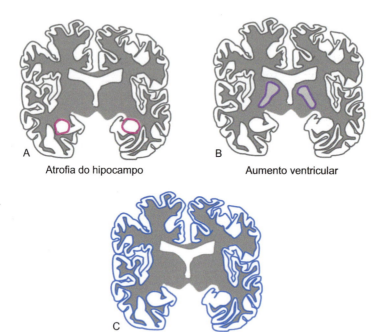

Figura 12.5 Imagem de ressonância magnética. No cérebro vivo, a perda neuronal na DA pode ser detectada por meio de RM, particularmente na região média dos lobos temporais; alterações que foram observadas incluem: (**A**) atrofia do hipocampo; (**B**) aumento ventricular; e (**C**) perda da espessura cortical. Os resultados da RM podem ser informativos, porém não são diagnósticos de DA.

a exibir até mesmo sinais leves de demência devido à DA, o dano ao cérebro já pode ser extenso e irreversível.

Demência vascular

A demência vascular é a segunda forma mais comum de demência, responsável por cerca de 20% dos casos de demência (Figura 12.6). A demência vascular é essencialmente uma manifestação neurológica de doença cardiovascular, sendo a diminuição do fluxo sanguíneo cerebral atribuível à aterosclerose, a infartos, a alterações da substância branca e a micro-hemorragias, bem como à deposição de Aβ nos vasos sanguíneos cerebrais (Figura 12.6). De fato, cerca de 30% dos indivíduos idosos que sofrem acidente vascular encefálico apresentarão prejuízo cognitivo e/ou demência pós-acidente vascular encefálico. Muitos dos fatores de risco associados à doença cardiovascular periférica (p. ex., hipertensão, tabagismo, doença cardíaca, colesterol elevado, diabetes melito) também estão ligados à demência vascular.

Demência vascular

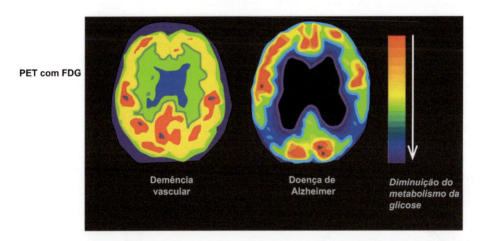

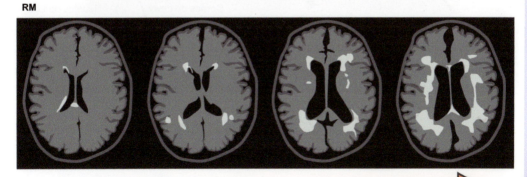

Figura 12.6 Demência vascular. A demência vascular é uma manifestação neurológica de doença cardiovascular em que a diminuição do fluxo sanguíneo cerebral é atribuível a numerosas patologias, como aterosclerose, arteriosclerose, infartos, alterações da substância branca e micro-hemorragias, bem como depósito de Aβ nos vasos sanguíneos cerebrais. A demência vascular e a DA frequentemente se sobrepõem. Na demência vascular "pura", o padrão de hipoperfusão na PET com FDG é diferente daquele observado na DA, com hipometabolismo nas áreas sensório-motoras e subcorticais e preservação relativa do córtex de associação. Na RM, os pacientes com demência vascular apresentam hiperintensidades da substância branca cada vez mais graves.

A demência vascular e a DA frequentemente se sobrepõem. Casos de demência vascular relativamente "puros" demonstram um padrão diferente de hipoperfusão (diminuição do fluxo sanguíneo) na PET com FDG em comparação com a DA (ver Figura 12.6). Na demência vascular, a PET com FDG indica hipometabolismo nas áreas sensório-motoras e subcorticais, com preservação relativa do córtex de associação, ao passo que – conforme assinalado anteriormente –, na DA, a PET com FDG revela uma redução do metabolismo da glicose cerebral em regiões mais posteriores do cérebro, como o córtex temporoparietal (ver Figuras 12.4 e 12.6).

Entretanto, grande parte dos indivíduos com DA também apresenta uma patologia da demência vascular comórbida, e essa sobreposição pode ocorrer, em parte, devido à relação dinâmica entre o metabolismo do Aβ e a integridade da vascularização cerebral (Figura 12.7). Isso indica que a deposição de Aβ nos vasos sanguíneos cerebrais hipoteticamente aumenta o risco de demência vascular. De modo inverso, a perda da integridade e o aumento da permeabilidade da barreira hematencefálica hipoteticamente aumentam a produção ou reduzem a depuração do Aβ do cérebro (Figura 12.7).

Demências com corpos de Lewy (DCL)

A demência com corpos de Lewy (DCL) e a demência da doença de Parkinson (DDP) relacionada são coletivamente conhecidas como demências com corpos de Lewy (DCL) e respondem por cerca de 10 a 15% de todos os casos de demência. No entanto, de acordo com as estimativas, apenas 20% dos pacientes com DCL apresentam DCL "pura", visto que aproximadamente 80% dos pacientes com DCL também apresentam características patológicas de outras demências, particularmente patologia da DA. A DCL e a DDP compartilham ligações patológicas com o acúmulo anormal de uma proteína denominada α-sinucleína, de modo que ambas são também denominadas "sinucleinopatias". Na DCL, por motivos desconhecidos, as proteínas de α-sinucleína agregam-se para formar oligômeros, transformando-se, por fim, em "corpos de Lewy" e neuritos de Lewy, à medida que os neurônios se degeneram (Figura 12.8).

Os critérios para o diagnóstico de DCL provável e DCL possível são apresentados na Tabela 12.4. Em termos de DDP, a maioria (cerca de 80%) dos pacientes com DP desenvolve disfunção cognitiva de uma causa ou outra à medida que a doença progride, com tempo médio entre o diagnóstico de DP e o início da demência de

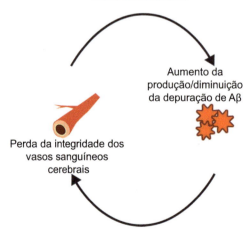

Figura 12.7 Doença de Alzheimer/demência vascular como comorbidade. Uma grande proporção de indivíduos com DA apresenta patologia da demência vascular como comorbidade. Acredita-se que isso ocorra em virtude de uma relação dinâmica entre o metabolismo de Aβ e a integridade da vascularização cerebral. Isso indica que a deposição de Aβ nos vasos sanguíneos cerebrais hipoteticamente aumenta o risco de demência vascular. Em contrapartida, a perda da integridade e de aumento de permeabilidade da barreira hematencefálica hipoteticamente aumentam a produção ou diminuem a depuração de Aβ.

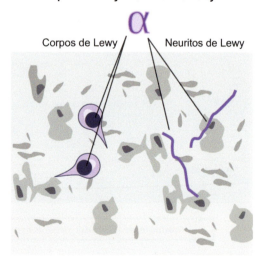

Figura 12.8 Corpos de Lewy e neuritos de Lewy. A patologia da DCL e da DDP inclui o acúmulo anormal de uma proteína denomina α-sinucleína. Esses agregados formam corpos de Lewy e neuritos de Lewy, que podem ser observados na coloração histopatológica. Além da α-sinucleína, os corpos de Lewy e os neuritos de Lewy podem conter várias outras proteínas, como neurofilamentos, parkina e ubiquitina.

Capítulo 12 | Demência: Causas, Tratamentos Sintomáticos e a Rede Neurotransmissora... **495**

Tabela 12.4 Demência com corpos de Lewy (DCL): diagnóstico.

Presença de demência
CARACTERÍSTICAS CENTRAIS • Atenção e concentração flutuantes • Alucinações visuais bem formadas e recorrentes • Parkinsonismo espontâneo
CARACTERÍSTICAS CLÍNICAS SUGESTIVAS • Transtorno comportamental do sono com movimento rápido dos olhos (REM) • Sensibilidade neuroléptica grave • Baixa captação de transportadores de dopamina nos núcleos da base na SPECT ou na PET
CARACTERÍSTICAS CLÍNICAS QUE APOIAM O DIAGNÓSTICO • Quedas repetidas • Perda transitória da consciência • Alucinações em outras modalidades sensoriais • Disfunção autonômica grave • Depressão • Delírios • Síncope
FATORES QUE TORNAM O DIAGNÓSTICO DE DCL MENOS PROVÁVEL • Presença de doença vascular encefálica • Presença de qualquer outra doença física ou distúrbio cerebral que possam ser responsáveis, em parte ou totalmente, pelo quadro clínico • O parkinsonismo surge pela primeira vez em um estágio de demência grave

10 anos. A DDP está associada ao aumento da morbidade, e, por fim, ocorre morte, em média, 4 anos após o início da DDP. À semelhança da DA, o sinal de demência na DP consiste frequentemente em MCI. Os sintomas de DDP incluem comprometimento da memória (como reconhecimento), disfunção executiva, déficits de atenção e alteração da percepção visual. Foi formulada a hipótese de que a base patológica para a DDP consiste em degeneração e atrofia neuronais, que ocorrem no tálamo, no núcleo caudado e no hipocampo, à medida que os corpos de Lewy e os neuritos de Lewy se acumulam nessas regiões (Figura 12.9). A patologia dos corpos de Lewy também é encontrada, com frequência, em áreas neocorticais. Todavia, a gravidade da patologia da α-sinucleína (bem como do amiloide e da proteína tau) em regiões límbicas correlaciona-se com a gravidade da demência na DDP. Há muita controvérsia quanto ao fato de a DCL e a DDP serem, na verdade, a mesma doença com expressão clínica e progressão ligeiramente

diferentes ou duas doenças distintas (Figura 12.10). Com certeza, a DDP e a DCL compartilham muitas características fisiopatológicas e clínicas, e o diagnóstico diferencial entre DCL e DDP baseia-se principalmente no momento de início dos sintomas motores *versus* o momento de início da demência. Desse modo, se os sintomas motores precederem a demência em 1 ano ou mais, o diagnóstico é de DDP; entretanto, se a demência ocorrer ao mesmo tempo ou preceder o início do parkinsonismo, o diagnóstico é de DCL. Muitos argumentam que essa "regra de 1 ano" é arbitrária e oferece pouco para a orientação do tratamento.

Embora historicamente a DA e a DP tenham sido consideradas duas entidades distintas, a sobreposição entre os distúrbios tem sido cada vez mais reconhecida. Até 70% dos pacientes com DA acabam apresentando sintomas extrapiramidais e parkinsoniano, e são observados corpos de Lewy em cerca de 30% dos pacientes com DA. De modo semelhante, cerca de 50% dos pacientes com DP desenvolvem demência e, com frequência, apresentam patologia do tipo Alzheimer. A DCL compartilha muitas características neuropsiquiátricas com a DA, bem como muitas características motoras (embora frequentemente menos graves) com a DP. Em virtude dessa sobreposição observada na patologia e na apresentação clínica, alguns propõem que a DA e a DP possam estar situadas nas extremidades opostas de um espectro, no qual a DCL se encontra em algum ponto entre a DA e a DP (Figura 12.11). Foi proposto que a apresentação clínica neuropsiquiátrica e física de um indivíduo pode resultar da combinação única de proteínas patológicas presentes no cérebro, bem como das regiões cerebrais específicas mais afetadas (*i. e.*, um maior ou menor grau de patologia de DA mais um maior ou menor grau de patologia de DP em combinação com uma abundância de patologia cortical *versus* subcortical determinam o ponto do espectro onde se localizam).

Demência frontotemporal

A demência frontotemporal (DFT) é aproximadamente tão comum quanto a DCL, com prevalência mundial de 3 a 26% em indivíduos com idade igual ou superior a 65 anos e idade média de início de 50 a 65 anos. A DFT (Figura 12.12) é dividida em quatro subtipos: uma variante comportamental (DFTvc) (Tabela 12.5) e três variantes de afasia progressiva primária (Figura 12.12). A variante comportamental, DFTvc, que é o subtipo mais comum de DFT, manifesta-se

496 Stahl Psicofarmacologia: Bases Neurocientíficas e Aplicações Práticas

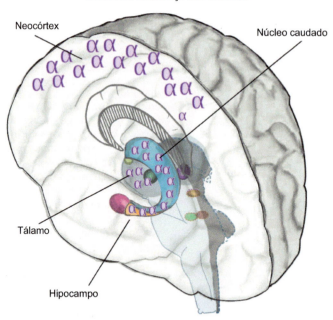

Figura 12.9 Demência da doença de Parkinson. A base patológica na DDP consiste, hipoteticamente, em degeneração e atrofia neuronais, que ocorrem no tálamo, no núcleo caudado e no hipocampo. A patologia de corpos de Lewy também é encontrada, com frequência, em áreas neocorticais. Entretanto, a gravidade da demência na doença de Parkinson correlaciona-se com a gravidade da patologia da α-sinucleína (bem como do amiloide e da proteína tau) nas regiões límbicas.

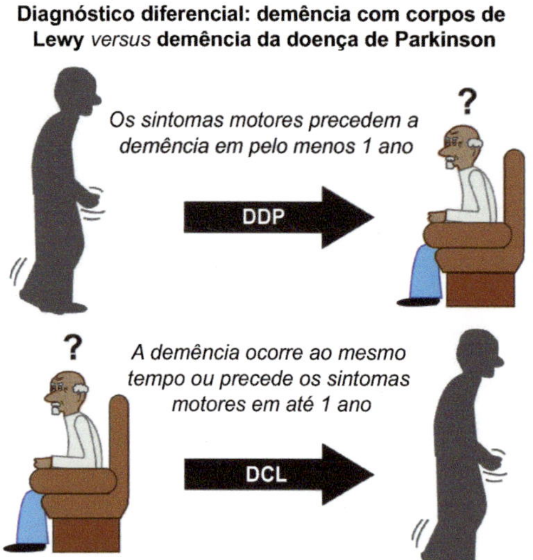

Figura 12.10 Demência com corpos de Lewy *versus* demência da doença de Parkinson. A DCL e a DDP compartilham muitas características fisiopatológicas e clínicas. O diagnóstico diferencial baseia-se principalmente no início dos sintomas motores *versus* o início da demência. Se os sintomas motores precederem a demência em 1 ano ou mais, o diagnóstico é de DDP. Se a demência ocorrer ao mesmo tempo ou se ela preceder o início do parkinsonismo, o diagnóstico é de DCL. Muitos argumentam que essa "regra de 1 ano" é arbitrária e oferece pouco para a orientação do tratamento.

geralmente com alterações graduais e progressivas da personalidade (p. ex., desinibição, apatia, perda de simpatia e empatia), hiperoralidade, comportamentos perseverativos ou compulsivos e, por fim, déficits cognitivos com preservação geral das habilidades visuoespaciais. Os pacientes com DFTvc com frequência não têm consciência de seus comportamentos inadequados e, diferentemente dos pacientes com DA, normalmente não apresentam perda rápida da memória e podem realizar tarefas de memória de maneira adequada se forem fornecidas pistas. Do ponto de vista patológico, a DFTvc caracteriza-se por atrofia do córtex frontal e temporal anterior, particularmente do córtex pré-frontal, da ínsula, do cingulado anterior, do estriado e do tálamo, normalmente com o hemisfério não dominante mais afetado. O diagnóstico de DFT pode ser um tanto complexo, visto que a apresentação clínica e a patologia frequentemente se sobrepõem com as de várias outras demências, e muitos pacientes exibem características de tipo parkinsoniano. Com frequência, a DFT pode ser diferenciada da DA pela ausência de biomarcadores de DA.

A *degeneração lobar frontotemporal* (DLFT) é um termo abrangente que descreve um grupo de distúrbios diferentes com apresentações clínica,

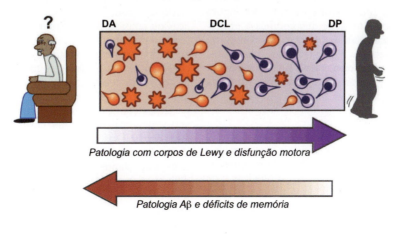

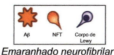

Figura 12.11 Hipótese do espectro da doença de Parkinson-doença de Alzheimer. Existem sobreposições clínicas e patológicas entre a DP e a DA. Até 70% dos pacientes com DA acabam apresentando sintomas extrapiramidais e parkinsonianos, e são observados corpos de Lewy em cerca de 30% dos pacientes com DA. De modo semelhante, cerca da metade dos pacientes com DP desenvolve demência e, com frequência, apresenta patologia do tipo Alzheimer. A DCL compartilha muitas características neuropsiquiátricas com a DA, bem como muitas características motoras (embora frequentemente menos graves) com a DP. Em virtude dessa sobreposição na patologia e na apresentação clínica, algumas autoridades hoje propõem que a DA e a DP podem estar situadas nas extremidades opostas de um espectro, em que a DCL se encontra em algum ponto entre a DA e a DP. Foi sugerido que a apresentação clínica de um indivíduo pode resultar da combinação única de proteínas patológicas presentes no cérebro, bem como nas regiões cerebrais específicas mais afetadas.

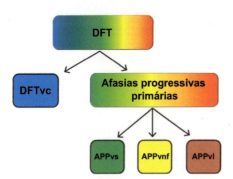

Figura 12.12 Demência frontotemporal. A DFT é dividida em quatro subtipos: variante comportamental da DFT (DFTvc) e três tipos de afasia progressiva primária (afasia progressiva primária variante semântica [APPvs], afasia progressiva primária variante não fluente [APPvnf] e afasia progressiva primária variante logopênica [APPvl]). A DFTvc é o subtipo mais comum. O diagnóstico de DFT pode ser um tanto complexo, visto que a apresentação clínica e a patologia normalmente se sobrepõem com as de outras demências. Com frequência, a DFT pode ser diferenciada da doença de Alzheimer (DA) pela ausência de biomarcadores de DA.

Tabela 12.5 Demência frontotemporal variante comportamental (DFTvc).

Apresentação clínica
Alterações progressivas da personalidade: • Desinibição • Apatia • Perda de simpatia/empatia. Hiperoralidade Comportamentos perseverativos/compulsivos Déficits cognitivos Preservação da memória com pistas e habilidades visuoespaciais
Apresentação patológica
Atrofia de: • Córtex pré-frontal • Ínsula • Cingulado anterior • Estriado • Tálamo O hemisfério não dominante é mais afetado

genética e fisiopatológica variáveis. Como mencionado, a agregação da proteína tau fosforilada em emaranhados neurofibrilares constitui uma característica fundamental da DA (ver Figura 12.2). Mutações no gene que codifica a proteína tau (proteína tau associada a microtúbulos; *MAPT*) na verdade não estão associadas à DA, mas sim a várias formas de DLFT, que podem apresentar agregação e progressão da patologia da proteína tau (Figura 12.13).

Demência mista

Como pode-se constatar a partir de nossa discussão até agora, muitos indivíduos apresentam as características clínicas, patológicas e de neuroimagem de mais de uma demência (*i. e.*, "demência mista"), o que torna a distinção entre as várias causas de demência frequentemente muito difícil na prática clínica (Figura 12.14). De fato, análises *post mortem* revelam que a maioria dos pacientes com demência exibe patologia mista, que abrange várias combinações de agregados de proteínas anormais, bem como alterações vasculares (Figura 12.14).

Se cada demência não é complicada o suficiente, a presença de combinações de demência em um único indivíduo agrava a complexidade do diagnóstico e, por fim, a complexidade do tratamento. Por exemplo, em um estudo de adultos residentes em uma comunidade, 56% dos pacientes com demência foram diagnosticados com diversas patologias subjacentes (DA em associação com DCL, lesões vasculares encefálicas ou ambas). Após efetuar um ajuste para a idade, a probabilidade de desenvolver demência em indivíduos com múltiplos diagnósticos foi considerada quase três vezes maior em comparação com os que apresentaram uma única patologia subjacente. Em outro estudo, 59 a 68% dos pacientes com neuropatologia da DA também apresentaram patologia dos corpos de Lewy ou lesão cerebral vascular. O diagnóstico diferencial das várias demências durante a vida se tornará mais importante quando houver disponibilidade de tratamentos específicos para as formas individuais de demência. Entretanto, a maioria dos pacientes apresentará mais de uma causa de demência e, em última análise, poderá necessitar de mais de um tipo de tratamento.

Pesquisa de terapias modificadoras da doença direcionadas para o Aβ na doença de Alzheimer

Hipótese da cascata amiloide

De acordo com essa hipótese, a DA é causada pelo acúmulo de Aβ tóxico, que se forma em placas, hiperfosforilação da proteína tau, formação de emaranhados neurofibrilares, disfunção sináptica e, por fim, perda de neurônios, com perda da memória e demência (Figura 12.15). Essa noção é um tanto análoga à deposição anormal de colesterol nos vasos sanguíneos, que se acredita ser a causa da aterosclerose. Um corolário da hipótese da cascata amiloide é que, se fosse possível bloquear a cascata e evitar a formação e a agregação de Aβ e a produção de placas e emaranhados, a DA seria evitada, interrompida ou até mesmo revertida.

O Aβ é formado quando uma proteína precursora (proteína precursora de amiloide ou PPA) é clivada por enzimas em peptídios menores (Figuras 12.16 e 12.17). Existem duas vias de clivagem enzimática pelas quais a PPA pode ser processada: as vias não amiloidogênica e amiloidogênica. Na via não amiloidogênica, a PPA é clivada pela enzima α-secretase diretamente na parte da PPA em que se encontra o Aβ. Desse modo, o processamento da PPA pela α-secretase impede a produção de Aβ. Na via amiloidogênica, a PPA é inicialmente clivada pela β-secretase e, em seguida, pela γ-secretase (ver Figura

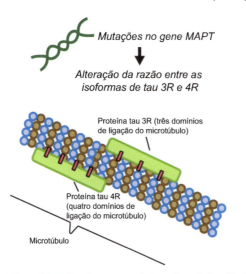

Figura 12.13 Proteína tau associada a microtúbulos. Modificações no gene que codifica a proteína tau (proteína tau associada a microtúbulos; *MAPT*) estão associadas a várias formas de degeneração lobar frontotemporal. Normalmente, essas mutações modificam a razão das isoformas de tau 3R e 4R, levando ao acúmulo de proteína tau patológica.

Capítulo 12 | Demência: Causas, Tratamentos Sintomáticos e a Rede Neurotransmissora... **499**

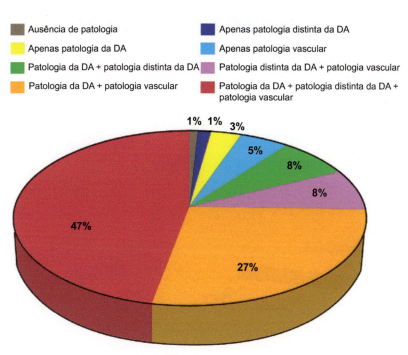

Figura 12.14 Demência mista. As demências com apenas um tipo de patologia provavelmente representam mais a exceção do que a regra. Análises patológicas *post mortem* revelam que a maioria dos pacientes com demência apresenta patologia mista, abrangendo várias combinações de agregados de proteínas anormais e alterações vasculares.

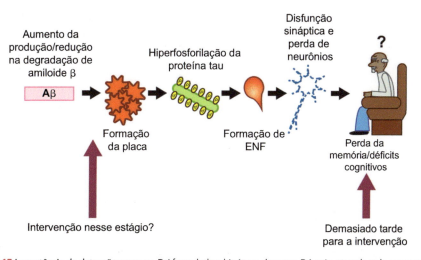

Figura 12.15 Importância da detecção precoce. Foi formulada a hipótese de que a DA seja causada pelo aumento da produção e/ou da redução da degradação do Aβ, levando à formação de placas, hiperfosforilação da proteína tau, formação de emaranhados neurofibrilares (ENF), disfunção sináptica e, por fim, perda das células neuronais, que se manifesta com perda da memória e déficits cognitivos. A intervenção no estágio de perda da memória e declínio cognitivo óbvio pode ser feita muito tarde, visto que já ocorreu neurodegeneração. Se a intervenção fosse possível em um estágio muito mais inicial, talvez a cascata de eventos tóxicos pudesse ser evitada.

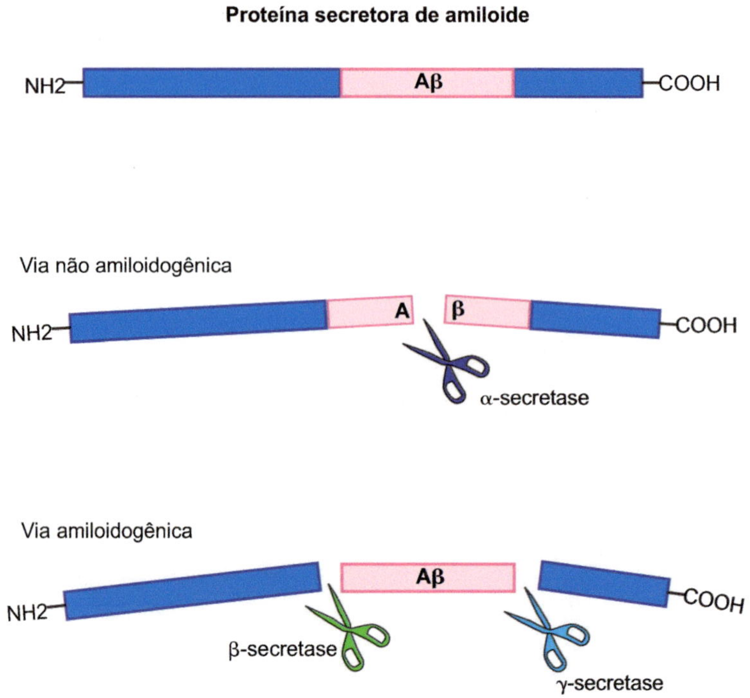

Proteína secretora de amiloide

NH2—[====Aβ====]—COOH

Via não amiloidogênica

NH2—[===A | β===]—COOH
α-secretase

Via amiloidogênica

NH2—[===|Aβ|===]—COOH
β-secretase   γ-secretase

Figura 12.16 Proteína precursora amiloide. O peptídio Aβ é clivado de uma proteína maior, denominada proteína precursora de amiloide (PPA). Existem duas vias de clivagem pelas quais a PPA pode ser processada: as vias não amiloidogênica e amiloidogênica. Na via não amiloidogênica, a PPA é clivada por uma enzima, denominada α-secretase, diretamente na parte da PPA em que o Aβ está localizado. Desse modo, o processamento da PPA pela α-secretase impede a produção de Aβ. Na via amiloidogênica, a PPA é inicialmente clivada pela β-secretase na borda amino (NH$_2$) do Aβ e, em seguida, pela γ-secretase.

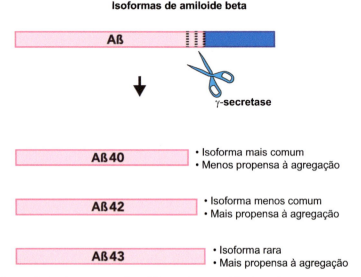

Figura 12.17 Isoformas de Aβ. A γ-secretase cliva a PPA em vários peptídios Aβ, cujo comprimento varia de 38 a 43 aminoácidos. A isoforma Aβ40 é a forma mais comum. Entretanto, a isoforma Aβ42 é mais propensa a sofrer agregação em oligômeros. A isoforma Aβ43 é relativamente rara, porém acredita-se que seja ainda mais propensa à agregação do que a isoforma Aβ42.

12.16). A γ-secretase cliva a PPA em vários peptídios Aβ, cujo comprimento varia de 38 a 43 aminoácidos (ver Figura 12.17). A isoforma Aβ40 é a forma mais comum. Entretanto, a isoforma Aβ42 é mais propensa a sofrer agregação em oligômeros e é considerada a forma mais tóxica dos peptídios Aβ. A isoforma Aβ43 é relativamente rara, porém acredita-se que seja ainda mais propensa à agregação do que a Aβ42. Todas as enzimas de processamento de Aβ – α, β e γ-secretase – têm sido alvo de novos tratamentos potenciais para a DA, na esperança de que, ao prevenir o processamento da PPA em peptídios amiloidogênicos, isso impeça o desenvolvimento de DA (Tabela 12.6). Infelizmente, até o momento, tais abordagens terapêuticas têm sido ineficazes, desprovidas de segurança ou ambos.

A ocorrência de mutações em vários genes associados à DA leva ao aumento do processamento da PPA pela via amiloidogênica, o que sustenta a hipótese da cascata amiloide. Outro fator genético relacionado com o processamento de Aβ, que está ligado à DA, é o gene (denominado *APOE*) para uma proteína designada apolipoproteína E (ApoE), que transporta o colesterol necessário para os neurônios para o desenvolvimento de sinapses, a formação de dendritos, a potencialização em longo prazo e a orientação axônica. Foi formulada a hipótese de que a proteína ApoE também apresenta uma relação complexa com o metabolismo, a agregação e a deposição de Aβ no cérebro. Existem várias formas do gene *APOE* (Figura 12.18). A herança de até mesmo uma cópia do gene *APOE4* resulta em um aumento de três vezes no risco de desenvolver DA, ao passo que a herança de duas cópias do *APOE4* leva ao aumento de 10 vezes do risco de DA. Em contrapartida, o gene *APOE2* parece oferecer alguma proteção contra a DA, ao passo que o gene *APOE3* (a forma mais comum do gene *APOE*) está associado a um risco situado entre o do gene *APOE2* e aquele do gene *APOE4*. Cerca de 15% dos indivíduos na população geral têm o alelo *APOE4* (Figura 12.18). Todavia, entre os indivíduos com DA, 44% são portadores do alelo *APOE4*.

Situação atual da hipótese da cascata amiloide e tratamentos direcionados para o Aβ

A hipótese da cascata amiloide dominou o pensamento sobre a patogenia da DA por mais de 30 anos e levou, durante várias décadas, à pesquisa

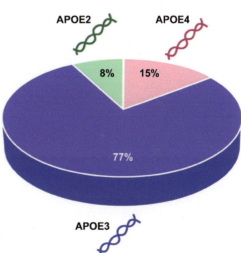

Figura 12.18 Apolipoproteína E. Entre os fatores genéticos que contribuem para o risco de desenvolvimento da DA, o gene para apolipoproteína E (ApoE) parece exercer a maior influência. A ApoE é uma proteína que transporta o colesterol necessário para os neurônios para o desenvolvimento de sinapses, a formação de dendritos, a potencialização em longo prazo e a orientação axônica. Foi formulada a hipótese de que a ApoE também afeta o metabolismo, a agregação e a deposição de Aβ no cérebro. A herança de até mesmo uma cópia do alelo *APOE4* resulta em aumento de três vezes no risco de desenvolvimento de DA, ao passo que a herança de duas cópias do *APOE4* leva ao aumento de 10 vezes no risco de desenvolver DA. Cerca de 15% dos indivíduos na população geral são portadores do alelo *APOE4*. Todavia, entre os indivíduos com DA, 44% apresentam o alelo *APOE4*. Em contrapartida, o alelo *APOE2* parece oferecer alguma proteção contra a DA, ao passo que o alelo *APOE3* (a forma mais comum do gene *APOE*) está associado a um risco situado entre o do *APOE2* e aquele do *APOE4*.

Tabela 12.6 Possíveis tratamentos modificadores da doença para a doença de Alzheimer.

Agentes direcionados para a patologia do Aβ
Anticorpos antiamiloides
Imunização Aβ ativa
Inibidores da β-secretase
Inibidores da γ-secretase
Promotores da α-secretase
Inibidores da agregação de Aβ

Agentes direcionados para a patologia da proteína tau
Anticorpos antitau
Imunização tau ativa
Inibidores da agregação de tau
Estabilizadores dos microtúbulos
Inibidores da fosforilação de tau

de tratamentos direcionados para o Aβ< na esperança de que isso pudesse prevenir, interromper ou até mesmo reverter a DA. Embora numerosos fármacos desenvolvidos sejam capazes de atuar sobre alvos relacionados com o Aβ, nenhum deles (ainda) demonstrou ter benefício terapêutico na DA (Tabela 12.6). Tendo-se em vista os muitos fracassos de tratamentos direcionados para o Aβ na DA, nem todos os especialistas estão convencidos de que a hipótese da cascata amiloide seja correta. Uma teoria alternativa é que a formação de Aβ representa um epifenômeno na DA, que ocorre simultaneamente com a neurodegeneração, representando, assim, apenas uma "lápide" que serve como marcador de morte neuronal, mas que não constitui a causa da neurodegeneração. Assim como eliminar todas as lápides não impedirá que as pessoas morram, a eliminação do Aβ não impedirá necessariamente a degeneração dos neurônios na DA.

Em contrapartida, os defensores remanescentes da hipótese da cascata amiloide afirmam que os ensaios clínicos anteriores de anti-Aβ falharam não pelo fato de a hipótese ser incorreta, mas porque os indivíduos inscritos nesses ensaios clínicos progrediram excessivamente em termos de dano irreversível ao cérebro (ver Figura 12.15). Todos os numerosos ensaios clínicos negativos de terapias direcionadas para o Aβ inscreveram pacientes com DA ou MCI clinicamente diagnosticáveis, e os defensores da hipótese da cascata amiloide sustentam a teoria de que, uma vez desencadeada a cascata amiloide, os efeitos prejudiciais (como estresse oxidativo, inflamação, formação de emaranhados neurofibrilares e disfunção sináptica) podem se tornar um ciclo autoperpetuador de destruição, em que o acúmulo adicional de Aβ se torna irrelevante (ver Figura 12.15). Assim, esses proponentes acreditam que as terapias anti-Aβ precisam ser iniciadas o mais cedo possível, ao primeiro sinal de acúmulo de Aβ – antes que a cascata amiloide seja irreversivelmente desencadeada e, portanto, antes que os sinais clínicos de DA ou até mesmo de MCI sejam evidentes. Por conseguinte, para um futuro tratamento de sucesso, é necessário ser capaz de estabelecer o diagnóstico de DA no estágio assintomático. Para esse propósito, numerosas pesquisas concentraram-se no diagnóstico da DA não apenas muito tempo antes da morte, mas também muito antes da ocorrência de neurodegeneração. Por conseguinte, a DA é agora conceituada como uma doença que ocorre em três estágios: pré-sintomático, de MCI e de demência (Figura 12.19).

Diagnóstico da doença de Alzheimer antes que seja tarde demais

Estágio 1 pré-sintomático

O estágio 1 pré-sintomático da DA (Figura 12.19) também é denominado amiloidose assintomática. Na DA, o processo neurodegenerativo parece começar de modo silencioso, à medida que o Aβ se acumula no cérebro. O Aβ torna-se detectável no estágio pré-sintomático da DA por meio de PET e marcadores radioativos de neuroimagem, que marcam as placas Aβ (Figura 12.20). Raramente, ele é detectado no cérebro de indivíduos com idade inferior a 50 anos. Embora a maioria dos indivíduos idosos saudáveis e com cognição normal não tenha nenhuma evidência de deposição de Aβ (Figura 12.20A), cerca de 25% dos controles idosos cognitivamente normais são Aβ positivos (Figura 12.20B; ver Figura 12.2) e, portanto, são considerados portadores de DA pré-sintomática. A presença de Aβ na PET pode significar que o fusível já está aceso para o desenvolvimento da DA, mesmo se ainda não houver sintomas. Os níveis de Aβ no LCS também estão *baixos* nesse estágio da doença, visto que o Aβ está sendo depositado no cérebro, em vez de sair dele (Figura 12.19).

Estágio MCI 2

O segundo estágio da DA é denominado "DA pré-demência", "MCI devido à DA" ou até mesmo "DA prodrômica". Esses pacientes têm progredido desde a amiloidose assintomática e a DA de estágio 1 para a de estágio 2, manifestando tanto os sintomas clínicos de MCI quanto os sinais de neurodegeneração. A neurodegeneração é demonstrada pela presença de níveis elevados de proteína tau no LCS, por atrofia na RM ou pela presença de neurofilamento de cadeia leve (NfL) no LCS ou, possivelmente, no plasma. A proteína tau é uma proteína de ligação associada a microtúbulos; em sua forma não patológica, liga-se aos microtúbulos dentro de projeções axônicas e os estabiliza (Figura 12.22A). As vesículas sinápticas que transportam neurotransmissores são normalmente transportadas ao longo desses microtúbulos até a sinapse (Figura 12.22A). Quando hiperfosforilada, a proteína tau não é mais capaz de se ligar aos microtúbulos, de modo que estes se desestabilizam, e, em consequência, ocorre a disfunção sináptica (Figura 12.22B). A proteína tau hiperfosforilada

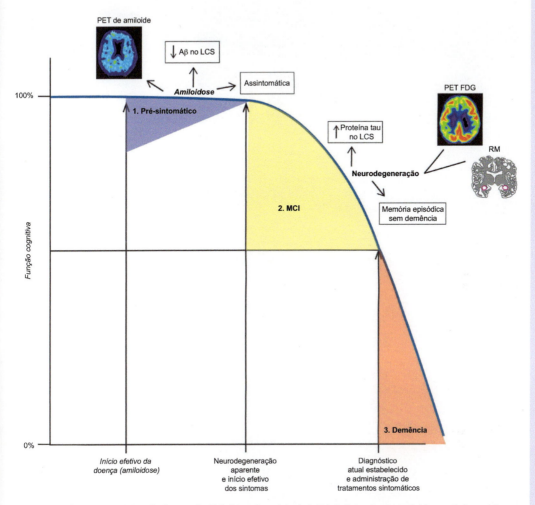

Figura 12.19 Os três estágios da doença de Alzheimer. O estágio 1 da DA é denominado amiloidose pré-sintomática ou assintomática. Durante o estágio 1, a cognição permanece intacta, apesar dos níveis elevados de Aβ no cérebro, conforme demonstrado por tomografia por emissão de pósitrons (PET, do inglês *positron emission tomography*) positiva para Aβ e níveis reduzidos de peptídios Aβ tóxicos no líquido cerebrospinal (LCS). No segundo estágio, os sinais clínicos de prejuízo cognitivo, na forma de déficits episódicos de memória, começam a se manifestar. O início dos sintomas clínicos no estágio 2 parece se correlacionar com a neurodegeneração, conforme demonstrado pelos níveis elevados de proteína tau no LCS, pelo hipometabolismo da glicose no cérebro por meio de tomografia por emissão de pósitrons com fluorodesoxiglicose (PET FDG) e pela perda de volume em regiões cerebrais essenciais na RM. Durante o estágio 3 da DA (demência), os déficits cognitivos podem ser graves. Atualmente, o tratamento dos sintomas da DA só começa no estágio 3, muito tempo depois do verdadeiro início da doença.

também forma filamentos helicoidais pareados, que se agregam em emaranhados neurofibrilares (ENF), que constituem uma das marcas registradas da DA (Figura 12.22C). Com a progressão da neurodegeneração e da perda neuronal, ocorre a elevação dos níveis de proteína tau no LCS. A neuroimagem também pode demonstrar a neurodegeneração na RM (ver Figura 12.5) ou na PET FDG (ver Figura 12.4). A PET FDG hipometabólica em indivíduos com MCI prevê uma progressão para a demência de até 80 a 90% dentro de 1 a 1,5 ano.

A DA no estágio 2 é agora sintomática com MCI, porém nem todos os pacientes com MCI apresentam amiloidose mensurável (Figura 12.20C, D e E). Portanto, não se presume que

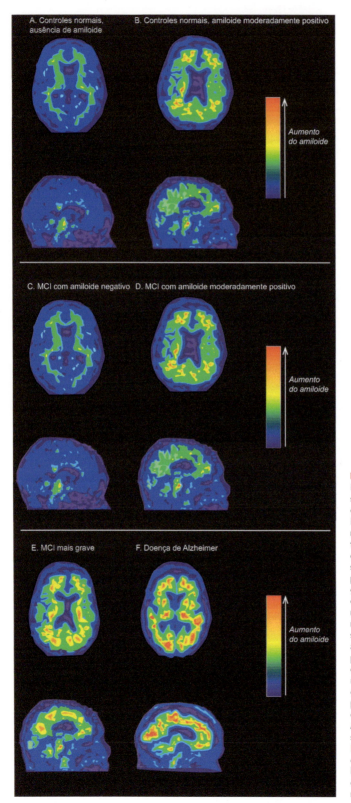

Figura 12.20 Imagem do Aβ na PET. A PET, que utiliza marcadores de Aβ, pode ser realizada para detectar a presença de Aβ durante a evolução da DA. **A.** Na maioria dos controles com cognição normal, a imagem do Aβ na PET mostra a ausência de Aβ. **B.** Os indivíduos com cognição normal, mas que apresentam acúmulo moderado de Aβ<, provavelmente estão no primeiro estágio pré-sintomático de DA. **C.** Embora o MCI frequentemente esteja presente no segundo estágio prodrômico da DA, nem todos os pacientes com MCI apresentam depósito de Aβ. Nesses casos, a presença clínica de prejuízo cognitivo provavelmente é atribuível a uma causa distinta da DA. **D.** Infelizmente, o MCI representa, com frequência, um indicador de DA iminente. Nesses casos, o prejuízo cognitivo é acompanhado de deposição de Aβ. **E.** Tanto o acúmulo de Aβ quanto os sintomas clínicos de MCI se agravam com a progressão da DA. **F.** No terceiro e último estágio da DA, quando a demência totalmente estabelecida é clinicamente evidente, pode-se observar com facilidade um grande acúmulo de Aβ no cérebro.

A presença de Aβ significa que a doença de Alzheimer é inevitável?

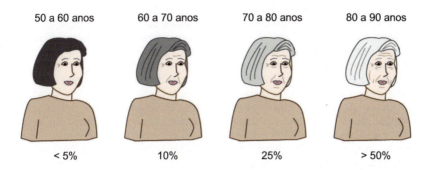

Porcentagem de indivíduos com Aβ no cérebro

Figura 12.21 Aβ e risco de doença de Alzheimer. Nem todos os indivíduos com Aβ detectável no cérebro apresentam doença de Alzheimer. Embora a presença de Aβ tenha sido associada a um prejuízo leve do desempenho cognitivo, cerca de 25 a 35% dos indivíduos com acúmulo de Aβ no cérebro apresentam um desempenho dentro dos limites normais nos testes de cognição. Alguns aventaram a hipótese de que esses indivíduos podem estar nas fases pré-clínica ou prodrômica da demência e que, inevitavelmente, desenvolverão demência se viverem o suficiente.

Patologia da doença de Alzheimer: emaranhados

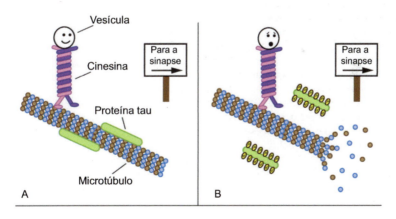

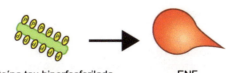

Figura 12.22 Patologia da doença de Alzheimer: emaranhados. A proteína tau é uma proteína de ligação associada a microtúbulos. **A.** Em sua forma não patológica, ela liga-se a microtúbulos dentro das projeções axônicas e os estabiliza. É ao longo desses microtúbulos que as vesículas sinápticas que contêm neurotransmissores são transportadas até a sinapse. **B.** Quando a proteína tau é hiperfosforilada, ela não é mais capaz de se ligar aos microtúbulos, o que causa a desestabilização dos microtúbulos e leva à disfunção sináptica. **C.** A proteína tau hiperfosforilada também forma filamentos helicoidais pareados, que, em seguida, se agregam em emaranhados neurofibrilares (ENF).

todos os pacientes com MCI estejam seguindo uma trajetória para a DA. De fato, cerca da metade dos pacientes com MCI não apresenta qualquer evidência de deposição de Aβ (ver Figura 12.20C), e, presumivelmente, a causa de seus sintomas cognitivos leves é distinta da DA, incluindo depressão ou outro transtorno causador de demência (ver Tabela 12.2). A outra metade dos pacientes com MCI apresenta efetivamente uma deposição moderada (ver Figura 12.20D) ou grave de Aβ (ver Figura 12.20E), e quase 100% dos pacientes com DA clinicamente provável (DA de estágio 3 com demência) têm intensa deposição de Aβ (ver Figura 12.20F). Cerca de 50% dos pacientes com MCI Aβ positivos progridem para a demência dentro de 1 ano, e 80% podem progredir para a demência nos primeiros 3 anos. Entretanto, acredita-se que seja realmente a neurodegeneração, e não a amiloidose, que conduza a DA de estágio 1 para o estágio 2 com sintomas de MCI, bem como da DA de estágio 2 para o estágio 3 de demência.

Estágio 3: demência

O estágio final da DA é a demência (ver Figura 12.19). Para diagnosticar a probabilidade de DA por critérios clínicos, o paciente precisa inicialmente preencher os critérios diagnósticos para a demência de todas as causas (ver Tabela 12.1). Além disso, o paciente deve apresentar demência de início insidioso, que claramente demonstra um agravamento da cognição com o passar do tempo e apresentação aminéstica (problemas relacionados com aprendizagem e lembrança) ou não aminéstica (disfunção linguística, visuoespacial ou executiva). A DA provável com evidências do processo fisiopatológico de Alzheimer inclui evidências claramente positivas com biomarcadores de deposição de Aβ no cérebro/amiloidose (ver Figura 12.20) ou de degeneração neuronal a jusante (ver Figuras 12.4 e 12.5).

Visão geral dos tratamentos sintomáticos para a demência

Os primeiros tratamentos aprovados para a DA têm como alvo os sintomas de declínio cognitivo e da memória, porém não interrompem a marcha inevitável da neurodegeneração. São tratamentos sintomáticos, mas não modificadores da doença. À medida que a esperança do desenvolvimento precoce de tratamentos passíveis de prevenir, interromper ou reverter a DA foi se desvanecendo, o desenvolvimento de novos fármacos voltou-se novamente para o tratamento dos *sintomas* de demência, de modo a melhorar o sofrimento dos pacientes e a reduzir a carga dos cuidadores, à medida que aumenta o número de pessoas com demência. Esses tratamentos têm como alvo os neurotransmissores em diferentes circuitos cerebrais, que, hipoteticamente, regulam os diferentes sintomas na demência (Figura 12.23). Essa abordagem do tratamento baseia-se na noção de que os diferentes sintomas na demência surgem de locais anatômicos de neurodegeneração distintos, independentemente da causa da neurodegeneração (Figura 12.23). Esse é o mesmo conceito desenvolvido em todo este livro, segundo o qual os sintomas comportamentais nos transtornos psiquiátricos são topograficamente localizados em circuitos cerebrais com suposta disfunção, seja na psicose, na depressão, na mania, na ansiedade, no transtorno do sono, na dor, no TDAH ou na demência. Além disso, esse ponto de vista incorpora a possibilidade de que o mesmo sintoma possa aparecer em muitos transtornos diferentes se houver uma disfunção no mesmo circuito. Assim, por exemplo, podem surgir sintomas psicóticos na demência, bem como na esquizofrenia, hipoteticamente devido à disfunção do mesmo circuito em ambas as condições. Em particular, os sintomas psicóticos parecem estar relacionados com a patologia no neocórtex, e, à semelhança de todos os sintomas na demência (p. ex., alucinações visuais *versus* auditivas, delírios, transtornos da memória e cognição, agitação; Figura 12.23), cada um deles provavelmente reflete um dano a áreas corticais específicas.

Estratégias de tratamento para os sintomas da demência também surgem dessa noção de que cada sintoma é hipoteticamente regulado por uma rede ou circuito único de neurônios. Cada rede conecta neurônios glutamatérgicos, GABAérgicos (ácido γ-aminobutírico), serotoninérgicos e dopaminérgicos nos nós (sinapses) entre diferentes neurônios, que podem influenciar não apenas o neurônio diretamente inervado, mas também toda a rede, por meio de efeitos a jusante produzidos no nó. Os nós constituem os locais de ação terapêutica potencial usados como alvo de fármacos que atuam sobre os neurotransmissores que normalmente exercem a sua ação nesse nó. Assim, a acetilcolina e o glutamato podem servir de alvo em diferentes nós para melhorar a cognição na rede de memória (Figura 12.23A). De modo semelhante, sabe-se, hoje, que a psicose pode ser terapeuticamente abordada no nó serotoninérgico, bem como no nó dopaminérgico da rede de psicose, visto que

Capítulo 12 | Demência: Causas, Tratamentos Sintomáticos e a Rede Neurotransmissora...

Circuitos dos sintomas na demência passíveis de tratamento

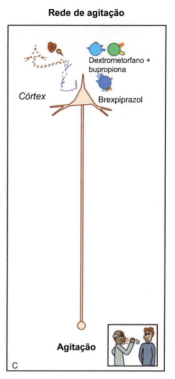

A. Inibidores da acetilcoli-nesterase e antagonista de NMDA, memantina, para a memória

B. Pimavanserina, antagonista de 5HT$_{2A}$, para a psicose

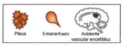

C. Antagonista de NMDA DXM e brexpiprazol multifuncional □1, □2, D$_2$, 5HT$_{1A}$, 5HT$_{2A}$ para a agitação

Figura 12.23 Circuitos dos sintomas tratáveis na demência. O tratamento da demência é atualmente sintomático e não modificador da doença. Existem três sintomas principais de demência passíveis de tratamento: problemas de memória, psicose e agitação. As estratégias de tratamento para cada um desses sintomas surgem da noção de que cada sintoma é hipoteticamente regulado por uma rede ou circuito único de neurônios. Cada rede se conecta com neurônios glutamatérgicos, GABAérgicos (ácido γ-aminobutírico), serotoninérgicos e dopaminérgicos específicos em nós (sinapses) entre esses diferentes neurônios, que podem influenciar não apenas o neurônio diretamente inervado, mas toda a rede, por meio de efeitos a jusante produzidos no nó. **A.** A acetilcolina e o glutamato podem ser usados como alvo por meio de inibidores da acetilcolinesterase (AChE) e pelo antagonista de NMDA (N-metil-D-aspartato), memantina, respectivamente, de modo a melhorar a cognição na rede de memória. **B.** A psicose pode ser tratada tendo como alvo o nó serotoninérgico, bem como o nó dopaminérgico da rede de psicose. Em particular, a pimavanserina, um antagonista de 5HT$_{2A}$, está aprovada para o tratamento da psicose na DP. **C.** Os neurotransmissores multimodais (noradrenalina, serotonina, dopamina e glutamato) podem ser utilizados como alvo na rede de agitação para melhorar o sintoma de agitação na demência. Tanto o dextrometorfano (DXM), um antagonista de NMDA, em associação com a bupropiona, quanto o agente multimodal brexpiprazol estão sendo estudados para o seu uso na agitação associada à demência.

ambos estão mutuamente conectados à mesma rede neuronal (ver discussão no Capítulo 4 e Figura 12.23B). Por fim, neurotransmissores multimodais (noradrenalina, serotonina, dopamina e glutamato) podem ser utilizados como alvo na rede de agitação para melhorar o sintoma de agitação na demência (Figura 12.23C). Essa estratégia explica a razão pela qual o tratamento dos sintomas comportamentais da demência, em particular da psicose e da agitação, recentemente fez um notável progresso, com vários fármacos novos em desenvolvimento.

Utilização da acetilcolina como alvo para o tratamento sintomático da memória e da cognição na doença de Alzheimer

Acredita-se que a degeneração dos neurônios colinérgicos esteja, em parte, na base de alguns dos primeiros sintomas de transtorno de memória, à medida que o MCI progride para a demência na DA. Antes de discutir como o uso dessa deficiência hipotética na neurotransmissão da acetilcolina como alvo está na base da melhora sintomática da memória e da cognição por vários fármacos aprovados para a DA, é importante compreender a neurotransmissão, os receptores e os circuitos cerebrais da acetilcolina.

Acetilcolina: síntese, metabolismo, receptores e vias

A acetilcolina é formada nos neurônios colinérgicos a partir de dois precursores: a colina e a acetilcoenzima A (AcCoA) (Figura 12.24). A colina provém da dieta e de fontes intraneuronais, ao passo que a AcCoA é formada a partir da glicose nas mitocôndrias do neurônio. Esses dois substratos interagem com a enzima de síntese, a colina acetiltransferase (ChAT), para produzir o neurotransmissor acetilcolina (ACh). As ações da ACh são interrompidas por uma de duas enzimas, a acetilcolinesterase (AChE) ou a butirilcolinesterase (BuChE), às vezes também denominada "pseudocolinesterase" ou "colinesterase inespecífica" (Figura 12.25). Ambas as enzimas convertem a ACh em colina, que, então, é transportada de volta ao neurônio colinérgico pré-sináptico para a ressíntese em ACh (Figura 12.25). Embora tanto a AChE quanto a BuChE possam metabolizar a ACh, elas são bem diferentes, visto que são codificadas por genes separados e têm distribuições distintas nos tecidos e padrões de substrato. Além disso, é possível obter diferentes efeitos clínicos por meio da inibição dessas duas enzimas. Existem níveis elevados de AChE no cérebro, particularmente em neurônios que recebem estímulo da ACh (Figura 12.25). Entretanto, a BuChE também está presente no cérebro, particularmente nas células gliais (Figura 12.25). Conforme discutido adiante, alguns inibidores da colinesterase inibem especificamente a AChE, ao passo que outros inibem ambas as enzimas. Acredita-se que a AChE seja a enzima essencial na inativação da ACh nas sinapses colinérgicas (Figura 12.25), embora a BuChE possa assumir essa atividade se a ACh se difundir para as células gliais vizinhas. A AChE também está presente no intestino, no músculo esquelético, nos eritrócitos, nos linfócitos e nas plaquetas. A BuChE também é encontrada no intestino, no plasma, no músculo esquelético, na placenta e no fígado. A BuChE pode estar presente em alguns neurônios específicos e em placas de Aβ.

A ACh liberada pelos neurônios do sistema nervoso central é destruída de forma completa e muito rápida pela AChE para estar disponível para o seu transporte de volta ao neurônio pré-sináptico. Entretanto, a colina formada pela degradação da ACh é prontamente transportada de volta ao terminal nervoso colinérgico pré-sináptico por um transportador semelhante aos transportadores de outros neurotransmissores, discutidos anteriormente, em relação aos neurônios noradrenérgicos, dopaminérgicos e serotoninérgicos. Uma vez no terminal nervoso pré-sináptico, a colina pode ser reciclada para nova síntese de ACh (Figura 12.25). Uma vez sintetizada no neurônio pré-sináptico, a ACh é armazenada em vesículas sinápticas após o seu transporte dentro dessas vesículas pelo transportador vesicular de ACh (VAChT), análogo aos transportadores vesiculares das monoaminas e de outros neurotransmissores.

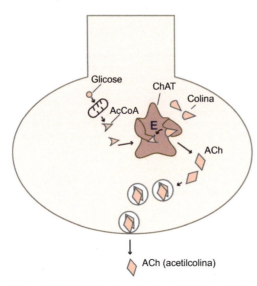

Figura 12.24 Produção de acetilcolina. A ACh é produzida quando dois precursores – a colina e a AcCoA – interagem com a enzima, a ChAT. A colina deriva de fontes alimentares e intraneuronais, ao passo que a AcCoA é formada a partir da glicose nas mitocôndrias do neurônio.

Capítulo 12 | Demência: Causas, Tratamentos Sintomáticos e a Rede Neurotransmissora... **509**

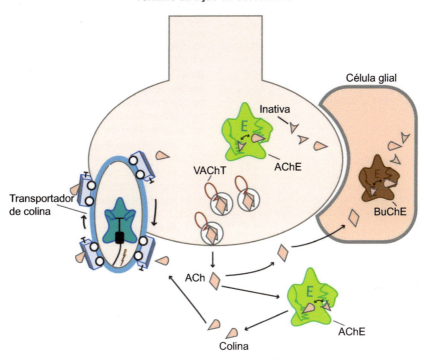

Figura 12.25 Término da ação da acetilcolina. A ação da acetilcolina pode ser interrompida por duas enzimas diferentes: a AChE, presente tanto intra quanto extracelularmente, e a BuChE, encontrada particularmente nas células gliais. Ambas as enzimas convertem a acetilcolina em colina, que, em seguida, é transportada para fora da fenda sináptica e de volta ao neurônio pré-sináptico pelo transportador de colina. Uma vez no interior do neurônio pré-sináptico, a colina pode ser reciclada em acetilcolina e, em seguida, acondicionada em vesículas pelo transportador vesicular de acetilcolina (VAChT).

Existem numerosos receptores de ACh (Figuras 12.26 a 12.29). Os principais subtipos são os nicotínicos e muscarínicos de receptores colinérgicos. Classicamente, os receptores muscarínicos são estimulados pelo alcaloide de cogumelo, a muscarina, ao passo que os receptores nicotínicos são estimulados pelo alcaloide do tabaco, a nicotina. Todos os receptores nicotínicos são canais iônicos excitatórios controlados por ligantes e de início rápido, que são bloqueados pelo curare. Em contrapartida, os receptores muscarínicos estão ligados às proteínas G, podem ser excitatórios ou inibitórios e muitos deles são bloqueados pela atropina, pela escopolamina e por outros "anticolinérgicos" bem conhecidos, discutidos ao longo do texto. Tanto os receptores nicotínicos quanto os muscarínicos são, ainda, subdivididos em numerosos subtipos.

Os receptores muscarínicos são divididos em cinco subtipos, M_1, M_2, M_3, M_4 e M_5 (Figura 12.26). Os receptores M_1, M_3 e M_5 são excitatórios para segundos mensageiros a jusante e são pós-sinápticos em sinapses colinérgicas (Figura 12.26). Os receptores M_2 e M_4 são inibitórios para segundos mensageiros a jusante e são pré-sinápticos, atuando como autorreceptores, que inibem a liberação adicional de acetilcolina quando esta se acumula na sinapse (Figura 12.26). É possível que os receptores M_4 também sejam pós-sinápticos em algumas áreas do cérebro (Figura 12.26).

Acredita-se que o receptor M_1 seja fundamental para a função de memória no hipocampo e no neocórtex, onde pode facilitar a liberação de dopamina, ao passo que se acredita que o receptor M_4 esteja envolvido na regulação dos neurônios dopaminérgicos tegmentais ventrais para inibir a liberação de dopamina na via mesolímbica e reduzir a psicose. No Capítulo 5, é mencionado brevemente que estudos pré-clínicos e *post mortem* realizados em pacientes com esquizofrenia sugeriram que as alterações colinérgicas centrais podem ser fundamentais na fisiopatologia tanto da cognição quanto dos sintomas positivos da esquizofrenia. O agonismo dos receptores M_4 reduz a psicose, ao passo que o agonismo dos

Receptores muscarínicos de acetilcolina nas sinapses colinérgicas

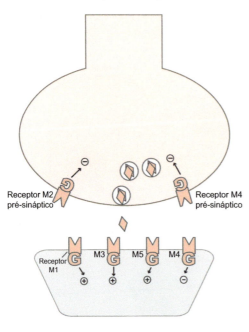

Figura 12.26 Receptores muscarínicos de acetilcolina. Os receptores muscarínicos de acetilcolina estão ligados à proteína G e podem ser excitatórios ou inibitórios. Os receptores M_1, M_3 e M_5 são receptores pós-sinápticos excitatórios, que estimulam o segundo mensageiro a jusante. Os receptores M_2 e M_4 são autorreceptores pré-sinápticos inibitórios, que impedem a liberação adicional de acetilcolina. Acredita-se, também, que existam receptores M_4 como receptores pós-sinápticos inibitórios.

receptores M_1 melhora a cognição. A xanomelina (ver Capítulo 5 e Figura 5.67), um agonista M_4/M_1, diminui o disparo das células dopaminérgicas na área tegmental ventral em estudos pré-clínicos e melhora os sintomas positivos da psicose em estudos clínicos iniciais da esquizofrenia. Esse mesmo fármaco, ou outros que atuam por mecanismos semelhantes, teoricamente pode reduzir os sintomas psicóticos e cognitivos da DA. Os receptores muscarínicos M_2 e M_4 também podem ser encontrados em neurônios não colinérgicos que liberam outros neurotransmissores, como GABA e glutamato (Figura 12.27). Quando a ACh se difunde para longe de sua sinapse para ocupar esses heterorreceptores pré-sinápticos, ela pode bloquear a liberação do neurotransmissor (p. ex., GABA ou glutamato) (Figura 12.27).

Existem, também, diversos subtipos de receptores nicotínicos no cérebro, com diferentes subtipos encontrados fora do cérebro, no músculo esquelético e nos gânglios. Dois dos mais importantes receptores nicotínicos colinérgicos do sistema nervoso central são o subtipo com todas as subunidades α_7 e o subtipo com subunidades α_4 e β_2 (Figura 12.28). O subtipo $\alpha_4\beta_2$ é pós-sináptico e desempenha um importante papel na regulação da liberação de dopamina no *nucleus accumbens*. Acredita-se que ele seja um importante alvo da nicotina no cigarro, o que contribui para as propriedades de reforço e adição do tabaco. Os subtipos $\alpha_4\beta_2$ de receptores nicotínicos colinérgicos são discutidos de modo mais detalhado no Capítulo 13, que trata do uso de substâncias.

Os heterorreceptores muscarínicos pré-sinápticos inibem a liberação de GABA e de glutamato

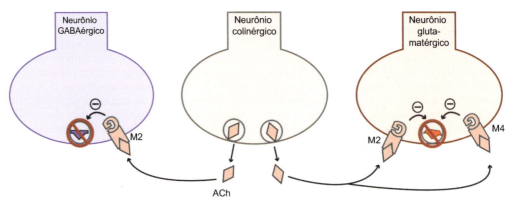

Figura 12.27 Heterorreceptores muscarínicos pré-sinápticos. Os receptores M_2 e M_4 também podem estar presentes pré-sinapticamente em neurônios não colinérgicos, como os neurônios GABAérgicos (ácido γ-aminobutírico) e glutamatérgicos (Glu). Quando a acetilcolina se difunde para longe da sinapse e ocupa esses receptores, ela pode bloquear a liberação do neurotransmissor.

Capítulo 12 | Demência: Causas, Tratamentos Sintomáticos e a Rede Neurotransmissora... **511**

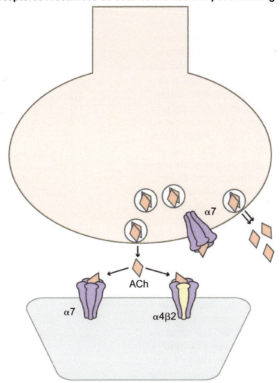

Figura 12.28 Receptores nicotínicos de acetilcolina. A neurotransmissão colinérgica pode ser regulada por canais iônicos excitatórios regulados por ligantes, conhecidos como receptores nicotínicos de acetilcolina, mostrados nesta figura. Existem múltiplos subtipos desses receptores, que são definidos pelas subunidades que contêm. Dois dos mais importantes são os que contêm todas as subunidades α_7 e aqueles que contêm as subunidades α_4 e β_2. Os receptores α_7 podem ser encontrados pré-sinapticamente, quando facilitam a liberação de acetilcolina, ou pós-sinapticamente, quando são importantes na regulação da função cognitiva no córtex pré-frontal. Os receptores $\alpha_4\beta_2$ são pós-sinápticos e regulam a liberação de dopamina no *nucleus accumbens*.

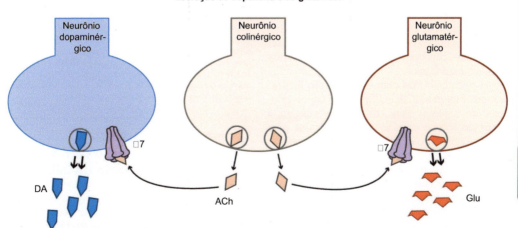

Figura 12.29 Heterorreceptores nicotínicos pré-sinápticos. A ACh difunde-se para longe da sinapse e pode ligar-se a receptores nicotínicos α_7 pré-sinápticos nos neurônios dopaminérgicos (DA) e glutamatérgicos (Glu), onde ela estimula a liberação desses neurotransmissores.

Os receptores nicotínicos colinérgicos α_7 podem ser pré-sinápticos ou pós-sinápticos (ver Figuras 12.28 e 12.29). Quando pós-sinápticos, eles podem ser mediadores importantes do funcionamento cognitivo no córtex pré-frontal. Quando são pré-sinápticos e estão localizados em neurônios colinérgicos, eles parecem mediar um processo de liberação por "alimentação anterógrada", em que a ACh pode facilitar a sua própria liberação ao ocupar os receptores nicotínicos α_7 pré-sinápticos (ver Figura 12.28). Além disso, os receptores α_7 nicotínicos estão presentes em neurônios que liberam outros neurotransmissores, como os neurônios dopaminérgicos e glutamatérgicos (ver Figura 12.29). Quando a ACh se difunde para longe de sua sinapse para ocupar esses heterorreceptores pré-sinápticos, ela facilita a liberação do neurotransmissor nesse local (p. ex., dopamina ou glutamato) (ver Figura 12.29).

Conforme descrito em capítulos anteriores sobre outros canais iônicos regulados por ligantes, como o receptor de $GABA_A$ (no Capítulo 6, sobre transtornos do humor; ver Figuras 6.20 e 6.21; bem como no Capítulo 7, sobre fármacos usados na depressão; Figura 7.56) e o receptor NMDA (N-metil-D-aspartato) (ver Capítulo 4, sobre psicose, e Figura 4.30; bem como Capítulo 10, sobre o sono, e Figura 10.4), parece que os receptores colinérgicos nicotínicos controlados por ligantes também são regulados por moduladores alostéricos (Figura 12.30). Os receptores muscarínicos também podem ser modulados por moduladores alostéricos positivos (não mostrados). Os moduladores alostéricos positivos (PAM, do inglês *positive allosteric modulators*) foram bem caracterizados para os receptores nicotínicos do cérebro. Com efeito, o inibidor da colinesterase, a galantamina, que é utilizado na DA, apresenta um segundo mecanismo terapêutico como PAM para os receptores nicotínicos, conforme descrito em relação a esse fármaco mais adiante.

As principais vias colinérgicas estão ilustradas nas Figuras 12.31 e 12.32. Os corpos celulares de algumas vias colinérgicas surgem a partir do tronco encefálico e projetam-se para muitas regiões do cérebro, como o córtex pré-frontal, a parte basal do prosencéfalo, o tálamo, o hipotálamo, a amígdala e o hipocampo (Figura 12.31). Outras vias colinérgicas têm os seus corpos celulares localizados na parte basal do prosencéfalo, projetam-se para o córtex pré-frontal, a amígdala e o hipocampo e são consideradas particularmente importantes para a memória (Figura 12.32). Outras fibras colinérgicas nos núcleos da base não estão ilustradas.

Modulação alostérica dos receptores nicotínicos

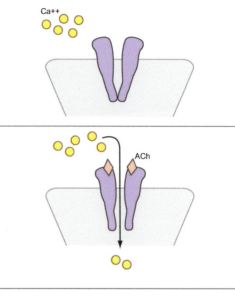

Figura 12.30 Modulação alostérica dos receptores nicotínicos. Os receptores nicotínicos podem ser regulados por moduladores alostéricos. Esses canais iônicos regulados por ligantes controlam o fluxo de cálcio para dentro do neurônio (ilustração superior). Quando a acetilcolina se liga a esses receptores, ela possibilita a passagem de cálcio para dentro do neurônio (ilustração central). Um modulador alostérico positivo ligado na presença de acetilcolina aumenta a frequência de abertura do canal e, portanto, possibilita a passagem de mais cálcio para dentro do neurônio (ilustração inferior).

Tratamento sintomático da memória e da cognição na doença de Alzheimer por meio da inibição da acetilcolinesterase

Já está bem estabelecido o fato de que a disfunção colinérgica acompanha o declínio cognitivo relacionado com a idade, hipoteticamente devido à perda precoce de neurônios colinérgicos do núcleo basal (compare a cognição normal

Projeções colinérgicas a partir do tronco encefálico

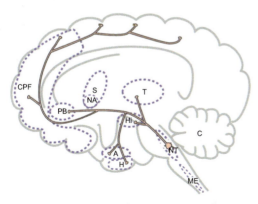

Figura 12.31 Projeções colinérgicas a partir do tronco encefálico. Os corpos celulares de alguns neurônios colinérgicos são encontrados no tronco encefálico e projetam-se para muitas regiões diferentes do cérebro, como parte basal do prosencéfalo (PB), córtex pré-frontal (CPF), tálamo (T), hipotálamo (Hi), amígdala (A) e hipocampo (H).

Projeções colinérgicas a partir do prosencéfalo basal

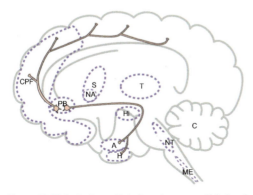

Figura 12.32 Projeções colinérgicas do prosencéfalo basal. Os corpos celulares de alguns neurônios colinérgicos são encontrados no prosencéfalo basal (PB) e projetam-se para o córtex pré-frontal (CPF), a amígdala (A) e o hipocampo (H). Essas projeções podem ser particularmente importantes para a memória.

na Figura 12.33A com o comprometimento cognitivo leve na Figura 12.33B). Nesse estágio inicial de declínio da memória, a inervação colinérgica é perdida, porém os alvos colinérgicos pós-sinápticos permanecem (Figura 12.33B), de modo que a estimulação dos receptores colinérgicos pós-sinápticos por meio do aumento dos níveis de ACh com inibição da acetilcolinesterase pode, teoricamente, restaurar parte da função perdida dos neurônios colinérgicos degenerados (Figura 12.33C; tratamento colinérgico efetivo da cognição no início da DA). Esse modelo é análogo ao tratamento da DP com levodopa, que restaura parte da função perdida dos neurônios dopaminérgicos degenerados. Entretanto, à medida que a DA progride do MCI e da demência precoce para estágios mais avançados da demência, ocorre a perda progressiva dos neurônios neocorticais e hipocampais. Nesse processo, os receptores-alvo de terapias colinérgicas também são perdidos, e o tratamento pró-colinérgico sintomático com inibidores da acetilcolinesterase começa a perder a sua eficácia (Figura 12.33D; progressão da DA e perda da eficácia do tratamento colinérgico).

Contudo, a abordagem mais bem-sucedida para o tratamento de médio prazo dos sintomas cognitivos e de memória da DA consiste em reforçar o funcionamento colinérgico ao interromper a destruição da ACh. Isso pode ser facilmente obtido por meio da inibição da enzima acetilcolinesterase (ver Figuras 12.23A e 12.25). A inibição da acetilcolinesterase causa o acúmulo de ACh, visto que a ação desta última não pode ser mais tão eficientemente interrompida. O aumento da disponibilidade de ACh tem impacto comprovado sobre os sintomas cognitivos e de memória em pacientes com DA. Em algumas situações, ela consegue melhorar a memória de fato; porém, com mais frequência, ajuda a manter os níveis atuais de função da memória, retardando, assim, o seu declínio.

Donepezila

A donepezila é um inibidor seletivo reversível e de ação prolongada da AChE, sem inibição da BuChE (Figura 12.34). Ela inibe a AChE nos neurônios colinérgicos pré e pós-sinápticos, bem como em outras áreas do sistema nervoso central, fora dos neurônios colinérgicos, onde essa enzima tem distribuição disseminada (Figura 12.34A). As suas ações no sistema nervoso central reforçam a disponibilidade de ACh nos locais remanescentes normalmente inervados por neurônios colinérgicos, mas que, no momento, sofrem de deficiência de ACh, à medida que os neurônios colinérgicos pré-sinápticos morrem (Figuras 12.33B e C). A donepezila também inibe a AChE na periferia, onde suas ações no trato gastrintestinal (GI) podem produzir efeitos colaterais gastrintestinais (Figura 13.34B). A donepezila é de fácil administração e apresenta efeitos colaterais principalmente gastrintestinais, que, em sua maior parte, são transitórios.

A rede de memória e as projeções colinérgicas

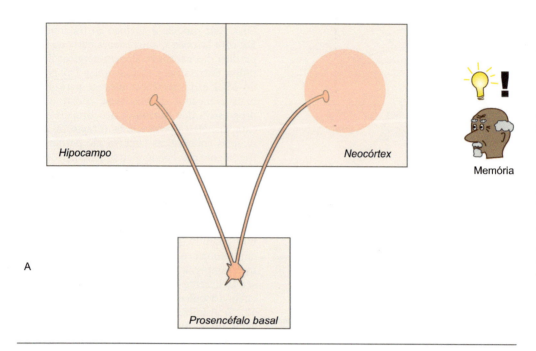

Perda das projeções colinérgicas e preservação de alvos colinérgicos na rede de memória no comprometimento cognitivo leve e no início da doença de Alzheimer

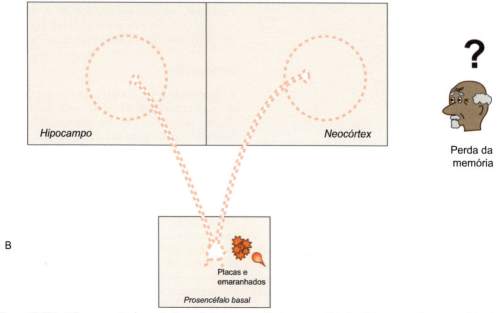

Figura 12.33A, B Degeneração das projeções colinérgicas a partir do prosencéfalo basal: impacto sobre a memória. **A.** Acredita-se que as projeções colinérgicas do prosencéfalo basal para o neocórtex e para o hipocampo sejam particularmente importantes para a memória. O acúmulo de placas e de emaranhados no cérebro pode levar à neurodegeneração, que pode afetar particularmente essas projeções colinérgicas e, portanto, resultar em perda de memória. Nos estágios iniciais, apesar da perda da inervação colinérgica, os alvos pós-sinápticos colinérgicos permanecem.

Capítulo 12 | Demência: Causas, Tratamentos Sintomáticos e a Rede Neurotransmissora... **515**

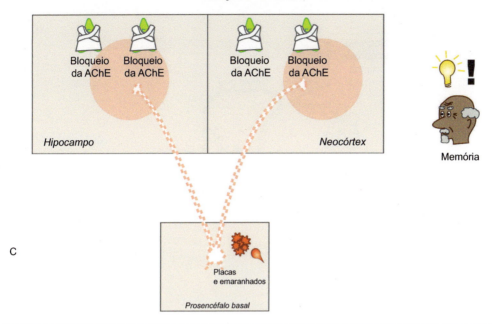

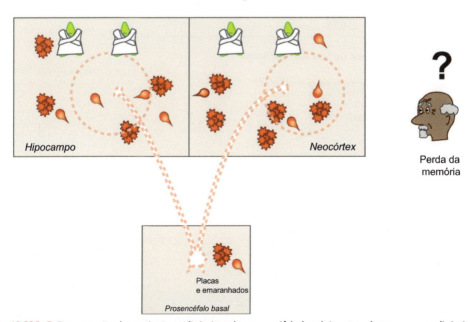

Figura 12.33C, D Degeneração das projeções colinérgicas do prosencéfalo basal: impacto do tratamento colinérgico. **C.** Nos estágios iniciais da doença de Alzheimer, apesar da perda da inervação colinérgica do prosencéfalo basal, os alvos pós-sinápticos colinérgicos permanecem. Por conseguinte, é possível melhorar potencialmente a memória ao aumentar os níveis de acetilcolina no hipocampo e no neocórtex. Isso pode ser obtido com agentes que bloqueiam o metabolismo da acetilcolina, como inibidores da acetilcolinesterase (AChE). **D.** À medida que a doença de Alzheimer progride, a perda de neurônios no neocórtex e no hipocampo indica que os receptores-alvo para acetilcolina também são perdidos, de modo que os inibidores da AChE perdem a sua eficácia.

Ações da donepezila: SNC

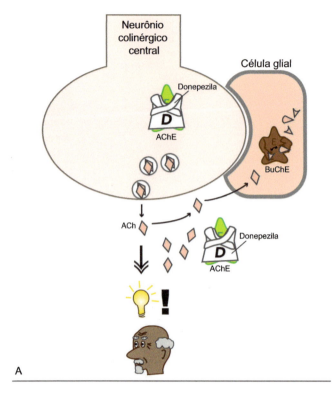

Ações da donepezila: periferia

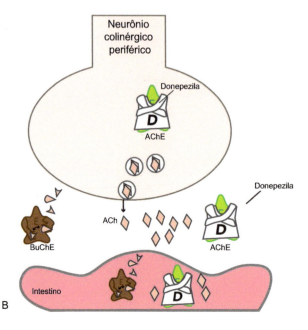

Figura 12.34 Ações da donepezila. A donepezila é um inibidor reversível da enzima acetilcolinesterase (AChE), que está presente tanto no sistema nervoso central (SNC) quanto na periferia. **A.** Os neurônios colinérgicos centrais são importantes na regulação da memória. Portanto, no SNC, o reforço da ACh produzido por bloqueio da AChE contribui para a melhora do funcionamento cognitivo. **B.** Os neurônios colinérgicos periféricos no intestino estão envolvidos em efeitos gastrintestinais. Em consequência, o reforço da acetilcolina periférica produzido pelo bloqueio da AChE pode contribuir para os efeitos colaterais gastrintestinais.

Rivastigmina

A rivastigmina é "pseudoirreversível" (*i.e.*, ela se reverte em algumas horas), de ação intermediária, não apenas seletiva para a AChE em comparação com a BuChE, mas também talvez para a AChE no córtex e no hipocampo, em comparação com a AChE presente em outras áreas do cérebro (Figura 12.35A). A rivastigmina também inibe a BuChE nas células gliais, o que pode contribuir, em certo grau, para o aumento dos níveis de ACh no sistema nervoso central (Figura 12.35A). A inibição da BuChE nas células gliais pode ser ainda mais importante em pacientes com DA, visto que eles desenvolvem gliose quando os neurônios corticais morrem, uma vez que essas células gliais contêm BuChE. A inibição do aumento da atividade dessa enzima pode ter uma ação favorável sobre o aumento da disponibilidade de ACh para os

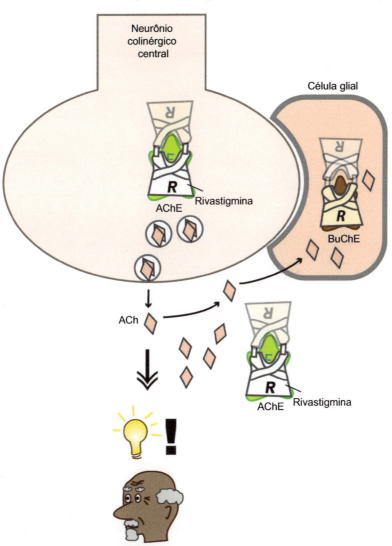

Figura 12.35A Ações da rivastigmina, parte 1. A rivastigmina é um inibidor pseudoirreversível (reverte ela própria no decorrer de horas) das enzimas AChE e BuChE, que estão presentes tanto no SNC quanto na periferia. Os neurônios colinérgicos centrais são importantes na regulação da memória. Portanto, no SNC, o reforço da acetilcolina produzido por bloqueio da AChE contribui para melhorar o funcionamento cognitivo. Em particular, a rivastigmina parece ser um tanto seletiva para a AChE no córtex e no hipocampo – duas regiões importantes para a memória – em comparação com outras áreas do cérebro. O bloqueio da BuChE pela rivastigmina nas células gliais também pode contribuir para o aumento dos níveis de acetilcolina.

receptores colinérgicos remanescentes por meio desse segundo mecanismo (Figura 12.35B). A rivastigmina parece ter segurança e eficácia comparáveis às da donepezila, embora possa exibir mais efeitos colaterais gastrintestinais quando administrada por via oral, talvez em virtude de seu perfil farmacocinético, talvez devido também à inibição tanto da AChE quanto da BuChE na periferia (Figura 12.35C). Todavia, dispõe-se, atualmente, de uma formulação transdérmica de rivastigmina, que reduz acentuadamente os efeitos colaterais periféricos da rivastigmina oral, provavelmente ao otimizar a liberação do fármaco e ao reduzir suas concentrações máximas.

Galantamina

A galantamina é um inibidor da colinesterase muito interessante, encontrada em galantos e narcisos. Ela tem duplo mecanismo de ação, associando a inibição da AChE (Figura 12.36A) à modulação alostérica positiva dos receptores colinérgicos nicotínicos (Figura 12.36B). Teoricamente, a inibição da AChE (Figura 12.36A) pode ser intensificada quando unida à segunda ação da galantamina nos receptores nicotínicos (Figura 12.36B). Dessa maneira, a elevação dos níveis de ACh nos receptores colinérgicos nicotínicos por meio da inibição da AChE pode ser

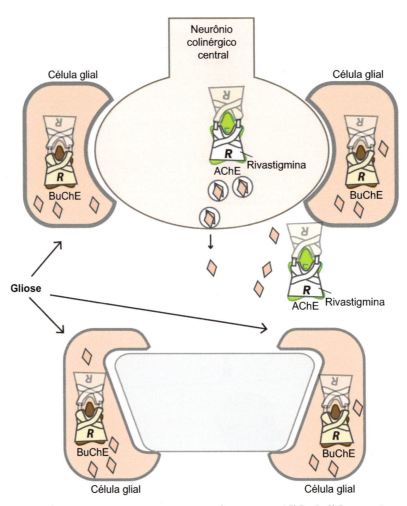

Figura 12.35B Ações da rivastigmina, parte 2. A rivastigmina inibe as enzimas AChE e BuChE, que estão presentes tanto no SNC quanto na periferia. A inibição da BuChE pode ser mais importante nos estágios avançados da doença, visto que, à medida que morrem mais neurônios colinérgicos e ocorre gliose, a atividade da BuChE aumenta.

Ações da rivastigmina: periferia

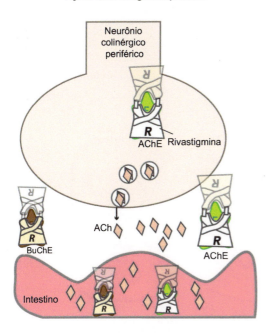

Figura 12.35C Ações da rivastigmina, parte 3. A rivastigmina inibe as enzimas AChE e BuChE, que estão presentes tanto no SNC quanto na periferia. Os neurônios colinérgicos periféricos no intestino estão envolvidos em efeitos gastrintestinais. Portanto, o reforço da acetilcolina periférica produzido por bloqueio da AChE e da BuChE pode contribuir para os efeitos colaterais gastrintestinais.

reforçada pelas ações de modulação alostérica positiva da galantamina (Figura 12.36B). Entretanto, não foi comprovado que essa segunda ação supostamente vantajosa como PAM nicotínico possa se traduzir em vantagens clínicas.

Glutamato como alvo para o tratamento sintomático da memória e da cognição na doença de Alzheimer

Naturalmente, a disfunção colinérgica não constitui o único problema na DA, e ocorre neurodegeneração progressiva dos circuitos tanto colinérgicos quanto glutamatérgicos à medida que há transição do paciente do MCI para a DA. Foi formulada a hipótese de que o glutamato é liberado em excesso quando a DA se desenvolve (ver Figura 4.52D e discussão no Capítulo 4; ver também Figura 12.23A, à esquerda). É possível que tal fenômeno seja desencadeado, em parte, pelas placas Aβ e pelos emaranhados neurofibrilares neurotóxicos que liberam glutamato em decorrência da inibição normal pelo GABA, conforme os interneurônios GABAérgicos se degeneram (ver Capítulo 4 e Figura 4.52D; comparar com Figura 12.37A a C). Isto é, no estado de repouso, o glutamato normalmente permanece quieto, e o receptor NMDA está fisiologicamente bloqueado por íons magnésio (Figura 12.37A). Quando ocorre neurotransmissão excitatória normal, o glutamato é liberado em grandes quantidades (Figura 12.37B). O receptor NMDA pós-sináptico é um "detector de coincidências" e possibilita o influxo de íons se ocorrerem três eventos ao mesmo tempo: despolarização neuronal, frequentemente pela ativação dos receptores AMPA (ácido α-amino-3-hidroxi-5-metil-4isoxazol propiônico) vizinhos; ocupação do glutamato em seu sítio de ligação no receptor NMDA; e ocupação pelo cotransmissor glicina em seu sítio no receptor NMDA (Figura 12.37B). Se as placas e os emaranhados causarem "vazamento" constante de glutamato (ver Capítulo 4 e Figura 4.52D), isso pode interferir na sintonização precisa da neurotransmissão glutamatérgica e, possivelmente, na memória e na aprendizagem, porém sem provocar necessariamente dano aos neurônios (Figura 12.37C). De modo hipotético, com a progressão da DA, a liberação de glutamato pode aumentar até um nível capaz de bombardear tonicamente o receptor pós-sináptico, levando, por fim, à morte dos dendritos e, em seguida, de neurônios inteiros, devido à morte celular excitotóxica (Figura 12.37C; Figura 12.23A).

Memantina

A justificativa para o uso da memantina (Figura 12.38), um tipo de antagonista de NMDA, consiste em reduzir a ativação anormal da neurotransmissão glutamatérgica e, portanto, interferir na fisiopatologia da DA, melhorar a função cognitiva e retardar a velocidade de declínio ao longo do tempo (Figura 12.37D; Figura 12.23A). O bloqueio crônico dos receptores NMDA hipoteticamente deve interferir na formação da memória e na neuroplasticidade. Assim, o que se pode fazer para diminuir o nível excessivo e sustentado, porém baixo, de ativação excitotóxica dos receptores NMDA, sem, contudo, interferir na aprendizagem, na memória e na neuroplasticidade ou induzir um estado semelhante à esquizofrenia?

A resposta parece ser a possibilidade de interferir na neurotransmissão glutamatérgica mediada por NMDA com um antagonista fraco

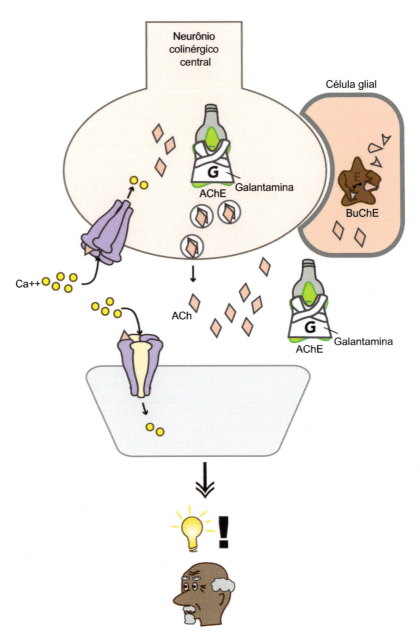

Figura 12.36A Ações da galantamina, parte 1. A galantamina é um inibidor da enzima AChE. Os neurônios colinérgicos centrais são importantes na regulação da memória, e, portanto, no sistema nervoso central, o reforço da acetilcolina produzido por bloqueio da AChE contribui para melhorar o funcionamento cognitivo.

Capítulo 12 | Demência: Causas, Tratamentos Sintomáticos e a Rede Neurotransmissora... **521**

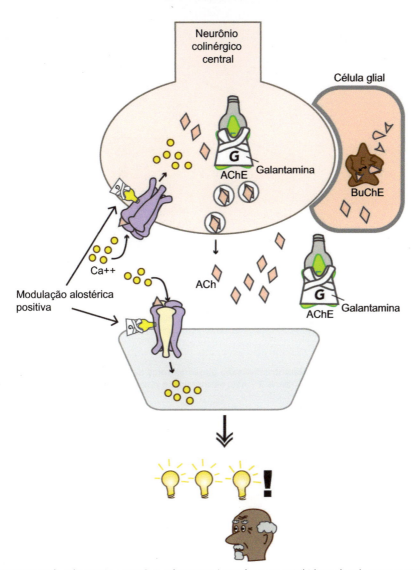

Figura 12.36B Ações da galantamina, parte 2. A galantamina é singular entre os inibidores da colinesterase, visto que ela também é um PAM nos receptores colinérgicos nicotínicos, o que indica que ela pode reforçar os efeitos da acetilcolina nesses receptores. A segunda ação da galantamina como PAM nos receptores nicotínicos pode, teoricamente, potencializar a sua ação primária como inibidor da colinesterase.

(baixa afinidade) de NMDA, que atue no mesmo local, tampando o canal iônico no local em que o íon magnésio normalmente o bloqueia em repouso. A memantina é um antagonista não competitivo do receptor NMDA dos canais abertos, com afinidade baixa a moderada, dependente de voltagem e cinética de bloqueio e desbloqueio rápida. Essa é uma maneira requintada de dizer que ela só bloqueia o canal iônico do receptor NMDA quando ele está aberto, razão pela qual a memantina é denominada antagonista de canais abertos e pela qual ela é dependente de voltagem; ou seja, para abrir o canal. Essa também é uma maneira elegante de dizer que a memantina bloqueia rapidamente os canais abertos, porém ela está pronta e rapidamente reversível se surgir

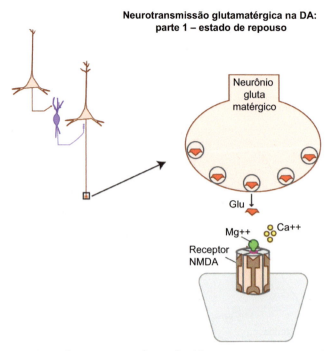

Figura 12.37A Neurotransmissão glutamatérgica na doença de Alzheimer, parte 1. No estágio de repouso (ausência de ligação do glutamato), o receptor NMDA (*N*-metil-D-aspartato) é bloqueado pelo magnésio.

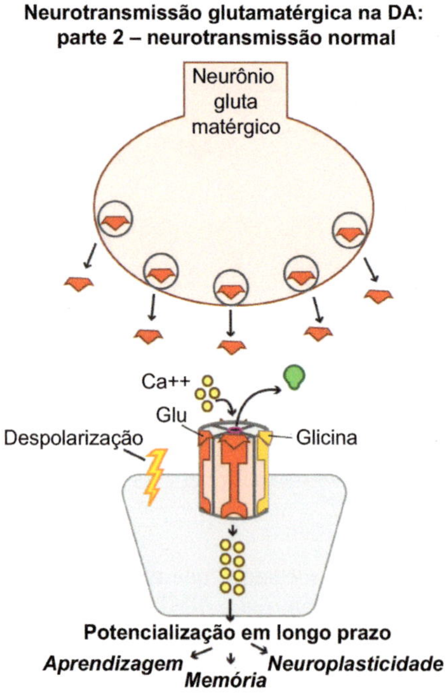

Figura 12.37B Neurotransmissão glutamatérgica na doença de Alzheimer, parte 2. Na presença de neurotransmissão normal, o glutamato é liberado e liga-se ao receptor NMDA (*N*-metil-D-aspartato). Se o neurônio for despolarizado e ocorrer ligação simultânea da glicina ao receptor NMDA, o canal abre-se e possibilita o influxo de íons. Isso resulta em potencialização em longo prazo.

Capítulo 12 | Demência: Causas, Tratamentos Sintomáticos e a Rede Neurotransmissora... **523**

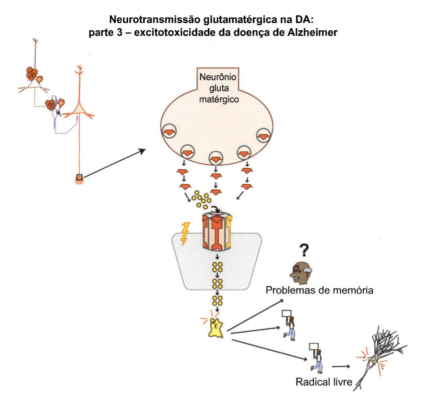

Figura 12.37C Neurotransmissão glutamatérgica na doença de Alzheimer, parte 3. A neurodegeneração causada pelas placas e pelos emaranhados pode provocar vazamento contínuo de glutamato e resultar em influxo excessivo de cálcio nos neurônios pós-sinápticos, o que, em curto prazo, pode causar problemas de memória e, em longo prazo, acúmulo de radicais livres e, portanto, destruição dos neurônios.

uma barreira de glutamato proveniente da neurotransmissão normal (Figura 12.37E).

Esse conceito está ilustrado nas Figuras 12.37C, 12.37D e 12.37E. Em primeiro lugar, a Figura 12.37C ilustra o estado hipotético do neurônio glutamatérgico durante a excitotoxicidade na DA. Aqui, ocorre a liberação contínua de quantidades constantes, tônicas e excessivas de glutamato, de modo a interferir no estado de repouso normal do neurônio glutamatérgico (Figura 12.37C), nas funções da memória estabelecidas, da nova aprendizagem e da plasticidade neuronal normal na DA. Por fim, isso leva à ativação de enzimas intracelulares, que produzem radicais livres tóxicos que provocam dano às membranas do dendrito pós-sináptico e, por fim, destroem todo o neurônio (Figura 12.37C). Quando administrada, a memantina bloqueia os efeitos a jusante dessa liberação tônica de glutamato, teoricamente fazendo o neurônio glutamatérgico retornar a um novo estado de repouso, apesar da liberação contínua de glutamato (Figura 12.37D). Em tese, isso impede

que o glutamato em excesso interfira na atividade fisiológica do neurônio glutamatérgico em repouso, melhorando, assim, a memória. Teoricamente, também impede que o excesso de glutamato cause neurotoxicidade, retardando, de tal forma, a taxa de morte neuronal, bem como o declínio cognitivo associado que provoca a progressão da DA (Figura 12.37D).

Entretanto, ao mesmo tempo, a memantina não é um bloqueador tão poderoso dos receptores NMDA a ponto de interromper toda a neurotransmissão nas sinapses glutamatérgicas (Figura 12.37E). Quando uma descarga fásica de glutamato é transitoriamente liberada durante a neurotransmissão glutamatérgica normal, isso provoca a despolarização, que é capaz de reverter o bloqueio da memantina até o desaparecimento da despolarização (Figura 12.37E). Por essa razão, a memantina não exerce as ações psicotomiméticas de outros antagonistas mais potentes de NMDA, como a fenciclidina (PCP) e a cetamina, tampouco interrompe a nova aprendizagem ou a capacidade de ocorrer

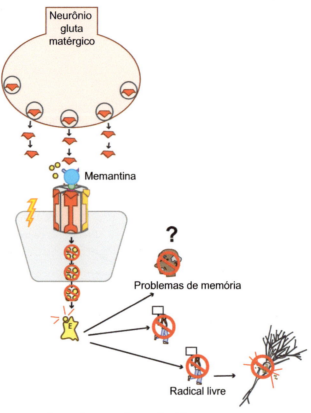

Figura 12.37D Neurotransmissão glutamatérgica na doença de Alzheimer, parte 4. A memantina é um antagonista não competitivo de baixa afinidade do receptor NMDA (N-metil-D-aspartato), que se liga ao sítio do magnésio quando o canal está aberto. Por conseguinte, a memantina bloqueia os efeitos a jusante da liberação tônica excessiva de glutamato, "tampando" o canal iônico de NMDA, o que pode melhorar a memória e impedir a morte neuronal em decorrência da excitotoxicidade do glutamato.

neurotransmissão normal, quando necessária (Figura 12.37E). O bloqueio dos receptores NMDA pela memantina pode ser considerado como um tipo de "magnésio artificial", mais efetivo do que o bloqueio fisiológico do magnésio, que é sobrepujado pela liberação excitotóxica de glutamato, porém menos efetivo do que a PCP ou a cetamina, de modo que o sistema glutamatérgico não é totalmente interrompido. Trata-se de algo semelhante a adquirir um bolo e comê-lo.

A memantina também tem propriedades de ligação de σ e propriedades antagonistas de 5HT$_3$ fracas (Figura 12.38), porém ainda não foi esclarecido se essas propriedades contribuem para as ações desse fármaco na DA. Como o seu mecanismo de ação na DA é muito diferente da inibição da colinesterase, a memantina é normalmente administrada de modo concomitante com um inibidor da colinesterase, de modo a explorar o potencial de ambas as abordagens e obter resultados aditivos nos pacientes.

Sintomas comportamentais da demência utilizados como alvo

A demência é, com frequência, vista fundamentalmente como um transtorno da memória e da cognição, porém também existem muitos sintomas comportamentais importantes associados à demência (Figura 12.39), cada um deles potencialmente regulado por redes neuronais distintas (ver Figura 12.23). A Tabela 12.7 fornece a prevalência dos sintomas comportamentais específicos da demência reunidos a partir de muitos

Capítulo 12 | Demência: Causas, Tratamentos Sintomáticos e a Rede Neurotransmissora... **525**

Neurotransmissão glutamatérgica na DA: parte 5 – neurotransmissão normal

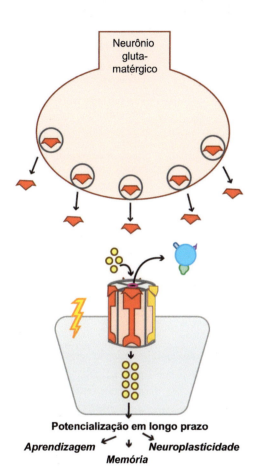

Figura 12.37E Neurotransmissão glutamatérgica na doença de Alzheimer, parte 5. Como a memantina tem baixa afinidade, quando há descarga fásica de glutamato e ocorre despolarização, isso é suficiente para remover a memantina do canal iônico e, assim, possibilitar a neurotransmissão normal, indicando que a memantina não exerce efeitos psicotomiméticos nem interfere na nova aprendizagem normal.

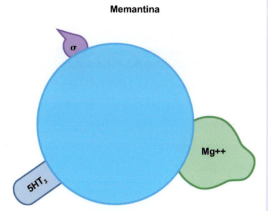

Figura 12.38 Memantina. A memantina é um antagonista não competitivo de baixa afinidade do receptor NMDA (N-metil-D-aspartato), que se liga ao sítio do magnésio quando o canal está aberto. Além disso, ela tem propriedades de ligação σ e propriedades fracas de antagonista de 5HT$_3$.

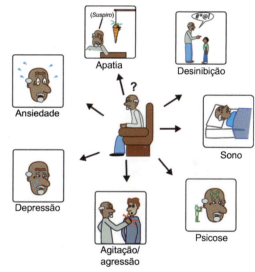

Figura 12.39 Sintomas comportamentais na demência. Os pacientes com demência podem exibir muitos sintomas além do comprometimento cognitivo e da memória, cada um deles potencialmente regulado por redes neuronais distintas.

estudos da DA. São discutidos, aqui, os tratamentos da psicose relacionada com demência, agitação, depressão e apatia.

Definição de agitação e psicose na doença de Alzheimer

Talvez nenhum sintoma de demência suscite tanto alarme quanto a agitação, particularmente quando ela se transforma em agressão física, com comportamentos como bater portas, arremessar objetos, chutar, gritar, empurrar, arranhar, morder, perambular, intrometer-se com os outros, inquietar-se, andar de um lado para outro, recusar os medicamentos, recusar ajuda nas atividades da vida diária e comportar-se sexualmente de maneira inapropriada (Tabela 12.8).

Para propósitos clínicos e de pesquisa, o Agitation Definition Work Group da International Psychogeriatric Associations define que a agitação ocorre em pacientes que:

526 Stahl Psicofarmacologia: Bases Neurocientíficas e Aplicações Práticas

Tabela 12.7 Prevalência de sintomas comportamentais e psicológicos específicos da demência (SCPD).

Sintoma	Porcentagem
Apatia	49
Depressão	42
Agressão	40
Transtorno do sono	39
Ansiedade	39
Irritabilidade	36
Transtorno do apetite	34
Comportamento motor aberrante	32
Delírios	31
Desinibição	17
Alucinações	16
Euforia	7

As estimativas de prevalência foram reunidas de 48 estudos de SCPD na doença de Alzheimer, utilizando o Inventário Neuropsiquiátrico.
Dados de Zhao et al. (2016).

- Têm prejuízo cognitivo ou síndrome de demência
- Exibem comportamento consistente com sofrimento emocional
- Manifestam atividade motora excessiva, agressão verbal ou agressão física
- Evidenciam comportamentos que causam excesso de incapacidade e não apenas atribuíveis a outro transtorno.

Em contrapartida, a psicose relacionada com a demência, conforme discutido anteriormente, é definida por:

- Delírios ou alucinações que ocorrem após o início do declínio cognitivo
- Persistência durante pelo menos 1 mês
- Casos em que não é mais bem explicada por *delirium* ou algum outro transtorno mental.

Enquanto a psicose e a agitação podem ser distinguidas com bastante facilidade do declínio da memória na DA, elas podem ser facilmente confundidas uma com a outra. Entretanto, esses dois domínios de sintomas de agitação e de psicose surgem, hipoteticamente, de uma disfunção de redes neuronais totalmente separadas na demência (comparar com Figura 12.23B e C)

Tabela 12.8 Avaliação da agitação.

Inventário de agitação de Cohen-Mansfield (IACM)	
Físico/agressivo	Físico/não agressivo
Bater	Andar de um lado para outro, vagando sem rumo
Chutar	Vestir-se de modo inadequado/despir-se
Agarrar	Tentar chegar a um lugar diferente
Empurrar	Cair de forma intencional
Atirar coisas	Comer/beber substâncias impróprias
Morder	Manusear objetos de modo inadequado
Arranhar	Esconder objetos
Cuspir	Acumular objetos
Ferir a si mesmo ou aos outros	Realizar maneirismos repetitivos
Destruir bens	Inquietar-se de modo geral
Fazer avanços sexuais físicos	
Verbal/agressivo	Verbal/não agressivo
Gritar	Dizer frases ou fazer perguntas repetitivas
Fazer avanços sexuais verbais	Fazer ruídos estranhos
Xingar ou agredir verbalmente	Queixar-se
	Ser negativo
	Solicitar atenção de forma injustificada e constante

e levam a tratamentos totalmente distintos. Tendo-se em vista que os novos tratamentos em fase de desenvolvimento para a psicose e para a agitação têm mecanismos distintos para atuar nessas redes neuronais de maneira individual e diferente, é mais importante do que nunca ser capaz de diferenciar a agitação da psicose na demência. Além disso, sintomas psicóticos, como alucinações intrusivas e/ou delírios paranoides, podem precipitar a agitação ou levar a um comportamento agressivo. Por conseguinte, alguns pacientes com demência apresentarão

Capítulo 12 | Demência: Causas, Tratamentos Sintomáticos e a Rede Neurotransmissora... **527**

tanto agitação quanto psicose e necessitarão de tratamento para ambas.

Antes de utilizar medicamentos para o tratamento da agitação ou da psicose na demência, os fatores precipitantes reversíveis, particularmente os de agitação, devem ser tratados de forma não farmacológica (Tabela 12.9):

- Dor
- Abstinência de nicotina
- Efeitos colaterais de medicamentos
- Doenças médicas e neurológicas não diagnosticadas
- Ambientes provocantes que são demasiado estimulantes ou não estimulantes o suficiente.

Tratamento farmacológico da psicose e da agitação na demência

Ainda não existe tratamento farmacológico aprovado para a psicose ou a agitação na demência, embora vários agentes estejam em ensaios clínicos de fase avançada. Até o momento, a psicose e a agitação na demência não foram diferenciadas clinicamente de maneira particularmente boa, visto que ambas permaneceram sem tratamento ou foram tratadas de modo inespecífico e com bastante controvérsia, utilizando agentes antagonistas dos receptores dopaminérgicos não aprovados e normalmente utilizados no tratamento da esquizofrenia. Nenhum aspecto do tratamento dos sintomas comportamentais da demência tem sido mais controverso do

Tabela 12.9 Opções não farmacológicas para os sintomas comportamentais na demência.

- Tratar as necessidades não atendidas (fome, dor, sede, tédio)
- Identificar/modificar estressores ambientais
- Identificar/modificar estressores rotineiros diários
- Fornecer suporte/treinamento por cuidadores
- Modificar o comportamento
- Fazer terapia em grupo/individual
- Tentar a resolução de problemas
- Distrair-se
- Fornecer saídas para a energia reprimida (exercício, atividades)
- Evitar gatilhos de comportamento
- Aumentar o engajamento social
- Praticar técnicas de relaxamento
- Fazer terapia de reminiscência
- Fazer musicoterapia
- Fazer aromaterapia
- Fazer terapia com animais

que o manejo atual da agitação e da psicose na demência, em particular quando se trata do uso de fármacos antagonistas dos receptores D_2 de dopamina.

Por que os fármacos antagonistas dos receptores D_2 de dopamina são controversos? Essa situação se deve a muitos fatores, incluindo o potencial desses fármacos de atuarem como "camisa de força química" e de tranquilizarem excessivamente os pacientes. Há, também, grandes preocupações quanto à segurança e uma advertência em tarja preta, especificamente sobre eventos cardiovasculares, como acidente vascular encefálico e morte, em decorrência do uso desses fármacos. Os riscos de mortalidade podem consistir em acidente vascular encefálico, tromboembolismo, quedas, complicações cardíacas do prolongamento do intervalo QT e pneumonia, particularmente quando os pacientes são sedados com fármacos que aumentam o risco de aspiração (p. ex., anticolinérgicos, sedativo-hipnóticos, benzodiazepínicos, opioides e álcool).

Em contrapartida, alguns antagonistas dos receptores de dopamina provenientes de ensaios clínicos de pequeno porte ou de observações não científicas da prática clínica frequentemente demonstram ter maior eficácia do que a relatada em ensaios clínicos controlados que apresentam altas taxas de resposta ao placebo. Outra consideração no mundo real é que também há risco do *não* tratamento da agitação, da agressão e da psicose na demência, incluindo os riscos de institucionalização precoce e os perigos desses comportamentos para o próprio paciente e os outros ao redor dele. Portanto, após uma cuidadosa consideração dos riscos e dos benefícios para um paciente com demência, alguns são tratados cautelosamente "sem indicação terapêutica formal" com fármacos antagonistas da dopamina, em particular risperidona, olanzapina e aripiprazol, bem como haloperidol, mas não com quetiapina ou outros (ver Capítulo 5 para uma discussão extensa dos fármacos utilizados na psicose, bem como de cada um deles individualmente).

O dilema causado pela necessidade de tratar, mesmo na presença de advertência em tarja preta contra o uso de antagonistas da dopamina, estimulou a pesquisa de fármacos comprovadamente efetivos no tratamento da psicose e da agitação que tenham um perfil de segurança adequado. Há ensaios clínicos em andamento com diversos agentes terapêuticos novos em fase de desenvolvimento, que são direcionados separadamente e de modo mais específico para a rede da psicose (p. ex., o antagonista de $5HT_{2A}$, a pimavanserina) ou para a rede de agitação (agentes multimodais glutamatérgicos e monoaminérgicos, como brexpiprazol e dextrometorfano-bupropiona). Por isso, é mais importante do que nunca distinguir a agitação da psicose, visto que os tratamentos são direcionados para redes cerebrais totalmente diferentes, com novos tratamentos para a psicose de eficácia não comprovada para a agitação, e vice-versa.

A serotonina como alvo para o tratamento sintomático da psicose relacionada com a demência

As estimativas de prevalência para a psicose variam de 10% para a DFT a 75% para a demência com corpos de Lewy (Tabela 12.10). Nos EUA, estima-se que mais de 2 milhões de pessoas sofram de psicose relacionada com a demência. As alucinações visuais constituem uma característica proeminente da psicose em todas as formas de demência, particularmente na demência com corpos de Lewy e na demência da doença de Parkinson (Tabela 12.10 e Figuras 12.40 e 12.41). Além disso, são observados delírios em todas as formas de demência, em particular na DA (Figura 12.40), em que os delírios mais comuns são paranoides (p. ex., roubo ou infidelidade conjugal) e de erros de identificação, embora estes últimos sejam algumas vezes considerados um tipo de déficit de memória, em vez de psicose. Na doença de Parkinson, a psicose frequentemente anuncia o surgimento da demência, e vice-versa. Até 50 a 70% dos pacientes com demência da doença de Parkinson relatam a ocorrência de alucinações, em comparação com apenas 10% dos pacientes com doença de Parkinson sem demência (Figura 12.41 e Tabela 12.10). Cerca de 85% dos pacientes com psicose da doença de Parkinson experimentam apenas alucinações, ao passo que 7,5% têm alucinações e delírios, e 7,5%, apenas delírios (Figura 12.41). A gravidade da psicose e os sintomas

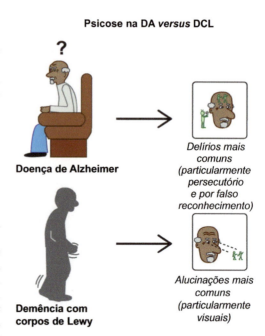

Figura 12.40 Psicose na doença de Alzheimer *versus* demências com corpos de Lewy. Na DA, os delírios são mais comuns do que as alucinações, em particular os delírios de perseguição ou de falso reconhecimento. Nas DCLs, as alucinações são mais comuns, em particular as alucinações visuais.

específicos manifestados também variam ao longo do espectro das demências (Figuras 12.40 e 12.41). A frequência da psicose também varia ao longo do tempo e de acordo com a história natural da demência, sendo observada com mais frequência em pacientes com demência mais avançada. Em qualquer forma de demência, os sintomas psicóticos parecem estar relacionados com a patologia do neocórtex, e, como todos os sintomas observados na demência, os sintomas específicos, como alucinações auditivas *versus* visuais *versus* delírios, tendem a refletir danos a áreas corticais específicas (Figura 12.42A a C; Figura 12.23B). A psicose relacionada com a

Tabela 12.10 Faixas de prevalência (%) para a psicose, os delírios e as alucinações na doença de Alzheimer, na demência vascular, na demência com corpos de Lewy, na demência da doença de Parkinson e na demência frontotemporal.

	Doença de Alzheimer	Demência vascular	Demência com corpos de Lewy	Demência da doença de Parkinson	Demência frontotemporal
Prevalência global da psicose	30	15	75	50	10
Prevalência dos delírios	10 a 39	14 a 27	40 a 57	28 a 50	2,3 a 6
Prevalência das alucinações	11 a 17	5 a 14	55 a 78	32 a 63	1,2 a 13

Capítulo 12 | Demência: Causas, Tratamentos Sintomáticos e a Rede Neurotransmissora...   529

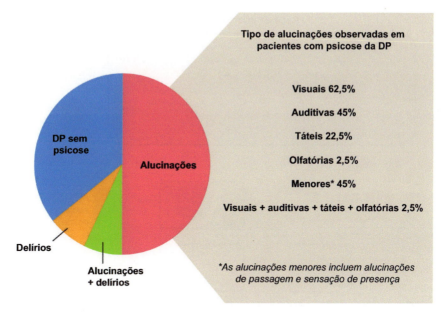

Figura 12.41 Psicose na doença de Parkinson. A psicose está comumente associada à DP, e a presença de psicose frequentemente anuncia o surgimento da demência, e vice-versa. As alucinações relatadas por pacientes com DP são, com frequência, visuais; entretanto, outros tipos de alucinações também podem ser experimentados.

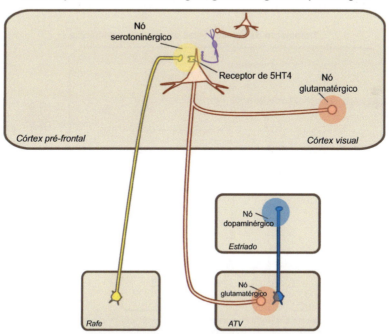

Figura 12.42A A rede da psicose no estado basal. Os sintomas de psicose parecem ser mediados pela comunicação nas sinapses (nós) entre neurônios glutamatérgicos, GABAérgicos (ácido γ-aminobutírico), serotoninérgicos e dopaminérgicos. Os neurônios glutamatérgicos no córtex pré-frontal projetam-se para a área tegmental ventral (ATV), onde se conectam com neurônios dopaminérgicos (nó glutamatérgico). Em seguida, esses neurônios projetam-se para o estriado. Os neurônios serotoninérgicos no núcleo da rafe projetam-se para o córtex pré-frontal, onde se conectam com neurônios glutamatérgicos (nó serotoninérgico). Os neurônios glutamatérgicos projetam-se do córtex pré-frontal para o córtex visual, onde se conectam com outros neurônios glutamatérgicos (nó glutamatérgico).

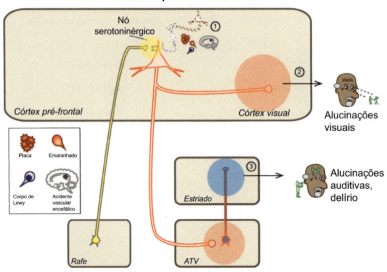

Figura 12.42B A rede da psicose na demência. 1. O acúmulo de placas Aβ, emaranhados de proteína tau e/ou corpos de Lewy e o dano causado por acidentes vasculares encefálicos podem destruir alguns neurônios piramidais glutamatérgicos e interneurônios GABAérgicos, enquanto outros permanecem intactos. A perda da inibição GABAérgica provoca o desarranjo do controle dos neurônios piramidais glutamatérgicos, pelo menos temporariamente. Quando os efeitos da estimulação dos receptores de $5HT_{2A}$ excitatórios não são neutralizados por inibição GABAérgica, ocorre o aumento efetivo da neurotransmissão glutamatérgica. **2.** A liberação excessiva de glutamato no córtex visual pode provocar alucinações visuais. **3.** A liberação excessiva de glutamato na área tegmental ventral (ATV) provoca hiperatividade da via dopaminérgica mesolímbica, resultando em delírios e alucinações auditivas.

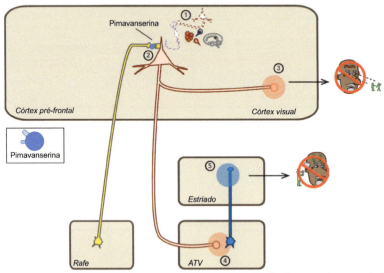

Figura 12.42C A rede da psicose na demência com tratamento. 1. O acúmulo de placas Aβ, de emaranhados de tau e/ou de corpos de Lewy e o dano causado por acidentes vasculares encefálicos podem destruir alguns neurônios piramidais glutamatérgicos e interneurônios GABAérgicos, enquanto outros permanecem intactos. A perda da inibição GABA causa o desarranjo do controle dos neurônios piramidais glutamatérgicos, pelo menos temporariamente. **2.** Quando a pimavanserina, um antagonista de $5HT_{2A}$, liga-se aos receptores de $5HT_{2A}$ nos neurônios glutamatérgicos no córtex pré-frontal, isso compensa a perda de inibição do GABA, devido à neurodegeneração dos neurônios glutamatérgicos e GABAérgicos. **3.** A normalização da neurotransmissão glutamatérgica a jusante no córtex visual leva à redução das alucinações visuais. **4.** A normalização da neurotransmissão glutamatérgica a jusante na área tegmental ventral (ATV) leva à **(5)** normalização da neurotransmissão dopaminérgica e à redução dos delírios e das alucinações auditivas.

Capítulo 12 | Demência: Causas, Tratamentos Sintomáticos e a Rede Neurotransmissora... **531**

demência tem sido consistentemente associada à maior sobrecarga para os cuidadores e a uma progressão mais rápida para demência grave, institucionalização e morte. Algumas questões que surgem na compreensão da psicose relacionada com a demência incluem: como tantas formas distintas de demência podem apresentar psicose (ver Tabela 12.10) quando suas causas são tão diferentes? Além disso, por que todos os pacientes com demência não apresentam psicose?

As respostas a essas perguntas podem ser encontradas ao se adquirir uma compreensão dos circuitos cerebrais hipotéticos que medeiam a psicose na demência (Figura 12.43B; Figura 12.23B; consultar também discussão sobre psicose no Capítulo 4 e Figuras 4.34, 4.52D e 4.55). Do ponto de vista teórico, a psicose é um sintoma derivado do processamento ineficiente da informação em um circuito cerebral diferente daquele que teoricamente processa a memória (comparar com Figuras 12.23A e 12.42A). Quando o processo destrutivo em qualquer tipo de demência invade a rede da psicose que regula o pensamento racional e o processamento da entrada sensorial (Figura 12.42A), o resultado é, em tese, a psicose (Figura 12.42B; ver também Capítulo 4 e Figuras 4.34, 4.52D e 4.55). A partir do que se sabe sobre a rede da psicose, os delírios e as alucinações parecem ser regulados por uma rede neuronal que conecta os neurônios glutamatérgicos, GABAérgicos, serotoninérgicos e dopaminérgicos (comparar com Figura 12.42A e B). Os locais de conexões/sinapses entre esses neurônios diferentes são considerados "nós" nessa rede, em que seus neurotransmissores atuam para regular todo o circuito cerebral interconectado da psicose (Figura 12.42A). Na demência, o acúmulo de placas $A\beta$, os emaranhados de proteína tau, os corpos de Lewy e/ou os acidentes vasculares encefálicos no nó cortical que conecta o GABA e o glutamato hipoteticamente podem suprimir neurônios reguladores fundamentais, em particular interneurônios GABAérgicos inibitórios, causando hiperatividade glutamatérgica e, consequentemente, hiperatividade dopaminérgica a jusante e psicose (Figura 12.42B).

Por que alguns pacientes com demência apresentam psicose e outros não? Uma hipótese aventada é a de que, nos pacientes com psicose relacionada com a demência, a neurodegeneração progrediu de modo a eliminar os neurônios reguladores não apenas na via da memória (ver Figura 12.33B), mas também na via da psicose (Figura 12.42B). Em outros pacientes com demência sem psicose, a neurodegeneração

(ainda) não suprimiu os neurônios que regulam a rede da psicose.

Embora qualquer nó na rede da psicose seja um local teórico de ação terapêutica, não existe, no momento, nenhuma maneira efetiva de atacar a rede da psicose com agentes GABAérgicos e glutamatérgicos. Embora o bloqueio dos receptores de dopamina frequentemente tenha efeitos antipsicóticos em pacientes com psicose relacionada com a demência, esses agentes aumentam a taxa de acidente vascular encefálico e mortalidade, de modo que não estão aprovados para o tratamento da psicose relacionada com a demência.

Nesse caso, então, como é possível reprimir a hiperatividade na rede da psicose na demência? A resposta é bloquear o impulso excitatório normal da serotonina nessa rede, nos receptores de $5HT_{2A}$, com o agente seletivo, a pimavanserina (Figura 12.42C; ver no Capítulo 5 discussão mais pormenorizada sobre a pimavanserina na psicose, bem como Figuras 5.16, 5.17 e 5.59). Na psicose relacionada com a demência, acredita-se que a pimavanserina reduz a hiperatividade na rede da psicose causada por placas, emaranhados, corpos de Lewy ou acidente vascular encefálico, diminuindo, presumivelmente, a estimulação de $5HT_{2A}$ normal dos neurônios glutamatérgicos sobreviventes que perderam a sua inibição GABAérgica por neurodegeneração. Teoricamente, isso reequilibra o impulso dos neurônios glutamatérgicos sobreviventes, de modo que o antagonismo de $5HT_{2A}$ e a redução da estimulação neuronal compensam a perda de inibição GABAérgica. A pimavanserina, um antagonista de $5HT_{2A}$, está aprovada para o tratamento da psicose da doença de Parkinson, e existem ensaios clínicos positivos desse agente na psicose de todas as causas relacionada com a demência.

Redes neuronais da agitação na doença de Alzheimer

Um modelo simples para o circuito da agitação na DA consiste na existência de um desequilíbrio na inibição cortical "de cima para baixo", com impulsos límbicos e emocionais "de baixo para cima" (Figuras 12.43 e 12.44). Com efeito, esse modelo simples tem sido implicado em ampla variedade de sintomas relacionados em diversos transtornos, como a agitação psicomotora da psicose (discutida no Capítulo 4), a mania e características mistas (discutidas no Capítulo 6), transtornos de impulsividade, como o TDAH (discutido no Capítulo 10), e muitas síndromes

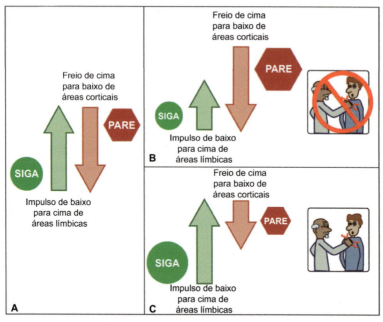

Figura 12.43 Agitação na doença de Alzheimer. A. A inibição cortical "de cima para baixo" e o impulso límbico "de baixo para cima" estão em equilíbrio. **B.** A ativação normal do circuito de cima para baixo inibe o impulso de baixo para cima mais impulsivo a partir de regiões límbicas, impedindo a ocorrência de sintomas comportamentais inapropriados. **C.** Na doença de Alzheimer, a degeneração pode levar a uma inibição de cima para baixo insuficiente do impulso límbico de baixo para cima, com consequente ocorrência de sintomas comportamentais.

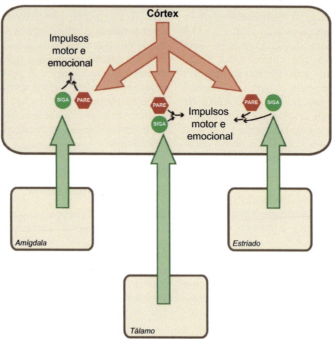

Figura 12.44 Rede da agitação/impulsividade. O impulso sensorial e emocional de baixo para cima da amígdala, do tálamo e do estriado é retransmitido ao córtex. A inibição cortical de cima para baixo equilibra o impulso de baixo para cima, resultando nos impulsos motor e emocional apropriados.

impulsivo-compulsivas, como transtorno obsessivo-compulsivo (TOC), jogo patológico, uso de substâncias e até mesmo violência (discutida no Capítulo 13). Na DA, a neurodegeneração destrói os neurônios responsáveis pela inibição de cima para baixo, e acredita-se que isso permita que impulsos de baixo para cima prossigam de modo inabalável e, portanto, permitam as manifestações francas da agitação.

Um modelo mais sofisticado de agitação na DA baseia-se na hipótese de uma deficiência na filtragem talâmica dos impulsos sensoriais, devido à perda da inibição cortical de cima para baixo que resulta nos impulsos *motor* e *emocional* da agitação (Figuras 12.45A e B, 12.46A e B). A inibição cortical de cima para baixo normal filtra o impulso *sensorial*, de modo que ele não gera uma resposta *motora* reflexiva e irrefletida (Figura 12.45A). De modo semelhante, a inibição cortical de cima para baixo intacta também filtra o impulso *emocional*, de modo a não gerar uma resposta *emocional* (Figura 12.46A).

Em pacientes com DA, as áreas sensoriais, emocionais e motoras do córtex tendem a sobreviver, ao passo que os neurônios neocorticais inibitórios de cima para baixo se degeneram, mantendo intacta a capacidade de expressão dos impulsos motor e emocional, mas não a capacidade de inibi-los (Figuras 12.45B e 12.46B). Por isso, quando o impulso inibitório de cima para baixo é destruído, o estímulo *sensorial* é capaz de sair do tálamo e entrar no córtex, provocando agitação *motora* reflexiva irrefletida (Figura 12.45B). Sem o impulso inibitório de cima para baixo, a estimulação emocional também desencadeia problemas de baixo para cima a partir do instigador límbico, a amígdala (Figura 12.46B). Portanto, quando a estimulação *emocional* não é filtrada pelo tálamo, ela pode acionar a amígdala para liberar fervor límbico de baixo para cima (Figura 12.46B). Em particular, o impulso da amígdala para a área tegmental ventral ativa a liberação de dopamina na via mesolímbica, agravando o filtro talâmico e provocando

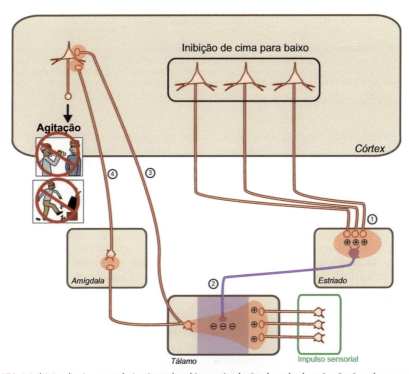

Figura 12.45A A inibição de cima para baixo impede a hiperestimulação da rede de agitação: impulso motor. **1.** Ocorre inibição cortical de cima para baixo quando os neurônios glutamatérgicos no córtex liberam glutamato no estriado. **2.** Isso estimula a liberação de GABA no tálamo, que filtra os estímulos sensoriais. **3.** Assim, o impulso talâmico diretamente para o córtex e **(4)** por meio da amígdala não gera uma resposta motora reflexiva.

A neurodegeneração na demência compromete a inibição de cima para baixo: impulso motor

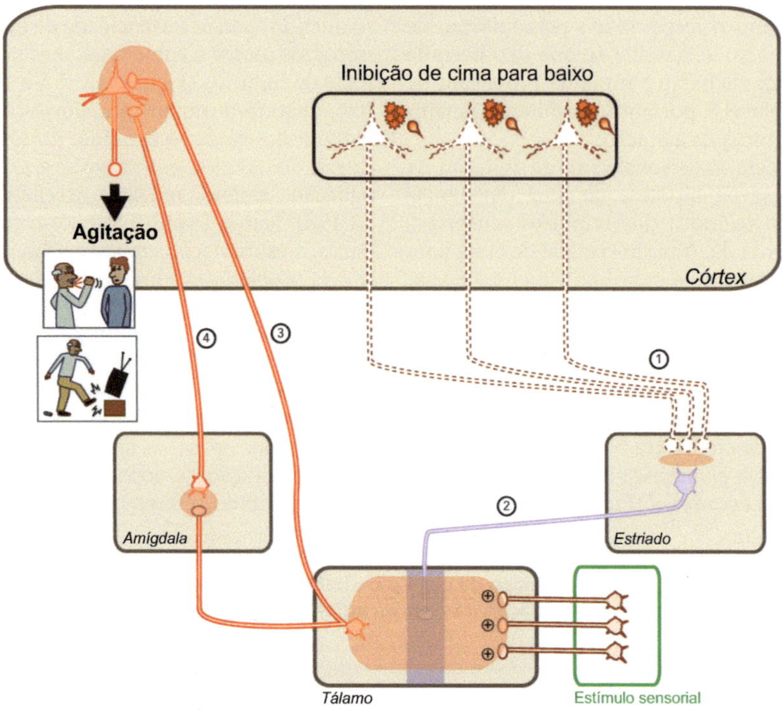

Figura 12.45B A neurodegeneração na demência compromete a inibição de cima para baixo: impulso motor. **1.** O acúmulo de placas Aβ e de emaranhados de proteína tau destrói os neurônios glutamatérgicos que se projetam para o estriado e, portanto, reduz a inibição cortical de cima para baixo. **2.** O impulso GABAérgico no tálamo é insuficiente, e o estímulo sensorial não é adequadamente filtrado. **3.** O impulso talâmico excessivo diretamente para o córtex e **(4)** por meio da amígdala gera uma resposta motora reflexiva.

emoções (Figura 12.46B). O impulso da amígdala para o *locus coeruleus* induz a liberação de noradrenalina no córtex, mobilizando a ativação e as emoções (Figura 12.46). Por fim, o impulso da amígdala diretamente para o córtex desencadeia agitação emocional e afetiva (Figura 12.46B).

Até agora, os tratamentos da agitação na DA não têm sido particularmente efetivos, incluindo os antagonistas do receptor de dopamina já mencionados. Na ausência de qualquer agente aprovado, o tratamento farmacológico de primeira linha da agitação e da agressividade na demência é realmente considerado por muitos especialistas como o uso de inibidores seletivos da recaptação de serotonina (ISRSs) e inibidores da recaptação de serotonina-noradrenalina (IRSNs), que podem ajudar alguns pacientes. Os tratamentos de segunda linha que podem ajudar a evitar o uso de fármacos antagonistas

dos receptores de dopamina incluem betabloqueadores, carbamazepina e, talvez, gabapentina e pregabalina, mas não valproato, topiramato, oxcarbazepina ou benzodiazepínicos. Infelizmente, além de não exibirem eficácia consistente, muitos desses fármacos estão associados a efeitos colaterais significativos, como sedação, marcha instável, diarreia e fraqueza. A carbamazepina demonstrou ter maior eficácia entre os fármacos não aprovados até hoje no tratamento dos sintomas neuropsiquiátricos da demência. Entretanto, ela apresenta riscos de efeitos colaterais significativos e pode interagir com medicamentos comumente prescritos a pacientes idosos. Os inibidores da colinesterase têm pouco ou nenhum benefício para a maioria dos sintomas comportamentais da demência, exceto em pacientes que apresentam demências com corpos de Lewy.

Capítulo 12 | Demência: Causas, Tratamentos Sintomáticos e a Rede Neurotransmissora... **535**

A inibição de cima para baixo impede a estimulação da rede de agitação: estímulo emocional

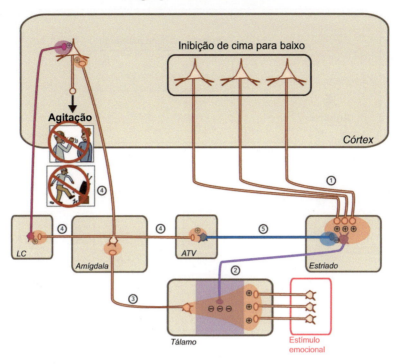

Figura 12.46A A inibição de cima para baixo impede a hiperestimulação da rede de agitação: estímulo emocional. **1.** Ocorre inibição cortical de cima para baixo quando os neurônios glutamatérgicos no córtex liberam glutamato no estriado. **2.** Isso estimula a liberação de GABA no tálamo, que filtra o estímulo emocional. **3.** Assim, o impulso talâmico para a amígdala leva ao **(4)** impulso controlado para o *locus coeruleus* (LC) e o córtex e não gera uma resposta emocional reflexiva. O impulso controlado para a área tegmental ventral (ATV) da mesma maneira leva ao **(5)** impulso dopaminérgico controlado da ATV para o estriado.

Uso de neurotransmissores multimodais (noradrenalina, serotonina e dopamina) como alvo para o tratamento sintomático da agitação da doença de Alzheimer

O brexipiprazol é um antagonista/agonista parcial da serotonina-dopamina-noradrenalina, discutido no Capítulo 5 como um dos fármacos aprovados no tratamento da psicose (ver Figura 5.57) e no Capítulo 7 como um dos fármacos usados para potencializar os ISRSs/IRSNs no tratamento da depressão maior unipolar. Esse fármaco combina vários mecanismos simultâneos para reprimir a atividade excessiva da rede de agitação na DA: isto é, por meio de suas ações bem conhecidas de agonista parcial de dopamina D_2 combinadas com ações de agonista parcial de $5HT_{1A}$ e antagonista de $5HT_{2A}$, bem como pelas suas outras ações relativamente singulares de bloqueio de receptores tanto α_1 quanto α_2-adrenérgicos (Figura 12.47; ver Figura 5.57). Embora o brexpiprazol tenha uma advertência sobre o aumento da mortalidade na *psicose* relacionada com a demência, o uso desse fármaco para a *agitação* na DA e em doses menores do que aquelas geralmente administradas no tratamento da psicose na esquizofrenia pode proporcionar maior margem de segurança, particularmente tendo em vista o sinergismo hipotético de suas cinco ações, que leva à eficácia terapêutica observada na agitação da DA (Figura 12.47). De modo específico, ao reduzir o impulso dopaminérgico da ATV desencadeado pela ativação da amígdala, ele produziria uma melhora da filtragem talâmica do estímulo emocional (Figura 12.46B). Além disso, as ações multimodais do brexpiprazol têm vários pontos de interação para reprimir o impulso cortical excessivo dos neurônios piramidais sobreviventes que conduzem as agitações motora e emocional (Figura 12.47). O bloqueio da ativação pela

A neurodegeneração na demência compromete a inibição de cima para baixo: impulso emocional

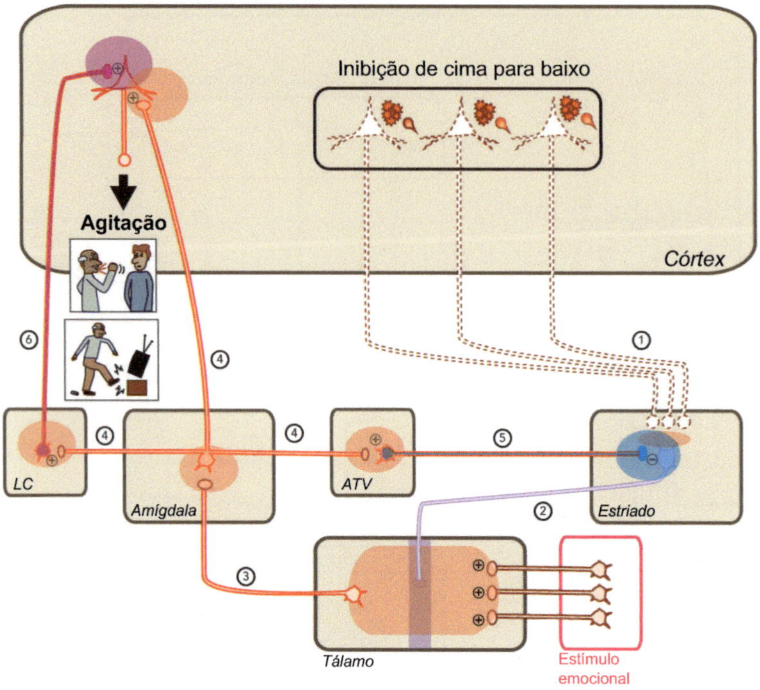

Figura 12.46B A neurodegeneração na demência compromete a inibição de cima para baixo: impulso emocional. 1. O acúmulo de placas Aβ e de emaranhados de proteína tau destrói os neurônios glutamatérgicos que se projetam para o estriado e, portanto, reduz a inibição cortical de cima para baixo. 2. O impulso GABAérgico no tálamo é insuficiente, e o estímulo emocional não é adequadamente filtrado. 3. O impulso talâmico excessivo para a amígdala leva (4) a um impulso excessivo para o *locus coeruleus* (LC), o córtex e a área tegmental ventral (ATV). 5. A dopamina é liberada da ATV para o estriado, reduzindo ainda mais o filtro talâmico e contribuindo para uma resposta emocional reflexiva. 6. A noradrenalina é liberada do LC para o córtex, o que contribui para uma resposta emocional reflexiva.

noradrenalina do impulso do *locus coeruleus* nos receptores pós-sinápticos α_{2c} e α_1 nos dendritos dos neurônios piramidais deve reduzir a ativação e as respostas emocionais (Figura 12.47). O bloqueio da excitação normal da serotonina por ações antagonistas nos receptores de $5HT_{2A}$ e a potencialização da inibição normal da serotonina por ações agonistas parciais nos receptores de $5HT_{1A}$ também devem se combinar para reduzir os impulsos límbicos para os impulsos motores e emocionais da agitação (Figura 12.47). O brexpiprazol está aprovado para uso na esquizofrenia e na depressão e está em fase avançada de testes clínicos para a agitação na DA.

Glutamato como alvo para o tratamento sintomático da agitação na doença de Alzheimer

O impulso glutamatérgico excessivo nos circuitos da memória já foi discutido (ver Figuras 12.37A a C; ver também Figura 4.52D e discussão no Capítulo 4). Embora a memantina, um antagonista do glutamato NMDA, seja comprovadamente efetiva no tratamento sintomático da *cognição/memória* na DA, ela não foi testada de modo sistemático na *agitação* da DA. Além disso, o uso generalizado da memantina não sugere qualquer evidência informal de sua eficácia na agitação, talvez por ser um bloqueador relativamente fraco dos receptores NMDA, com baixa potência.

O bloqueio mais consistente dos receptores NMDA é obtido pelo dextrometorfano, discutido no Capítulo 7, sobre fármacos utilizados na depressão, e ilustrado na Figura 7.84. Conforme assinalado no Capítulo 7, existem diversas formas de dextrometorfano em fase de teste, incluindo um derivado deuterado, bem como combinações de dextrometorfano com um ou outro dos dois inibidores de CYP450 2D6 diferentes, a bupropiona ou a quinidina.

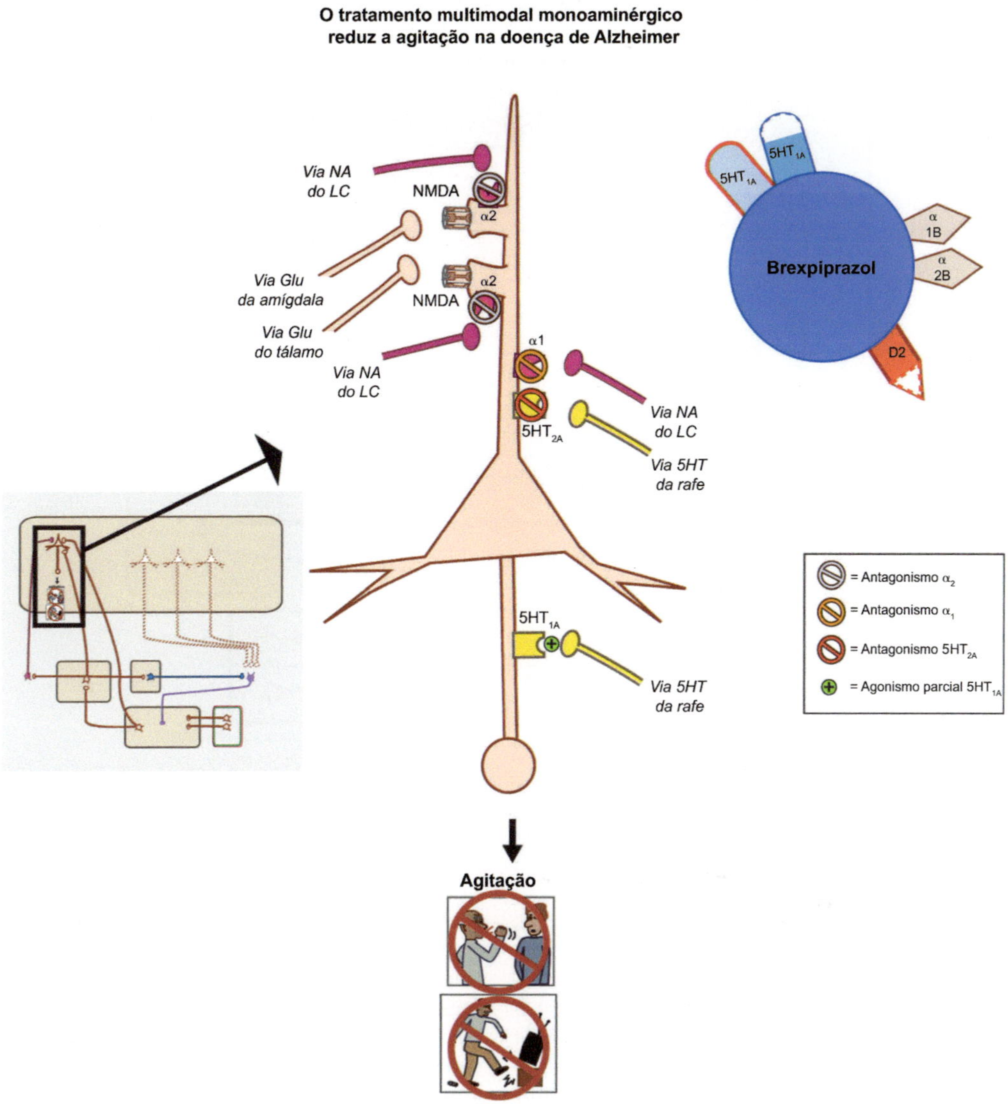

Capítulo 12 | Demência: Causas, Tratamentos Sintomáticos e a Rede Neurotransmissora... **537**

O tratamento multimodal monoaminérgico reduz a agitação na doença de Alzheimer

Figura 12.47 Tratamento multimodal monoaminérgico para a agitação. O brexpiprazol tem múltiplos mecanismos farmacológicos que, em princípio, podem atuar de modo sinérgico para reduzir a agitação. O bloqueio da ativação pela noradrenalina (NA) do impulso do *locus coeruleus* (LC) nos receptores pós-sinápticos α_{2c} e α_1 existentes nos dendritos dos neurônios piramidais deve reduzir as respostas de ativação e emocionais. O bloqueio da excitação normal da serotonina por ações antagonistas nos receptores de $5HT_{2A}$, a potencialização da inibição normal da serotonina por ações antagonistas nos receptores de $5HT_{2A}$ e a potencialização da inibição normal da serotonina por ações agonistas parciais nos receptores de $5HT_{1A}$ também devem ser combinados para reduzir os impulsos límbicos para os impulsos motores e emocionais da agitação.

A formulação do dextrometorfano com o inibidor de CYP450 2D6 e o inibidor da recaptação de noradrenalina-dopamina (IRND), a bupropiona (também conhecida como AXS-05; ver Figura 7.84), forneceu resultados promissores no transtorno depressivo maior, na depressão resistente ao tratamento (discutida no Capítulo 7, que aborda o tratamento dos transtornos do humor) e na agitação da DA (mencionada aqui e ilustrada na Figura 12.48). Embora existam vários mecanismos terapêuticos potenciais associados às combinações de dextrometorfano, é provável que a ação antagonista de NMDA constitua o modo de atuação desse fármaco para

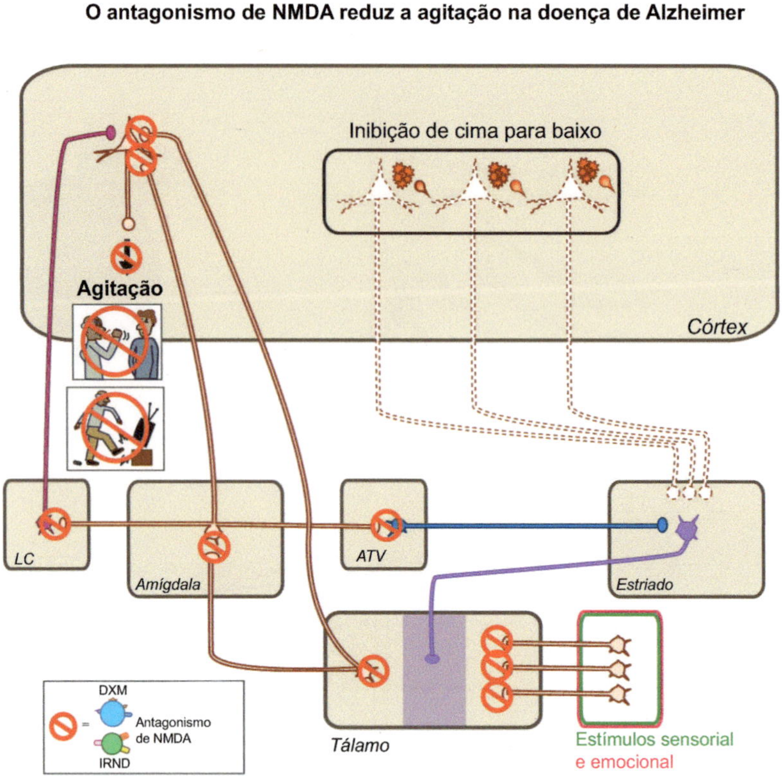

O antagonismo de NMDA reduz a agitação na doença de Alzheimer

Figura 12.48 Tratamento com antagonista de NMDA para a agitação. O dextrometorfano (DXM), um antagonista de NMDA em associação com o inibidor da recaptação de noradrenalina-dopamina (IRND), a bupropiona, está em fase de teste como tratamento para a agitação. Hipoteticamente, a associação dextrometorfano-bupropiona bloqueia o impulso glutamatérgico excitatório excessivo da rede de agitação, que leva às agitações motora e emocional, ao bloquear os receptores NMDA no córtex, no tálamo, na amígdala, na área tegmental ventral (ATV) e no *locus coeruleus* (LC).

reprimir a agitação na DA. Em princípio, a associação dextrometorfano-bupropiona bloqueia o impulso glutamatérgico excitatório excessivo da rede de agitação que leva às agitações motora (ver Figura 12.45B) e emocional (ver Figura 12.46B) ao bloquear os receptores NMDA no córtex, no tálamo, na amígdala, na área tegmental ventral e no *locus coeruleus* (Figura 12.48). O dextrometorfano associado à quinidina está aprovado para o tratamento do afeto pseudobulbar, e o dextrometorfano e derivados associados à bupropiona ou à quinidina estão em fase final de teste para o transtorno depressivo maior, para a depressão resistente ao tratamento e para a agitação na DA.

Tratamento da depressão na demência

Existe uma associação bem estabelecida entre a depressão e a demência. Entretanto, a natureza exata dessa complexa relação não está totalmente elucidada (Figura 12.49). Os indivíduos com transtorno depressivo maior com frequência se queixam de problemas de memória (a denominada pseudodemência quando ocorre no indivíduo idoso), o que pode ser às vezes revertido com tratamento antidepressivo. Todavia, a depressão também pode ser um sintoma prodrômico não passível de tratamento ou um fator de risco para a demência inevitável (Figura 12.49). De fato, uma história de transtorno depressivo maior está associada ao aumento de duas vezes no risco de desenvolvimento de demência, particularmente a demência vascular, ao passo que o transtorno depressivo maior com início em uma fase avançada da vida pode significar um sinal prodrômico de DA. Além disso, são observados sintomas de depressão em pelo menos 50% dos indivíduos diagnosticados com demência, e esse problema deve ser abordado sempre que possível.

Tendo-se em vista que os sintomas de depressão podem ter impacto significativo na

Capítulo 12 | Demência: Causas, Tratamentos Sintomáticos e a Rede Neurotransmissora... **539**

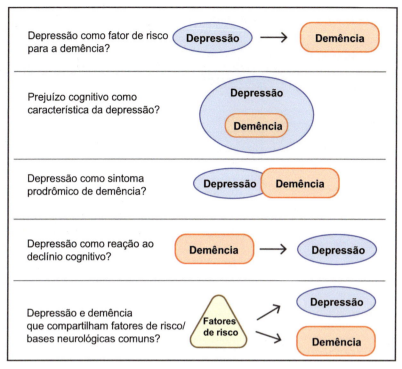

Figura 12.49 Associações hipotéticas entre a depressão e a demência. A existência de uma associação entre depressão e demência já está bem estabelecida. Entretanto, a natureza exata dessa complexa relação não está totalmente elucidada.

qualidade de vida dos pacientes com demência e, na verdade, exacerbar o declínio cognitivo, o tratamento dos sintomas depressivos por meios não farmacológicos (ver Tabela 12.9) e/ou com o uso de meios farmacológicos (Figura 12.50) deve constituir uma prioridade. As intervenções psicossociais sempre são válidas como tentativa no tratamento da depressão na demência, porém os fármacos habituais utilizados na depressão, discutidos no Capítulo 7, geralmente não são efetivos na depressão associada à demência, talvez porque os circuitos neurais sobre os quais esses fármacos atuam podem ter se degenerado. O tratamento da depressão na demência é ainda mais complicado pelos efeitos potenciais de exacerbação da depressão dos medicamentos usados para enfermidades somáticas comuns na população idosa, bem como as interações potenciais desses medicamentos com os antidepressivos convencionais. No manejo farmacológico do transtorno depressivo maior em pacientes com demência, os ISRSs, como sertralina, citalopram, escitalopram e fluoxetina, demonstraram alguma eficácia limitada (ver Capítulo 7 para uma discussão desses e de outros fármacos utilizados na depressão). Em geral, o tratamento antidepressivo em longo prazo tem sido associado a menor risco de demência, melhora da cognição e taxa mais lenta de declínio em pacientes com demência. Os dados disponíveis são um tanto inconclusivos quanto à sua eficácia no tratamento do transtorno depressivo maior na demência. Todavia, os ISRSs (p. ex., citalopram, porém com prolongamento de QT; o escitalopram pode exibir eficácia semelhante, sem prolongamento de QT) podem ter alguma aplicabilidade adicional para melhorar a agitação e os comportamentos inadequados em pacientes com demência. Embora considerados relativamente toleráveis, os ISRSs podem estar associados ao aumento da frequência de quedas e ao desenvolvimento de osteoporose, além de apresentar interações com outros medicamentos. Ademais, os ISRSs podem agravar alguns sintomas da doença de Parkinson, como síndrome das pernas inquietas, movimentos periódicos dos membros e transtorno do comportamento do sono REM. Portanto, se for considerado necessário efetuar um teste com um ISRS (ou com qualquer outro medicamento antidepressivo), deve-se utilizar a menor dose efetiva e proceder com monitoramento contínuo.

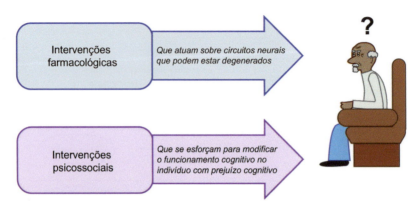

Figura 12.50 Tratamento da depressão em pacientes com demência. O tratamento da depressão em pacientes idosos com demência pode ser complicado, pelo fato de que os circuitos neurais sobre os quais atuam as intervenções farmacológicas para depressão podem ter se degenerado. Embora as intervenções psicossociais sejam uma opção adequada, a sua implementação pode ser difícil para indivíduos com prejuízo cognitivo.

Outro fármaco utilizado no tratamento da depressão na demência é a trazodona, que bloqueia o transportador de serotonina em doses antidepressivas (ver Capítulo 7 e Figuras 7.44 e 7.45). A trazodona também tem propriedades antagonistas serotoninérgicas 2A e 2C, histaminérgicas H_1 e α_1-adrenérgicas (Figuras 7.44 e 7.45), que podem torná-la muito sedativa. Em baixas doses, a trazodona não bloqueia adequadamente a recaptação de serotonina, porém mantém suas outras propriedades (Figura 7.46). Como a trazodona tem uma meia-vida relativamente curta (6 a 8 h), ela pode melhorar o sono sem ter efeitos diurnos se for administrada apenas 1 vez ao dia à noite, particularmente em doses baixas. A utilidade da trazodona no tratamento dos sintomas comportamentais secundários em pacientes com demência pode depender mais de sua capacidade de melhorar o sono do que a depressão. A trazodona também pode melhorar outros sintomas comportamentais da demência, especialmente na DFT, mas não particularmente na DA.

A vortioxetina (ver Capítulo 7 e Figura 7.49), em particular, pode melhorar a função cognitiva na depressão, especialmente a velocidade de processamento (ver Figura 7.50), assim como alguns IRSNs, como a duloxetina (ver Figura 7.29), no indivíduo idoso com depressão. Entretanto, tais efeitos pró-cognitivos não foram demonstrados especificamente em pacientes com demência que apresentam depressão.

Afeto pseudobulbar (riso e choro patológicos)

O afeto pseudobulbar (APB) é um transtorno de expressão emocional, caracterizado por choro ou riso descontrolados, que podem ser desproporcionais ou inapropriados para o contexto social. Com frequência, o APB é confundido com um transtorno do humor; porém, trata-se, na realidade, de um transtorno da expressão do afeto, que é inconsistente ou desproporcional ao humor. O APB pode acompanhar uma variedade de doenças neurodegenerativas, como DA e várias outras demências, esclerose múltipla, esclerose lateral amiotrófica, bem como traumatismo cranioencefálico e outras condições teoricamente decorrentes da ruptura das redes de expressão emocional (inibição de cima para baixo; ver Figuras 12.44 e 12.46B). O APB pode ser tratado com a associação de dextrometorfano e quinidina (ver Figura 7.84), presumivelmente devido a ações sobre os receptores de glutamato NMDA e σ. O dextrometorfano associado à quinidina ou à bupropiona é discutido como possível tratamento da depressão resistente no

Capítulo 7 (ver Figuras 7.84 e 7.85) e anteriormente, neste capítulo, como possível tratamento da agitação na DA (ver Figura 12.48). Agentes serotoninérgicos, como ISRS, também podem ser utilizados sem indicação terapêutica formal para os sintomas de APB em alguns pacientes.

Apatia

A apatia, caracterizada como diminuição da motivação e redução do comportamento direcionado para metas, acompanhada de diminuição da capacidade de resposta emocional, afeta cerca de 90% dos pacientes com demência ao longo da evolução da doença. De fato, a apatia é um dos sintomas comportamentais secundários mais persistentes e frequentes da demência e demonstrou prever a ocorrência de agravamento da doença. Além disso, ela contribui enormemente para a sobrecarga dos cuidadores. Tendo-se em vista o estado conceitual atual da apatia como uma mistura de sintomas cognitivos e de humor, a definição de apatia tem representado um desafio, visto que ela não apenas é um sintoma de demência, mas também um sintoma de esquizofrenia (ver Capítulo 4 sobre esquizofrenia para discussão dos sintomas negativos) e dos episódios depressivos maiores, tanto unipolares quanto bipolares (ver Capítulo 6 sobre depressão para uma discussão da falta de motivação e da falta de interesse).

O modelo ACC (afetivo/emocional, comportamental, cognitivo) da apatia categoriza três tipos de apatia, que, em tese, podem estar associados a déficits em diferentes regiões cerebrais, bem como a suas conexões com centros de recompensa nos núcleos da base (Figura 12.51). Outra subtipagem é a seguinte:

- Falta de iniciativa
- Falta de interesse
- Embotamento emocional.

Contudo, independentemente da maneira pela qual é caracterizada, existe um consenso de que a *falta de motivação* está no cerne da apatia. A falta de motivação está associada à:

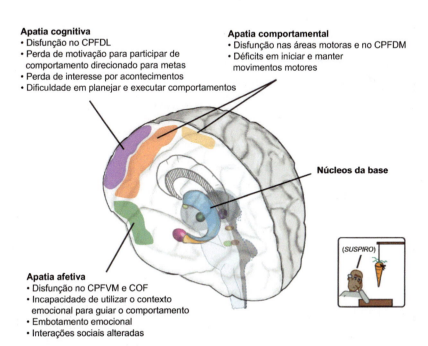

Figura 12.51 Neurocircuito hipotético e tratamento da apatia. O modelo ACC (afetivo/emocional, comportamental, cognitivo) da apatia categoriza três tipos de apatia, que, hipoteticamente, podem estar associados a déficits em diferentes regiões cerebrais, bem como a suas conexões aos centros de recompensa nos núcleos da base. CPFDL, córtex pré-frontal dorsolateral; CPFDM, córtex pré-frontal dorsomedial; CPFVM, córtex pré-frontal ventromedial; COF, córtex orbitofrontal.

542 Stahl Psicofarmacologia: Bases Neurocientíficas e Aplicações Práticas

- Falta de comportamento direcionado para metas (espontâneo ou em reação ao ambiente)
- Falta de atividade cognitiva direcionada para metas, com frequência manifestada como perda de interesse
- Falta de expressão emocional espontânea ou reativa, com frequência caracterizada como embotamento emocional.

Essas várias descrições integram a noção de falta de comportamentos espontâneos e emoções com diminuição da reatividade ao meio ambiente, o que, com frequência, é o oposto daquilo que se observa na agitação (ver Tabela 12.8).

A apresentação clínica da apatia difere entre os vários tipos de demência. Por exemplo, a apatia afetiva é mais comum na variante comportamental da DFT, em comparação com a DA. Os sistemas de neurotransmissores tanto dopaminérgicos quanto colinérgicos parecem estar envolvidos nos vários tipos de apatia. Em consequência, os tratamentos potenciais incluem potencializadores dopaminérgicos, como a bupropiona, a levodopa e estimulantes, bem como inibidores da colinesterase, porém nenhum desses fármacos está aprovado para esse uso e nenhum deles é particularmente consistente no que diz respeito à sua eficácia.

Uma importante razão pela qual os fármacos utilizados para a depressão não atuam bem na apatia da demência é o fato de que a apatia *não* é depressão. Ou seja, a culpa e o sentimento de inutilidade e desesperança, que constituem os sintomas característicos da depressão (ver Capítulo 6 e Figura 6.1), normalmente *não* estão presentes em pacientes com apatia na demência. Quando surge a necessidade do uso de medicamentos para a apatia na demência, os inibidores da colinesterase podem ser efetivos em alguns pacientes e constituem uma opção de primeira linha na DA, porém podem atuar melhor para a prevenção desses sintomas do que para o tratamento após o seu aparecimento. Além do mais, pacientes com DFT podem ter maior probabilidade de se beneficiar dos ISRSs (p. ex., citalopram ou escitalopram) ou dos IRSNs.

Outros tratamentos para os sintomas comportamentais da demência

Conforme assinalado anteriormente e apresentado na Tabela 12.9, existem várias opções não farmacológicas para o tratamento dos sintomas neuropsiquiátricos em pacientes com demência. Tendo-se em vista os riscos associados a muitos tratamentos farmacológicos, a falta de aprovação de muitos fármacos e a sua falta relativa de eficácia, as intervenções não farmacológicas devem ser sempre consideradas como tratamento de primeira linha. Esse também será o caso mesmo quando a pimavanserina for aprovada para a psicose na demência de todas as causas e se o brexpiprazol e o dextrometorfano-bupropiona forem aprovados para a agitação na DA.

É particularmente importante ter em mente que a dor física, a infecção ou a irritação local podem constituir a causa subjacente de muitos sintomas comportamentais secundários em pacientes com demência. À semelhança dos animais de estimação ou das crianças pequenas, um paciente com demência pode não ser capaz de expressar ou de descrever a dor física que está sentido. Portanto, cabe aos médicos e cuidadores perspicazes identificar e tratar as causas de dor passíveis de levar ao desenvolvimento de sintomas neuropsiquiátricos, como agitação e depressão, em pacientes com demência. Se a dor estiver contribuindo para os sintomas comportamentais, os medicamentos psicotrópicos podem ter pouco efeito, ao passo que o alívio da fonte da dor pode ser muito efetivo. Por exemplo, o tratamento com paracetamol às vezes pode melhorar a agitação. De forma semelhante, outras fontes modificáveis de sintomas comportamentais (p. ex., tédio, excesso de estimulação etc.) devem ser reconhecidas e tratadas.

Resumo

A demência mais comum é a doença de Alzheimer (DA), e a principal teoria para a sua etiologia é a hipótese da cascata amiloide. Outras demências, como a demência vascular, a demência com corpos de Lewy, a demência da doença de Parkinson e a demência frontotemporal, também são discutidas, assim como suas diferentes patologias, apresentações clínicas e achados de neuroimagem. Os novos critérios diagnósticos definem três estágios da DA: assintomático, com comprometimento cognitivo leve e demência. Recentemente, os esforços empreendidos nas pesquisas deixaram de procurar tratamentos modificadores da doença passíveis de interromper ou até mesmo reverter a evolução dessa doença ao interferir no acúmulo de Aβ no cérebro, visto que muitos desses tratamentos falharam nos últimos 30 anos. Hoje, os principais tratamentos para a DA incluem o tratamento sintomático da memória e da cognição com inibidores da colinesterase, com base na hipótese colinérgica da amnésia, e a memantina, um antagonista de NMDA, com base na hipótese glutamatérgica do declínio cognitivo. Novos tratamentos prestes a serem aprovados incluem o antagonista de $5HT_{2A}$, a pimavanserina, para o tratamento sintomático da psicose relacionada com a demência, e brexpiprazol e dextrometorfano-bupropiona para o tratamento sintomático da agitação na DA.

13 Impulsividade, Compulsividade e Adição

O que são impulsividade e compulsividade?, 544
Neurocircuitos e transtornos impulsivo-compulsivos, 545
Teoria dopaminérgica da adição: o circuito dopaminérgico mesolímbico como via final comum da recompensa, 547
Adições a substâncias, 547
Estimulantes, 550
Nicotina, 554
Álcool, 561
Sedativo-hipnóticos, 566
Gama-hidroxibutirato (GHB), 566
Opiáceos ou opioides?, 566
Maconha, 571

Alucinógenos, 576
Empatógenos, 577
Dissociativos, 579
Praticar o abuso para chegar à abstinência?, 580
Dissociação "terapêutica", alucinações e empatia?, 583
Adições comportamentais, 584
Transtorno de compulsão alimentar, 584
Outras adições comportamentais, 585
Transtorno obsessivo-compulsivo e outros transtornos relacionados, 585
Transtornos de controle de impulsos, 587
Resumo, 588

A impulsividade e a compulsividade são sintomas encontrados em muitos transtornos psiquiátricos. Algumas condições que apresentam impulsividade como característica proeminente já foram discutidas, como mania (ver Capítulo 4), transtorno de déficit de atenção com hiperatividade (TDAH; ver Capítulo 11) e agitação na demência (ver Capítulo 12). Muitos outros transtornos em que a impulsividade e/ou a compulsividade constituem características centrais são discutidos neste capítulo. As descrições clínicas completas e os critérios formais para estabelecer o diagnóstico das numerosas entidades diagnósticas conhecidas e discutidas aqui podem ser obtidos ao se consultar fontes diagnósticas e de referência padrão. Aqui, enfatiza-se o que é conhecido ou o que se supõe sobre os circuitos cerebrais e os neurotransmissores que medeiam a impulsividade e a compulsividade. Além disso, é destacado como o uso de neurotransmissores em vários nós das redes de impulsividade/compulsividade pode resultar em tratamentos psicofarmacológicos bem-sucedidos.

O que são impulsividade e compulsividade?

A *impulsividade* pode ser definida como a predisposição a reações rápidas e não planejadas a estímulos internos ou externos, com consideração mínima das consequências negativas dessas reações. Em contrapartida, a *compulsividade* é definida como a realização de comportamentos repetitivos e prejudiciais que não têm nenhuma função adaptativa. O comportamento compulsivo é realizado de maneira habitual ou estereotipada, de acordo com regras rígidas ou como meio de evitar consequências negativas percebidas. Esses dois constructos de sintomas talvez possam ser mais bem diferenciados pelo *modo* com que ambos deixam de controlar as respostas: a impulsividade como a incapacidade de parar a *iniciação* de ações, e a compulsividade como a incapacidade de *interromper* ações em andamento. Assim, esses constructos têm sido considerados historicamente como diametralmente opostos, estando a impulsividade associada à busca de risco, e a compulsividade, à prevenção de dano. Hoje, a ênfase concentra-se no fato de que ambas compartilham diferentes formas de inflexibilidade cognitiva, levando a uma profunda sensação de falta de controle.

Mais precisamente, define-se a *impulsividade* como: ação sem ponderação; falta de reflexão sobre as consequências de determinado comportamento; incapacidade de adiar a recompensa, preferindo uma recompensa imediata a outra mais benéfica, porém tardia; incapacidade de inibição motora, escolhendo frequentemente um comportamento perigoso; ou (menos cientificamente) falta de força de vontade para resistir às tentações e aos estímulos atraentes do ambiente. Em contrapartida, define-se a *compulsividade* como uma ação inapropriada diante da situação, mas que persiste e que, com frequência, resulta em consequências indesejáveis. De fato, as compulsões caracterizam-se pela curiosa incapacidade de adaptar o comportamento após a retroalimentação negativa.

Os *hábitos* constituem um tipo de compulsão e podem ser considerados respostas desencadeadas por estímulos ambientais, independentemente da conveniência atual das consequências dessa resposta. Enquanto o comportamento dirigido para metas é mediado pelo conhecimento e pelo desejo de suas consequências, os hábitos são controlados por estímulos externos por meio de associações de estímulo-resposta gravadas em circuitos cerebrais por meio da repetição comportamental e formadas após um considerável treino. Além disso, os hábitos podem ser desencadeados automaticamente por estímulos e são definidos por sua insensibilidade aos resultados que produzem. Uma vez que as ações dirigidas para metas são, do ponto de vista cognitivo, relativamente exigentes, pode ser adaptativo, para as rotinas diárias, depender de hábitos que possam ser executados com mínima percepção consciente. Entretanto, os hábitos também podem representar a perseveração gravemente não adaptativa de comportamentos como componentes de vários transtornos impulsivo-compulsivos (Tabela 13.1).

Outra maneira de olhar para a adição é como sendo um hábito muito semelhante ao comportamento de um cão pavloviano. Ou seja, a busca de substâncias e os comportamentos de consumo destas podem ser vistos como *respostas condicionadas* aos *estímulos condicionados* de estar entre pessoas ou em locais que estão próximo a itens associados a substâncias, ou ter fissura e abstinência. Na adição, a busca e o consumo de substâncias são respostas automáticas, irrefletidas e condicionadas, que ocorrem de maneira quase reflexiva a estímulos condicionados, exatamente como os cães de Pavlov, que desenvolveram a salivação em resposta a um sino associado ao alimento. Quando esse condicionamento de estímulo-resposta ocorre de maneira descontrolada na adição, ele não executa um propósito adaptativo de poupar esforços cognitivos na realização de tarefas de rotina. Em vez disso, o "hábito" da adição a substâncias tornou-se uma forma perversa de aprendizado, quase como se o indivíduo aprendesse a ter um transtorno psiquiátrico.

Neurocircuitos e transtornos impulsivo-compulsivos

Acredita-se que a impulsividade e a compulsividade sejam mediadas por componentes do

Tabela 13.1 Transtornos impulsivo-compulsivos.

Adição a substâncias
Maconha
Nicotina
Álcool
Opioides
Estimulantes
Alucinógenos
Empatógenos
Dissociativos

Adições comportamentais
Transtorno de compulsão alimentar
Jogo patológico
Transtorno do jogo pela internet

Transtorno obsessivo-compulsivo e transtornos relacionados
Transtorno obsessivo-compulsivo
Transtorno dismórfico corporal
Tricotilomania
Transtorno de escoriação (*skin picking*)
Transtorno de acumulação
Adição por compras
Hipocondria
Somatização

Transtorno de controle dos impulsos
Agitação na doença de Alzheimer
Impulsividade motora e comportamental no TDAH
Transtornos do humor
   Comportamentos provocativos na mania
   Transtorno disruptivo da desregulação do humor
Piromania
Cleptomania
Parafilias
Transtorno de hipersexualidade
Transtorno do espectro autista
Síndrome de Tourette e transtornos de tique
Transtornos dos movimentos estereotipados
Transtorno de personalidade *borderline*
Comportamentos de automutilação/parassuicida
Transtorno de conduta
Transtorno de personalidade antissocial
Transtorno opositivo desafiador
Transtorno explosivo intermitente
Agressão e violência:
   Impulsivas
   Psicóticas
   Psicopáticas

circuito corticossubcortical distintos do ponto de vista neuroanatômico e neuroquímico, porém em muitos aspectos paralelos (Figuras 13.1 e 13.2). Quando essas redes estão disfuncionais, elas resultam, hipoteticamente, em "falta de controle" dos pensamentos e dos comportamentos. Simplificando, a impulsividade e

Impulsividade e recompensa

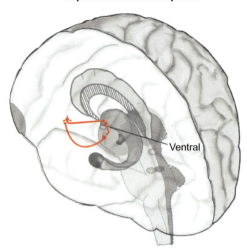

Figura 13.1 Circuito da impulsividade e da recompensa. O circuito "de baixo para cima" que estimula a impulsividade é uma alça com projeções do estriado ventral para o tálamo, do tálamo para o córtex pré-frontal ventromedial (CPFVM) e o córtex cingulado anterior (CCA) e do CPFVM/CCA de volta ao estriado ventral. Esse circuito é geralmente modulado "de cima para baixo" a partir do córtex pré-frontal. Se esse sistema de inibição de resposta de cima para baixo for inadequado ou for superado pela atividade do estriado ventral, podem ocorrer comportamentos impulsivos.

Compulsividade e inibição da resposta motora

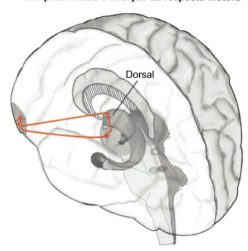

Figura 13.2 Circuito de compulsividade e inibição da resposta motora. O circuito "de baixo para cima" que impulsiona a compulsividade é uma alça com projeções do estriado dorsal para o tálamo, do tálamo para o córtex orbitofrontal (COF) e do COF de volta ao estriado dorsal. Esse circuito do hábito pode ser modulado "de cima para baixo" a partir do COF. Se esse sistema de inibição de resposta de cima para baixo for inadequado ou for superado pela atividade do estriado dorsal, podem ocorrer comportamentos compulsivos.

a compulsividade são sintomas que resultam da dificuldade do cérebro de dizer "não".

Por que os impulsos e as compulsões não conseguem ser interrompidos em vários transtornos psiquiátricos? Uma explicação extremamente simplificada foi apresentada no Capítulo 12 e está ilustrada nas Figuras 12.43 e 12.44, mostrando um impulso emocional límbico "de baixo para cima" excessivo ou uma inibição cortical "de cima para baixo" insuficiente desses impulsos. Por exemplo, na doença de Alzheimer, acredita-se que a impulsividade que resulta em agitação seja devida principalmente à neurodegeneração dos controles de cima para baixo (ver Capítulo 12 e Figuras 12.45B e 12.46B). No TDAH, acredita-se que a impulsividade, particularmente a impulsividade motora, seja decorrente de um atraso do neurodesenvolvimento ou da ausência de controles corticais de cima para baixo (ver Capítulo 11 e Figuras 11.17 a 11.21). Em uma ampla variedade de outros transtornos discutidos adiante, o problema pode residir em qualquer ponto dentro de dois circuitos corticoestriatais paralelos, ou seja, em dois nós estriatais (um impulsivo e outro compulsivo), que impulsionam esses comportamentos, ou em dois

nós do córtex pré-frontal correspondentes, que os restringem (Figuras 13.1 e 13.2). Existe uma sobreposição entre essas duas redes paralelas, de modo que um problema no circuito impulsivo pode terminar como problema no circuito compulsivo, e vice-versa, levando ao conceito de "transtornos impulsivo-compulsivos", em que todos apresentam esse domínio de sintomas como uma de suas características centrais. Tais condições psiquiátricas incorporam uma ampla variedade de transtornos, desde o transtorno obsessivo-compulsivo (TOC) a adições e muito mais (ver Tabela 13.1). Embora existam muitos outros domínios de sintomas importantes nessas várias condições que as distinguem umas das outras, todas podem estar associadas à impulsividade e/ou à compulsividade, constituindo o domínio compartilhado de sua psicopatologia que é discutido aqui.

Portanto, do ponto de vista neuroanatômico, a impulsividade é vista como regulada por um sistema de aprendizagem ventralmente dependente de ação-desfecho (Figura 13.1), ao passo que a compulsividade é hipoteticamente controlada por um sistema de hábito dorsal (Figura 13.2). Desse modo, muitos comportamentos começam como impulsos mediados pela alça ventral, que reage à recompensa e à motivação (ver Figura 13.1). Entretanto, com o passar do tempo, o local de controle desses comportamentos sofre migração dorsal (ver Figura 13.2), devido a uma cascata de neuroadaptações e neuroplasticidade, que envolve um "sistema de hábito" dorsal, por meio do qual um ato impulsivo acaba se tornando compulsivo (Figura 13.3; ver Figura 13.2). Esse processo de ocorrência natural pode ter valor adaptativo na vida diária, liberando o cérebro da necessidade de despender esforços em novas atividades cognitivamente exigentes. No entanto, quando ocorre teoricamente de modo descontrolado em inúmeros transtornos psiquiátricos (ver Tabela 13.1), o objetivo é interromper ou reverter essa espiral de informações da alça neuronal impulsiva para a alça de "hábito" compulsiva. Infelizmente, hoje existem relativamente poucos tratamentos de alta eficácia para os transtornos impulsivo-compulsivos. Os tratamentos efetivos disponíveis para o TDAH foram discutidos no Capítulo 11, e os para a agitação na doença de Alzheimer, no Capítulo 12. Aqui, será analisada a neurobiologia hipoteticamente compartilhada de muitos outros transtornos impulsivo-compulsivos e serão discutidos os tratamentos disponíveis para algumas dessas condições.

Teoria dopaminérgica da adição: o circuito dopaminérgico mesolímbico como via final comum da recompensa

Uma das principais teorias sobre a adição ao longo dos últimos 40 anos foi a teoria dopaminérgica, que propõe que a via dopaminérgica mesolímbica constitui a via final comum de reforço e recompensa no cérebro para tudo aquilo que é prazeroso (Figura 13.4). Essa teoria é uma simplificação um pouco exagerada e talvez mais aplicável às substâncias que causam os maiores efeitos sobre a liberação de dopamina, particularmente os estimulantes e a nicotina, porém menos aplicável no caso da maconha e dos opioides. A via dopaminérgica mesolímbica é conhecida pelos leitores, visto que é o mesmo circuito cerebral discutido no Capítulo 4 sobre a psicose, que se supõe que esteja acentuadamente ativa na psicose e medeie os sintomas positivos da esquizofrenia, bem como a motivação e a recompensa (ver Figuras 4.14 a 4.16). Alguns autores até mesmo consideram a via dopaminérgica mesolímbica como a "via do prazer hedônico" do cérebro, de modo que a dopamina seria "o neurotransmissor do prazer hedônico". De acordo com essa noção, existem muitas maneiras naturais de desencadear os neurônios dopaminérgicos mesolímbicos para liberar dopamina, desde realizações intelectuais, passando por vitórias atléticas, pela apreciação de uma boa sinfonia até o orgasmo. Essas experiências são às vezes denominadas "baratos naturais" (Figura 13.4).

Os impulsos para a via mesolímbica que medeiam esses baratos naturais incluem a mais incrível "farmácia" de substâncias de ocorrência natural, variando desde a morfina/heroína do próprio cérebro (endorfinas), passando pela maconha (anandamida) e pela nicotina do próprio cérebro (acetilcolina) até a cocaína e a anfetamina do próprio cérebro (a própria dopamina) (Figura 13.5). Dessa maneira, formou-se a ideia de que todas as substâncias causadoras de uso abusivo – bem como muitos comportamentos mal adaptativos, como jogo patológico, compulsão alimentar, uso da internet – têm uma via final comum de produzir prazer. Isso ocorre ao provocar a liberação de dopamina na via mesolímbica, com frequência de maneira mais explosiva e mais prazerosa do que a que ocorre naturalmente. Nessa formulação, as substâncias evitam os próprios neurotransmissores do cérebro e estimulam diretamente os próprios receptores dessas mesmas substâncias, causando a liberação de dopamina. Como o cérebro já utiliza neurotransmissores que se assemelham a substâncias de uso abusivo, não é necessário ganhar a recompensa naturalmente, visto que é possível obtê-la de maneira muito mais intensa em curto prazo e com encomenda de uma substância de uso abusivo do que aquela obtida de um barato natural com o próprio sistema do cérebro. Todavia, diferentemente do barato natural, a recompensa obtida com uma substância pode desencadear uma cascata perversa de neuroadaptação para a formação de hábito.

Adições a substâncias

A adição é uma doença terrível. O que começa como algo divertido e com aumento da liberação de dopamina no estriado ventral, com maior atividade do córtex cingulado anterior (CCA) e recompensa termina no local de controle do circuito do hábito como um impulso irracional, automático e poderoso para obter substâncias, que, basicamente, é irresistível. Como não se sabe, até o momento, quais são os mecanismos de tratamento passíveis de suprimir o circuito do hábito perverso que passa a comandar o

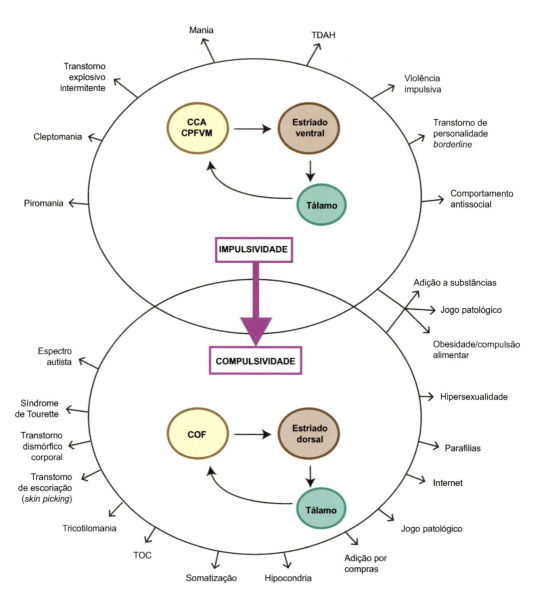

Figura 13.3 Constructo dos transtornos impulsivo-compulsivos. A impulsividade e a compulsividade são encontradas em uma ampla variedade de transtornos psiquiátricos. A impulsividade pode ser considerada a incapacidade de interromper a iniciação de ações e envolve um circuito cerebral cujo centro está no estriado ventral e ligado ao tálamo, ao córtex pré-frontal ventromedial (CPFVM) e ao córtex cingulado anterior (CCA). Já a compulsividade pode ser considerada a incapacidade de interromper ações em andamento e, hipoteticamente, envolve um circuito cerebral cujo centro está no estriado ventral e ligado ao tálamo e ao córtex orbitofrontal (COF). Os atos impulsivos, como uso de substâncias, jogo e comer compulsivamente, podem, por fim, tornar-se compulsivos, devido a alterações neuroplásticas que envolvem o sistema de hábito dorsal e, em tese, fazem os impulsos na alça ventral migrarem para a alça dorsal.

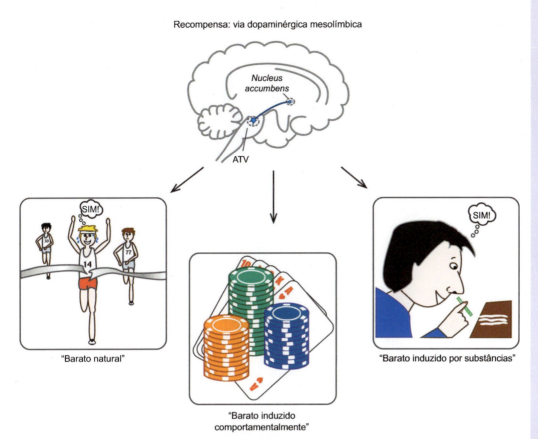

Figura 13.4 A dopamina é fundamental na recompensa. A dopamina (DA) e, especificamente, a via mesolímbica, da área tegmental ventral (ATV) ao *nucleus accumbens*, é reconhecida, há muito tempo, como um importante fator atuante na regulação do reforço e da recompensa. As atividades naturalmente gratificantes, como a obtenção de grandes conquistas, podem causar aumentos rápidos e consistentes da via mesolímbica. As substâncias causadoras de uso abusivo também provocam a liberação de DA na via mesolímbica e, com frequência, podem aumentar a DA de maneira mais explosiva e mais prazerosa do que a que ocorre naturalmente.

controle comportamental no adicto, os tratamentos para a adição são poucos e esparsos e, com frequência, não são muito efetivos. O que é necessário são tratamentos capazes de arrancar o controle do circuito do hábito e devolvê-lo ao controle voluntário, talvez por meio de controle por migração reversa de neuroplasticidade, do dorsal de volta ao ventral, onde tudo começou antes da ocorrência de adição.

Uma vez adicto, o cérebro não é mais recompensado, principalmente pela própria substância, mas também pela *antecipação* da substância e de sua recompensa. Isso gera comportamentos compulsivos de busca da substância, que, por si só, são gratificantes. Nesse sentido, alguns estudos sugerem que os neurônios dopaminérgicos que terminam no estriado ventral (ver Figura 13.1) na verdade deixam de responder ao reforçador primário (*i. e.*, consumir a substância, ingerir o alimento, jogar), e, em vez disso, os neurônios dopaminérgicos que terminam no estriado dorsal (ver Figura 13.2) começam a responder aos *estímulos condicionados* (*i. e.*, manusear a seringa de heroína, sentir o cachimbo de craque em sua mão, entrar no cassino) até mesmo antes de consumir a substância. Como a busca e o consumo da substância se tornam os principais impulsos motivacionais no adicto, isso explica por que o indivíduo adicto é estimulado e motivado quando busca obter substâncias, porém é retraído e apático quando exposto a atividades não relacionadas com a substância. Quando o abuso de substância alcança esse estágio de compulsividade, é claramente uma persistência mal adaptativa de comportamento – um hábito e uma resposta condicionada pavloviana, e não mais uma atitude simplesmente atrevida ou de ceder à tentação.

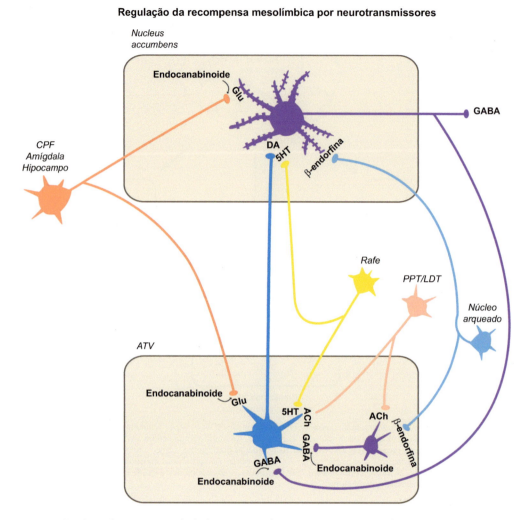

Figura 13.5 Regulação da recompensa mesolímbica por meio de neurotransmissores. A via dopaminérgica mesolímbica é modulada por muitas substâncias de ocorrência natural no cérebro, de modo a proporcionar um reforço normal aos comportamentos adaptativos (como comer, beber, fazer sexo) e, portanto, produzir "baratos" naturais, como a sensação de alegria ou realização. Esses impulsos dos neurotransmissores para o sistema de recompensa incluem a morfina/heroína do próprio cérebro (endorfinas), a maconha do próprio cérebro (endocanabinoides, como a anandamida), a nicotina do próprio cérebro (acetilcolina [ACh]) e a cocaína/anfetamina do próprio cérebro (a própria dopamina [DA]), entre outros. As numerosas substâncias psicotrópicas causadoras de uso abusivo que ocorrem na natureza desviam-se dos neurotransmissores do próprio cérebro e estimulam diretamente os receptores cerebrais no sistema de recompensa, causando a liberação de dopamina e um consequente "barato" artificial. Dessa maneira, o álcool, os opioides, os estimulantes, a maconha, os benzodiazepínicos, os sedativo-hipnóticos, os alucinógenos e a nicotina afetam o sistema dopaminérgico mesolímbico.

Estimulantes

Os estimulantes como agentes terapêuticos foram discutidos no Capítulo 11, sobre o tratamento do TDAH. Para o tratamento ideal do TDAH, a dosagem de estimulante é cuidadosamente controlada para fornecer níveis constantes do fármaco dentro de uma faixa terapêutica definida (ver Capítulo 11 e Figura 11.34).

Teoricamente, isso amplifica a liberação tônica de dopamina (ver Figura 11.33) para otimizar o efeito terapêutico pró-cognitivo no TDAH. Em contrapartida, esses mesmos estimulantes também podem ser utilizados como substâncias de abuso ao modificar a dose e a via de administração, de modo a amplificar a estimulação fásica da dopamina e, assim, seus efeitos reforçadores (ver Figura 11.35). Embora se acredite que as ações *terapêuticas* dos estimulantes sejam direcionadas ao córtex pré-frontal, de modo a intensificar a neurotransmissão noradrenérgica e dopaminérgica, em níveis moderados de ocupação do transportador de dopamina (DAT) e do transportador de noradrenalina (NAT) (ver Figura 11.26), os *efeitos reforçadores* e o *uso abusivo* de estimulantes ocorrem quando os DATs no circuito de recompensa mesolímbico são subitamente destruídos e maciçamente bloqueados (Figura 13.6).

A velocidade com que um estimulante entra no cérebro determina o grau de "barato" subjetivo (Figura 13.7). Isso também foi discutido no Capítulo 11 como uma das propriedades do "misterioso DAT". Tal sensibilidade do DAT à maneira pela qual está envolvido provavelmente explica por que os estimulantes, quando usados de maneira abusiva, com frequência não são ingeridos por via oral, mas sim fumados, inalados, cheirados ou injetados, de modo que possam entrar no cérebro de maneira súbita e explosiva para maximizar a sua natureza reforçadora. A absorção oral reduz as propriedades de reforço dos estimulantes, visto que a velocidade de entrada no cérebro é consideravelmente reduzida pelo processo da absorção gastrintestinal. A cocaína tampouco é ativa por via oral, de modo que os usuários aprenderam, ao longo dos anos, a usá-la por via intranasal, de modo que a substância possa entrar no cérebro rápida e diretamente, sem passar pelo fígado, podendo, assim, ter um início de ação mais rápido do que quando é administrada por via intravenosa. A maneira mais rápida e potente de fazer as substâncias alcançarem o cérebro é fumar aquelas que sejam compatíveis com essa via de administração. De fato, isso evita o metabolismo de primeira passagem do fígado e se assemelha um tanto à administração da substância em bólus por via intra-arterial/intracarotídea, com absorção imediata através da área de superfície maciça dos pulmões. Quanto mais rápida for a entrada da substância no cérebro, mais fortes serão os

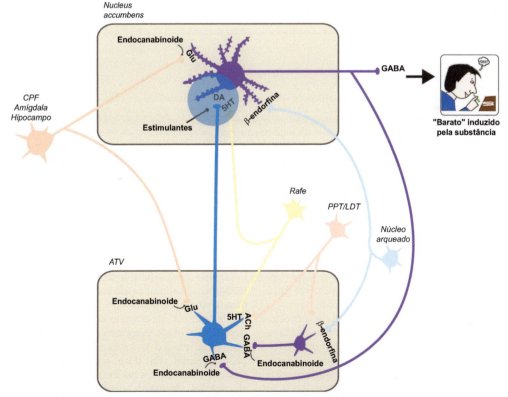

Figura 13.6 Ações dos estimulantes sobre o circuito dopaminérgico mesolímbico. Os efeitos de reforço e o potencial de uso abusivo dos estimulantes ocorrem quando os transportadores de dopamina (DAT) no circuito de recompensa mesolímbico são bloqueados, causando o aumento fásico da dopamina (DA) no *nucleus accumbens*.

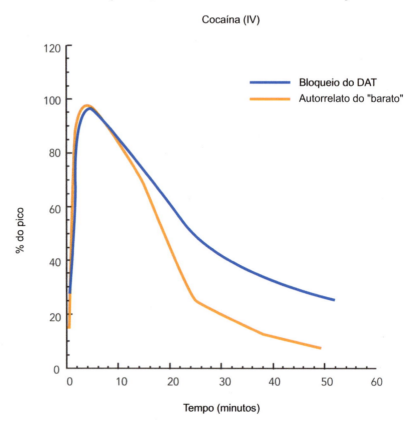

Figura 13.7 Dopamina, farmacocinética e efeitos de reforço. O uso agudo de substância provoca a liberação de dopamina no estriado. Entretanto, os efeitos de reforço da substância são determinados, em grande parte, não apenas pela presença de dopamina, mas também pela sua taxa de aumento no cérebro, a qual, por sua vez, é estabelecida pela velocidade de entrada e saída da substância do cérebro. Isso ocorre porque o aumento abrupto e acentuado da dopamina (como aquele causado por substâncias de uso abusivo) imita a descarga de dopamina fásica associada à transmissão da informação sobre recompensa e saliência. Conforme mostrado aqui, o barato relatado pelo indivíduo associado à cocaína intravenosa (IV) correlaciona-se com a taxa e o grau de bloqueio do transportador de dopamina (DAT). A taxa de captação da substância depende da via de administração. A administração intravenosa e a inalação são as vias que produzem a captação mais rápida da substância, seguidas da substância cheirada. Além disso, diferentes substâncias causadoras de uso abusivo apresentam "valores de recompensa" distintos (i. e., diferentes taxas com que produzem aumento da dopamina), com base em seu mecanismo específico de ação.

seus efeitos de reforço (Figura 13.7), provavelmente porque essa forma de fornecimento da substância desencadeia a descarga de dopamina fásica, o tipo associado à recompensa (ver Capítulo 11 para discussão e Figura 11.35).

A anfetamina, a metanfetamina e a cocaína são inibidores do DAT e do NAT. A cocaína também inibe o transportador de serotonina (SERT) e atua como anestésico local, o que o próprio Freud explorou de modo a ajudar a aliviar a dor de seu câncer de língua. Ele também pode ter explorado a segunda propriedade da substância, que consiste em produzir euforia, diminuir a fadiga e criar uma sensação de acuidade mental, devido à inibição da recaptação de dopamina no DAT, pelo menos durante certo tempo, até que a recompensa induzida pela substância seja substituída pela compulsão.

Os estimulantes em altas doses podem causar tremor, labilidade emocional, inquietação, irritabilidade, pânico e comportamento estereotipado repetitivo. Em doses repetidas ainda mais altas, os estimulantes podem induzir paranoia e alucinações, de modo semelhante à esquizofrenia (ver Capítulo 4 e Figuras 4.14 a 4.16), bem como hipertensão, taquicardia, irritabilidade ventricular, hipertermia e depressão respiratória. Em superdosagem, os estimulantes podem causar insuficiência cardíaca aguda, acidente vascular encefálico e convulsões. Com o passar do tempo, o uso abusivo de estimulantes pode ser progressivo (Figura 13.8). As doses iniciais de estimulantes que causam descarga de dopamina fásica prazerosa (Figura 13.8A) acabam em *condicionamento de recompensa* e adição com uso crônico, causando uma fissura entre as doses de estimulante e a descarga dopaminérgica tônica residual, com falta de descarga dopaminérgica fásica prazerosa (Figura 13.8B). No indivíduo que já apresenta adição, são necessárias doses cada vez mais altas de estimulantes para alcançar o barato prazeroso da descarga dopaminérgica fásica (Figura 13.8C). Infelizmente, quanto mais alto o barato, mais profunda a "fossa", e, entre as doses de estimulante, o indivíduo experimenta não apenas a ausência de barato, mas também sintomas de abstinência, como sonolência e anedonia (Figura 13.8D). O esforço para combater a abstinência associada à formação de hábito leva ao uso compulsivo e, em última análise, a um comportamento perigoso para garantir suprimentos da substância (Figura 13.8E). Por fim, podem ocorrer alterações duradouras, se não irreversíveis, nos neurônios dopaminérgicos, incluindo depleção prolongada dos níveis de dopamina e degeneração axonal, um estado que, do ponto de vista clínico e patológico, é apropriadamente denominado "*burn-out*" (Figura 13.8F).

Estimulantes atípicos

Os "sais de banho" são uma forma de estimulantes. Esse nome deriva dos esforços para disfarçar esses estimulantes de uso abusivo como sais de Epsom comuns utilizados em banhos, com embalagens semelhantes na forma de pó branco ou colorido, grânulos ou formas cristalinas, porém muito diferentes quimicamente. Com frequência, os sais de banho são rotulados como "impróprios para consumo humano", em uma tentativa adicional de serem confundidos com sais de Epsom, burlando, assim, as leis de proibição de substâncias.

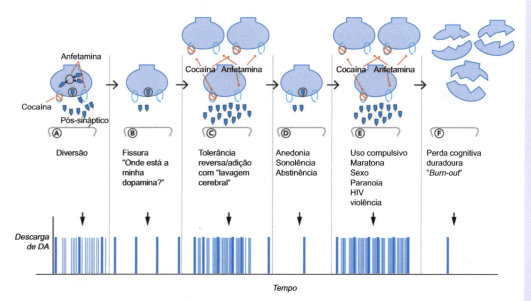

Figura 13.8 Progressão do uso abusivo de estimulantes. A. Doses iniciais de estimulantes, como metanfetamina e cocaína, provocam uma descarga dopaminérgica fásica prazerosa. **B.** Com o uso crônico, o condicionamento da recompensa causa uma fissura entre as doses de estimulantes e a descarga dopaminérgica tônica residual, com ausência de descarga dopaminérgica fásica prazerosa. **C.** Nesse estado adicto, são necessárias doses cada vez mais altas de estimulantes para obter o barato prazeroso associado à descarga de dopamina fásica. **D.** Infelizmente, quanto maior for o "barato", mais profunda será a "fossa", e, entre as doses de estimulante, o indivíduo experimenta não apenas a ausência de "barato", mas também sintomas de abstinência, como sonolência e anedonia. **E.** O esforço para combater a abstinência pode levar ao uso compulsivo e a um comportamento impulsivo e perigoso para obter o estimulante. **F.** Por fim, podem ocorrer alterações duradouras, se não irreversíveis, nos neurônios dopaminérgicos, incluindo depleção prolongada dos níveis de dopamina e degeneração axonal, um estado que, do ponto de vista clínico e patológico, é apropriadamente denominado "*burn-out*".

Entretanto, os sais de banho não são para banho, uma vez que são estimulantes sintéticos que incluem comumente o ingrediente ativo metilenodioxipirovalerona (MDPV) e também podem conter mefedrona ou metilona. São também denominados "alimentos vegetais" e, como outros estimulantes, podem exercer efeitos de reforço, mas também causam agitação, paranoia, alucinações, suicidalidade e dor torácica.

Algumas autoridades consideram os *inalantes* como tipos de estimulantes atípicos, visto que se acredita que eles provocam liberação direta de dopamina no *nucleus accumbens*. A inalação de vapores – denominada *"huffing"* – de substâncias, como tolueno, encontrado em solventes de tinta, marcadores de ponta de feltro, cola, vários *sprays* de aerossol e até mesmo Freon, encontrado em aparelhos de ar-condicionado, podem causar uma sensação semelhante à intoxicação por álcool, com tontura, vertigem e desinibição; além disso, podem causar prejuízo do julgamento e, possivelmente, alucinações. A inalação em longo prazo pode provocar depressão, perda de peso e dano cerebral. O *huffing* também pode ser perigoso em curto prazo, considerando-se seu potencial para provocar morte súbita por parada cardíaca, aspiração ou asfixia. O Freon, em particular, pode causar esses efeitos e congelar os pulmões, o que o torna extremamente perigoso. As substâncias que são inaladas não aparecem em testes de substâncias.

Tratamento da adição a estimulantes

Infelizmente, não existe tratamento farmacológico atualmente aprovado para a adição a estimulantes, visto que muitos agentes terapêuticos ligados à dopamina e à serotonina não tiveram sucesso. No futuro, é possível que haja uma vacina para cocaína capaz de remover a substância antes de ela alcançar o cérebro, de modo que não ocorram os efeitos reforçadores que acompanham o seu uso.

Nicotina

Quão comum é o tabagismo na prática da psicofarmacologia clínica? De acordo com algumas estimativas, mais da metade de todos os cigarros são consumidos por pacientes com transtorno psiquiátrico concomitante, e o tabagismo constitui a comorbidade mais comum entre pacientes com doenças mentais graves. Nos EUA, estima-se que cerca de 16 a 20% da população geral fumam, cerca de 25% das pessoas que consultam regularmente clínicos gerais fumam, e 40 a 50% dos pacientes em clínicas de psicofarmacologia também fumam, incluindo 60 a 85% dos pacientes com TDAH, esquizofrenia e transtorno bipolar. Infelizmente, a história de tabagismo atual não é, com frequência, cuidadosamente obtida ou registrada como um dos diagnósticos em fumantes nas clínicas de saúde mental, e apenas cerca de 10% dos fumantes relatam a oferta proativa de tratamento por psicofarmacologistas e outros clínicos, embora se disponha de tratamentos um tanto efetivos.

A nicotina atua diretamente sobre os receptores colinérgicos nicotínicos nos circuitos mesolímbicos de recompensa para liberar dopamina (Figura 13.9). Os neurônios colinérgicos e o neurotransmissor acetilcolina (ACh) são discutidos no Capítulo 12 e estão ilustrados nas Figuras 12.24 a 12.32. Os receptores nicotínicos estão especificamente ilustrados na Figura 12.28. Existem vários subtipos de receptores nicotínicos presentes no cérebro. O receptor nicotínico α_7 nos neurônios pós-sinápticos do córtex pré-frontal pode estar relacionado com as ações pró-cognitivas e de alerta mental da nicotina, mas não com as ações aditivas. É o subtipo $\alpha_4\beta_2$, discutido aqui e ilustrado na Figura 13.9, que se acredita ser mais relevante no tabagismo e na adição à nicotina. Portanto, as ações da nicotina nos receptores nicotínicos pós-sinápticos diretamente nos neurônios dopaminérgicos da ATV são aquelas teoricamente ligadas à adição (Figura 13.9). A nicotina também ativa indiretamente a liberação de dopamina da ATV ao ativar receptores nicotínicos pré-sinápticos nos neurônios glutamatérgicos, causando a liberação de glutamato, que, por sua vez, provoca a liberação de dopamina (Figura 13.9). Além disso, ela parece dessensibilizar os receptores pós-sinápticos $\alpha_4\beta_2$ nos interneurônios GABAérgicos inibitórios na ATV, levando indiretamente à liberação de dopamina no *nucleus accumbens* ao desinibir os neurônios dopaminérgicos mesolímbicos (Figura 13.9).

Os receptores $\alpha_4\beta_2$ nicotínicos adaptam-se ao fornecimento pulsátil intermitente crônico de nicotina, de modo a levar à adição (Figura 13.10). Inicialmente, esses receptores, que estão em estado de repouso, são abertos pelo aporte de nicotina, o que, por sua vez, leva à liberação de dopamina, com reforço, prazer e recompensa (Figura 13.10A). Quando o cigarro termina, esses receptores são dessensibilizados, de modo que eles não conseguem funcionar temporariamente e, portanto, não podem reagir à acetilcolina nem à nicotina (Figura 13.10A). Em termos da obtenção de qualquer recompensa adicional, seria possível parar de fumar nesse momento.

Capítulo 13 | Impulsividade, Compulsividade e Adição   **555**

Detalhe das ações da nicotina

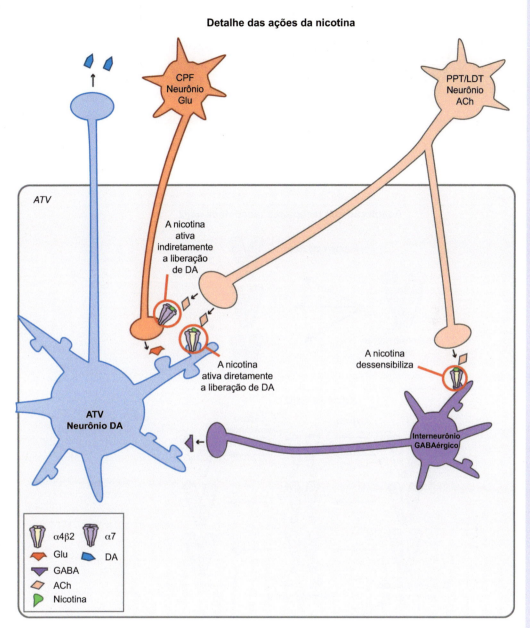

Figura 13.9 Ações da nicotina. A nicotina provoca diretamente a liberação de dopamina (DA) no *nucleus accumbens* por meio de sua ligação aos receptores nicotínicos $\alpha_4\beta_2$ pós-sinápticos dos neurônios dopaminérgicos na área tegmental ventral (ATV). Além disso, a nicotina liga-se aos receptores nicotínicos α_7 pré-sinápticos nos neurônios glutamatérgicos (Glu) na ATV, simulando a liberação de glutamato, que, por sua vez, leva à liberação de dopamina no *nucleus accumbens*. A nicotina também parece dessensibilizar os receptores $\alpha_4\beta_2$ pós-sinápticos nos interneurônios GABAérgicos da ATV. A redução da neurotransmissão GABAérgica desinibe os neurônios dopaminérgicos mesolímbicos e, portanto, constitui um terceiro mecanismo para aumentar a liberação de dopamina no *nucleus accumbens*.

Uma pergunta interessante a se formular é: quanto tempo é necessário para que ocorra a dessensibilização dos receptores nicotínicos? A resposta parece ser: aproximadamente o tempo que se leva para inalar todas as baforadas de um cigarro até a sua ponta. Assim, provavelmente não é por acaso que os cigarros apresentam o comprimento que eles têm. Cigarros mais curtos

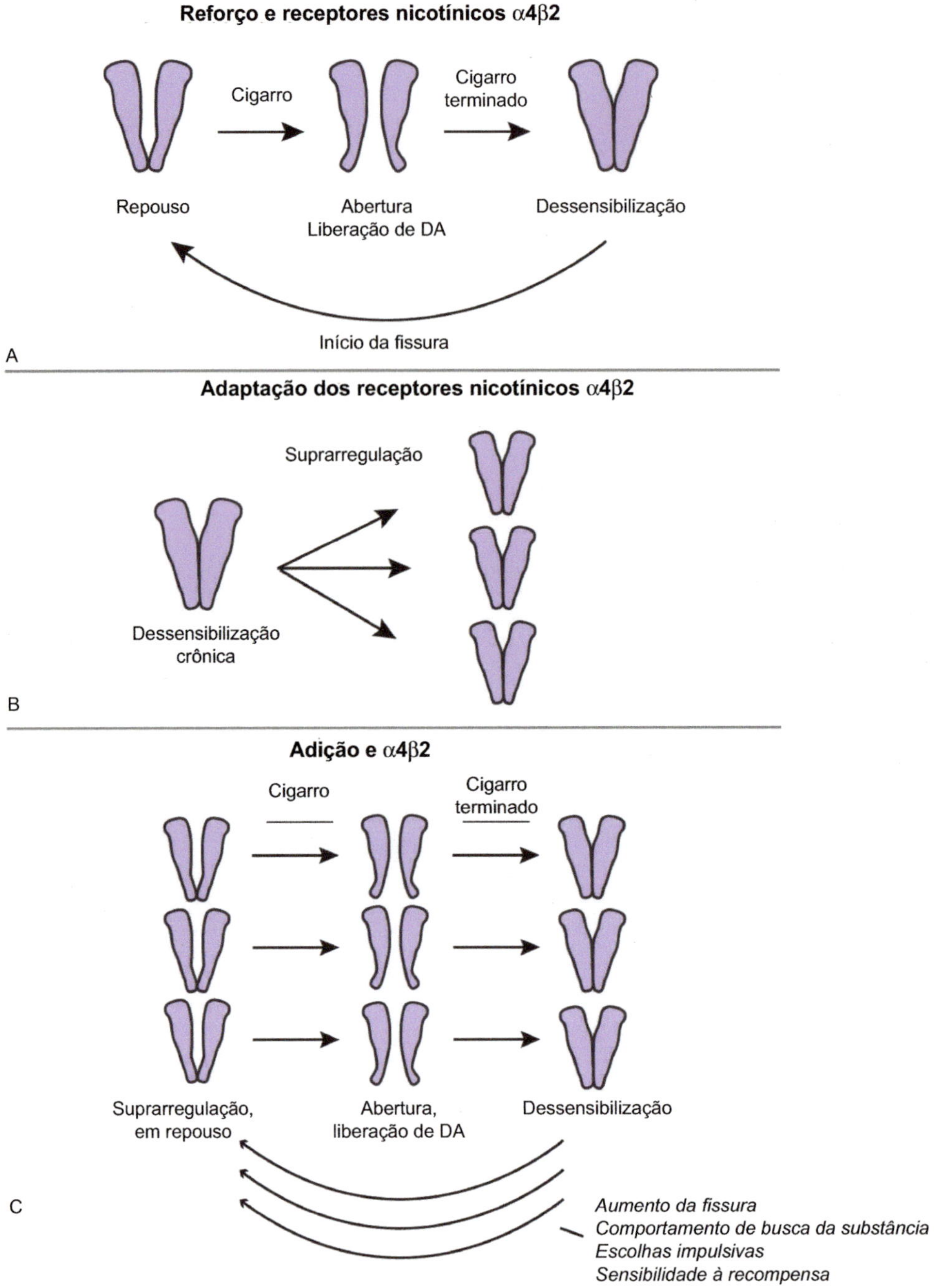

Reforço e receptores nicotínicos α4β2

Repouso — Cigarro → Abertura / Liberação de DA — Cigarro terminado → Dessensibilização

Início da fissura

A

Adaptação dos receptores nicotínicos α4β2

Suprarregulação

Dessensibilização crônica

B

Adição e α4β2

Cigarro → Cigarro terminado

Suprarregulação, em repouso — Abertura, liberação de DA — Dessensibilização

Aumento da fissura
Comportamento de busca da substância
Escolhas impulsivas
Sensibilidade à recompensa

C

Figura 13.10 Reforço e receptores nicotínicos $\alpha_4\beta_2$. **A.** No estado de repouso, os receptores nicotínicos $\alpha_4\beta_2$ estão fechados (à esquerda). A administração de nicotina, como quando se fuma um cigarro, provoca a abertura do receptor, o que, por sua vez, leva à liberação de dopamina (no centro). A estimulação desses receptores em longo prazo leva à sua dessensibilização, de modo que eles temporariamente não podem mais reagir à nicotina (ou à acetilcolina). Isso ocorre aproximadamente no mesmo tempo necessário para terminar um único cigarro (à direita). À medida que sofrem ressensibilização (retornam ao estado de repouso), os receptores iniciam a fissura e a abstinência, devido à falta de liberação de mais dopamina. **B.** Com a dessensibilização crônica, os receptores $\alpha_4\beta_2$ suprarregulam-se para compensar. **C.** Entretanto, se o indivíduo continuar fumando, a administração repetida de nicotina continua levando à dessensibilização de todos esses receptores $\alpha_4\beta_2$, de modo que a suprarregulação não é eficiente. De fato, a suprarregulação pode levar à amplificação da fissura quando os receptores adicionais se ressensibilizarem a seu estado de repouso.

não maximizam o prazer. Cigarros mais longos representam um desperdício, visto que, a essa altura, os receptores já estão todos dessensibilizados (Figura 13.10A).

O problema para o tabagista é que, quando os receptores se sensibilizam novamente em seu estado de repouso, isso desencadeia a fissura e a abstinência, devido à falta de liberação de mais dopamina (Figura 13.10A). Outra pergunta interessante é saber quanto tempo leva para a ressensibilização dos receptores nicotínicos. A resposta parece ser aproximadamente o tempo que o fumante leva entre um cigarro e outro. Para o fumante médio de um maço por dia, acordado durante 16 horas, isso corresponderia a cerca de 45 minutos, o que explica, possivelmente, por que existem 20 cigarros em um maço (i. e., o suficiente para que um fumante médio mantenha seus receptores nicotínicos totalmente dessensibilizados durante o dia inteiro).

Tornar os receptores nicotínicos inativos ao dessensibilizá-los faz os neurônios tentarem superar essa falta de receptores funcionantes ao suprarregular o número de receptores (Figura 13.10B). Entretanto, esse tipo de resposta é inútil, visto que a nicotina dessensibiliza todos eles com o próximo cigarro (Figura 13.10C). Além disso, essa suprarregulação é contraproducente, uma vez que serve para aumentar a fissura que ocorre quando os receptores adicionais são novamente sensibilizados ao seu estado de repouso (Figura 13.10C).

Do ponto de vista dos receptores, o objetivo de fumar é, em primeiro lugar, dessensibilizar todos os receptores nicotínicos $\alpha_4\beta_2$ e obter uma liberação máxima de dopamina. Entretanto, por fim, a meta é, em grande parte, impedir a fissura. A tomografia por emissão de pósitrons (PET, do inglês *positron emission tomography*) dos receptores nicotínicos $\alpha_4\beta_2$ em tabagistas confirma que os receptores nicotínicos são expostos a uma quantidade exata e suficiente de nicotina pelo tempo suficiente com cada cigarro para alcançar esse propósito. A fissura parece surgir ao primeiro sinal de ressensibilização dos receptores nicotínicos. Por conseguinte, o aspecto ruim da ressensibilização dos receptores é a fissura. Do ponto de vista do fumante, a boa notícia é que, tão logo ocorre a ressensibilização dos receptores, eles estão disponíveis para liberar mais dopamina e causar prazer ou suprimir novamente a fissura e a abstinência.

Tratamento da adição à nicotina

O tratamento da dependência de nicotina não é fácil. Há evidências de que a adição à nicotina começa com o primeiro cigarro; em animais experimentais, a primeira dose produz sinais de 1 mês de duração (p. ex., ativação do córtex cingulado anterior durante esse período após uma única dose). A fissura começa 1 mês após a administração repetida. Talvez ainda mais problemático seja o achado de que a "aprendizagem diabólica" da migração dorsal para ventral dos circuitos impulsivo para compulsivo pode ser de duração muito longa após a interrupção da exposição à nicotina. Algumas evidências até mesmo sugerem que essas alterações duram toda a vida, com uma forma de "memória molecular" à nicotina, mesmo nos ex-fumantes com abstinência em longo prazo. Um dos primeiros agentes bem-sucedidos que demonstraram ser efetivos no tratamento da adição à nicotina é a própria nicotina, porém por uma via de administração diferente do fumo: goma de mascar, pastilhas, aerossóis nasais, inaladores e adesivos transdérmicos. O fornecimento de nicotina por essas outras vias não alcança os níveis elevados nem os surtos pulsáteis que são fornecidos ao cérebro com o fumo, de modo que não são muito reforçadores, conforme já discutido para o fornecimento de estimulantes e ilustrado na Figura 13.7. Contudo, essas formas alternativas de administração de nicotina podem ajudar a reduzir a fissura, devido ao fornecimento de uma quantidade constante de nicotina e, presumivelmente, à dessensibilização de um número importante de receptores nicotínicos em processo de ressensibilização e fissura.

Outro tratamento para a dependência de nicotina é a vareniclina, um agonista parcial seletivo dos receptores nicotínicos $\alpha_4\beta_2$ de acetilcolina (Figuras 13.11 e 13.12). A Figura 13.11 compara os efeitos de agonistas parciais de nicotina (APN) com agonistas totais e com antagonistas nicotínicos sobre os canais de cátions associados aos receptores colinérgicos nicotínicos. Os agonistas nicotínicos totais incluem a acetilcolina, que é de ação muito curta, e a nicotina, que é de ação muito longa. Eles abrem o canal totalmente e com frequência (Figura 13.11, à esquerda). Em contrapartida, os antagonistas nicotínicos estabilizam o canal no estado fechado, porém não dessensibilizam esses receptores (Figura 13.11, à direita). Os APNs estabilizam os receptores nicotínicos em um estado intermediário, que não é dessensibilizado e no qual o canal se abre com menos frequência do que com um agonista total, porém mais frequentemente do que com um antagonista (Figura 13.11, no centro).

Quão causador de adição é o tabaco, e de que maneira os APNs atuam para obter a cessação

Ações moleculares de um agonista parcial nicotínico (APN)

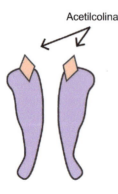
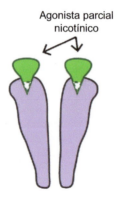
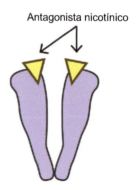

Agonista total nicotínico: abertura frequente do canal

Agonista parcial nicotínico (APN): estabilização do canal menos frequentemente no estado aberto, não dessensibilizado

Antagonista nicotínico: estabilização do canal no estado fechado, não dessensibilizado

Figura 13.11 Ações moleculares dos agonistas parciais nicotínicos (APNs). Os agonistas totais nos receptores $\alpha_4\beta_2$, como acetilcolina e nicotina, causam a abertura frequente dos canais (à esquerda). Em contrapartida, os antagonistas nesses receptores os estabilizam no estado fechado, de modo que eles não sofrem dessensibilização (à direita). Os APNs estabilizam os canais em um estado intermediário, provocando a sua abertura com menos frequência do que o agonista total, porém mais frequentemente do que um antagonista (no centro).

do tabagismo? Cerca de dois terços dos fumantes desejam parar de fumar; um terço tenta alcançar esse objetivo, porém apenas 2 a 3% têm sucesso em longo prazo. De todas as substâncias de uso abusivo, alguns levantamentos mostram que o tabaco tem a maior probabilidade de causar dependência após se experimentar a substância pelo menos uma vez. Portanto, pode-se argumentar que a nicotina poderia ser a substância mais causadora de adição conhecida. A boa notícia é que o APN vareniclina triplica ou quadruplica as taxas de abandono em 1 mês, 6 meses e 1 ano, em comparação com o placebo. A má notícia é que isso significa que apenas 10% dos tabagistas que tomaram vareniclina continuam abstinentes depois de 1 ano. Muitos desses pacientes recebem uma prescrição de vareniclina por apenas 12 semanas, o que pode representar um período demasiado curto para se obter uma eficácia máxima.

Outra abordagem ao tratamento do abandono do tabagismo é a tentativa de reduzir a fissura que ocorre durante a abstinência ao reforçar a dopamina com um inibidor da recaptação de noradrenalina-dopamina (IRND), a bupropiona (ver Capítulo 7 e Figuras 7.34 a 7.36). A ideia é devolver parte da dopamina a jusante aos receptores D_2 pós-sinápticos em fissura no *nucleus accumbens*, enquanto se reajustam à falta de obter a sua "dose fixa" de dopamina com a retirada recente de nicotina (Figura 13.13). Assim, enquanto o indivíduo fuma, a dopamina é alegremente liberada no *nucleus accumbens*, devido às ações da nicotina sobre os receptores $\alpha_4\beta_2$ no neurônio dopaminérgico da ATV (mostrado na Figura 13.13A). Durante a cessação do tabagismo, os receptores nicotínicos novamente sensibilizados que não recebem mais nicotina estão em estado de fissura, devido à ausência de liberação de dopamina no *nucleus accumbens* (onde está a minha dopamina?) (Figura 13.13B). Quando se administra o IRND, a bupropiona, teoricamente, ocorre a liberação de certa quantidade de dopamina no *nucleus accumbens*, o que diminui a fissura, porém normalmente não a elimina (Figura 13.13C). Quão eficiente é a bupropiona na cessação do tabagismo? As taxas de abandono com a bupropiona são cerca da metade daquelas observadas com o APN, a vareniclina. As taxas de abandono para a nicotina com vias alternativas de administração, como adesivos transdérmicos, são semelhantes às da bupropiona. Novas abordagens ao tratamento

Capítulo 13 | Impulsividade, Compulsividade e Adição 559

Ações da vareniclina sobre os circuitos de recompensa

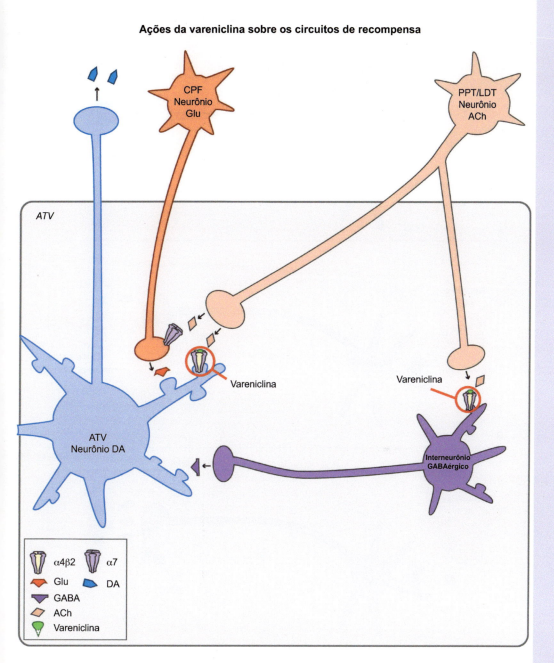

Figura 13.12 Ações da vareniclina sobre os circuitos de recompensa. A vareniclina é um agonista parcial nicotínico (APN) seletivo para o subtipo de receptor $\alpha_4\beta_2$. Quando a vareniclina se liga aos receptores nicotínicos $\alpha_4\beta_2$ – localizados nos neurônios dopaminérgicos (DA), nos neurônios glutamatérgicos (Glu) e nos interneurônios GABAérgicos na área tegmental ventral (ATV) –, ela estabiliza os canais em um estado intermediário, com abertura menos frequente do que a que ocorreria se a nicotina estivesse ligada, porém mais frequente do que se um antagonista nicotínico estivesse ligado. Por conseguinte, a vareniclina pode reduzir a recompensa dopaminérgica que ocorreria se um paciente fumasse (ao competir com a nicotina), mas também diminui os sintomas de abstinência ao estimular pelo menos alguma neurotransmissão.

Mecanismo de ação da bupropiona no abandono do tabagismo

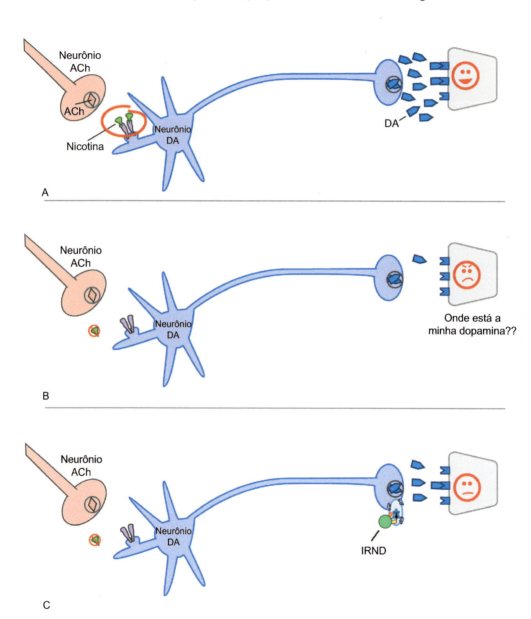

Figura 13.13 Mecanismo de ação da bupropiona na cessação do tabagismo. **A.** Um fumante regular fornece quantidade confiável de nicotina (círculo), liberando dopamina (DA) na área límbica em intervalos frequentes, o que é gratificante para os receptores de dopamina D_2 límbicos à direita. **B.** Entretanto, durante tentativas de abandono do tabagismo, a dopamina é interrompida quando a nicotina não a libera mais dos neurônios mesolímbicos. Isso perturba os receptores límbicos D_2 pós-sinápticos e leva à fissura e ao que alguns denominam "crise de nicotina". **C.** Uma abordagem terapêutica para diminuir a fissura durante os estágios iniciais do abandono do tabagismo consiste em fornecer certa quantidade da própria dopamina ao bloquear a recaptação de dopamina diretamente no terminal nervoso com o uso de bupropiona. Embora não seja tão potente quanto a nicotina, a bupropiona assume o controle e pode tornar a abstinência mais tolerável.

da adição à nicotina envolvem a investigação de vacinas contra nicotina e outros agentes colinérgicos nicotínicos de ação direta.

Álcool

Há relatos de que o famoso artista Vincent van Gogh bebia exageradamente, e alguns especulam que ele automedicava o seu transtorno bipolar dessa maneira, uma ideia reforçada pela sua explicação: "Se a tempestade dentro de mim ficar muito barulhenta, eu tomo um copo a mais para me acalmar". O álcool pode acalmar, porém não trata os transtornos psiquiátricos de modo adaptativo em longo prazo. Infelizmente, muitos alcoólicos que apresentam transtornos psiquiátricos comórbidos continuam se automedicando com álcool, em vez de procurar tratamento com um agente psicofarmacológico mais apropriado. Além da comorbidade frequente com transtornos psiquiátricos, estima-se que 85% dos alcoólicos fumam. Muitos alcoólicos também usam substâncias de forma abusiva, incluindo benzodiazepínicos, maconha, opioides, entre outras.

Embora ainda estejamos nos esforçando para entender como o álcool realmente exerce as suas ações psicotrópicas, uma visão exageradamente simplificada do mecanismo de ação do álcool é que ele aumenta a inibição nas sinapses GABAérgicas (GABA, ácido γ-aminobutírico) e diminui a excitação nas sinapses glutamatérgicas. De modo hipotético, as ações do álcool nas sinapses GABAérgicas intensificam a liberação de GABA por meio do bloqueio dos receptores $GABA_B$ pré-sinápticos e pela modulação alostérica positiva dos receptores $GABA_A$ pós-sinápticos, particularmente aqueles que contêm subunidades δ, que respondem aos esteroides neuroativos, mas não aos benzodiazepínicos (Figuras 13.14 e 13.15). Os receptores $GABA_A$ não sensíveis aos benzodiazepínicos que contêm subunidades δ são discutidos no Capítulo 7 e estão ilustrados na Figura 7.56. O álcool também atua hipoteticamente nos receptores glutamatérgicos metabotrópicos (mGluR) pré-sinápticos e nos canais de cálcio sensíveis à voltagem (VSCC) pré-sinápticos ao inibir a liberação de glutamato (Figura 13.15). Os mGluRs são apresentados no Capítulo 4 e estão ilustrados nas Figuras 4.23 e 4.24. Os VSCCs e o seu papel na liberação de glutamato são apresentados no Capítulo 3 e estão ilustrados nas Figuras 3.22 a 3.24. O álcool também pode reduzir as ações do glutamato nos receptores NMDA (N-metil-D-aspartato) pós-sinápticos e nos receptores mGluR pós-sinápticos (Figura 13.15).

Os efeitos de reforço do álcool são, teoricamente, mediados não apenas pelos seus efeitos nas sinapses GABAérgicas e glutamatérgicas, causando a liberação de dopamina a jusante na via mesolímbica, mas também por ações nas sinapses opioides dentro do circuito de recompensa mesolímbico (Figura 13.15). Os neurônios opioides originam-se no núcleo arqueado e projetam-se para a ATV, fazendo sinapse nos neurônios tanto glutamatérgicos quanto GABAérgicos. Acredita-se que o resultado das ações do álcool nas sinapses opioides seja a liberação de dopamina no *nucleus accumbens* (Figura 13.15). O álcool pode ter esse efeito ao atuar diretamente sobre os receptores μ opioides ou ao liberar opioides endógenos, como a β-endorfina.

Tratamento do alcoolismo

As ações do álcool sobre as sinapses opioides levam à justificativa de bloquear os receptores μ opioides com antagonistas, como a naltrexona ou o nalmefeno (Figura 13.16). A naltrexona e o nalmefeno (aprovado fora dos EUA) são antagonistas de μ opioides que, hipoteticamente, bloqueiam a euforia e o "barato" do consumo excessivo de álcool. Essa teoria é sustentada por ensaios clínicos que mostram que a naltrexona, administrada por via oral ou por injeção de longa duração de 30 dias, reduz os dias de consumo excessivo de álcool (definido como cinco ou mais drinques por dia para os homens e quatro ou mais para as mulheres) e aumenta a probabilidade de alcançar uma abstinência completa do álcool. Se o indivíduo beber quando estiver tomando um antagonista opioide, os opioides liberados pelo álcool não levam ao prazer, de modo que surge a seguinte pergunta: por que se dar ao trabalho de beber? Alguns pacientes também podem pensar por que se preocupar em tomar o antagonista opioide se, naturalmente, recairão no consumo de álcool. Assim, uma injeção de longa duração pode ser preferível, porém, infelizmente, dificilmente é prescrita.

O acamprosato é um derivado do aminoácido taurina, que interage tanto com o sistema glutamatérgico, para inibi-lo, quanto com o sistema GABAérgico, para intensificá-lo, o que lembra um pouco uma forma de "álcool artificial" (comparar Figura 13.15 com Figura 13.17). Assim, quando o álcool é consumido de maneira crônica e, em seguida, interrompido, as alterações adaptativas que isso geralmente provoca nos sistemas glutamatérgico e GABAérgico criam um estado de superexcitação glutamatérgica e até mesmo de excitotoxicidade, bem como deficiência de GABA.

Possíveis sítios de ligação dos fármacos sedativo-hipnóticos

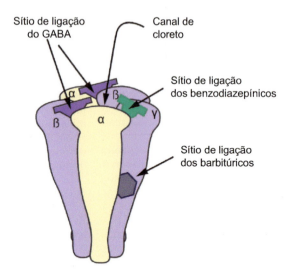

A   Receptores de benzodiazepínicos: subtipos $\alpha 1, \alpha 2, \alpha 3, \alpha 5$

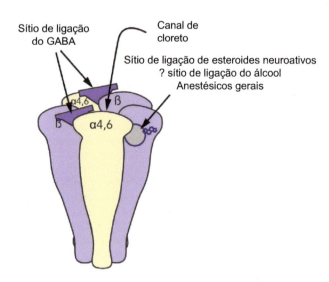

B   Receptores de benzodiazepínicos: subtipos ∂ ($\alpha 4, \alpha 6$)

Figura 13.14 Sítios de ligação dos sedativo-hipnóticos. A. Os benzodiazepínicos e os barbitúricos atuam como moduladores alostéricos positivos nos receptores GABA$_A$, porém em diferentes sítios de ligação. Os benzodiazepínicos não atuam em todos os receptores GABA$_A$; com efeito, eles são seletivos para os subtipos de receptores $\alpha_1, \alpha_2, \alpha_3$ e α_5, que também contêm subunidades γ, mas não δ. **B.** Os anestésicos gerais, o álcool e os esteroides neuroativos podem ligar-se a outros tipos de receptores GABA$_A$, particularmente aos que contêm subunidades δ.

Detalhe das ações do álcool na ATV

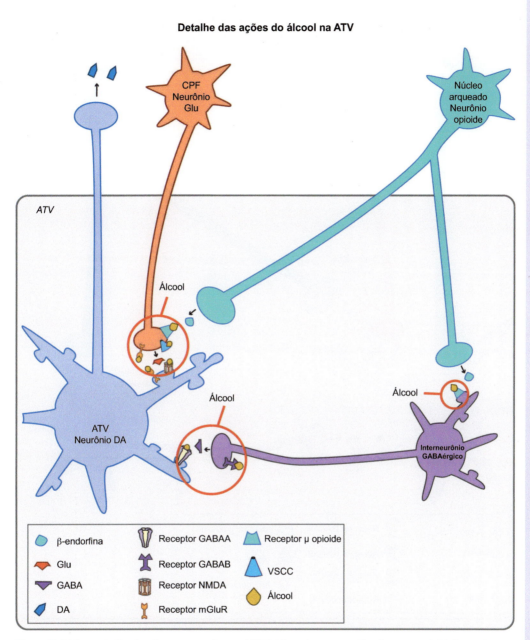

Figura 13.15 Ações do álcool na área tegmental ventral (ATV). Hipoteticamente, o álcool aumenta a inibição nas sinapses GABAérgicas pela sua ligação aos receptores GABA$_A$ e GABA$_B$. Supõe-se, também, que ele reduza a excitação nas sinapses glutamatérgicas por meio de sua ação nos receptores glutamatérgicos metabotrópicos (mGluR) pré-sinápticos e nos canais de cálcio sensíveis à voltagem (VSCC) pré-sinápticos. O álcool também pode reduzir as ações do glutamato sobre os receptores NMDA pós-sinápticos e sobre os receptores mGluR pós-sinápticos. Além disso, os efeitos de reforço do álcool podem ser mediados por ações nas sinapses opioides dentro da ATV. A estimulação dos receptores μ opioides nessa região provoca a liberação de dopamina no *nucleus accumbens*. O álcool pode atuar diretamente sobre os receptores μ ou pode provocar a liberação de opioides endógenos, como encefalina.

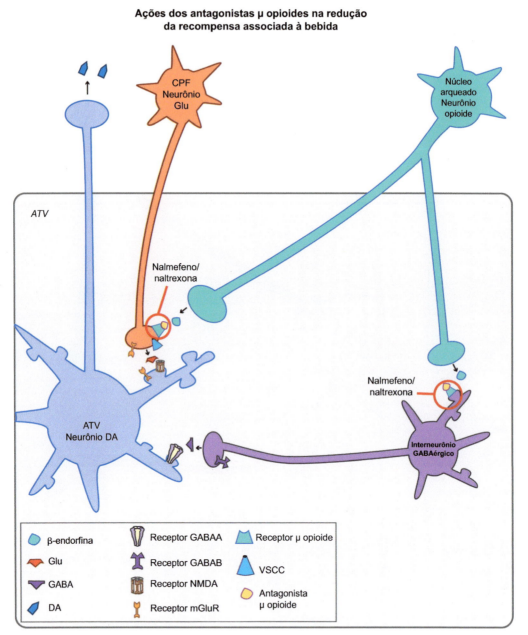

Figura 13.16 Ações dos antagonistas μ opioides na área tegmental ventral (ATV). Os neurônios opioides fazem sinapses na ATV com interneurônios GABAérgicos e com terminais nervosos pré-sinápticos de neurônios glutamatérgicos (Glu). O álcool atua diretamente sobre os receptores μ opioides ou provoca a liberação de opioides endógenos, como a encefalina. Em ambos os casos, o resultado consiste em aumento da liberação de dopamina (DA) no *nucleus accumbens*. Os antagonistas dos receptores μ opioides, como a naltrexona ou o nalmefeno, bloqueiam os efeitos prazerosos do álcool mediados pelos receptores μ opioides.

Na medida em que o acamprosato pode substituir o álcool durante a abstinência, as suas ações reduzem a hiperatividade glutamatérgica e a deficiência de GABA (Figura 13.17). Isso ocorre pelo fato de que o acamprosato parece exercer ações de bloqueio direto sobre determinados receptores de glutamato, particularmente os receptores mGluR (especificamente, mGlu5 e, talvez, mGlu2). De uma forma ou de outra, o acamprosato aparentemente reduz a liberação de glutamato associada à abstinência de álcool (Figura 13.17). As ações nos receptores NMDA, quando presentes, podem ser indiretas, assim como as ações nos sistemas GABAérgicos, constituindo efeitos secundários a jusante das ações do acamprosato sobre os receptores mGluR (Figura 13.17). Apesar de sua aprovação, o acamprosato não é prescrito com muita frequência.

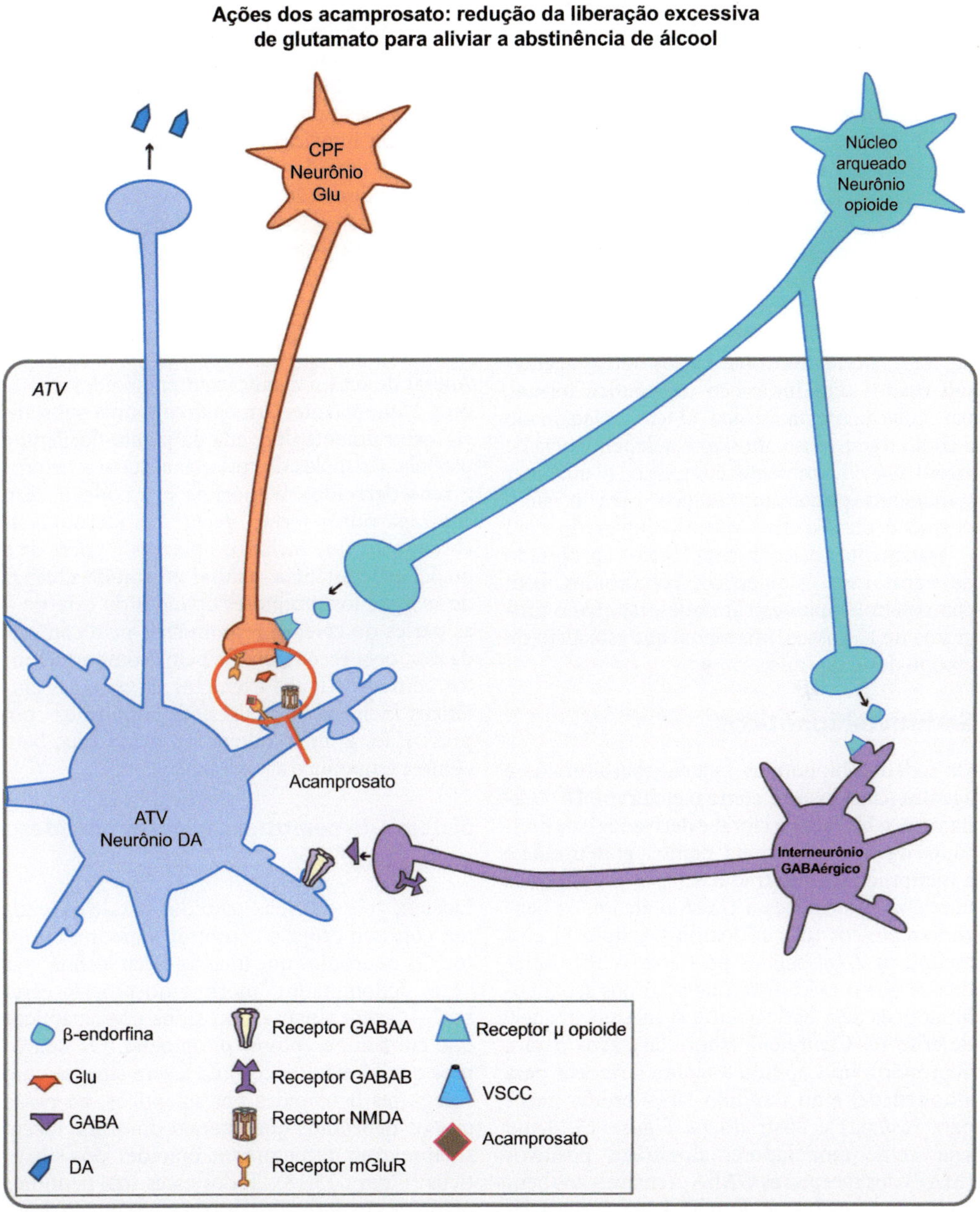

Ações dos acamprosato: redução da liberação excessiva de glutamato para aliviar a abstinência de álcool

Figura 13.17 Ações do acamprosato na área tegmental ventral (ATV). Quando o álcool é consumido de maneira crônica e, em seguida, suspenso, as alterações adaptativas que ele provoca tanto no sistema glutamatérgico quanto no sistema GABAérgico causam um estado de hiperexcitação glutamatérgica, bem como deficiência de GABA. O acamprosato parece reduzir a liberação de glutamato associada à abstinência de álcool, presumivelmente ao bloquear os receptores glutamatérgicos metabotrópicos (mGluR).

O dissulfiram é o fármaco clássico para o tratamento do alcoolismo. Trata-se de um inibidor irreversível da enzima hepática, a aldeído desidrogenase, que normalmente metaboliza o álcool. Quando o álcool é ingerido na presença de dissulfiram, o metabolismo do álcool é inibido, e o resultado consiste em acúmulo de níveis tóxicos de acetaldeído. Isso provoca uma experiência aversiva, com rubor, náuseas, vômitos e hipotensão, e espera-se que essa experiência possa condicionar o paciente a uma resposta mais negativa do que positiva ao consumo de álcool. Naturalmente, a adesão a esse agente representa um problema, e, em certas ocasiões, suas reações adversas são perigosas. O uso do dissulfiram era maior no passado; hoje, esse agente não é prescrito com muita frequência.

Os agentes não aprovados que podem ser efetivos no tratamento do alcoolismo incluem o anticonvulsivante topiramato e o antagonista de $5HT_3$, a ondansetrona. Vários outros agentes são usados sem indicação terapêutica formal, particularmente na Europa. O tema relacionado a como tratar o uso abusivo e a dependência de álcool é evidentemente complexo, e qualquer tratamento psicofarmacológico para o alcoolismo é mais efetivo quando integrado com o tratamento psicofarmacológico apropriado de transtornos psiquiátricos comórbidos, bem como com terapias estruturadas, tal qual o programa de 12 passos, um tópico que está além do escopo deste capítulo.

Sedativo-hipnóticos

Os sedativo-hipnóticos incluem barbitúricos e agentes relacionados, como o etclorvinol e o etinamato, o hidrato de cloral e derivados e os derivados da piperidinediona, como a glutetimida e a metiprilona. Com frequência, os especialistas também incluem nessa classe o álcool, os benzodiazepínicos (discutidos no Capítulo 8) e os hipnóticos Z (discutidos no Capítulo 10). Acredita-se que o mecanismo de ação dos sedativo-hipnóticos seja basicamente o mesmo daquele descrito no Capítulo 7 (sobre fármacos para a depressão), no Capítulo 8 (sobre fármacos para a ansiedade) e no Capítulo 10 (sobre fármacos para insônia) e ilustrado na Figura 13.14, ou seja, como moduladores alostéricos positivos (MAP) dos receptores $GABA_A$ sensíveis aos benzodiazepínicos (ver Figura 13.14A), insensíveis aos benzodiazepínicos (ver Figura 13.14B), ou ambos. Os barbitúricos são muito menos seguros em superdosagem do que os benzodiazepínicos, causam dependência com mais frequência,

são usados de modo abusivo também com mais frequência e provocam reações de abstinência muito mais perigosas. Devido a esses problemas, eles são raramente prescritos hoje como sedativo-hipnóticos ou ansiolíticos.

Gama-hidroxibutirato (GHB)

Esse agente é discutido no Capítulo 10 como tratamento da narcolepsia/cataplexia. Às vezes, ele também é utilizado de modo abusivo por indivíduos que desejam ter um "barato" ou por predadores para intoxicar pessoas em seus encontros (o GHB é uma das substâncias do "estupro marcado"; ver discussão detalhada no Capítulo 10). O mecanismo de ação do GHB consiste em ação agonista em seus próprios receptores de GHB e nos receptores $GABA_B$ (ilustrados na Figura 10.68).

Opiáceos ou opioides?

Apesar de sutil, a distinção entre opioides e opiáceos é importante. Um *opiáceo* é uma substância naturalmente derivada da planta florífera, a papoula. Exemplos de opiáceos incluem a heroína e seus derivados, a morfina e a codeína. Em contrapartida, o termo *opioide* é um termo mais abrangente, que inclui os opiáceos e refere-se a qualquer substância, natural ou sintética, capaz de se ligar aos receptores opioides do cérebro – as partes do cérebro responsáveis pelo controle da dor, pela recompensa e pelos comportamentos aditivos. Alguns exemplos de opioides sintéticos incluem os analgésicos adquiridos com prescrição, a hidrocodona e a oxicodona, bem como a fentanila e a metadona.

Sistema de neurotransmissores opioides endógenos

Existem três sistemas opioides paralelos, cada um com seu próprio neurotransmissor e receptor. Os neurônios que liberam β-endorfina – às vezes denominados "morfina do próprio cérebro" – fazem sinapse com sítios pós-sinápticos que contêm receptores μ opioides. Os neurônios que liberam encefalina fazem sinapse com receptores δ opioides pós-sinápticos, ao passo que os neurônios que liberam dinorfina fazem sinapse com receptores κ opioides pós-sinápticos (Figura 13.18). Todos esses três peptídios opioides são derivados de proteínas precursoras, denominadas pró-opiomelanocortina (POMC), pró-encefalina e pró-dinorfina, respectivamente (Figura 13.18). Partes dessas proteínas precursoras são clivadas para formar endorfinas,

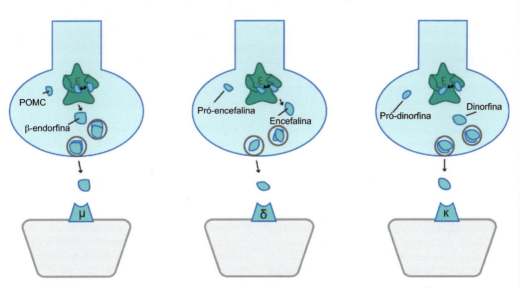

Figura 13.18 Neurotransmissores opioides endógenos. Os opioides endógenos são peptídios derivados de proteínas precursoras, denominadas POMC (pró-opiomelanocortina), pró-encefalina e pró-dinorfina. Partes dessas proteínas precursoras são clivadas para formar endorfinas, encefalinas ou dinorfina, que são, então, armazenadas em neurônios opioides e liberadas durante a neurotransmissão para mediar o reforço e o prazer. Os neurônios que liberam endorfina fazem sinapse com sítios que contêm receptores μ opioides, os que liberam encefalina fazem sinapse com sítios que contêm receptores δ opioides e aqueles que liberam dinorfina fazem sinapse com sítios que contêm receptores κ opioides.

encefalinas ou dinorfinas, que, em seguida, são armazenadas em neurônios opioides para serem liberadas durante a neurotransmissão para mediar ações opioides endógenas.

Adição a opioides

Embora os opioides ilícitos derivados da papoula sejam conhecidos há séculos pelas suas propriedades aditivas, foi necessária uma epidemia recente e séria de abuso de opioides, com efeitos devastadores na vida e na sociedade contemporâneas, para que fosse reconhecido o poderoso potencial destrutivo dos opioides orais prescritos legalmente para alívio da dor. Pesquisas recentes sugerem que os EUA consomem 85% do fornecimento mundial legal e ilegal de opioides. A cada ano, nos EUA, mais de 60 milhões de pessoas preenchem pelo menos uma prescrição para um opioide, das quais 20% usam seus opioides de uma maneira que não foi prescrita, outras 20% relatam compartilhar pílulas e mais de 2 milhões tornam-se iatrogenicamente adictas. Como a necessidade de doses cada vez mais altas excede o número de pílulas que pode ser obtido de prescritores ou da rua, muitos pacientes recorrem à heroína de rua mais acessível, inalada ou injetada, para "perseguir o dragão" da adição a opioides. O abastecimento de heroína na rua é cada vez mais ligado à fentanila, que é cem vezes mais potente do que a morfina. Derivados da fentanila, como o tranquilizante para elefantes, a carfentanila, são 10 mil vezes mais potentes do que a morfina. De fato, a fentanila e seus derivados são tão poderosos, que não podem ser revertidos por antagonistas de opioides, como a naloxona. Portanto, estima-se que um terço das 60 mil mortes anuais por superdosagem de opioides nos EUA seja causado pela fentanila e seus derivados. Trata-se de um resultado muito triste, daquilo que poderia ter começado como tratamento legítimo da dor aguda.

Essa recente epidemia de adição a opioides também derrubou a falácia de que as formulações orais de liberação controlada reduzem a propensão à adição. O contágio contínuo e amplo desencadeado por todos os tipos de opioides orais no alívio da dor nos ensinou, de modo um tanto surpreendente, que os opioides podem não ser analgésicos altamente efetivos em longo prazo, mas apenas em curto prazo, com perda de sua eficácia analgésica nos primeiros dias a semanas, à medida que a tolerância, a dependência e a adição se instalam. Assim, os opioides adquiridos com prescrição estão sendo cada vez mais limitados na sua quantidade e tempo para reduzir a dependência de pacientes com dor e evitar o desvio de seus opioides para outras pessoas.

Acima das doses usadas para alívio da dor, os opioides induzem euforia, uma poderosa propriedade de reforço. Ocorre liberação de menos dopamina com opioides do que com estimulantes no centro do prazer mesolímbico, porém certamente não menos prazer, de modo que não está totalmente claro o modo pelo qual o "barato" dos opioides é totalmente mediado. Provavelmente, o circuito ventral impulsivo começa o seu trabalho de reforço prazeroso no início do uso de um opioide. Os opioides induzem euforia muito intensa, porém breve, às vezes denominada "onda de prazer" (*rush*), seguida de profunda sensação de tranquilidade, que pode durar várias horas, seguida, por sua vez, de sonolência (*nodding*), oscilações do humor, embotamento mental, apatia e lentidão dos movimentos motores. Em superdosagem, esses mesmos opioides atuam como depressores da respiração e podem induzir ao coma. As ações agudas dos opioides, com exceção da fentanila e de seus derivados, podem ser revertidas por antagonistas sintéticos de opioides, como a naloxona, que competem como antagonistas nos receptores μ opioides se forem administrados cedo o bastante e em dose suficiente. Os antagonistas de opioides também podem precipitar uma síndrome de abstinência em indivíduos com dependência de opioides.

Quando administrados de maneira crônica, os opioides causam rapidamente tolerância e dependência, devido à ocorrência muito rápida de adaptação dos receptores opioides. Hipoteticamente, essa adaptação se correlaciona com a migração do controle comportamental de circuitos ventrais para circuitos de hábitos dorsais. O primeiro sinal disso é a necessidade do paciente de tomar doses cada vez mais altas de opioides para aliviar a dor ou para induzir a euforia desejada. Por fim, pode haver pouca distância entre a dose que provoca euforia e a que produz os efeitos tóxicos de superdosagem. Outro sinal de que ocorreu dependência e os receptores opioides se adaptaram é o desenvolvimento de uma síndrome de abstinência após a dissipação do opioide administrado cronicamente. A síndrome de abstinência de opioides caracteriza-se por sensação de disforia, fissura por outra dose de opioide, irritabilidade e sinais de hiperatividade autonômica, como taquicardia, tremor e sudorese. Com frequência, a piloereção (arrepios) está associada à abstinência de opioides, particularmente quando a substância é interrompida subitamente (*cold turkey*). Isso é tão subjetivamente terrível que o usuário de opioides frequentemente para de fazer qualquer coisa para obter outra dose de opioide, de modo a aliviar os sintomas de abstinência. Por conseguinte, o que pode ter começado como uma busca de alívio da dor ou euforia pode terminar na busca para evitar a abstinência.

Tratamento da adição a opioides

O tratamento da adição a opioides começa com o manejo da abstinência. Ficar sem dinheiro e suprimento de substâncias e ser preso podem ser formas de abstinência forçada, porém uma versão mais suave é reduzir ou até mesmo evitar os sintomas de abstinência. Uma forma de fazer isso é substituir um opioide prescrito em dose conhecida e evitar a administração intravenosa. Existem duas opções: a metadona e a buprenorfina. A metadona é um agonista total nos receptores μ opioides que pode suprimir por completo os sintomas de abstinência quando administrada por via oral e, normalmente, administrada diariamente em uma clínica. A buprenorfina é um agonista parcial de μ opioides que tem efeitos agonistas menos poderosos, mas que pode suprimir os sintomas de abstinência, particularmente quando a abstinência leve já começou após interromper o uso abusivo de opioides. A buprenorfina é administrada por via sublingual, visto que não é bem absorvida quando ingerida. Ela também pode ser prescrita em um suprimento de vários dias e tomada de modo ambulatorial, em vez de ser preciso retornar diariamente a uma clínica. Em geral, a buprenorfina é combinada com naloxona. A naloxona não é absorvida por via oral ou sublingual; contudo, ela evita o abuso intravenoso, visto que a naloxona é ativa por injeção. A injeção da associação de buprenorfina e naloxona não resulta em "barato" e pode até mesmo precipitar abstinência, evitando, assim, o desvio para abuso intravenoso da preparação sublingual. A buprenorfina também pode ser administrada como formulação implantável de 6 meses ou como injeção de depósito de 1 mês.

Embora a redução da dose de metadona ou de buprenorfina diretamente para um estado de abstinência de opioides seja teoricamente possível, isso raramente é bem-sucedido em longo prazo. Entre os adictos de opioides que se submetem a uma reabilitação residencial e ao tratamento com interrupção de todas as substâncias por 30 a 90 dias, algumas análises sugerem a ocorrência de recidiva do uso abusivo de opioides de até 60 a 80% em 1 mês e de 90 a 95% em 3 meses. O impulso para retornar aos opioides de rua, proveniente do circuito de hábito do adicto – particularmente quando novamente exposto às pistas ambientais associadas ao abuso anterior de opioides, como pessoas, lugares e parafernália associados ao abuso prévio de opioides –, é semelhante a se colocar na situação em que os sinos dos cães de Pavlov estão tocando alta e claramente. Em seguida, os impulsos de hábito involuntários, irracionais e poderosos dominam o indivíduo de modo reflexivo, ignorando a força de vontade voluntária, que não é mais capaz de suprimir a busca e o consumo de substâncias. Este é o resultado que ocorre independentemente do adicto de opioides tentar interromper o uso de metadona, de buprenorfina ou de opioides de rua.

Como esse resultado deplorável pode ser evitado? Em primeiro lugar, é importante reconhecer que a intensidade e a duração da abstinência da maioria das substâncias, incluindo os opioides, estão ligadas à meia-vida da substância. Assim, os agonistas totais de meia-vida curta, como a morfina ou a heroína, produzem sintomas de abstinência muito mais intensos e de curta duração do que a metadona, que produz abstinência menos intensa, porém de duração muito mais longa, ou a buprenorfina, cuja abstinência é menos intensa e mais curta (Figura 13.19). Em segundo lugar, a intensidade, mas não a duração da abstinência, da metadona (Figura 13.20) e da buprenorfina (Figura 13.21) pode ser reduzida pela adição de um agonista α_{2A}. Tanto a clonidina quanto a lofexidina são agonistas α_2-adrenérgicos que reduzem os sinais de hiperatividade autonômica durante a abstinência e que ajudam no processo de desintoxicação. Por fim, em uma tentativa de melhorar o sucesso da abstinência em longo prazo, os adictos de opioides podem fazer a transição não para a abstinência, mas sim para a manutenção com um antagonista de opioide injetável de ação longa, como a naltrexona. Em curto prazo, a naltrexona reduz o tempo de abstinência de um agonista α_2 administrado com metadona (Figura 13.20) ou com buprenorfina (Figura 13.21). A vantagem da administração de naltrexona em longo prazo consiste na presença do fármaco em níveis terapêuticos durante todo o dia, diferentemente da administração da naltrexona por

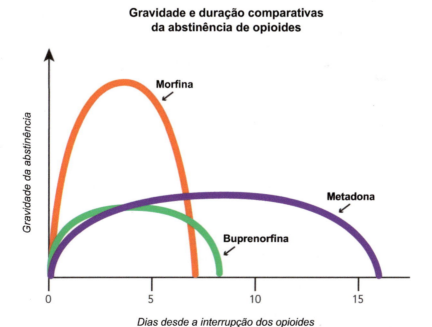

Figura 13.19 Gravidade e duração comparativas da abstinência de opioides. Após a suspensão abrupta, o tempo de início dos sintomas de abstinência máxima e a duração desses sintomas dependem da meia-vida da substância envolvida. No caso da abstinência de morfina (e de heroína), os sintomas tornam-se máximos em 36 a 72 horas e duram 7 a 10 dias. Na abstinência de metadona, os sintomas são menos graves e tornam-se máximos em 72 a 96 horas, porém podem durar 14 dias ou mais. Na abstinência de buprenorfina, os sintomas alcançam o seu máximo depois de alguns dias e são menos graves que aqueles associados à morfina/heroína; a duração dos sintomas assemelha-se à da morfina/heroína.

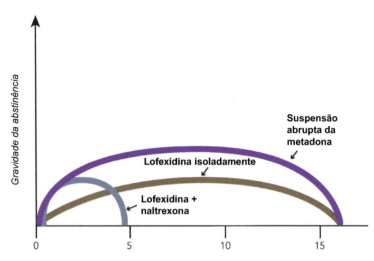

Figura 13.20 Gravidade e duração da abstinência após a suspensão da metadona. Com a interrupção abrupta da metadona, os sintomas de abstinência alcançam o seu pico em 72 a 96 horas, mas podem ter uma duração de 14 dias ou mais. A intensidade, mas não a duração, dos sintomas de abstinência pode ser reduzida pela adição de um agonista α_2-adrenérgico, como lofexidina ou clonidina. Especificamente, esses agentes podem aliviar os sintomas autonômicos. O acréscimo de um agonista α_2-adrenérgico e de um antagonista dos receptores μ opioides, como naltrexona, pode reduzir a gravidade, bem como a duração dos sintomas de abstinência.

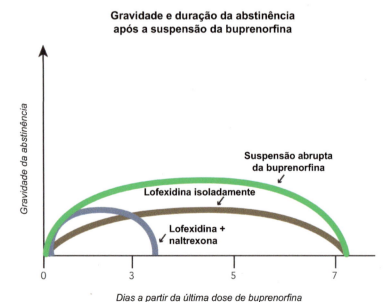

Figura 13.21 Gravidade e duração da abstinência após a suspensão da buprenorfina. Com a interrupção abrupta da buprenorfina, os sintomas de abstinência alcançam um pico em torno de 72 horas e duram por cerca de 1 semana. A intensidade, mas não a duração, dos sintomas de abstinência pode ser reduzida pela adição de um agonista α_2-adrenérgico, como lofexidina ou clonidina. Especificamente, esses agentes podem aliviar os sintomas autonômicos. O acréscimo de um agonista α_2-adrenérgico e de um antagonista dos receptores μ opioides, como naltrexona, pode reduzir a gravidade, bem como a duração dos sintomas de abstinência.

via oral (Figura 13.22). Além disso, com injeções mensais de naltrexona, o indivíduo abstinente de opioides agora só precisa tomar a decisão de fazer uso de sua medicação 1 vez a cada 30 dias, em vez de 30 vezes em 30 dias. Melhor ainda, o paciente impulsivo não consegue interromper prontamente a sua naltrexona injetável para sofrer recidiva.

Os tratamentos de substituição com agonistas, como a metadona ou a buprenorfina –, com frequência denominados terapia assistida por medicação (TAM) –, têm mais sucesso no contexto de um programa de tratamento de manutenção estruturado, que inclui rastreamento da substância em urina coletada ao acaso e serviços psicológicos, médicos e vocacionais intensivos. Isso também se aplica aos indivíduos que tomam injeções de naltrexona de ação longa. Infelizmente, apenas uma minoria de dependentes de opioides submetem-se a tratamento, apenas uma pequena parte dos que são tratados recebem TAM e quase nenhum recebe naltrexona injetável. Não se sabe se isso se deve a diferenças filosóficas de várias instituições de tratamento, de incentivos econômicos ou niilismo terapêutico, mas parece que os melhores tratamentos atualmente disponíveis não são prescritos suficientemente.

Maconha

Você pode realmente ficar "chapado" sem inalar (ver endocanabinoides liberados na Figura 13.5). O cérebro produz seus próprios neurotransmissores semelhantes à maconha – a anandamida e o 2-araquidonoilglicerol (2-AG) (Figuras 13.23 e 13.24). Assim também o faz o corpo. Esses neurotransmissores e seus receptores canabinoides 1 e 2 (CB1 e CB2) compõem o sistema "endocanabinoide" – o sistema canabinoide endógeno (Figura 13.23). No cérebro, a liberação dos neurotransmissores clássicos pode estimular a síntese de endocanabinoides a partir de precursores armazenados em membranas lipídicas pós-sinápticas (Figura 13.24A). Após a sua liberação na sinapse, esses endocanabinoides seguem um percurso retrógrado até os receptores CB1 pré-sinápticos e "falam de novo" ao neurônio pré-sináptico, onde podem inibir a liberação do neurotransmissor clássico (Figura 13.24B). A neurotransmissão retrógrada foi introduzida no Capítulo 1 e está ilustrada na Figura 1.5. Tanto os receptores CB1 quanto os receptores CB2 estão localizados no cérebro, porém os receptores CB1 estão presentes em maior densidade. Ambos os receptores se ligam a ambos os endocanabinoides, porém com alta

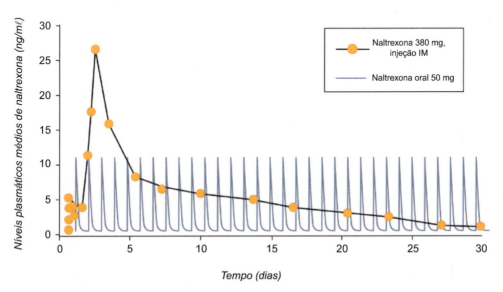

Figura 13.22 Formulações de naltrexona. A naltrexona, um antagonista dos receptores μ opioides, está disponível em formulação oral e em injeção intramuscular (IM) administrada 1 vez ao mês. Com o uso da naltrexona oral, o indivíduo apresenta concentrações plasmáticas flutuantes, dependentes da dose. Além disso, é preciso decidir diariamente se irá continuar ou não o tratamento. Com a injeção mensal, o indivíduo apresenta concentrações plasmáticas elevadas e consistentes e precisa decidir tomar a medicação apenas 1 vez a cada 30 dias.

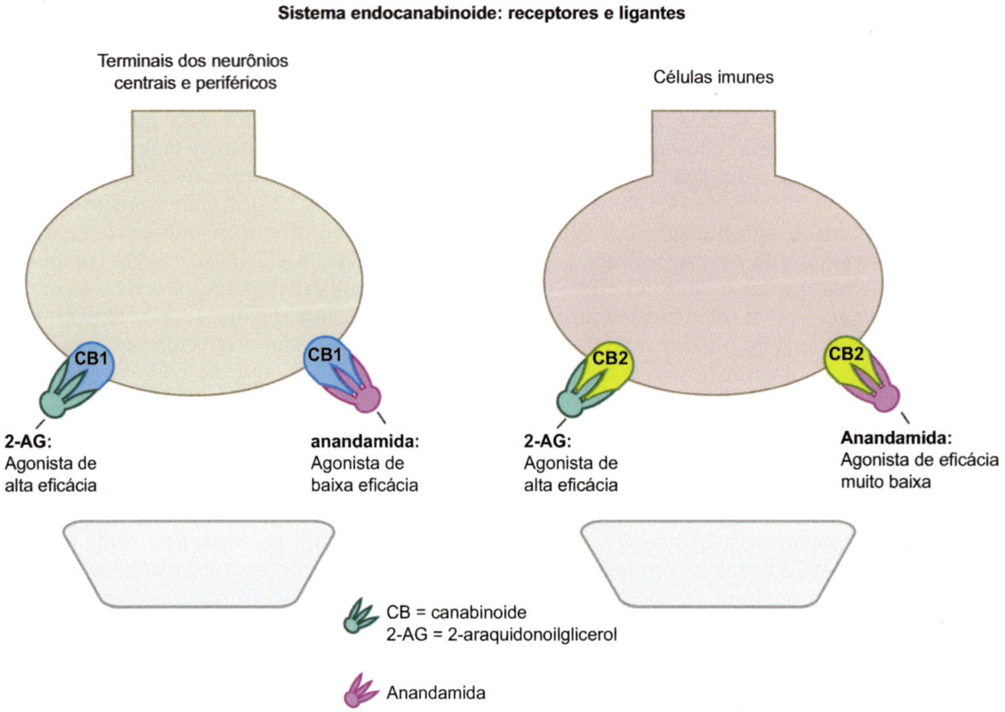

Sistema endocanabinoide: receptores e ligantes

Figura 13.23 Sistema endocanabinoide: receptores e ligantes. Existem dois tipos principais de receptores de canabinoides (CB). Os receptores CB1 são os mais abundantes e estão presentes nos terminais dos neurônios em todo o sistema nervoso central e no sistema nervoso periférico. Os receptores CB2 não são expressos tão amplamente no cérebro, embora sejam encontrados nas células gliais e no tronco encefálico. Com efeito, os receptores CB2 são encontrados principalmente nas células imunes, nas quais modulam a migração das células e a liberação de citocinas. Entre os múltiplos canabinoides endógenos, os mais conhecidos são a anandamida e o 2-araquidonoilglicerol (2-AG). A anandamida é um agonista de baixa eficácia nos receptores CB1 e um agonista de eficácia muito baixa nos receptores CB2. O 2-AG é um agonista de alta eficácia em ambos os receptores, CB1 e CB2.

eficácia ao 2-AG e com baixa eficácia à anandamida (Figura 13.23). Os receptores CB2 também são encontrados na periferia, em sua maior parte nas células imunes, e ligam-se aos mesmos dois endocanabinoides (Figura 13.23).

A maconha é uma mistura de centenas de produtos químicos e mais de cem canabinoides alcaloides. Os mais importantes deles são o tetra-hidrocanabinol (THC) e o canabidiol (CBD) (Figura 13.25). O THC interage com os receptores CB1 e CB2 e tem propriedades psicoativas. O CBD é um isômero do THC e é relativamente inativo nos receptores CB1 e CB2 (Figura 13.25). O CBD não tem propriedades psicoativas, e o seu mecanismo de ação é realmente desconhecido (Figura 13.25). A maconha consiste em várias misturas de THC e CBD (Figura 13.26). O maior conteúdo de CBD está associado a menor risco de alucinações, delírios e comprometimento da memória (Figura 13.26). O CBD puro pode ser até mesmo antipsicótico

e ansiolítico (Figura 13.26). Com o passar do tempo, a maconha tornou-se mais potente em termos da presença de mais THC e menos CBD, resultando em maior risco de alucinações, delírios, ansiedade e comprometimento da memória (Figura 13.26). Atualmente, não é possível identificar antecipadamente os indivíduos vulneráveis à psicose ou à precipitação de esquizofrenia pela maconha. Entretanto, um estudo recente influente concluiu que, se ninguém fumasse maconha de alta potência, 12% de todos os casos de primeiro episódio de psicose em toda a Europa seriam evitados, aumentando para 32% em Londres e 50% em Amsterdã. A maconha também pode exacerbar a psicose em pacientes que já apresentam doença psicótica.

Em doses intoxicantes habituais para a maioria dos indivíduos sem risco de psicose, a maconha produz uma sensação de bem-estar, relaxamento, sensação de amistosidade, perda da consciência temporal, incluindo confusão

Capítulo 13 | Impulsividade, Compulsividade e Adição   573

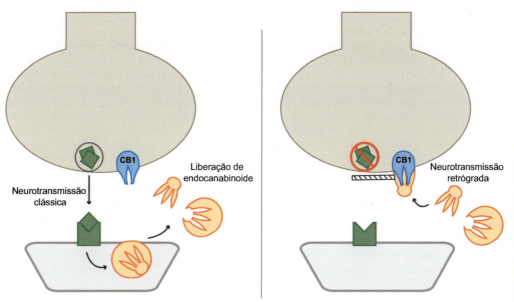

Figura 13.24 Sistema endocanabinoide: neurotransmissão retrógrada. **A.** Os precursores dos endocanabinoides são armazenados na membrana lipídica do neurônio pós-sináptico. Quando esse neurônio é ativado, por despolarização ou pela presença de um neurotransmissor que se liga a um receptor acoplado à proteína G, isso desencadeia uma reação enzimática, com formação e liberação do endocanabinoide. **B.** Em seguida, o endocanabinoide liga-se a um receptor canabinoide pré-sináptico, provocando a inibição da liberação do neurotransmissor. Essa forma de neurotransmissão é conhecida como neurotransmissão retrógrada.

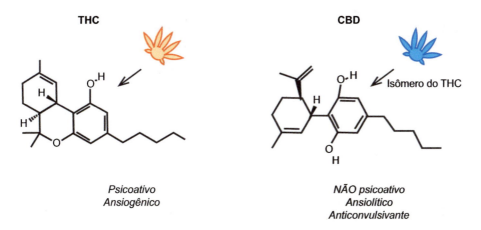

Figura 13.25 Tetra-hidrocanabinol (THC) *versus* canabidiol (CBD). Existem dois canabinoides exógenos bem conhecidos e relativamente bem estudados: (1) o tetra-hidrocanabinol (THC), que é considerado psicoativo e se liga como agonista parcial aos receptores CB1 e CB2, causando a inibição da liberação do neurotransmissor; e (2) o canabidiol (CBD), que não é considerado psicoativo e cuja ligação aos receptores CB não está totalmente esclarecida, embora pareça interagir com outros sistemas de neurotransmissores, como o sistema serotoninérgico.

entre passado e presente, alentecimento dos processos de pensamento, comprometimento da memória em curto prazo e sensação de ter percepções especiais. Em altas doses, a maconha pode provocar pânico, delírio tóxico, bem como psicose, particularmente no indivíduo vulnerável. Uma complicação do uso prolongado é a "síndrome amotivacional" em usuários frequentes. Essa síndrome é observada predominantemente em usuários diários de grandes quantidades de maconha e se caracteriza por diminuição da motivação e da ambição; daí o termo *amotivacional*. Essa síndrome também está associada a outros sintomas de prejuízo social e ocupacional, como redução do tempo de atenção, comprometimento do julgamento, distração fácil, comprometimento das habilidades de comunicação, introversão e redução da eficiência em situações interpessoais. Os hábitos pessoais podem deteriorar-se e pode haver perda do discernimento e até mesmo sensações de despersonalização.

Nos últimos anos, foi iniciada uma pesquisa sobre os usos terapêuticos potenciais da maconha em geral e do THC e do CBD, em particular. O problema com a "maconha medicinal" é que ela não é uma opção de prescrição que pode ser desenvolvida de acordo com os padrões de medicação de prescrição. Esses padrões exigem uma formulação química consistente, pura e

bem-definida do agente terapêutico, ao passo que a maconha medicinal é uma planta não processada que contém 500 substâncias químicas com mais de cem canabinoides. Os medicamentos de prescrição exigem um perfil farmacocinético consistente e bem-definido e dados de segurança e eficácia obtidos de ensaios clínicos randomizados duplos-cegos e controlados por placebo, bem como advertência para todos os efeitos colaterais potenciais. Entretanto, a maconha medicinal contém compostos que variam de planta para planta, com impurezas residuais, como pesticidas e contaminantes fúngicos, e sua dosagem não é bem regulada. Ainda assim, foram realizados numerosos estudos da maconha medicinal, recentemente revisados por um grupo de especialistas que relataram vários benefícios e riscos para os quais existe uma série de evidências, desde evidências substanciais, passando por evidências moderadas e limitadas (Tabela 13.2), até evidências insuficientes (Tabela 13.3).

Contudo, tanto o THC puro quanto o CBD puro foram aprovados pela Food and Drug Administration (FDA) de acordo com os padrões tradicionais de medicamentos para várias indicações (Tabela 13.4). Há pesquisas atuais para determinar se algumas das áreas em que foi descrito algum grau de benefício e segurança da maconha (ver Tabela 13.2) levarão, finalmente, à

THC *versus* CBD: efeitos psiquiátricos

	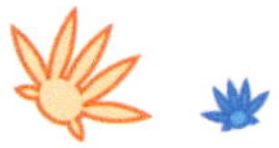 Maconha com baixo conteúdo de CBD	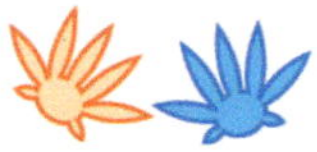 Maconha com alto conteúdo de CBD	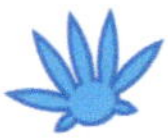 CBD isoladamente
Sintomas de psicose	Maior risco de alucinações e delírios	Menor risco de alucinações de delírios	Possíveis efeitos antipsicóticos
Transtorno psicótico	Idade mais precoce de início	Idade mais avançada de início	
Cognição	Maior risco de comprometimento agudo da memória	Menor risco de comprometimento agudo da memória	
Ansiedade	Ansiogênico Aumento da atividade da amígdala		Ansiolítico Redução da atividade da amígdala

Figura 13.26 THC *versus* CBD: efeitos psiquiátricos. Cada variedade de maconha pode conter uma combinação diferente dos 60 a 100 canabinoides conhecidos. A maconha com THC e baixo conteúdo de CBD pode estar associada a maior risco de sintomas psicóticos, comprometimento da memória e ansiedade. A maconha com THC e alto conteúdo de CBD pode ter menor risco de sintomas psicóticos, comprometimento da memória e ansiedade. O CBD puro foi estudado para uso potencial como agente antipsicótico e ansiolítico.

Capítulo 13 | Impulsividade, Compulsividade e Adição **575**

Tabela 13.2 Áreas nas quais há uma série de benefícios e riscos da maconha.

	Associada a benefícios	Associada a riscos
Evidência substancial	Dor crônica Náuseas induzidas por quimioterapia Espasticidade na esclerose múltipla (relato de paciente)	Sintomas respiratórios Acidentes com veículos motorizados Menor peso ao nascer Psicose
Evidência moderada	Sono na apneia obstrutiva do sono, fibromialgia, dor crônica e esclerose múltipla Dinâmica das vias respiratórias Capacidade vital forçada Cognição na psicose	Lesões na população pediátrica por superdosagem Comprometimento da aprendizagem, da memória e da atenção Aumento da (hipo)mania no transtorno bipolar Transtornos depressivos Suicidalidade e suicídio cometido Transtorno de ansiedade social Desenvolvimento de transtorno por uso de substância para outras substâncias
Evidência limitada	Aumento do apetite/redução da perda de peso no HIV/Aids Espasticidade na esclerose múltipla (relato de médico) Síndrome de Tourette Ansiedade Transtorno de estresse pós-traumático (TEPT)	Câncer testicular Infarto agudo do miocárdio Acidente vascular encefálico isquêmico da hemorragia subaracnóidea Pré-diabetes Doença pulmonar obstrutiva crônica Complicações da gravidez Internação de lactentes na unidade de terapia intensiva neonatal Comprometimento da realização acadêmica Aumento do desemprego Comprometimento do funcionamento social Aumento dos sintomas positivos na esquizofrenia Transtorno bipolar Transtornos de ansiedade (com exceção do transtorno de ansiedade social) Aumento da gravidade dos sintomas de TEPT

Tabela 13.3 Áreas nas quais há evidência insuficiente de benefícios ou riscos da maconha.

	Associada a benefícios	Associada a riscos
Evidência insuficiente	Demência Pressão intraocular associada ao glaucoma Depressão na dor crônica ou na esclerose múltipla Câncer Anorexia nervosa Síndrome do intestino irritável Epilepsia Espasticidade na lesão da medula espinal Esclerose lateral amiotrófica Doença de Huntington Doença de Parkinson Distonia Adição Psicose	Cânceres de pulmão, de cabeça e de pescoço Câncer de esôfago Cânceres de próstata e do colo do útero Certas leucemias Asma Fibrose hepática ou doença hepática em indivíduos com hepatite C Resposta imunocelular adversa Efeitos adversos sobre o estado imune no HIV Papilomavírus humano oral Mortalidade de todas as causas Acidentes/lesões ocupacionais Morte por superdosagem Consequências mais tardias na progênie (p. ex., síndrome da morte súbita do lactente, desempenho acadêmico, uso abusivo posterior de substâncias) Agravamento dos sintomas negativos da esquizofrenia

Tabela 13.4 Usos aprovados do THC e do CBD.

	Ingrediente ativo	Formulação	Aprovação	Classificação
Dronabinol	THC sintético	Cápsula ou solução orais	Náuseas ou vômitos induzidos por quimioterapia (EUA) Reforço do apetite na síndrome consumptiva da Aids (EUA)	III
Nabilona	Análogo de THC sintético	Cápsula oral	Náuseas e vômitos induzidos por quimioterapia (EUA)	II (devido à sua potência)
Nabiximol	THC e CBD purificados ~1:1	*Spray*	Espasticidade causada por esclerose múltipla (Reino Unido, Canadá, Europa, Austrália, Nova Zelândia, Israel) Dor na esclerose múltipla e no câncer (Canadá, Israel)	N/A
Canabidiol	CBD purificado da maconha	Solução oral	Convulsões associadas a duas formas raras e graves de epilepsia, a síndrome de Lennox-Gastaut e a síndrome de Dravet, em pacientes com idade a partir de 2 anos (EUA)	Não é uma substância controlada

aprovação formal pela FDA de compostos puros para qualquer uma dessas indicações.

Alucinógenos

Pode ser um desafio categorizar as várias substâncias que causam não apenas alucinações ocasionais, mas também estados psicológicos não habituais e estados alterados de consciência. A terminologia para essas substâncias está sempre mudando e é mais descritiva do que científica. Aqui, será utilizada a categoria de alucinógeno para reunir três classes de agentes que atuam, pelo menos em parte, como agonistas nos receptores $5HT_{2A}$ (Figura 13.27):

- Triptaminas (como a psilocibina)
- Ergolinas (como a dietilamida do ácido lisérgico [LSD])
- Fenetilaminas (como a mescalina).

Os alucinógenos não são seletivos para os receptores $5HT_{2A}$ isoladamente, e suas ações em outros subtipos de receptores de serotonina podem contribuir para os estados de alteração mental (ver Capítulo 7 e Figura 7.88). A psilocibina (4-difosforiloxi-N,N-dimetiltriptamina) é um protótipo dos alucinógenos derivado de cogumelos alucinógenos. Trata-se de uma substância ativa e uma pró-droga de outro alucinógeno, denominado psilocina (N,N-dimetiltriptamina ou DMT). Juntas, a psilocibina,

a psilocina e as outras triptaminas, ergolinas e fenetilaminas nessa categoria atuam não apenas nos receptores $5HT_{2A}$, mas também nos subtipos de receptores $5HT_{2B}$, $5HT_7$, $5HT_{1D}$, $5HT_{1E}$, $5HT_{2C}$, $5HT_6$ e até mesmo mais subtipos de receptores de serotonina (ver Figura 7.88). Algumas evidências sugerem que os antagonistas de $5HT_{2A}$, mas não os antagonistas de dopamina D_2, podem reverter a ação dos alucinógenos nos seres humanos, sustentando o mecanismo de ação predominante dos alucinógenos como agonistas nos receptores $5HT_{2A}$ (Figura 13.27).

Os alucinógenos podem produzir tolerância incrível, às vezes depois de uma única dose. Foi formulada a hipótese de que a dessensibilização dos receptores $5HT_{2A}$ é subjacente a essa rápida tolerância clínica e farmacológica. Outra dimensão única do uso de alucinógenos é a produção de *flashbacks*, isto é, a recorrência espontânea de alguns dos sintomas de intoxicação, de poucos segundos a várias horas de duração, porém na ausência de administração recente do alucinógeno, efeito relatado principalmente com o LSD. Isso ocorre dias a meses após a última experiência com a substância e, aparentemente, pode ser precipitado por vários estímulos ambientais. O mecanismo psicofarmacológico subjacente aos *flashbacks* não é conhecido, porém a sua fenomenologia sugere a possibilidade de uma adaptação neuroquímica do sistema serotoninérgico e de seus receptores, relacionada com tolerância

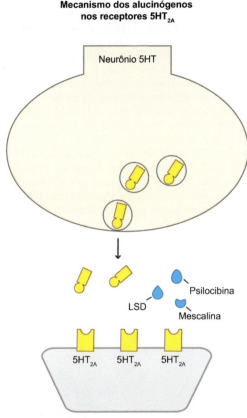

Figura 13.27 Mecanismo dos alucinógenos nos receptores 5HT$_{2A}$. A principal ação dos alucinógenos, como a psilocibina, a dietilamida do ácido lisérgico (LSD) e a mescalina, consiste em agonismo nos receptores 5HT$_{2A}$. Esses alucinógenos podem exercer ações diferentes em outros receptores serotoninérgicos.

reversa, cuja duração é incrivelmente longa. Como alternativa, os *flashbacks* podem ser uma forma de condicionamento emocional integrado na amígdala, desencadeados no momento em que uma experiência emocional posterior que o indivíduo tem quando não está fazendo uso de alucinógeno o faz lembrar de uma das experiências ocorridas durante a intoxicação com um alucinógeno. Isso poderia precipitar toda uma cascata de sensações que ocorreram durante a intoxicação com um alucinógeno. Tal processo é análogo aos tipos de *flashbacks* de revivência que ocorrem na ausência de substâncias em pacientes com transtorno de estresse pós-traumático (TEPT) e explica por que os alucinógenos e os empatógenos estão sendo utilizados de maneira cautelosa para fins terapêuticos no TEPT (ver adiante).

O estado de intoxicação por alucinógenos, às vezes denominado "viagem", está associado a alterações das experiências sensoriais, incluindo ilusões e, algumas vezes, alucinações visuais. Na verdade, os alucinógenos frequentemente não provocam *alucinações* (a percepção aparente de algo que, na realidade, não está presente), porém têm muito mais tendência a causar *ilusões* (distorções de experiências sensoriais que estão presentes). Essas experiências são produzidas com clareza de consciência e sem confusão mental e podem ser psicodélicas e psicotomiméticas. O termo *psicodélico* refere-se à experiência subjetiva de que, devido à consciência sensorial ampliada, a própria mente está sendo expandida ou que está em união com a humanidade ou o universo, apresentando algum tipo de experiência religiosa. O termo *psicotomimético* refere-se à experiência que imita um estado de psicose, porém a semelhança entre uma viagem e a psicose é, na melhor das hipóteses, superficial. Os estimulantes cocaína e anfetamina (ver discussão no Capítulo 4, bem como a discussão anterior sobre estimulantes neste capítulo) e a substância recreativa fenciclidina (PCP; discutida no Capítulo 4 e adiante) imitam de maneira mais genuína a psicose do que os alucinógenos. Na verdade, a intoxicação por alucinógenos inclui ilusões visuais; "trilhas" visuais, em que a imagem se espalha em faixas de sua imagem à medida que se move por uma trilha visual; macropsia e micropsia; labilidade emocional e afetiva; alentecimento subjetivo do tempo; sensação de que as cores são ouvidas e de que os sons são vistos; intensificação da percepção dos sons; despersonalização e desrealização, porém com manutenção de um estado de vigilância e alerta total. Outras alterações podem incluir comprometimento do julgamento, medo de enlouquecer, ansiedade, náuseas, taquicardia, elevação da pressão arterial e aumento da temperatura corporal. De modo não surpreendente, a intoxicação por alucinógenos pode causar o que é percebido como ataque de pânico, com frequência denominado "viagem ruim". Com o aumento da intoxicação, o indivíduo pode experimentar um estado confusional agudo, denominado delírio, em que fica desorientado e agitado. Esse estado pode, ainda, evoluir raramente para a psicose franca, com delírios e paranoia.

Empatógenos

Outra categoria de substância psicoativa é denominada empatógeno ou entactógeno. Os empatógenos produzem um estado alterado de consciência, descrito como experiência de comunhão emocional, unidade, relacionamento, abertura emocional – isto é, empatia ou simpatia. O protótipo dos empatógenos é a MDMA (3,4-metilenodioximetanfetamina). A MDMA é um derivado sintético da anfetamina que atua mais seletivamente nos transportadores de serotonina (SERT) do que nos transportadores de dopamina (DAT) e nos transportadores de noradrenalina (NAT), ao passo que a própria anfetamina atua de modo mais seletivo nos DATs e nos NATs do que nos SERTs. As principais ações da anfetamina nas sinapses dopaminérgicas e noradrenérgicas são explicadas no Capítulo 11 e estão ilustradas na Figura 11.32.

Em virtude de suas ações mais importantes sobre a serotonina, a MDMA tem como alvo o SERT como inibidor *competitivo* e pseudossubstrato (Figura 13.28, parte superior, à esquerda) e liga-se no *mesmo* sítio de ligação da serotonina a esse transportador, inibindo, assim, a recaptação de serotonina (Figura 13.28, parte superior, à esquerda). Em doses psicoativas, após a inibição competitiva do SERT (Figura 13.28, parte superior, à esquerda), a MDMA é efetivamente transportada de carona até o terminal serotoninérgico pré-sináptico. Quando presente em quantidades suficientes, a MDMA também é um inibidor competitivo do transportador vesicular de monoaminas (VMAT) para a serotonina (Figura 12.28, parte superior, à direita). Como a MDMA pega outra carona nas vesículas sinápticas, ela desloca a serotonina, causando a liberação de serotonina das vesículas sinápticas no citoplasma pré-sinapticamente (Figura 12.28, parte inferior, à esquerda) e, em seguida,

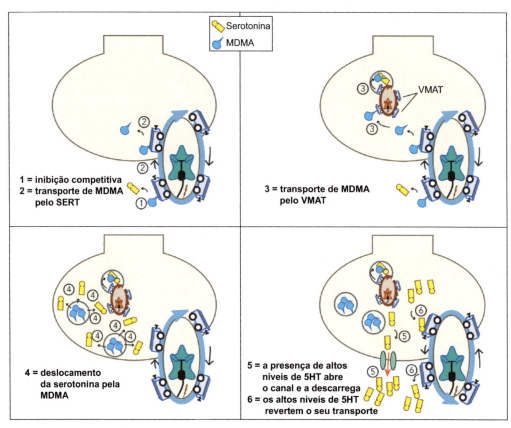

Figura 13.28 Mecanismo da MDMA nas sinapses serotoninérgicas. A MDMA é um derivado sintético da anfetamina que atua mais seletivamente no transportador de serotonina (SERT) do que no transportador de dopamina (DAT). A MDMA é um inibidor competitivo e pseudossubstrato nos SERTs, bloqueando, assim, a ligação da serotonina (1) e sendo ela própria captada no terminal serotoninérgico por meio dos SERTs (2). A MDMA também é um inibidor competitivo dos transportadores vesiculares de monoamina (VMAT) e pode ser acondicionada em vesículas (3). Em níveis elevados, a MDMA leva ao deslocamento da serotonina das vesículas para o terminal (4). Além disso, uma vez alcançado um limiar crítico de serotonina, esta é expelida do terminal por meio de dois mecanismos: a abertura dos canais para permitir a descarga maciça de serotonina na sinapse (5) e a reversão dos SERTs (6).

Capítulo 13 | Impulsividade, Compulsividade e Adição **579**

do citoplasma pré-sináptico para dentro da sinapse, atuando nos receptores de serotonina (ver Figura 12.28, parte inferior, à direita). Uma vez na sinapse, a serotonina pode atuar em qualquer receptor de serotonina que esteja no local, porém as evidências sugerem que isso ocorre principalmente nos receptores $5HT_{2A}$, exatamente como os alucinógenos. Entretanto, como o estado clínico após a MDMA difere um pouco do estado clínico observado após os alucinógenos, o padrão de ação nos receptores de serotonina provavelmente difere um pouco. Estudos realizados tanto em seres humanos quanto em animais mostraram que as ações da MDMA podem ser bloqueadas por inibidores seletivos da recaptação de serotonina (ISRS), sustentando a ideia de que a MDMA entra no neurônio pré-sináptico para liberar a serotonina do SERT.

Embora certamente haja sobreposição entre as experiências do denominado alucinógeno psilocibina e do denominado empatógeno MDMA, algumas das diferenças são mais culturalmente ligadas do que científicas. Os efeitos subjetivos da MDMA enfatizados pelos usuários incluem sensação de bem-estar, humor elevado, euforia, sensação de proximidade com os outros e maior sociabilidade. A MDMA pode produzir um estado subjetivo complexo, às vezes descrito como *ecstasy*, que é também o nome dado à MDMA pelos usuários. A MDMA também é denominada "*Molly*", presumivelmente uma gíria para "molecular". Ela foi inicialmente popular nas discotecas e em festas durante toda a noite (*raves*), em que a desidratação e o superaquecimento causados pela dança excessiva em recintos fechados levaram a algumas mortes por hipertermia. Alguns usuários de MDMA relatam experiências de alucinações visuais, pseudoalucinações/ilusões, sinestesia, facilidade de recordação ou imaginação e percepção alterada de tempo e espaço. Outros que tomam MDMA podem ter experiências desagradáveis, do tipo mania, desrealização ansiosa, transtornos do pensamento ou medo de perder o controle dos pensamentos e do corpo.

Dissociativos

Os dissociativos consistem nos antagonistas do receptor NMDA (*N*-metil-D-aspartato), a fenciclidina (PCP) e a cetamina. Ambas atuam no mesmo sítio dos receptores NMDA (discutidos no Capítulo 4 e ilustrados nas Figuras 4.1, 4.29B, 4.30 a 4.33 e na Tabela 4.1). Esses agentes foram originalmente desenvolvidos como anestésicos, visto que provocam um estado dissociativo, caracterizado por catalepsia, amnésia e analgesia. Nesse estado, os pacientes experimentam percepções distorcidas de visão e som e sensações de desapego – dissociação – de seu ambiente. Os sinais do cérebro para a mente consciente e para o corpo parecem estar bloqueados. Quando profunda o suficiente para cirurgia ou procedimentos dolorosos, essa forma de anestesia é denominada *anestesia dissociativa*, durante a qual o paciente não perde necessariamente a consciência. No entanto, o paciente experimenta uma sensação de dissociação consciente, em que está desconectado do ambiente e de seu corpo e percebe uma falta de continuidade entre os pensamentos, as memórias, o ambiente, as ações e a sua identidade. Esse estado dissociativo pode estar associado a alucinações, sensações de privação sensorial e estado semelhante ao sonho ou transe.

Em doses mais altas, a PCP e a cetamina exercem efeitos depressores gerais e produzem sedação, depressão respiratória, analgesia, anestesia e ataxia, bem como comprometimento cognitivo e de memória e amnésia. A PCP demonstrou ser totalmente inaceitável para uso como anestésico, visto que provoca uma experiência psicotomimética/alucinatória poderosa e peculiar, muito semelhante à esquizofrenia, frequentemente quando o indivíduo emerge do estado de anestesia (ver Capítulo 4, Figuras 4.1, 4.30 a 4.33 e Tabela 4.1).

A hipoatividade dos receptores NMDA causada pela PCP tornou-se, portanto, um modelo para as mesmas anormalidades dos neurotransmissores postuladas como subjacentes à esquizofrenia. A PCP também causa analgesia intensa, amnésia, delírios, ações tanto estimulantes quanto depressoras, marcha cambaleante, fala arrastada e uma forma singular de nistagmo (*i. e.*, nistagmo vertical). Graus mais altos de intoxicação por PCP podem provocar catatonia (excitação que se alterna com torpor e catalepsia), alucinações, delírios, paranoia, desorientação e perda do julgamento. A superdosagem pode levar ao coma e provocar temperatura extremamente elevada, convulsões e ruptura dos músculos (rabdomiólise).

A cetamina, um análogo relacionado com a PCP tanto do ponto de vista estrutural quanto de seu mecanismo, continua sendo utilizada como anestésico dissociativo, particularmente em crianças, porém provoca muito menos experiência psicotomimética/alucinatória em comparação com aquela observada após a administração de PCP. Ela também é utilizada na medicina veterinária como tranquilizante para animais. Algumas pessoas apresentam uso abusivo de cetamina por meio de uma das "substâncias recreativas" denominada *special K*. Em doses subanestésicas, os dissociativos alteram muitos dos mesmos processos cognitivos e perceptuais afetados por outros alucinógenos, como mescalina, LSD e psilocibina. Por conseguinte, também são considerados alucinógenos e substâncias psicodélicas.

Todavia, as alucinações são muito menos comuns com a cetamina nas doses subanestésicas usadas no tratamento da depressão, e, nessas doses, as diferenças subjetivas mais significativas entre os dissociativos e os alucinógenos (como LSD, psilocibina e mescalina) consistem nos efeitos dissociativos da cetamina, incluindo: despersonalização, sensação de ser irreal, desconectado de si mesmo ou incapaz de controlar as próprias ações; e desrealização, a sensação de que o mundo exterior não é real ou de que se está sonhando.

Administradas na forma de infusão subanestésica ou como *spray* nasal, a cetamina e a escetamina, o enantiômero da cetamina, são discutidas como novas terapias inovadoras de início rápido para a depressão resistente ao tratamento no Capítulo 7 e estão ilustradas nas Figuras 7.59 a 7.63. Esses agentes também são objeto de ensaios clínicos para a rápida eliminação dos pensamentos suicidas. Além disso, começaram a aparecer alguns estudos associando a cetamina/escetamina a sessões de psicoterapia. Os sentimentos de dissociação teoricamente podem ser utilizados para configurar os resultados psicoterapêuticos, conforme discutido adiante.

Praticar o abuso para chegar à abstinência?

Praticamente todos os nossos atuais tratamentos para a adição a substâncias são direcionados para os sentimentos de "gostar" de substâncias e de "querer" obtê-las, ou seja, a primeira fase da adição impulsionada pela busca *impulsiva* da recompensa (Figura 13.29A). Todos esses tratamentos atuam dessa maneira ao bloquear as ações agudas dos receptores (*i. e.*, de nicotina, álcool ou opioides; não existem tratamentos aprovados para estimulantes). Entretanto, nenhum dos tratamentos atualmente aprovados para o uso abusivo de substâncias tem a capacidade de bloquear a migração do controle de ventral para dorsal (ver Figuras 13.1 e 13.2) e da impulsividade para a compulsividade (Figura 13.29A). Isso decorre do fato de que não conhecemos o mecanismo dessa adaptação neuronal, de modo que somos (ainda) incapazes de bloqueá-lo.

Mais importante ainda é o fato de que os pacientes adictos frequentemente não são tratados durante a fase de *impulsividade*, quando ainda estão desenvolvendo adição e quando as ações de bloqueio dos fármacos sobre os receptores poderiam ter mais utilidade para evitar o *condicionamento estímulo-resposta*. Em vez disso, os indivíduos com adição a substâncias quase sempre procuram tratamento durante a fase de *compulsividade* de sua doença, quando já ocorreu o condicionamento estímulo-resposta e o circuito do *hábito* está firmemente no controle. Infelizmente, no momento, somos incapazes de reverter farmacologicamente esse fenômeno, que pode ser controlado apenas por meio de abstinência prolongada, esperando a reversão do condicionamento estímulo-resposta com o passar do tempo. Permanecer abstinente por tempo suficiente para que isso ocorra, enquanto se continua sob o domínio da adição, constitui, naturalmente, um problema para qualquer tratamento efetivo.

Em contrapartida, existem relatos informais de que a combinação de tratamentos psicofarmacológicos capazes de bloquear a substância de uso abusivo com a extinção da recompensa ao continuar o uso abusivo dessa substância pode facilitar a reversão do hábito da substância. O que é isso? Como o uso abusivo continuado de uma substância pode levar ao não abuso dessa substância? Esse novo conceito provém de observações de que, quando pacientes adictos estão se tornando abstinentes, eles com frequência cometem "deslizes" e recorrem a "trapaças" ao longo do caminho. Eles "caem do vagão" – ou qualquer outra das muitas expressões utilizadas –, pois a natureza da recuperação é recair. Se você é um cavaleiro, deve provavelmente estar familiarizado com a expressão "você não será um cavaleiro até que tenha caído do cavalo sete vezes". Isso se deve ao fato de que a natureza da equitação – infelizmente – é cair, em particular quando você está aprendendo. De forma semelhante, a natureza da recuperação é a recaída, talvez sete vezes ou mais antes que seja possível se tornar verdadeiramente abstinente. O novo conceito explicado aqui recorre a essa inevitabilidade de numerosas recaídas para reverter o circuito do hábito ao aprender que a recaída não é mais gratificante.

Beber à vontade até o estado de sobriedade

Essa ideia recorre aos próprios mecanismos do cérebro de neuroplasticidade, aprendizagem e migração do controle no circuito impulsivo-compulsivo

As más adaptações da via de recompensa podem desviar o comportamento normal para um comportamento impulsivo e, em seguida, compulsivo

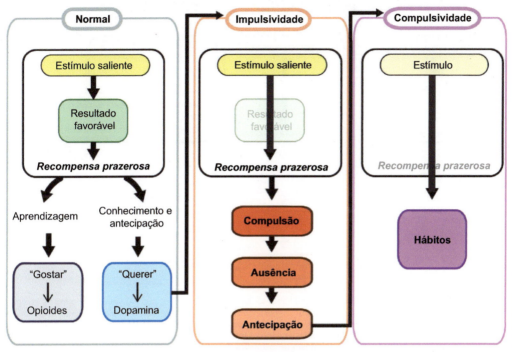

Figura 13.29A Más adaptações da via de recompensa. À esquerda: em condições normais, quando um estímulo saliente produz um resultado favorável, esse comportamento será codificado como recompensa prazerosa. A aprendizagem dessa recompensa prazerosa é descrita como "gostar" e é um processo dependente de opioides. O conhecimento e a antecipação dessa recompensa prazerosa são denominados "querer" e constituem um processo dependente de dopamina. No centro: acredita-se que uma intensificação do "querer" esteja na base da impulsividade, de modo que o impulso para a recompensa prazerosa supere o resultado, e o comportamento, então, é repetido sem premeditação. A repetição do comportamento impulsivo não ocorre o tempo todo, e a ausência do comportamento pode levar a um desejo mais forte ou à antecipação pela recompensa. Esse é o ciclo da compulsão-abstinência-antecipação, que pode levar à compulsividade. À direita: quando um comportamento se torna compulsivo, a recompensa já não importa mais, e o comportamento é estritamente impulsionado pelo estímulo. Acredita-se que esse seja o mecanismo pelo qual se desenvolvem os hábitos.

para induzir uma *extinção farmacológica*. Como o abuso de substâncias é uma forma de comportamento aprendido, os pacientes com alcoolismo apresentam aumento do reforço (por meio do sistema opioide) quando consomem álcool (discutido anteriormente e ilustrado nas Figuras 13.15 e 13.16). Contrariamente a crenças mais antigas, a desintoxicação e a privação de álcool não interrompem a fissura pelo álcool, mas, em vez disso, *aumentam* o consumo subsequente. Alcoólicos recuperados com frequência mencionam que, muitos anos após a sua última bebida, ainda sofrem um episódio de fissura apenas por ter passado pelo seu bar favorito, um vestígio de seu hábito de consumo de álcool incompletamente extinto.

Assim, a ideia é fornecer álcool a um alcoólico ativo e fazer ele sentir a falta de prazer, a falta de euforia e a perda da fissura que a bebida normalmente produz e que o consumo excessivo de álcool, em particular, produz. O programa envolve a administração de um antagonista de receptores opioides oral (p. ex., naltrexona ou nalmefeno) aproximadamente 1 hora antes de consumir álcool. Quando o álcool já não produz mais os efeitos desejados, devido ao antagonista de opioide, ele não é mais reforçador. Se essa abordagem for bem-sucedida em curto prazo e for repetida inúmeras vezes, ela dá início ao processo de *extinção*. O paciente lentamente aprende que ele não pode beber acima do antagonista opioide, e o ato de beber não é

Como reverter a aprendizagem dos hábitos e o potencial da naltrexona injetável de longa duração

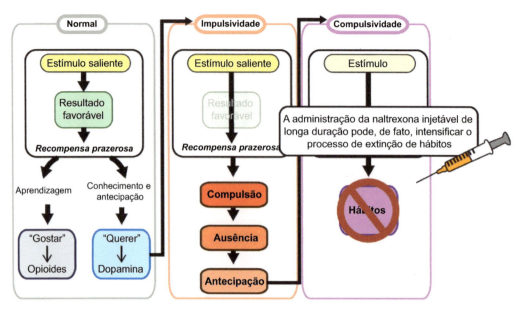

Figura 13.29B Como reverter a aprendizagem dos hábitos. Como o uso abusivo de substâncias é uma forma de comportamento aprendido, é teoricamente possível induzir uma extinção farmacológica. No caso da dependência de álcool ou de opioides, em tese, isso pode ser obtido por meio da administração de um antagonista de receptores μ opioides ao mesmo tempo que ocorre o uso de álcool ou de opioides (e não durante a abstinência), o que evita qualquer prazer ou euforia associados ao uso da substância. Se tal abordagem for bem-sucedida em curto prazo e repetida várias vezes, ela inicia o processo de extinção ou reversão do hábito. Por fim, ocorre a extinção da resposta condicionada de consumir álcool ou de tomar um opioide em resposta a estímulos condicionados (abstinência e pistas ambientais). Teoricamente, o cérebro está "reaprendendo" a dissociar o álcool ou o uso de opioides de gatilhos passados, e o controle retorna aos circuitos das ações voluntárias e afasta-se dos circuitos de hábitos involuntários.

mais gratificante. Ou, no mínimo, a recompensa é acentuadamente embotada, e o hábito de consumir álcool torna-se, pelo menos, em parte, extinto, facilitando a obtenção de uma eventual abstinência, pelo menos em teoria. O bloqueio das propriedades de reforço do álcool enfraquece as respostas automáticas irracionais às pistas presentes no ambiente para o indivíduo beber. A teoria defende que, se o consumo de álcool não for reforçador, o ato de beber diminuirá. Isso se assemelha bastante ao cão pavloviano condicionado, que saliva ao som do sino, mas que, quando a comida não é mais associada ao sino, mais cedo ou mais tarde perde a salivação involuntária, de modo que o sino agora não causa salivação.

Algumas vezes denominada método de Sinclair e defendida inicialmente na Escandinávia, essa intervenção terapêutica para o alcoolismo foi testada em muitos estudos clínicos, com sucesso relatado. Aqui, é interessante a observação de que os antagonistas de receptores opioides são particularmente *efetivos* quando *emparelhados com o consumo de álcool*, porém relativamente *ineficazes* quando administrados durante a *abstinência*. Isso se encaixa com a noção de que, para reverter o "hábito" de beber, a aprendizagem da extinção precisa ocorrer quando a recompensa do uso de álcool não é emparelhada com o seu consumo (Figura 13.29B). Isso também pode ser obtido ao tentar (e falhar) beber sob o efeito de uma injeção de naltrexona de longa duração. Infelizmente, a terapia com antagonistas opioides é muito pouco prescrita para o transtorno por uso de álcool. Um motivo para isso pode ser o de que o tratamento com antagonistas opioides é mais efetivo na redução do consumo excessivo de álcool, e não necessariamente tão efetivo na promoção da abstinência completa.

Injetar heroína à vontade até o estado de abstinência

Pesquisadores escandinavos e outros pesquisadores também observaram que indivíduos com transtorno por uso de opioides atuam de modo semelhante aos que apresentam transtorno por uso de álcool em resposta ao tratamento com antagonistas opioides. Isto é, os indivíduos dependentes de opioides que tentam "injetar opioides sob o efeito de naltrexona de longa duração utilizando um opioide ilícito de rua constatam que o opioide não é mais reforçador. Quanto mais vezes o indivíduo tenta alcançar o "barato", porém falha, mais rápido ele desenvolve a extinção do hábito e aprende que as injeções estão associadas à recompensa (ver Figura 13.29B). O comportamento aprendido de reforço dos opioides agora é lentamente revertido à medida que o ato de injetar um opioide não é gratificante. Por fim, ocorre a extinção da resposta condicionada de tomar um opioide em resposta a estímulos condicionados (abstinência e pistas ambientais) (ver Figura 13.29B). Teoricamente, o cérebro está "reaprendendo" a dissociar o uso de opioides de gatilhos anteriores e a controlar retornos a circuitos de ações voluntárias, afastando-se dos circuitos de hábitos involuntários. Infelizmente, o tratamento com antagonistas opioides é muito pouco prescrito para adictos de opioides.

Fumar à vontade até abandonar o tabagismo

Esse mesmo fenômeno de "trapacear" para ajudar o desenvolvimento de abstinência devido à extinção comportamental e farmacológica também foi observado no tratamento do abandono do tabagismo. Muitos fumantes que fazem tratamentos para parar de fumar fumam simultaneamente. Assim, esses pacientes "fumam sobre" o seu adesivo de nicotina ou bupropiona e são capazes de reprimir a fissura e permitir a perpetuação de seu hábito diante do tratamento. Contudo, com a vareniclina, um agonista parcial nicotínico, eles não conseguem "fumar sobre" esse tratamento, visto que a vareniclina tem maior afinidade pelos receptores nicotínicos do que a própria nicotina, e o resultado é a falta de reforço devido à trapaça enquanto tomam a vareniclina. Se fumar simultaneamente com o uso da vareniclina não é mais reforçador e esse ato for repetido numerosas vezes, como no caso do álcool e dos opioides, o tabagismo torna-se extinto como resposta condicionada, à medida que o cérebro "desaprende" o hábito de fumar (ver Figura 13.29B).

Dissociação "terapêutica", alucinações e empatia?

A capacidade dos agentes dissociativos, dos alucinógenos e dos empatógenos de produzir experiências místicas tem sido utilizada em culturas antigas e populações indígenas para fins religiosos e curativos há séculos. Na era moderna, esses mesmos agentes estão começando a ser utilizados em um processo denominado "psicoterapia assistida por dissociação" para produzir essas mesmas experiências em ambiente controlado com um psicoterapeuta. A ideia é de que os estados místicos com sentimentos de oceano sem limites, unidade interna, unidade externa, natureza sagrada, percepções "noéticas", transcendência do tempo e do espaço, sentimento profundo de humor positivo e inefabilidade podem ser guiados com psicoterapia para "curar" potencialmente alguns dos transtornos mais resistentes ao tratamento em psiquiatria.

Essa abordagem está em seus primeiros dias de aplicação, e os parâmetros passíveis de levar a um resultado bem-sucedido ainda estão sendo definidos. Algumas das variáveis incluem "mentalidade", "configuração" e "elenco"; ou seja, qual é a mentalidade (*mind-set*) do paciente, qual é a configuração ou o ambiente, como são os sons e o local em que essa experiência ocorre e quem é o elenco, incluindo terapeuta e qualquer outra pessoa que esteja presente. As variáveis de preparação a serem esclarecidas incluem ter estabelecido com antecedência uma relação de confiança entre paciente e terapeuta, explicar ao paciente o que ele deve esperar e seleção da substância, da dose e da psicoterapia. Contudo, poucas dessas variáveis estão bem estabelecidas. Até o momento, a maioria dessas abordagens utiliza cetamina, psilocibina ou MDMA para induzir um estado psicológico dissociativo ou místico no consultório de um terapeuta, enquanto este conduz a psicoterapia por até várias horas. As psicoterapias estudadas incluem não direcionadas/autodirecionadas, modificação comportamental baseada em *mindfulness*, terapia de amplificação motivacional, entre outras.

Psicoterapia assistida por cetamina

O uso da cetamina e da escetamina sem psicoterapia para a depressão resistente ao tratamento foi discutido no Capítulo 7 e está ilustrado nas Figuras 7.59 a 7.62. Os pesquisadores estão avaliando o uso de infusões subanestésicas de cetamina para tratar a fissura e o abuso de uma ampla variedade de substâncias, como cocaína, nicotina e álcool, com algum sucesso. Uma das ideias que sustentam o uso da cetamina é promover a plasticidade neural pré-frontal (ver Figuras 7.61 e 7.62), de modo a reverter a migração ventral para dorsal do controle neuronal, discutida extensamente neste capítulo (ver Figura 13.29A), e facilitar isso com a orientação de um psicoterapeuta.

Psicoterapia assistida por psilocibina

A psilocibina, originalmente utilizada para o tratamento da ansiedade relacionada com câncer terminal, teve o seu uso expandido para o tratamento de outros transtornos de ansiedade resistentes e, notavelmente, da depressão resistente ao tratamento, com alguns resultados preliminares promissores. A psilocibina também está em fase de pesquisa para TOC, alívio da dor, em várias adições, disfunção sexual, cefaleias em salvas, trauma cranioencefálico leve e muitas outras condições. Não se sabe se o estado psicológico induzido pela psilocibina ou a sua farmacologia são responsáveis por qualquer um dos efeitos terapêuticos, ou se as diferenças entre essas variáveis e aquelas induzidas pela cetamina ou pela MDMA desempenham um papel na possível resposta em determinados pacientes e tipos de transtornos. Ainda não foi determinado o papel dos receptores $5HT_{2A}$ na indução de alterações neuroplásticas potencialmente favoráveis, análogas àquelas observadas com a cetamina.

Psicoterapia assistida por MDMA

A ideia aqui é a de que um estado empático induzido pela MDMA possa ser ainda melhor do que um estado místico induzido pela psilocibina ou um estado dissociativo induzido pela cetamina, de modo a tornar o paciente mais propenso a explorar memórias dolorosas. A MDMA foi estudada principalmente no TEPT, na tentativa de reduzir as memórias traumáticas e os sintomas que elas desencadeiam. O tratamento de primeira linha do TEPT consiste em terapia de exposição (extinção do medo), porém existem muitos pacientes para os quais a exposição repetida à memória traumática não é bem-sucedida ou é demasiado dolorosa. A extinção de memórias temíveis foi discutida no Capítulo 8, sobre transtornos de ansiedade, e está ilustrada nas Figuras 8.21 e 8.22. A MDMA pode, potencialmente, proporcionar um estado psicológico seguro, em que possa haver uma exploração autodirigida de memórias traumáticas dolorosas na presença de um terapeuta, de modo a contextualizá-las e, assim, reduzi-las. O processo de reconsolidação de memórias traumáticas também foi discutido no Capítulo 8 e está ilustrado nas Figuras 8.21 e 8.22. Nessa formulação, acredita-se que as memórias emocionais sejam propensas a enfraquecer ou até mesmo a serem apagadas na ocasião em que são revivenciadas. A noção é a de que a revivência da memória traumática em um estado psicológico seguro, induzido pela MDMA, acompanhada por um terapeuta de confiança e experiente possa facilitar o bloqueio ou o enfraquecimento da reconsolidação das memórias emocionais dolorosas.

Adições comportamentais

Transtorno de compulsão alimentar

É possível se tornar adicto de alimentos? Os circuitos cerebrais podem induzir o indivíduo a comer? Embora a "adição a alimentos" ainda não seja aceita como diagnóstico formal, o transtorno de compulsão alimentar (TCA) é, hoje, um diagnóstico formal do DSM. Quando estímulos externos são gatilhos para hábitos alimentares desadaptativos realizados apesar de uma saciedade aparente e consequências adversas para a saúde, isso define uma compulsão e um hábito, com formação de comportamentos alimentares aberrantes, que se assemelham à adição a substâncias. A compulsão alimentar no TCA e a bulimia podem ser contrastados pela rejeição compulsiva de alimento, como na anorexia nervosa. O TCA caracteriza-se por perda de controle da ingestão de alimentos, de maneira muito semelhante ao uso abusivo de substâncias, em que há perda do controle sobre a busca e o consumo de uma substância. Para os critérios diagnósticos formais e as descrições clínicas do TCA, bem como a sua diferenciação do transtorno relacionado, a bulimia nervosa, o leitor deve consultar livros de referência padrão. Aqui, o constructo do TCA é abordado dentro da categoria de um transtorno impulsivo-compulsivo.

Em resumo, o TCA é definido por episódios recorrentes de compulsão alimentar, com ingestão, em um período determinado, de uma quantidade de alimento maior do que a maioria das pessoas consumiria em um período semelhante, sob condições similares. O que antes talvez fosse prazeroso comer para satisfazer a fome e o apetite tornou-se, agora, uma ingestão compulsiva, irracional, fora de controle e associada a acentuado sofrimento. Nem todas as pessoas com TCA são obesas, tampouco todos os indivíduos com obesidade apresentam TCA, embora cerca da metade das pessoas com TCA seja obesa. O TCA é o transtorno alimentar mais comum, porém com frequência não é diagnosticado. Muitos médicos não indagam sobre esse transtorno, mesmo quando o paciente é obeso, talvez por medo de que esse tipo de pergunta seja considerado ofensivo pelo paciente. A realidade é que a maioria dos pacientes com TCA que procuram um profissional de saúde apresentam uma condição psiquiátrica comórbida e, em geral, procuram tratamento para essa condição, e não para a compulsão alimentar. De fato, 80% dos pacientes com TCA preenchem os critérios de transtorno do humor, transtorno de ansiedade, transtorno por uso de outras substâncias ou TDAH. Algo que um médico precisa lembrar é de perguntar sobre a ocorrência de compulsão alimentar em pacientes que apresentam qualquer uma dessas condições, visto que existe tratamento disponível, e as complicações da obesidade em longo prazo são graves (discutidas no Capítulo 5, sobre fármacos para a psicose). De fato, o precursor da D-anfetamina, a lisdexanfetamina, discutido no Capítulo 11, sobre TDAH, e ilustrado na Figura 11.31, é o único tratamento aprovado para o TCA.

Vários agentes com eficácia limitada e efeitos colaterais utilizados sem indicação terapêutica formal incluem o topiramato, vários fármacos usados no tratamento da depressão e a naltrexona. O TCA é outra condição que pertence ao grupo de transtornos de adição e dos transtornos impulsivo-compulsivos, visto que se acredita que ele também esteja ligado a anormalidades no circuito estriado cortical, em que a impulsividade (ver Figura 13.1) leva à compulsividade (ver Figura 13.2). O mecanismo da D-anfetamina na reversão dos sintomas de compulsão alimentar pode não ser devido à supressão do apetite, uma vez que o apetite realmente não impulsiona mais um transtorno de compulsão alimentar quando ele se torna compulsivo. Em vez disso, sabe-se que os estimulantes induzem neuroplasticidade, particularmente no estriado. Hipoteticamente, a promoção da neuroplasticidade do estriado poderia ajudar a reverter comportamentos relacionados com a alimentação, cujo controle migrou do controle ventral para o dorsal quando a ingestão impulsiva se tornou compulsiva. À semelhança da maioria dos transtornos impulsivo-compulsivos, a maior parte dos estudos que acrescentaram várias psicoterapias ao tratamento farmacológico do TCA relataram um aumento da eficácia.

Outras adições comportamentais

Embora comportamentos como *jogar* e *jogo pela internet* excessivo tenham muitos aspectos paralelos ao TCA e transtornos por uso de substâncias, eles ainda não são reconhecidos de modo formal como "adições" comportamentais. A adição à internet pode envolver incapacidade de interromper o comportamento, tolerância, abstinência e alívio ao reiniciar o comportamento. Muitos especialistas acreditam que o transtorno do jogo deva ser classificado com a adição a substâncias e o TCA como transtorno de adição não relacionado com substância/adição comportamental. O transtorno do jogo caracteriza-se por esforços repetidos e malsucedidos para interromper o ato de jogar, apesar das consequências adversas, tolerância (apostar quantias cada vez maiores), abstinência psicológica quando não está jogando e alívio quando reinicia o jogo. O jogo tem sido observado após o tratamento com agonistas e agonistas parciais de dopamina, o que sugere que a estimulação do sistema de recompensa de dopamina mesolímbico pode induzir o jogo em alguns pacientes. A neurobiologia e o tratamento de outros transtornos comportamentais listados na Tabela 13.1 estão em fase de pesquisa como possíveis desvios de impulsividade para compulsividade e, portanto, de controle ventral para dorsal do comportamento anormal ou indesejado. A esperança é de que as terapias úteis para um dos transtornos impulsivo-compulsivos também possam ser úteis ao longo do espectro dos outros transtornos nesse grupo.

Transtorno obsessivo-compulsivo e outros transtornos relacionados

O transtorno obsessivo-compulsivo (TOC) era anteriormente classificado como transtorno de ansiedade (Figura 13.30), mas agora foi colocado em sua própria categoria por alguns sistemas de diagnóstico, como o DSM-5. No TOC, muitos pacientes têm intensa necessidade de executar atos ritualísticos estereotipados, embora tenham plena consciência de que esses comportamentos são excessivos e destituídos de sentido e não demonstram nenhum desejo real quanto aos resultados dessas ações. Os tipos mais comuns de compulsões são as de verificar e limpar. No TOC, uma propensão geral ao hábito pode ser

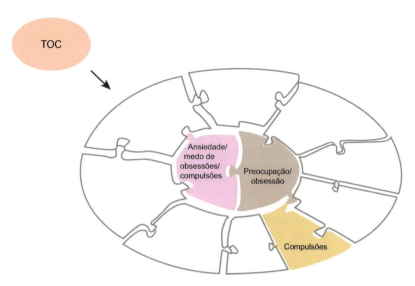

Figura 13.30 Transtorno obsessivo-compulsivo (TOC). Os sintomas normalmente associados ao TOC são mostrados aqui e consistem em obsessões que são intrusivas e indesejadas e que causam acentuada ansiedade ou sofrimento, bem como compulsões cujo objetivo é evitar ou suprimir o sofrimento relacionado com os pensamentos obsessivos. As compulsões podem ser comportamentos repetitivos (p. ex., lavar as mãos, verificar algo) ou atos mentais (p. ex., orar, contar coisas).

expressa apenas como evitação, em decorrência da ansiedade comórbida relatada. Na presença de alta ansiedade, as respostas de evitação supersticiosas podem proporcionar alívio, o que reforça o comportamento. O estresse e a ansiedade podem intensificar a formação de hábitos, sejam eles motivados de modo positivo ou negativo. Entretanto, à medida que o hábito se torna progressivamente compulsivo, a experiência de alívio pode não ser mais a força propulsora, e, em vez disso, o comportamento passa a estar sob controle externo, como resposta condicionada. Com frequência, acredita-se que os comportamentos inflexíveis excessivos sejam executados para neutralizar a ansiedade e o sofrimento provocados por determinadas obsessões. De modo paradoxal, embora os pacientes com TOC se sintam compelidos a executar esses comportamentos, com frequência têm consciência de que eles são mais disruptivos do que úteis. Dessa maneira, por que eles os realizam? Em vez de conceituar os comportamentos compulsivos como direcionados para metas com o objetivo de reduzir a ansiedade (Figura 13.30), esses rituais poderiam ser mais bem entendidos como hábitos provocados de modo irracional por um estímulo no ambiente. Esse é o motivo pelo qual alguns sistemas diagnósticos não classificam mais o TOC como transtorno de ansiedade.

Os hábitos compulsivos provocados por estímulos ambientais no TOC representam hipoteticamente o mesmo fenômeno dentro dos mesmos circuitos que aquele descrito ao longo deste capítulo para a adição. De tal modo, os pacientes com TOC são dependentes de suas obsessões e de suas compulsões? Certamente, e essa é uma maneira de olhar para os sintomas do TOC. Pacientes com TOC têm demonstrado uma falta de processamento eficiente da informação no córtex orbitofrontal (ver Figura 13.2) e falta de flexibilidade cognitiva, de modo que eles são incapazes de inibir as suas respostas compulsivas/hábitos; exatamente como os adictos de substâncias. Essa aprendizagem hipotética dos hábitos no TOC – denominada adição quando aplicada a substâncias, jogo e compulsão alimentar – pode ser reduzida ou revertida com exposição e prevenção da resposta, envolvendo uma exposição gradativa a estímulo/situações que provocam ansiedade e com prevenção das compulsões de evitação associadas. Acredita-se que esse tipo de terapia cognitivo-comportamental tenha efeitos terapêuticos ao romper com o padrão de esquiva compulsiva que confere controle dominante ao ambiente externo (p. ex., a visão de uma porta desencadeia o comportamento de verificação) e mantém a ansiedade inapropriada. Em vez de considerar as compulsões como reações comportamentais a obsessões anormais, o inverso pode ser verdadeiro: as obsessões no TOC podem, de fato, ser racionalizações *post hoc* de necessidades compulsivas inexplicáveis nos demais aspectos. Infelizmente, essa mesma terapia cognitivo-comportamental comumente demonstrou ser menos efetiva nas adições a substâncias e nas comportamentais. Se for bem-sucedida, a terapia cognitivo-comportamental reverte os hábitos no TOC, visto que ajuda terapeuticamente a migrar o neurocircuito do controle dos comportamentos do TOC da parte dorsal de volta à ventral, à qual pertence. Alguma outra forma de obter o mesmo efeito pode fornecer a chave para o desenvolvimento de tratamentos consistentes para adições, a maior parte das quais dispõe de poucos agentes terapêuticos ou intervenções altamente efetivas, ou mesmo de nenhum deles.

Hoje, o tratamento de primeira linha do TOC consiste em um dos ISRSs, embora a sua eficácia seja modesta e metade dos pacientes tratados com tais agentes apresente respostas precárias. Os tratamentos comportamentais, como a terapia de exposição com prevenção de resposta, com frequência têm maior eficácia do que os tratamentos com serotoninérgicos. É como se as terapias com serotoninérgicos suprimissem os neurocircuitos anormais, ao passo que a terapia de exposição pode, de fato, reverter os circuitos anormais, visto que os sintomas continuam melhorando após a interrupção da terapia de exposição, mas não após a suspensão do ISRS. Embora tratamentos de segunda linha com um dos antidepressivos tricíclicos que apresentam propriedades serotoninérgicas, como a clomipramina, com os inibidores da recaptação de serotonina-noradrenalina (IRSNs) ou com os inibidores da monoaminoxidase (IMAOs) sejam considerados apropriados, a melhor opção farmacológica para um paciente que não respondeu a vários ISRSs consiste, com frequência, em considerar o uso de doses muito altas ou a sua potencialização com um bloqueador de serotonina-dopamina. Os mecanismos de ação de todos esses agentes são descritos de modo detalhado nos Capítulo 5 e 7. Pode-se considerar, também, a potencialização de um ISRS com benzodiazepínico, lítio ou buspirona. A estimulação magnética transcraniana repetitiva (EMTr) é um tratamento aprovado para o TOC. Os tratamentos experimentais para o TOC incluem estimulação cerebral profunda ou até mesmo ablação estereotáxica das vias impulsivo-compulsivas, mostradas nas Figuras 13.1 e 13.2, para os casos mais resistentes.

Algumas condições relacionadas com o TOC podem responder de certo modo aos ISRSs, incluindo transtorno de acumulação, adição por compras, transtorno de escoriação (*skin picking*) e transtorno dismórfico corporal, mas não especificamente a tricotilomania (compulsão por arrancar os cabelos). Nenhum agente está oficialmente aprovado para qualquer um desses transtornos (ver Tabela 13.1). Por exemplo, o transtorno dismórfico corporal é a preocupação com falhas ou defeitos percebidos na aparência, que causam comportamentos repetitivos, como olhar-se no espelho, ter cuidados com a aparência e buscar tranquilização. As preocupações com a saúde, com o funcionamento do corpo e com a dor existem na hipocondria e nos transtornos de somatização, e alguns especialistas as consideram como tipos de obsessões. É evidente que são necessários tratamentos mais consistentes, com um mecanismo diferente de ação para o grupo de transtornos relacionados com o transtorno obsessivo-compulsivo.

Transtornos de controle de impulsos

A Tabela 13.1 fornece uma lista de uma grande variedade de transtornos que apresentam falta de controle da impulsividade. Ainda não foi estabelecido quantos desses transtornos podem ser conceituados dentro do espectro impulsivo-compulsivo, com anormalidades do circuito corticoestriatal, porém os paralelos descritivos entre os sintomas impulsivos dessas várias e diversas condições dão validade a essa noção. Como em nenhuma dessas condições a impulsividade tem tratamento aprovado, ficamos com a esperança de que as intervenções que funcionam em um dos transtornos impulsivo-compulsivos possam ser efetivas no espectro de transtornos que compartilham essa mesma dimensão da psicofarmacologia. Entretanto, isso ainda precisa ser comprovado e corre o risco de simplificar excessivamente alguns transtornos muito complexos e muito diferentes (ver Tabela 13.1). Um princípio geral que está sendo testado e que pode ser aplicado em toda a margem desses numerosos e variados transtornos é de que as intervenções capazes de interromper a repetição frequente de comportamentos impulsivos gratificantes em curto prazo podem, ao que se espera, atuar para impedir a sua conversão em hábitos em longo prazo que levam a resultados funcionais inadequados.

A *agressão* e a *violência* têm sido, há muito tempo, questões controversas em psiquiatria. Os especialistas classificam a violência como psicótica, impulsiva ou psicopática, sendo a mais comum a violência impulsiva (Figura 13.31). Talvez de modo um tanto surpreendente, o tipo menos frequente de ato violento é aquele devido à psicopatia fria e calculada. A violência psicopática parece ser a mais letal e a menos responsiva ao tratamento. Cerca de 20% dos atos violentos são da variedade psicótica e exigem tratamento padrão, se não enérgico, para a doença psicótica subjacente. O tipo mais frequente de ato violento é impulsivo, particularmente em ambientes institucionais e, em particular, em pacientes com doenças psicóticas subjacentes (Figura 13.31).

Cada tipo de agressão pode ser atribuível a uma disfunção em circuitos neurais distintos, e a violência impulsiva está ligada aos mesmos problemas de equilíbrio da inibição de cima para baixo com impulsos emocionais de baixo para cima, conforme discutido no Capítulo 12, sobre a agitação na demência, e ilustrado nas Figuras 12.43 e 12.44. Pode ocorrer violência impulsiva em muitos tipos de transtornos psicóticos, como psicose induzida por substâncias, esquizofrenia e mania bipolar, bem como no transtorno de personalidade *borderline* e em outros transtornos impulsivo-compulsivos (ver Tabela 13.1). O tratamento da condição subjacente, frequentemente com fármacos utilizados para a psicose (discutidos no Capítulo 5), pode ser útil. Nesses transtornos, a agressão e a violência podem ser consideradas exemplos do desequilíbrio entre os sinais de "pare" de cima para baixo e os impulsos e sinais de "siga" de baixo para cima, conforme já discutido na demência (ver Figuras 12.43 e 12.44) e em vários outros transtornos impulsivo-compulsivos (ver Tabela 13.1). A agressão impulsiva pode ser considerada um tipo de comportamento aditivo quando se torna cada vez mais compulsiva, em vez de manipulativa e planejada, e é um hábito que precisa ser extinto com intervenções comportamentais, e não com abordagens exclusivamente psicofarmacológicas.

Resumo

Discutiu-se a conceituação atual da impulsividade e da compulsividade como dimensões da psicopatologia que atravessam muitos transtornos psiquiátricos. Os comportamentos de recompensa e a adição a substâncias compartilham os mesmos circuitos subjacentes. Esses transtornos se caracterizam, em primeiro lugar, por impulsividade – definida como comportamentos difíceis de impedir, visto que a recompensa em curto prazo é escolhida em detrimento do ganho em longo prazo. Essa impulsividade é hipoteticamente mapeada no circuito de recompensa do estriado ventral pré-frontal. A impulsividade pode sofrer transição para a compulsividade – definida como um comportamento originalmente gratificante, que se transforma em hábito, cuja interrupção é difícil, visto que reduz a tensão e os efeitos de abstinência. Em tese, a compulsividade é mapeada em um circuito de inibição da resposta motora dorsal pré-frontal. A falta de equilíbrio entre a inibição de cima para baixo e os impulsos de baixo para cima constitui o mecanismo neurobiológico subjacente comum da impulsividade e de sua transição para a compulsividade.

Tanto as substâncias quanto os comportamentos podem estar associados à impulsividade/compulsividade e constituem dimensões da psicopatologia para uma ampla série de adições a substâncias e transtornos psiquiátricos. Este capítulo discute a psicofarmacologia da recompensa e o circuito cerebral que a regula. Procurou-se explicar os mecanismos psicofarmacológicos das ações de várias substâncias de uso abusivo, desde a nicotina até o álcool, bem como opioides, estimulantes, sedativo-hipnóticos, maconha, alucinógenos, empatógenos e substâncias dissociativas. No caso da nicotina e do álcool, são discutidos vários novos tratamentos psicofarmacológicos, incluindo a vareniclina, um agonista parcial nicotínico (APN) $\alpha_4\beta_2$ seletivo para o abandono do tabagismo, as terapias de substituição de opioides para a adição a opioides e antagonistas opioides para a adição ao álcool e a opioides. Também foi explorado o uso da extinção do hábito no tratamento da adição, assim como o uso em desenvolvimento da psicoterapia dissociativa/assistida por alucinógenos para transtornos resistentes ao tratamento. Discutiu-se o transtorno de compulsão alimentar como protótipo da adição a comportamentos, bem como seu tratamento com estimulantes. Por fim, a violência impulsiva foi mencionada como possível forma de transtorno impulsivo-compulsivo.

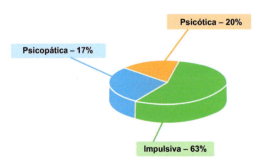

Figura 13.31 Heterogeneidade da violência. A violência é classificada como psicótica, impulsiva ou psicopática. A forma mais comum é a violência impulsiva, e a menos comum, a psicopática. Cerca de 20% dos atos violentos são da variedade psicótica.

Leitura Sugerida e Referências Selecionadas

Referências básicas: livros-texto

Brunton LL (ed.) (2018) *Goodman and Gilman's The Pharmacological Basis of Therapeutics*, 13th edition. New York, NY: McGraw Medical.

Schatzberg AF, Nemeroff CB (eds.) (2017) *Textbook of Psychopharmacology*, 5th edition. Washington, DC: American Psychiatric Publishing.

Referências básicas: livros-texto da série *Stahl Essential Psychopharmacology*

Cummings M, Stahl SM (2021) *Management of Complex, Treatment-Resistant Psychiatric Disorders*. Cambridge: Cambridge University Press.

Goldberg J, Stahl SM (2021) *Practical Psychopharmacology*. Cambridge: Cambridge University Press.

Kalali A, Kwentus J, Preskorn S, Stahl SM (eds.) (2012) *Essential CNS Drug Development*. Cambridge: Cambridge University Press.

Marazzitti D, Stahl SM (2019) *Evil, Terrorism and Psychiatry*. Cambridge: Cambridge University Press.

Moutier C, Pisani A, Stahl SM (2021) *Stahl's Handbooks: Suicide Prevention Handbook*. Cambridge: Cambridge University Press.

Pappagallo M, Smith H, Stahl SM (2012) *Essential Pain Pharmacology: the Prescribers Guide*. Cambridge: Cambridge University Press.

Reis de Oliveira I, Schwartz T, Stahl SM. (2014) *Integrating Psychotherapy and Psychopharmacology*. New York, NY: Routledge Press.

Silberstein SD, Marmura MJ, Hsiangkuo Y, Stahl SM (2016) *Essential Neuropharmacology: the Prescribers Guide*, 2nd edition. Cambridge: Cambridge University Press.

Stahl SM (2009) *Stahl's Illustrated: Antidepressants*. Cambridge: Cambridge University Press.

Stahl SM (2009) *Stahl's Ilustrated: Mood Stabilizers*. Cambridge: Cambridge University Press.

Stahl SM (2009) *Stahl's Illustrated: Chronic Pain and Fibromyalgia*. Cambridge: Cambridge University Press.

Stahl SM, Mignon L (2009) *Stahl's Illustrated: Attention Deficit Hyperactivity Disorder*. Cambridge: Cambridge University Press.

Stahl SM, Mignon L (2010) *Stahl's Illustrated: Antipsychotics*, 2nd edition. Cambridge: Cambridge University Press.

Stahl SM, Grady MM (2010) *Stahl's Illustrated: Anxiety and PTSD*. Cambridge: Cambridge University Press.

Stahl SM (2011) *Essential Psychopharmacology Case Studies*. Cambridge: Cambridge University Press.

Stahl SM (2018) *Stahl's Essential Psychopharmacology: the Prescribers Guide Children and Adolescents*. Cambridge: Cambridge University Press.

Stahl SM (2019) *Stahl's Self-Assessment Examination in Psychiatry: Multiple Choice Questions for Clinicians*, 3rd edition. Cambridge: Cambridge University Press.

Stahl SM (2021) *Stahl's Essential Psychopharmacology: the Prescribers Guide*, 7th edition. Cambridge: Cambridge University Press.

Stahl SM, Davis RL (2011) *Best Practices for Medical Educators*, 2nd edition. Cambridge: Cambridge University Press.

Stahl SM, Grady MM (2012) *Stahl's Illustrated: Substance Use and Impulsive Disorders*. Cambridge: Cambridge University Press.

Stahl SM, Moore BA (eds.) (2013) *Anxiety Disorders: a Concise Guide and Casebook for Psychopharmacology and Psychotherapy Integration*. New York, NY: Routledge Press.

Stahl SM, Morrissette DA (2014) *Stahl's Illustrated: Violence: Neural Circuits, Genetics and Treatment*. Cambridge: Cambridge University Press.

Stahl SM, Morrissette DA (2016) *Stahl's Illustrated: Sleep and Wake Disorders*, Cambridge: Cambridge University Press.

Stahl SM, Morrissette DA (2018) *Stahl's Illustrated: Dementia*. Cambridge: Cambridge University Press.

Stahl SM, Schwartz T (2016) *Case Studies: Stahl's Essential Psychopharmacology*, Volume 2. Cambridge: Cambridge University Press.

Stein DJ, Lerer B, Stahl SM (eds.) (2012) *Essential Evidence Based Psychopharmacolgy*, 2nd edition. Cambridge: Cambridge University Press.

Warburton KD, Stahl SM (2016) *Violence in Psychiatry*. Cambridge: Cambridge University Press.

Warburton KD, Stahl SM (2021) *Decriminalizing Mental Illness*. Cambridge: Cambridge University Press.

Capítulos 1 a 3 (neurociência básica): livros-texto

Byrne JH, Roberts JL (eds.) (2004) *From Molecules to Networks: An Introduction to Cellular and Molecular Neuroscience*. New York, NY: Elsevier.

Charney DS, Buxbaum JD, Sklar P, Nestler EJ (2018) *Charney and Nestler's Neurbiology of Mental Illness*, 5th edition. New York, NY: Oxford University Press.

Iversen LL, Iversen SD, Bloom FE, Roth RH (2009) *Introduction to Neuropsychopharmacology*. New York, NY: Oxford University Press.

Meyer JS, Quenzer LF (2019) *Psychopharmacology: Drugs, the Brain, and Behavior*, 3rd edition. New York, NY: Sinauer Associates, Oxford University Press.

Nestler EJ, Kenny PJ, Russo SJ, Schaefer A (2020) *Molecular Neuropharmacology: A Foundation for Clinical Neuroscience*, 4th edition. New York, NY: McGraw Medical.

Purves D, Augustine GJ, Fitzpatrick D, et al. (2018) *Neuroscience*, 6th edition. New York, NY: Sinauer Associates, Oxford University Press.

Squire LR, Berg D, Bloom FE, et al. (eds.) (2012) *Fundamental Neuroscience*, 4th edition. San Diego, CA: Academic Press.

Capítulos 4 (*Psicose, Esquizofrenia e as Redes Dopaminérgicas, Serotonérgicas e Glutamatérgicas*) e 5 (*Receptores de Dopamina e de Serotonina como Alvos para a Psicose, os Transtornos do Humor e Outras Condições: os Denominados "Antipsicóticos"*)

Redes neuronais – dopamina, serotonina e glutamato: referências selecionadas

Alex KD, Pehak EA (2007) Pharmacological mechanisms of serotoninergic regulation of dopamine neurotransmission. *Pharmacol Ther* 113: 296–320.

Amargos-Bosch M, Bortolozzi A, Buig MV, et al. (2004) Co-expression and in vivo interaction of serotonin 1A and serotonin 2A receptors in pyramidal neurons of prefrontal cortex. *Cerbral Cortex* 14: 281–99.

Baez MV, Cercata MC, Jerusalinsky DA (2018) NMDA receptor subunits change after synaptic plasticity induction and learning and memory acquisition. *Neural Plast*, doi. org/10,1155/2018/5093048.

Beaulier JM, Gainetdinov RR (2011) The physiology, signaling and pharmacology of dopamine receptors. *Pharmacol Rev* 63: 182–217.

Belmer A, Quentin E, Diaz SL, et al. (2018) Positive regulation of raphe serotonin neurons by serotonin 2B receptors. *Neuropsychopharmacology* 42: 1623–32.

Calabresi P, Picconi B, Tozzi A, Ghiglieri V, Di Fillippo M (2014) Direct and indirect pathways of basal ganglia: a critical reappraisal. *Nature Neurosci* 17: 1022–30.

Cathala A, Devroye C, Drutel G, et al. (2019) Serotonin 2B receptors in the rat dorsal raphe nucleus exert a GABA- mediated tonic inhibitor control on serotonin neurons. *Exp Neurol* 311: 57–66.

De Bartolomeis A, Fiore G, Iasevoli F (2005) Dopamine glutamate interaction and antipsychotics mechanism of action: implication for new pharmacologic strategies in psychosis. *Curr Pharmaceut Design* 11: 3561–94.

DeLong MR, Wichmann T (2007) Circuits and Ciruit disorders of the basal ganglia. *Arch Neurol* 64: 20–4.

Fink KB, Gothert M (2007) 5HT receptor regulation of neurotransmitter release. *Pharmacol Rev* 59: 360–417.

Hansen KB, Yi F, Perszyk RE, et al (2018) Structure, function and allosteric modulation of NMDA receptors. *J Gen Physiol* 150: 1081–105.

Homayoun H, Moghaddam B (2007) NMDA receptor hypofunction produces opposite effects on prefrontal cortex interneurons and pyramidal neurons. *J Neurosci* 27:11496–500.

Nicoll RA (2017) A brief history of long-term potentiation. *Neuron* 93: 281–99.

Paoletti P, Neyton J (2007) NMDA receptor subunits: function and pharmacology. *Curr Opin Pharmacol* 7: 39–47.

Scheefhals N, MacGillavry HD (2018) Functional organization of postsynaptic glutamate receptors. *Mol Cell Neurosci* 91: 82–94.

Sokoloff P, Le Foil B (2017) The dopamine D3 receptor: a quarter century later. *Eur J Neurosci* 45: 2–19.

Stahl SM (2017) Dazzled by the dominions of dopamine: clinical roles of D3, D2, and D1 receptors. *CNS Spectrums* 22: 305–11.

Teorias da psicose ligadas a dopamina, serotonina e glutamato, incluindo esquizofrenia, doença de Parkinson e psicose relacionadas com a demência

Aghajanian GK, Marek GJ (2000) Serotonin model of schizophrenia: emerging role of glutamate mechanisms. *Brain Res Rev* 31: 302–12.

Bloomfield MAP, Morgan CJA, Egerton A, et al. (2014) Dopaminergic function in cannabis users and its relationship to cannabis-induced psychotic symptoms. *Biol Psychiatry* 75: 470–8.

Brugger SP, Anelescu I, Abi-Dargham A, et al. (2020) Heterogeneity and striatal dopamine function in schizophrenia: meta analysis of variance. *Biol Psychiatry* 67: 215–24.

Bubenikova-Valesova V, Horacek J, Vrajova M, et al. (2008) Models of schizophrenia in humans and animals based on inhibition of NMDA receptors. *Neurosci Biobehav Rev* 32: 1014–23.

Demjaha A, Murray RM, McGuire PK (2012) Dopamine synthesis capacity in patients with treatment resistant schizophrenia. *Am J Psychiatry* 169: 1203–10.

Driesen N, McCarthy G, Bhagwagar Z, et al (2013) The impact of NMDA receptor blockade on human working memory-related prefrontal function and connectivity. *Neuropsychopharmacol* 38: 2613–22.

Egerton A, Chaddock CA, Winton-Brown TT, et al. (2013) Presynaptic striatal dopamine dysfunction in people at ultra high risk for psychosis: findings in a second cohort. *Biol Psychiatry* 74: 106–12.

Gellings Lowe N, Rapagnani MP, Mattei C, Stahl SM (2012)The psychopharmacology of hallucinations: ironic insights into mechanisms of action. In *The Neuroscience of Hallucinations*, Jardri R, Thomas P, Cachia A and Pins D. (eds.), Berlin: Springer, 471–92.

Howes OD, Bose SK, Turkheimer F, et al. (2011) Dopamine synthsis capacity before onset of psychosis: a prospective 18F-DOPA PET imaging study. *Am J Psychiatry* 169: 1311–17.

Howes OD, Montgomery AJ, Asselin MC, et al. (2009) Elevated striatal dopamine function linked to prodromal signs of schizophrenia. *Arch Gen Psychiatry* 66: 13–20.

Juahar S, Nour MM, Veronese M, et al. (2017) A test of the transdiagnostic dopamine hypothesis of psychosis using positron emission tomographic imaging in bipolar affective disorder and schizophrenia. *JAMA Psychiatry* 74: 1206–13.

Lodge DJ, Grace AA (2011) Hippocampal dysregulation of dopamine system function and the pathophysiology of schizophrenia. *Trends Pharmacol Sci* 32: 507–13.

McCutcheon RA, Abi-Dargham A, Howes OD (2019) Schizophrenia, dopamine and the striatum: from biology to symptoms. *Trends Neurosci* 42: 205–20.

Mizrahi R, Kenk M, Suridjan I, et al (2014) Stress induced dopamine response in subjects at clinical high risk for schizophrenia with and without concurrent cannabis use. *Neuropsychopharmacology* 39: 1479–89.

Paz RD, Tardito S, Atzori M (2008) Glutamatergic dysfunction in schizophrenia: from basic neuroscience to clinical psychopharmacology. *Eur Neuropsychopharmacol* 18: 773–86.

Stahl SM (2016) Parkinson's disease psychosis as a serotonin–dopamine imbalance syndrome. *CNS Spectrums* 21: 355–9.

Stahl SM (2018) Beyond the dopamine hypothesis of schizophrenia to three neural networks of psychosis: dopamine, serotonin, and glutamate. *CNS Spectrums* 23: 187–91.

Weinstein JJ, Chohan MO, Slifstein M, et al. (2017) Pathway- specific dopamine abnormalities in schizophrenia. *Biol Psychiatry* 81: 31–42.

Esquizofrenia geral: referências recentes e selecionadas

Alphs LD, Summerfelt A, Lann H, Muller RJ (1989) The Negative Symptom Assessment: A new instrument to assess negative symptoms of schizophrenia. *Psychopharmacol Bull* 25: 159–63.

Arango C, Rapado-Castro M, Reig S, et al. (2012) Progressive brain changes in children and adolescents with first- episode psychosis. *Arch Gen Psychiatry* 69: 16–26.

Cruz DA, Weawver CL, Lovallo EM, Melchitzky DS, Lewis DA. (2009) Selective alterations in postsynaptic markers of chandelier cell inputs to cortical pyramidal neurons in subjects with schizophrenia. *Neuropsychopharmacology* 34: 2112–24.

Dragt S, Nieman DH, Schultze-Lutter F, et al. (2012) Cannabis use and age at onset of symptoms in subjects at clinical high risk for psychosis. *Acta Psychiatr Scand* 125: 45–53.

Eisenberg DP, Berman KF (2010) Executive function, neural circuitry, and genetic mechanisms in schizophrenia. *Neuropsychopharmacology* 35: 258–77.

Foti DJ, Kotov R, Guey LT, Bromet EJ (2010) Cannabis use and the course of schizophrenia: 10-year follow-up after first hospitalization. *Am J Psychiatry* 167: 987–93.

Fusar-Poli P, Bonoldi I, Yung AR, et al. (2012) Predicting psychosis: meta-analysis of transition outcomes in individuals at high clinical risk. *Arch Gen Psychiatry* 69: 220–9.

Goff DC, Zeng B, Ardelani BA, et al. (2018) Association of hippocampal atrophy with duration of untreated psychosis and molecular biomarkers during initial antipsychotic treatment of first episode psychosis. *JAMA Psychiatry* 75: 370–8.

Henry LP, Amminger GP, Harris MG, et al. (2010) The EPPIC follow up study of first episode psychosis: longer term clinical and functional outcome 7 years after index admission. *J Clin Psychiatry* 71: 716–28.

Kane JM, Robinson DG, Schooler NR, et al. (2016) Comprehensive versus usual community care for first- episode psychosis: 2-year outcomes from the NIMH RAISE early treatment program. *Am J Psychiatry* 173: 362–72.

Kendler KS, Ohlsson H, Sundquist J, et al. (2019) Prediction of onset of substance induced psychotic disorder and its progression to schizophrenia in a Swedish National Sample. *Am J Psychiatry* 176: 711–19.

Large M, Sharma S, Compton MT, Slade T, Nielssen O (2011) Cannabis use and earlier onset of psychosis. *Arch Gen Psychiatry* 68: 555–61.

Lieberman JA, Small SA, Girgis RR (2019) Early detection and preventive intervention in schizophrenia: from fantasy to reality. *Am J Psychiatry* 176: 794–810.

Mechelli A, Riecher-Rossler A, Meisenzahl EM, et al. (2011) Neuroanatomical abnormalities that predate the onset of psychosis. *Arch Gen Psychiatry* 68: 489–95.

Morrissette DA, Stahl SM (2014) Treating the violent patient with psychosis or impulsivity utilizing antipsychotic polypharmacy and high-dose monotherapy. *CNS Spectrums* 19: 439–48.

Stahl SM (2014) Deconstructing violence as a medical syndrome: mapping psychotic, impulsive, and predatory subtypes to malfunctioning brain circuits. *CNS Spectrums* 19: 357–65.

Stahl SM (2015) Is impulsive violence an addiction? The habit hypothesis. *CNS Spectrums* 20: 165–9.

Stahl SM, Morrissette DA, Cummings M (2014) California State Hospital Violence Assessment and Treatment (Cal- VAT) guidelines. *CNS Spectrums* 19: 449–65.

Wykes T, Huddy V, Cellard C, McGurk SR, Czobar P (2011) A meta-analysis of cognitive remediation for schizophrenia: methodology and effect sizes. *Am J Psychiatry* 168: 472–85.

Discinesia tardia e tratamentos

Artukoglu BB, Li F, Szejko N, et al. (2020) Pharmacologic treatment of tardive dyskinesia: a meta analysis and systematic review. *J Clin Psychiatry* 81: e1–11.

Bhidayasin R, Jitkretsandakul O, Friedman JH (2018) Updating the recommendations for treatment of tardive syndromes: a systematic review of new evidence and practical treatment algorithm. *J Neurol Sci* 389: 67–75.

Carbon M, Kane JM, Leucht S, et al. (2018) Tardive dyskinesia risk with first- and second-generation antipsychotics in comparative randomized controlled trials: a meta analysis. *World Psychiatry* 173: 330–40.

Citrome L (2017) Valbenazine for tardive dyskinesia: a systematic review of the efficacy and safety profile for this newly approved novel medication – what is the number needed to treat, number needed to harm and likelihood to be helped or harmed? *Int J Clin Practice*, doi.org 10.1111/ijcp.12964.

Citrome L (2017) Deutetrabenazine for tardive dyskinesia: a systematic review of the efficacy and safety profile for this newly approved novel medication – what is the number needed to treat, number needed to harm and likelihood to be helped or harmed? *Int J Clin Practice*, doi.org 10.1111/ ijcp.13030.

Jacobsen FM (2015) Second generation antipsychotics and tardive syndromes in affective illness: a public health problem with neuropsychiatric consequences. *Am J Public Health* 105: e10–16.

Niemann N, Jankovic J (2018) Treatment of tardive dyskinesia: a general overview with focus on the vesicular monoamine transporter 2 inhibitors. *Drugs* 78: 525–41.

Stahl SM (2017) Neuronal traffic signals in tardive dyskinesia: not enough "stop" in the motor striatum. *CNS Spectrums* 22: 427–34.

Stahl SM (2018) Mechanism of action of vesicular monoamine transporter 2 (VMAT2) inhibitors in tardive dyskinesia: reducing dopamine leads to less "go" and more "stop" from the motor striatum for robust therapeutic effects. *CNS Spectrums* 23: 1–6.

Stahl SM (2018) Comparing pharmacological mechanism of action for the vesicular monoamine transporter 2 (VMAT2) inhibitors valbenazine and deutetrabenazine in treating tardive dyskinesia: does one have advantages over the other? *CNS Spectrums* 23: 239–47.

Woods SW, Morgenstern H, Saksa JR, et al. (2010) Incidence of tardive dyskinesia with atypical versus conventional antipsychotic medications: a prospective cohort study. *J Clin Psychiatry* 71: 463–74.

Formulações injetáveis de ação prolongada

Brissos S, Veguilla MR, Taylor D, et al. (2014) The role of long- acting injectable antipsychotics in schizophrenia: a critical appraisal. *Ther Adv Psychopharmacol* 4: 198–219.

Kishimoto T, Nitto M, Borenstein M, et al. (2013) Long acting injectable versus oral antipsychotics in schizophrenia: a systematic review and meta analysis of mirror image studies. *J Clin Psychiatry* 74: 957–65.

MacEwan JP, Kamat SA, Duffy RA, et al. (2016) Hospital readmission rates among patients with schizophrenia treated with long acting injectables or oral antipsychotics. *Psychiatr Serv* 67: 1183–8.

Meyer JM (2013) Understanding depot antipsychotics: an illustrated guide to kinetics. *CNS Spectrums* 18: 58–68.

Meyer JM (2017) Converting oral to long acting injectable antipsychotics: a guide for the perplexed. *CNS Spectrums* 22: 17–27.

Stahl SM (2014) Long-acting injectable antipsychotics: shall the last be first? *CNS Spectrums* 19: 3–5.

Tiihonen J, Haukka J, Taylor M, et al. (2011) A nationwide cohort study of oral and depot antipsychotics after first hospitalization for schizophrenia. *Am J Psychiatry* 168: 603–9.

Fármacos à base de serotonina-dopamina para psicoses e transtornos do humor: atualizações e fármacos mais recentes

Berry MD, Gainetdinov RR, Hoener MC, et al. (2017) Pharmacology of human trace amine-associated receptors: therapeutic opportunities and challenges. *Pharmacol Ther* 180: 161–80.

Brannan S (2020) KarXT (a new mechanism antipsychotic based on xanomeline) is superior to placebo in patients with schizophrenia: phase 2 clinical trial results. Abstract, American Society of Clinical Psychopharmacology Annual Meeting.

Citrome L (2015) Brexpiprazole for schizophrenia and as adjunct for major depressive disorder: a systematic review of the efficacy and safety profile for the newly approved antipsychotic – what is the number needed to treat, number needed to harm and likelihood to be helped or harmed? *Int J Clin Pract* 69: 978–97.

Correll CU, Davis RE, Weingart M, et al. (2020) Efficacy and safety of lumateperone for treatment of schizophrenia: a randomized clinical trial. *JAMA Psychaitry* 77: 349–58.

Dedic N, Jones PG, Hopkins SC, et al. (2019) SEP363856: a novel psychotropic agent with unique non D2 receptor mechanism of actions. *J Pharmacol Exp Ther* 371: 1–14.

Earley W, Burgess MV, Rekeda L, et al. (2019) Cariprazine treatment of bipolar depression: a randomized double- blind placebo-controlled phase 3 study, *Am J Psychiatry* 176: 439–48.

Gainetdinov RR, Hoener MC, Berry MD (2018) Trace amines and their receptors. *Pharmacol Rev* 70: 549–620.

Koblan KS, Kent J, Hopkins SC, Krystal JH, et al. (2020) A non-D2-receptor-binding drug for the treatment of schizophrenia. *New Engl J Med* 382: 1407–506.

Discinesia tardia (DT) e seu tratamento

Lieberman JA, Davis RE, Correll CU, et al. (2016) ITI-007 for the treatment of schizophrenia: a 4-week randomized, double-blind, controlled trial. *Biol Psychiatry* 79: 952–6.

Loebel A, Cucchiaro J, Silva R, et al. (2014) Lurasidone monotherapy in the treatment of bipolar I depression: a randomized double-blind, placebo-controlled study. *Am J Psychiatry* 171: 160–8.

Loebel A, Cucchiaro J, Silva R, et al. (2014) Lurasidone as adjunctive therapy with lithium or valproate for the treatment of bipolar I depression: a randomized, double blind, placebo-controlled study. *Am J Psychiatry* 171: 169–77.

Marder SR, Davis JM, Couinard G (1997) The effects of risperidone on the five dimensions of schizophrenia derived by factor analysis: combined results of the north American trials. *J Clin Psychiatry* 58: 538–46.

McIntyre RS, Suppes T, Early W, Patel M, Stahl SM (2020) Cariprazine efficacy in bipolar I depression with and without concurrent manic symptoms: post hoc analysis of three randomized, placebo-controlled studies. *CNS Spectrums* 25: 502–10.

Meyer JM, Cummings MA, Proctor G, Stahl SM (2016) Psychopharmacology of persistent violence and aggression. *Psychiatr Clin N Am* 39: 541–56.

Meyer JM, Stahl SM (2020) *Stahl's Handbooks: the Clozapine Handbook*. Cambridge: Cambridge University Press.

Nemeth G, Laszlovszky I, Czoboar P, et al. (2017) Cariprazine versus risperidone monotherapy for treatment of predominant negative symptoms in patients with schizophrenia: a randomized double-blind controlled trial. *Lancet* 389: 1103–13.

Pei Y, Asif-Malik A, Canales JJ (2016) Trace amines and the trace amine-associated receptor 1: pharmacology, neurochemistry and clinical implications. *Front Neurosci* 10: 148.

Perkins DO, Gu H, Boteva K, Lieberman JA (2005) Relationship between duration of untreated psychosis and outcome in first episode schizophrenia: a critical review and meta-analysis. *Am J Psychiatry* 162: 1785–804.

Roth BL. Ki determinations, receptor binding profiles, agonist and/or antagonist functional data, HERG data, MDR1 data, etc. as appropriate was generously provided by the National Institute of Mental Health's Psychoactive Drug Screening Program, Contract # HHSN-271–2008-00025-C (NIMH PDSP). The NIMH PDSP is directed by Bryan L. Roth MD, PhD at the University of North Carolina at Chapel Hill and Project Officer Jamie Driscol at NIMH, Bethesda MD, USA. For experimental details please refer to the PDSP website http://pdsp.med.unc.edu/

Schwartz MD, Canales JJ, Zucci R, et al. (2018) Trace amine associated receptor 1: a multimodal therapeutic target for neuropsychiatric diseases. *Expert Opin Ther Targets* 22:513–26.

Shekar A, Potter WZ, Lightfoot J, et al. (2008) Seletive muscarinic receptor agonist xanomeline as a novel treatment approach for schizophrenia. *Am J Psychiatry* 165:1033–9.

Snyder GL, Vanover KE, Zhu H, et al. (2014) Functional profile of a novel modulator of serotonin, dopamine and glutamate neurotransmission. *Psychopharmacology* 232: 605–21.

Stahl SM (2013) Classifying psychotropic drugs by mode of action and not by target disorder. *CNS Spectrums* 18:113–17.

Stahl SM (2013) Role of α1 adrenergic antagonism in the mechanism of action of iloperidone: reducing extrapyramidal symptoms. *CNS Spectrums* 18: 285–8.

Stahl SM (2014) Clozapine: is now the time for more clinicians to adopt this orphan? *CNS Spectrums* 19: 279–81.

Stahl SM (2016) Mechanism of action of brexpiprazole: comparison with aripiprazole. *CNS Spectrums* 21: 1–6.

Stahl SM (2016) Mechanism of action of cariprazine. *CNS Spectrums* 21: 123–7.

Stahl SM (2016) Mechanism of action of pimavanserin in Parkinson's disease psychosis: targeting serotonin 5HT2A and 5HT2C receptors. *CNS Spectrums* 21: 271–5.

Stahl SM (2017) Drugs for psychosis and mood: unique actions at D3, D2, and D1 dopamine receptor subtypes. *CNS Spectrums* 22: 375–84.

Stahl SM, Cucchiaro J, Sinonelli D, et al. (2013) Effectiveness of lurasidone for patients with schizophrenia following 6 weeks of acute treatment with lurasidone, olanazapine, or placebo: a 6-month, open-label study. *J Clin Psychiatry* 74:507–15.

Stahl SM, Laredo SA, Morrissette DA (2020) Cariprazine as a treatment across the bipolar I spectrum from depression to mania: mechanism of action and review of clinical data. *Ther Adv Psychopharmacol* 10: 1–11.

Stahl SM, Morrissette DA, Citrome L, et al. (2013) "Meta- guidelines" for the management of patients with schizophrenia. *CNS Spectrums* 18: 150–62.

Suppes T, Silva R, Cuccharino J, et al. (2016) Lurasidone for the treatment of major depressive disorder with mixed features: a randomized, double blind placebo controlled study. *Am J Psychiatry* 173: 400–7.

Tarazi F, Stahl SM (2012) Iloperidone, asenapine and lurasidone: a primer on their current status. *Expert Opin Pharmacother* 13: 1911–22.

Thase ME, Youakim JM, Skuban A, et al. (2015) Efficacy and safety of adjunctive brexpiprazole 2 mg in major depressive disorder. *J Clin Psychiatry* 76: 1224–31.

Zhang L, Hendrick JP (2018) The presynaptic D2 partial agonist lumateperone acts as a postsynaptic D2 antagonist. *Matters*: doi: 10.19185/matters.201712000006.

Capítulos 6 (Transtornos do Humor e a Rede dos Neurotransmissores Noradrenalina e Ácido g-aminobutírico (GABA)) e 7 (Tratamentos dos Transtornos do Humor: Os Denominados "Antidepressivos" e "Estabilizadores do Humor"), incluindo noradrenalina e GABA

Redes neuronais – noradrenalina, GABA e esteroides neuroativos: referências selecionadas

Alvarez LD, Pecci A, Estrin DA (2019) In searach of GABA A receptor's neurosteroid binding sites. *J Med Chem* 62:5250–60.

Belelli D, Hogenkamp D, Gee KW, et al. (2020) Realising the therapeutic potential of neuroactive steroid modulators of the GABA A receptor. *Neurobiol Stress* 12: 100207.

Botella GM, Salitur FG, Harrison BL, et al. (2017) Neuro-active steroids. 2. 3α-hydroxy-3β-methyl-21-(4-cyano-1H- pyrazol-1′-yl)-19-nor-5β-pregnan-20-one (SAGE 217): a clinical next generation neuroactive steroid positive allosteric modulator of the GABA A receptor. *J Med Chem* 60: 7810–19.

Chen ZW, Bracomonies JR, Budelier MM, et al. (2019) Multiple functional neurosteroid binding sites on GABA A receptors. *PLOS Biol* 17: e3000157; doi.org/10.137/journal. pbio.3000157.

Gordon JL, Girdler SS, Meltzer-Brody SE, et al. (2015) Ovarian hormone fluctuation, neurosteroids and HPA axis dysregulation in perimenopausal depression: a novel heuristic model. *Am J Psychiatry* 172: 227–36.

Gunduz-Bruce H, Silber C, Kaul I, et al. (2019) Trial of SAGE 217 in patients with major depressive disorder. *New Engl J Med* 381: 903–11.

Luscher B, Mohler H (2019) Brexanolone, a neurosteroid antidepressant, vindicates the GABAergic deficit hypothesis of depression and may foster reliance. *F1000Research* 8: 751.

Marek GJ, Aghajanian GK (1996) Alpha 1B-adrenoceptor- mediated excitation of piriform cortical interneurons. *Eur J Pharmacol* 305: 95–100.

Marek GJ, Aghajanian GK (1999) 5HT2A receptor or alpha 1-adrenoceptor activation induces excitatory postsynaptic currents in layer V pyramidal cells of the medial prefrontal cortex. *Eur J Pharmacol* 367: 197–206.

Meltzer-Brody S, Kanes SJ (2020) Allopregnanolone in postpartum depression: role in pathophysiology and treatment. *Neurobiol Stress* 12: 100212.

Pieribone VA, Nicholas AP, Dagerlind A, et al. (1994) Distribution of alpha 1 adrenoceptors in rat brain revealed by in situ hybridization experiments utilizing subtype specific probes. *J Neurosci* 14: 4252–68.

Price DT, Lefkowitz RJ, Caron MG, et al. (1994) Localization of mRNA for three distinct alpha1 adrenergic receptor sybtypes in human tissues: implications for human alpha adrenergic physiology. *Mol Pharmacol* 45: 171–5.

Ramos BP, Arnsten AFT (2007) Adrenergic pharmacology and cognition: focus on the prefrontal cortex. *Pharmacol Ther* 113: 523–36.

Santana N, Mengod G, Artigas F (2013) Expression of alpha1 adrenergic receptors in rat prefrontal cortex: cellular colocalization with 5HT2A receptors. *Int J Neuropsychopharmacol* 16: 1139–51.

Zorumski CF, Paul SM, Covey DF, et al. (2019) Neurosteroids as novel antidepressants and anxiolytics: GABA A receptors and beyond. *Neurobiol Stress* 11: 100196.

Transtornos do humor – depressão, transtorno bipolar: referências selecionadas e recentes

Bergink V, Bouvy PF, Vervoort JSP, et al. (2012) Prevention of postpartum psychosis and mania in women at high risk. *Am J Psychiatry* 169: 609–16.

Bogdan R, Williamson DE, Hariri AR. (2012) Mineralocorticoid receptor Iso/Val (rs5522) genotype moderates the association between previous childhood emotional neglect and amygdala reactivity. *Am J Psychiatry* 169: 515–22.

Brites D, Fernandes A (2015) Neuroinflammation and depression: microglia activion, extracellular microvesicles and micro RNA dysregulation. *Front Cell Neurosci* 9: 476.

Fiedorowicz JG, Endicott J, Leon AC, et al. (2011) Subthreshold hypomanic symptoms in progression from unipolar major depression to bipolar disorder. *Am J Psychiatry* 168: 40–8.

Goldberg JF, Perlis RH, Bowden CL, et al. (2009) Manic symptoms during depressive episodes in 1,380 patients with bipolar disorder: findings from the STEP-BD. *Am J Psychiatry* 166: 173–81.

McIntyre RS, Anderson N, Baune BT, et al. (2019) Expert consensus on screening assessment of cognition in psychiatry. *CNS Spectrums* 24: 154–62.

Price JL, Drevets WC (2010) Neurocircuitry of mood disorders. *Neuropsychopharmacology* 35: 192–216.

Rao U, Chen LA, Bidesi AS, et al. (2010) Hippocampal changes associated with early-life adversity and vulnerability to depression. *Biol Psychiatry* 67: 357–64.

Roiser JP, Elliott R, Sahakian BJ (2012) Cognitive mechanisms of treatment in depression. *Neuropsychopharmacology* 37:117–36.

Roiser JP, Sahakian BJ (2013) Hot and cold cognition in depression. *CNS Spectrums* 18: 139–49.

Roy A, Gorodetsky E, Yuan Q, Goldman D, Enoch MA (2010) Interaction of *FKBP5*, a stress-related gene, with childhood trauma increases the risk for attempting suicide. *Neuropsychopharmacology* 35: 1674–83.

Semkovska M, Quinlivan L, Ogrady T, et al. (2019) Cognitive function following a major depressive episode: a systematic review and meta-analysis. *Lancet Psychiatry* 6: 851–61.

Stahl SM (2017) Psychiatric pharmacogenomics: how to integrate into clinical practice. *CNS Spectrums* 22: 1–4.

Stahl SM (2017) Mixed-up about how to diagnose and treat mixed features in major depressive episodes. *CNS Spectrums* 22: 111–15.

Stahl SM, Morrissette DA (2017) Does a "whiff" of mania in a major depressive episode shift treatment from a classical antidepressant to an atypical/second-generation antipsychotic? *Bipolar Disord* 19: 595–6.

Stahl SM, Morrissette DA (2019) Mixed mood states: baffled, bewildered, befuddled and bemused. *Bipolar Disord* 21: 560–1.

Stahl SM, Morrissette DA, Faedda G, et al. (2017) Guidelines for the recognition and management of mixed depression. *CNS Spectrums* 22: 203–19.

Yatham LN, Liddle PF, Sossi V, et al. (2012) Positron emission tomography study of the effects of tryptophan depletion on brain serotonin2 receptors in subjects recently remitted from major depression. *Arch Gen Psychiatry* 69: 601–9.

Fármacos à base de serotonina-dopamina para transtornos do humor

Ver referências anteriores para os Capítulos 4 e 5

Cetamina/escetamina e antagonistas NMDA (dextrometorfano, dextrometadona)

Aan het Rot M, Collins KA, Murrough JW, et al. (2010) Safety and efficacy of repeated dose intravenous ketamine for treatment resistant depression. *Biol Psychiatry* 67: 139–45.

Abdallah CG, DeFeyter HM, Averill LA, et al. (2018) The effects of ketamine on prefrontal glutamate neurotransmission in healthy and depressed subjects. *Neuropsychopharmacology* 43: 2154–60.

Anderson A, Iosifescu DV, Macobsen M, et al. (2019) Efficacy and safety of AXS-05, an oral NMDA receptor antagonist with multimodal activity, in major depressive disorder: results of a phase 2, double blind active controlled trial. Abstract, American Society of Clincal Psychopharmacology Annual Meeting.

Deyama S, Bang E, Wohleb ES, et al. (2019) Role of neuronal VEGF signaling in the prefrontal cortex in the rapid antidepressant effects of ketamine. *Am J Psychiatry* 176: 388-400.

Diaz Granados N, Ibrahim LA, Brutsche NE, et al. (2010) Rapid resolution of suicidal ideation after a single infusion of an *N*-methyl-D-aspartate antagonist in patients with treatment-resistant depressive disorder. *J Clin Psychiatry* 71: 1605–11.

Duman RS, Voleti B (2012) Signaling pathways underlying the pathophysiology and treatment of depression: novel mechanisms for rapid-acting agents. *Trends Neurosci* 35:47–56.

Dwyer JM, Duman RS (2013) Activation of mammalian target of rapamycin and synaptogenesis: role in the actions of rapid acting antidepressants. *Biol Psychiatry* 73: 1189–98.

Fu DJ, Ionescu DF, Li X, et al. (2020) Esketamine nasal spray for rapid reduction of major depressive disorder symptoms in patients who have active suicidal ideation with intent: double blind randomized study (ASPIRE K). *J Clin Psychiatry* 61: doi.org/10.4088/JCP.19m13191.

Hanania T, Manfredi P, Inturrisi C, et al. (2020) The NMDA antagonist dextromethadone acutely improves depressive like behavior in the forced swim test performance of rats. *AA Rev Public Health* 34: 119–38.

Hasler G (2020) Toward specific ways to combine ketamine and psychotherapy in treating depression. *CNS Spectrums* 25: 445–7.

Ibrahim L, Diaz Granados N, Franco-Chaves J (2012) Course of improvement in depressive symptoms to a single intravenous infusion of ketamine vs. add-on riluzole: results from a 4-week, double-blind, placebo-controlled study. *Neuropsychopharmacology* 37: 1526–33.

Li N, Lee, Lin RJ, et al. (2010) mTor-dependent synapse formation underlies the rapid antidepressant effects of NMDA antgonists. *Science* 329: 959–64.

Monteggia LM, Gideons E, Kavalali EG (2013) The role of eukaryotic elongation factor 2 kinase in rapid antidepressant action of ketamine. *Biol Psychiatry* 73:1199–203.

Mosa-Sava RN, Murdock MH, Parekh PK, et al. (2019) Sustained rescue of prefrontal circuit dysfunction by antidepressant induced spine formation. *Science* 364: doi:10.1126/Science.aat80732019.

Murrough JW, Perez AM, Pillemer S, et al. (2013) Rapid and longer-term antidepressant effects of repeated ketamine infusions in treatment resistant major depression. *Biol Psychiatry* 74: 250–6.

O'Gorman C, Iosifescu DV, Jones A, et al. (2018) Clinical development of AXS-05 for treatment resistant depression and agitation associated with Alzheimer's disease. Abstract, American Society of Clinical Psychopharmacology Annual Meeting.

O'Gorman C, Jones A, Iosifescu DV, et al. (2020) Efficacy and safety of AXS-05, an oral NMDA receptor antagonist with multimodal activity in major depressive disorder: results from the GEMINI phase 3, double blind placebo- controlled trial. Abstract, American Society of Clinical Psychopharmacology Annual Meeting.

Phillips JL, Norris S, Talbot J, et al. (2019) Single, repeated and maintenance ketamine infusions for treatment resistant depression: a randomized controlled trial. *Am J Psychiatry* 176: 401–9.

Price RB, Nock MK, Charney DS, Mathew SJ (2009) Effects of intravenous ketamine on explicit and implicit measures of suicidality in treatment-resistant depression. *Biol Psychiatry* 66: 522–6.

Salvadore G, Cornwell BR, Sambataro F, et al. (2010) Anterior cingulate desynchronization and functional connectivity with the amygdala during a working memory task predict rapid antidepressant response to ketamine. *Neuropsychopharmacology* 35:1415–22.

Stahl SM (2013) Mechanism of action of ketamine. *CNS Spectrums* 18: 171–4.

Stahl SM (2013) Mechanism of action of dextromethorphan/quinidine: comparison with ketamine. *CNS Spectrums* 18:225–7.

Stahl SM (2016) Dextromethorphan–quinidine-responsive pseudobulbar affect (PBA): psychopharmacological model for wide-ranging disorders of emotional expression? *CNS Spectrums* 21: 419–23.

Stahl SM (2019) Mechanism of action of dextromethorphan/ bupropion: a novel NMDA antagonist with multimodal activity. *CNS Spectrums* 24: 461–6.

Wajs E, Aluisio L, Holder R, et al. (2020) Esketamine nasal spray plus oral antidepressant in patients with treatment resistant depression: assessment of long term safety in a phase 3 open label study (SUSTAIN2). *J Clin Psychiatry* 81:19m12891.

Williams NR, Heifets B, Blasey C, et al. (2018) Attenuation of antidepressant effects of ketamine by opioid receptor antagonism. *Am J Psychiatry* 175: 1205–15

Zarate Jr. CA, Brutsche NE, Ibrahim L (2012) Replication of ketamine's antidepressant efficacy in bipolar depression: a randomized controlled add-on trial. *Biol Psychiatry* 71:939–46.

Tratamentos para transtornos do humor: atualizações e fármacos mais recentes

Alvarez E, Perez V, Dragheim M, Loft H, Artigas F (2012) A double-blind, randomized, placebo-controlled, active reference study of Lu AA21004 in patients with major depressive disorder. *Int J Neuropsychopharmacol* 15:589–600.

BALANCE investigators and collaborators, et al. (2010) Lithium plus valproate combination therapy versus monotherapy for relapse prevention in bipolar I disorder (BALANCE): a randomized open-label trial. *Lancet* 375:385–95.

Baldessarini RJ, Tondo L, Vazquez GH (2019) Pharmacological treatment of adult bipolar disorder. *Mol Psychiatry* 24:198–217.

Bang-Andersen B, Ruhland T, Jorgensen M, et al. (2011) Discovery of 1-[2-(2,4-dimethylphenyl-sulfanyl)phenyl] piperazine (LuAA21004): a novel multimodal compound for the treatment of major depressive disorder. *J Med Chem* 54: 3206–21.

Carhart-Harris RL, Bolstridge M, Day CMG, et al. (2018) Psilocybin with psychological support for treatment-resistant depression: six month follow up. *Psychopharmacology* 235: 399–408.

Carhart-Harris RL, Bolstridge M, Rucker J, et al. (2016) Psilocybin with psychological support for treatment resistant depression: an open label feasibility study. *Lancet Psychiatry* 3: 619–27.

Carhart-Harris RL, Goodwin GM (2017) The therapeutic potential of psychedelic drugs: past, present and future, *Neuropsychopharmacology* 42: 2105–13.

Carhart-Harris RL, Leech R, Williams TM, et al. (2012) Implications for psychedelic assisted psychotherapy: a functional magnetic resonance imaging study with psilocybin. *Br J Psychiatry*: doi:10.1192/bjp. bp.111.103309.

Chiu CT, Chuan DM (2010) Molecular actions and therapeutic potential of lithium in preclinical and clinical studies of CNS disorders. *Pharmacol Ther* 128: 281–304.

Cipriani A, Pretty H, Hawton K, Geddes JR (2005) Lithium in the prevention of suicidal behavior and all-cause mortality in patients with mood disorders: a systematic review of randomized trials. *Am J Psychiatry* 162: 1805–19.

Frye MA, Grunze H, Suppes T, et al. (2007) A placebo- controlled evaluation of adjunctive modafinil in the treatment of bipolar depression. *Am J Psychiatry* 164:1242–9.

Grady M, Stahl SM (2012) Practical guide for prescribing MAOI: Debunking myths and removing barriers. *CNS Spectrums* 17: 2–10.

Mork A, Pehrson A, Brennum LT, et al. (2012) Pharmacological effects of Lu AA21004: a novel multimodal compound for the treatment of major depressive disorder. *J Pharmacol Exp Ther* 340: 666–75.

Pasquali L, Busceti CL, Fulceri F, Paparelli A, Fornai F (2010) Intracellular pathways underlying the effects of lithium. *Behav Pharmacol* 21: 473–92.

Perlis RH, Ostacher MJ, Goldberg JF, et al. (2010) Transition to mania during treatment of bipolar depression. *Neuropsychopharmacology* 35: 2545–52.

Pompili M, Vazquez GH, Forte A, Morrissette DA, Stahl SM (2020) Pharmacological treatment of mixed states. *Psychiatr Clin N Am* 43: 157–86. doi:10.1016/j. psc.2019.10.015

Schwartz TL, Siddiqui US, Stahl SM (2011) Vilazodone: a brief pharmacologic and clinical review of the novel SPARI (serotonin partial agonist and reuptake inhibitor). *Ther Adv Psychopharmacol* 1: 81–7.

Settimo L, Taylor D (2018) Evaluating the dose-dependent mechanism of action of trazodone by estimation of occupancies for different brain neurotransmitter targets. *J Psychopharmacol* 32: 960104.

Stahl SM (2009) Mechanism of action of trazodone: a multifunctional drug. *CNS Spectrums* 14: 536–46.

Stahl SM (2012) Psychotherapy as an epigenetic "drug": psychiatric therapeutics target symptoms linked to malfunctioning brain circuits with psychotherapy as well as with drugs. *J Clin Pharm Ther* 37: 249–53.

Stahl SM (2014) Mechanism of action of the SPARI vilazodone: (serotonin partial agonist reuptake inhibitor). *CNS Spectrums* 19: 105–9.

Stahl SM (2014) Mechanism of action of agomelatine: a novel antidepressant exploiting synergy between monoaminergic and melatonergic properties. *CNS Spectrums* 19: 207–12.

Stahl SM (2015) Modes and nodes explain the mechanism of action of vortioxetine, a multimodal agent (MMA): enhancing serotonin release by combining serotonin (5HT) transporter inhibition with actions at 5HT receptors (5HT1A, 5HT1B, 5HT1D, 5HT7 receptors). *CNS Spectrums* 20: 93–7.

Stahl SM (2015) Modes and nodes explain the mechanism of action of vortioxetine, multimodal agent (MMA): actions at serotonin receptors may enhance downstream release of four pro-cognitive neurotransmitters. *CNS Spectrums* 20:515–19.

Stahl SM, Fava M, Trivedi M (2010) Agomelatine in the treatment of major depressive disorder: an 8 week, multicenter, randomized, placebo-controlled trial. *J Clin Psychiatry* 71: 616–26.

Undurraga J, Baldessarini RJ, Valenti M, et al. (2012) Bipolar depression: clinical correlates of receiving antidepressants. *J Affect Disord* 139: 89–93.

Zajecka J, Schatzberg A, Stahl SM, et al. (2010) Efficacy and safety of agomelatine in the treatment of major depressive disorder: a multicenter, randomized, double-blind, placebo- controlled trial. *J Clin Psychopharmacol* 30: 135–44.

Capítulo 8 (*Ansiedade, Trauma e Tratamento*)

Transtornos de ansiedade; psicofarmacologia e psicoterapia

Batelaan NM, Van Balkom AJLM, Stein DJ (2010) Evidence- based pharmacotherapy of panic disorder: an update. *Int J Neuropsychopharmacol* 15: 403–15.

De Oliveira IR, Schwartz T, Stahl SM (eds.) (2014) *Integrating Psychotherapy and Psychopharmacology*. New York, NY: Routledge Press.

Etkin A, Prater KE, Hoeft F, et al. (2010) Failure of anterior cingulate activation and connectivity with the amygdala during implicit regulation of emotional processing in generalized anxiety disorder. *Am J Psychiatry* 167: 545–54.

Monk S, Nelson EE, McClure EB, et al. (2006) Ventrolateral prefrontal cortex activation and attentional bias in response to angry faces in adolescents with generalized anxiety disorder. *Am J Psychiatry* 163: 1091–7.

Otto MW, Basden SL, Leyro TM, McHugh K, Hofmann SG (2007) Clinical perspectives on the combination of D-cycloserine and cognitive behavioral therapy for the treatment of anxiety disorders. *CNS Spectrums* 12: 59–61.

Otto MW, Tolin DF, Simon NM, et al. (2010) Efficacy of D- cycloserine for enhancing response to cognitive-behavior therapy for panic disorder. *Biol Psychiatry* 67: 365–70.

Stahl SM (2010) *Stahl's Illustrated: Anxiety and PTSD*. Cambridge: Cambridge University Press.

Stahl SM (2012) Psychotherapy as an epigenetic "drug": psychiatric therapeutics target symptoms linked to malfunctioning brain circuits with psychotherapy as well as with drugs. *J Clin Pharm Ther* 37: 249–53.

Stahl SM, Moore BA (eds.) (2013) *Anxiey Disorders: A Guide for Integrating Psychopharmacology and Psychotherapy*. New York, NY: Routledge Press.

Estresse/adversidades no início da vida

Chen Y, Baram TZ (2016) Toward understanding how early life stress reprograms cognitive and emotional brain networks. *Neuropsychopharm Rev* 41: 187–296.

Hanson JL, Nacewicz BM, Suggerer MJ, et al. (2015) Behavioral problems after early life stress: contributions of the hippocampus and amygdala. *Biol Psychiatry* 77:314–23.

Kundakavic M, Champagne FA (2015) Early life experience, epigenetics and the developing brain. *Neuropsychopharmacol Rev* 40: 141–53.

Marusak HA, Martin K, Etkin A, et al. (2015) Childhood trauma exposure disrupts the automatic regulation of emotional processing. *Neuropsychopharmacology* 40: 1250–8.

McEwen BS, Nasca C, Gray JD (2016) Stress effects on neuronal structure: hippocampus, amygdala and prefrontal cortex. *Neuropsychopharm Rev* 41: 3–23.

McLaughlin KA, Sheridan MA, Gold AL, et al. (2016) Maltreatment exposure, brain structure and fear conditioning in children and adolescents. *Neuropsychopharmacology* 41: 1956–65.

Teicher MH, Anderson CM, Ohashi K, et al. (2014) Childhood maltreatment: altered network centrality of cingulate precuneus, temporal pole and insula. *Biol Psychiatry* 76:297–305.

Tyrka AR, Burgers DE, Philip NS (2013) The neurobiological correlates of childhood adversity and implications for treatment. *Acta Psychiatr Scand* 138: 434–47.

Zhang JY, Liu TH, He Y, et al. (2019) Chronic stress remodels synapses in an amygdala circuit-specific manner. *Biol Psychiatry* 85: 189–201.

Condicionamento do medo/extinção do medo/reconsolidação/circuito

Anderson KC, Insel TR (2006) The promise of extinction research for the prevention and treatment of anxiety disorders. *Biol Psychiatry* 60: 319–21.

Barad M, Gean PW, Lutz B. (2006) The role of the amygdala in the extinction of conditioned fear. *Biol Psychiatry* 60:322–8.

Bonin RP, De Koninck Y (2015) Reconsolidation and the regulation of plasticity: moving beyond memory. *Trends Neurosci* 38: 336–44.

Dejean C, Courtin J, Rozeaske RR, et al. (2015) Neuronal circuits for fear expression and recovery: recent advances and potential therapeutic strategies. *Biol Psychiatry* 78:298–306.

Feduccia AA, Mithoefer MC (2018) MDMA-assisted psychotherapy for PTSD: are memory reconsolidation and fear extinction underlying mechanisms. *Prog Neuropsychopharmacol Biol Psychiatry* 84: 221–8.

Fox AS, Oler JA, Tromp DPM, et al. (2015) Extending the amygdala in theories of threat processing. *Trends Neurosci* 38: 319–29.

Giustino RF, Seemann JR, Acca GM, et al. (2017) Beta adrenoceptor blockade in the basolateral amygdala, but not the medial prefrontal cortex, rescues the immediate extinction deficit. *Neuropsychopharmacol* 42: 2537–44.

Graham BM, Milad MR (2011) The study of fear extinction: implications for anxiety disorder. *Am J Psychiatry* 168:1255–65.

Hartley CA, Phelps EA (2010) Changing fear: the neurocircuitry of emotion regulation. *Neuropsychopharmacol Rev* 35: 136–46.

Haubrich J, Crestani AP, Cassini LF, et al. (2015) Reconsolidation allows fear memory to be updated to a less aversive level through the incorporation of appetitive information. *Neuropsychopharmacology* 40: 315–26.

Hermans D, Craske MG, Mineka S, Lovibond PF (2006) Extinction in human fear conditioning. *Biol Psychiatry* 60:361–8.

Holbrook TL, Galarneau ME, Dye JL, et al. (2010) Morphine use after combat injury in Iraq and post traumatic stress disorder. *New Engl J Med* 362: 110–17.

Keding TJ, Herringa RJ (2015) Abnormal structure of fear circuitry in pediatric post traumatic stress disorder. *Neuropsychopharmacology* 40: 537–45.

Krabbe S, Grundemann J, Luthi A (2018) Amygdala inhibitory circuits regulate associative fear conditioning. *Biol Psychiatry* 83: 800–9.

Kroes MCW, Tona KD, den Ouden HEM, et al. (2016) How administration of the beta blocker propranolol before extinction can prevent the return of fear. *Neuropsychopharmacology* 41: 1569–78.

Kwapis JL, Wood MA (2014) Epigenetic mechanisms in fear conditioning: implications for treating post traumatic stress disorder. *Trends Neurosci* 37: 706–19.

Lin HC, Mao SC, Su CL, et al. (2010) Alterations of excitatory transmission in the lateral amygdala during expression and extinction of fear memory. *Int J Neuropsychopharmacol* 13:335–45.

Linnman C, Zeidan MA, Furtak SC, et al. (2012) Resting amygdala and medial prefrontal metabolism predicts functional activation of the fear extinction circuit. *Am J Psychiatry* 169: 415–23.

Mahan AL, Ressler KJ (2012) Fear conditioning, synaptic plasticity and the amygdala: implications for post traumatic stress disorder. *Trends Neurosci* 35: 24–35.

Mithoefer MC, Wagner MT, Mithoefer AT, et al. (2011) The safety and efficacy of {+/−} 3,4-methylenedioxymethamphetamine-assisted psychotherapy in subjects with chronic, treatment-resistant posttraumatic stress disorder: the first randomized controlled pilot study. *J Psychopharmacol* 25: 439–52.

Myers KM, Carlezon WA Jr. (2012) D-Cycloserine effects on extinction of conditioned responses to drug-related cues. *Biol Psychiatry* 71: 947–55.

Onur OA, Schlaepfer TE, Kukolja J, et al. (2010) The N-methyl- D-aspartate receptor co-agonist D-cycloserine facilitates declarative learning and hippocampal activity in humans. *Biol Psychiatry* 67: 1205–11.

Otis JM, Werner CR, Muelier D (2015) Noradrenergic regulation of fear and drug-associated memory reconsolidation. *Neuropsychopharmacology* 40: 793–803.

Ressler KJ (2020) Translating across circuits and genetics toward progress in fear- and anxiety-related disorders. *Am J Psychiatry* 177: 214–22.

Sandkuher J, Lee J (2013) How to erase memory traces of pain and fear. *Trends Neurosci* 36: 343–52.

Schwabe L, Nader K, Pruessner JC (2011) Reconsolidation of human memory: brain mechanisms and clinical relevance. *Biol Psychiatry* 76: 274–80.

Schwabe L, Nader K, Wold OT (2012) Neural signature of reconsolidation impairments by propranolol in humans. *Biol Psychiatry* 71: 380–6.

Shin LM, Liberzon I (2010) The neurocircuitry of fear, stress and anxiety disorders. *Neuropsychopharmacol Rev* 35:169–91.

Soeter M, Kindt M (2012) Stimulation of the noradrenergic system during memory formation impairs extinction learning but not the disruption of reconsolidation. *Neuropsychopharmacology* 37: 1204–15.

Stern CAJ, Gazarini L, Takahashi RN, et al. (2012) On disruption of fear memory by reconsolidation blockade: evidence from cannabidiol treatment. *Neuropsychopharmacology* 37: 2132–42.

Tamminga CA (2006) The anatomy of fear extinction. *Am J Psychiatry* 163: 961.

Tronson NC, Corcoran KA, Jovasevic V, et al. (2011) Fear conditioning and extinction: emotional states encoded by distinct signaling pathways. *Trends Neurosci* 35:145–55.

Transtorno de estresse pós-traumático (TEPT)

Aupperle RL, Allard CB, Grimes EM, et al. (2012) Dorsolateral prefrontal cortex activation during emotional anticipation and neuropsychological performance in posttraumatic stress disorder. *Arch Gen Psychiatry* 69: 360–71.

Bonne O, Vythilingam M, Inagaki M, et al. (2008) Reduced posterior hippocampal volume in posttraumatic stress disorder. *J Clin Psychiatry* 69: 1087–91.

De Kleine RA, Hendriks GJ, Kusters WJC, Broekman TG, van Minnen A (2012) A randomized placebo-controlled trial of D-cycloserine to enhance exposure therapy for posttraumatic stress disorder. *Biol Psychiatry* 71:962–8.

Feduccia AA, Mithoefer MC (2018) MDMA-assisted psychotherapy for PTSD: are memory reconsolidation and fear extinction underlying mechanisms. *Prog Neuropsychopharmacol Biol Psychiatry* 84: 221–8.

Ipser JC, Stein DJ (2012) Evidence-based pharmacotherapy of post-traumatic stress disorder (PTSD). *Int J Neuropsychopharmacol* 15: 825–40.

Jovanovic T, Ressler KJ (2010) How the neurocircuitry and genetics of fear inhibition may inform our understanding of PTSD. *Am J Psychiatry* 167: 648–62.

Mercer KB, Orcutt HK, Quinn JF, et al. (2012) Acute and posttraumatic stress symptoms in a prospective gene X environment study of a university campus shooting. *Arch Gen Psychiatry* 69: 89–97.

Mithoefer MC, Wagner MT, Mithoefer AT, et al. (2011) The safety and efficacy of {+/−} 3,4-methylenedioxymethamphetamine-assisted psychotherapy in subjects with chronic, treatment-resistant posttraumatic stress disorder: the first randomized controlled pilot study. *J Psychopharmacol* 25: 439–52.

Orr SP, Milad MR, Metzger LJ (2006) Effects of beta blockade, PTSD diagnosis, and explicit threat on the extinction and retention of an aversively conditioned response. *Biol Psychol* 732: 262–71.

Perusini JN, Meyer EM, Long VA, et al. (2016) Induction and expression of fear sensitization caused by acute traumatic stress. *Neuropsychopharm Rev* 41: 45–57.

Raskind MA, Peskind ER, Hoff DJ (2007) A parallel group placebo controlled study of prazosin for trauma nightmares and sleep disturbance in combat veterans with post-traumatic stress disorder. *Biol Psychiatry* 61: 928–34.

Rauch SL, Shin LM, Phelps EA. (2006) Neurocircuitry models of posttraumatic stress disorder and extinction: human neuroimaging research – past, present and future. *Biol Psychiatry* 60: 376–82.

Reist C, Streja E, Tang CC, et al. (2020) Prazocin for treatment of post traumatic stress disorder: a systematic review and met analysis. *CNS Spectrums*: doi.org/10.1017/ S1092852920001121.

Sandweiss DA, Slymen DJ, Leardmann CA, et al. (2011) Preinjury psychiatric status, injury severity, and postdeployment posttraumatic stress disorder. *Arch Gen Psychiatry* 68: 496–504.

Sauve W, Stahl SM (2019) Psychopharmacological and neuromodulation treatment of PTSD. In *Treating PTSD in Military Personnel*, 2nd edition, Moore BA and Penk WE (eds.), Guilford Press: 155–72.

Shin LM, Bush G, Milad MR, et al. (2011) exaggerated activation of dorsal anterior cingulate cortex during cognitive interference: a monozygotic twin study of posttraumatic stress disorder. *Am J Psychiatry* 168: 979–85.

Stein MB, McAllister TW (2009) Exploring the convergence of posttraumatic stress disorder and mild traumatic brain injury. *Am J Psychiatry* 166: 768–76.

Vaiva G, Ducrocq F, Jezequel K, et al. (2003) Immediate treatment with propranolol decreases postraumatic stress disorder two months after trauma. *Biol Psychiatry* 54:947–9.

van Zuiden M, Geuze E, Willemen HLD, et al. (2011) Pre- existing high glucocorticoid receptor number predicting development of posttraumatic stress symptoms after military deployment. *Am J Psychiatry* 168: 89–96.

Capítulo 9 (*Dor Crônica e seu Tratamento*)

Apkarian AV, Sosa Y, Sonty S, et al. (2004) Chronic back pain is associated with decreased prefrontal and thalamic gray matter density. *J Neurosci* 24: 10410–15.

Bar KJ, Wagner G, Koschke M, et al. (2007) Increased prefrontal activation during pain perception in major depression. *Biol Psychiatry* 62: 1281–7.

Benarroch EE (2007) Sodium channels and pain. *Neurology* 68: 233–6.

Brandt MR, Beyer CE, Stahl SM (2012) TRPV1 antagonists and chronic pain: beyond thermal perception. *Pharmaceuticals* 5: 114–32.

Davies A, Hendrich J, Van Minh AT, et al. (2007) Functional biology of the alpha 2 beta subunits of voltage gated calcium channels. *Trends Pharmacol Sci* 28: 220–8.

Descalzi G, Ikegami D, Ushijima T, et al. (2015) Epigenetic mechanisms of chronic pain *Trends Neurosci* 38: 237–46.

Dooley DJ, Taylor CP, Donevan S, Feltner D (2007) Ca2+ Channel alpha 2 beta ligands: novel modulators of neurotransmission. *Trends Pharmacol Sci* 28: 75–82.

Farrar JT (2006) Ion channels as therapeutic targets in neuropathic pain. *J Pain* 7 (Suppl 1): S38–47.

Gellings-Lowe N, Stahl SM (2012) *Antidepressants in pain, anxiety and depression*. In *Pain Comorbidities*, Giamberardino MA and Jensen TS (eds.), Washington, DC: IASP Press, 409–23.

Gracely RH, Petzke F, Wolf JM, Clauw DJ (2002) Functional magnetic resonance imaging evidence of augmented pain processing in fibromyalgia. *Arthritis Rheum* 46:1222–343.

Khoutorsky A, Price TJ (2018) Translational control mechanism in persistent pain. *Trends Neuosci* 41: 100–14.

Luo C, Kuner T, Kuner R (2014) Synaptic plasticity in pathological pain. *Trends Neurosci* 37: 343–55.

McLean SA, Williams DA, Stein PK, et al. (2006) Cerebrospinal fluid corticotropin-releasing factor concentration is associated with pain but not fatigue symptoms in patients with fibromyalgia. *Neuropsychopharmacology* 31: 2776–82.

Nickel FT, Seifert F, Lanz S, Maihofner C (2012) Mechanisms of neuropathic pain. *Eur Neuropsychopharmacol* 22: 81–91.

Norman E, Potvin S, Gaumond I, et al. (2011) Pain inhibition is deficient in chronic widespread pain but normal in major depressive disorder. *J Clin Psychiatry* 72: 219–24.

Ogawa K, Tateno A, Arakawa R, et al. (2014) Occupancy of serotonin transporter by tramadol: a positron emission tomography study with 11C-DSDB. *Int J Neuropsychopharmacol* 17: 845–50.

Stahl SM (2009) Fibromyalgia: pathways and neurotransmitters. *Hum Psychopharmacol* 24: S11–17.

Stahl SM, Eisenach JC, Taylor CP, et al. (2013) The diverse therapeutic actions of pregabalin: is a single mechanism responsible for several pharmacologic activities. *Trends Pharmacol Sci* 34: 332–9.

Wall PD, Melzack R (eds.) (1999) *Textbook of Pain*, 4th edition. London: Harcourt Publishers Limited.

Williams DA, Gracely RH (2006) Functional magnetic resonance imaging findings in fibromyalgia. *Arthritis Res Ther* 8: 224–32.

Capítulo 10 (*Transtornos do Sono e da Vigília e seu Tratamento: Redes de Neurotransmissores para Histamina e Orexina*)

Histamina

Broderick M, Masri T (2011) Histamine H3 receptor (H3R) antagonists and inverse agonists in the treatment of sleep disorders. *Curr Pharm Design* 17: 1426–9.

Kotanska M, Kuker KJ, Szcaepanska K, et al. (2018) The histamine H3 receptor inverse agonist pitolisant reduces body weight in obese mice. *Arch Pharmacol* 391: 875–81.

Nomura H, Mizuta H, Norimoto H, et al. (2019) Central histamine boosts perirhinal cortex activity and restores forgotten object memories. *Biol Psychiatry* 86: 230–9.

Romig A, Vitran G, Giudice TL, et al. (2018) Profile of pitolisant in the management of narcolepsy: design, development and place in therapy. *Drug Des Devel Ther* 12:2665–75.

Schwartz JC (2011) The histamine H3 receptor: from discovery to clinical trials with pitolisant. *Br J Pharmacol* 163:713–21.

Szakacs Z, Dauvilliers Y, Mikhaulov V, et al. (2017) Safety and efficacy of pitolisant on cataplexy in patients with narcolepsy: a randomized, double-blind placebo controlled trial. *Lancet Neurol* 16: 200–7.

Orexina

Bennett T, Bray D, Neville MW (2014) Suvorexant, a dual orexin receptor antagonist for the management of insomnia. *PT* 39: 264–6.

Bettica P, Squassante L, Groeger JA, et al. (2012) Differential effects of a dual orexin receptor antagonist (SB-649868) and zolpidem on sleep initiation and consolidation, SWS, REM sleep, and EEG power spectra in a model of situational insomnia. *Neuropsychopharmacology* 37: 1224–33.

Beuckmann CT, Suzuki M, Ueno T, et al. (2017) In vitro and in silico characterization of lemborexant (E2006), a novel dual orexin receptor antagonist. *J Pharmacol Exp Ther* 362:287–95.

Beuckmann CT, Ueno T, Nakagawa M, et al. (2019) Preclinical in vivo characterization of lemborexant (E2006) a novel dual orexin receptor antagonist for sleep/wake regulation. *Sleep*: doi 10.1093/sleep/zsz076.

Bonnavion P, de Lecea L (2010) Hypocretins in the control of sleep and wakefulness. *Curr Neurol Neurosci Rep* 10:174–9.

Bourgin P, Zeitzer JM, Mignot E (2008) CSF hypocretin-1 assessment in sleep and neurological disorders. *Lancet Neurol* 7: 649–62.

Brisbare-Roch C, Dingemanse J, Koberstein R, et al. (2007) Promotion of sleep by targeting the orexin system in rats, dogs and humans. *Nat Med* 13: 150–5.

Cao M, Guilleminault C (2011) Hypocretin and its emerging role as a target for treatment of sleep disorders. *Curr Neurol Neurosci Rep* 11: 227–34.

Citrome L (2014) Suvorexant for insomnia: a systematic review of the efficacy and safety profile for this newly approved hypnotic – what is the number needed to treat, number needed to harm and likelihood to be helped or harmed? *Int J Clin Pract* 68: 1429–41.

Coleman PJ, Schreier JD, Cox CD, et al. (2012) Discovery of [(2R, 5R)-5-{[(5-fluoropyridin-2-yl)oxy]methyl}-2- methylpiperidin-1-yl] [5-methyl-2-(pyrimidin-2-yl)phenyl] methanone (MK-6096): a dual orexin receptor antagonist with potent sleep-promoting properties. *Chem Med* 7, 415–24.

Dauvilliers Y, Abril B, Mas E, et al. (2009) Normalization of hypocretin-1 in narcolepsy after intravenous immunoglobulin treatment. *Neurology* 73: 1333–4.

de Lecea L, Huerta R (2015) Hypocretin (orexin) regulation of sleep-to-wake transitions. *Front Pharmacol* 5: 1–7.

DiFabio R, Pellacani A, Faedo S (2011) Discovery process and pharmacological characterization of a novel dual orexin 1 and orexin 2 receptor antagonist useful for treatment of sleep disorders. *Bioorg Med Chem Lett* 21:5562–7.

Dubey AK, Handu SS, Mediratta PK (2015) Suvorexant: the first orexin receptor antagonist to treat insomnia. *J Pharmacol Pharmacother* 6: 118–21.

Equihua AC, De la Herran-Arita AK, Drucker-Colin R (2013) Orexin receptor antagonists as therapeutic agents for insomnia. *Front Pharmacol* 4: 1–10.

Gentile TA, Simmons SJ, Watson MN, et al. (2018) Effects of suvorexant, a dual orexin hypocretin receptor antagonist on impulsive behavior associated with cocaine. *Neuropsychopharmacology* 43: 1001–9.

Gotter AL, Winrow CJ, Brunner J, et al. (2013) The duration of sleep promoting efficacy by dual orexin receptor antagonists is dependent upon receptor occupancy threshold. *BMC Neurosci* 14: 90.

Griebel G, Decobert M, Jacquet A, et al. (2012) Awakening properties of newly discovered highly selective H3 receptor antagonists in rats. *Behav Brain Res* 232:416–20.

Herring WJ, Connor KM, Ivgy-May N, et al. (2016) Suvorexant in patients with insomnia: results from two 3-month randomized controlled clinical trials. *Biol Psychiatry* 79:136–48.

Hoever P, Dorffner G, Benes H, et al. (2012) Orexin receptor antagonism, a new sleep-enabling paradigm: a proof-of- concept clinical trial. *Clin Pharmacol Ther* 91: 975–85.

Hoyer D, Jacobson LH (2013) Orexin in sleep, addiction, and more: is the perfect insomnia drug at hand? *Neuropeptides* 47: 477–88.

Jones BE, Hassani OK (2013) The role of Hcrt/Orx and MCH neurons in sleep–wake state regulation. *Sleep* 36:1769–72.

Krystal AD, Benca RM, Kilduff TS (2013) Understanding the sleep–wake cycle: sleep, insomnia, and the orexin system. *J Clin Psychiatry* 74 (Suppl 1): 3–20.

Mahler SV, Moorman DE, Smith RJ, et al. (2014) Motivational activation: a unifying hypothesis of orexin/hypocretin function. *Nat Neurosci* 17: 1298–303.

Michelson D, Snyder E, Paradis E, et al. (2014) Safety and efficacy of suvorexant during 1-year treatment of insomnia with subsequent abrupt treatment discontinuation: a phase 3 randomised, double-blind, placebo-controlled trial. *Lancet Neurol* 13: 461–71.

Nixon JP, Mavanji V, Butterick TA, et al. (2015) Sleep disorders, obesity, and aging: the role of orexin. *Aging Res Rev* 20: 63–73.

Rosenberg R, Murphy P, Zammit G, et al. (2019) Comparison of lemborexant with placebo and zolpidem tartrate extended release for the treatment of older adults with insomnia disorder: a phase 3 randomized clinical trial. *JAMA Network Open* 2: e1918254

Ruoff C, Cao M, Guilleminault C (2011) Hypocretin antagonists in insomnia treatment and beyond. *Curr Pharm Design* 17: 1476–82.

Sakurai T, Mieda M (2011) Connectomics of orexin-producing neurons: interface of systems of emotion, energy homeostasis and arousal. *Trends Pharmacol Sci* 32:451–62.

Scammel TE, Winrow CJ (2011) Orexin receptors: pharmacology and therapeutic opportunities. *Annu Rev Pharmacol Toxicol* 51: 243–66.

Stahl SM (2016) Mechanism of action of suvorexant. *CNS Spectrums* 21: 215–18.

Steiner MA, Lecourt H, Strasser DS, Brisbare-Roch C, Jenck F (2011) Differential effects of the dual orexin receptor antagonist almorexant and the GABAA-α1 receptor modulator zolpidem, alone or combined with ethanol, on motor performance in the rat. *Neuropsychopharmacology* 36: 848–56.

Vermeeren A, Jongen S, Murphy P, et al. (2019) On the road driving performance the morning after bedtime administration of lemborexant in healthy adult and elderly volunteers. *Sleep*: doi: 10.1093.sleep/zsy260.

Willie JT, Chemelli RM, Sinton CM, et al. (2003) Distinct narcolepsy syndromes in *orexin receptor-2* and *orexin* null mice: molecular genetic dissection of non-REM and REM sleep regulatory processes. *Neuron* 38: 715–30.

Winrow CJ, Gotter AL, Cox CD, et al. (2012) Pharmacological characterization of MK-6096: a dual orexin receptor antagonist for insomnia. *Neuropharmacology* 62: 978–87.

Yeoh JW, Campbell EJ, James MH, et al. (2014) Orexin antagonists for neuropsychiatric disease: progress and potential pitfalls. *Front Neurosci* 8: 1–12.

Sono/geral/transtornos/insônia/pernas inquietas

Abadie P, Rioux P, Scatton B, et al. (1996) Central benzodiazepine receptor occupancy by zolpidem in the human brain as assessed by positron emission tomography. *Science* 295: 35–44.

Allen RP, Burchell BJ, MacDonald B, et al. (2009) Validation of the self-completed Cambridge–Hopkins questionnaire (CH-RLSq) for ascertainment of restless legs syndrome (RLS) in a population survey. *Sleep Med* 10: 1079–100.

Bastien CH, Vallieres A, Morin CM (2001) Validation of the Insomnia Severity Index as an outcome measure for insomnia research. *Sleep Med* 2: 297–307.

Bonnet MH, Burton GG, Arand DL (2014) Physiological and medical findings in insomnia: implications for diagnosis and care. *Sleep Med Rev* 18: 95–8.

Burke RA, Faulkner MA (2011) Gabapentin enacarbil for the treatment of restless legs syndrome (RLS). *Expert Opin Pharmacother* 12: 2905–14.

Buysse DJ, Reynolds CF III, Monk TH, et al. (1989) The Pittsburgh Sleep Quality Index: a new instrument for psychiatric practice and research. *Psychiatry Res* 28:193–213.

Cappuccio FP, D'Elia L, Strazzullo P, et al. (2010) Sleep duration and all-cause mortality: a systematic review and meta-analysis of prospective studies. *Sleep* 33: 585–92.

Chahine LM, Chemali ZN (2006) Restless legs syndrome: a review. *CNS Spectrums* 11: 511–20.

Dawson GR, Collinson N, Atack JR (2005) Development of subtype selective GABAA modulators. *CNS Spectrums* 10:21–7.

De Lecea L, Winkelman JW (2020) Sleep and neuropsychiatric illness. *Neuropsychopharmacol Rev* 45: 1–216.

Drover DR (2004) Comparative pharmacokinetics and pharmacodynamics of short-acting hypnosedatives – zaleplon, zolpidem and zopiclone. *Clin Pharmacokinet* 43:227–38.

Durmer JS, Dinges DF (2005) Neurocognitive consequences of sleep deprivation. *Semin Neurol* 25: 117–29.

Espana RA, Scammell TE (2011) Sleep neurobiology from a clinical perspective. *Sleep* 34: 845–58.

Fava M, McCall WV, Krystal A, et al. (2006) Eszopiclone co-administered with fluoxetine in patients with insomnia coexisting with major depressive disorder. *Biol Psychiatry* 59: 1052–60.

Freedom T (2011) Sleep-related movement disorders. *Dis Mon* 57: 438-47.

Frenette E (2011) Restless legs syndrome in children: a review and update on pharmacological options. *Curr Pharm Design* 17: 1436–42.

Garcia-Borreguero D, Allen R, Kohnen R, et al. (2010) Loss of response during long-term treatment of restless legs syndrome: guidelines approved by the International Restless Legs Syndrome

Study Group for use in clinical trials. *Sleep Med* 11: 956–9.

Green CB, Takahashi JS, Bass J (2008) The meter of metabolism. *Cell* 134: 728–42.

Harris J, Lack L, Kemo K, et al. (2012) A randomized controlled trial of intensive sleep retraining (ISR): a brief conditioning treatment for chronic insomnia. *Sleep* 35:49–60.

Hening W, Walters AS, Allen RP, et al. (2004) Impact, diagnosis and treatment of restless legs syndrome (RLS) in a primary care population: the REST (RLS Epidemiology, Symptoms, and Treatment) Primary Care Study. *Sleep Med* 5: 237–46.

Koffel EA, Koffel JB, Gehrman PR (2015) A meta-analysis of group cognitive behavioral therapy for insomnia. *Sleep Med Rev* 19: 6–16.

Krystal AD, Walsh JK, Laska E, et al. (2003) Sustained efficacy of eszopiclone over 6 months of nightly treatment: results of a randomized, double-blind, placebo-controlled study in adults with chronic insomnia. *Sleep* 26: 793–9.

Morin CM, Benca R (2012) Chronic insomnia. *Lancet* 379: 1129–41.

Nofzinger EA, Buysse DJ, Germain A, et al. (2004) Functional neuroimaging evidence for hyperarousal in insomnia. *Am J Psychiatry* 161: 2126–9.

Nutt D, Stahl SM (2010) Searching for perfect sleep: the continuing evolution of GABAA receptor modulators as hypnotics. *J Psychopharmacol* 24: 1601–2.

Orzel-Gryglewska J (2010) Consequences of sleep deprivation. *Int J Occup Med Environ Health* 23: 95–114.

Palma JA, Urrestarazu E, Iriarte J (2013) Sleep loss as a risk factor for neurologic disorders: a review. *Sleep Med* 14:229–36.

Parthasarathy S, Vasquez MM, Halonen M, et al. (2015) Persistent insomnia is associated with mortality risk. *Am J Med* 128: 268–75.

Pinto Jr LR, Alves RC, Caixeta E, et al. (2010) New guidelines for diagnosis and treatment of insomnia. *Arq Neuropsiquiatr* 68: 666–75.

Plante DT (2017) Sleep propensity in psychiatric hypersomnolence: a systematic review and meta-analysis of multiple sleep latency findings. *Sleep Med Rev* 31: 48–57. Reeve K, Bailes B. (2010) Insomnia in adults: etiology and management. *JNP* 6: 53–60.

Richey SM, Krystal AD (2011) Pharmacological advances in the treatment of insomnia. *Curr Pharm Design* 17: 1471–5.

Roth T, Roehrs T (2000) Sleep organization and regulation. *Neurology* 54 (Suppl 1): S2–7.

Sahar S, Sassone-Corsi P (2009) Metabolism and cancer: the circadian clock connection. *Nature* 9: 886–96.

Schutte-Rodin S, Broch L, Buysse D, et al. (2008) Clinical guideline for the evaluation and management of chronic insomnia in adults. *J Clin Sleep Med* 4: 487–504.

Sehgal A, Mignot E (2011) Genetics of sleep and sleep disorders. *Cell* 146: 194–207.

Tafti M (2009) Genetic aspects of normal and disturbed sleep. *Sleep Med* 10: S17–21.

Thorpe AJ, Clair A, Hochman S, et al. (2011) Possible sites of therapeutic action in restless legs syndrome: focus on dopamine and α2δ ligands. *Eur Neurol* 66: 18–29.

Vgontzas AN, Fernadez-Mendoza J, Bixler EO, et al. (2012) Persistent insomnia: the role of objective short sleep duration. *Sleep* 35: 61–8.

Wu JC, Gillin JC, Buchsbaum MS, et al. (2006) Frontal lobe metabolic decreases with sleep deprivation not totally reversed by recovery sleep. *Neuropsychopharmacology* 31:2783–92.

Zeitzer JM, Morales-Villagran A, Maidment NT (2006) Extracellular adenosine in the human brain during sleep and sleep deprivation: an in vivo microdialysis study. *Sleep* 29: 455–61.

Transtornos de vigília/sonolência/apneia obstrutiva do sono/narcolepsia/ritmo circadiano/trabalho em turnos

Abad VC, Guilleminault C (2011) Pharmacological treatment of obstructive sleep apnea. *Curr Pharm Design* 17: 1418–25.

Adenuga O, Attarian H (2014) Treatment of disorders of hypersomnolence. *Curr Treat Options Neurol* 16: 302.

Ahmed I, Thorpy M (2010) Clinical features, diagnosis and treatment of narcolepsy. *Clin Chest Med* 31: 371–81.

Aloia MS, Arnedt JT, Davis JD, Riggs RL, Byrd D (2004) Neuropsychological sequelae of obstructive sleep apnea– hypopnea syndrome: a critical review. *J Int Neuropsychol Soc* 10: 772–85.

Arallanes-Licea E, Caldelas I, De Ita-Perez D, et al. (2014) The circadian timing system: a recent addition in the physiological mechanisms underlying pathological and aging processes. *Aging Dis* 5: 406–18.

Artioli P, Lorenzi C, Priovano A, et al. (2007) How do genes exert their role? Period 3 gene variants and possible influences on mood disorder phenotypes. *Eur Neuropsychopharmacol* 17: 587–94.

Aurora RN, Chowdhuri S, Ramar K, et al. (2012) The treatment of central sleep apnea syndromes in adults: practice parameters with an evidence-based literature review and meta-analyses. *Sleep* 35: 17–40.

Banerjee S, Wang Y, Solt LA, et al. (2014) Pharmacological targeting of the mammalian clock regulates sleep architecture and emotional behaviour. *Nat Commun* 5: 5759.

Barger LK, Ogeil RP, Drake CL, et al. (2012) Validation of a questionnaire to screen for shift work disorder. *Sleep* 35:1693–703.

Benedetti F, Serretti A, Colombo C, et al. (2003) Influence of *CLOCK* gene polymorphisms on circadian mood fluctuation and illness recurrence in bipolar depression. *Am J Med Genet B, Neuropsychiatr Genet* 123 : 23–6.

Black JE, Hull SG, Tiller J, et al. (2010) The long-term tolerability and efficacy of armodafinil in patients with excessive sleepiness associated with treated obstructive sleep apnea, shift work disorder, or narcolepsy: an open- label extension study. *J Clin Sleep Med* 6: 458–66.

Bogan RK (2010) Armodafinil in the treatment of excessive sleepiness. *Expert Opin Pharmacother* 11: 993–1002.

Bonacci JM, Venci JV, Ghandi MA (2015) Tasimelteon (HetliozTM): a new melatonin receptor agonist for the treatment of non-24 sleep-wake disorder. *J Pharm Pract* 28: 473–8.

Brancaccio M, Enoki R, Mazuki CN, et al. (2014) Network- mediated encoding of circadian time: the suprachiasmatic nucleus (SCN) from genes to neurons to circuits, and back. *J Neurosci* 34: 15192–9.

Carocci A, Catalano A, Sinicropi MS (2014) Melatonergic drugs in development. *Clin Pharmacol Adv Applications* 6:127–37.

Cauter EV, Plat L, Scharf MB, et al. (1997) Simultaneous stimulation of slow-wave sleep and growth hormone secretion by gamma-hydroxybutyrate in normal young men. *J Clin Invest* 100: 745–53.

Cermakian N, Lange T, Golombek D, et al. (2013) Crosstalk between the circadian clock circuitry and the immune system. *Chronobiol Int* 30: 870–88.

Cirelli C (2009) The genetic and molecular regulation of sleep: from fruit flies to humans. *Nat Rev Neurosci* 10: 549–60.

Colwell CS (2011) Linking neural activity and molecular oscillators in the SCN. *Nat Rev Neurosci* 12: 553–69.

Cook H et al. (2003) A 12-month, open-label, multicenter extension trial of orally administered sodium oxybate for the treatment of narcolepsy. *Sleep* 26: 31–5.

Crowley SJ, Lee C, Tseng CY, et al. (2004) Complete or partial circadian re-entrainment improves performance, alertness, and mood during night-shift work. *Sleep* 27: 1077–87.

Czeisler CA, Walsh JK, Roth T, et al. (2005) Modafinil for excessive sleepiness associated with shift-work sleep disorder. *New Engl J Med* 353: 476–86.

Dallaspezia S, Benedetti F (2011) Chronobiological therapy for mood disorders. *Expert Rev Neurother* 11: 961–70.

Darwish M, Bond M, Ezzet F (2012) Armodafinil in patients with excessive sleepiness associated with shift work disorder: a pharmacokinetic/pharmacodynamic model for predicting and comparing their concentration-effect relationships. *J Clin Pharmacol* 52: 1328–42.

Darwish M, Kirby M, D'Andrea DM, et al. (2010) Pharmacokinetics of armodafinil and modafinil after single and multiple doses in patients with excessive sleepiness associated with treated obstructive sleep apnea: a randomized, open-label, crossover study. *Clin Ther* 32:2074–87.

Dauvilliers Y, Tafti M (2006) Molecular genetics and treatment of narcolepsy. *Ann Med* 38: 252–62.

De la Herran-Arita AK, Garcia-Garcia F (2014) Narcolepsy as an immune-mediated disease. *Sleep Disord* 2014: 792687.

Dinges DF, Weaver TE (2003) Effects of modafinil on sustained attention performance and quality of life in OSA patients with residual sleepiness while being treated with CPAP. *Sleep Med* 4: 393–402.

Dresler M, Spoormaker VI, Beitinger P, et al. (2014) Neuroscience-driven discovery and development of sleep therapeutics. *Pharmacol Ther* 141: 300–34.

Eckel-Mahan KL, Patel VR, de Mateo S, et al. (2013) Reprogramming of the circadian clock by nutritional challenge. *Cell* 155: 1464–78.

Ellis CM, Monk C, Simmons A, et al. (1999) Functional magnetic resonance imaging neuroactivation studies in normal subjects and subjects with the narcoleptic syndrome. Actions of modafinil. *J Sleep Res* 8: 85–93.

Epstein LJ, Kristo D, Strollo PJ, et al. (2009) Clinical guideline for the evaluation, management and long-term care of obstructive sleep apnea in adults. *J Clin Sleep Med* 5: 263–76.

Erman MK, Seiden DJ, Yang R, et al. (2011) Efficacy and tolerability of armodafinil: effect on clinical condition late in the shift and overall functioning of patients with excessive sleepiness associated with shift work disorder. *J Occup Environ Med* 53: 1460–5.

Froy O (2010) Metabolism and circadian rhythms: implications for obesity. *Endocr Rev* 31: 1–24.

Golombek DA, Casiraghi LP, Agostino PV, et al. (2013) The times they are a-changing: effects of circadian desynchronization on physiology and disease. *J Physiol Paris* 107: 310–22.

Guo X, Zheng L, Wang J, et al. (2013) Epidemiological evidence for the link between sleep duration and high blood pressure: a systematic review and meta-analysis. *Sleep Med* 14: 324–32.

Hampp G, Ripperger JA, Houben T, et al. (2008) Regulation of monoamine oxidase A by circadian-clock components implies influence on mood. *Curr Biol* 18: 678–83.

Harrison EM, Gorman MR (2012) Changing the waveform of circadian rhythms: considerations for shift-work. *Front Neurol* 3: 1–7.

Hart CL, Haney M, Vosburg SK, et al. (2006) Modafinil attentuates disruptions in cognitive performance during simulated night- shift work. *Neuropsychopharmacology* 31: 1526–36.

He B, Peng H, Zhao Y, et al. (2011) Modafinil treatment prevents REM sleep deprivation-induced brain function impairment by increasing MMP-9 expression. *Brain Res* 1426: 38–42.

Hirai N, Nishino S (2011) Recent advances in the treatment of narcolepsy. *Curr Treat Options Neurol* 13: 437–57.

Horne JA, Ostberg O (1976) A self-assessment questionnaire to determine morningness–eveningness in human circadian rhythms. *Int J Chronobiol* 4: 97–100.

Johansson C, Willeit M, Smedh C, et al. (2003) Circadian clock-related polymorphisms in seasonal affective disorder and their relevance to diurnal preference. *Neuropsychopharmacology* 28: 734–9.

Khalsa SB, Jewett ME, Cajochen C, et al. (2003) A phase response curve to single bright light pulses in human subjects. *J Physiol* 549(pt 3): 945–52.

Knudsen S, Biering-Sorensen B, Kornum BR, et al. (2012) Early IVIg treatment has no effect on post-H1N1 narcolepsy phenotype or hypocretin deficiency. *Neurology* 79: 102–3.

Krakow B, Ulibarri VA (2013) Prevalence of sleep breathing complaints reported by treatment-seeking chronic insomnia disorder patients on presentation to a sleep medical center: a preliminary report. *Sleep Breath* 17: 317–22.

Kripke DE, Nievergelt CM, Joo E, et al. (2009) Circadian polymorphisms associated with affective disorders. *J Circadian Rhythms* 27: 2.

Krystal AD, Harsh JR, Yang R et al. (2010) A double-blind, placebo-controlled study of armodafinil for excessive sleepiness in patients with treated obstructive sleep apnea and comorbid depression. *J Clin Psychiatry* 71: 32–40.

Lallukka T, Kaikkonen R, Harkanen T, et al. (2014) Sleep and sickness absence: a nationally representative register-based follow-up study. *Sleep* 37: 1413–25.

Landrigan CP, Rothschild JM, Cronin JW, et al. (2004) Effect of reducing interns work hours on serious medical errors in intensive care units. *New Engl J Med* 351: 1838–48.

Larson-Prior LJ, Ju Y, Galvin JE (2014) Cortical–subcortical interactions in hypersomnia disorders: mechanisms underlying cognitive and behavioral aspects of the sleep– wake cycle. *Front Neurol* 5: 1–13.

Laudon M, Frydman-Marom A (2014) Therapeutic effects of melatonin receptor agonists on sleep and comorbid disorders. *Int J Mol Sci* 15: 15924–50.

Liira J, Verbeek JH, Costa G, et al. (2014) Pharmacological interventions for sleepiness and sleep disturbances caused by shift work. *Cochrane Database Syst Rev* 8: CD009776.

Lim DC, Veasey SC (2010) Neural injury in sleep apnea. *Curr Neurol Neurosci Rep* 10: 47–52.

Liu Y, Wheaton AG, Chapman DP, et al. (2013) Sleep duration and chronic disease among US adults age 45 years and older: evidence from the 2010 behavioral risk factor surveillance system. *Sleep* 36: 1421–7.

Madras BK, Xie Z, Lin Z, et al. (2006) Modafinil occupies dopamine and norepinephrine transporters in vivo and modulates the transporters and trace amine activity in vitro. *J Pharmacol Exp Ther* 319: 561–9.

Makris AP, Rush CR, Frederich RC, Kelly TH (2004) Wake- promoting agents with different mechanisms of action: comparison of effects of modafinil and amphetamine on food intake and cardiovascular activity. *Appetite* 42:185–95.

Mansour HA, Wood J, Logue T, et al. (2006) Association of eight circadian genes with bipolar I disorder, schizoaffective disorder and schizophrenia. *Genes Brain Behav* 5: 150–7.

Martin JL, Hakim AD (2011) Wrist actigraphy. *Chest* 139:1514–27.

Masri S, Kinouchi K, Sassone-Corsi P (2015) Circadian clocks, epigenetics, and cancer. *Curr Opin Oncol* 27: 50–6.

Mignot EJM (2012) A practical guide to the therapy of narcolepsy and hypersomnia syndromes. *Neurotherapeutics* 9: 739–52.

Miletic V, Relja M (2011) Restless legs syndrome. *Coll Antropol* 35: 1339–47.

Morgenthaler TI, Kapur VK, Brown T, et al. (2007) Practice parameters for the treatment of narcolepsy and other hypersomnias of central origin. *Sleep* 30: 1705–11.

Morgenthaler TI, Lee-Chiong T, Alessi C, et al. (2007) Practice parameters for the clinical evaluation and treatment of circadian rhythm sleep disorders. *Sleep* 30: 1445–59.

Morrissette DA (2013) Twisting the night away: a review of the neurobiology, genetics, diagnosis, and treatment of shift work disorder. *CNS Spectrums* 18 (Suppl 1): 45–53.

Niervergelt CM, Kripke DF, Barrett TB, et al. (2006) Suggestive evidence for association of circadian genes *PERIOD3* and *ARNTL* with bipolar disorder. *Am J Med Genet B, Neuropsychiatr Genet* 141: 234–41.

Norman D, Haberman PB, Valladares EM (2012) Medical consequences and associations with untreated sleep-related breathing disorders and outcomes of treatments. *J Calif Dent Assoc* 40: 141–9.

O'Donoghue FJ, Wellard RM, Rochford PD, et al. (2012) Magnetic resonance spectroscopy and neurocognitive dysfunction in obstructive sleep apnea before and after CPAP treatment. *Sleep* 35: 41–8.

Ohayon MM (2012) Determining the level of sleepiness in the American population and its correlates. *J Psychiatr Res* 46:422–7.

Oosterman JE, Kalsbeek A, la Fleur SE, et al. (2015) Impact of nutrition on circadian rhythmicity. *Am J Physiol Regul Integr Comp Physiol* 308: R337–50.

Pail G, Huf W, Pjrek E, et al. (2011) Bright-light therapy in the treatment of mood disorders. *Neuropsychobiology* 64:152–62.

Palagini L, Biber K, Riemann D (2014) The genetics of insomnia: evidence for epigenetic mechanisms? *Sleep Med Rev* 18: 225–35.

Partonen T, Treutlein J, Alpman A, et al. (2007) Three circadian clock genes *Per2*, *Arntl*, and *Npas2* contribute to winter depression. *Ann Med* 39: 229–38.

Pigeon WR, Pinquart M, Conner K (2012) Meta-analysis of sleep disturbance and suicidal thoughts and behaviors. *J Clin Psychiatry* 73: e1160–7.

Qureshi IA, Mehler MF (2014) Epigenetics of sleep and chronobiology. *Curr Neurol Neurosci Rep* 14: 432.

Rogers RR (2012) Past, present, and future use of oral appliance therapies in sleep-related breathing disorders. *J Calif Dent Assoc* 40: 151–7.

Sangal RB, Thomas L, Mitler MM (1992) Maintenance of wakefulness test and multiple sleep latency test. Measurement of different abilities in patients with sleep disorders. *Chest* 101: 898–902.

Saper CB, Lu J, Chou TC, Gooley J (2005) The hypothalamic integrator for circadian rhythms. *Trends Neurosci* 3: 152–7.

Saper CB, Scammell TE, Lu J (2005) Hypothalamic regulation of sleep and circadian rhythms. *Nature* 437: 1257–63.

Schwartz JRL, Nelson MT, Schwartz ER, Hughes RJ (2004) Effects of modafinil on wakefulness and executive function in patients with narcolepsy experiencing late-day sleepiness. *Clin Neuropharmacol* 27: 74–9.

Severino G, Manchia M, Contu P, et al. (2009) Association study in a Sardinian sample between bipolar disorder and the nuclear receptor REV-ERBalpha gene, a critical component of the circadian clock system. *Bipolar Disord* 11: 215–20.

Soria V, Martinez-Amoros E, Escaramis G, et al. (2010) Differential association of circadian genes with mood disorders: CRY1 and NPAS2 are associated with unipolar major depression and CLOCK and VIP with bipolar disorder. *Neuropsychopharmacology* 35: 1279–89.

Stahl SM (2014) Mechanism of action of tasimelteon in non-24 sleep–wake syndrome: treatment for a circadian rhythm disorder in blind patients. *CNS Spectrums* 19: 475–87.

Stippig A, Hubers U, Emerich M (2015) Apps in sleep medicine. *Sleep Breath* 19: 411–17.

Tafti M, Dauvilliers Y, Overeem S (2007) Narcolepsy and familial advanced sleep-phase syndrome: molecular genetics of sleep disorders. *Curr Opin Genet Dev* 17:222–7.

Tahara Y, Shibata S (2014) Chrono-biology, chrono-pharmacology, and chrononutrition. *J Pharmacol Sci* 124:320–35.

Takahashi S, Hong HK, McDearmon EL (2008) The genetic of mammalian circadian order and disorder: implications for physiology and disease. *Nat Rev Genet* 9: 764–75.

Takao T, Tachikawa H, Kawanishi Y, et al. (2007) *CLOCK* gene *T3111C* polymorphism is associated with Japanese schizophrenics: a preliminary study. *Eur Neuropsychopharmacol* 17: 273–6.

Tarasiuk A, Reuveni H (2013) The economic impact of obstructive sleep apnea. *Curr Opin Pulm Med* 19:639–44.

Thaiss CA, Zeevi D, Levy M, et al. (2014) Transkingdom control of microbiota diurnal oscillations promotes metabolic homeostasis. *Cell* 159: 514–29.

Thomas RJ, Kwong K (2006) Modafinil activates cortical and subcortical sites in the sleep-deprived state. *Sleep* 29:1471–81.

Thomas RJ, Rosen BR, Stern CE, Weiss JW, Kwong KK (2005) Functional imaging of working memory in obstructive sleep-disordered breathing. *J Appl Physiol* 98: 2226–34.

Thorpy MJ, Dauvilliers Y (2015) Clinical and practical consideration in the pharmacologic management of narcolepsy. *Sleep Med* 16: 9–18.

Trotti LM, Saini P, Bliwise DL, et al. (2015) Clarithromycin in gamma-aminobutyric acid-related hypersomnolence: a randomized, crossover trial. *Ann Neurol* 78: 454–65.

Trotti LM, Saini P, Freeman AA, et al. (2013) Improvement in daytime sleepiness with clarithromycin in patients with GABA-related hypersomnia:

clinical experience. *J Psychopharmacol* 28: 697–702.

Van Someren EJ, Riemersma-Van Der Lek RF (2007) Live to the rhythm, slave to the rhythm. *Sleep Med Rev* 11:465–84.

Wulff K, Gatti S, Wettstein JG, Foster RG (2010) Sleep and circadian rhythm disruption in psychiatric and neurodegenerative disease. *Nat Rev Neurosci* 11: 589–99.

Zaharna M, Dimitriu A, Guilleminault C (2010) Expert opinion on pharmacotherapy of narcolepsy. *Expert Opin Pharmacother* 11: 1633–45.

Zawilska JB, Skene DJ, Arendt J. (2009) Physiology and pharmacology of melatonin in relation to biological rhythms. *Pharmacol Rep* 61: 383–410.

Capítulo 11 (*Transtorno de Déficit de Atenção com Hiperatividade e seu Tratamento*)

Arnsten AFT (2006) Fundamentals of attention deficit/ hyperactivity disorder: circuits and pathways. *J Clin Psychiatry* 67 (Suppl 8): 7–12.

Arnsten AFT (2006) Stimulants: therapeutic actions in ADHD. *Neuropsychopharmacology* 31: 2376–83.

Arnsten AFT (2009) Stress signaling pathways that impair prefrontal cortex structure and function. *Nat Rev Neurosci* 10: 410–22.

Arnsten AFT, Li BM (2005) Neurobiology of executive functions: catecholamine influences on prefrontal cortical functions. *Biol Psychiatry* 57: 1377–84.

Avery RA, Franowicz JS, Phil M, et al. (2000) The alpha 2a adrenoceptor agonist, guanfacine, increases regional cerebral blood flow in dorsolateral prefrontal cortex of monkeys performing a spatial working memory task. *Neuropsychopharmacology* 23: 240–9.

Berridge CW, Devilbiss DM, Andrzejewski ME, et al. (2006) Methylphenidate preferentially increases catecholamine neurotransmission within the prefrontal cortex at low doses that enhance cognitive function. *Biol Psychiatry* 60:1111–20.

Berridge CW, Shumsky JS, Andrzejewski ME, et al. (2012) Differential sensitivity to psychostimulants across prefrontal cognitive tasks: differential involvement of noradrenergic α1- and α2-receptors. *Biol Psychiatry* 71:467–73.

Biederman J (2004) Impact of comorbidity in adults with attention deficit/hyperactivity disorder. *J Clin Psychiatry* 65 (Suppl 3): 3–7.

Biederman J, Petty CR, Fried R, et al. (2007) Stability of executive function deficits into young adult years: a prospective longitudinal follow-up study of grown up males with ADHD. *Acta Psychiatr Scand* 116: 129–36.

Clerkin SM, Schulz KP, Halperin JM (2009) Guanfacine potentiates the activation of prefrontal cortex evoked by warning signals. *Biol Psychiatry* 66: 307–12.

Cortese S, Adamo N, Del Giovane C, et al. (2018) Comparative efficacy and tolerability of medications for attention deficit hyperactivity disorder in children, adolescents, and adults: a systematic review and network meta-analysis. *Lancet Psychiatry* 5: 727–38.

Easton N, Shah YB, Marshall FH, Fone KC, Marsden CA (2006) Guanfacine produces differential effects in frontal cortex compared with striatum: assessed by phMRI BOLD contrast. *Psychopharmacology* 189: 369–85.

Faraone SV, Biederman J, Spencer T (2006) Diagnosing adult attention deficit hyperactivity disorder: are late onset and subthreshold diagnoses valid? *Am J Psychiatry* 163:1720–9.

Franke B, Nucgekubu G, Asherson P, et al. (2018) Live fast, die young? A review on the developmental trajectories of ADHD across the lifespan. *Eur Neuropsychopharmacol* 28:1059–88.

Fusar-Poli P, Rubia K, Rossi G, Sartori G, Balottin U (2012) Striatal dopamine transporter alterations in ADHD: pathophysiology or adaptation to psychostimulants? a meta-analysis. *Am J Psychiatry* 169: 264–72.

Grady M, Stahl SM (2012) A horse of a different color: how formulation influences medication effects. *CNS Spectrums* 17: 63–9.

Hannestad J, Gallezot JD, Planeta-Wilson B, et al. (2010) Clinically relevant doses of methylphenidate significantly occupy norepinephrine transporters in humans in vivo. *Biol Psychiatry* 68: 854–60.

Jakala P, Riekkinen M, Sirvio J, et al. (1999) Guanfacine, but not clonidine, improves planning and working memory performance in humans. *Neuropsychopharmacology* 20:460–70.

Johnson K, Liranso T, Saylor K, et al. (2020) A phase II double blind placebo controlled efficacy and safety study of SPN-812 (extended release vilaxazine) in children with ADHD. *J Atten Disord* 24: 348–58.

Kessler RC, Adler L, Barkley R (2006) The prevalence and correlates of adult ADHD in the United States: results from the National Comorbidity Survey Replication. *Am J Psychiatry* 163: 716–23.

Kessler RC, Green JG, Adler LA, et al. (2010) Structure and diagnosis of adult attention-deficit/ hyperactivity disorder. *Arch Gen Psychiatry* 67: 1168–78.

Kollins SH, McClernon JM, Fuemmeler BF (2005) Association between smoking and attention deficit/hyperactivity disorder symptoms in a population based sample of young adults. *Arch Gen Psychiatry* 62: 1142–7.

Madras BK, Miller GM, Fischman AJ (2005) The dopamine transporter and attention deficit/hyperactivity disorder. *Biol Psychiatry* 57: 1397–409.

Matthijssen AFM, Dietrich A, Bierens M, et al. (2019) Continued benefits of methylphenidate in ADHD after 2 years in clinical practice: a randomized placebo-controlled discontinuation study. *Am J Psychiatry* 176: 754–62.

Mattingly G, Anderson RH (2016) Optimizing outcomes of ADHD treatment: from clinical targets to novel delivery systems. *CNS Spectrums* 21: 48–58.

Pinder RM, Brogden RN, Speight TM, et al. (1977) Voloxazine: a review of its pharmacological properties and therapeutic efficacy in depressive illness. *Drugs* 13: 401–21.

Pingault JB, Tremblay RE, Vitaro F, et al. (2011) Childhood trajectories of inattention and hyperactivity and prediction of educational attainment in early adulthood: a 16-year longitudinal population-based study. *Am J Psychiatry* 168:1164–70.

Seidman LJ, Valera EM, Makris N, et al. (2006) Dorsolateral prefrontal and anterior cingulate cortex volumetric abnormalities in adults with attention-deficit/hyperactivity disorder identified by magnetic resonance imaging. *Biol Psychiatry* 60: 1071–80.

Shaw P, Stringaris A, Nigg J, et al. (2014) Emotion dysregulation in attention deficit hyperactivity disorder. *Am J Psychiatry* 171: 276–93.

Spencer TJ, Biederman J, Madras BK, et al. (2005) In vivo neuroreceptor imaging in attention deficit/hyperactivity disorder: a focus on the dopamine transporter. *Biol Psychiatry* 57: 1293–300.

Spencer TJ, Bonab AA, Dougherty DD, et al. (2012) Understanding the central pharmacokinetics of spheroidal oral drug absorption system (SODAS) dexmethylphenidate: a positron emission tomography study of dopamine transporter receptor occupancy measured with C-11 altropane. *J Clin Psychiatry* 73: 346–52.

Stahl SM (2009) The prefrontal cortex is out of tune in attention-deficit/hyperactivity disorder. *J Clin Psychiatry* 70: 950–1.

Stahl SM (2009) Norepinephrine and dopamine regulate signals and noise in the prefrontal cortex. *J Clin Psychiatry* 70: 617–18.

Stahl SM (2010) Mechanism of action of stimulants in attention deficit/hyperactivity disorder. *J Clin Psychiatry* 71: 12–13.

Stahl SM (2010) Mechanism of action of α2A-adrenergic agonists in attention-deficit/hyperactivity disorder with or without oppositional symptoms. *J Clin Psychiatry* 71:223–24.

Steere JC, Arnsten AFT (1997) The alpha 2A noradrenergic receptor agonist guanfacine improves visual object discrimination reversal performance in aged rhesus monkeys. *Behav Neurosci* 111: 883–91.

Surman CBH, Biederman J, Spencer T (2011) Deficient emotional self regulation and adult attention deficit hyperactivity disorder: a family risk analysis. *Am J Psychiatry* 168: 617–23.

Swanson J, Baler RD, Volkow ND (2011) Understanding the effects of stimulant medications on cognition in individuals with attention-deficit hyperactivity disorder: a decade of progress. *Neuropsychopharmacology* 36: 207–26.

Turgay A, Goodman DW, Asherson P, et al. (2012) Lifespan persistence of ADHD: the lift transition model and its application. *J Clin Psychiatry* 73: 192–201.

Turner DC, Clark L, Dowson J, Robbins TW, Sahakian BJ (2004) Modafinil improves cognition and response inhibition in adult attention deficit/hyperactivity disorder. *Biol Psychiatry* 55: 1031–40.

Turner DC, Robbins TW, Clark L, et al. (2003) Cognitive enhancing effects of modafinil in healthy volunteers. *Psychopharmacology* 165: 260–9.

Vaughan BS, March JS, Kratochvil CJ (2012) The evidence- based pharmacological treatment of pediatric ADHD. *Int J Neuropsychopharmacol* 15: 27–39.

Volkow ND, Wong GJ, Kollins SH, et al. (2009) Evaluating dopamine reward pathway in ADHD: Clinical implications. *JAMA* 302: 1084–91.

Wang M, Ramos BP, Paspalas CD, et al. (2007) α2A-Adrenoceptors strengthen working memory networks by inhibiting cAMP-HCN channel signaling in prefrontal cortex. *Cell* 129: 397–410.

Wigal T, Brams M, Gasior M, et al. (2010) Randomized, double-blind, placebo-controlled, crossover study of the efficacy and safety of lisdexamfetamine dimesylate in adults with attention-deficit/hyperactivity disorder: novel findings using a simulated adult workplace environment design. *Behav Brain Funct* 6: 34–48.

Wilens TE (2007) Lisdexamfetamine for ADHD. *Curr Psychiatry* 6: 96–105.

Yang L, Cao Q, Shuai L (2012) Comparative study of OROS-MPH and atomoxetine on executive function improvement in ADHD: a randomized controlled trial. *Int J Neuropsychopharmacol* 15: 15–16.

Zang YF, Jin Z, Weng XC, et al. (2005) Functional MRI in attention deficit hyperactivity disorder: evidence for hypofrontality. *Brain Dev* 27: 544–50.

Zuvekas SH, Vitiello B (2012) Stimulant medication use in children: a 12-year perspective. *Am J Psychiatry* 169: 160–6.

Capítulo 12 (Demência: Causas, Tratamentos Sintomáticos e a Rede Neurotransmissora de Acetilcolina)

Redes neuronais: acetilcolina

Bacher I, Rabin R, Woznica A, Sacvco KA, George TP (2010) Nicotinic receptor mechanisms in neuropsychiatric disorders: therapeutic implications. *Prim Psychiatry* 17: 35–41.

Fryer AD, Christopoulos A, Nathanson NM (eds.) (2012) *Muscarinic Receptors*. Berlin: Springer-Verlag.

Geldmacher DS, Provenano G, McRae T, et al. (2003) Donepezil is associated with delayed nursing home placement in patients with Alzheimer's disease. *J Am Geriatr Soc* 51: 937–44.

Grothe M, Heinsen H, Teipel SF (2012) Atrophy of the cholinergic basal forebrain over the adult age range and in early states of Alzheimer's disease. *Biol Psychiatry* 71: 805–13.

Hasselmo ME, Sarter M (2011) Nodes and models of forebrain cholinergic neuromodulation of cognition. *Neuropsychopharmacology* 36: 52–73.

Lane RM, Potkin SG, Enz A (2006) Targeting acetylcholinesterase and butyrylcholinesterase in dementia. *Int J Neuropsychopharmacol* 9: 101–24.

Ohta Y, Darwish M, Hishikawa N, et al. (2017) Therapeutic effects of drug switching between acetylcholinesterase inhibitors in patients with Alzheimer's disease. *Geriatr Gerontol Int* 17: 1843–8.

Pepeu G, Giovannini M (2017) The fate of the brain cholinergic neurons in neurodegenerative diseases. *Brain Res* 1670: 173–84.

Tariot PN, Farlow MR, Grossberg GT, et al. (2004) Memantine treatment in patients with moderate to severe Alzheimer's disease already receiving donepezil. *JAMA* 291: 317–24.

Dieta/atividade física/genética/envelhecimento

Anastasiou CA, Yannakoulia M, Kosmidis MH, et al. (2017) Mediterranean diet and cognitive health: initial results from the Hellenic Longitudinal Investigation of ageing and diet. *PLOS ONE* 12: e0182048.

Aridi YS, Walker JL, Wright ORL (2017) The association between the Mediterranean dietary pattern and cognitive health: a systematic review. *Nutrients* 9: E674.

Ballard C, Khan Z, Clack H, et al. (2011) Nonpharmacological treatment of Alzheimer disease. *Can J Psychiatry* 56:589–95.

Buchman AS, Boyle PA, Yu L, et al. (2012) Total daily physical activity and the risk of AD and cognitive decline in older adults. *Neurology* 78: 1323–9.

Burmester B, Leathem J, Merrick P (2016) Subjective cognitive complaints and objective cognitive function in aging: a systematic review and meta-analysis of recent cross- sectional findings. *Neuropsychol Rev* 26: 376–93.

Cederholm T (2017) Fish consumption and omega-3 fatty acid supplementation for prevention or treatment of cognitive decline, dementia or Alzheimer's disease in older adults: any news? *Curr Opin Clin Nutr Metab Care* 20: 104–9.

Cepoiu-Martin M, Tam-Tham H, Patten S, et al. (2016) Predictors of long-term care placement in persons with dementia: a systematic review and metaanalysis. *Int J Geriatr Psychiatry* 31: 1151–71.

Ercoli L, Siddarth P, Huang SC, et al. (2006) Perceived loss of memory ability and cerebral metabolic decline in persons with the apolipoprotein E-IV genetic risk for Alzheimer disease. *Arch Gen Psychiatry* 63: 442–8.

Gu Y, Brickman AM, Stern Y, et al. (2015) Mediterranean diet and brain structure in a multiethnic elderly cohort. *Neurology* 85: 1744–51.

Hardman RJ, Kennedy G, Macpherson H, et al. (2016) Adherence to a Mediterranean-style diet and effects on cognition in adults: a qualitative evaluation and systematic review of longitudinal and prospective trials. *Front Nutr* 3: 1–13.

Hinz FI, Geschwind DH (2017) Molecular genetics of neurodegenerative dementias. *Cold Spring Harb Perspect Biol* 9: a023705.

Knight A, Bryan J, Murphy K (2016) Is the Mediterranean diet a feasible approach to preserving cognitive function and reducing risk of dementia for older adults in Western countries? New insights and future directions. *Ageing Res Rev* 25: 85–101.

Kullmann S, Heni M, Hallschmid M, et al. (2016) Brain insulin resistance at the crossroads of metabolic and cognitive disorders in humans. *Physiol Rev* 96: 1169–209.

Larson EB, Wang L, Bowen JD, et al. (2006) Exercise is associated with reduced risk for incident dementia among persons 65 years of age and older. *Ann Intern Med* 144:73–81.

Lee HS, Park SW, Park YJ (2016) Effects of physical activity programs on the improvement of dementia symptom: a meta-analysis. *Biomed Res Int* 2016: 2920146.

Lee SH, Zabolotny JM, Huang H, et al. (2016) Insulin in the nervous system and the mind: functions in metabolism, memory, and mood. *Mol Metab* 5: 589–601.

Li Y, Sekine T, Funayama M, et al. (2014) Clinico-genetic study of GBA mutations in patients with familial Parkinson's disease. *Neurobiol Aging* 35: 935.e3–8.

Lim SY, Kim EJ, Kim A, et al. (2016) Nutritional factors affecting mental health. *Clin Nutr Res* 5: 143–52.

Marcason W (2015) What are the components of the MIND diet? *J Acad Nutr Diet* 115: 1744.

Matsuzaki T, Sasaki K, Tanizaki Y, et al. (2010) Insulin resistance is associated with the pathology of Alzheimer disease. *Neurology* 75: 764–70.

Ngandu T, Lehtisalo J, Solomon A, et al. (2015) A 2 year multidomain intervention of diet, exercise, cognitive training, and vascular risk monitoring versus control to prevent cognitive decline in at-risk elderly people (FINGER): a randomized controlled trial. *Lancet* 385: 2255–63.

O'Donnell CA, Browne S, Pierce M, et al. (2015) Reducing dementia risk by targeting modifiable risk factors in mid-life: study protocol for the Innovative Midlife Intervention for Dementia Deterrence (In-MINDD) randomized controlled feasibility trial. *Pilot Feasibility Stud* 1: 40.

Olszewska DA, Lonergan R, Fallon EM, et al. (2016) Genetics of frontotemporal dementia. *Curr Neurol Neurosci Rep* 16: 107.

Petersson SD, Philippou E (2016) Mediterranean diet, cognitive function, and dementia: a systematic review of the evidence. *Adv Nutr* 7: 889–904.

Qosa H, Mohamed LA, Batarseh YS, et al. (2015) Extra-virgin olive oil attenuates amyloid-β and tau pathologies in the brains of *TgSwD1* mice. *J Nutr Biochem* 26: 1479–90.

Rigacci S (2015) Olive oil phenols as promising multi-targeting agents against Alzheimer's disease. *Adv Exp Med Biol* 863: 1–20.

Rosenberg RN, Lambracht-Washington D, Yu G, et al. (2016) Genomics of Alzheimer disease: a review. *JAMA Neurol* 73:867–74.

Schellenberg GD, Montine TJ (2012) The genetics and neuropathology of Alzheimer's disease. *Acta Neuropathol* 124: 305–23.

Valenzuela MJ, Matthews FE, Brayne C, et al. for the Medical Research Council Cognitive Function and Ageing Study (2012) Multiple biological pathways link cognitive lifestyle to protection from dementia. *Biol Psychiatry* 71:783–91.

Yang T, Sun Y, Lu Z, et al. (2017) The impact of cerebrovascular aging on vascular cognitive impairment and dementia. *Ageing Res Rev* 34: 15–29.

Zillox LA, Chadrasekaran K, Kwan JY, et al. (2016) Diabetes and cognitive impairment. *Curr Diab Rep* 16: 1–11.

Doença de Alzheimer/demência vascular/ demências com corpos de Lewy/ demência da doença de Parkison/ demência frontotemporal/ outras demências/demência geral

Annus A, Csati A, Vecsei L (2016) Prion diseases: new considerations. *Clin Neurol Neurosurg* 150: 125–32.

Arai T (2014) Significance and limitation of the pathological classification of TDP-43 proteinopathy. *Neuropathology* 34:578–88.

Arendt T, Steiler JT, Holzer M (2016) Tau and tauopathies. *Brain Res Bull* 126: 238–92.

Asken BM, Sullan MJ, Snyder AR, et al. (2016) Factors influencing clinical correlates of chronic traumatic encephalopathy (CTE): a review. *Neuropsychol Rev* 26:340–63.

Atri A (2016) Imaging of neurodegenerative cognitive and behavioral disorders: practical considerations for dementia clinical practice. *Handb Clin Neurol* 136: 971–84.

Azizi SA, Azizi SA (2018) Synucleinopathies in neurodegenerative diseases: accomplices, an inside job and selective vulnerability. *Neurosci Lett* 672: 150–2.

Ballard C, Mobley W, Hardy J, Williams G, Corbett A (2016) Dementia in Down's syndrome. *Lancet Neurol* 15: 622–36.

Ballard C, Ziabreva I, Perry R, et al. (2006) Differences in neuropathologic characteristics across the Lewy body dementia spectrum. *Neurology* 67: 1931–4.

Benskey MJ, Perez RG, Manfredsson FP (2016) The contribution of alpha synuclein to neuronal survival and function: implications for Parkinson's disease. *J Neurochemistry* 137: 331–59.

Bonifacio G, Zamboni G (2016) Brain imaging in dementia. *Postgrad Med J* 92: 333–40.

Boxer AL, Yu JT, Golbe LI, et al. (2017) Advances in progressive supranuclear palsy: new diagnostic criteria, biomarkers, and therapeutic approaches. *Lancet Neurol* 166: 552–63.

Braak H, Del Tredici K, Rub U, et al. (2003) Staging of brain pathology related to sporadic Parkinson's disease. *Neurobiol Aging* 24: 197–211.

Burchell JT, Panegyres PK (2016) Prion diseases: immunotargets and therapy. *ImmunoTargets Ther* 5: 57–68.

Cheung CY, Ikram MK, Chen C, et al. (2017) Imaging retina to study dementia and stroke. *Prog Brain Retinal Eye Res* 57:89–107.

Chutinet A, Rost NS (2014) White matter disease as a biomarker for long-term cerebrovascular disease and dementia. *Curr Treat Options Cardiovasc Med* 16: 292.

Dugger BN, Dickson DW (2017) Pathology of neurodegenerative diseases. *Cold Springs Harb Perspect Biol* 9: a028035.

Eddy CM, Parkinson EG, Rickards HE (2016) Changes in mental state and behavior in Huntington's disease. *Lancet Psychiatry* 3: 1079–86.

Emre M (2007) Treatment of dementia associated with Parkinson's disease. *Parkinsonism Relat Disord* 13 (Suppl 3): S457–61.

Eusebio A, Koric L, Felician O, et al. (2016) Progressive supranuclear palsy and corticobasal degeneration: diagnostic challenges and clinicopathological considerations. *Rev Neurol (Paris)* 172: 488–502.

Foo H, Mak E, Yong TT (2017) Progression of subcortical atrophy in mild Parkinson's disease and its impact on cognition. *Eur J Neurol* 24: 341–8.

Ford AH (2016) Preventing delirium in dementia: managing risk factors. *Maturitas* 92: 35–40.

Galvin JE (2015) Improving the clinical detection of Lewy body dementia with the Lewy Body Composite Risk Score. *Alzheimers Dement (Amst)* 1: 316–24.

Giri M, Zhang M, Lu Y (2016) Genes associated with Alzheimer's disease: an overview and current status. *Clin Interv Aging* 11: 665–81.

Goetz CG, Emre M, Dubois B (2008) Parkinson's disease dementia: definitions, guidelines, and research perspectives in diagnosis. *Ann Neurol* 64 (Suppl 2): S81–92.

Goodman RA, Lochner KA, Thambisetty M, et al. (2017) Prevalence of dementia subtypes in United States Medicare fee-for-service beneficiaries, 2011-2013. *Alzheimers Dement* 13: 28–37.

Gordon E, Rohrer JD, Fox NC (2016) Advances in neuroimaging in frontotemporal dementia. *J Neurochem* 138 (Suppl 1): 193–210.

Gray SL, Hanlon JT (2016) Anticholinergic medication use and dementia: latest evidence and clinical implications. *Ther Adv Drug Saf* 7: 217–24.

Harper L, Barkhof F, Scheltens P, et al. (2014) An algorithmic approach to structural imaging in dementia. *J Neurol Neurosurg Psychiatry* 85: 692–8.

Hasegawa M, Nonaka T, Masuda-Suzukake M (2017) Prion- like mechanisms and potential therapeutic targets in neurodegenerative disorders. *Pharmacol Ther* 172: 22–33.

Hithersay R, Hamburg S, Knight B, et al. (2017) Cognitive decline and dementia in Down syndrome. *Curr Opin Psychiatry* 30: 102–7.

Huey ED, Putnam KT, Grafman J (2006) A systematic review of neurotransmitter deficits and treatments in frontotemporal dementia. *Neurology* 66: 17–22.

Ince PG, Perry EK, Morris CM (1998) Dementia with Lewy bodies: a distinct non-Alzheimer dementia syndrome? *Brain Pathol* 8: 299–324.

Jellinger KA (2018) Dementia with Lewy bodies and Parkinson's disease-dementia: current concepts and controversies. *J Neural Transm* 125: 615–50.

Jena A, Renjen PN, Taneja S, et al. (2015) Integrated (18) F-fluorodeoxyglucose positron emission tomography magnetic resonance imaging ([18] F-FDG PET/MRI), a multimodality approach for comprehensive evaluation of dementia patients: a pictorial essay. *Indian J Radiol Imaging* 25: 342–52.

Jennings LA, Palimaru A, Corona MG, et al. (2017) Patient and caregiver goals for dementia care. *Qual Life Res* 26:685–93.

Johnson BP, Westlake KP (2018) Link between Parkinson disease and rapid eye movement sleep behavior disorder with dream enactment: possible implications for early rehabilitation. *Arch Phys Med Rehab* 99: 410–15.

Kapasi A, DeCarli C, Schneider JA (2017) Impact of multiple pathologies on the threshold for clinically overt dementia. *Acta Neuropathol* 134: 171–86.

Karantzoulis S, Galvin JE (2011) Distinguishing Alzheimer's disease from other major forms of dementia. *Expert Rev Neurother* 11: 1579–91.

Kertesz A, Munoz DG (2002) Frontotemporal dementia. *Med Clin North Am* 86: 501–18.

Knopman DS, Kramer JH, Boeve BF, et al. (2008) Development of methodology for conducting clinical trials in frontotemporal lobar degeneration. *Brain* 131 (Pt 11):2957–68.

Kobylecki C, Jones M, Thompson JC, et al. (2015) Cognitive- behavioural features of progressive supranuclear palsy syndrome overlap with frontotemporal dementia. *J Neurol* 262: 916–22.

Kolb HC, Andres JI (2017) Tau positron emission tomography imaging. *Cold Spring Harb Perspect Biol* 9: a023721.

Koronyo Y, Biggs D, Barron E, et al. (2017) Retinal amyloid pathology and proof-of-concept imaging trial in Alzheimer's disease. *JCI Insight* 2: 93621.

Landin-Romero R, Tan R, Hodges HR, et al. (2016) An update on semantic dementia: genetics, imaging, and pathology. *Alz Res Ther* 8: 52.

Levy RH, Collins C (2007) Risk and predictability of drug interactions in the elderly. *Int Rev Neurobiol* 81:235–51.

Ling H (2016) Clinical approach to progressive supranuclear palsy. *J Mov Disord* 9: 3–13.

Lippmann S, Perugula ML (2016) Delirium or dementia? *Innov Clin Neurosci* 13: 56–7.

Liscic RM, Srulijes K, Groger A, et al. (2013) Differentiation of progressive supranuclear palsy: clinical, imaging and laboratory tools. *Acta Neurol Scand* 127: 361–70.

Llorens F, Karch A, Golanska E, et al. (2017) Cerebrospinal fluid biomarker-based diagnosis of sporadic Creutzfeldt– Jakob disease: a validation study for previously established cutoffs. *Dement Geriatr Cogn Disord* 43: 71–80.

Mackenzie IR, Neumann M (2016) Molecular neuropathology of frontotemporal dementia: insights into disease mechanisms from postmortem studies. *J Neurochem* 138 (Suppl 1): 54–70.

Mackenzie IR, Munoz DG, Kusaka H, et al. (2011) Distinct subtypes of FTLD-FUS. *Acta Neuropathol* 121: 207–18.

Maloney B, Lahiri DK (2016) Epigenetics of dementia: understanding the disease as a transformation rather than a state. *Lancet Neurol* 15: 760–74.

McCarter S, St Louis EK, Boeve BF (2016) Sleep disturbances in frontotemporal dementia. *Curr Neurol Neurosci Rep* 16: 85.

McCleery J, Cohen DA, Sharpley AL (2016) Pharmacotherapies for sleep disturbances in dementia (review). *Cochrane Database Syst Rev* 11: CD009178.

McGirt MJ, Woodworth G, Coon AL, et al. (2005) Diagnosis, treatment, and analysis of long-term outcomes in idiopathic normal-pressure hydrocephalus. *Neurosurgery* 57: 699–705.

McKeith IG, Dickson DW, Lowe J, et al. (2005) Diagnosis and management of dementia with Lewy bodies: third report of the DLB consortium. *Neurology* 65: 1863–72.

Meyer PT, Frings L, Rucker G, et al. (2017) 18F-FDG PET in Parkinsonism: differential diagnosis and evaluation of cognitive impairment. *J Nucl Med* 58: 1888–98.

Michel J-P (2016) Is it possible to delay or prevent age-related cognitive decline? *Korean J Fam Med* 37: 263–6.

Mioshi E, Flanagan E, Knopman D (2017) Detecting change with the CDR-FTLD: differences between FTLD and AD dementia. *Int J Geriatr Psychiatry* 32: 977–82.

Mioshi E, Hsieh S, Savage S, et al. (2010) Clinical staging and disease progression in frontotemporal dementia. *Neurology* 74: 1591–7.

Montenigro PH, Baugh CM, Daneshvar DH, et al. (2014) Clinical subtypes of chronic traumatic encephalopathy: literature review and proposed research diagnostic criteria for traumatic encephalopathy syndrome. *Alz Res Ther* 6: 68.

Nalbandian A, Donkervoort S, Dec E, et al. (2011) The multiple faces of valosin-containing protein-associated diseases: inclusion body myopathy with Paget's disease of bone, frontotemporal dementia, and amyotrophic lateral sclerosis. *J Mol Neurosci* 45: 522–31.

Noe E, Marder K, Bell KL, et al. (2004) Comparison of dementia with Lewy bodies to Alzheimer's disease and Parkinson's disease with dementia. *Movement Disorders* 19: 60–7.

Pandya SY, Clem MA, Silva LM, et al. (2016) Does mild cognitive impairment always lead to dementia? A review. *J Neurol Sci* 369: 58–62.

Paoli RA, Botturi A, Ciammola A, et al. (2017) Neuropsychiatric burden in Huntington's disease. *Brain Sci* 7: 67.

Park HK, Park KH, Yoon B, et al. (2017) Clinical characteristics of parkinsonism in frontotemporal dementia according to subtypes. *J Neurol Sci* 372: 51–6.

Purandare N, Burns A, Morris J, et al. (2012) Association of cerebral emboli with accelerated cognitive deterioration in Alzheimer's disease and vascular dementia. *Am J Psychiatry* 169: 300–8.

Ransohoff RM (2016) How neuroinflammation contributes to neurodegeneration. *Science* 353: 777–83.

Raz L, Knoefel J, Bhaskar K (2016) The neuropathology and cerebrovascular mechanisms of dementia. *J Cereb Blood Flow Metab* 36: 179–86.

Roalf D, Moberg MJ, Turetsky BI, et al. (2017) A quantitative meta- analysis of olfactory dysfunction in mild cognitive impairment. *J Neurol Neurosurg Psychiatry* 88: 226–32.

Sachdeva A, Chandra M, Choudhary M, et al. (2016) Alcohol- related dementia and neurocognitive impairment: a review study. *Int J High Risk Behav Addict* 5: e27976.

Sarro L, Tosakulwong N, Schwarz CG, et al. (2017) An investigation of cerebrovascular lesions in dementia with Lewy bodies compared to Alzheimer's disease. *Alzheimers Dement* 13: 257–66.

Schott JM, Warren JD, Barhof F, et al. (2011) Suspected early dementia. *BMJ* 343: d5568.

Schroek JL, Ford J, Conway EL, et al. (2016) Review of safety and efficacy of sleep medicines in older adults. *Clin Ther* 38: 2340–72.

Schwartz M, Deczkowska A (2016) Neurological disease as a failure of brain-immune crosstalk: the multiple faces of neuroinflammation. *Trends Immunol* 37: 668–79.

Stahl SM (2017) Does treating hearing loss prevent or slow the progress of dementia? Hearing is not all in the ears, but who's listening? *CNS Spectrums* 22: 247–50.

Takada LT, Kim MO, Cleveland RW, et al. (2017) Genetic prion disease: experience of a rapidly progressive dementia center in the United States and a review of the literature. *Am J Med Genet B Neuropsychiatr Genet* 174:36–69.

Tartaglia MC, Rosen JH, Miller BL (2011) Neuroimaging in dementia. *Neurotherapeutics* 8: 82–92.

Thomas AJ, Attems J, Colloby SJ, et al. (2017) Autopsy validation of 123I-FP-CIT dopaminergic neuroimaging for the diagnosis of DLB. *Neurology* 88: 1–8.

Thomas AJ, Taylor JP, McKeith I, et al. (2017) Development of assessment toolkits for improving the diagnosis of Lewy body dementias: feasibility study within the DIAMOND Lewy study. *Int J Geriatr Psychiatry* 32: 1280–304.

Todd TW, Petrucelli L (2016) Insights into the pathogenic mechanisms of chromosome 9 open reading frame 72 (C9orf72) repeat expansions. *J Neurochem* 138 (Suppl 1):145–62.

Togo T, Isojima D, Akatsu H, et al. (2005) Clinical features of argyrophilic grain disease: a retrospective survey of cases with neuropsychiatric symptoms. *Am J Geriatr Psychiatry* 13: 1083–91.

Tsai RM, Boxer AL (2016) Therapy and clinical trials in frontotemporal dementia: past, present, and future. *J Neurochem* 138 (Suppl 1): 211–21.

Tyebi S, Hannan AJ (2017) Synaptopathic mechanisms of neurodegeneration and dementia: insights from Huntington's disease. *Prog Neurobiol* 153: 18–45.

Weishaupt JH, Hyman T, Dikic I (2016) Common molecular pathways in amyotrophic lateral sclerosis and frontotemporal dementia. *Trends Mol Med* 22: 769–83.

Wenning GK, Tison F, Seppi K, et al. (2004) Development and validation of the Unified Multiple System Atrophy Rating Scale (UMSARS). *Mov Disord* 19: 1391–402.

Williams DR, Holton JL, Strand C, et al. (2007) Pathological tau burden and distribution distinguishes progressive supranuclear palsy-parkinsonism from Richardson's syndrome. *Brain* 130 (Pt 6): 1566–76.

Wimo A, Guerchet M, Ali GC, et al. (2017) The worldwide costs of dementia 2015 and comparisons with 2010. *Alzheimers Dement* 13: 1–7.

Xu Y, Yang J, Shang H (2016) Meta-analysis of risk factors for Parkinson's disease dementia. *Transl Neurodegen* 5: 1–8.

Yang L, Yan J, Jin X, et al. (2016) Screening for dementia in older adults: comparison of Mini-Mental State Examination, Min-Cog, Clock Drawing Test and AD8. *PLOS ONE* 11: e0168949.

Yang W, Yu S (2017) Synucleinopathies: common features and hippocampal manifestations. *Cell Mol Life Sci* 74: 8466–80.

Demência/memória/cognição/amiloide/Alzheimer

Albert MS, DeKosky ST, Dickson D, et al. (2011) The diagnosis of mild cognitive impairment due to Alzheimer's disease: recommendations from the National Institute on Aging and Alzheimer's Association Workgroup. *Alzheimers Dement* 7: 270–9.

Arbor SC, LaFontaine M, Cumbay M (2016) Amyloid-beta Alzheimer targets: protein processing, lipid rafts, and amyloid-beta pores. *Yale J Biol Med* 89: 5–21.

Bronzuoli MR, Iacomino A, Steardo L, et al. (2016) Targeting neuroinflammation in Alzheimer's disease. *J Inflamm Res* 9: 199–208.

Cardenas-Aguayo M. del C, Silva-Lucero, M. del C, Cortes- Ortiz M, et al. (2014) Physiological role of amyloid beta in neural cells: the cellular trophic activity. In *Neurochemistry*, Heinbockel T (ed.) InTech Open Access Publisher, doi:10.5772/57398.

Chakraborty A, de Wit NM, van der Flier WM, et al. (2017) The blood brain barrier in Alzheimer's disease. *Vasc Pharmacol* 89: 12–18.

Chetelat G, Villemagne VL, Villain N, et al. (2012) Accelerated cortical atrophy in cognitively normal elderly with high β-amyloid deposition. *Neurology* 78: 477–84.

Citron M (2004) β-Secretase inhibition for the treatment of Alzheimer's disease: promise and challenge. *Trends Pharmacol Services* 25: 92–7.

Clark CM, Schneider JA, Bedell BJ, et al. (2011) Use of florbetapir-PET for imaging β-amyloid pathology. *JAMA* 305: 275–83.

Cummings JL (2011) Biomarkers in Alzheimer's disease drug development. *Alzheimers Dement* 7: e13–44.

Cummings J (2011) Alzheimer's disease: clinical trials and the amyloid hypothesis. *Ann Acad Med Singapore* 40:304–6.

Deutsch SI, Rosse RB, Deutsch LH (2006) Faulty regulation of tau phosphorylation by the reelin signal transduction pathway is a potential mechanism of pathogenesis and therapeutic target in Alzheimer's disease. *Eur Neuropsychopharmacol* 16: 547–51.

Dickerson BC, Stoub TR, Shah RC, et al. (2011) Alzheimer-signature MRI biomarker predicts AD dementia in cognitively normal adults. *Neurology* 76: 1395–402.

Ewers M, Sperling RA, Klunk WE, Weiner MW, Hampel H (2011) Neuroimaging markers for the prediction and early diagnosis of Alzheimer's disease dementia. *Trends Neurosci* 34: 430–42.

Fajardo VA, Fajardo VA, LeBlanc PJ, et al. (2018) Examining the relationship between trace lithium in drinking water and the rising rates of age-adjusted Alzheimer's disease mortality in Texas. *J Alzheimers Dis* 61: 425–34.

Fleisher AS, Chen K, Liu X, et al. (2011) Using positron emission tomography and florbetapir F 18 to image amyloid in patients with mild cognitive impairment or dementia due to Alzheimer disease. *Arch Neurol* 68:1404–11.

Forster S, Grimmer T, Miederer I, et al. (2012) Regional expansion of hypometabolism in Alzheimer's disease follows amyloid deposition with temporal delay. *Biol Psychiatry* 71: 792–7.

Gehres SW, Rocha A, Leuzy A, et al. (2016) Cognitive intervention as an early nonpharmacological strategy in Alzheimer's disease: a translational perspective. *Front Aging Neurosci* 8: 1–4.

Gitlin LN, Hodgson NA (2016) Who should assess the needs of and care for a dementia patient's caregiver? *AMA J Ethics* 18: 1171–81.

Godyn J, Jonczyk J, Panek D, et al. (2016) Therapeutic strategies for Alzheimer's disease in clinical trials. *Pharmacol Rep* 68: 127–38.

Gomar JJ, Bobes-Bascaran MT, Conejero-Goldberg C, et al. (2011) Utility of combinations of biomarkers, cognitive markers, and risk factors to predict conversion from mild cognitive impairment to Alzheimer disease in patients in the Alzheimer's Disease Neuroimaging Initiative. *Arch Gen Psychiatry* 68: 961–9.

Grimmer T, Tholen S, Yousefi BH, et al (2010) Progression of cerebral amyloid load is associated with the apolipoprotein E ε4 genotype in Alzheimer's disease. *Biol Psychiatry* 68: 879–84.

Gurnani AS, Gavett BE (2017) The differential effects of Alzheimer's disease and Lewy body pathology on cognitive performance: a meta-analysis. *Neuropsychol Rev* 27: 1–17.

Harrison JR, Owen MJ (2016) Alzheimer's disease: the amyloid hypothesis on trial. *Br J Psychiatry* 208: 1–3.

Herukka SK, Simonsen AH, Andreasen N, et al. (2017) Recommendations for CSF AD biomarkers in the diagnostic evaluation of MCI. *Alzheimers Dement* 13: 285–95.

Jack CR Jr., Albsert MS, Knopman DS, et al. (2011) Introduction to the recommendations from the National Institute on Aging and the Alzheimer's Association Workgroup on diagnostic guidelines for Alzheimer's disease. *Alzheimers Dement* 7: 257–62.

Jack CR Jr., Lowe VJ, Weigand SD, et al. (2009) Serial PIB and MRI in normal, mild cognitive impairment and Alzheimer's disease: implications for sequence of pathological events in Alzheimer's disease. *Brain* 132: 1355–65.

Jonsson T, Atwal JK, Steinberg S, et al. (2012) A mutation in APP protects against Alzheimer's disease and age-related cognitive decline. *Nature* 488: 96–9.

Kokjohn TA, Maarouf CL, Roher AE (2012) Is Alzheimer's disease amyloidosis a result of a repair mechanism gone astray? *Alzheimers Dement* 8: 574–83.

Kovari E, Herrmann FR, Hof PR, et al. (2013) The relationship between cerebral amyloid angiopathy and cortical microinfarcts in brain ageing and Alzheimer's disease. *Neuropathol Appl Neurobiol* 39: 498–509.

Li Y, Li Y, Li X, et al. (2017) Head injury as a risk factor for dementia and Alzheimer's disease: a systematic review and meta-analysis of 32 observational studies. *PLOS ONE* 12: e0169650.

Lieberman A, Deep A, Shi J, et al. (2018) Downward finger displacement distinguishes Parkinson disease dementia from Alzheimer disease. *Int J Neurosci* 128: 151–4.

Lim JK, Li QX, He Z, et al. (2016) The eye as a biomarker for Alzheimer's disease. *Front Neurosci* 10: 1–14.

MacLeod R, Hillert EK, Cameron RT, et al. (2015) The role and therapeutic targeting of α-, β-, and γ-secretase in Alzheimer's disease. *Future Sci OA* 1: FS011.

Mallik A, Drzezga A, Minoshima S (2017) Clinical amyloid imaging. *Semin Nucl Med* 47: 31–43.

Marciani DJ (2015) Alzheimer's disease vaccine development: a new strategy focusing on immune modulation. *J Neuroimmunol* 287: 54–63.

McKhann GM, Knopman DS, Chertkow H (2011) The diagnosis of dementia due to Alzheimer's disease: recommendations from the National Institute on Aging and the Alzheimer's Association Workgroup. *Alzheimers Dement* 7: 263–9.

Mendiola-Precoma J, Berumen LC, Padilla K, et al. (2016) Therapies for prevention and treatment of Alzheimer's disease. *BioMed Res Int* 2016: 2589276.

Panza F, Solfrizzi V, Seripa D, et al. (2016) Tau-centric targets and drugs in clinical development for the treatment of Alzheimer's disease. *BioMed Res Int* 2016:3245935.

Pascoal TA, Mathotaarachchi S, Shin M, et al. (2017) Synergistic interaction between amyloid and tau predicts the progression to dementia. *Alzheimers Dement* 13:644–53.

Rabinovici GD, Rosen HJ, Alkalay A, et al. (2011) Amyloid vs. FDG-PET in the differential diagnosis of AD and FTLD. *Neurology* 77: 2034–42.

Rapp MA, Schnaider-Beeri M, Grossman HT, et al. (2006) Increased hippocampal plaques and tangles in patients with Alzheimer disease with a lifetime history of major depression. *Arch Gen Psychiatry* 63: 161–7.

Reisberg B, Doody R, Stöffle A, et al. (2003) Memantine in moderate-to-severe Alzheimer's disease. *New Engl J Med* 348: 1333–41.

Ritter AR, Leger GC, Miller JB, et al. (2017) Neuropsychological testing in pathologically verified Alzheimer's disease and frontotemporal dementia. *Alzheimer Dis Assoc Disord* 31: 187–91.

Rodrigue KM, Kennedy KM, Devous MD Sr., et al. (2012) B-Amyloid burden in healthy aging. Regional distribution and cognitive consequences. *Neurology* 78: 387–95.

Ruthirakuhan M, Herrmann N, Seuridjan I, et al. (2016) Beyond immunotherapy: new approaches for disease modifying treatments for early Alzheimer's disease. *Expert Opin Pharmacother* 17: 2417–29.

Sabbagh MN, Schauble B, Anand K, et al. (2017) Histopathology and florbetaben PET in patients incorrectly diagnosed with Alzheimer's disease. *J Alzheimers Dis* 56: 441–6.

Scheinin NM, Aalto S, Kaprio J, et al. (2011) Early detection of Alzheimer disease. *Neurology* 77: 453–60.

Sharma N, Singh AN (2016) Exploring biomarkers for Alzheimer's disease. *J Clin Diag Res* 10: KE01–06.

Simonsen AH, Herukka SK, Andreasen N, et al. (2017) Recommendations for CSF AD biomarkers in the diagnostic evaluation of dementia. *Alzheimers Dement* 13:285–95.

Sperling RA, Aisen PS, Beckett LA, et al. (2011) Toward defining the preclinical stages of Alzheimer's disease: recommendations from the National Institute on Aging and the Alzheimer's Association Workgroup. *Alzheimers Dement* 7: 280–92.

Spies PE, Claasen JA, Peer PG, et al. (2013) A prediction model to calculate probability of Alzheimer's disease using cerebrospinal fluid biomarkers. *Alzheimers Dement* 9:262–8.

Spies PE, Verbeek MM, van Groen T, et al. (2012) Reviewing reasons for the decreased CSF Abeta42 concentration in Alzheimer disease. *Front Biosci (Landmark Ed)* 17: 2024–34.

Spira AP, Gottesman RF (2017) Sleep disturbance: an emerging opportunity for Alzheimer's disease prevention? *Int Psychogeriatr* 29: 529–31.

Tarawneh R, Holtzman DM (2012) The clinical problem of symptomatic Alzheimer disease and mild cognitive impairment. *Cold Spring Harbor Perspect Med* 2: a006148.

Tariot PN, Aisen PS (2009) Can lithium or valproate untie tangles in Alzheimer's disease? *J Clin Psychiatry* 70: 919–21.

Uzun S, Kozumplik O, Folnegovic-Smalc V (2011) Alzheimer's dementia: current data review. *Coll Antropol* 35: 1333–7.

Venkataraman A, Kalk N, Sewell G, et al. (2017) Alcohol and Alzheimer's disease: does alcohol dependence contribute to beta-amyloid deposition, neuroinflammation and neurodegeneration in Alzheimer's disease? *Alcohol Alcoholism* 52: 151–8.

Villemagne VL, Doré V, Bourgeat P, et al. (2017) Aβ-amyloid and tau imaging in dementia. *Semin Nucl Med* 47: 75–88.

Wagner M, Wolf S, Reischies FM, et al. (2012) Biomarker validation of a cued recall memory deficit in prodromal Alzheimer disease. *Neurology* 78: 379–86.

Weintraub S, Wicklund AH, Salmon DP (2012) The neuropsychological profile of Alzheimer disease. *Cold Spring Harb Perspect Med* 2 :a006171.

Williams MM, Xiong C, Morris JC, Galvin JE (2006) Survival and mortality differences between dementia with Lewy bodies vs. Alzheimer's disease. *Neurology* 67: 1935–41.

Wishart HA, Saykin AJ, McAllister TW, et al. (2006) Regional brain atrophy in cognitively intact adults with a single APOE ε4 allele. *Neurology* 67: 1221–4.

Wolk DA, Grachev ID, Buckley C, et al. (2011) Association between in vivo fluorine 18-labeled flutemetamol amyloid positron emission tomography imaging and in vivo cerebral cortical histopathology. *Arch Neurol* 68:1398–403.

Yaffe K, Tocco M, Petersen RC, et al. (2012) The epidemiology of Alzheimer's disease: laying the foundation for drug design, conduct, and analysis of clinical trials. *Alzheimers Dement* 8: 237–42.

Yan R (2016) Stepping closer to treating Alzheimer's disease patients with BACE1 inhibitor drugs. *Transl Neurodegen* 5: 13.

Yeh HL, Tsai SJ (2008) Lithium may be useful in the prevention of Alzheimer's disease in individuals at risk of presenile familial Alzheimer's disease. *Med Hypotheses* 71:948–51.

Sintomas comportamentais da demência

Alexopoulos GS (2003) Role of executive function in late life depression. *J Clin Psychiatry* 64 (Suppl 14): 18–23.

Ballard C, Oyebode F (1995) Psychotic symptoms in patients with dementia. *Int J Geriatr Psychiatry* 10: 743–52.

Ballard C, Neill D, O'Brien J, et al. (2000) Anxiety, depression and psychosis in vascular dementia: prevalence and associations. *J Affect Disord* 59: 97–106.

Bao AM, Meynen G, Swaab DF (2008) The stress system in depression and neurodegeneration: focus on the human hypothalamus. *Brain Res Rev* 57: 531–53.

Barnes DE, Yaffe K, Byers AL, et al. (2012) Midlife vs. late-life depressive symptoms and risk of dementia. *Arch Gen Psychiatry* 6: 493–8.

Bassetti CL, Bargiotas P (2018) REM sleep behavior disorder. *Front Neurol Neurosci* 41: 104–16.

Bennett S, Thomas AJ (2014) Depression and dementia: cause, consequence or coincidence? *Maturita* 79:184–90.

Buoli M, Serati M, Caldiroli A, et al. (2017) Pharmacological management of psychiatric symptoms in frontotemporal dementia: a systematic review. *J Geriatr Psychiatry* 30:162–9.

Burns A, Jacoby R, Levy R (1990) Psychiatric phenomena in Alzheimer's disease. II: disorders of perception. *Br J Psychiatry* 157: 76–81, 92–4.

Canevelli M, Valleta M, Trebbastoni A, et al. (2016) Sundowning in dementia: clinical relevance, pathophysiological determinants, and therapeutic approaches. *Front Med (Lausanne)* 3: 73.

Caraci F, Copani A, Nicoletti F, et al. (2010) Depression and Alzheimer's disease: neurobiological links and common pharmacological targets. *Eur J Pharmacol* 626: 64–71.

Cohen-Mansfield J, Billig N (1986) Agitated behaviors in the elderly. I. A conceptual review. *J Am Geriatr Soc* 34: 711–21.

Corcoran C, Wong ML, O'Keane V (2004) Bupropion in the management of apathy. *J Psychopharm* 18: 133–5.

Cummings J, Kohegyi E, Mergel V, et al. (2018) Efficacy and safety of flexibly dosed brexpiprazole for the treatment of agitation in Alzheimer type dementia: a randomized, double blind fixed dose 12 week placebo controlled global clinical trial. Abstract for the American Association of Geriatric Psychiatry, Honolulu, Hawaii.

Cummings JL, Lyketsos CG, Peskind ER, et al. (2015) Effect of dextromethorphan–quinidine on agitation in patients with Alzheimer's disease dementia: a randomized clinical trial. *JAMA* 314: 1242–54.

Dennis M, Shine L, John A, et al. (2017) Risk of adverse outcomes for older people with dementia prescribed antipsychotic medication: a population based e-cohort study. *Neurol Ther* 6: 57–77.

Ducharme S, Price BH, Dickerson BC (2018) Apathy: a neurocircuitry model based on frontotemporal dementia. *J Neural Neurosurg Psychiatry* 89: 389–96.

Evan C, Weintraub D (2010) Case for and against specificity of depression in Alzheimer's disease. *Psychiatry Clin Neurosci* 64: 358–66.

Farina N, Morrell L, Banerjee S (2017) What is the therapeutic value of antidepressants in dementia? A narrative review. *Geriatr Psychiatry* 32: 32–49.

Fernandez-Matarrubia M, Matias-Guiu JA, Cabrera-Martin MN, et al. (2018) Different apathy clinical profile and neural correlates in behavioral variant frontotemporal dementia and Alzheimer's disease. *Int J Geriatr Psychiatry* 33: 141–50.

Fernandez-Matarrubia M, Matias-Guiu JA, Moreno-Ramos T, et al. (2016) Validation of the Lille's Apathy Rating Scale in very mild to moderate dementia. *Am J Geriatr Psychiatry* 24: 517–27.

Ford AH, Almeida OP (2017) Management of depression in patients with dementia: is pharmacological treatment justified? *Drugs Aging* 34: 89–95.

Fraker J, Kales HC, Blazek M (2014) The role of the occupational therapist in the management of neuropsychiatric symptoms of dementia in clinical settings. *Occup Ther Health Care* 28: 4–20.

Frakey LL, Salloway S, Buelow M, Malloy P (2012) A randomized, double-blind, placebo-controlled trial of modafinil for the treatment of apathy in individuals with mild-to-moderate Alzheimer's disease. *J Clin Psychiatry* 73:796–801.

Garay RP, Grossberg GT (2017) AVP-786 for the treatment of agitation in dementia of the Alzheimer's type. *Expert Opin Invest Drugs* 26: 121–32.

Geerlings MI, den Hijer T, Koudstaal PJ, et al. (2008) History of depression, depressive symptoms, and medial temporal lobe atrophy and the risk of Alzheimer's disease. *Neurology* 70: 1258–64.

Gessing LV, Sondergard L, Forman JL, et al. (2009) Antidepressants and dementia. *J Affect Disord* 117: 24–9.

Goldman JG, Holden S (2014) Treatment of psychosis and dementia in Parkinson's disease. *Curr Treat Options Neurol* 16: 281.

Goodarzi Z, Mele B, Guo S, et al. (2016) Guidelines for dementia or Parkinson's disease with depression or anxiety: a systematic review. *BMC Neurol* 16(1): 244.

Grossberg G, Kohegyi E, Amatniek J, et al. (2018) Efficacy and safety of fixed dose brexpiprazole for the treatment of agitation in Alzheimer type dementia: a randomized, double blind fixed dose 12-week placebo controlled global clinical trial. Abstract for the American Association of Geriatric Psychiatry, Honolulu, Hawaii.

Hacksell U, Burstein ES, McFarland K, et al. (2014) On the discovery and development of pimavanserin: a novel drug candidate for Parkinson's disease. *Neurochem Res* 39:2008–17.

Hongiston K, Hallikainen I, Seldander T, et al. (2018) Quality of life in relation to neuropsychiatric symptoms in Alzheimer's disease: 5-year prospective ALSOVA cohort study. *Int J Geriatr Psychiatry* 33: 47–57.

Jack Jr. CR, Wiste HJ, Weigland SD, et al. (2017) Defining imaging biomarker cut point for brain aging and Alzheimer's disease. *Alzheimers Dement* 13: 205–16.

Johnson DK, Watts AS, Chapin BA, et al. (2011) Neuropsychiatric profiles in dementia. *Alzheimer Dis Assoc Disord* 25: 326–32.

Kales, HC, Kim HM, Zivin K, et al. (2012) Risk of mortality among individual antipsychotics in patients with dementia. *Am J Psychiatry* 169: 71–9.

Kales HC, Lyketsos CG, Miller EM, et al. (2019) Management of behavioral and psychological symptoms in people with Alzheimer's disease: an international Delphi consensus. *Int Psychogeriatr* 31: 83–90.

Kok RM, Reynolds CF (2017) Management of depression in older adults: a review. *JAMA* 317: 2114–22.

Kong EH (2005) Agitation in dementia: concept clarification. *J Adv Nurs* 52: 526–36.

Kumfor F, Zhen A, Hodges JR, et al. (2018) Apathy in Alzheimer's disease and frontotemporal dementia: distinct clinical profiles and neural correlates. *Cortex* 103:350–9.

Lanctot KL, Amatniek J, Ancoli-Israel S, et al. (2017) Neuropsychiatric signs and symptoms of Alzheimer's disease: new treatment paradigms. *Alzheimers Dement (NY)* 3: 440–9.

Lee GJ, Lu PH, Hua X, et al. (2012) Depressive symptoms in mild cognitive impairment predict greater atrophy in Alzheimer's disease-related regions. *Biol Psychiatry* 71:814–21.

Leroi I, Voulgari A, Breitner JC, et al. (2003) The epidemiology of psychosis in dementia. *Am J Geriatr Psychiatry* 11:83–91.

Lochhead JD, Nelson MA, Maguire GA (2016) The treatment of behavioral disturbances and psychosis associated with dementia. *Psychiatr Pol* 50: 311–22.

Lopez OL, Becker JT, Sweet RA, et al. (2003) Psychiatric symptoms vary with the severity of dementia in probable Alzheimer's disease. *J Neuropsychiatry Clin Neurosci* 15:346–53.

Lyketsos CG, Carillo MC, Ryan JM, et al. (2011) Neuropsychiatric symptoms in Alzheimer's disease. *Alzheimers Dement* 7: 532–9.

Lyketsos CG, Lopez O, Jones B, et al. (2002) Prevalence of neuropsychiatric symptoms in dementia and mild cognitive impairment: results from the cardiovascular health study. *JAMA* 288: 1475–83.

Lyketsos CG, Steinberg M, Tschanz JT, et al. (2000) Mental and behavioral disturbances in dementia: findings from the Cache County Study on memory in aging. *Am J Psychiatry* 157: 704–7.

Macfarlane S, O'Connor D (2016) Managing behavioural and psychological symptoms in dementia. *Aust Prescr* 39:123–5.

Marin RS, Fogel BS, Hawkins J, et al. (1995) Apathy: a treatable symptom. *J Neuropsychiatry* 7: 23–30.

Maust DT, Kim HM, Seyfried LS, et al. (2015) Antipsychotics, other psychotropics, and the risk of death in patients with dementia: number needed to harm. *JAMA Psychiatry* 72:438–45.

Moraros J, Nwankwo C, Patten SB, et al. (2017) The association of antidepressant drug usage with cognitive impairment or dementia, including Alzheimer disease: a systematic review and meta-analysis. *Depress Anxiety* 34:217–26.

Mossello E, Boncinelli M, Caleri V, et al. (2008) Is antidepressant treatment associated with reduced cognitive decline in Alzheimer's disease? *Dement Geriatr Cogn Disord* 25: 372–9.

Norgaard A, Jensen-Dahm C, Gasse C, et al. (2017) Psychotropic polypharmacy in patients with dementia: prevalence and predictors. *J Alz Dis* 56: 707–16.

O'Gorman C (2020) Advance 1 phase 2/3 trial of AXS-05 in Alzheimer's disease agitation, personal communication.

Porsteinsson AP, Antonsdottir IM (2017) An update on the advancements in the treatment of agitation in Alzheimer's disease. *Expert Opin Pharmacother* 18: 611–20.

Preuss UW, Wong JW, Koller G (2016) Treatment of behavioral and psychological symptoms of dementia: a systematic review. *Psychiatr Pol* 50: 679–715.

Rosenberg PB, Nowrangi MA, Lyketsos CG (2015) Neuropsychiatric symptoms in Alzheimer's disease: what might be associated brain circuits? *Mol Aspects Med* 43–44:25–37.

Sadowsky CH, Galvin JE (2012) Guidelines for the management of cognitive and behavioral problems in dementia. *J Am Board Fam Med* 25: 350–66.

Schneider LS, Dagerman KS, Insel P (2005) Risk of death with atypical antipsychotic drug treatment for dementia. *JAMA* 294: 1935–43.

Siever LJ (2008) Neurobiology of aggression and violence. *Am J Psychiatry* 165: 429–42.

Sink KM, Holden KF, Yaffe K (2005) Pharmacological treatment of neuropsychiatric symptoms of dementia. *JAMA* 293: 596–608.

Stahl SM (2016) Parkinson's disease psychosis as a serotonin- dopamine imbalance syndrome. *CNS Spectrums* 21: 271–5.

Stahl SM (2016) Mechanism of action of pimavanserin in Parkinson's disease psychosis: targeting serotonin 5HT2A and 5HT2C receptors. *CNS Spectrums* 21: 271–5.

Stahl SM (2018) New hope for Alzheimer's dementia as prospects for disease modification fade: symptomatic treatments for agitation and psychosis. *CNS Spectrums* 23:291–7.

Stahl SM, Morrissette DA, Cummings M, et al. (2014) California State Hospital violence assessment and treatment (Cal-VAT) guidelines. *CNS Spectrums* 19: 449–65.

Torrisi M, Cacciola A, Marra A, et al. (2017) Inappropriate behaviors and hypersexuality in individuals with dementia: an overview of a neglected issue. *Geriatr Gerontol Int* 17:865–74.

Tsuno N, Homma A (2009) What is the association between depression and Alzheimer's disease? *Exp Rev Neurother* 9:1667–76.

Van der Linde RM, Dening T, Stephan BC, et al. (2016) Longitudinal course of behavioural and psychological symptoms of dementia: systematic review. *Br J Psychiatry* 209: 366–77.

Van der Spek K, Gerritsen DL, Smallbrugge M, et al. (2016) Only 10% of the psychotropic drug use for neuropsychiatric symptoms in patients with dementia is fully appropriate: the PROPER I-study. *Int Psychogeriatr* 28: 1589–95.

Vigen CLP, Mack WJ, Keefe RSE, et al. (2011) Cognitive effects of atypical antipsychotic medications in patients with Alzheimer's disease: outcomes from CATIE-AD. *Am J Psychiatry* 168: 831–9.

Volicer L, Citrome L, Volavka J (2017) Measurement of agitation and aggression in adult and aged neuropsychiatric patients: review of definitions and frequently used measurement scales. *CNS Spectrums* 22: 407–14.

Wisniewski T, Drummond E (2016) Developing therapeutic vaccines against Alzheimer's disease. *Expert Rev Vaccines* 15: 401–15.

Wuwongse S, Chang RC, Law AC (2010) The putative neurodegenerative links between depression and Alzheimer's disease. *Prog Neurobiol* 92: 362–75.

Zhang Y, Cai J, An L, et al. (2017) Does music therapy enhance behavioral and cognitive function in elderly dementia patients? A systematic review and metaanalysis.*Ageing Res Rev* 35: 1–11.

Capítulo 13 (*Impulsividade, Compulsividade e Adição*)

Transtorno obsessivo-compulsivo (TOC)

Bloch MH, Wasylink S, Landeros A, et al. (2012) Effects of ketamine in treatment refractory obsessive compulsive disorder. *Biol Psychiatry* 72: 964–70.

Chamberlain SR, Menzies L, Hampshire A, et al. (2008) Orbitofrontal dysfunction in patients with obsessive- compulsive disorder and their unaffected relatives. *Science* 321: 421–2.

Dougherty DD, Brennan BP, Stewart SE, et al. (2018) Neuroscientifically informed formulation and treatment planning for patients with obsessive compulsive disorder: a review. *JAMA Psychiatry* 75: 1081–7.

Fineberg NA, Potenza MN, Chamberlain SR, et al. (2010) Probing compulsive and impulsive behaviors, from animal models to endophenotypes: a narrative review. *Neuropsychopharmacology* 35: 591–604.

Gillan CM, Papmeyer M, Morein-Zamir S, et al. (2011) Disruption in the balance between goal-directed behavior and habit learning in obsessive–compulsive disorder. *Am J Psychiatry* 168: 719–26.

Greenberg BD, Malone DA, Friehs GM, et al. (2006) Three year outcomes in deep brain stimulation for highly resistant obsessive–compulsive disorder. *Neuropsychopharmacology* 31: 2384–93.

Greenberg BD, Rauch SL, Haber SN (2010) Invasive circuitry- based neurotherapeutics: stereotactic ablation and deep brain stimulation for OCD. *Neuropsychopharmacology* 35: 317–36.

Greeven A, van Balkom AJLM, van Rood YR, van Oppen P, Spinhoven P (2006) The boundary between hypochondriasis and obsessive–compulsive disorder: a cross-sectional study from the Netherlands. *J Clin Psychiatry* 67: 1682–9.

Kisely S, Hall K, Siskind D, et al. (2014) Deep brain stimulation for obsessive compulsive disorder: a systematic review and meta analysis. *Psychol Med* 44: 3533–42.

Menzies L, Chamberlain SR, Laird AR, et al. (2008) Integrating evidence from neuroimaging and neuropsychological studies of obsessive–compulsive disorder: the orbito-fronto-striatal model revisited. *Neurosci Biobehav Rev* 32:525–49.

Milad MR, Rauch SL (2012) Obsessive–compulsive disorder: beyond segregated cortico-striatal pathways. *Trends Cogn Sci* 16: 43–51.

Rasmussen SA, Noren G, Greenberg BD (2018) Gamma ventral capsulotomy in intractable obsessive–compulsive disorder. *Biol Psychiatry* 84: 355–64.

Richter MA, de Jesus DR, Hoppenbrouwers S, et al. (2012) Evidence for cortical inhibitory and excitatory dysfunction in obsessive compulsive disorder. *Neuropsychopharmacology* 37: 1144–51.

Wilhelm S, Buhlmann U, Tolin DF (2008) Augmentation of behavior therapy with D-cycloserine for obsessive compulsive disorder. *Am J Psychiatry* 165: 335–41.

Yin D, Zhang C, Lv Q, et al. (2018) Dissociable frontostriatal connectivity: mechanism and predictor of the clinical efficacy of capsulotomy in obsessive compulsive disorder. *Biol Psychiatry* 84: 926–36.

Abuso de substância: geral

Bedi G (2018) 3, 4-Methylenedioxymethamphetamine as a psychiatric treatment. *JAMA Psychiatry* 75: 419–20.

Clark L, Robbins TW, Ersche KD, Sahakian BJ (2006) Reflection impulsivity in current and former substance users. *Biol Psychiatry* 60: 515–22.

Dalley JW, Everitt BJ (2009) Dopamine receptors in the learning, memory and drug reward circuitry. *Semin Cell Dev Biol* 20: 403–10.

Ersche KD, Turton AJ, Pradhan S, Bullmore ET, Robbins TW (2010) Drug addiction endophenotypes: impulsive versus sensation-seeking personality traits. *Biol Psychiatry* 68:770–3.

Field M, Marhe R, Franken I (2014) The clinical relevance of attentional bias in substance use disorders. *CNS Spectrums* 19: 225–30.

Haber SN, Knutson B (2010) The reward circuit: linking primate anatomy and human imaging. *Neuropsychopharmacology* 35: 4–26.

Koob GF, Le Moal M (2008) Addiction and the brain antireward system. *Ann Rev Psychol* 59: 29–53.

Koob GF, Volkow ND (2010) Neurocircuitry of addiction. *Neuropsychopharmacology* 35: 217–38.

Mandyam CD, Koob GF (2012) The addicted brain craves new neurons: putative role for adult-born progenitors in promoting recovery. *Trends Neurosci* 35: 250–60.

Nestler EJ (2005) Is there a common molecular pathway for addiction? *Nat Neurosci* 11: 1445–9.

Nutt DJ, Hughes AL, Erritzoe D, et al. (2015) The dopamine theory of addiction: 40 years of highs and lows. *Nat Rev Neurosci* 16: 305–22.

Schneider S, Peters J, Bromberg U, et al. (2012) Risk taking and the adolescent reward system: a potential common link to substance abuse. *Am J Psychiatry* 169: 39–46.

Solway A, Gu X, Montague PR (2017) Forgetting to be addicted: reconsolidation and the disconnection of things past. *Biol Psychiatry* 82: 774–5

Volkow ND, Wang GJ, Fowler JS, Tomasi D, Telang F (2011) Addiction: beyond dopamine reward circuitry. *Proc Natl Acad Sci USA* 108: 15037–42.

Abuso de substância: álcool

Anton RF, O'Malley SS, Ciraulo DA, et al. (2006) Combined pharmacotherapies and behavioral interventions for alcohol dependence. The combine study: a randomized controlled trial. *JAMA* 295: 2003–17.

Anton RF, Pettinati H, Zweben A, et al. (2004) A multi site dose ranging study of nalmefene in the treatment of alcohol dependence. *J Clin Psychopharmacol* 24: 421–8.

Braus DH, Schumann G, Machulla HJ, Bares R, Mann K (2005) Correlation of stable elevations in striatal μ-opioid receptor availability in detoxified alcoholic patients with alcohol craving. A positron emission tomography study using carbon 11-labeled carfentanil. *Arch Gen Psychiatry* 62: 57–64.

Crevecoeur D, Cousins SJ, Denering L, et al. (2018) Effectiveness of extended release naltrexone to reduce alcohol cravings and use behaviors during treatment and at follow-up. *J Subst Abuse Treat* 85: 105–8.

Dahchour A, DeWitte P (2003) Effects of acamprosate on excitatory amino acids during multiple ethanol withdrawal periods. *Alcohol Clin Exp Res* 3: 465–70.

Dakwar E, Levin F, Hart CL, et al. (2020) A single ketamine infusion combined with motivational enhancement therapy for alcohol use disorder: a randomized midazolam controlled pilot study. *Am J Psychiatry* 172:125–33.

DeWitte P (2004) Imbalance between neuroexcitatory and neuroinhibitory amino acids causes craving for ethanol. *Addict Behav* 29: 1325–39.

DeWitte P, Littleton J, Parot P, Koob G (2005) Neuroprotective and abstinence-promoting effects of acamprosate. Elucidating the mechanism of action. *CNS Drugs* 6:517–37.

Garbutt JC, Kranzler HR, O'Malley SS, et al. (2005) Efficacy and tolerability of long-acting injectable naltrexone for alcohol dependence. A randomized controlled trial. *JAMA* 293: 1617–25.

Kiefer F, Wiedemann K (2004) Combined therapy: what does acamprosate and naltrexone combination tell us? *Alcohol Alcohol* 39: 542–7.

Kiefer F, Jahn H, Tarnaske T, et al. (2003) Comparing and combining naltrexone and acamprosate in relapse prevention of alcoholism. *Arch Gen Psychiatry* 60: 92–9.

Mann K, Bladstrom A, Torup T, et al. (2013) Extending the treatment options in alcohol dependence: a randomized controlled study of as-needed nalmefene. *Biol Psychiatry* 73: 706–13.

Martinez D, Gil R, Slifstein M, et al. (2005) Alcohol dependence is associated with blunted dopamine transmission in the ventral striatum. *Biol Psychiatry* 58:779–86.

Mason BJ (2003) Acamprosate and naltrexone treatment for alcohol dependence: an evidence-based risk-benefits assessment. *Eur Neuropsychopharmacol* 13: 469–75.

Mason BJ (2005) Acamprosate in the treatment of alcohol dependence. *Expert Opin Pharmacother* 6: 2103–15.

Mason BJ, Goodman AM, Chabac S, Lehert P (2006) Effect of oral acamprosate on abstinence in patients with alcohol dependence in a double-blind, placebo-controlled trial: the role of patient motivation. *J Psychiatr Res* 40: 382–92.

Netzeband JG, Gruol DL (1995) Modulatory effects of acute ethanol on metabotropic glutamate responses in cultured Purkinje neurons. *Brain Res* 688: 105–13.

O'Brien CO (2015) In treating alcohol use disorders, why not use evidence-based treatment? *Am J Psychiatry* 172:305–7.

Palpacuer C, Duprez R, Huneau A, et al. (2017) Pharmacologically controlled drinking in the treatment of alcohol dependence or alcohol use disorders: a systematic review with direct and network meta analyses on nalmefene, naltrexone, acamprosate, baclofen and topiramate. *Addiction* 113: 220–37.

Petrakis IL, Poling J, Levinson C (2005) Naltrexone and disulfiram in patients with alcohol dependence and comorbid psychiatric disorders. *Biol Psychiatry* 57:1128–37.

Pettinati HM, O'Brien CP, Rabinowitz AR (2006) The status of naltrexone in the treatment of alcohol dependence. Specific effects on heavy drinking. *J Clin Psychopharmacol* 26: 610–25.

Roozen HG, de Waart R, van der Windt DAW, et al. (2005) A systematic review of the effectiveness of naltrexone in the maintenance treatment of opioid and alcohol dependence. *Eur Neuropsychopharmacol* 16: 311–23.

Smith-Bernardin S, Rowe C, Behar E, et al. (2018) Low threshold extended release naltrexone for high utilizers of public services with severe alcohol use disorder: a pilot study. *J Subst Abuse Treat* 85: 109–15.

Soyka M (2014) Nalmefene for the treatment of alcohol dependence: a current update. *Int J Neuropsychopharmacol* 17: 675–84.

Van Amsterdam J, van den Brink W (2013) Reduced risk drinking as a viable treatment goal in problematic alcohol use and alcohol dependence. *J Psychopharmacol* 27:987–97.

Wiers CE, Stelzel C, Gladwin TE, et al. (2015) Effects of cognitive bias modification training on neural alcohol cue reactivity in alcohol dependence. *Am J Psychiatry* 172:334–43.

Abuso de substância: maconha

Black N, Stockings E, Campbell G, et al. (2019) Cannabinoids for the treatment of mental disorders and symptoms of mental disorders: a systematic review and meta analysis. *Lancet Psychiatry* 6: 995–1010.

Haney M, Hill MN (2018) Cannabis and cannabinoids: from synapse to society. *Neuropsychopharm Rev* 43:1–212.

Hindley G, Beck K, Borgan B (2020) Psychiatric symptoms caused by cannabis constituents: a systematic review and meta-analysis. *Lancet Psychiatry* 7: 344–53.

Hines LA, Freeman TP, Gage SH, et al. (2020) Association of high potency cannabis use with mental and substance use in adolescence. *JAMA Psychiatry* 77: 1044–51.

Hurd YL, Spriggs S, Alishayev J, et al. (2019) Cannabidiol for the reduction of cue-induced craving and anxiety in drug abstinent individuals with heroin use disorder: a double blind randomized placebo controlled trial. *Am J Psychiatry* 176: 911–22.

James S (2020) *A Clinician's Guide to Cannabinoid Science*. Cambridge: Cambridge University Press.

Kovacs FE, Knop T, Urbanski MJ, et al. (2012) Exogenous and endogenous cannabinoids suppress inhibitory neurotransmission in the human neocortex. *Neuropsychopharmacology* 37: 1104–14.

Mason BJ, Crean R, Goodell V, et al. (2012) A proof-of-concept randomized controlled study of gabapentin: effects on cannabis use, withdrawal and executive function deficits in cannabis-dependent adults. *Neuropsychopharmacology* 37: 1689–98.

Nugent SM, Morasco BJ, O'Neil ME, et al. (2017) The effects of cannabis among adults with chronic pain and an overview of general harms: a systematic review. *Ann Intern Med* 167: 319–31.

Abuso de substância: nicotina

Akkus F, Ametamey SM, Treyer V, et al. (2013) Market global reduction in mGlutR5 receptor binding in smokers and ex smokers determined by 11C-ABP688 positron emission tomography. *Proc Natl Acad Sci USA* 10: 737–42.

Akkus F, Treyer V, Johayem A, et al. (2016) Association of long-term nicotine abstinence with normal metabotropic glutamate receptor 5 binding. *Biol Psychiatry* 79: 474–80.

Crunelle CL, Miller ML, Booij J, van den Rink W (2010) The nicotinic acetylcholine receptor partial agonist varenicline and the treatment of drug dependence: a review. *Eur Neuropsychopharmacol* 20: 69–79.

Culbertson CS, Bramen J, Cohen MS (2011) Effect of bupropion treatment on brain activation induced by cigarette-related cues in smokers. *Arch Gen Psychiatry* 68: 505–15.

Evins AE, Culhane MA, Alpert JE, et al. (2008) A controlled trial of bupropion added to nicotine patch and behavioral therapy for smoking cessation in adults with unipolar depressive disorders. *J Clin Psychopharmacol* 28: 660–6.

Franklin T, Wang Z, Suh JJ, et al. (2011) Effects of varenicline on smoking cue-triggered neural and craving responses. *Arch Gen Psychiatry* 68: 516–26.

King DP, Paciga S, Pickering E, et al. (2012) Smoking cessation pharmacogenetics: analysis of varenicline and bupropion in placebo-controlled clinical trials. *Neuropsychopharmacology* 37: 641–50.

Lotipour S, Mandelkern M, Alvarez-Estrada M, Brody AL (2012) A single administration of low-dose varenicline saturates α4β2* nicotinic acetylcholine receptors in the human brain. *Neuropsychopharmacology* 37: 1738–48.

Steinberg MB, Greenhaus S, Schmelzer AC, et al. (2009) Triple-combination pharmacotherapy for medically ill smokers. A randomized trial. *Ann Intern Med* 150: 447–54.

Abuso de substâncias: opioides

Bell J, Strang J (2020) Medication treatment of opioid use disorder. *Biol Psychiatry* 87: 82–8.

Chutuape MA, Jasinski DR, Finerhood MI, Stitzer ML (2001) One-, three-, and six-month outcomes after brief inpatient opioid detoxification. *Am J Drug Alcohol Abuse* 27: 19–44.

Davids E, Gastpar M (2004) Buprenorphine in the treatment of opioid dependence. *Eur Neuropsychopharmacol* 14: 209–16.

Elkader A, Sproule B (2005) Buprenorphine: clinical pharmacokinetics in the treatment of opioid dependence. *Clin Pharmacokinet* 44: 661–80.

Han B, Compton WM, Blanco C, et al. (2017) Prescription opioid use, misuse and use disorders in US adults: 2015 national survey on drug use and health. *Ann Intern Med* 167: 293–301.

Johansson J, Hirvonen J, Lovro Z, et al. (2019) Intranasal naloxone rapidly occupies brain mu opioid receptors in human subjects. *Neuropsychopharmacology* 44:1667–73.

Kowalczyk WJ, Phillips KA, Jobes ML, et al. (2015) Clonidine maintenance prolongs opioid abstinence and decouples stress from craving in daily life: a randomized controlled trial with ecological momentary assessment. *Am J Psychiatry* 172: 760–7.

Krupitsky E, Nunes EV, Ling W, et al. (2011) Injectable extended-release naltrexone for opioid dependence: a double-blind, placebo-controlled, multicenter randomized trial. *Lancet* 377: 1506–13.

Lee JD, Nunes EV, Novo P, et al. (2018) Comparative effectiveness of extended-release naltrexone versus buprenorphine–naloxone for opioid relapse prevention (X:BOT): a multicentre, open label, randomized controlled trial. *Lancet* 391: 309–18.

Marquet P (2002) Pharmacology of high-dose buprenorphine. In *Buprenorphine Therapy of Opiate Addiction*, Kintz P and Marquet P (eds.), Totawa, NJ: Humana Press, 1–11.

National Institute on Drug Abuse. Drugs, brains, and behavior. www.drugabuse.gov/sites/default/files/soa_2014.pdf. Accessed January 2018.

Patel B, Koston TR (2019) Keeping up with clinical advances: opioid use disorder. *CNS Spectrums* 24: 17–23.

Saanijoki T, Tuominen L, Tuulari JJ et al. (2018) Opioid release after high intensity interval training in healthy human subjects. *Neuropsychopharmacology* 43:246–54.

Smyth BP, Barry J, Keenan E, Ducray K (2010) Lapse and relapse following inpatient treatment of opiate dependence. *Ir Med J* 103: 176–9.

Spagnolo PA, Kimes A, Schwandt ML, et al. (2019) Striatal dopamine release in response to morphine: a 11C-raclopride positron emission tomography study in healthy men. *Biol Psychiatry* 86: 356–64.

Stahl SM (2018) Antagonist treatment is just as effective as replacement therapy for opioid addition but neither is used often enough. *CNS Spectrums* 23: 113–16.

Substance Abuse and Mental Health Services Administration. Key substance use and mental health indicators in the United States: results from the 2016 National Survey on Drug Use and Health. www.samhsa.gov/data/sites/default/files/NSDUH-FFR1-2016/NSDUH-FFR1-2016.htm#opioid1. Accessed January 2018.

Sullivan MA, Bisage A, Bavlicova M, et al. (2019) A randomized trial comparing extended release injectable suspension and oral naltrexone, both combined with behavioral therapy, for the treatment of opioid use disorder. *Am J Psychiatry* 176: 129–37.

Tanum L, Solli KK, Latif ZE, et al. (2017) Effectiveness of injectable extended-release naltrexone vs. daily buprenorphine–naloxone for opioid dependence: a randomized clinical noninferiority trial. *JAMA Psychiatry* 74: 1197–205.

Tiihonen J, Krupitsky E, Verbitskaya E, et al. (2012) Naltrexone implant for the treatment of polydrug dependence: a randomized controlled trial. *Am J Psychiatry* 169: 531–6.

Volkow ND (2014) America's addiction to opioids: Heroin and prescription drug abuse. Presented at the Senate Caucus on International Narcotics Control. https://archives. drugabuse.gov/testimonies/2014/americas-addiction-to-opioids-heroin-prescription-drug-abuse.

Volkow ND, Frieden TR, Hyde PS, Cha SS (2014) Medication-assisted therapies: tackling the opioid-overdose epidemic. *N Engl J Med* 370: 2063–6.

World Health Organization (2009) *Guidelines for the Psychosocially Assisted Pharmacological Treatment of Opioid Dependence*. Geneva: World Health Organization.

Abuso de substâncias: estimulantes

Bauman MH, Ayestas MA Jr., Partilla JS, et al. (2012) The designer methcathinone analogs, mephedrone and methylone, are substrates for monoamine transporters in brain tissue. *Neuropsychopharmacology* 37, 1192–203.

Bradberry CW (2002) Dose-dependent effect of ethanol on extracellular dopamine in mesolimbic striatum of awake rhesus monkeys: comparison with cocaine across individuals. *Psychopharmacology* 165: 67–76.

Collins GT, Narasimhan D, Cunningham AR, et al. (2012) Long-lasting effects of a PEGylated mutant cocaine esterase (CocE) on the reinforcing and discriminative stimulus effects of cocaine in rats. *Neuropsychopharmacology* 37:1092–103.

Dakwar E, Nunes EV, Hart CL, et al. (2019) A single ketamine infusion combined with mindfulness based behavioral modification to treat cocaine dependence: a randomized clinical trial. *Am J Psychiatry* 176: 923–30.

Ersche KD, Bullmore ET, Craig KJ, et al. (2010) Influence of compulsivity of drug abuse on dopaminergic modulation of attentional bias in stimulant dependence. *Arch Gen Psychiatry* 67: 632–44.

Ersche KD, Jones PS, Williams GB, et al. (2012) Abnormal brain structure implicated in stimulant drug addiction. *Science* 335: 601–4.

Ferris MJ, Calipari ES, Mateo Y, et al. (2012) Cocaine self-administration produces pharmacodynamic tolerance: differential effects on the potency of dopamine transporter blockers, releasers, and methylphenidate. *Neuropsychopharmacology* 37: 1708–16.

Hart CL, Marvin CB, Silver R, Smith EE (2012) Is cognitive functioning impaired in methamphetamine users? A critical review. *Neuropsychopharmacology* 37: 586–608.

Heinz A, Reimold M, Wrase J, et al. (2005) Stimulant actions in rodents: implications for attention-deficit/hyperactivity disorder treatment and potential substance abuse. *Biol Psychiatry* 57: 1391–6.

Leyton M, Boileau I, Benkelfat C, et al. (2002) Amphetamine- induced increases in extracellular dopamine, drug wanting, and novelty seeking: a PET/[11 C]raclopride study in healthy men. *Neuropsychopharmacology* 27: 1027–35.

Lindsey KP, Wilcox KM, Votaw JR, et al. (2004) Effect of dopamine transporter inhibitors on cocaine self- administration in rhesus monkeys: relationship to transporter occupancy determined by positron emission tomography neuroimaging. *J Pharmacol Exp Ther* 309:959–69.

Little KY, Krolewski DM, Zhang L, Cassin BJ (2003) Loss of striatal vesicular monoamine transporter protein (VMAT2) in human cocaine users. *Am J Psychiatry* 160: 47–55.

Livni E, Parasrampuria DA, Fischman AJ (2006) PET study examining pharmacokinetics, detection and likeability, and dopamine transporter receptor occupancy of short- and long-acting oral methylphenidate. *Am J Psychiatry* 163:387–95.

Martinez D, Narendran R, Foltin RW, et al. (2007) Amphetamine-induced dopamine release: markedly blunted in cocaine dependence and predictive of the choice to self-administer cocaine. *Am J Psychiatry* 164: 622–9.

Narendran R, Lopresti BJ, Martinez D, et al. (2012) In vivo evidence for low striatal vesicular monoamine transporter 2 (VMAT2) availability in cocaine abusers. *Am J Psychiatry* 169: 55–63.

Overtoom CCE, Bekker EM, van der Molen MW, et al. (2009) Methylphenidate restores link between stop-signal sensory impact and successful stopping in adults with attention deficit/hyperactivity disorder. *Biol Psychiatry* 65: 614–19.

Peng, XO, Xi ZX, Li X, et al. (2010) Is slow-onset long-acting monoamine transport blockade to cocaine as methadone is to heroin? Implication for anti-addiction medications. *Neuropsychopharmacology* 35: 2564–78.

Santos MD, Salery M, Forget B, et al. (2017) Rapid synaptogenesis in the nucleus accumbens is induced by a single cocaine administration and stabilized by mitogen- activated protein kinase interacting kinase-1 activity. *Biol Psychiatry* 82: 806–18.

Selzer J (2006) Buprenorphine: reflections of an addictions psychiatrist. *J Clin Psychiatry* 67: 1466–7.

Spencer TJ, Biederman J, Ciccone PE, et al. (2006) Stimulant medications: how to minimize their reinforcing effects? *Am J Psychiatry* 163: 359–61.

Wee S, Hicks MJ, De BP, et al. (2012) Novel cocaine vaccine linked to a disrupted adenovirus gene transfer vector blocks cocaine psychostimulant and reinforcing effects. *Neuropsychopharmacology* 37: 1083–91.

Abuso de substâncias: alucinógenos, entactógenos, dissociativos

Brawley P, Dufield JC (1972) The pharmacology of hallucinogens. *Pharmacol Rev* 34: 31–66.

Carhart-Harris RL, Goodwin GM (2017) The therapeutic potential of psychedelic drugs: past, present and future. *Neuropsychopharmacology* 42: 2105–13.

Carhart-Harris RL, Bolstridge M, Day CMG, et al. (2018) Psilocybin with psychological support for treatment-resistant depression: six month follow up. *Psychopharmacology* 235: 399–408.

Carhart-Harris RL, Bolstridge M, Rucker J, et al. (2016) Psilocybin with psychological support for treatment- resistant depression: an open label feasibility study. *Lancet Psychiatry* 3: 619–27.

Carhart-Harris RL, Erritzoe D, Williams T, et al. (2012) Neural correlates of the psychedelic state as determined by fMRI studies with psilocybin. *Proc Natl Acad Sci USA* 109: 2138–43.

Carhart-Harris RL, Leech R, Williams TM, et al. (2012) Implications for psychedelic assisted psychotherapy: a functional magnetic resonance imaging study with psilocybin. *Br J Psychiatry* 200: 238–44.

DiIorio CR, Watkins TJ, Dietrich MS (2012) Evidence for chronically altered serotonin function in the cerebral cortex of female 3,4-methylenedioxymethamphetamine polydrug users. *Arch Gen Psychiatry* 69: 399–409.

Erritzoe D, Frokjaer VG, Holst KK, et al. (2011) In vivo imaging of cerebral serotonin transporter and serotonin 2a receptor binding in 3,4-methylenedioxymethamphetamine (MDMA or "Ecstasy") and hallucinogen users. *Arch Gen Psychiatry* 68: 562–76.

Fantegrossi WE, Murnane KS, Reissig CJ (2008) The behavioral pharmacology of hallucinogens. *Biochem Pharmacol* 25: 17–33.

Feduccia AA, Mithoefer MC (2018) MDMA-assisted psychotherapy for PTSD: are memory reconsolidation and fear extinction underlying mechanisms. *Prog Neuropsychopharmacol Biol Psychiatry* 84: 221–8.

Liechti ME (2017) Modern clinical research on LSD. *Neuropsychopharmacology* 42: 2114–27.

Madsen MK, Fisher PM, Burmester D, et al. (2019) Psychedelic effects of psilocybin correlate with serotonin 2A receptor occupancy and plasma psilocin levels. *Neuropsychopharmacology* 44: 1328–34.

Mithoefer MC, Wagner MT, Mithoefer AT, et al. (2011) The safety and efficacy of {+/–} 3,4-methylenedioxymethamphetamine-assisted psychotherapy in subjects with chronic, treatment- resistant posttraumatic stress disorder: the first randomized controlled pilot study. *J Psychopharmacol* 25:439–52.

Passie T, Halpern JH, Stichtenoth DO, et al. (2008) The pharmacology of lysergic acid diethylamide: a review. *CNS Neurosci Ther* 14: 295–314.

Pitts EG, Minerva AR, Chandler EB, et al. (2017) 3,4-Methylenedioxymethamphetamine increases affiliative behaviors in squirrel moneys in a serotonin 2A receptor dependent manner. *Neuropsychopharmacology* 42:1962–71.

Quednow BB, Komeer M, Geyer MA, et al. (2012) Psilocybin induced deficits in autonomic and controlled inhibition are attenuated by ketanserin in healthy human volunteers. *Neuropsychopharmacology* 37: 630–40.

Schmid Y, Enzler F, Gasser P, et al. (2015) Acute effects of lysergic acid diethylamine in healthy subjects. *Biol Psychiatry* 78: 544–53.

Titeler M, Lyon RA, Gleenon RA (1988) Radioligand binding evidence implicates the brain 5HT2 receptor as a site of action for LSD and phenylisopropylamine hallucinogens. *Psychopharmacology* 94: 213–16.

Urban NBL, Girgis RR, Talbot PS, et al. (2012) Sustained recreational use of Ecstasy is associated with altered pre and postsynaptic markers of serotonin transmission in neocortical areas: a PET study with [11C]DASB and [11C] MDL 100907. *Neuropsychopharmacology* 37: 1465–73.

Compulsão alimentar/jogo

Balodis IM, Kober H, Worhunsky PD, et al. (2012) Diminished frontostriatal activity during processing of monetary rewards and losses in pathological gambling. *Biol Psychiatry* 71: 749–57.

Gearhardt AN, Yokum S, Orr PT, et al. (2011) Neural correlates of food addiction. *Arch Gen Psychiatry* 68:808–16.

Grant JE, Kim SW, Hartman BK (2008) A double-blind, placebo-controlled study of the opiate antagonist naltrexone in the treatment of pathological gambling urges. *J Clin Psychiatry* 69: 783–9.

Lawrence AJ, Luty J, Bogdan NA, Sahakian BJ, Clark L (2009) Impulsivity and response inhibition in alcohol dependence and problem gambling. *Psychopharmacology* 207: 163–72.

Lobo DSS, Kennedy JL (2006) The genetics of gambling and behavioral addictions. *CNS Spectrums* 11: 931–9.

McElroy SL, Hudson JI, Capece JA, et al. (2007) Topiramate for the treatment of binge eating disorder associated with obesity: a placebo-controlled study. *Biol Psychiatry* 61:1039–48.

Miedl SF, Peters J, Buchel C (2012) Altered neural reward representations in pathological gamblers revealed by delay and probability discounting. *Arch Gen Psychiatry* 69:177–86.

Salamone JD, Correa M, Mingote S, Weber SM (2002) Nucleus accumbens dopamine and the regulation of effort in food-seeking behavior: implications for studies of natural motivation, psychiatry, and drug abuse. *J Pharmacol Exp Ther* 305: 1–8.

Van Holst RJ, Veltman DJ, Buchel C, van den Brink W, Goudriaan AE. (2012) Distorted expectancy coding in problem gambling: is the addictive in the anticipation? *Biol Psychiatry* 71: 741–8.

Zack M, Poulos CX (2007) A D1 antagonist enhances the rewarding and priming effects of a gambling episode in pathological gamblers. *Neuropsychopharmacology* 32:1678–86.

Impulsividade/compulsividade

Berlin HA, Rolls ET, Iversen SD (2005) Borderline personality disorder, impulsivity, and the orbitofrontal cortex. *Am J Psychiatry* 162: 2360–73.

Chamberlain SR, del Campo N, Dowson J, et al. (2007) Atomoxetine improved response inhibition in adults with attention deficit/hyperactivity disorder. *Biol Psychiatry* 62:977–84.

Chamberlain SR, Muller U, Blackwell AD, et al. (2006) Neurochemical modulation of response inhibition and probabilistic learning in humans. *Science* 311: 861–3.

Chamberlain SR, Robbins TW, Winder-Rhodes S, et al. (2011) Translational approaches to frontostriatal dysfunction in attention-deficit/hyperactivity disorder using a computerized neuropsychological battery. *Biol Psychiatry* 69: 1192–203.

Dalley JW, Everitt BJ, Robbins TW (2011) Impulsivity, compulsivity, and top-down cognitive control. *Neuron* 69:680–94.

Dalley JW, Mar AC, Economidou D, Robbins TW (2008) Neurobehavioral mechanisms of impulsivity: fronto-striatal systems and functional neurochemistry. *Pharmacol Biochem Behav* 90: 250–60.

Fineberg NA, Chamberlain SR, Goudriaan AR (2014) New developments in human neurocognition: clinical, genetic, and brain imaging correlates of impulsivity and compulsivity. *CNS Spectrums* 19: 69–89.

Lodge DJ, Grace AA (2006) The hippocampus modulates dopamine neuron responsivity by regulating the intensity of phasic neuron activation. *Neuropsychopharmacology* 31:1356–61.

Robbins TW, Gillan CM, Smith DG, de Wit S, Ersche KD (2012) Neurocognitive endophenotypes of impulsivity and compulsivity: towards dimensional psychiatry. *Trends Cogn Sci* 16: 81–91.

Shaw P, Gilliam M, Liverpool M, et al. (2011) Cortical development in typically developing children with symptoms of hyperactivity and impulsivity: support for a dimensional view of attention deficit hyperactivity disorder. *Am J Psychiatry* 168: 143–51.

Sugam JA, Day JJ, Wightman RM, Carelki RM (2012) Phasic nucleus accumbens dopamine encodes risk-based decision-making behavior. *Biol Psychiatry* 71: 199–205.

Weathers JD, Stringaris AR, Deveney CM, et al. (2012) A development study of the neural circuitry mediating motor inhibition in bipolar disorder. *Am J Psychiatry* 16:633–41.

Índice Alfabético

A

Abertura, dessensibilização e inativação por agonistas, 66
Abstinência
- abuso para chegar à, 580
- após a suspensão
- - da buprenorfina, 570
- - da metadona, 570
- de opioides, 569
Abuso para chegar à abstinência, 580
Acamprosato, 565
Ação(ões)
- anatômicas dos ligantes $\alpha 2\delta$, 394
- ansiolíticas, 190
- antagonista
- - de alfa-2, 300
- - de $5HT_{2A}$, 182
- - de $5HT_3$, 303
- cardiometabólicas, 191
- da donepezila, 516
- da galantamina, 520, 521
- da lamotrigina sobre a liberação de glutamato, 345
- da nicotina, 555
- da rivastigmina, 517, 518
- da vareniclina sobre os circuitos de recompensa, 559
- de um agonista, 59
- - inverso, 63
- - - revertidas pelo antagonista, 65
- - parcial, 61
- - - de D_2 reduz a hiperprolactinemia, 187
- do acamprosato na área tegmental ventral, 565
- do álcool na área tegmental ventral, 563
- do(s) antagonista(s)
- - na presença de agonista inverso, 64
- - μ opioides na área tegmental ventral, 564
- do valproato sobre
- - as cascatas de transdução de sinais a jusante, 343
- - o ácido γ-aminobutírico (GABA), 342
- - os canais de sódio sensíveis à voltagem, 341
- dos IRNDS, 296
- - no córtex pré-frontal e no estriado, 297
- dos IRSNS, 292
- farmacocinéticas, 49, 425
- farmacodinâmicas, 49
- hipnóticas, 425
- sedativo-hipnóticas e sedativas, 191
Acatisia, 164
Acetilcolina, 41, 42, 57, 163, 508
- níveis durante todo o ciclo do sono, 412

- produção de, 508
- término da ação da, 509
- tratamento da memória e da cognição na doença de Alzheimer, 508
Achatamento ou embotamento afetivo, 135
Ácido
- valproico, 340, 341
- γ-aminobutírico (GABA), 41, 57, 245
- - produção do, 247
- - níveis durante todo o ciclo do sono, 411
- - término da ação do, 247
Acoplamento excitação-secreção, 9, 77
Adição
- a estimulantes, tratamento da, 554
- à nicotina, tratamento da, 557
- a opioides, 567
- - tratamento da, 568
- a substâncias, 545, 547
- comportamentais, 545, 584, 585
Afeto, 137
- negativo, 266, 268
- positivo, 266, 268
- pseudobulbar, 540
Agentes melatoninérgicos, 438
Agitação
- na demência, 190
- - tratamento farmacológico da psicose e da, 527
- na doença de Alzheimer, 525, 532
- - tratamento sintomático da, 535
- tratamento multimodal monoaminérgico para a, 537
Agomelatina, 298, 299
- ritmos circadianos e, 301
Agonismo
- do receptor associado a aminas traço tipo 1 (TAAR1), 231
- parcial
- - antagonismo de $5HT_{1B}$ nos heterorreceptores, 311
- - de $5HT_{1A}$, 187
- - de D_2, 183
- - do receptor $5HT_{1A}$ e liberação de dopamina a jusante, 188
Agonista(s), 39
- alfa-2A-adrenérgicos, 481
- colinérgicos, 230
- do receptor de aminas traço e SEP-363856, 228
- inverso, 45, 47, 63
- parciais, 4, 443, 61
- - de $5HT_{1A}$, 189

- - e inibidores da recaptação de serotonina (APIRS), 287
- - - mecanismo de ação dos, 288, 289
- - nicotínico, 558
- total, 40
Agressão, 587
- reativa, afetiva ou hostil, 141
Alça corticoestriato-tálamo-cortical (CETC), 89
- e a neurobiologia da preocupação, 361
Álcool, 561
- ação na área tegmental ventral, 563
Alcoolismo, tratamento do, 561
Alodinia, 376
Alogia, 135, 137
Alucinações, 79, 583
Alucinógeno(s), 134, 350, 576
- psilocibina, 579
Alvos moleculares dos psicofármacos, 31
Amígdala e neurobiologia do medo, 358
Amissulprida, 198
Analgesia, 376
Anedonia, 135, 137
Anestesia
- dissociativa, 579
- local, 376
Anfetamina, 440, 441, 471, 552
Ansiedade, 354
- benzodiazepínicos para a, 361
- serotonina e, 364
Antagonismo
- de alfa-2, 302
- de D_2, 163
- - e agentes anticolinérgicos, 163
- dos receptores
- - 5HT$_{2A}$ e liberação de dopamina a jusante, 181
- - de histamina, 424
Antagonista(s), 42
- atuando isoladamente, 60
- atuando na presença de agonista, 60
- - parcial, 62
- D_2 selecionados de primeira geração, 195
- D_3, 228
- do(s) receptor(es)
- - de histamina 1 como hipnóticos, 423
- - de orexina, 421
- duais dos receptores de orexina (DORA), 420
- inibidores da recaptação de serotonina (AIRS), 303, 306
- seletivo de 5HT$_{2A}$, 227
- "silencioso", 43
Antecipação, 549
Anti-histamínicos, 423
Anticonvulsivantes
- com eficácia
- - comprovada no transtorno bipolar, 340
- - incerta ou duvidosa no transtorno bipolar, 345
- como "estabilizadores do humor", 339
- como hipnóticos, 425
Antidepressivos, 272
- tricíclicos, 327, 328
- - e superdosagem, 329

Antipsicóticos
- atípicos, 178
- de primeira geração ou convencionais, 173
- de segunda geração, 178
Apatia, 541
- afetiva, 541
- cognitiva, 541
- comportamental, 541
Apneia obstrutiva do sono, 417, 432, 443
- tratamento da, 444
Apolipoproteína E, 501
Aprendizagem dos hábitos, 582
Aripiprazol, 222, 318
- perfil farmacológico e de ligação do, 224
Armodafinila, 441, 442, 443
Asenapina, 214
- perfil farmacológico e de ligação da, 215
Associalidade/associabilidade, 135, 137
Ataques de pânico, 373
Atenção, 309, 450
- seletiva, 451
Ativação
- da via
- - de "parada", 167
- - direta, 91
- - dopaminérgica
- - indireta, 91
- das fibras nervosas nociceptivas, 377
- de um gene, 19, 20
- - tardio, 22, 23
- e silenciamento dos genes, 25
Atividade
- constitutiva, 39
- enzimática, 48
- funcional da dopamina cortical, 460
Atomoxetina, 480
Atrofia do hipocampo e hiperatividade do eixo HHSR na depressão, 258
Ausência de agonista, 38
Autopunição, 80
Autorreceptores
- de dopamina
- - pré-sinápticos, 85
- - somatodendríticos, 86
- de serotonina, 115
- - (5HT)$_{1B/D}$, 117
- - (5HT)$_{2B}$, 116
- metabotrópicos de glutamato, 103
Avaliação da agitação, 526
Avolição, 135, 137
AXS-05, 537

B

Base anatômica, 1
Beligerância, 80
Benzodiazepínicos, 418
- para a ansiedade, 361
Biologia da insônia, 416

Blonanserina, 227
- perfil farmacológico e de ligação da, 229
Bloqueadores
- clássicos da recaptação de monoaminas, 273
- da serotonina/dopamina, 334
- - para o espectro bipolar, 318
- dos canais de cálcio, 346
Bloqueio
- crônico dos receptores D_2, 168
- da consolidação ou reconsolidação das memórias de medo, 371
- do condicionamento do medo e das memórias de medo, 371
- do transportador de noradrenalina e dopamina no córtex pré-frontal, 293
- dos receptores
- - colinérgicos muscarínicos, efeitos colaterais do, 164
- - D_2, 167
- - de histamina 1 e α1-adrenérgico, 177
- - de orexina, 422
- - NMDA, 111
Brexanolona, 316
Brexipiprazol, 224, 318, 535, 537
- perfil farmacológico e de ligação do, 225
Buprenorfina, abstinência após a suspensão da, 570
Bupropiona, 295, 558
- mecanismo de ação na cessação do tabagismo, 560
Burn-out, 553
Buspirona, 325

C

Cafeína, 439, 440
Canabidiol (CBD), 573, 574, 576
Canal(is)
- de cálcio sensíveis à voltagem N e P/Q, 74
- de sódio e de cálcio sensíveis à voltagem filtro iônico dos, 70
- iônicos, 53
- - controlados por ligantes, 53, 54, 55, 56
- - - cinco estados dos, 66
- - - subtipos pentaméricos, 55, 57
- - - subtipos tetraméricos, 55, 58, 59
- - e neurotransmissão, 75
- - sensíveis à voltagem, 69
Capacidade de sentir prazer, 137
Carbamazepina, 343, 344
Cariprazina, 225, 320, 336
- perfil farmacológico e de ligação da, 226
Cascata(s)
- de fosfoproteínas, 17
- de transdução de sinais, 9, 10, 12
Cataplexia, 432, 445
Cessação do tabagismo, bupropiona e, 560
Cetamina, 320, 323, 324, 579, 583
- local de ação da, 110
- mecanismo de ação da, 322
- psicose no abuso de, 111
Cetoacidose diabética, 193

Ciamemazina, 176
Ciclo(s)
- do sono/vigília, 409
- - depressão e ritmos circadianos, 261
- ultradianos, 410
Circuito(s)
- da impulsividade e da recompensa, 546
- de compulsividade e inibição da resposta motora, 546
- de preocupação/obsessões, 362
- dopaminérgico mesolímbico, 547, 551
- dos sintomas tratáveis na demência, 507
- sensibilizados como alvos em condições dolorosas crônicas, 391
Citalopram, 286
Claro e escuro como analogia para os agonistas parciais, 46
Clonidina, 483
- mecanismo de ação da, 484
Clorpromazina, 176, 197
- perfil farmacológico e de ligação da, 196
Clozapina, 203, 206
Cocaína, 551, 552
Cognição
- na doença de Alzheimer, 512
- sono e, 414
Combinação(ões)
- de ação tríplice ISRS/IRSN + IRND, 325
- de fármacos para a depressão resistente ao tratamento, 324
- de olanzapina-fluoxetina, 317
Comprometimento cognitivo leve (MCI), 488, 489, 490
Compulsividade, 544, 580
Comunicação, 137
Concentração, 309
Condicionamento
- de recompensa, 553
- do medo *versus* extinção do medo, 366, 368
- estímulo-resposta, 580
Construção da rede 5HT, 118
Corpos de Lewy, 494
Córtex
- motor, 189
- pré-frontal, 189
- somatossensorial, 376
Cotransmissor do receptor NMDA, 100
Culpabilidade excessiva com sintomas ansiosos, 80
Custos dos transtornos do sono/vigília, 413
CYP450, 51

D

D,L-anfetamina, 473
- formulações de, 475
D,L-metilfenidato, 470
- formulações de, 472
D-anfetamina, formulações de, 476
D-metilfenidato, formulações de, 472
D-serina
- produção da, 100

630 Stahl Psicofarmacologia: Bases Neurocientíficas e Aplicações Práticas

- síntese de, 99
DAT (transportador de DA), 82
Degeneração
- das projeções colinérgicas a partir do
  prosencéfalo basal, 514
- frontotemporal, 490
- lobar frontotemporal, 496
Delírios, 79
Demência, 133, 135, 487
- agitação na, 190
- causas de, 489
- com corpos de Lewy, 490, 494
- da doença de Parkinson, 496
- diagnóstico e causas, 488
- frontotemporal, 495, 497
- mista, 498, 499
- neurodegeneração na, 534, 536
- - e psicose, 112
- sintomas comportamentais da, 524, 525
- tratamentos
- - para os sintomas comportamentais, 542
- - sintomáticos, 506
- vascular, 490, 493
- - como comorbidade, 494
Depleção de dopamina por inibição do VMAT2, 170
Depressão
- antagonistas/agonistas parciais da serotonina/dopamina
  ao longo do espectro da, 335
- atraso de fase nos ritmos circadianos do ciclo de sono/
  vigília, 261
- bipolar, 235, 237, 335
- - ações antidepressivas na, 190
- - identificação da, 240
- com características mistas, 335
- curso temporal dos efeitos dos fármacos para, 254
- efeitos clínicos do tratamento na, 273
- maior
- - taxa de recidiva da, 277
- - unipolar, 335
- na demência, tratamento da, 538
- neuroinflamação na, 259
- perda das espinhas dendríticas na, 257
- psicótica, 151
- recidiva e recorrência na, 275
- resistente ao tratamento monoterapias de
  segunda linha, 327
- resposta na, 274
- tratamentos para a, 278
- unipolar, 235, 237, 273
- - bloqueadores clássicos da recaptação de
  monoaminas, 273
- - estratégias de potencialização na, 315
- - fármacos utilizados na, 277
- - resistência ao tratamento na, 314, 315
- - taxas de remissão na, 275
Descarga
- fásica de dopamina provocada por saliência, 455
- tônica basal de noradrenalina e de dopamina, 454

Desenvolvimento
- cortical e TDAH, 463
- temporal, 464
Desorganização conceitual, 80
Desorientação, 80
Dessensibilização, 65
Desvenlafaxina, 290, 294
Deuteração, 170
Deutetrabenazina, 170, 171
Dextrometadona, 349
Dextrometorfano-bupropiona, 347, 348
Dextrometorfano-deuterado, 349
Dextrometorfano-quinidina, 347, 348
Difenidramina, 423
Discinesia tardia, 161, 165
Disfunção
- da capacidade de sentir prazer, 137
- da comunicação, 137
- da motivação, 137
- da socialização, 137
- do afeto, 137
- executiva, 138
- glutamatérgica na psicose, 107, 108, 109
Dissociação "terapêutica, 583
Dissociativos, 579
Distonia aguda induzida por fármacos, 164
Distorções perceptivas, 80
Distribuição do sinal em uma espinha dendrítica, 460
Distúrbios motores, 80
Divalproato de sódio, 340
Doença(s)
- de Alzheimer, 489, 490
- - agitação na, 532
- - como comorbidade, 494
- - definição de agitação e psicose na, 525
- - diagnóstico, 502
- - estágio
- - - 1 pré-sintomático, 502
- - - 3 demência, 506
- - - MCI 2, 502
- - glutamato, tratamento sintomático
- - - da agitação na, 536
- - - da memória e da cognição na, 519
- - neurotransmissão glutamatérgica na, 522, 523
- - patologia da, 491
- - - emaranhados, 505
- - - morte neuronal, 491
- - redes neuronais da agitação na, 531
- de Huntington, 170
- de Parkinson, psicose e, 151
- psicóticas, 150
Donepezila, 513
- ação da, 516
Dopamina, 40, 42, 81, 163, 535
- farmacocinética e efeitos de reforço, 552
- liberação de prolactina e, 183, 184
- na recompensa, 549, 462
- no córtex pré-frontal, 291

- síntese de, 82
- - e inativação nos neurônios dopaminérgicos, 82
- término da ação da, 83
Dor, 375, 376
- aguda, 376, 382
- - de origem periférica, 375
- crônica, 376
- - perda da substância cinzenta na, 386
- - tratamento da, 386
- neuropática, 376, 380
- - mecanismos
- - - centrais na, 380
- - - periféricos na, 380
- nociceptiva aguda e opioide, 387
- normal, 377
Doxepina, 424
Dronabinol, 576
Duloxetina, 291, 294

E

Efeito(s)
- a jusante sobre a neuroplasticidade, 264
- colaterais motores, 159
- final do agonista parcial, 62
- reforçadores, 551, 552
Eixo hipotálamo-hipófise-suprarrenal (HHSR), 258
Elementos do sistema ligado à proteína G, 13
Embotamento afetivo, 137
Empatia, 583
Empatógeno(s), 577
- MDMA, 579
Enzimas
- como locais de ação de psicofármacos, 47
- do CYP450, 49, 50
Epigenética, 24
- mantém ou modifica o *status quo*, 26
- mecanismos moleculares da, 24
Episódio(s)
- de humor, 236
- depressivo, 238
- - maior, sintomas, 235
- maníaco ou hipomaníaco, 238
- - sintomas, 235
Escetamina, 323, 325
Escitalopram, 286, 287
Eslicarbazepina, 345
Espectro
- agonista, 38, 45, 56, 59
- - dos fármacos no tratamento da psicose, 178
- - e conformação dos receptores, 187
- - reostato, 44
- bipolar, bloqueadores de serotonina/dopamina para o, 318
- da neurotransmissão dopaminérgica, 185
- de ativação, 398
- do humor, 234
- do(s) transtorno(s)
- - bipolar, fármacos para o, 334

- - do humor, 238
- - - e de ansiedade com transtornos dolorosos, 381
Esquizofrenia, 178
- causa da, 142
- como protótipo dos transtornos psicóticos, 131
- curso da doença na, 149
- e transtorno bipolar
- - modelo
- - - *continuum* de doença, 239
- - - dicotômico de doença, 239
- genética e, 142
- natureza e criação da, 143
- neurodegeneração e, 148
- neurodesenvolvimento e, 145
- problemas com o neurodesenvolvimento, 144
- sintomas
- - afetivos da, 96
- - cognitivos da, 96, 136, 139
- - negativos da, 96, 135, 136
- - positivos da, 96, 136
- tratamentos futuros para a, 227
Estabilizadores do humor, 272 276
Estado(s)
- de sobriedade, 580
- de vigília
- - projeções
- - - dopaminérgicas e, 407
- - - colinérgicas e, 407
- - - histaminérgicas e, 402
- - - noradrenérgicas e, 408
- - - orexininérgicas/hipocretininérgicas e, 403
- - - serotoninérgicas e, 408
- - promoção do, 439
- de um canal de sódio sensível à voltagem, 72
- dos canais iônicos controlados por ligantes, 64
Esteroides neuroativos, 311
Estimulação
- da serotonina (5HT)$_7$, 126, 127, 128
- da via "do movimento" pelo receptor de dopamina D1, 92
- dopaminérgica fásica, 455
- pela serotonina
- - (5HT)$_{1A}$, 121
- - (5HT)$_{1B}$, 121
- - (5HT)$_{2A}$, 122
- - (5HT)$_{2C}$, 123, 124
- - (5HT)$_3$, 125
Estimulantes, 326, 550
- atípicos, 553
- de liberação
- - lenta, 478
- - rápida, 478
- pulsáteis, 478
Estímulo(s)
- condicionados, 549
- emocional, 535
- nocivo, 376
Estresse crônico no TDAH, 469

632 Stahl Psicofarmacologia: Bases Neurocientíficas e Aplicações Práticas

Estriado emocional, 179
Excitação/agitação, 80
Expansividade/grandiosidade, 80
Expressão gênica, 17
- mecanismo molecular da, 18
Extinção
- do medo, 369
- farmacológica, 581
Extremidade somatodendrítica do neurônio
  serotoninérgico, 279

F

Facilitação terapêutica da extinção do medo, 369
Farmacocinética, 49
- dos hipnóticos, 426, 427
Fármacos
- com ações hipnóticas, 418
- para o espectro do transtorno bipolar, 334
- PINA, 203
- que têm como alvo os receptores de dopamina D_2, 173
- utilizados na depressão unipolar, 277
- Z, 419, 421
Fator(es)
- genéticos e ambientais, 255
- neurotrófico derivado do cérebro, 255, 256
Fibromialgia, 382
- sintomas de, 385, 395
Flufenazina, 176, 197
- perfil farmacológico e de ligação da, 197
Flumazenil, 251
Fluoxetina, 283, 284
Flupentixol, 176
Fluvoxamina, 285
Formação
- de sinapses de acordo com a idade, 146
- de um segundo mensageiro, 11
Formulações
- de D,L-anfetamina, 475
- de D,L-metilfenidato, 472
- de D-anfetamina, 476
- de D-metilfenidato, 472
- de naltrexona, 571
Fortalecimento das sinapses, 147
Fosfatase como terceiro mensageiro, 15, 16
Função
- cognitiva no TDAH, 456, 458
- executiva, 309

G

GABA (ácido γ-aminobutírico), 41, 57, 245
- - produção do, 247
- - níveis durante todo o ciclo do sono, 411
- - término da ação do, 247
Gabapentina, 346, 393
Galantamina, 518
- ação da, 520, 521
Gama-hidroxibutirato, 566
Gânglio da raiz dorsal, 376

Gene(s), 144
- *CACNA1C*, 144
- *CACNB2*, 144
- *GRIA1*, 144
- *GRIN2A*, 144
- *GRM3*, 144
- precoce(s), 21
- - imediato, 20
- *SATB2*, 144
- *SOX2*, 144
- tardios, 21
Genética e esquizofrenia, 142
Glicina, 57, 99
- síntese de, 99
Glutamato, 57, 126, 127, 128, 304, 519, 536
- nos receptores AMPA e de cainato, 103
- reciclado e regenerado, 98
- síntese de, 97
Guanfacina, 483
- mecanismo de ação da, 484

H

Hábitos, 545, 580
Haloperidol, 176, 197
- perfil farmacológico e de ligação do, 198
Heroína, 583
Heterogeneidade da violência, 588
Heterorreceptores
- 5HT (5-hidroxitriptamina), 112
- $5HT_{1B}$, 312
- muscarínicos pré-sinápticos, 510
- nicotínicos pré-sinápticos, 511
Higiene do sono, 428, 429
Hiperalgesia, 376
Hiperatividade, 452
- noradrenérgica
- - na ansiedade, 365
- - na preocupação, 367
Hiperdopaminergia
- mesoestriatal de eixo integrativo, 95
- mesolímbica, 93
Hiperestimulação da rede de agitação, 533, 535
Hiperprolactinemia, 158, 179
Hipersonia
- causas de, 432
- condições associadas à, 430
- idiopática, 431
Hipnóticos
- benzodiazepínicos, 420
- melatoninérgicos, 438
- serotoninérgicos, 422
Hipocretinas, 403, 405
Hipodopaminergia mesocortical, 96
Hipofunção dos receptores NMDA
- e psicose na esquizofrenia, 110, 111
- e sintomas negativos da esquizofrenia, 112
Hipótese(s)
- da cascata amiloide, 498

Índice Alfabético **633**

- - e tratamentos direcionados para o Aβ, 501
- da hipofunção dos receptores NMDA de glutamato
  da psicose, 108
- da neuroplasticidade e neuroprogressão da
  depressão, 253
- da psicose e suas redes de neurotransmissores, 81
- de hiperfunção dos receptores
- - de serotonina na psicose, 127
- - glutamatérgicos NMDA da psicose, 106
- do espectro da doença de Parkinson-doença de
  Alzheimer, 497
- do neurodesenvolvimento da esquizofrenia, 147
- dopaminérgica
- - clássica da psicose e da esquizofrenia, 82, 93
- - - novos avanços na, 94
- - da psicose, 81, 108
- - mesocortical, 97
- - mesolímbica, 94
- dos receptores
- - de neurotransmissores para a depressão, 253, 254
- - monoaminérgicos e fatores neurotróficos, 252
- glutamatérgica da psicose e da esquizofrenia, 97
- monoaminérgica da depressão, 252
- serotoninérgica da psicose e da esquizofrenia, 110
Histamina, 41, 398
- produção de 400
- término da ação da, 400
Histonas, 24
Hormônios tireoidianos, 325
Hostilidade, 80
Huffing, 554
Humor, 234

I

Iloperidona, 220
- perfil farmacológico e de ligação da, 220
Impulsividade, 452, 544, 580
Impulso
- circadiano da vigília, 406
- do receptor de dopamina, 186
- homeostático do sono, 406
- motor, 533, 534
Inalação de vapores, 554
Índice de dor generalizada, 384
Inibição
- combinada da monoamina oxidase A e da monoamina
  oxidase B, 333
- da acetilcolinesterase, 512
- da monoamina oxidase
- - A, 331
- - B, 332
- da via de "parada" por receptores D_2, 92, 166
- descendente, 390
- do $5HT_3$ e antagonismo de SERT, 311
- do $5HT_7$ e antagonismo de SERT, 311
- do NAT, 291
- do SERT
- - e agonismo $5HT_{1A}$, 310

- - e antagonismo $5HT_{1B}$/D pré-sináptico, 310
- do transportador
- - de dopamina, 284
- - de serotonina, 279
- do VMAT2 na via
- - direta, 176
- - indireta, 175
- noradrenérgica descendente, 389
- serotoninérgica descendente, 391
Inibidor(es)
- da monoamina oxidase (IMAO), 328
- da recaptação
- - de noradrenalina-dopamina (IRND), 295, 296, 558
- - de serotonina-noradrenalina (IRSN), 290
- - e mirtazapina, 325
- enzimáticos
- - irreversíveis, 48
- - reversíveis, 49
- seletivos da recaptação de serotonina, 277, 279
- - mecanismo de ação dos, 280, 281, 282, 283
Insônia, 414
- ativação noturna excessiva, 415
- biologia da, 416
- condições associadas à, 416
- diagnóstico e comorbidades, 415
- doença psiquiátrica e, 417
- tratamento(s), 418
- - comportamentais, 428
- - não farmacológicos, 429
Interações medicamentosas
- com IMAO, 330
- mediadas pelas enzimas do CYP450, 51
Interferência do RNA, 27
Interneurônio, 376
Inventário de agitação de Cohen-Mansfield (IACM), 526

L

Lamotrigina, 344, 345
- ação sobre a liberação de glutamato, 345
Levomilnaciprana, 291, 295
Liberação
- de BDNF/VEGF, 324
- de prolactina, 183, 184
Ligantes alfa2-d como ansiolíticos, 363
Lisdexanfetamina, 473
Lítio, 324, 338
Locais alostéricos, 67
Localização dos domínios de sintomas, 138
Loxapina, 176
Lumateperona, 221
- perfil farmacológico e de ligação da, 222
Lurasidona, 221, 336
- perfil farmacológico e de ligação da, 221

M

Maconha, 571, 572
- benefícios e riscos da, 575
- medicinal, 574

Magnésio, 104
Mania, 189
- psicótica, 151, 334
- tratamentos para a, 278
MAO
- subtipos de, 330
Más adaptações da via de recompensa, 581
MDMA, 578, 584
Mecanismos terapêuticos dos fármacos para a psicose, 156
Mediação da inibição tônica e fásica pelo receptor de
    GABAA, 249
Melatonina, 41, 438
- e ritmos circadianos, 262
Memantina, 519, 525
Memória, 309, 514
- na doença de Alzheimer, 512
Mensageiros de fosfoproteína, 13
Mesoridazina, 176
Metadona, 349
- abstinência após a suspensão da, 570
Metanfetamina, 552
Metilação do DNA, 25
3,4-metileno-dioximetanfetamina (MDMA), 350
Metilfenidato, 440, 441, 470
- mecanismo de ação nos neurônios
- - dopaminérgicos, 471
- - noradrenérgicos, 471
Método de Sinclair, 582
Mianserina, 301
Milnaciprana, 291, 295
Mirtazapina, 299, 301
Modafinila, 441, 442, 443
- armodafinila nos circuitos de vigília, 443
Modulação alostérica, 67
- dos receptores nicotínicos, 512
- positiva dos receptores de GABA$_A$, 250
Moduladores alostéricos
- negativos (NAM), 67, 68
- positivos (PAM), 67, 68, 512
- - de GABA$_A$, 418, 419, 421
Monitoramento
- da via metabólica, 192
- metabólico, 194
Monoaminas, 253
- níveis durante todo o ciclo do sono, 412
Motivação, 137
mTOR, 323

N

Nabilona, 576
Nabiximol, 576
Naltrexona, formulações de, 571
Narcolepsia, 417, 431, 443, 445
- cataplexia, oxibato de sódio e, 445
Neuritos de Lewy, 494
Neurobiologia
- da narcolepsia com cataplexia, 432
- da preocupação, 361
- do medo, 358

- do sono e da vigília, 398
- dos transtornos do humor, 242
- hipotética da neuroprogressão na depressão, 256
Neurocircuitos e transtornos impulsivo-compulsivos, 545
Neurodegeneração, 144
- e esquizofrenia, 148
- e psicose na demência, 112
- na demência, 534, 536
Neurodesenvolvimento, 145
- e esquizofrenia, 145
- e TDAH, 463
Neuroinflamação na depressão, 259
Neurolepsia, 156
Neurônio(s), 2
- aferente primário, 376
- de projeção, 376
- dopaminérgicos, 82, 455
- - mesocorticais, 189
- - nigroestriatais, 189
- glutamatérgicos, 189
- mesocorticais, 87
- mesoestriatais, 87
- noradrenérgicos descendentes e dor, 388
- serotoninérgicos descendentes e dor, 390
Neuroplasticidade, 264
Neuroprogressão na depressão, 257
Neurotransmissão
- clássica, 6
- de volume, 6, 7
- - autorreceptores monoaminérgicos, 8
- - dopamina, 8
- expressão gênica e, 18
- glutamatérgica na doença de Alzheimer, 522, 523
- química, 4
- retrógrada, 6, 7
Neurotransmissores, 4, 242
- da ativação cortical, 177
- e ciclo do sono ultradiano, 410
- multimodais, 535
- opioides endógenos, 567
Nicotina, 554
- ação da, 555
Nocicepção, 376, 380
- dependente da atividade nas vias de dor, 392, 393
Nociceptor, 376
Noradrenalina, 41, 42, 242, 302, 535
- córtex pré-frontal e dopamina, 291
- produção de, 243
- término da ação da, 243
Nucleus accumbens, 158

O

Obesidade
- sono e, 414
Olanzapina, 209, 213
Olanzapina-fluoxetina, 335
Opiáceos, 566
Opioides, 566

- abstinência de, 569
Orexina, 403, 405, 436
- A, B, 41
- hipocretina níveis durante todo o ciclo do sono, 411
Oxcarbazepina, 345
Oxibato de sódio, 446
- e narcolepsia/cataplexia, 445
- mecanismo de ação do, 447

P

Paliperidona, 218
- perfil farmacológico e de ligação da, 218
Parkinsonismo induzido por fármacos (PIF), 159, 162
Paroxetina, 285
PCP, local de ação da, 110
Perfenazina, 176
Perospirona, 227
- perfil farmacológico e de ligação da, 229
Pimavanserina, 227
- perfil farmacológico e de ligação da, 227
Pimozida, 176
Pipotiazina, 176
Pitolisanto, 445
- mecanismo de ação do, 446
Poro alfa 1 do canal de cálcio sensível à voltagem, 71, 73
Pregabalina, 346, 393
Primeiro mensageiro, 13
Processamento da dor na medula espinal, 379
Produção
- da D-serina, 100
- de acetilcolina, 508
- de histamina, 400
- de noradrenalina, 243
- de serotonina, 113
- do ácido γ-aminobutírico (GABA), 247
- do cotransmissor do receptor NMDA, 99
Produto gênico, 20
Progressão do uso abusivo de estimulantes, 553
Projeções
- colinérgicas
- - a partir do tronco encefálico, 513
- - do prosencéfalo basal, 513
- - e estado de vigília, 407
- dopaminérgicas e estado de vigília, 407
- gabaérgicas e sono, 409
- histaminérgicas e estado de vigília, 402
- monoaminérgicas, 267
- noradrenérgicas e estado de vigília, 408
- orexininérgicas/hipocretininérgicas e vigília, 403
- paranoide, 80
- serotoninérgicas e estado de vigília, 408
Promoção
- do estado de vigília, 439
- do sono, 419
Propagação de sinais, 76
- por meio dos receptores glutamatérgicos, 104
Prosencéfalo basal, 514
Proteína(s)
- do laço, 75

- G, 14
- precursora amiloide, 500
- tau associada a microtúbulos, 498
Proteinoquinase como terceiro mensageiro, 14
Psicofármacos, 30
- alvos moleculares dos, 31
- enzimas como locais de ação de, 47
Psicose, 80, 334
- depressiva, 80
- desorganizada/agitada, 80
- na doença
- - de Alzheimer, 525
- - - *versus* demências com corpos de Lewy, 528
- - de Parkinson, 132, 134, 179, 529
- na esquizofrenia sintomas negativos de, 179
- no abuso de cetamina, 111
- paranoide, 80
- relacionada com
- - demência, 152, 179
- - humor, 151
- sintomas, 79
- - positivos, 136
Psicoterapia assistida
- por alucinógenos, 350
- por cetamina, 583
- por MDMA, 584
- por psilocibina, 584
Psilocibina, 351, 584

Q

Quetiapina, 211, 214, 317, 336
Química da neurotransmissão, 1
Quinase, 16

R

Ramelteon, 439
Receptor(es)
- 5HT, 113
- $5HT_{1A}$, 120
- - pré-sinápticos, 115
- $5HT_{1B}$, 121
- - pré-sinápticos, 117
- $5HT_{2A}$, 122
- $5HT_{2B}$ pré-sinápticos, 116
- $5HT_{2C}$, 122
- $5HT_3$, 123, 304
- - liberação de noradrenalina e de acetilcolina, 305
- $5HT_6$, 125
- $5HT_7$, 126, 313, 314
- alfa-2 no terminal axônico, 245
- AMPA, 323, 324
- associado a aminas traço tipo 1 (TAAR1), 231
- de ácido γ-aminobutírico A (GABAA), 247, 248, 251
- - subtipos do, 246
- de dopamina, 83
- - D_2
- - - pré e pós-sinápticos, 223
- - - mesolímbicos/mesoestriatais como alvos produzem ações antipsicóticas, 155

636 Stahl Psicofarmacologia: Bases Neurocientíficas e Aplicações Práticas

- - - nas vias mesolímbica/mesoestriatal e mesocortical como alvos provocam sintomas negativos secundários, 157
- - - nigroestriatais como alvo provocam efeitos colaterais motores, 159
- - - tuberoinfundibulares com alvo provoca elevação da prolactina, 158
- - pós-sinápticos, 84
- de glutamato, 101, 102
- de histamina, 400, 401
- de noradrenalina, 244
- de serotonina, 114
- - (5HT)$_{2A}$ e psicose, 130
- - - alucinógenos, 134
- - - da doença de Parkinson, 132, 134
- - - demência, 133, 135
- de tirosina-quinases, 50
- ionotrópicos, 54
- ligados
- - a canais iônicos, 54
- - às proteínas G, 37, 40
- - - como alvos de psicofármacos, 38
- - - que atuam como alvos indiretos de psicofármacos, 42
- muscarínicos de acetilcolina, 510
- nicotínicos de acetilcolina, 511
- pré-sinápticos, 115
- - de dopamina, 84
- α2 somatodendríticos, 246
Recompensa, 547
Rede(s)
- da agitação/impulsividade, 532
- da psicose
- - na demência, 530
- - no estado basal, 529
- - tratamento, 530
- do neurotransmissor
- - dopamina, 82
- - glutamato, 97
- - para histamina e orexina, 397
- - serotonina, 112
Reforço e receptores nicotínicos α4β2, 556
Regulação
- da liberação de dopamina
- - a jusante pelos receptores 5HT2A, 180
- - pelos receptores 5HT2A em três vias a jusante, 179
- da serotonina pela serotonina, 115
- do comportamento adaptativo pela orexina/hipocretina, 406
- gênica por neurotransmissores, 22
- normal dos movimentos motores pela dopamina, 173
Relação recíproca da dopamina e da acetilcolina, 162
Remissão na depressão, 274
Resistência à insulina, 193, 194
Resolução de problemas, 309, 450
Resposta(s)
- autonômica ao medo, 360
- condicionadas aos estímulos condicionados, 545
- endócrina ao medo, 359

- motoras do medo, 359
- respiratória, 360
Riluzol, 346
Riso e choro patológicos, 540
Risperidona, 217
- perfil farmacológico e de ligação da, 217
Ritmos circadianos, 261
- configuração dos, 262
- e agomelatina, 301
- melatonina e, 262
- reconfiguração dos, 435
Rivastigmina, 517
- ação da, 517, 518
RNA, 26
- de interferência, 28
Roluperidona, 227
- perfil farmacológico e de ligação da, 230

S

SAGE-217, 317
Sais de banho, 553
Sedativo-hipnóticos, 566
Segundo mensageiro, 13, 14, 17
Seleção de tratamentos baseados nos sintomas, 267
Sensibilização central
- segmentar, 381, 382
- suprassegmentar, 381, 383
Sentimento de medo, 359
SEP-363856, 230
- perfil farmacológico e de ligação do, 232
Sequência temporal da transdução de sinais, 11
Serotonina (5HT), 40, 42, 57, 112, 302, 535
- e ansiedade, 364
- liberação de glutamato, 119
- para o tratamento sintomático da psicose relacionada com a demência, 528
- pós-sináptica, 117
- produção de, 113
- síntese de, 113
- sistemas de neurotransmissores, 120
- término da ação da, 114
Sertindol, 227
- perfil farmacológico e de ligação do, 228
Sertralina, 284
Sinalização monoaminérgica, 255
Sinapses espinais descendentes no corno dorsal, 386
Síndrome
- amotivacional, 574
- das pernas inquietas, 417
- de déficit induzido por neurolépticos, 158
- de dor crônica, 384
- hiperosmolar hiperglicêmica, 193
- neuroléptica maligna, 165
Síntese
- de dopamina, 82
- de glicina e D-serina, 99
- de glutamato, 97
- de serotonina, 113

Índice Alfabético **637**

Sintomas
- afetivos, 138
- agressivos, 139
- colaterais motores, 179
- de ansiedade e circuitos e neurotransmissores, 361
- de preocupação e circuitos e neurotransmissores, 362
- depressivos e circuitos, 265
- extrapiramidais, 159
- maníacos e circuitos, 266
- negativos, 136
- - identificados por observação, 137
- - identificados por perguntas, 138
- - secundários decorrentes do uso dos receptores de dopamina D_2
- - - mesolímbicos, 157
- - - mesocorticais, 158
- positivos, 136
- - da esquizofrenia, 136
- - da psicose, 136
- psicóticos, 150
- residuais comuns, 276
Sistema(s)
- CYP450, 50
- de neurotransmissores opioides endógenos, 566
- endocanabinoide
- - neurotransmissão retrógrada, 573
- - receptores e ligantes, 572
Sítios de ligação dos sedativo-hipnóticos, 562
Sobreposição dos sintomas
- da depressão maior e dos transtornos de ansiedade, 356
- de diferentes transtornos de ansiedade, 358
Socialização, 137
Sódio-potássio ATPase, 32
Solrianfetol, 445
Sono
- e cognição, 414
- e obesidade, 414
- processos que regulam o, 409
- projeções gabaérgicas e, 409
- promoção do 419
Sonolência diurna excessiva, 430
- agentes promotores de vigília e tratamento da, 439
Splicing alternativo, 26, 27
Substância cinzenta, 384
Sulpirida, 176, 198
- perfil farmacológico e de ligação da, 199
Superinibição da via de "parada", 168
Suprarregulação dos receptores de dopamina D_2 na via indireta, 174

T

Tabagismo, 583
Tarefa de Stroop, 451
Teoria
- clássica das doenças hereditárias, 142
- dopaminérgica da adição, 547
- serotoninérgica da psicose, 110
TEPT, 373

Terapia com luz brilhante, 437
Terminal axônico pré-sináptico, 279
Teste
- genético, 314
- *n*-back, 450
Tetra-hidrocanabinol (TCH), 573, 574
Tetrabenazina, 170, 171
Tioridazina, 176
Tiotixeno, 176
Tiramina, 330
Topiramato, 346
Transdução máxima de sinais, 40
Transportadores
- de dopamina (DAT), 473
- de histamina e de neuropeptídios, 36
- de membrana plasmática, 31
- de monoaminas, 33
- - pré-sinápticos, 33
- de neurotransmissores, 31, 35
- de vesículas sinápticas intracelulares, 32
- neuronais e gliais de GABA e de aminoácidos, 33
- vesiculares, 32, 34, 37
- - de monoaminas 2 (VMAT2) e dopamina, 169
- - subtipos e função, 36
Transtorno(s)
- bipolar, 237
- de ansiedade, 354
- - generalizada, 355, 372
- - novas abordagens para o tratamento dos, 368
- - sintomas, 354
- - social, 356, 373
- - tratamentos, 372
- de compulsão alimentar, 584
- de controle dos impulsos, 545, 587
- de déficit de atenção com hiperatividade (TDAH), 448, 451
- - como transtorno do córtex pré-frontal, 448
- - desenvolvimento cortical e, 463
- - e ativação
- - - deficiente, 457
- - - excessiva, 459
- - e comorbidades, 466
- - e os sintomas de oposição, 485
- - e razão sinal-ruído mal adaptativa, 459
- - e sintomas comórbidos, 453
- - estresse crônico no, 469
- - função cognitiva no, 456, 458
- - impacto do desenvolvimento sobre o, 465
- - neurodesenvolvimento e, 463
- - sintomas, 449
- - - centrais do, 453
- - - e os circuitos, 449
- - tratamentos, 466
- - - com agentes noradrenérgicos, 480
- - - com estimulantes, 467
- - - futuros para o, 486
- de estresse pós-traumático, 356
- de pânico, 355, 373

638 Stahl Psicofarmacologia: Bases Neurocientíficas e Aplicações Práticas

- depressivo maior, 236, 354
- - progressivo, 242
- do humor, 234
- - descrição dos, 234
- - futuros tratamentos para, 347
- - progressivos, 241
- - sintomas e circuitos nos, 264
- - tratamentos dos, 272
- do ritmo circadiano, 433, 436
- do sono e da vigília, 397
- - custos dos, 413
- do tipo fase do sono
- - atrasada, 434
- - avançada, 434
- do tipo sono-vigília não de 24 horas, 435
- do tipo trabalho em turnos, 433, 444
- impulsivo-compulsivos, 545, 546, 548
- - neurocircuitos e, 545
- obsessivo-compulsivo, 585, 586
- - e transtornos relacionados, 545
- psicóticos, 150
Tratamento(s)
- circadianos, 437
- da adição
- - a estimulantes, 554
- - à nicotina, 557
- - a opioides, 568
- do transtorno bipolar, associações, 346
Trato(s)
- espinotalâmico, 376
- espinobulbares, 376
Trazodona, 303, 423
- afinidade por diferentes receptores, 306
- em diferentes doses, 307
Trifluoperazina, 176
Triglicerídios, elevação dos, 193

U

Uso(s)
- abusivo de estimulantes, 551
- aprovados do THC e do CBD, 576

V

Valbenazina, 172
Valproato, 340, 341
- ação sobre as cascatas de transdução de sinais a jusante, 343
- ação sobre o ácido γ-aminobutírico (gaba), 342
- ação sobre os canais de sódio sensíveis à voltagem, 341
Vareniclina ação sobre os circuitos de recompensa, 559
Velocidade de processamento, 309

Venlafaxina, 290, 293
Via(s)
- de ativação e sono para o ciclo do sono/vigília, 406
- de neurotransmissores ligadas à psicose, 81
- do glutamato no cérebro, 102
- dopaminérgica(s)
- - clássicas e regiões essenciais no cérebro, 87
- - direta e indireta para o controle motor, 90
- - mesocortical e antagonistas de D_2, 159
- - mesolímbica, 92, 93
- - - mesoestriatal e antagonistas de D_2, 157
- - nigroestriatal, 89
- - - e antagonistas de D_2, 161
- - no cérebro, 88
- - talâmica, 88
- - tuberoinfundibular, 88, 89
- - - e antagonistas de D_2, 160
- glutamatérgica(s)
- - córtex-tronco encefálico, 105
- - corticocorticais, 106
- - - indiretas, 106
- - corticoestriatais, 105
- - corticotalâmica, 106
- - hipocampo-accumbens, 105
- - talamocortical, 106
- - no cérebro, 105
- mesocortical para o córtex pré-frontal
- - dorsolateral, 96
- - ventromedial, 96
- nociceptiva
- - da medula espinal para o cérebro, 378
- - para a medula espinal, 378
Vigília, 439
Vilazodona, 287
Violência, 587
- impulsiva, 141
- psicopática ou organizada, 141
- psicótica, 141
Vortioxetina, 308, 309

X

Xanomelina, 230
- perfil farmacológico e de ligação da, 232

Z

Ziprasidona, 219
- perfil farmacológico e de ligação da, 219
Zotepina, 216
- perfil farmacológico e de ligação da, 216
Zuclopentixol, 176